가격   78,000 원
발행일   2020년 1월 30일 1판 2쇄 발행
지은이   김병권
펴낸이   김현아
발행처   수중과학회
ISBN   979-11-967034-4-8 / 979-11-967034-4-8(E)
등록   2019년 3월 5일 제 652-2019-000004호
대표전화   010-2458-8128
팩스   0504-088-0334
이메일   presscus@gmail.com

새로운소식 및 문의 band.us/@cus
카카오톡채널 @수중과학회
도서출판 수중과학회는 잠수의학 및 항공우주의학 전문출판사입니다.

머리말

(No comment)

수중과학회
김병권

펴내는 글

삼면이 바다라는 말은 너무 진부한 표현이 되었다. 레크레이션으로서의 스쿠버다이빙의 저변확대는 물론 국내 수산업과 수중공사 수요와 비교하면 잠수의학과 고압산소치료의 학술적 자료는 많이 부족한 실정이다. 레저 다이빙 교육의 확대에 따라 다이빙 단체의 해외 교재가 번역되어 있으며, 산업다이버들이 기압조절실을 운영함에 따라 대부분 미해군 매뉴얼을 기본으로 하고 있으나 감압지침은 저마다 우후죽순이었다. 해군과 해양원에서도 좋은 자료를 정리하였으나 대외적으로 공개하지는 않았다. 또한 유명한 다이버이자 의사인 칼 에드몬드의 저서가 편역되어 있으나, 감압 질환의 병태 생리나 고압산소치료를 직접 다루지는 않았다.

최근 고압산소치료의 중요성을 부각시키게 된 계기는 대형여객선 침몰로 많은 사상자가 발생하고 이를 수색하기 위한 다이버들의 감압이 미흡했던 일, 펜션에서 다수의 일산화탄소 중독 환자가 발생한 일, 침몰한 헬기를 수색하기 위해 포화다이빙을 수행했던 일이 언론에 알려져 있다. 가까운 제주도에서도 2019년 22명의 일산화탄소 중독환자가 집단발생했으며, 수중과학회 소속 의사에 의해 관내 민간/군사 시설에 분산 수용되면서 성공적으로 초기 치료를 받았다. 이후 단 한 예의 지연성 합병증도 기록하지 않은 것은 무척 보람찬 일이다.

우리 수중과학회는 다양한 독자층을 두루 만족시킬 만한 서적을 기획하기로 마음 먹었고, 잠수의학에 심도있게 공부하고자 하는 임상의사부터 감압다이빙을 해야 하는 산업다이버, 군사다이버에 의한 작전 수행은 물론 이론과 감압병에 관심이 있는 레크레이션 다이버까지 아우를 수 있는 내용으로 구성하고자 노력하였다. 또한 산소와 고압산소의 생화학, 생리학에서의 연구 성과로 시작하여 감압질환의 병태 생리, 임상의사이자 고압산소센터장인 저자의 임상 경험, 고압산소의 역사부터 심해 포화잠수의 치료 지침을 다루었다. 또한 저변을 확대하여 침수, 익사, 바다에서의 조난, 해양생물로 입은 수상, 상어 교상, 해산물중독 등에 대한 의학서적으로서의 내용을 구성하고 있다. 또한 그간 관심의 대상이 아니었던 여성다이버와 감압에 대한 자료의 수집과 정리에도 충분한 지면을 할애하였다. 다이버로서 보다 깊이 있는 지식에 대한 지적 갈증이 해소될 수 있는 책이며, 또한 임상과 산업현장에서 실제적인 적용이 가능한 지침서가 되기를 희망한다.

감압질환에 대한 전문성 있는 참고문헌이 없었기 때문에 그동안 다이빙 커뮤니티에서도 이에 관해 다양한 썰들만 존재했다고 감히 이야기해본다. 본서 잠수의학을 의학계, 산업다이빙계 그리고 다이빙 커뮤니티에 소개하게 되어 기쁘게 생각한다.

수중과학회는 앞으로도 항공우주와 잠수 분야에 기여하는 서적을 기획하고 출판해 나가도록 노력할 것이며, 더 풍성한 콘텐츠로 독자들에게 찾아갈 것이다.

2019년 12월 24일
한라산 두물머리가 보이는 수중과학회 사무실에서
김현아

차례

01. 고압산소

01. 고압산소

여기서는 고압 산소의 물리적, 생리적, 생화학적 특징을 알아본다. 산소는 지구상에서 가장 널리 퍼져있으며 가장 중요한 원소 중 하나이다. 산소의 생화학적 및 생리학적 측면에 대한 완전하고 심도 있는 논의를 하기에 먼저, 산소가 운반되는 방법과 그 행동을 좌우하는 기본 물리 법칙에 대한 간략한 설명을 고압산소를 임상적으로 응용하려는 독자를 위해 리뷰하는 것이 이번 장의 목적이다. 단순히 레저로써 다이빙을 즐기려는 독자는 세포소기관 수준에서 사용되는 산소분압 그라디언트 차이는 1~3mmHg 이며, 5mmHg 와 100mmHg은 세포소기관 수준에서 아무런 차이가 없다는 정도를 확인하고 공학이나 기술 파트로 넘어갈 수 있을 것이다.

기체 압력과 관련하여 자주 접하게 되는 다양한 용어는 다음과 같은 약어로 쓰인다.

가스의 부분 압력 Partial pressure of a gas	p
산소 분압 Partial pressure of oxygen	po2
폐포 내의 산소 분압	pAO2
동맥혈 내의 산소 분압	pa02
정맥혈 내의 산소 분압	pvo2

A. 물리적 기초

대기는 20.94%의 산소, 78.08%의 질소, 0.04%의 이산화탄소 및 미량의 기타 가스를 함유하는 가스 혼합물이다. 실제적인 목적을 위해 공기는 21% 산소와 79% 질소의 혼합물로 종종 간주된다. 해수면에서 이 혼합물의 총 압력은 760 밀리미터 수은압(머큐리 라고 읽는다) (mmHg)이다. 달톤의 법칙은 가스 혼합물에서 각 가스의 분압을 총 부피의 비율에 따른 압력으로 계산한다:

가스의 분압 = (절대 압력) x (가스 총량의 비율),

따라서, 공기 중의 산소 분압 (pO)은 (760) x (21/100) 160mmHg가 된다. 물 또는 체액에 용해 된 가스에 의해 가해지는 압력은 기체 상태에서 생성된 압력과 확실히 다르다. 유체의 가스 농도는 압력뿐만 아니라 가스의 용해도 계수에 의해서도 결정된다. 헨리의 법칙은 다음과 같이 공식화된다:

용존 가스의 농도 = (압력) × (용해도 계수solubility coefficient)

용해도 계수는 유체에 따라 다르고 온도에 따라서도 다르다. 용해도는 온도에 반비례한다. 용해된 가스의 농도는 물의 단위 부피에 대한 기체의 부피로 나타나며 절대기압으로 표시된다. 용해도 계수는 호흡기체에서 중요하다. 정상체온을 기준으로 용해도 계수는 다음과 같다:

산소	0.024mL 02 /mL 혈액 atm p02
이산화탄소	0.5mL 플라즈마 / atm pCO2
질소	0.067mL /mL 플라즈마 / atm pN2

이로부터 이산화탄소가 산소보다 20 배 더 용해된다는 것을 알 수 있다.

I. 산소화의 생리학

A. 산소 경로

산소 경로는 그림 1-1과 같다. 산소는 주위 공기에서 폐포를 통과하여 폐동맥, 모세 혈관 및 정맥혈을 통해 전신 동맥에 이르고 모세 혈관에 도착한다. 그런 다음 간질 및 세포 내 유체를 통해 산소 소모가 일어나는 지점으로 이동된다. 소모 지점은 퍼옥시좀(퍼록시좀peroxisomes), 조면소포체(endoplasmic reticulum), 미토콘드리아 등이다.

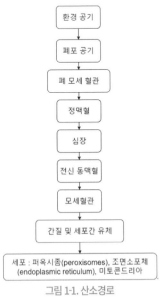

그림 1-1. 산소경로

B. 환기 단계

호흡, 즉 폐의 주요 목표는 공기를 흡입하여 산소를 섭취하고, 숨을 내쉬며 몸에서 이산화탄소를 제거하는 것이다. 휴식 시 정상적인 사람의 호흡률은 분당 12-15 회이다. 각각의 호흡량은 ~500mL 가량이며, 분시율은 6-8 L가 된다. 일단 공기가 폐의 폐포 수준에 도달하면, 단순 확산을 통해 산소가 폐 모세 혈관의 혈액으로 들어가고 일산화탄소는 혈관에서 폐로 이동한다. 평균적으로 분당 250mL의 산소가 체내로 들어오고 200mL의 이산화탄소가 배출된다.

산소는 폐를 통해 지속적으로 혈액으로 흡수되어 전신 순환계로 들어간다. 폐포 환기 효과와 폐포의 산소분압(pAO2)에 따른 산소 흡수율은 그림 1-2와 같다. 환기 속도가 5L/min이고 산소 소모량이 250mL/min 인 경우 정상 작동 점은 그림 1-2의 A로 표시되어 있다. 폐포 산소 장력(부분압)은 104mmHg로 유지된다. 적당한 운동을 하는 동안 이 부분압을 유지하기 위해 폐포의 환기량은 4배 까지 증가하고 1 분당 ~1000mL이상의 산소가 흡수된다.

이산화탄소는 체내에서 끊임없이 형성되고 폐포로 방출되며 폐포의 이산화탄소 분압(pCO2)은 40mmHg 이다. 이 부분압은 이산화탄소 배설률에 비례하여 직접적으로 증가하고 폐 환기에 반비례하여 감소한다.

C. 수송 단계

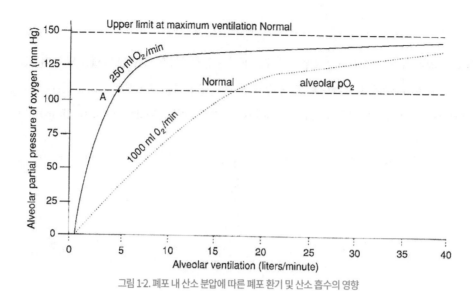

그림 1-2. 폐포 내 산소 분압에 따른 폐포 환기 및 산소 흡수의 영향

폐포pAO (104mmHg)와 정맥혈pvo2 (40mmHg)의 산소 분압차이는 64mmHg 에 해당한다. 이 압력의 차이로 산소는 폐동맥으로 확산되어 운반된다. 운반된 산소는 주로 헤모글로빈과 함께 모세 혈관에 전달되어 세포로 방출된다. 세포에서 산소는 다양한 다른 영양소와 반응하여 이산화탄소를 형성하며, 이산화탄소는 모세 혈관으로 들어와 폐로 다시 운반된다.

격렬한 운동을 하는 동안, 신체 산소 요구량은 보통의 20배에 달할 수 있지만, 혈액의 산소화는 영향을 받지 않는다. 그 이유는 산소의 확산이 운동에 따라 4배 까지 증가하기 때문이다. 이러한 증가는 부분적으로는 모세 혈관 확장과 모세 혈관 확장 및 폐포 확대로 인한 결과로 생각된다. 다른 요인으로 혈액이 혈관 내에 체류하는 시간이 산소 공급에 필요한 시간의 대략 3배에 달한다는 점을 들 수 있다. 따라서 짧은 시간 동안 운동에 노출되는 경우에 혈액은 여전히 산소로 포화된 상태로 남아 있게 된다.

일반적으로 폐에서 조직으로 수송되는 산소의 97%는 적혈구의 헤모글로빈과 화학적으로 결합하여 운반되며 나머지 3%는 혈장에 용해된 상태로 남아 있게 된다. 1g의 헤모글로빈이 1.34mL의 산소와 결합될 수 있음이 밝혀졌다. 헤모글로빈의 정상 농도는 15g/100mL 혈액이다. 따라서, 헤모글로빈이 산소로 100% 포화되면, 100mL 혈액은 헤모글로빈과 함께 약 20(즉, 15 x 1.34)mL 산소를 전달할 수 있다. 헤모글로빈은 보통 97.5% 포화 상태이므로, 100mL 혈액에 담긴 산소량은 실제로 19.5mL 이다. 그러나 조직 모세 혈관을 통과 할 때의 양은 14.5mL (paO2 40mmHg 및 75% 산소 포화도)만큼 감소한다. 따라서, 정상 조건 하에서, 5(즉, 19.5-14.5)mL의 O2가 100ml 혈액에 의해 조직으로 운반된다. 간질액의 pO2가 15mmHg로 떨어지는 격렬한 운동에서는 4.5mL의 산소 만이 각 100mL 혈액의 헤모글로빈과 결합한다. 따라서, 정상 조건 하에서 전달되는 양의 3배에 해당하는 매 100mL 당 15mL(즉, 19.5-4.5)mL의 산소가 혈액에 의해 전달된다. 심장 박출양은 예를 들면, 잘 훈련 된 마라톤 선수에서는 휴식시의 6~7배 까지 증가할 수 있다. 이렇게 되면 운동에 따른 조직으로의 산소 운반의 증가는 현저히 20배(즉, 3 x 7)에 달한다. 이것은 달성할 수 있는 최고 한도이다.

헤모글로빈은 조직에서 일정한 산소분압(pO2)을 유지하는 역할을 하며, 그 산소분압의 상한은 40mmHg이다. 헤모글로빈에 의해 조직의 산소분압은 20~40mmHg를 유지한다. 가압 챔버에서 pO2는 10배 증가 할 수 있지만 조직 pO2는 거의 변화하지 않는다. 고압산소환경에서도 헤모글로빈의 포화 상태는 97%가 이미 산소와 결합되어 있기 때문에 단지 3% 만 상승하기 때문이다. 이 3%의 간격은 100 ~ 200mmHg 사이의 pO2 증가로 달성될 수 있다. 흡기 공기의 산소 분율 또는 흡기된 산소의 전체 부분압이 증가되더라도 혈액의 헤모글로빈 수송 산소 함량은 증가하지 않는다. 이것이 헤모글로빈의 흥미로운 조직 산소 완충기능이다. 여기서의 설명은 산소영역(12장)으로 이어진다.

D. 산소-헤모글로빈 해리 곡선의 이동

헤모글로빈은 산소 포화도 또는 헤모글로빈 함량과 평형 시 산소의 분압 사이의 관계를 나타내는 산소 헤모글로빈 해리 곡선을 통해 산소 수송을 적극적으로 조절한다. 산소 분압이 증가함에 따라 전체 헤모글로빈 중 산소와 결합된 비율이 (직선이 아닌) 점진적으로 증가한다. 100년도 전에 이 사실이 밝혀져(Bohr 1904) S-자 형태의 해리 곡선이 그려졌다. 이러한 헤모글로빈의 특성을 설명하기 위해 힐은 여러 개의 산소 결합 사이트가 헤모글로빈에 있다고 가정하고 다음과 같은 항정식을 유도하였다;

[산소 장력 / P50] *2 = 산소 포화도 / (1 - 산소 포화도)

여기서 P50은 결합 부위가 50% 포화 된 산소의 부분압 (mmHg)이다.

이 해리곡선의 S-자형 모양은 포화 비율이 15 ~ 95% 범위 내에서 Hill 계수에 의해 설명된다. 곡선에서의 각 위치는 해당 산소 부분압의 축을 따라 P50에 의해 기술되어, 산소에 대한 헤모글로빈의 결합 친화성에 반비례하는 양상을 나타낸다. P50의 수치는 혈액의 산소 포화도를 측정하여 추정된다. 그 과정은 표준 조건에 따라 각각의 산소 분압에서 평행을 이룬 혈액의 산소포화도를 대수 형태의 직선으로 그래프를 만들고 이 그래프에 대입하는 방법으로 P50 이 구해진다. 예를 들면, 해수면에서 정상 성인의 표준 P50은 26.3mmHg로 구해진다. 이 방법은 헤모글로빈 변이체나 질병으로 인해 헤모글로빈의 산소 친화성의 변화를 검출하는데 유용하다. P50은 예를 들면 빈혈과 같은 상황, 말초로의 산소 운반이 제한되는 경우 산소 배출을 향상시키기 위해 증가된다. 역으로 폐 질환 등에서는 P50을 감소시켜 산소 흡수를 증가시킨다.

흡수와 배출 사이의 균형은 P50의 알로스테릭 조절과 폐와 조직의 확산가능 상태에 적합하게 화학 수용체에서 환기를 조절하는 것으로 달성된다. 최적의 P50에 의해 건강 및 질병 모두에서 가장 높은 산소 수송이 이루어진다. 산소 헤모글로빈 해리 곡선 그림 1-3과 같이 여러 가지 조건에 의해 오른쪽 또는 왼쪽으로 이동한다.

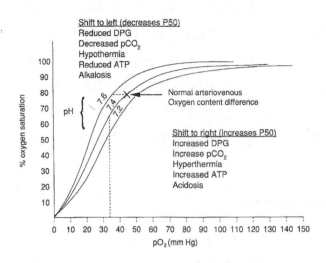

그림 1-3. 산소-헤모글로빈 해리 곡선의 이동. DPG(diphosphoglycerate)

E. 조직으로의 산소 전달

환경 대기에서 세포 구조로 이동하는 동안 산소의 분압(pO2)은 환경압인 160mmHg에서 미토콘드리아에서의 분압인 수 mmHg로 떨어진다. 이 점진적 강하는 "산소 캐스캐이드;다단계oxygen cascade"라 한다. 그림 1-4과 같다.

F. 모세혈관 수준에서의 산소 전달

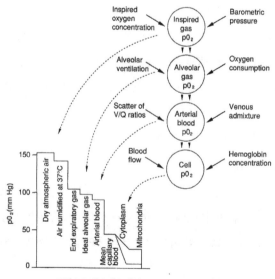

그림 1-4. 산소캐스캐이드 oxygen cascade

모세 혈관을 통한 산소의 전달 과정에서는, 무시할 수 없는 저항이 존재한다. 이는 주변 조직의 저항만큼 중요하다. 미세 혈관의 구조(geometry)와 모세 혈류는 심장과 뇌 같은 기관의 특정 산소 요구를 충족시키기 위해 조직에 공급되는 산소를 조절하는 가장 중요한 요소이다. 조직은 물론 산소 경로의 끝점(end point)이 된다. 능동 수송 시스템의 과제는 적절한 모세 혈관의 산소분압(pO2)을 유지하여 미토콘드리아로의 수동적 산소 확산 유지를 보장하는 것이다.

G. 산소 수송과 활용 간의 관계

산소의 수송과 그 이용 간의 관계는 픽(Fick)에 의해 처음으로 기술(1870)되었다. 픽(Fick)의 원리(Fick principle)에 따르면, 조직의 산소 소비량 (pO2)은 조직에 대한 혈류량(Q)과 조직에서 추출한 산소량C(a-v)O2을 곱한 값과 동등하다. 추출된 산소량은 동맥과 혼합된 정맥에서의 산소 함량의 차이로 구해진다;

$$\text{산소 소비량 (VO2)} = (Q) \times (C\ (a\text{-}v)\ O2)$$

주어진 조직의 산소 소비량(VO2)이 증가함에 따라, 인체의 정상적인 반응은 국소적인 혈류를 증가시켜서 해당 조직의 추출 산소량C(a-v)O2을 정상 범위에 가깝게 유지하는 것이다. 4~5 vol%보다 큰 추출 산소량의 현저한 증가가 신체 운동 중에 관찰된다. 이러한 운동의 영향은 다른 장에서 다루어진다. 이러한 정도의 추출 산소량의 증가가 운동을 하지 않는 경우에 있다면 일반적으로 병적 상태를 의미하게 된다. 다른 병태생리는 조직의 증가하는 요구를 충족시키지 못하는 경우나 동맥혈의 산소 함량이 매우 낮은 경우 등을 들 수 있다. 혈액에서 산소를 많이 추출하면 정상적인 수준인 35-40mmHg에 비해 산소분압(pO2)이 낮아지고 산소 포화도는 75%에 달한다. 정상에서 몸 전체의 혈류 흐름은 다양하며 심장이나 뇌와 같은 장기는 다른 기관보다 혈액에서 훨씬 더 많은 산소를 추출한다. 두뇌는 체중의 2-3%를 차지하지만 심장 출력의 15%와 전체 신체의 산소 추출량의 20%를 점유한다. 같은 대뇌 조직 안에서도 뇌 혈류와 산소 섭취는 뇌 활동의 수준에 따라 다양하다.

H. 세포에서의 산소 이용

세포 내의 산소를 분자 수준에서 사용하는 주요 부위는 미토콘드리아이며 약 80%를 소모한다. 나머지 20%는 마이크로솜, 핵, 원형질막 등과 같은 다른 세포 내 기관에 의해 사용된다. 산소는 유도된 전자와 결합하여 다양한 기질에서 자유 에너지를 방출한다. 이 에너지에 의해 미토콘드리아 안밖의 기울기를 거슬러 H+ 이온이 밖으로 이동된다. H+ 이온이 다시 확산되면서 자유 에너지가 ADP (Adenosine diphosphate)를 인산화할 수 있게 되고 ATP (adenosine triphosphate)가 생성되기에 이른다.

정상적인 세포 내 화학 반응이 일어나기 위해, 일반적인 인식과는 달리 단지 약간의 산소만으로 충분하다는 것이 중요하다. 호흡기 효소 시스템은 조직 산소 분압(pO2)이 1-3mmHg 에서 최고 효율에 도달한다. 그 이상의 산소 압력이 주어지더라도 산소 가용성은 더 이상 화학 반응 속도를 제한하지 않는다. 정상 조건 하에서 세포에 의한 산소 이용률은 산소분압에 의해서 제한되지 않고 세포 내 에너지 소비율, 즉 ADP가 ATP로부터 형성되는 속도에 의해 조절된다.

모세 혈관 벽에서 세포까지의 확산 거리가 50pm 이상인 경우는 드물다. 일반적으로 산소는 세포에 쉽게 도달할 수 있다. 그러나 산소분압이 1-3mmHg의 임계값 아래로 떨어질 때 세포가 모세 혈관으로부터 멀리 떨어져 있으면 확산이 제한된다. 이는 저산소성 손상이 해부학적 구조에 의존적인 것을 설명해준다. 산소 사용은 ADP에 의해 결정되지 않게 된다. 특히 저산소증뿐만 아니라 과산소화에 민감한 대뇌 백질에서 그렇다.

I. 혈류의 영향

산소가 혈류의 조직으로 전달되기 때문에 혈류가 차단되면 세포에 공급되는 산소의 양도 제로가 된다. 이러한 조건하에서 산소의 조직 활용률은 혈류에 의해 제한된다.

헤모글로빈의 이산화탄소 수송

산소와 헤모글로빈의 반응, 이 반응은 할데인(Haldane) 효과로 알려져 있다. 그 결과 산소와 헤모글로빈의 조합은 산성화로 이어진다. 이로 인해 두 가지 방법으로 혈액에서 이산화탄소가 제거된다:

1. 산이 더 많으면 헤모글로빈은 이산화탄소(CO_2)와 결합하여 이산화 헤모글로빈을 형성하는 경향이 적다. 혈액에서 이 형태로 존재하는 이산화탄소의 대부분은 이렇게 옮겨졌다.

2. 헤모글로빈의 증가된 산성도는 과량의 H^+ 이온을 방출하게 하고, 차례로 중탄산이온과 결합하여 탄산을 형성하며, 그 탄산이 물과 이산화탄소로 해리되어 혈액에서 폐포로 방출된다.

따라서 산소가 존재하면 훨씬 적은 양의 이산화탄소가 결합된다. 할데인 효과는 보어(Bohr) 효과와 비교하여 CO_2 수송을 촉진시키는 데 훨씬 중요하다. 산소의 수송을 설명하는데 있어 보어-할데인(Bohr-Haldane) 효과는 pH 또는 이산화탄소 수송보다 더 큰 비중을 차지한다. 방정식은 살아있는 조직과 장기의 세포에 산소 공급 속도의 한계를 예측하기 위해 사용된다.

분자 산소가 이동하는 전체 기전은 이렇게 묘사된다. 산소가 혈액으로 흐르는 적혈구로 모세혈관까지 운반된다. 산소는 혈장으로 이동하여 모세 혈관 벽에 이른다. 그 모세혈관의 벽은 세포 호흡을 위해 조직에 둘러싸여 있다.

J. 세포 내 산소분압의 자동 조절

세포 내 산소분압(Intracellular pO2, IpO2)은 사람에서 아직 측정되지 않았다. 이는 측정 장비의 한계이다. 현재까지의 연구는 군소(aplysia)를 대상으로 한 것이다. 군소는 바다에 사는 연체동물이다. 우리나라에는 동해와 남해, 서해 남부에 수심 10m까지 물이 맑은 얕은 연안에 서식한다. 머리에 한 쌍의 더듬이가 있는데 이것이 토끼의 귀와 비슷하고 순하다고 해서 영명은 '바다의 토끼(sea hare)'라고 하고 국명은 육지에 사는 껍질이 없는 민달팽이와 유사하게 생겼다고 해서 '바다의 달팽이'라고 부른다.

세포 내 산소 분압을 측정하는 연구는 군소의 거대 뉴런(500um-1mm)에 미세 전극을 이식하여 이를 세포 외 산소분압 (EpO2)와 비교하는 실험으로 수행되었다. +20mmHg의 EpO2 값에서, IpO2는 4.5mmHg와 8mmHg 사이의 안정한 값을 보였다. 10~50mmHg의 EpO2에서 IpO2는 "자동 조절"에 의해 일정하게 유지된다. 살아있는 포유류 세포의 세포 내 산소 분석을 위해서는 덜 침습적인 방법이 사용된다. 인광성(phosphorescent) 산소 감지 프로프인 MitoXpress (Luxcel Biosciences Ltd, Cork, Ireland)로 세포를 로딩하는 방법이다. 이 과정은 수동적으로 리보솜으로 전달되거나 촉진된 내포작용(endocytosis)에 의해 달성된 다. 이어서 표준화된 소형 플레이트에 담겨 시간-해상 형광 판독기(O'Riordan et al., 2007)에서 모니터링 된다. 인광 반감기 측정은 휴식 세포의 평균 산소 수준과 자극에 대한 반응의 변화를 정확하고 실시간으로 정량적으로 평가한다. MitoXpress® Xtra 분석을 통해 전체 세포 집단, 분리된 미토콘드리아, 투과성 세포에 대해서 세포 외 산소 소비율을 측정할 수 있다. 광범위한 3D 배양은 조직, 작은 세포기관, 스페로이드(spheroid), 스캐폴드(scaffold) 그리고 기질(matrix)을 포함한다.

이 protoporphyrin IX-triplet state lifetime technique (PpIX-TSLT)은 살아있는 세포에서 미토콘드리아 산소 분압(mitoPO2)을 측정하는 최초의 방법이었고 인간 세포에 적용될 수 있다(Mik 2013). 이 기술은 5-aminolevulinic-acid-enhanced 미토콘드리아 PpIX의 지연 형광 수명의 산소 의존성 소광(quenching)을 기반으로 해서 조직 산소화의 포괄적인 측정을 가능하게 한다. 손상되지 않은 조직의 MitoPO2는 세포 수준에서의 산소 공급과 수요 간의 균형을 반영한다. mitoPO2의 임상 측정이 실제로 가능하며, 건강한 지원자의 피부 측정에 의해 입증되었다. PpIX-TSLT의 응용은 마취 및 중환자실에서 심폐 소생 종료점으로 mitoPO2를 모니터링하고, 중증 환자의 산소 항상성을 목표로 삼고, 임상적으로 미토콘드리아 기능을 평가하는 데 사용될 것으로 기대된다.

II. 고압 산소화

고압산소의 일반적인 효과의 많은 부분에서 임상적인 중요성은 분명하지 않다. 대뇌 신진 대사에 미치는 영향에 대한 연구는 산소에 의한 발작의 기전을 모색하는 과정에서 이루어졌으며, 임상적 치료 압력보다 깊은 6ATA와 같은 고압이 사용되었다. 대뇌 질환 치료에 대한 압력은 보통 2ATA를 초과하지 않는다. 뇌 손상 환자를 치료하기 위한 최적의 시작 압력은 1.5ATA 이다. 대뇌 포도당 대사는 이 압력에서 균형을 이룬다. 단지 2ATA까지만 올린 압력도 인간의 두뇌에 불리한 영향을 줄 수 있다. 일반적으로 고압산소치료는 1.5-2ATA에서 안전하고 사람에게 허용성을 보인다. 노출 기간과 산소 분율도 영향을 미친다. 1.5ATA에서 최대 40-60분 노출 되었을 때 부작용은 드물다.

A. 이론적 고려 사항

고압 산소화 (Hyperbaric oxygenation, HBO)의 정의는 해수면 보다 더 큰 압력에서 산소를 투여하는 것이다. 기압(barometric pressure)을 나타내는 데는 아래 표와 같은 단위가 사용된다. 표준 대기압(기호로서 atm으로 표기된다)인 1atm은 각각 다른 단위로 변환하면 101,325Pa 또는 1013.25hPa(hectopascal) 또는 mBar(millibar) (760mmHg (tor)에 해당), 29.92mmHg 및 14.696psi에 해당한다. 그 밖에도 mmH2O 우리말로 수주(水柱)라는 단위도 사용된다. 참고로, 파스칼은 평방 미터 당 뉴턴으로 정의되지만 음향학이나 관련 분야에서는 제곱한 평방 초*미터 단위의 킬로그램으로도 사용된다.

Mpa (메가 파스칼) = 9기압 (뉴턴 / 평방 미터의 1 백만 기압)

해수면 기압 = 0 .1Mpa 또는 101.325 kPa (1013.25 hPa 또는 mbar) 또는 29.92 in. (inHg) 또는 760mmHg (mmHg) 이 된다. 절대 압력은 수은 기압계로 측정한 압력이다. 대조적으로 게이지 압력은 챔버의 압력과 주변 대기압의 차이를 측정한 것이다. 따라서 게이지로 측정된 압력을 절대 압력 (ATA)으로 변환하려면 기압을 추가해야 한다. 보일의 잘 알려진 법칙에 따르면 온도가 일정하게 유지되면 가스의 부피는 압력에 반비례 한다. 따라서 고압산소치료가 적용될 때 신체의 정상 또는 비정상 가스 함유 공동은 체적 변화를 겪게 된다.

mmHg	millimeters of mercury
in Hg	inches of mercury
psi	pounds per square inch
kg/cm2	kilograms per square centimeter
bar	그리스어로 힘, 제곱 미터당 10만 뉴턴
fsw, msw	feet or meters of sea water
atm	atmospheres
ATA	atmospheres absolute

표 1-1. 기압의 단위

B. 기체 밀도 증가

기압이 상승함에 따라 호흡되는 가스의 밀도가 증가한다. 고압산소치료에서 일반적으로 사용되는 1.5-2.5ATA 범위 내에서 증가된 흡기 공기의 밀도가 환기에 미치는 영향은 무시할 수 있다. 그러나 호흡 예비능의 감소나 기도 폐색이 있는 환자에서는 가스 흐름에 문제가 발생할 수 있다.

C. 온도

기체의 온도는 압축 중에 상승하고 감압 중에 떨어진다. 샤를의 법칙(Charles' law)에 따르면, 부피가 일정하게 유지되면 압력은 절대온도에 비례한다.

D. 혈액 내 산소 용해도에 대한 압력의 영향

정상 대기압에서는 단지 제한된 양의 산소만 혈액에 용해된다. 그러나 고압 조건 하에서는 충분한 산소, 예를 들면 6혈장 당 vol% 를 용해시켜 신체의 일반적인 요구 사항을 충족시키는 것이 가능하다. 이 경우 산화헤모글로 빈은 동맥에서 정맥 쪽으로 그대로 이동된다. 왜냐하면 용액에 물리적으로 용해된 산소가 헤모글로빈에 결합된 산소보다 더 쉽게 이용되기 때문이다. 고압산소환경에서의 전형적인 동맥 산소 섭취량을 아래 그림 1-5에 나타내 었다. 여기서 일반적인 산소 해리 곡선은 최대 3ATA까지의 산소 흡기에 따른 결과로 산소 함량의 증가를 포함하 도록 확장되었다. 산소분압은 단순히 압력 상승에 따라 선형적으로 상승한다.

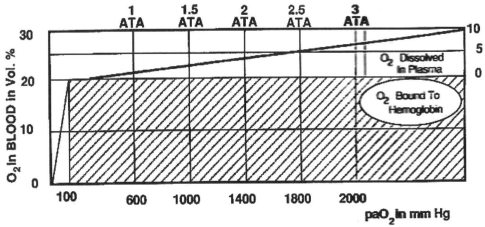

그림 1-5. 고압산소하의 사람에서 산소 섭취 곡선

E. 고압산소가 모세혈관 산소 압력 강하에 미치는 영향

조직에서 5vol% 가량의 산소가 평균적으로 추출된다. 그 결과 모세혈관의 동맥 쪽 끝에서 정맥 쪽 끝에 이르는 동안 약 60(100에서 40)mmHg의 현저한 압력 감소가 일어난다. 전체 압력이 2000mmHg인 경우 산소 함량은 약 25(20 + 5)vol%이다. 이 경우 5vol%의 추출로 압력은 1900mmHg 가 된다. 산소 분압의 각 차이는 헤모글로빈에 의해 운반된 첫 번째 경우와 혈장에 의한 두 번째 경우에서 동일한 수의 산소 분자를 나타낸다. 세포의 신진 대사 요구 사항은 궁극적으로 분당 산소 분자의 특정 숫자로 표현된다.

F. 고압산소치료 및 이산화탄소 축적

고압산소로 인해 정맥혈이 산소로 100% 포화 상태에 이르면 혈액의 이산화탄소 분압 (pCO2)이 상승하고 pH가 산성화된다. 이는 이산화탄소 수송에 사용할 수 있는 헤모글로빈의 손실 때문이다. 영향은 헤모글로빈에 의해 운반되던 20% 가량의 이산화탄소에 미친다. 과량의 이산화탄소는 H2CO3 / HCO3 기전 뿐만 아니라 혈장 내에서 물리적으로 용해되어 운반된다. 정맥 헤모글로빈이 산소로 100% 포화되었을 때 대뇌 정맥의 이산화탄소 부분압(pCO2)는 최대 5-6mmHg 정도이다. 혈류가 일정하게 유지되는 한 이산화탄소 농도는 정맥혈 및 조직에서 계속 상승하지 않으며 큰 문제는 없다.

G. 고압산소 하에서 조직의 산소 압력

고압산소 하에서의 조직 산소 압력과 관련되어 다음과 같은 요인이 알려져 있다.

- 각각의 조직 산소 분압 중에서 동맥혈의 산소 압력이 가장 높다. 동맥혈의 산소 분압은 산소를 조직으로 유도하는 산소의 압력 확산 그라디언트를 결정하는데 가장 중요한 부분이다. 동맥의 산소분압은 흡기 공기의 산소 분압에 따라 다르다.
- 동맥 산소 분압은 사용 가능한 총 산소량이다. 그것은 흡기 공기에서의 산소와 혈액 헤모글로빈 수준에 달려 있다.
- 조직의 혈액 흐름은 조직으로의 산소 전달을 조절한다.

- 조직 산소 수준은 사용 가능한 산소의 사용률에 따라 다양하다.

전형적인 조직에서는 100% 산소가 3ATA에서 호흡할 때, 동-정맥 산소 분압 차이가 350mmHg로 증가한다. 조직으로의 혈류가 절반으로 감소하면 모세 혈관 산소분압은 각각 288 및 50mmHg가 된다. 그러나 당연하게도 조직에 따라 산소 필요량은 일정하지 않다. 예를 들어, 심장 근육의 필요 산소량은 피부의 10배이다.

또 다른 요인은 혈류를 감소시키는 고압산소의 혈관 수축 효과이다. 동맥혈 산소분압이 매우 높아지면, 혈관이 확장하여 혈류 속도가 매우 낮아지더라도 충분히 효과적인 세포 산소 공급이 이루어질 수 있다.

III. 고압산소의 생리적 효과

건강한 인체에 대한 과산소(hyperoxia)의 중요한 일반 효과를 아래 표 1-2에 제시하였다. 효과는 사용된 압력, 노출 기간 및 피검자의 건강 상태에 따라 다르다. 달리 명시되지 않는 한, 고압산소는 100% 산소의 사용을 나타낸다.

▫ 산소 전달 및 대사
산소와 이산화탄소 운송에서 헤모글로빈 역할의 불활성화
정상적인 산소 대사의 생물학적 연소화(burning)
▫ 호흡기 기관
대동맥궁과 경동맥궁의 억제로 호흡 저하
폐 허탈에 대한 민감성 증가와 질소의 씻겨나감 (Washout)
▫ 순환 기관
서맥
박출량 감소, 대뇌 혈류 감소
▫ 말초 혈관
말초 혈관의 혈관 수축 : 뇌, 신장, 눈
말초 저항 증가
▫ 대사와 생화학

표 1-2. 과산소의 효과

A. 심장 혈관계

고압산소에 대한 심장 혈관계통의 반응은 혈관 수축, 고혈압, 서맥, 감소된 심박출량이다. 의식이 있는 쥐를 2.5ATA에 노출, 마취된 쥐를 3ATA에 노출시킨 실험(Demchenko 2013)은 중등도 수준의 고압산소에 대한 초기 심혈관 반응이 압력 수용체가 매개되는 혈관 수축으로 나타나는 고혈압, 서맥 및 심박출량 감소라는 것을 시사하였다. 이 연구에서는 고압산소에 따른 압력 수용체 활성화가 교감 신경의 유출을 억제하고 동맥압의 산소 의존성 증가를 부분적으로 역전시킬 수 있음을 보여주었다.

인간 환자에서 고압산소는 1회 박출량(stroke volume)의 감소보다는 서맥에 의해서 심박출량(cardiac output)의 감소를 가져온다. 혈압은 본질적으로 변하지 않는다. 심박출량이 감소하면 심장의 좌우 심실을 제외하고 대부분 조직으로의 혈액 흐름은 그에 비례하여 감소한다. 산소부분압이 높아지면 혈류 감소를 보완하기 때문에 혈류 감소는 장기 기관의 기능의 장애를 초래하지 않는다. 혈관 수축은 과도한 산소의 노출로부터 건강한 기관을 보호하기 위한 조절 기전으로 간주될 수 있다. 보통 혈관 수축 반응은 저산소 조직에서는 일어나지 않는다.

피부의 혈류는 과산소에 대한 반응으로 감소하는 것으로 나타났다. 그것은 레이저 도플러 유량계로 측정되었다. 만성 피부 궤양 부근에서는 이러한 혈류 감소가 일어나지 않으며 궤양이 치유된 후 혈관 수축 반응이 회복된다는 것도 입증되었다.

한 연구에서는 고압의 공기와 고압산소가 동맥 및 폐동맥 혈류 역학 및 혈액 가스 측정에 미치는 영향을 조사(Weaver 2009)했다. 제시된 데이터에 따르면 고압산소에 노출되면서 심장박동수와 폐동맥 혈류(Q)가 감소하였다. PaO2, PvO2, SvO2, PaCO2는 고압 공기 및 고압 산소 노출 동안 예상 값 범위 내에 있었다. PVR 및 Pv CO2는 고압 산소 노출 동안 감소했다. Q's / Q't는 대기압에서 공기를 호흡하다가 고압 산소에 노출되는 동안 0까지 감소하는데 걸리는 시간으로 예상보다 높았다.

고압산소는 혈액에서 섬유소 용해 활성에 영향을 미친다. 고압산소에 의한 섬유소 용해 활성화 단계를 명확히 하기 위해 노출 동안 및 이후에 활동 및 항원을 조사하였다. 플라스미노 겐 활성제 억제제-1 (plasminogen activator inhibitor-1,PAI-1) 활성 및 PAI-1 항원은 감압 시작 전, 감압 후, 284 kPa (2.8ATA)까지 가압한 후에 유의한 감소를 보였다. 유로글로빈 섬유소 용해 활성 (euglobulin fibrinolytic activity, EEA) 수준과 조직형 플라스미노겐 활성제 (t-PA) 활성은 감압 직후에 크게 증가하고, 3시간 후에 기준선으로 되돌아간다. 이러한 결과는 섬유소 용해 활성이 고압산소 도중이 아닌 이후에 유발되었음을 시사한다.

B. 미세순환에 미치는 영향

고압산소는 적혈구의 탄력성을 향상시키고 혈소판 응집을 감소시킨다. 적혈구가 도달 할 수 없는 영역에는 혈장에 의해서 용존 산소가 전달된다. 다양한 순환기 질환에서 많은 저산소 조직의 산소화를 설명을 위해 이 두 가지 효과를 사용할 수 있다.

C. 호흡기 시스템에서의 영향

과산소는 이산화탄소에 대한 호흡 반응을 억제한다. 과산소의 영향으로 초반에는 호흡의 저하가 나타나고 이어서 과다한 호흡이 나타난다. 고압산소는 저산소에 의한 호흡 충동을 가역적으로 억제한다. 또한 경동맥 소체 (carotid CO2 chemoreceptor)에 직접적으로 영향을 준다. 고압산소에 노출되기 전/후로 노력성폐활량(forced vital capacity) 과 최대호기량(maximal expiratory flow) 모두 대부분은 차이가 없다. 건조하거나 가습 된 산소 모두 같은 결과를 보인다. 그러나 매일 0.24MPa 압력으로 고압산소치료를 14일 간 받은 경우 평균호기유속(mean expiratory flow)의 감소가 알려져 있다. 전체의 80% 에서는 증상의 호소는 없었다. 이러한 독성은 염증성 폐 질환이 없는 환자에서는 임상적으로 중요하지 않다. 고압산소치료는 안전하지만 폐에 전혀 영향을 미치지 않는 것은 아니다.

IV. 고압산소의 생화학적 효과

A. 고압산소치료의 생리적표지자(Biomarker)

소변의 메틸구아니딘(methylguanidine, MG)은 크레아티닌으로부터 합성되며 우레아 독소로 알려있다. 소변 MG / 소변 크레아티닌 / 혈청 크레아티닌 비율은 MG 합성 속도의 지표로 사용된다. 이 지표는 사람을 대상으로 하여 고압산소치료 동안 증가하는 것으로 나타났으며 생체 내 활성 산소 생산의 생리적 표지자로 사용될 수 있다.

자기 공명 영상 (MRI)은 여러 유형의 조직과 혈액에서 산소 공급을 평가하는 데 유용하다. 건강한 피험자에서 정상 산소와 과산소 상태 사이의 뇌 조직 산소 변화가 동적인 T1 및 T2 가중 영상 시퀀스를 사용하여 연구(Haddock 2013)되었다. 이 연구에서 MRI 상 T1 및 T2 반응은 흡기 산소 분율에 따라 조직 산소화에 대한 정량적 정보를 제공하였다. 연구자는 MRI 영상이 뇌에서 산소 생리학의 독립적인 바이오 마커의 잠재력이 있다고 결론지었다.

B. 산 염기 균형에서 고압산소의 효과

혈중 산소 분압의 증가는 산화헤모글로빈의 (헤모글로빈으로) 환원을 방해한다. 운반된 이산화탄소를 중성화하는 알칼리 중 70%는 헤모글로빈에서 유래된 것이다. 고압산소노출의 결과와 이산화탄소의 증가된 용해도로 인해 이산화탄소는 유지되며 조직 내 H + 이온은 약간 상승하게 된다. 고압산소는 운동 중뿐만 아니라 저산소 상태에서 과도한 젖산 생산을 감소시킨다.

C. 효소에 미치는 고압산소의 영향

사이클로옥시게나아제(cyclooxygenase) 불활성화. 이 결과 과산소 조직에서 프로스타사이클린의 생성이 감소된다. 사람의 배꼽 동맥을 잠시 과산소에 노출시키는 실험적 연구에서 사이클로옥시게나아제 활성이 30% 감소하고, 대조적으로 동맥의 저산소화된 분절 전체에서는 49%의 활성 증가를 보이는 것이 알려졌다.

헴산화효소(heme oxygenase,HO). 이 효소는 헴이 빌리베르딘(biliverdin)으로 산화되는 과정의 율속 단계를 촉매 한다. 이소형 HO-1은 산화 스트레스를 유발하는 다양한 제제에 의해 유도 가능하며, 산화제 매개 세포 손상에 대한 세포 보호에 중요한 역할을 하는 것으로 제안되었다. 고압산소노출에 의해 유도된 HO-1의 낮은 수준의 과발현은 추가적인 고압산소노출에 의한 산화적 DNA 손상으로부터의 보호를 제공한다.

타이로신 수산화 효소(tyrosine hydroxylase). 산소 포화도가 증가하면 이 효소에 의해 카테콜라민이 증가한다. 과산소는 페닐알라닌(phenylalanine)과 타이로신 수산화 효소를 억제한다.

숙신산 탈수소 효소 (succinate dehydrogenase, SDH) 및 색소단백 산화효소 (Cytochrome Oxidase). 이 효소는 고압산소 의해 활성화된다. 장폐색 환자는 간과 신장에서의 이들 효소의 수치가 감소하는 것으로 알려져 있다. 수술 후 부가적 치료로 시행된 고압산소치료는 이러한 효소의 수준을 정상화시켰다.

D. 고압산소가 산화 스트레스에 미치는 영향

자유 라디칼 매개 조직 손상에서 고압 산소의 역할은 명확하지 않다. 고압산소는 일부 동물 연구에서 항산화 방어 메커니즘을 향상시키는 것으로 나타났으나 산소 프리 라디칼의 생성을 증가시키는 것 또한 보고되었다. 과산소는 산화 스트레스에 대한 반응의 일부로 아산화질소 (nitric oxide, NO) 합성을 증가시킨다. 신경세포유래 아산화 질소 합성 효소 (nNOS) 활성화를 위한 기전으로 Hsp90과 칼슘의 세포 내 유입이 알려져 있다. 동물 실험 연구(Verma 2015)에서 조직 산화 및 세포 방어는 화학적 항산화제보다 만성 산화 스트레스에 의한 손상을 효과적으로 효과적으로 제한하는 것으로 나타났다.

E. 고압산소가 신경계에 미치는 영향

1.5-2.5ATA의 압력의 고압산소의 사용은 혈관 수축과 뇌 혈류 감소가 동반되나, 건강한 성인에게 임상적으로 관찰 가능한 효과를 일으키지 않는다. 그러나 3ATA 이상의 압력이 장시간 가해진다면 산소 독성의 결과로 산소 경련이 일어날 수 있다. 고압산소의 효과는 뇌의 저산소증 / 허혈성 상태에서 더욱 두드러진다. 고압산소는 대뇌 부종을 줄이고 뉴런의 기능을 향상시킨다.

F. 대뇌 신진 대사에 미치는 영향

고압산소의 가장 중요한 대사 작용은 뇌에 미치는 영향이다. 이 주제에 대한 대부분의 조사는 산소 독성의 문제로 시작되었다. 산소 독성에서 경련전 잠복기간에 초점이 맞추어져 있으며 그 특징으로 전기적 활동, 혈류, 조직 산소분압 및 대사 활동과 같은 여러 가지 상호 연관된 생리적 기능의 변화가 있다고 믿어진다. 산소 유발 경련 발생에 대한 이러한 특징은 아직 명확하지 않다. 그럼에도 불구하고 산소 독성의 임상 증상이 없는 경우 뇌 대사에 대한 고압산소의 효과에 대해 알려주는 몇 가지 흥미로운 관찰이 이 연구의 결과로 알려졌다.

a. 대뇌에서 포도당 대사

생쥐 대뇌의 포도당 대사를 모델로 하여 각각 1, 2, 3ATA의 고압산소에 노출시키고 지방 대뇌 포도당 대사율 (regional cerebral glucose metabolic rate, rCMRgl)이 조사되었다. 연구는 고압산소의 중추 신경계 영향의 정도는 노출 시간 뿐만 아니라 압력에도 달려 있음을 시사하였다. 국소적 대뇌 조직에서 포도당의 증가된 이용은 중추 신경계의 산소 독성 발현에 선행하여 나타났다. 3ATA에서 100% 산소에 노출된 생쥐에서 나타난 rCMRgl 의 증가는 뇌전도에서 나타나는 산소 유발 경련전 패턴과 관련을 보였다.

고양이에서 급성 실혈 후 고압산소(3ATA는 60분)에 노출시키는 모델에서 고압산소는 글리세로인 (glycerophosphate) 셔틀 기전에 확실한 영향을 미치는 것이 확인되었다. 고압산소는 감각 운동 피질과 숨뇌 (medulla oblongata)에서 미토콘드리아 글리세롤 - 3 - 인산탈수소 효소를 자극한다. 이는 세포질 수소 전달의 활성화를 통해 미토콘드리아 호흡 사슬로 전달되며, 글리세롤 - 3 - 인산과 NADH 수준의 증가를 억제하며 젖산 생산을 제한한다. 에너지 신진 대사는 산소 압력 상승에 대해 매우 민감한데 이는 고압의 산소가 ATP 분자의 형성을 상당히 감소시키기 때문이다.

b. 대뇌에서 암모니아 대사

대뇌 손상 후 조직에서는 글루탐산분해효소(glutaminase)의 활성이 급격히 증가한다. 글루타민에서 암모니아가 방출되고 혈액에서 모세혈관을 가로질러 뇌 조직으로 전달되는 암모니아가 증가한다. 글루탐산 탈수소 효소의 효과로 글루탐산 형성 경로의 활성화와 글루탐산 합성 효소의 억제로 인한 글루타민 형성의 감소가 동시에 일어난다. 또한, 알파-키토글루타르산염 (α-ketoglutarate)의 양이 감소한다. 혈액이 제거된 대뇌 조직이 3ATA 압력으로 60분간 고압산소에 노출되었을때 암모니아 독성이 증가하지 않는 것이 관찰되었다. 암모니아 이온이 뇌에 미치는 독성 효과는 다음을 통해 제거된다.

- 알파-키토글루타르산염으로부터 글루탐산 형성을 제공하는 미토콘드리아 GDG의 활성 자극
- 암모니아와 글루탐산의 결합으로 글루타민 형성
- 잠재적인 암모니아 원천인 글루타민의 탈아민과정을 저해하는 글루탐산 합성 효소 활성의 감소
- 뇌에서 모세혈관을 통해 혈액으로의 글루타민 형태의 암모니아의 배출

V. 분자 수준에서 고압산소의 효과

A. 고압산소가 DNA에 미치는 효과

치료에 사용되는 압력과 시간에 노출되었을 때라도, 사람의 백혈구에서 DNA 손상을 확인한 여러 가지 연구가 알려져 있다. 그러나 배양된 백혈구에서 염색체 손상이 유발되는 조짐은 나타나지 않았다. DNA 손상을 발견하기 위해서는 고압산소치료 말기에 즉시 확인하여야 한다. 고압노출이 끝나고 24시간 후에는 손상이 발견되지 않는다. 이러한 DNA 손상은 첫 번째 치료 후에만 나타난다. 같은 조건에서 추가 치료를 한 후에는 손상이 발견되지 않으며 항산화제의 증가가 나타난다. 연속된 고압산소치료에서 첫 치료의 시간을 감소시켰을 때, 단계적으로 증가되는 DNA 손상은 발생하지 않았다. 고압산소로 유도된 DNA 가닥 절단 및 산화적 염기 변형은 신속하게 복구되어 노출 종료 후 한 시간이 지났을 때는 유도된 DNA 효과가 50% 이상 감소하였다. 반감기는 1시간 정도로 노출 2시간 후 채취한 혈액에서도 비슷한 감소가 나타난다.

02. 산소독성

02. 산소독성

먼저 장에서 산소의 정상압과 고압에서의 물리, 화학, 생리를 다루었다면, 이어서 (고압)산소의 독성과 병태 생리를 언급하고 폐누적산소독성(UPTD)를 이해한다. 산소 독성의 생리적 기전은 기계환기와 호흡부전에서 다루는 임상 의학 영역이다. 여기서는 다이버와 고압산소치료에서 나타내는 독성효과에 주목한다. 직업적인 다이버에게 있어 산소가 스워드(검)이라면, 잠수의사에게는 산소는 스카펠 (메스)와 같다. 이어지는 '산소와 응급처치'장이 정상압에서의 고분율 산소의 사용을 다룬다면, 나머지는 결국 이압환경(해수다이빙, 대기다이빙, 고도, 선외활동 모두)에서 정상분율과 다른 분율의 산소를 취급(?)하는 설명서이다. 다이빙을 제외한 세상은 바로 정상압 정상분율의 산소이므로, 곧 지구는 산소의 별이다.

A. 산소독성의 첫 생리학적 발견

산소를 발견한 과학자로 알려진 프리스틀리(Joseph Priestley, 1733~1804)는 1973년 고농도 산소(플로지스톤)에 대해서 다음과 같은 기록을 남겼다.

「우리는 또한 순수한 구강 공기가 약으로 매우 유용할 수 있지만 몸의 건강한 상태에서 사용하기에 적절하지 않을 수도 있음을 이 실험에서 추론할 수 있다. 왜냐하면 촛불은 구강 내에서 훨씬 더 빨리 소실되기 때문이다. 일반적인 공기 때문에 우리가 말한 것처럼 너무 빨리 살 수 있고 동물의 힘은 이 순수한 종류의 공기에서 너무 빨리 소진 될 수 있다. 적어도 도덕주의자는 자연이 우리에게 제공한 공기가 우리가 마땅히 받을 만큼 좋은 것이라고 말할 수 있다」

폴 베르(Paul Bert)는 프랑스의 생리학자?정치가이다. 그는 공기압력이 신체에 미치는 영향을 다방면으로 연구하여 실질적인 대기의학을 정립하였다. 그의 연구는 오늘날 우주탐험과 심해탐험으로 이어진다. 그의 연구는 고도가 높은 지역의 동물들 사이에서는 대기 중의 산소 부족으로 병이 잘 발생한다는 것을 밝혔고, 심해에서 일하는 잠수부들이 겪는 감압병으로 이어졌다. 정치가로서는 베트남에 총독으로 부임하여 유화정책을 펼치기도 했다. 수중과학에서의 폴 베르의 업적은 고압 산소(hyperbaric)의 효과가 단지 시험관에서 뿐만 아니라 생체에 미치는 영향을 실험하였다는 것이다. 그는 산소의 독성을 실제로 문서화(Bert 1878) 한 최초의 연구자이다. 현재까지 다이버들 사이에서 두려움의 대상인 고농도 산소로 인한 발작은 여전히 "폴 베르(영어의 영향으로 폴 버트(Paul Bert)라고 많이 발음된다) 효과"라고 불린다. 그의 연구는 고전적이지만, 폴 베르는 정상적인 산소의 효과로서 폐 독성에 대해서 기술하지 않았다. 이것은 20년 후에 로레인 스미스(Lorraine Smith)에 의해 발견(Smith 1899)되었고 산소에 의한 폐독성은 로레인 스미스 효과라고 불린다. 19세기에는 산소 독성의 영향을 조사하기 위한 여러 실험이 사람을 대상으로 수행되었다(Bean 1945). 이러한 초기 연구의 결과로 3ATA에서 3시간 노출과 4ATA에서 30에서 40분 노출이 건강한 인간 성인에 의한 일반적으로 안전 내성의 한계로 확립되었다. 현재 3ATA에서 고압산소치료가 주로 신경계에 영향을 미치는 반면, 호흡기 시스템은 2ATA에서 독립적으로 영향을 받는다.

I. 산소 독성의 병태 생리

A. 프리 라디칼 이론

중추신경계 뿐만 아니라 호흡기계의 산소 독성 모두 독성 효과의 분자적 기반은 활성 산소기(reactive oxygen species, ROS)의 생성에 의한 것이다. 이것은 흔히 말하는 프리 라디칼에 의한 산소독성이론으로 알려져 있다. 특히 중추신경계 산소 독성에 있어서 이 이론의 기초는 고압산소치료 도중 활성 산소기(ROS) 생성의 증가가 궁극적으로 대뇌 에너지 대사 변화로 이어진다는 것이다. 이러한 에너지 대사와 전기적 활성의 변화는 멤브레인 지질 과산화, 효소 저해, 효소 조절에 기인한다. 고압산소에 의해 유도된 활성 산소기의 생성은 다양한 메르캅토(mercapto, sulfhydryl, SH-)효소, 막 결합 효소, 세포핵의 구조와 기능에 직접적인 변화를 가져온다. 또한 간접적인 생리학적 효과로 저산소 - 허혈, 산증, 빈혈 및 고빌리루빈혈증을 일으킬 수 있다.

높은 산소 압력하에서 폐의 병리와는 전혀 별개로, 대뇌의 이벤트는 전주곡처럼 나타날 수 있다. 미주 신경의 편측 절단, 신경성 일산화질소 생성 효소(neuronal nitric oxide synthase, nNOS)의 선택적 억제를 통해 중추 신경계 매개 폐손상이 실험적으로 관찰되었다. 이러한 관찰은 nNOS 활성이 중추 자율신경계 신호를 조절하여 폐손상을 유도한다는 것을 시사하였다. 이러한 관찰은 고압산소 하에서 비-폐탓 신경성 이벤트가 급성 폐산소 손상의 병인을 압도한다는 가설에 이르게 되었다(Demchenko 2007).

산소 자유기(free radical)는 정상적인 세포 산화 감소 과정의 산물이다. 과산소 상태에서, 그 생산은 현저하게 증가한다. 반응성이 높고 세포 독성이 있는 자유 라디칼인 슈퍼 옥사이드 음이온을 형성하기 위해서는 세포 내에서 일가 환원(univalent reduction) 반응이 필요하다. 산소 분자는 이러한 반응이 잘 일어나는 특징을 가진다. 이어서, 산소 대사의 다른 반응 생성물이 형성된다. 과산화수소(H_2O_2), 수산기(hydroxyl radical,OH), 일중항 산소(singlet oxygen, $1O_2$) 등이다. 산소 분자는 이렇게 짧은 반감기를 가지는 형태에서 다음과 같은 작용을 한다. 효소 그룹의 메르캅토(mercapto, sulfhydryl, SH-)기 산화, DNA와 상호 작용, 세포막의 지질과산화를 촉진 등이다.

보버리스(Boveris)와 챈스(Chance)는 1978년에 산소 독성 기전에 대한 탁월한 통합적 개념을 발표하였고 이제는 고전이 되었다. 이 가설은 그림 2-1에 나와 있다. 이에 따르면, 다양한 상태의 고립된 미토콘드리아에서 생리적 사건이 일어나 과산화수소가 생성된다. 미토콘드리아막(submitochondria) 분획의 초과산화 이온(superoxide ion)이 과산화수소의 원천이 된다. 일단 생성된 과산화수소는 과산화상태에 의해 급속하게 강화된다. 일차적인 반응으로, 유리기 연쇄 반응은 지질 과산화를 일으킨다. 지질 과산화는 차례로 생체막의 구조에 영향을 미치고 SH-기를 가진 효소를 억제하며 글루타치온의 세포 산화 환원 상태를 산화로 바꾼다. 이것은 2 차 반응을 통해 피리딘 뉴클레오타이드로 전달될 것이며, 미토콘드리아에서의 NADH 산화 과정을 방해한다. 과산화물 증가와 항산화 방어에 따른 결과로 생체에서는 효소 저해, 변화된 에너지 생성, 연속되는 기능의 저하나 감소가 있게 된다.

　의식이 있는 쥐에서 고압산소 유발 발작이 발생하기 전에 활성 산소기의 생성이 증가되는 것이 입증되었다. 고압산소에 노출된 사람의 혈액에서 증가된 전자 스핀 공명 신호가 관찰되지만 노출이 종료되면 10분 이내에 정상으로 회복되는 것이 확인되었다. 사람에서의 산소독성과의 연관성은 좀더 연구가 필요하다.

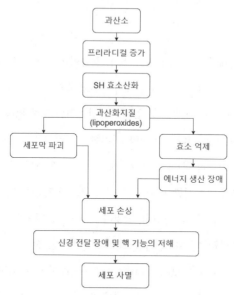

그림 2-1. 산소 독성을 일으키는 기전에 대한 요약 SH-는 메르캅토(mercapto, sulfhydryl, SH-)기를 말한다.

B. 산소 중독의 생화학적 기전

　이제는 반응성 산소의 형성이 세포막과 그 구성 성분에 대한 산화 손상의 단계에 관여한다는 것이 일반적으로 인정된다. 손상 정도는 활성 산소의 형성 속도와 항산화제에 의한 제거 속도 사이의 화학양론적으로 결정되는 것으로 보인다. 이 개념에 대한 증거와 반론은 광범위한 논의의 대상이 되어 왔다.

　전자(electron)의 순차적 첨가에 의한 분자 산소의 환원은 수퍼옥사이드 superoxide, 과산화수소 hydrogen peroxide, 히드록시 라디칼 hydroxyl radical 와 같은 반응물을 생성하고 최종적으로는 물(H_2O)이 생성되며 끝난다. 미토콘드리아에서 생성된 과산화물 라디칼이 급속하게 과산화수소로 전환(dismutated)되고, 이들 생성물이 촉매로서의 철(catalytic amounts of iron) 존재 하에서 계속 상호 작용하여 잠재적으로 높은 반응성 히드록시 라디칼과 일중항 산소(singlet oxygen) 로 진행한다. 이러한 반응성이 강한 라디칼에 의한 지질 과산화 반응의 개시는 일련의 반응을 전파함으로써 산화제 손상을 크게 증가시켜 단백질 및 지질의 산화, 중요한 효소의 불활성화 및 궁극적으로 세포막 손상을 초래할 수 있다. 단백질 교차 결합, 지방산 산화 및 아미노산 산화는 모두 고산소 환경에서 자유 라디칼 생성의 잠재적 결과이다. 과산화불균등화 효소 (SOD, superoxide dismutase), 과산화수소분해효소 (catalase), 글루타티온 과산화효소 (glutathione peroxidase), 글루타티온 환원효소 (glutathione reductase) 및 육탄당 일인산염 회로 (Hexose Monophosphate shunt, HMP Shunt)의 효소를 포함하여 반응성 산소 종의 형성을 막는 몇 가지 항산화 효소가 있다. 중요한 산화 방지제를 가진 다른 화합물로는 글루타티온, 셀레늄, 비타민 E 및 비타민 C등을 들 수 있다. 과산화물 노출 동안의 산화제 손상의 성질과 정도는 라디칼 생성 및 라디칼 소염 작용(radical-quenching actions) 의 최종 결과에 의해 결정되므로, 결론적으로 산화적 손상의 정도는 항산화 방어와 조직 복구 기전의 상호 작용에 의해 결정되는 것이다.

산소 경련을 유발하는 잠재적인 기전을 이해하기 위해 독성 산소 압력에 노출 된 동물의 발작 발병을 지연시키는 약학 연구가 수행되었다. 이 약제에는 디에틸디티오카르밤산 (diethyldithiocarbamic acid), 1 -아미노벤조트리아졸 aminobenzotriazole, 21- 아미노 스테로이드 화합물 (lazeroids), 프로프라놀롤 propranolol 및 저용량 카페인이 포함된다.

디에틸디티오카르밤산과 1 -아미노벤조트리아졸은 반응성 산소기를 형성 효소, 시토크롬 P-450 일산소첨가효소(monooxygenase)를 효과적으로 억제하는 두 가지 항산화제이다. 이러한 항산화제 화합물은 신경 조직, 또는 신경교세포에서 가장 높은 농도로 분포하여 효과를 나타낸다. 시토크롬 P-450 의존 효소에 대한 잠재적인 생리학적 역할은 신경 세포에는 신경 전달 물질, 신경 호르몬 및 기타 생리적 활성 내인성 물질의 합성에 대한 생화학 기전이 있다는 사실로 설명된다. 이러한 효소를 억제하면 산화 손상의 정도가 제한되는 결과를 보이는데 이는 활성 산소기의 형성 속도가 감소되기 때문이다.

중추신경계 내에서 신경 세포, 신경교세포(glial), 혈관 세포막 및 미엘린의 자유 라디칼 유도 과산화(free radical-induced peroxidation)는 손상된 세포에서 유리된 자유철(free iron)에 의해 촉매(catalyzed)된다. 이것은 지질 과산화의 예방에 있어 21-아미노스테로이드와 같은 철분 착화제(킬레이트제제; iron chelating drugs)의 역할이 가능할 것임을 암시해준다. 산소 독성의 신경 징후에 대한 프로프라놀롤의 보호 효과는 아드레날린 차단 특성에 기인한다. 그러나, 프로프라놀롤은 또한 뇌 혈류 및 뇌의 산화 대사를 감소시키는데, 이러한 추가적인 작용은 프로프라놀롤의 사전 노출 투여에 의한 산소 경련의 발병 지연에 기여할 수 있다. 저용량 카페인 역시 아데노신 수용체 작용제(adenosine receptor agonist)와 항-산화제로 작용하여 대뇌 혈관 수축을 일으키고 항간질 효과를 가지며 산소 경련의 발병을 지연시킨다.

C. 고압산소에 따른 NOS발현

일부 연구에서 정상압산소에 비해 고압산소에서 유도되는 병리학이 다르다는 점이 주목되었으며, 일산화 질소 생성효소(nitric oxide synthase, NOS)의 역할이 시사되었다. 한 연구(Liuet 2014,PMID: 25244787)에서는 생쥐를 모델로 하여 정상압 산소 및 고압 산소 압력에 따른 일산화 질소 생성효소의 변화가 조사되었다. 실험 동물은 그룹별로 1ATA, 1.5ATA, 2ATA, 2.5ATA, 3ATA에서 각각 56, 20, 10, 8, 6시간 동안 100% 산소에 노출시켰다. 대조군은 room air 로 호흡하였다. 노출 후 eNOS와 nNOS의 발현이 기관지 폐포 세척액에서 측정되었다. 대조군과 비교하여 1ATA 군에서는 eNOS와 nNOS의 발현의 증가를 확인하였다. 다른 그룹의 결과는 일정하지 않았으며 1ATA 군과 비교하였을 때, eNOS의 발현은 1ATA 그룹에서 현저하게 감소하였고, 2.5ATA 및 3ATA 군에서는 유의하게 증가하였다. nNOS의 발현은 정상압 산소와 고압 산소에서 변화가 없었다. 결론은 산소의 압력에 따라 eNOS의 발현이 변화한다는 것이다.

D. 산소 독성의 병리학

실험적 연구에서, 생쥐를 고압산소에 노출시켰을 때 압력이 4ATA를 초과할 때까지 중추 신경계의 손상은 나타나지 않았다. 대뇌 손상을 증가시키는 경우로는 중추신경-억제제, pCO2, 아세타졸아마이드(acetazolamide), 염화암모늄 (NH4Cl)의 증가를 들 수 있다. 5ATA 이상의 고압산소에 생쥐를 반복적으로 노출된 생쥐에게는 영구적인 경련성 사지 마비가 초래된다. 이것을 존 빈 효과(John Bean effect)라고 한다. 부검 소견에서 생쥐의 척수와 뇌 모두에서 백질의 선택적 괴사가 있으며 이것은 과산소의 영향으로 간주된다. 대뇌 병변을 전자 현미경으로 관찰하였을 때 두 가지 유형의 신경 세포 변성이 나타났다.

> (1) 신경 세포의 각화증과 과색소침착, 세포질의 공포증, 및 신경 회로 염좌 과정의 동시 팽창을 특징으로 하는 유형 A 병변
>
> (2) B 형 병변은 핵붕괴(karyorrhexis)와 세포질에서의 용해를 특징으로 한다.

E. 대뇌 신진 대사에 미치는 영향

산소 중독의 다양한 증상은 표 2-1에 요약되어 있다. 폐 및 중추 신경계 독성의 발현은 그림 2-2에서와 같이 노출의 분압과 지속 시간에 의존한다는 것이 잘 알려져 있다. 다행히도 중독의 초기 효과는 완전히 되돌릴 수 있지만 장기간 노출되면 회복 기간이 길어지며 결국에는 돌이킬 수 없는 변화가 발생한다. 장기간의 고압 산소 노출을 통해 산소 독성을 연구한 실험에서는 다양한 장기들이 임상 증상으로 표현되지 않는 영향을 받은 것으로 나타났다.

고압 산소는 초성포도산(pyruvate)/젖산, 초성포도산/사과산(malate) 산화환원쌍 (redox couple)의 증가뿐만 아니라 인지질 장쇄 지방산 및 초성포도산의 조직 지질로의 혼입 역시 감소시킨다. 고압 산소의 영향으로부터 회복되는 동안 이러한 변화는 다시 역전된다. 이러한 데이터는 조직의 산소 독성이 탄수화물 대사가 억제된 결과가 아니라 독성 과산화지질이 형성된 결과임을 시사한다. 누적된 산소 독성 정도와 지수적(exponential) 회복의 다양한 특징이 이스라엘의 해군 의학 연구소 (Israel Naval Medical Institute)에서 조사(Arieli 2002)되었다. 저자는 시간에 따른 산소분압의 변화를 구하는 표현식을 기본 방정식으로 부터 도출하였다. 독성(power) 방정식의 매개 변수는 사람에서 폐활량의 변화(Delta VC)에 대한 비선형 회귀를 사용하여 도출된다.

$$\text{Delta VC} = 0.0082 \times 12 \, (\text{PO2} /101.3) \, (4.57)$$

여기서 t는 시간 단위의 시간이며 PO2는 kPa 단위로 표시된다.

폐 용적의 회복은 다음과 같다 :

$$\text{Delta VC(t)} = \text{Delta VC(e)} \times e^{(-(-0.42+0.00379 \, \text{PO2})t)},$$

여기서 Delta VC (t)는 회복 시간 t에서의 값이고, DeltaVC (e)는 과산소 노출이 끝날 때의 값이며, PO2는 사전 회복 산소 압력이다.

고압 챔버에서 사람을 대상으로 한 중추신경계 산소 독성에 대한 독립된 실험 데이터를 최우추정법

(maximum likelihood method)을 이용하여 실제 폐쇄 회로 산소 다이빙 데이터와 비교하였다. 결합된 데이터에 대해 해결된 이 모델의 매개 변수에 의해 실제 다이빙을 위한 산소 독성 방정식이 산출된다.

$$K = t2(PO2 / 101.3) \ (6.8)$$

여기서 t는 분 단위이다.

다이빙에서 중추신경계 산소 독성의 위험은 계산된 정상 분포의 매개변수로부터 도출된다 :

$$Z = [\ln(t) - 9.63 + 3.38 \times \ln (PO2 / 101.3)] / 2.02$$

중추신경계 산소 독성에 대한 회복 시간 상수는 체질량의 영향을 고려하여 쥐에 대해 얻은 값으로부터 계산하였고, 회복 방정식을 산출하였다 :

$$K(t) = K(e) \times e(-0.079t)$$

K (t)와 K (e)는 각각 회복 과정의 시간 t에서 그리고 고압 산소 노출의 끝에서의 K의 값이며, t는 분이다.

중추 신경계 발현 증상
망막 독성
호흡기에 미치는 영향
▫ 화학 독성 : 기관기관지수(tracheobronchial tree), 모세 혈관 내피, 폐포 상피
▫ 폐 손상 : 무기폐
▫ 저산소증 -> 산증 -> 사망
심장 혈관계
▫ 적혈구의 용혈
▫ 심근 손상
내분비계
▫ 부신
▫ 생식선(Gonad)
▫ 갑상선
간독성
신장 손상

표 2-1. 산소 독성의 발현

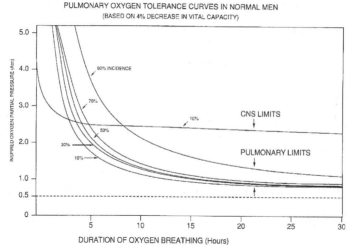

PULMONARY OXYGEN TOLERANCE CURVES IN NORMAL MEN
(BASED ON 4% DECREASE IN VITAL CAPACITY)

그림 2-2. 산소 중독 감수성의 개인별 다양성. 중추신경계 한계로 그려진 곡선은 증상 또는 징후가 하나 이상 나타나는 경우이다.

과산소로 인한 영향은 대뇌 신진 대사 전반에 걸쳐 그 작용을 나타낸다. 2ATA 압력에서의 고압산소는 대뇌에서 포도당의 신진 대사 속도를 가볍게 자극하는 것으로 보이며, 이는 어떤 독성 발현도 초래하지 않는다. 뇌의 산화 대사는 압력이 6ATA까지 증가하는 동안 대개 영향을 받지 않는다. 쥐의 대뇌 피질 신경 세포를 배양하는 배지를 각각 30, 60, 90분 동안 6ATA 의 고압산소에 노출시킨 실험에서는 시간 의존적으로 젖산탈수소효소의 활성이 증가하는 것이 관찰되었다. 이 결과는 고압산소처리로 세포 생존율이 감소한다는 의미로 해석할 수 있다. 이러한 고압산소-유발 세포 손상은 MK-801(NMDA 길항제) 또는 LN(G) - 니트로 - 아르기닌 메틸에스테르(NOS 억제제)로 전처리하면 감소하는 것이 알려져 있다. 이러한 결과는 고압산소에 노출되어 발생하는 신경 독성에서 NMDA 수용체의 활성화 및 NO의 생성이 중요한 역할을 한다는 것을 시사한다.

발작이 산화 대사의 변화와 관련이 있다는 증거는 없다. 그러나, 글루코스 이용의 증가는 중추신경계 산소독성의 전기 생리학적 징후의 발현에 선행하여 나타난다.

고압산소에 장시간 노출되는 동안 증가된 아산화질소의 생성은 대뇌 혈관 소동맥의 고산소성 수축을 일으킨다. 이와 같은 사실은 아산화질소의 과다한 생성이 중추신경계 산소독성의 시작에 관여한다는 점을 시사한다. 증가된 국소적 대뇌 혈액 관류(rCBF)가 대뇌로의 과도한 산소 운반을 허용하기 때문이다. 급성 및 만성 산소 신경 독성이 유발되는 병태생리에 대한 가설적 설명을 그림 2-3에 예시하였다.

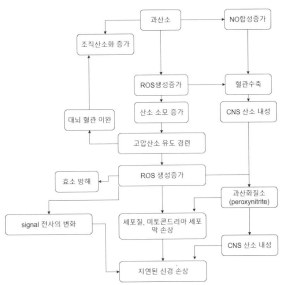

그림 2-3. 중추신경계 산소 독성의 기본 메커니즘. ROS 활성 산소 종, NO 산화 질소. (D. Torbati Ph.D의 이미지)

엠던-마이어호프(Embden-Meyerhof) 경로 포스포 글루코카이나제Phosphoglucokinase 포스포 글루코무타제Phosphoglucomutase 글리세린 알데히드 - 인산염 - 탈수소효소 Glyceraldehyde-phosphate-dehydrogenase
피루브산의 아세틸-CoA 로의 전환 피루베이트 산화효소Pyruvate oxidase
트리카르복실산(Tricarboxylic acid) 사이클 숙신산Succinate 탈수소효소 α- 케토글루타레이트ketoglutarate 탈수소효소 말산염Malate 탈수소효소
전자 수송 숙신산 탈수소효소 말산염 탈수소효소 글리세린 알데히드- 인산염 탈수소효소 DPNH 탈수소효소 젖산 탈수소효소 크산틴 산화효소 D-아미노산 산화효소

신경 전달 물질 합성효소
글루탐산 카르복시제거효소 Glutamic acid decarboxylase
콜린아세틸기전달효소Choline acetylase
도파탈이산화탄소효소Dopa decarboxylase
5-HTP 탈이산화탄소효소
페닐알라닌 수산화효소
티로신 수산화효소
단백질 분해 및 가수분해
카텝신Cathepsin
파파인Papain
불특정 단백질 분해효소 및 펩티드 가수분해효소peptidase
불특정 자가분해효소 autolysis
아르기나제Arginase
유레아제Urease
리보핵산가수분해효소Ribonuclease
멤브레인 수송Membrane transport
NA+ / K+ ATPase
분자 산소 감소 경로Molecular oxygen reduction pathway
과산화수소분해효소Catalase
기타 효소
아세트산인산화효소Acetate kinase
세레브로세다아제Cerebrosedase
콜린 산화효소
지방산 탈수소효소
개미산 탈수소효소
글루탐산 탈수소효소
글루탐산 합성효소
글리옥시라제Glyoxalase
수소화효소Hydrogenase
이소시트르산분해효소Isocitrate lyase
말산염 합성 효소
미오키나아제Myokinase (아데닐산카이네이스adenylate kinase)
인산 트랜스아세틸라제Phosphate transacetylase
트랜스 아미나제
알돌라아제aldolase
메르캅토(술프히드릴)그룹SH-을 가진 효소

표 2-3. 1~5ATA 압력의 과산소 환경에서 억제되는 효소

중추신경계 산소 독성의 정확한 기전은 알려져 있지 않지만, 프리 라디칼 이론이 가장 가능성 있는 설명으로 보인다. 고압산소의 효과 중에 아산화 질소(nitric oxide)의 역할 또한 확립되었다. 다행히도 중추신경계 산소 독성은 드물다. 대부분의 고압산소치료는 2.5ATA 미만의 압력에서 수행되고 노출 시간은 90분을 초과하지 않기 때문이다. 그럼에도 불구하고 고압산소 치료를 처방하는 의사는 산소 독성에 대해 알고 있어야 한다. 근거 기반의 예방이나 치료는 아직 알려져 있지 않다. 프리 라디칼 포촉제는 산소의 독성 영향을 방지할 목적으로 임상 현장에서 사용되고 있으며, 산소 독성의 메커니즘과 더 나은 치료 방법을 더 잘 이해할 때까지 비교적 무독성인 프리 라디칼 포촉제의 사용은 합당한 관행으로 보인다. 고압산소에 장기간 노출이 필요한 상황에서는 치료의 이점 대 산소 독성의 위험을 신중하게 고려해야 한다.

화학형광지수(chemiluminescence index)는 조직지질과산화의 척도이다. 이 지수는 고압산소노출에 대한 신체의 개별 민감도를 시사할 수 있다. 그러한 기법은 고압산소치료의 효과와 치료 도중 조절이 가능한 기간을 예측할 수 있게 할 것이다.

산소 독성은 또한 치료 목적으로 이용될 수 있다. 예를 들면 고압산소치료는 항생제의 하나로 사용될 수 있다. 프리 라디칼 포촉제의 보호와 함께 고압산소 노출로 유도된 산소 독성은 에이즈에 대한 보조적 치료로 연구가 필요하다. 특히 바이러스 상태에 있는 경우 프리 라디칼에 대한 보호 메커니즘이 빈약하다. 항산화 방어 메커니즘의 유도가 고압산소 노출 후에 주어진다고 할 때, 수정된 고압산소치료는 유전 독성 효과를 피할 수 있다.

자유 라디칼을 계산하는 방법은 여전히 복잡하며 일상적으로 사용되지 않는다. 고압 산소 치료의 안전 한도에 대한 가이드라인으로써 더 실용적인 방법이 개발될 필요가 있다. 산소 독성의 분자적 기초는 세포 및 조직 기관 수준에서 찾아야 한다. 대뇌, 전기, 순환 및 에너지 생성 기능을 동시에 모니터링 하는 것은 고압산소노출의 안전 마진을 결정하고 중추신경계에서 산소 독성의 주요 메커니즘을 추적하는 데 유용한 도구이다.

포유류 세포주(mammalian cell lines)를 6-10ATA 압력의 고압산소에 3시간 주기 동안 반복적으로 노출시키는 실험에서 산소에 대한 내성이 확인되었다. 다양한 세포주를 대상으로 반복해서 스크리닝 하는 연구는 산소 내성 세포 유형의 발견으로 이어질 수 있으며 이는 산소 내성 발생의 고유한 요소에 대한 이해를 제공할 것으로 기대된다.

폐 산소 독성을 억제하기 위한 최근의 접근법은 과산화불균등효소(SOD)와 과산화수소분해효소를 폐상피 세포로 바이러스 매개 전달하는 유전자 요법이다. 이것은 이러한 효소 전달에 있어 가장 유망한 방법으로 생각된다.

F. 신경 전달 물질에 미치는 영향

신경 전달 물질(neurotransmitter)은 고압산소 혹은 과산소의 영향으로 하향조절 (downregulation) 된다. 기존에는 아산화질소(nitric oxide, NO)를 단순히 대사 산물이나 중간체로 생각하였다. 그러나 아산화질소가 신경 전달 물질로 기능한다는 인식이 일반화 되면서, 과산소와의 연관 관계가 연구의 목적이 되었다. 생쥐에서의 실험적 연구는 모노 아민 산화 효소 억제제와 NOS 억제제의 조합이 산소 신경 독성으로부터 보호작용을 나타낸다는 것을 시사하였다. 이들 약제에 의한 산소 독성 보호는 GABA 저장고의 보존(pool)과 관련이 없는 것으로 알려졌다. 산소 의존성 노르에피네프린 대사와 아산화질소 합성은 산소 신경 독성의 발현 기간 동안 비활성을 나타낸다. 이러한 결과는 아산화질소가 산소 신경 독성 병인의 중요한 매개자이며, 아산화질소의 불활성화에 의해 세포 외 SOD가 산소 신경 독성을 증가시킨다는 것을 시사한다.

2~3ATA 압력의 전체 범위에서 고압산소 노출은 신경성 아산화질소 합성 효소(nNOS)를 자극하고 아산화질소 농도의 상승은 nNOS 억제제인 7-니트로인다졸(nitroindazole)과 칼슘 통로 차단제인 니모디핀에 의해 억제된다. SOD의 주입은 3ATA에서 아산화질소 상승을 억제하지만, 2ATA 에서는 그렇지 않다. 과산소는 헤모글로빈과 관련되어 아산화질소의 농도를 증가시켰다. 이러한 결과는 산화 스트레스 반응의 복잡성을 강조하고 고압산소치료의 의학적 적용과 용량에 따른 반응을 설명하는 데 도움이 될 것이다.

G. 암모니아 및 아미노산

생쥐에서 6ATA 의 고압산소노출에 의해 유도된 단회의 경련 발작은 암모니아 축적과 대뇌의 아미노산 변화와 관련이 있는 것으로 나타났다. 이러한 변화는 산화적 탈아민(deamination)의 증가 또는 아마도 방출된 아미노산을 포획한 신경아교세포의 부전(glial failure)에 기인한 것으로 간주된다. 이에 따라 대뇌 선조체(striatum)에서의 흥분 및 억제 중재의 불균형이 연이어 나타난다. 이러한 변화는 고압산소에 노출중인 동물에서 경련 발작의 재발을 설명하는데 유용하다.

II. 산소독성의 증가 또는 감소

A. 산소 독성으로부터 보호

산소 독성의 예방 또는 치료를 위한 다양한 약제 및 조치가 표 2-4 에 열거되어 있다. 이들은 대부분 실험적이다. 비타민 E (토코페롤)의 사용은 산소 독성의 자유 라디칼 이론에 근거한다. 이는 미숙아 (비타민 E가 부족한)를 산소 독성으로부터 보호하기 위해 사용되었다. 셀레늄과 비타민 E 경구 보충제는 대뇌뿐만 아니라 뇌 외 GSH 함량을 증가시킨다. 생쥐 실험에서 이러한 보충제를 투여한다 하더라도 고압산소의 노출에 따른 첫 번째 경련 발작 발현에는 아무런 보호효과가 없다는 것이 나타났다. 그러나 이러한 식이 요법은 연속적인 고압 산소 노출 사이 또는 간헐적인 산소 노출 동안 발생하는 독성 과정의 회복 및 역전을 촉진하는데 여전히 유리할 수 있다. 모든 경구 프리 라디칼 유리기 포촉제(scavenger)가 산소 독성을 완화시키는데 효과적이지는 않다. 동물 실험에서, 지질 과산화의 생체 외 억제와 산소 독성에 대한 생체 내 보호간에 상관 관계는 발견되지 않았다. 저체온증은 산소 독성에 대한 보호자로 간주되었지만, 5ATA 압력의 고압산소에 노출된 생쥐에게 저체온증을 유발하였을 때, 저체온은 경련에 대한 보호 효과를 나타내지 않았다.

폐 산소 독성을 예방하기 위한 한 가지 방법은 호흡기 시스템에서 항산화 효소 활성을 증가시키는 것이다. 한 연구에서는 에어로졸 처리된 세포 외 과산소 불균등화 효소 (extracellular superoxide dismutase,EC-SOD)를 이용하여 폐를 과산소성 상해로부터 보호할 수 있음이 보고(Yen 2011)되었다. 에어로졸 처리된 EC-SOD로 치료한 결과, 과산소로 유발된 생쥐의 생존율이 증가했다. 과산소에 대한 이러한 EC-SOD의 보호 효과는 폐부종 및 전신 산화 스트레스의 감소로 확인되었다. 이 연구 결과는 급성 호흡 곤란 증후군(ARDS)을 포함한 중증의 저산소성 호흡 부전 환자에서 산화 손상을 줄이기 위한 재조합 인간 EC-SOD를 사용한 에어로졸 치료가 잠재적으로 시도될 수 있음을 시사해주었다.

미토콘드리아의 반응성 산소종을 포촉제거(scavenger)하는 색소단백 c(cytochrome c)의 해독 작용은 실험적으로 확인(Min and Jian-Xing 2007)되었다. 미토콘드리아에서 라디칼 대사의 개념은 2개의 전자 누출 경로를 기반으로 제시되었다. 이는 색소단백 c가 매개하는 산소 프리 라디칼의 신진 대사 경로이다. 호흡 사슬의 전자 전달에서 소비되는 산소의 주요 부분은 ATP 합성에 사용되는 반면 누출된 전자에 의해 소비되는 산소의 나머지 부분은 반응성 산소종 생성에 기여한다. 2개의 색소단백 c 매개 전자 누출 경로로 작동하는 호흡 연쇄 모델과 에너지 대사를 수반하는 미토콘드리아의 라디칼 대사 모델은 산소 독성으로 인한 병리학적 문제를 이해하는데 도움이 된다. 동물 실험 연구에서 과불화탄소는 고압산소환경에서 중추신경계 신경 독성의 위험을 증가시키는 반면 에다라본(edaravone)은 예방적 효과가 있음이 시사되었다. 현재 에다라본은 급성 허혈성 뇌졸중에 대한 신경 보호제로 시판 중이다.

원위부 기도 상피 세포는 제 II 형 폐포 및 비-섬모 기관지 상피 세포로 이루어진다. 이들은 과산소 상태에서 O_2 라디칼의 중요한 표적이 된다. 기관 내 투여 경로를 통해 생체 내 유전자 전달로 원위기도 상피 세포의 접근하는 방법은 폐 산소 독성 예방 방법으로써 MnSOD, EC-SOD 유전자의 생체 내 전달 가능성을 제시한다.

환자를 치료하는 모든 임상의는 드물지만 산소 독성에 대해 인지할 필요가 있다. 1.5ATA의 압력에서 장기간 치료받은 뇌 혈관 질환 환자에서 산소 독성이 보고된 사례는 발견되지 않았다. 실험실적 조건에서 관찰된 고압 산소 독성은 정상압 산소 조건에 적용하는 것은 적절한 가정이 될 수 없다. 예를 들어 디설피람(disulfiram)은 고압 산소환경에서 보호작용을 나타내는 것이 알려져 있다. 그러나 정상압 환경에서는 생쥐실험에서 산소의 독성을 오히려 강화시킨다. 남용하기 쉬운 다른 예로는 비타민C를 들 수 있다. 아스코르빈산은 자유 라디칼 포촉제(제거제)이며 산소 독성으로부터 보호된다는 인식이 있다. 그러나 다량의 비타민C 는 산소독성의 치료에 역작용을 하는 것이 입증되었다. 특히 환원 효소가 과부하되면 오히려 독성을 나타낸다. 산화된 아스코르빈산은 실제로 과산화지질(lipoperoxide)을 형성하며, 산소 독성을 더 강화시킨다.

반면에 Mg+는 두 가지 작용으로 산소의 독성에 보호를 나타낸다. 마그네슘은 혈관 확장제이자 칼슘 차단제이며 세포 손상으로부터 보호효과를 나타낸다. 또한 황산 마그네슘은 중추신경계 산소 독성의 뇌파적 발현을 억제한다. 이러한 항경련 효과는 6ATA 압력에서 고압산소에 노출된 생쥐 실험에서 입증되었다. 따라서 예방적 요법으로 고압산소치료 3시간 전에 Mg2+ 10mmol을 투여하고 vit E 400mg 을 매일 복용하는 것이 권장된다. 그러나 사람을 대상으로 이중맹검연구된 결과는 없는 상태이다.

▫ 항산화제, 프리 라디칼 포촉제(scavenger) 및 미량 무기물 　알로퓨리놀(Allopurinol) 　아스코르브 산 　에다라본Edaravone 　글리신 　마그네슘 　셀레니움Selenium 　과산화불균등화 효소, SOD 　티록사폴Tyloxapol 　비타민 E
▫ 대뇌 신진 대사를 조절하는 화학 물질과 효소 　아르기닌 　코엔자임 Q10 및 카르니틴carnitine 　감마-아미노부티르산(gamma-aminobutyric acid, GABA) 　글루타티온 호모카르노신(homocarnosine) 　인터루킨 -6 　류코트리엔 B4 길항제 SC-41930 　파라글리신Paraglycine 및 숙신산succinic acid 　숙신산 나트륨 및 글루타민glutamate
▫ 약제 　아드레날린 차단제 및 신경절 차단제 　바비츄레이트Barbiturates 　BCNU 　클로나제팜Chlorazepate 　디아제팜 　맥각 유도체 : lisuride, quinpirole 　이소니코틴산 히드라지드Isonicotinic acid hydrazide 　레보도파 　리튬 　마일사이드Milecide 　MK-801 (경쟁적 NMDA 수용체 길항제) 　신경 이완제 : chlorpromazine, thorazine 　프로프라놀롤
▫ 간헐적인 고압산소 노출 　저산소증에 순응 　(고압산소호흡 사이에) 공기휴식기간의 삽입
▫ 내분비 요인 　부신절제술 　뇌하수체절제술 　갑상선 절제술
유전자 치료

표 2-4. 산소 독성으로부터 보호를 나타내는 일반적인 요소

B. 지속적인 노출에 따른 산소 내성 증가

낮은 수준의 과산소 대기에 노출되었을때, 일부 조직에서는 항산화제 방어 기전의 변화와 같은 진정한 의미의 방어적 적응이 일어나는 것처럼 보인다. 높은 압력의 산소에 정상적인 사람이 노출되었을 경우 다른 세포들에서는 진행성 및 심각한 독성이 나타나는 중에서도 일부 세포에서 약간의 적응이 나타날 것으로 상상할 수 있다. 매우 높은 산소 압력에서는 중독의 효과가 빠르게 나타나며, 이에 대한 적응은 부적절하고 매우 늦을 것이다. 표2-5의 오른쪽에 열거된 다른 요인들은 명백한 독성 발현의 발병을 지연시키거나 심각성을 감소시키는 것으로 밝혀졌다. 어떤 제제는 (*로 표시)는 적절한 산소노출 조건하에서 보호제로 유용할 수 있다. 예를 들어, 신경보호제로서 Disulfiram (Antabuse)을 투여할 때 의사는 신중해야한다. Disulfiram은 4.0ATA에서 산소에 노출된 동물의 경련의 발병을 지연시키는 이점을 제공하지만 1.0ATA 또는 2.0ATA 에서 산소 폐독성의 진행을 향상시킨다.

산소 노출이 장기간 이어졌을 때 생리학적 영향에 대한 결과는 알려져 있지 않다. 폐 또는 중추신경계 산소독성의 명백한 발현에 대한 감수성 (susceptibility)은 개인과 동물에 따라 다양하다. 특정 화학물질 발현은 덜 가변적 일 수 있다. 발현율은 다양한 조건, 절차 및 약물로 광범위하게 수정될 수도 있다. 실험 동물에서 산소 내성을 변형시키는 것으로 밝혀진 대부분의 인자는 임상시험에서 평가되지 않았지만, 동물의 산소내성에 현저한 영향을 미치는 약물은 사람에서 유사한 효과를 나타낼 것으로 추정된다. 산소 내성은 주로 독성 영향에 대한 내성을 의미한다. 현재 사람의 산소내성 연장을 위한 가장 합리적이고 실질적인 방법은 산소 노출기간 도중 짧은 시간 정상 산소 농도 시간을 유지하는 것이다.

C. 간헐적인 노출에 따른 내성 연장

고압산소에 간헐적으로 노출되면 노출 안전 시간이 연장되는 것이 알려져 있다. 이는 세계대전 당시 군사 다이버들의 사례 보고이다. 이것은 경험 있는 테크니컬 다이버에게 가장 친숙한 이야기임과 동시에 많은 미신의 원천을 가진 전래 동화이기도 하다. 실험 동물에서 고압산소에 간헐적으로 노출시킨 결과 폐에서의 SOD와 같은 효소의 변화와 함께 산소 독성의 전반적인 증상이 연기되는 결과가 나타났다. 정상 분율 산소 상태(normoxia)에 있는 동안 회복을 정량화할 수 있는 승인된 절차는 없다. 누적 산소 독성 지수를 계산하기 위해 알파벳 K 를 이용해서 표시해보자. 독성의 임상 양상이 발현되는 임계치를 (Kc) 라고 할 때, 누적 산소 독성 지수 K는 다음 방정식을 사용하여 계산할 수 있다.

$$K = t2e \times PO2c,$$

여기서 t(e)는 과산소 노출시간, PO2는 산소 압력, c는 파워 파라미터이다.

정상 분율 산소 상태(normoxia)에 있는 동안 회복, 즉 K 의 감소는 다음 식에 의해 계산된다.

$$K2 = K1 \times e[-rt(r)]$$

여기서 t (r)는 회복 시간, r은 회복 시간 상수이다.

산소 독성의 축적과 그 회복의 조합은 중추신경 산소 독성을 계산하는데 사용될 수 있다. 임상적인 경련 발작이 일어나기 전에 선행되는 뇌파에서 첫 번째 전기적 방전(electrical discharge)의 출현을 예측할 수 있다. 이 지연시간은 다른 고압산소 노출의 경우와 비교할 수 있으며, 고압산소 노출 사이에 공기 휴식기가 삽입되기 때문에 고압산소에 대한 노출 시간이 다양해 진다. 회복은

$$r = 0.31 \text{ (SD } 0.12) \text{ min } (-1)$$

의 지수 함수를 따른다. 중추신경계 산소 독성으로부터 회복을 계산은 저산소 환기 회복의 지수적 반응과 일치한다. 아마도 이러한 과정이 생체의 일반적인 회복으로 생각된다. 이러한 회복 과정의 계산은 다양한 과산소 노출의 디자인에 적용될 수 있다. 장기간 고압산소 치료 일정에 에어 브레이크를 포함시키는 것은 일반적으로 받아들여지고 있다. 다만 고압산소기간 사이에 삽입된 공기 휴지기에서 정상압 공기로 호흡하는 도중에 낮은 산소 분압에서 경련 발작을 일으키는 경우가 알려져 있다. 이러한 경우는 "스위치 오프switch off" 현상으로 기술된다. 산소 내성을 확장하기 위한 이상적인 일정을 찾기 위해서는 많은 연구가 필요하다.

D. 약물에 의한 내성 연장

약리학적 접근법은 예를 들면, 프리 라디칼에 대한 포촉제와 같은 성분을 제공하는 것이다. 이러한 방법은 약물이 산소 분자가 있는 장소까지 자유롭게 투과할 수 있어야 유용하게 사용될 수 있다. 약물은 적시에 적절한 위치에 도달해야 한다. 독성 효과를 유발하지 않고 지속적으로 과산소에 노출되더라도 효과가 남아있어야 한다. 현재 이렇게 이상적인 약은 없다.

E. 산소 독성의 증가

발생의 촉진, 심각성 증가	발생의 지연, 심각성 감소
부신피질 호르몬 CO2 흡기 Dextroamphetamine 에피네프린 고열 인슐린 Norepinephrine 파라쿼트 갑상선 기능 항진증 비타민 E 결핍증	저산소증에 순응 아드레날린 차단 약물 산화 방지제 카페인 (저용량) 클로르프로마진(chlorpromazine) 감마 아미노 부티르산 신경절 차단 약물 글루타티온 프로프라놀롤 레서핀 기아 석시네이트(숙신산, succinate) 트리스아미노메탄(triamonomethane) 간헐적인 노출* 디설피람 * 저체온 * 비타민 E *

표 2-5. 산소 중독의 발생률을 수정하는 요인 * 잠재적

산소 독성의 명백한 증상 발현을 촉진하거나 중증도를 증가시키는 요인의 예가 표 2-5 의 왼쪽에 표시되어 있다. 그 밖에도 산소 독성이 증가되는 경우를 표 2-6에 제시하였다. 이러한 요소 중 어느 것도 환자의 고압 산소 요법에 대한 절대 금기로 간주되지 않으나 나열된 영향 중 하나 이상이 존재할 경우 주의를 요한다. 고압산소치료 시 발열과 같은 독성을 증 가시키는 요인은 상대적 금기가 된다. 흡기 산소 압력을 줄이거나 산소 노출의 총 지속 시간을 감소를 고려해야 한다.

과불화탄소 유제(perfluorocarbon emulsion)는 산소와 같이 투여했을 때, 혈액과 조직에서 질소를 제거하는 능력이 있다고 잠수함 탈출 훈련에서 평가되었다. 이러한 약제는 대뇌로의 산소 전달을 강화시키기 때문에 중추신경계 산소 독성을 증가시킬 수 있다. 동물 실험에서(Demchenko 2012), 의식이 있는 쥐를 3~6mL/kg의 과불화탄소 유제를 정맥에 정주하여 전처리한 후에 5ATA에서 100% 산소에 33분간 노출시켰다. 전처리하지 않은 대조군은 50%에서 발작이 관찰된 것과 비교하여 3mL/kg 용량의 과불화탄소 그룹은 80% 에서 발작이 관찰되었다. 6mL/kg 과불화탄소 그룹은 25분 이내에 모든 쥐에서 발작이 일어났다. 과불화탄소 유제는 5ATA에서 고압산소와 병행되면 중추신경계 산소 독성의 명백한 위험이 동반된다.

또 다른 요인으로 스쿠버 다이빙에 사용되는 트라이믹스 호흡기체를 들 수 있다. 트라이믹스는 deep 다이빙에서 질소 마취 및 감압병의 위험을 극복하기 위해 질소, 산소 및 헬륨 혼합물로 이루어진 호흡기체이다. 질소마취를 줄일 수 있으나 산소 독성으로 인한 저산소증 및 경련과 같은 다른 잠재적인 위험은 증가하게 된다.(Farmery and Sykes 2012)

일산화탄소 또한 위험인자 이다. 대기 중 이산화탄소 농도가 증가되어 나타나는 가장 유명한 효과는 지구 온난화이다. 잘 알려져 있지는 않지만 이산화탄소 농도의 변화(1 또는 10%까지)는 세포 생화학 반응에 영향을 준다. 증가된 이산화탄소 농도는 산화성 세포 병변에서 일산화질소생성효소를 촉진시키기 때문에 산소 독성의 위험인자일 수 있다. 이산화탄소는 아마도 H_2O_2와 같은 생체 내 일산화질소생성효소와도 반응하여 산화 스트레스를 악화시킨다 (Ezraty 2011).

경도(38.5 ℃)의 온열치료(hyperthermia)는 많은 조건에서 치료적으로 사용되어 왔다. 온도의 증가는 신체 조직에 의한 산소 섭취를 증가시킨다. 따라서 고열은 산소 독성을 증가시킬 것으로 예상된다. 고암모니아혈증과 같은 경증 저체온증의 일시적인 생화학적 부작용은 고압산소에 의해 억제 될 수 있지만,이 조합은 산소 독성을 피하기 위해 신중하게 사용해야한다.

높은 습도는 폐 손상과 경련과 같은 산소 독성을 증가시키는 것으로 알려져 있다. 설치류(rodent)를 대상으로 하여 습도가 낮거나 상대 습도가 60% 인 조건에서 고압산소(515-585 kPa)에 노출시키는 동물실험에서 이러한 조건이 확인되었다.

2~6ATA의 모든 범위의 압력에서 육체적 운동(physical exercise)은 생쥐의 중추신경계 산소 독성에 대한 임계치를 확실히 낮춘다. 이 관찰은 고압 환경에서 운동을 계획할 때 명심해야한다. 과산화에 의해 저해되는 다양한 효소를 표 2-3에 제시하였다. 이러한 효소 저하는 과산소가 산소독성으로 어떻게 연결되는지 설명하는데 유용하다.

글루타티온 환원효소(glutathione reductase)는 항산화 방어 메커니즘의 필수 요소이다. 항암제인 카르무스틴(carmustine, BCNU)을 이용하여 대뇌 글루타티온 환원효소가 억제된 생쥐를 고압산소에 노출시키면 경련 발작의 역치가 저하된다.

▫ 가스 　이산화탄소 　아산화 질소 ▫ 호르몬 　인슐린 　갑상선 호르몬 　부신피질호르몬 ▫ 신경 전달 물질 　에피네프린 및 노르에피네프린 ▫ 약물 및 화학 물질 　아세타졸아미드 　아스피린 　덱스트로암페타민 Dextroamphetamine 　디설피람 　구아네티딘 　NH4Cl 　파라쿼트 　과불화탄소	▫ 미량 금속 　철 　구리 ▫ 질병적 상태 　선천성 구상적혈구증 　열 　비타민 E 결핍 경련 ▫ 신진 대사가 증가 된 생리적 상태 　다이빙 　고체온증 　육체적 운동

표 2-6. 산소 독성을 증가시키는 물질

III. 산소 중독의 발현

A. 산소 중독의 중추 신경계 효과

중추 신경계 (CNS) 산소 독성에 의해 유발되는 전신 강대성 경련 발작(grand mal convulsion)은 2.0ATA 이상의 압력에서 산소를 호흡하는 환자에서 발생할 수 있다. 경련은 갑작스럽게 발생하거나 예기 증상(아래 표 2-8)이 선행된다.

얼굴 창백	입술 잔떨림(fibrillation)
흡기 우세 Inspiratory predominance의 호흡 패턴	불안감(Apprehension)
	입술의 근육성수축(twitching)
서맥Bradycardia	시야 결손
발한 Sweating	뺨, 코, 눈꺼풀의 근육성수축(twitching)
횡격막 경련 Diaphragmatic spasms	이명
메스꺼움 nausea	실신
심계항진	환청
돌발적 구토	경련
우울증	현훈(vertigo)

표 2-8. 정상 남성에서 보고된 경련 전 예기 증상

또한, 중추 신경계 산소 독성 징후와 증상은 아래 표 2-9에 제시되었다.

▫ 시각 장애		▫ 호흡기
시력 손실		호흡 양상의 변화
시야의 수축	▫ 비정상적인 인식perception	횡격막 경련
▫ 각성alertness과 의식수준의 장애	청각적 인식 음악, 벨소리, 노크	그렁거림(grunting)
졸음	불쾌한 후각 감각	딸꾹질Hiccough
실신Syncope	불쾌한 미각 감각	흡기 우세
▫ 행동Behavior 및 기분mood 장애	▫ 운동 장애	헐떡임(panting)
불안Apprehension	근력 저하	▫ 소화기계
행동 변화	입술의 잔떨림(fibrillation)	상복부 긴장
불안정하고 서투른 움직임(Clumsiness)	외측 운동(lateral movements)	심한 메스꺼움
야단법석Dazzle	입술의 떨림(twitching)	경련성 구토
우울증	뺨과 코의 떨림(twitching)	▫ 기타 신경 증상
흥미소실	▫ 심장 혈관	경련
행복감	서맥	현훈
안절부절 못함Fidgeting	심계항진	▫ 기타 일반적인 증상
		얼굴의 창백
		발한

표 2-9. 중추신경계 독성 징후와 증상

중추 신경계 산소 중독의 증상 중에 하나라도 나타난다면 (고압산소치료 중에) 치료 기체를 산소에서 일반 공기로 전환하여 치료해야한다. 가압된 상태로 정상분율산소를 흡입하는 동안 산소 중독으로부터 회복된다면 (중추신경계) 증상도 일치하여 회복될 것이다. 한번 환자가 회복된 다음 더 이상 중추 신경계의 독성에 대한 증거가 전혀 나타나지 않으면, 치료 프로토콜을 수정하여 치료 기체(산소)를 다시 투여할 수 있다. 이러한 수정 방법에는 추가적인 "공기 휴식기" 간격을 삽입하거나 무증상 수심까지 수심을 상승시키는 방법이 흔히 사용된다. 단 수심을 변경하는 동안에는 산소 경련의 남아있는 증상이 없어야 하며, 이는 환자가 활성 경련을 하는 동안 압력 손상을 피하기 위해서이다.

B. 고압산소치료 중 뇌파 감시

의식이 있는 생쥐와 토끼를 고압산소에 노출시키면서 대뇌의 뇌파를 모니터링 하는 연구에서 뇌파 소견은 느린 파형(EEG slow wave)이 점점 증가하는 양상을 보이다가 궁극적으로는 파열성 전기 방출이 돌발적으로(bursts of paroxysmal electrical discharge) 진행하는 경향을 나타낸다. 동물 실험에서는 먼저 이러한 뇌파 소견이 나타나고 이어서 고압산소 유발성 경련의 발현이 이어진다. 그래서 뇌파 소견은 중추신경계 산소 독성의 조기 바이오마커로 제안되었다. 또한 챔버 내에서 뇌파 모니터링의 필요성이 제시되었다. 체외 연구(vitro)에서도 고압산소노출은 신경 전기 활동의 변화를 보여주었으며 이는 경련 발작과 관련이 있을 것으로 간주된다.

고압산소치료와 관련된 경련 발작은 대개 환자가 감압되는 동안 산소 노출이 끝날 때 나타나는 경우가 많다. 양상은 격렬한 운동성 발작으로 짧은 기간 동안 호흡 근육이 경직 상태에 있게 된다. 따라서 이러한 경우 발작이 끝날 때까지 감압을 일시적으로 중지해야 한다. 그렇지 않으면 폐의 폐포가 파열될 수 있다. 산소 유도 발작은 고압산소치료에 금기가 아니다. 고압산소 치료는 더 낮은 압력과 짧은 노출에서 수행될 수 있다. 항 경련제 투여는 보통 적응증이 되지 않으나 사용될 수 있다. Carbamazepine과 vigabatrin은 높은 압력의 고압산소치료 환자에서 산소 유발 경련을 예방하는데 효과적이다. 침술(Acupuncture)은 뇌 수준에서 GABA를 증가시킴으로써 산소 유발 경련으로부터 보호한다고 주장되었지만 이를 확인하기 위한 실험적 증거는 아직 없다.

뇌전증은 분명 고압산소치료 금기 명단에 기재되어 있기는 하다. 그 근거는 뇌전증 환자에서 산소가 발작을 일으키기 쉽고 챔버에서 그러한 사건이 환자에게 해로울 수 있다는 가정에 근거한다. 2ATA 미만의 압력이 사용되는 고압산소치료 중에는 뇌전증 환자의 발작이 드물다. 이 문제가 재검토된 연구는 아직 출판되지 않았다. 그러므로 뇌전증에서 고압산소치료는 정말로 금기인가? 하는 의문이 제기된다. 미발표자료이지만 서귀포의료원 고압센터에서 다양한 이유(수지접합, 당뇨)로 고압산소치료를 받은 환자 중에는 잘 조절되는 뇌전증 환자 그룹이 포함되어 있으며, 치료 중 발작을 일으킨 사례는 아직 없다. 만일 고압산소치료의 금기 사항에 뇌전증이 포함되어 있는 경우, 머리 부상과 뇌졸중 후 발작 병력이 있는 환자는 더 이상 고압산소치료의 혜택을 받지 못하게 된다. 이러한 환자에서 경련 발작의 기전은 산소에 의한 경련과는 다르다. 뇌졸중 환자의 뇌파 이상은 고압산소치료로 개선되는 것으로 나타났다. 경련의 포커스가 되는 대뇌 손상부위의 순환 및 대사 장애가 고압산소로 인해 교정될 수 있으며, 오히려 고압산소치료가 경련 발작을 중단시키는 가능성도 제시된다. 경련 발작은 매우 드물며 뇌전증 병력이 있는 환자의 경우에도 1.5~2ATA 압력의 고압산소는 발작을 더 증가시키지 않는다.

a. 과호흡 모니터링을 통한 발작의 예측가능성

고압산소는 중추성 CO-화학수용체 신경세포를 자극하고, 분당 호흡수를 증가시키고, 심장 박동을 감소시킨다. 충분히 오랜 기간 동안 고압의 산소를 호흡하면 중추 신경계 산소 독성, 즉 발작을 일으킨다. 발작을 일으키는 노출량은 개인간에 가변적이며 발병은 예측하기 어렵다. 실험적(Pilla 2013)으로 고압산소에 노출시킨 생쥐(Sprague-Dawley rat)는 초기에 일시적으로 분당 호흡수와 심장 박동수가 증가했으며, 이어서 정상화되었다가 , 그 다음에 발작하기 몇 분 전에 두 번째로 유의한 증가가 나타났다. 이 연구는 과산소성 호흡과다(hyperoxic hyperpnea)가 고압산소 호흡 중 임박한 발작을 예측하는 초기 바이오 마커가 될 수 있음을 시사하였다.

C. 산소중독의 호흡기 효과

폐 산소 독성은 일반적으로 인간과 실험 동물에서 해수면과 같은 압력에서 100% 산소에 장기간 노출 (24시간 이상)되거나 2~3ATA 의 고압산소에 노출되었을때 나타내게 된다. 0.5ATA 이상의 산소 압력에 장시간 노출되면 흉골하 작열통(substernal burning), 흉부 압박감, 기침 및 호흡 곤란과 같은 기관 내 및 기관지 자극이 발생한다. 산소 노출이 계속된다면, 이어서 폐 기능 장애가 진행되며 결국에는 급성 호흡 곤란 증후군 (ARDS)으로 이어진다. 처음에는 모세 혈관 내피 손상, 폐부종, 단백질 삼출 및 진행성 호흡 부전의 징후가 나타난다. 이러한 변화는 낮은 산소 압력에서 며칠에서 수주에 걸쳐 나타나며 산소 압력이 증가함에 따라 더 빠르게 발생한다. 폐 산소 독성의 초기 변화는 일반적으로 산소 치료를 중단하면 가역적으로 회복된다. 통상적으로 사용되는 치료 요법의 단일 투여 후 잔류(비가역적) 폐 효과는 관찰되지 않는다. 본문에 따른 표준적 HBO 치료 프로토콜에 따라 고압산소 치료가 제공되는 경우, 환자에게는 최소한이거나 거의 없는 폐독성만 남을 것이다. 환자가 폐 산소 독성의 징후를 보인다면, HBO의 다른 과정으로 치료되거나 치료 사이에 보충 산소를 받기 전에 완전히 회복하기에 충분한 시간을 제공해야 한다. 그렇지 않으면 환자가 누적 산소량의 결과로 유해한 부작용을 일으킬 위험이 있다.

고압산소가 토끼에서 폐 손상을 일으키는 주요 기전은 트롬복산(thromboxane) 합성을 자극하는 것이다. 자유 라디칼에 의해 유도된 폐 손상은 매연 흡기(연기 흡입)의 동물 모델에서 입증되었으며 약 1시간 후에는 자유 라디칼이 사라진다. 1시간 동안 정상압에서 100% 산소는 이 모델에서 자유 라디칼 수치를 증가시키지 않지만, 2.5ATA의 고압산소는 증가시킨다. 3ATA 이상의 고압산소를 호흡하는 것은 폐손상을 일으키며, 특히 동반된 중추신경계 독성 징후가 있으며 뇌와 폐 사이의 자율신경계 연결의 활성화를 나타내는 경우 폐 손상은 더 심화될 수 있다. 실험적 연구는 고압산소에 의해 모세 혈관에서 압력 손상을 일으키기에 충분할 만큼 폐 혈관 압력이 급격하게 증가하여 이로 따라 폐 손상이 발생한다는 것을(Demchenko 2011) 것을 보여주었다. 이 실험에서 극단적인 고압산소 노출은 중추신경계에서 시작되는 교감 신경의 자극을 유발한다. 이는 급성 좌심방 및 폐동맥 고혈압을 일으키고 좌심실 기능이 저하된다. 심장 및 폐 혈관계에 대한 이러한 효과는 고압산소매개 중심성 교감 신경 흥분 및 카테콜아민 방출을 통해 자율 신경계의 흥분성 및 억제성 활동 사이의 정상 평형을 방해하게 된다.

GDF15 는 성장 및 분화인자 15(growth and differentiation factor 15)의 약자이다. 시험관내 실험에서 GDF15는 산화 스트레스에 의해 분비되는 사이토카인으로 알려져 있다. 따라서 GDF15는 세포 사멸과

산화 스트레스 감소에 중요한 역할을 할 것으로 기대되었다. 유전자 조작을 통해서 p53의 기능을 불활성화 (knockdown)시킨 실험(Tiwari 2015)에서 산소에 의한 GDF15의 유도가 유의하게 감소되는 결과가 나타났다. 이 연구는 GDF15가 고산소 상태에서 생존 및 항산화에 기여하며 그 유도에서 p53이 핵심 역할을 한다는 것을 보여준다. 폐에서 산소 독성으로 인한 급성 변화로 폐포 및 간질 부종, 폐포 출혈 및 단백질성 삼출물이 나타난다. 그 다음 염증 반응이 뒤따른다. 장기간의 산소 노출은 타입 II 상피 세포 및 섬유 아세포를 증식시킨다. 이러한 증식 단계에서는 콜라겐 침착이 이루어진다. 산소 노출이 중단된 후에는 조직의 치유가 일어나지만, 섬유증 및 폐기종 부위가 남아있을 수 있다. 심부전 환자나 다른 구혈율(ejection fraction) 감소가 있는 경우 고압산소는 다음과 같은 기전으로 폐부종을 심화시킬 수 있다. 좌심실 후 부하를 증가, 산화적 심근 스트레스 증가, 산소 라디칼 매개 아산화질소(NO) 감소, 좌심실 순응도 감소, 폐 모세 혈관 침투성 증가, 폐 산소 독성 그 자체.

상승된 산소 수준에 대한 장기간의 노출은 빈번하고 중요한 임상적 문제이다. 주요 세포 내 항산화 효소인 과산화불균등화 효소 (SOD,superoxide dismutase)와 과산화수소분해효소 (catalase)는 정상 호기성 호흡 중에 생성되는 유리 산소 라디칼의 해독에 기여한다. 이러한 세포 내 부위에 SOD 또는 과산화수소분해효소를 전달하도록 고안된 치료 방법은 폐 산소 독성 완화에 유용할 것으로 기대되었다. 이러한 효소를 전달하기 위한 많은 접근법이 시도되고 있다. 예를 들면, 과산화수소분해효소(catalase)와 SOD의 cDNA을 아데노 바이러스를 이용하여 폐로 전달하는 실험에서는 폐 산소 독성으로부터 보호 효과를 나타냈다. 제2형 폐포 및 비-섬모 상피(ciliated epithelium) 세포를 포함한 원위부 기도 상피 세포는 고산소 상태에서 산소 라디칼의 중요한 표적이 된다. 기관 내 투여 경로를 통해 원위기도 상피 세포에 생체 내 유전자 전달하는 방법은 폐 산소 독성의 예방을 위한 접근법으로서 MnSOD 및 세포 외 SOD 유전자의 생체 내 전달 가능성을 제시한다.

D. 폐누적독성흡수량(UPTD)

폐누적독성흡수량(폐단위독성흡수량, Unit of Pulmonary Toxicity Dose (UPTD)는 고압산소치료의 다양한 치료 계획이 폐에 미치는 효과를 비교하기 위한 단위이다. 폐 산소 독성은 한번의 길고 높은 압력에 노출되어도 발생하지만, 허용 가능한 노출이 회복하기에 충분하지 않은 간격으로 반복적으로 고압산소에 노출되었을때 누적된 독성이 발생하는 것이 알려져 있다(Bardin and Lambertsen 1970). 따라서 노출된 독성의 정도를 누적하여 측정할 수 있는데 현재의 UPTD는 1972년 Wright에 의해 제시되었다. 1UPTD는 1ATA에서 100% 산소에 1분간 노출되었을 때의 흡수량이며 서로 다른 압력과 분율 시간에 대해 동등한 노출 면에서 폐 독성을 나타낼 수 있다. 다른 이름으로는 산소 시계(Oxygen Clock), OTU(Oxygen Tolerance Unit), CPTD(Cumulative Pulmonary Toxic Dose) 라고도 한다. 폐 독성의 진행은 치료 전-후 연속적인 폐 기능 검사에 의해 가장 잘 감시된다. 그러나 이러한 방식의 직접 측정은 어렵거나 많은 비용이 발생한다. 결과적으로 두 가지 목적을 위해 단일 과산소 노출에서 폐 중독의 정도를 정량화하려는 시도가 있어 왔다. 그 목적은

1) 다양한 시간 동안 상이한 산소 압력에 노출될 것으로 예상되는 독성 정도를 비교하고,
2) 반복된 과산소 노출로 누적된 독성을 정량적으로 계산하는 것이다.

이러한 시도는 의사들이 다양한 시간수심프로필의 잠재적인 호흡기 독성을 비교할 수 있게 해주는 단위 폐 독성 누적량(UPTD)의 개념을 개발하도록 이끌었다. UPTD는 1.0ATA에서 1분간 산소 노출로 폐 독성 누적량을 표현하도록 고안되었다. 계산은 0.5ATA 이상의 산소 압력에서 폐 중독의 발생률을 설명하는 폐기능 VC 측정을 기반으로 한다.

어떠한 경우이든 산소 분압이 0.5ATA 이상에 주기적으로 혹은 장시간 노출된다면, 비록 그 이유는 다르지만 질소 노출을 감시하는 것과 같이 산소 노출을 감시하는 것도 중요하다. 질소는 부가적인 감압 페널티가 없는 포화 영역이 있고 적절한 시설 아래에서는 거의 무한정 머무를 수 있지만 산소의 경우는 그렇지가 않다. 산소 분압이 증가된 상황에 노출되면 시간이 지남에 따라 폐 계통이 해를 입게 된다. 615 UPTD는 폐활량 2% 감소를 일으키며, 1425 UPTD는 10%의 감소를 유발시킨다. UPTD는 이론상의 개념이라는 것을 이해하는 것이 중요하다. 실제적인 폐의 누적 독성 축적은 연속적인 폐기능 검사를 통해 모니터링 된다. 이것은 단지 임의의 계산이며, 생체 내에서 고압산소 노출 후에 회복이 반영되지 않았다. 예를 들어, 2.4ATA에서 90분간 고압산소치료를 10세션 받는다면, 단순 계산된 UPTD는 200 이상이 된다. 이에 따르면 폐기능 검사상 총 호기량(VC)는 20% 감소하고 심각한 폐 독성의 증상이 나타나야 한다. 그러나 실제적으로 이와 같은 프로필은 별다른 증상 없이 임상적으로 매일 수행된다. 1년 넘게 4ATA의 고압산소에 간헐적으로 노출된 다이버에서도 심각한 폐 확산 능력의 손상이 있다는 증거는 나타나지 않았다. 따라서 "UPTD"라는 용어는 고압산소치료의 임상 지침으로 사용되기 보다, 이론적인 개념으로 받아들여야 한다.

$$\text{UPTD} = \left(\frac{\text{Po} - 0.5}{0.5}\right)^{\frac{5}{6}} \times \text{시간(분)}$$

k factor

PO2	K	PO2	K
0.50	0.00	1.80	2.22
0.60	0.26	1.90	2.36
0.70	0.47	2.00	2.50
0.80	0.65	2.10	2.64
0.90	0.83	2.20	2.77
1.00	1.00	2.30	2.91
1.10	1.16	2.40	3.04
1.20	1.32	2.50	3.17
1.30	1.48	2.60	3.31
1.40	1.63	2.70	3.44
1.50	1.78	2.80	3.57
1.60	1.93	2.90	3.70
1.70	2.07	3.00	3.82

표 2-10. 산소분율에 따른 k TNCL

1 OTU == 1분당 1ata의 노출

$$OTU = t[(PO2 - 0.5) / 0.5] 0.83$$

여기서

t : 노출 시간(분)

PO2 : 산소 분압(ata)

0.5 : 폐산소 중독이 일어나지 않는 수치

0.83: 실험적 관찰을 가장 잘 묘사한 수치

UPTD, 폐활량(Vital Capacity)감소, 재치료 시 휴식시간과의 관계

UPTD	폐활량 감소(%)	재치료 시간간격	
615	2	2	수중한계
825	4	4	
1035	6	6	
1230	8	8	
1425	10	10~12	치료한계
1815	15	13	
2190	20	20	

표 2-11. 폐누적독성흡수량과 폐활량

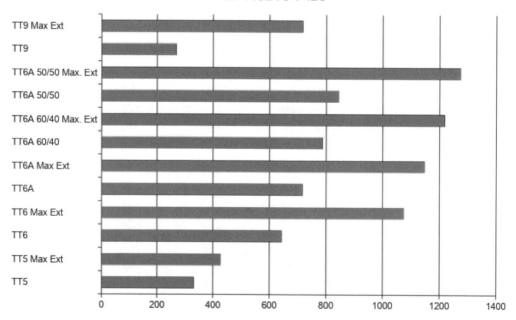

그림 2-4. 프로필에 따른 폐누적독성흡수량

THERAPY TABLE	UPTD *
난치성 골수염 / 방사선 궤양	
120 min oxygen at 33fsw	300
90 min oxygen at 45fsw	270
혐기성 감염 (Anaerobic infection)	401
45 min oxygen/15 min air/45 min oxygen at 60fsw	
45 min oxygen at 60 - 0fsw with 8 min at 20fsw and 27 min at 10fsw	
CO 중독	361
30 min oxygen at 60fsw 4 min oxygen at 60 - 33fsw 90 min oxygen at 33fsw 10 min oxygen at 33 - 0fsw	
United States Navy TT5	33
United States Navy TT6	645
United States Navy TT6 extended	
20 min oxygen/5min air at 30fsw	718
15 min air/60 min oxygen at 30fsw	787
20 min oxygen/5 min air at 60fsw and 15 min air/60 min oxygen at 30fsw	860
United States Navy TT6air	690
United States Navy TT6air extended	
20 min oxygen/5 min air at 60fsw	763
15 min air/60 min oxygen at 30fsw	833
20 min oxygen/5 min air at 60fsw and 15 min air/60 min oxygen at 30fsw	906
IFEM 7A	1813

표 2-12. 일반적으로 사용되는 산소 요법 테이블의 누적 산소 폐 독성 지표(CUMULATIVE PULMONARY OXYGEN TOXICITY)

* UTPD 값은 1.0ATA에서의 100 산소를 1분간 호흡하는 정도의 폐 중독 정도를 나타낼 수 있다 (폐기능검사에서 VC감소로 측정). IFEM (펜실베이니아 대학교 환경 의학 연구소Institute for Environmental Medicine, University of Pennsylvania)에서. 새로운 데이터를 추가하여 UPTD 개념의 개정이 진행 중이다.

위 표에 나타난 UPTD 값은 건강한 남성 피험자에서 단일, 연속 산소 노출 동안 얻은 평균 데이터로부터 유도된다. 이 수치들은 개별 환자에서 폐 산소 중독의 정도를 평가하기 위한 일반적인 지침으로만 간주되어야 한다. 반복 노출에 따른 폐 산소 독성의 누적 효과는 치료의 UPTD에 치료 횟수를 곱하여 산정할 수 있다. 다시 한번 강조하지만, 폐 산소 중독의 역전에 대한 시간 경과에 관한 적절한 정보가 없는 경우, 이 수치는 치료법간에 발생할 것으로 예상되는 회복양의 추정치를 제공하지 않는다.

예를 들어, 2.4ATA 또는 45fsw에서 각각 90분 동안 10회의 HBO를 받는 환자에게 이 방법을 적용하면 고압 산소 치료가 환자에게 2,700의 UPTD를 제공하고 상당한 폐 증상 및 VC의 20% 감소가 예측된다. 그러나 환자의 부작용 보고 없이 8주 동안 매주 6일간 HBO를 받는 것은 임상에서 흔히 있는 일이다. 흡기 시 흉골하 작열감이나 흉부 압박감과 같은 폐 증상은 USN TT6 또는 6A의 시행 중 민감한 개인에 의해 때때로 경험되며, 특히 이 표를 감압병 또는 CAGE와 같은 심각한 감압병을 치료하기 위해 연장하거나 반복할 때 나타날 수 있다. 표준 HBO 치료 프로토콜에 반응하지 않는 DCS의 치료를 위해 간헐적인 포화 치료(IFEM 7A)가 요구되는 경우, 간헐적 산소 기간의 타이밍 및 지속 기간은 폐 증상의 중증도에 의해 부분적으로 결정될 수 있다.

E. 안구에 미치는 영향

진행성 근시는 다양한 만성기저질환이 있는 환자군이 2.0에서 2.4ATA로 90-120 분의 산소 치료를 매일 받을 때 보고되었다. 전체 발생률은 약 20~40%로 당뇨병 환자와 노인 환자에서 발생 빈도가 증가한다는 것이 알려져 있다. 대개 HBO 치료 종료 후 6주 이내에 완전하게 회복되지만 드물게 비가역적 변화가 알려져 있다. 근시가 발생하는 원인은 수정체(lens)의 변화가 원인으로 관찰되지만 정확한 기전 은 불분명하다. 후드 또는 모노 챔버에서 100% O2가 눈에 직접 노출되었을 때, 안면 마스크를 통해 산소를 흡기할 때보다 더 높은 수정체내 산소분압을 형성할 가능성이 있으나 아직 입증되지는 않았다.

치료 전 이미 노인성 백내장(핵백내장, nuclear cataract)이 있는 환자에서는 연장된 일련의 고압 산소 요법으로 백내장이 진행될 수 있다. 2.0-5.5ATA 에서 150-850일 HBO를 받은 15명의 환자 중 7명이 새로운 백내장이 진단되었다. 이 변화는 비가역적으로 알려져 있다. 이렇게 길고 오랫동안 고압산소치료를 받고 진행된 핵백내장은 HBO를 중단하더라도 호전되지 않았다. 다만, 주요 HBO 센터의 근무자의 광범위한 임상경험뿐만 아니라 발표된 보고서는 대부분의 만성 질환 상태를 치료하는 20-50회의 HBO 세션에서는 새로운 백내장이 발생하지 않음을 보고하였다.

사람의 시각기관에 대한 과산소의 다른 가역적 영향으로는 주변시야의 수축과 망막 신경교세포의 전기적 반응의 감소가 있다. 이러한 효과는 모든 표준 HBO 요법의 한계를 크게 초과하는 연속 또는 간헐적인 실험적 산소노출로만 관찰되었다. 과산소의 시각 효과는 감수성이 있는 개인에서 드물게 발생한다. 상대적으로 낮은 수준의 과산소에 노출된 미숙아에서의 수정체후섬유 증식증(retrolental fibroplasia)이 알려져 있다. 과거력으로 구후시신경염 (교후부신경염,안구후신경염, retrobulbar neuritis)이 있던 개인에서 2.0ATA에서의 6시간 산소노출동안 가역적인 편측의 시력 상실이 보고된적이 있다.

F. 산소 유발 망막 병증

수정체뒤섬유증식(retrolental fibroplasia)는 100% 산소를 미숙아에게 투여 할 때 미성숙 망막 혈관의 산소 유발 폐색으로 발생한다. 한 연구(Gleissner 2003)는 임신 32-36주 후에 출산한 신생아에서 3일 이상의 산소 투여가 미숙아 망막 병증의 위험 증가와 관련이 없다는 것을 보여주었다. 조산된 생쥐를 대상으로 한 동물 실험에서 고압 산소 투여(2.8ATA, 80% 산소)는 망막증을 일으키지 않는 반면, 정상압에서 80% 분율의 산소를 투여한 대조군에서는 망막 병증이 발생하였다.

G. 산소 독성에 대한 임상 모니터링

산소 독성의 조기 발견을 위해 징후와 증상의 관찰이 가장 중요하다. 폐 기능을 모니터링 하기 위해서는 생체용량(vital capacity)를 측정하는 것이 가장 쉽고 신뢰할 수 있는 지표가 된다. 생체 용량은 폐 에서 비가역적인 변화가 일어나기 전에 감소하기 때문이다. 이러한 검사는 고압산소치료 후 시행할 수 있다. 그러나 이와 비교하여 챔버 내에서의 감시가 아닌 고압산소 전후로 시행하는 EEG 추적은 발작이 시작되기 전에 일관된 변화를 보이지 않는다. 따라서 산소 독성을 조기에 탐지할 수 있는 신뢰할만한 방법이 되지 못한다. 경련을 예방하기 위해서는 챔버 내에서 EEG를 모니터링 하여야 한다.

적혈구에서 올레산 합체(oleic acid incorporation)의 감소는 유용한 모니터링 방법이 될 수 있다. 산소 유도 세포 손상의 발병 기전의 초기 사건을 잘 반영하기 때문이다. 실험실적으로는 영상검사가 경련을 예측할 수 있었다. 280 kPa 압력의 산소에 노출되는 동안 산소 독성의 증상이 나타나기 전에 CBF 속도(BCFV)의 증가가 관찰(Koch 2008)된다. 이어서 경련 발작이 진행된다. 산소 노출이 중단된다면 경련 발작의 발생은 다시 20분간 지연되는 것이 나타났다. 적절한 시간에 산소노출이 감량된다면 경련을 예방할 수 있는 가능성이 제시되었다.

IV. 산소 독성의 인식과 예방

고압산소(HBO)의 어떠한 치료적인 적용이라도 본질적으로 경증에서 중증의 부작용을 잠재적으로 유발할 가능성이 있다. 그럼에도 불구하고 고농도산소 (hyperoxia)의 적절한 사용은 현대 의학에서 사용 가능한 가장 안전한 치료 절차 중 하나이다. 이러한 모순적인 산소 치료는 경험적으로 인정받고 있다. 모순적으로 보이는 이러한 양면성은 신체가 산소에 대한 방어 기전을 가지고 있으며, 이 항산화기전을 측정하거나 규칙성을 찾기가 어렵다는 데서 비롯한다. 강력한 항산화 방어 메커니즘은 산소 독성의 발생을 늦추고 임상증상 발현 전 상태(subclinical manifestations)로부터 회복을 촉진시킨다. 이로 인해, 독성 발현을 일으키지 않고 안전하게 제공될 수 있는 산소 투여 가능량, 즉 안전 범위(margin)가 허용되는 것이다. 그러나 산소가 장기간 노출되는 상황에서 항산화제 방어는 결국 소진되고 이어서 독성 발현이 일어난다. 산소 독성에 대한 감수성은 환자의 임상 상태나 병용 요법의 효과에 영향을 받을 수 있다. 그러한 영향에 대한 인식과 산소 중독의 초기 증상을 인지하는 능력은 HBO 치료의 안전성과 효능을 더욱 향상시킬 것이다.

경련은 모든 환자에게 위험하지만 특히 골절, 골반 불유합, 두부 손상, 심장 이상 또는 최근 수술력이 있는 환자에서 취약하다. 담당의는 환자가 부상당하거나 발작 중에 흡인하는 것을 방지하는 표준 안전 조치를 보장하는 것 외에도 경련의 강직 단계에서 감압을 피하는 것이 중요하다. 팽창하는 기체가 폐를 파열시키고 치명적인 동맥 기체색전증을 일으킬 수 있다. 한번이라도 강직-근이완 발작의 증거가 있다면 정상적인 호흡 패턴을 재개할 때까지 감압은 중지해야 한다.

중추 신경계 독성을 예방하는데 필수적인 챔버 요구사항 중 하나는 환자가 깊이 숨을 쉬는 동안 이산화탄소의 양을 제한하는 산소 전달 장치를 선택하는 것이다. 산소와 함께 이산화탄소를 동시에 흡기하면 2.0ATA 만큼 낮은 압력에서도 산소 경련의 발병이 현저하게 촉진된다. 동맥 PCO2의 상승은 뇌의 혈관 확장을 일으켜 뇌 산소 장력이 증가한다. 동맥 이산화탄소 분압의 증가된 압력은 모르핀이나 염산메페리딘과 같은 마약성 진통제를 투여한 후 환기 기능 저하로 인해 발생할 수도 있다.

간질 환자는 HBO 치료를 받을 수 있지만 발작 장애의 병력이 없는 환자보다 산소 유발 발작에 훨씬 더 민감한 것으로 간주되어 한다. 환자의 항경련성 제제 요법을 시행하고 HBO로 치료를 시작하기 전에 치료 혈중 농도를 유지하는 것이 현명하다. 산소에 의한 발작은 일반적으로 스스로 제한적이므로 발작 활동을 종결시키기 위한 약물은 필요 없는 경우가 많다. 산소 유발 발작의 발생은 추가 HBO 치료에 금기 사항이 아니다. 추가 발작은 산소 노출 기간을 줄이거나 (공기 휴식기를 더 많이 삽입하는 것) 산소 압력을 줄임으로써 예방할 수 있다. 각 치료 전에

diazepam(Valium)을 투여하여 발작을 억제 할 수는 있지만, HBO 치료 프로토콜을 완료한 후에 항경련제 치료 요법을 시행하는 것은 기존 발작 이력이 없는 환자에게는 적용되지 않는다.

contents

03. 고압환경

03. 고압환경

고압산소로 치료받은 생쥐나 개에서 급격한 감압 후 감압병의 임상증상이 나타나지 않는 것은 실험실적으로 입증되어 있다. 그러나 면역반응을 제거한 생쥐에서는 이러한 예방적인 효과도 없을 뿐더러 치료적인 효과도 떨어진다. 즉 이러한 경우 질소의 제거보 다 순환백혈구의 부착과 같은 면역학적 효과가 더 큰 것이다. 그렇다면 "일년에 한두 번 정규적으로 고압산소치료를 받으면 감압병에 덜 걸리는"지에 대한 질문의 답변으로 돌아가 보자. 아침에 첫 고압산소치료를 받고 나서 다이빙을 하는 것은 물론 안전할 것이다. 그러나 작년 겨울에 강릉아산챔버에 들어가는 체험이 올 가을 리브어보드에서 좀더 많은 다이빙을 하는 것을 안전하게 해줄까? 대답은 "증거가 없다"이다. 흔히 말하는 미소기포는 여러 의미로 사용되지만 1000dyne 미만의 압력에서 생체 내 존재하기 어렵고, 전자현미경 소견을 보고한 해외 논문에서 "nuclear" 라는 표현을 사용한 것은 사실이나 이러한 인용은 그냥 unclear 에 가깝다.

먼저 압력이 미치는 생리적 영향을 알아본다. 인체에 대한 압력의 중요한 영향을 설명하며, 이것은 고압산소치료로 다이빙의 합병증을 치료하는 의사를 위한 것이다. 고압의 가장 중요한 효과는 신경계에 있다. 이것은 산소독성과는 구별된다. 이어서 정상압에서의 저산소의 영향이 제시된다. 산소는 운동 생리학에서 무엇보다 중요하다. 해수면과 같은 정상압, 정상 분율(21%) 산소 상태에서 운동하는 동안의 생리적 조건을 간단히 설명하면서 신체 운동에 미치는 고압 조건의 영향과 운동생리학에 있어서 저산소증과 고압환경에서의 운동생리를 다룬다. 이러한 논의는 산소 영역(oxygen window)로 이어진다.

I. 압력의 기계적 효과

A. 압력의 물리적 영향

인간이 바다 표면 아래로 내려갈 때, 신체에 가해지는 압력은 일상에서 보기 힘들 정도로 크다. '엄청난' 압력이라는 표현이 적절하다. 이러한 압력하에서 흉부의 허탈을 막기 위해 공기는 고압으로 공급된다. 예를 들어 케이슨의 작업자는 가압 구역에서 작업해야 한다. 이 압력은 그대로 폐포 내에 있는 기체의 압력으로 전달되며, 폐의 혈액은 폐포에서 이러한 압력의 기체에 노출된다. 이것이 고압증, 잠수병, 잠함병, 케이슨병(hyperbarism)이라고 알려져 있다.

수심에 따른 압력: 이러한 압력은 바닷속에서 수심에 대응하여 가해진다. 33ft (~ 10미터) 높이의 해수 수직 원기둥 해수면 (760mmHg, 수은 기압계로 측정)과 동일한 절대 압력을 발휘하며 1ATA 또는 1.013bar 라고 한다. 따라서 바다 표면 아래 33ft의 사람은 2ATA의 압력에 노출된다 (물 위의 공기에 의해 물의 무게와 공기의 압력이 더해진다). 따라서 66ft로의 다이빙은 3ATA의 압력에 노출된다는 것을 의미한다. 다이빙 의학에 관한 연구에서는 다양한 수심을 다이빙하거나 그러한 깊이에 노출된 잠수부를 의뢰 받을 수 있다. 비슷한 용어가 고압 챔버에서의 시뮬레이션을 설명하는 데 사용된다.

가스의 부피에 대한 깊이의 영향: 보일의 법칙에 따르면 주어진 양의 가스가 압축되는 양은 압력에 반비례한다.

따라서 해수면에서 1.0L의 공기가 10m (33ft)에서 0.5L로 압축된다. 인체에 미치는 압력의 영향은 다음 요인에 따라 다르다.

- 총 압력
- 압력에 대한 노출 기간
- 휴식 또는 운동을 하는 다이버 활동 상태
- 온도
- 신체 내의 약물
- 사용된 가스 혼합물
- 하강 비율

생체(in vivo)에 대한 고압 산소 치료(hyperbaric oxygenation, HBO)의 영향은 두 가지에서 시작된다. 하나는 부피가 줄어드는 압력의 효과이고, 다른 하나는 부분압이 증가하는 산소의 효과이다:

(1) 물리적인 압력의 증가에 따라 기체의 부피가 감소한다. 따라서 버블의 부피가 감소하게 된다. 이는 다이빙 사고(혹은 의인성 혈관 내 버블)에서 버블 감소에 다른 이점을 가진다.

(2) 호흡기체가 순수 100% 산소로 전환되므로 산소의 부분압이 증가한다. 이는 이는 다각적으로 기관과 조직에 있어 생리학 적 또는 병태생리학적 효과를 보여준다. 정상보다 훨씬 높은 압력은 대기압에서 관찰되지 않는 특성을 가지고 있다. 이러한 상황에서 산소는 전형적으로 특정 징후와 부작용이 있는 약물로서 행동한다.

B. 버블 크기에 미치는 영향

신체 내의 기포 및 가스 함유 공동은 압력 변화의 기계적 영향을 받는다. 이러한 효과는 체적이 절대 압력에 반비례한다는 보일(Boyle)의 법칙을 따른다. 부피는 압력 변화에 따라 달라진다. 달라지는 비율은 기하학적이라서 표면 근처에서 큰 감소가 발생하고 고압에서는 감소하는 폭이 줄어든다. 이러한 압력의 기계적 영향은 중간 귀의 압착, 부비동 압박, 감압 중 폐 파열 등의 형태로 나타나는 원치 않는 효과이다. (특정 임계점 이상의 압력 차이는 낮은 압력의 영역에서 혈관을 팽창시켜 압력을 균등하게 만든다. 예: 중이 출혈, 부비동 출혈, 또는 압착과 관련된 폐 출혈), 그리고 사람이 감압 동안 호흡을 참는다면 폐 파열(lung bust injury)를 입을 수 있다.

환자가 가스의 팽창으로 고통 받는 경우, 질소 제거를 위한 압력 그라디언트가 설정되기 전에도, 챔버의 가압으로 인해 불편감을 완화시킬 수 있다. 다만 기체의 제거는 압력차이(그라디언트)로 이루어지며, 예를 들어 환자가 2ATA 에서 6시간 동안 산소를 흡입하면 소화기관내에 있던 기체 부피의 50% 이상이 감소하는 것을 볼 수 있다. 가압으로 기계적으로 감소한 버블은 감압 시 다시 팽창하게 된다. 다른 경우로 가스 괴저에서 가스 버블이 조직 팽창을 일으켜 순환을 방해하는 경우를 들 수 있는데, 챔버에서의 가압은 산소로 인한 조직 팽창의 감소와 함께 기포의 크기를 직접적으로 감소시켜 관류를 개선시킨다. 환자는 챔버 안에서 즉각적인 통증의 감소를 경험할 수 있다.

이압성 척수염(수중과학회는 '감압병'이라는 단어 자체를 사용하지 않는다)과 기체색전증에서 본질적으로 모든 버블은 혈관에서 기원한다. 질소와 헬륨은 세포의 세포질을 통해 가장 가까운 모세관으로 매우 빠르게 확산된다. 문제는 가스 수송에 있는데, 모세 혈관을 통해 수송될 수 있는 불활성 기체의 양은 체온 37℃에 해당하는 Bunsen의 용해도 계수(Bunsen's solubility coefficient)에 따라 제한된다. 혈액이 수송할 수 있는 허용량 보다 더 많은 기체가 조직에서 혈관계에 제공되면 필연적으로 버블이 발생할 수 있다. 초기의 기포 형성 작용은 오히려 가스 수송에 유리하게 작용한다. 기포(버블)가 형성되면 그 크기가 너무 커져서 혈소판을 활성화시키고 혈관벽에 충돌하기 시작할 때까지 방대한 양의 기체가 폐까지 수송될 수 있기 때문이다.

가스 기포가 6기압(6ATA)으로 압축되면 표면의 체적이 16%로 감소한다. 하지만 색전으로서의 버블의 직경으로 계산하면 감소는 단지 절반밖에 일어나지 않는다. 이러한 계산은 감압 질환 치료에서 초기 가압을 6ATA으로 환경압을 증가시키는 경우 압력변화에 비해 상대적으로 버블 직경의 감소가 적으므로 기계적인 가압의 제한점으로 간주된다. 그러나 혈관내의 모든 버블이 구형의 형태로 존재하지 않는다. 버블의 형태는 구형일 수도 있고 원통형일 수도 있다. 감압질환 혈관 모델에서 원통형의 버블은 기계적인 폐색을 유발하지 않는 형태일 수 있다. 버블이 구형으로 유지되는 한, 어떤 표면에도 접촉하지 않는다는 가정이 성립한다. 구형 버블은 혈류에서 불활성 가스의 순수한 운반체가 되어 기체 수송을 촉진하는 역할을 할 수 있다. 그러나 혈소판 응집을 일으키고 혈장 단백질을 왜곡시키는 능력은 그대로 유지된다.

버블의 모양이 원통형으로 간주되는 이유는 이것이 혈관의 모양이며, 병 입구를 막은 코르크처럼 혈관을 폐색하는 혈전으로 존재하는 경우, 그 형태는 원통형이기 때문이다. 이러한 원통형의 버블은 기계적으로 유해하다는 점에서 구형 버블과 구별되어야 한다. 형태가 원통형일 경우 버블의 직경은 3기압으로 재가압(프로필 6)하면 길이가 2/3로 줄어든다. 6기압(프로필 6A)에서 기포는 원래 길이의 1/6로 줄어든다. 혈관을 폐색하고 있는 상태에서 이러한 직경 변화는 버블의 형태를 구형으로 바꿀 수 있다는 이론상의 장점을 가진다. 즉 혈관을 막고 색전을 일으키고 있는 원통형의 버블이 기계적인 가압으로 구형의 버블로 변화된다면 색전 제거의 효과를 기대할 수 있는 것이다. 따라서 이는 증상 후 6시간 이상이 경과된 대뇌동맥기체색전증(CAGE)에서 6ATA 로 가압하는 이론적 근거가 된다.

혈관은 지속적으로 커져 폐로 다시 돌아가고, 그곳에서 기포는 그 벽을 통한 가스 확산에 의해 포획되고 제거된다. 기포 제거를 위한 궁극적인 메커니즘은 구형 기포가 마이크로버블(microscopically small) 사이즈로 작아 질 때 발생한다. 버블 붕괴를 일으키는 표면 장력은 평방 센티미터 당 수천 다인(dyne)에 해당되며, 그 시점에서 버블은 붕괴되고 사라지거나 축소된다.

II. 고압산소의 생리적 영향

A. 혈액학 및 생화학적 영향

14일간 4ATA의 압력에서 5.2% 산소와 질소에 노출된 결과 혈색소(Hb), 적혈구용적(Ht, Het), 적혈구 수, 혈장 단백질 및 콜레스테롤이 약간 증가하는 것이 나타났다. 이는 이뇨에 의한 혈장 용적의 감소로 나타나는 혈청 농축으로 보인다. 세포 내액(intracellular fluid)의 손실이 관찰되었지만, 노출 후 부분적으로 반전된다. 마찬가지로 14일간 헬리옥스 환경(49.5ATA, 488msw)에 노출된 경우에는 체중 감량이 관찰되었는데, 노출 기간 동안 3.7-10.2kg 가량의 감소가 있었다.

이뇨는 모든 포화 다이브에서 실제적으로 일어난다. 특히 31ATA 이상의 압력은 나트륨뇨 배설 항진 (natriuresis)와 연관이 있다. 이러한 이뇨 작용의 진행은 세 가지 메커니즘이 관련된다.

1. ADH 분비의 억제
2. Na+ 세뇨관 재흡수 억제 (압력은 Na+ 의 능동적 경세관 수송을 억제한다)
3. 세관(tubule)에서의 ADH의 정수압(hydrostatic) 작용 억제

이러한 압력 유발 이뇨에 추가적으로 다이빙 및/또는 무중력에 의한 수액 손실이 더해질 수 있다. 또한 고압 환경에서는 갈증을 느끼는 감각(sense of thirst)이 손상된다. 이로 인한 수액 불균형은 다이버의 수행 능력을 저하시킨다. 따라서 포화 다이빙의 운영에는 수액 손실을 보충할 방법을 고려해야 한다.

B. 암모니아 대사에 미치는 영향

미래군 다이버에서 장시간의 고압 노출은 혈중 요소(urea)를 증가시키는 것이 알려져 있다. 이는 암모니아 완충제로 요소가 형성되기 때문에 고암모니아혈증의 증거로 해석된다.

C. 혈구 및 혈소판에 미치는 영향

다이빙 직후의 혈중 호중구, 혈소판 및 섬유소원 농도의 증가가 나타난다. 혈소판의 기능은 혈전 형성 병태 생리에 중요한 역할을 하므로 감압병과 연관이 있다. 이러한 변화는 일시적이며, 잠수 중에는 흔하게 나타나고 증가된 수치는 보통 자연스럽게 정상으로 돌아간다. 차가운 물와 같은 환경적 스트레스는 혈소판 활성화에 기여할 수 있다.

D. 혈장에서 산소 용해도 효과

2.8ATA로 가압된 챔버 내부에서 순산소를 호흡하면, 이론상의 산소 부분압(=분압, 장력)은 10~13배 증가한다. 혈색소를 제외한 혈장에 용해되는 산소는 6vol%((volumes percent 체적 퍼센트) 이며 혈장 100cc 당 6cc의 산소가 용해되는 셈이다. (실제로는 적혈구 용적률을 계산해야 한다) 이러한 총 용량(커패시터)은 체내 산소의 평균 추출 속도에 상응하므로, 물리적으로 간략히 말하면, 적혈구 없이도 혈장만으로 신체 조직의 필요를 충족시키기에 충분한 산소를 운반 할 수 있다는 이야기가 된다. 전반적인 효과는 혈색소(헤모글로빈)가 정맥에 도달했을 때도 여전히 산소로 포화되어 있다는 특징을 보인다.

그러나 환자의 생리학적 또는 병태생리적 상태에 따라 다양한 기관, 조직, 생화학 반응 측면에서는 산소 분압 증가에 따른 다양한 효과가 초래된다. 여기에는 가스 괴저에서의 알파 독소 생성의 억제, 백혈구 파괴 작용의 증가, 모세 혈관벽에 대한 백혈구 부착의 감소, 정상 혈관에서의 혈관 수축, 섬유 아세포 성장 및 콜라겐 생산의 회복, 과산화불균등화 효소(SOD,superoxide dismutase) 생산의 자극, 세포벽에서 ATP(adenosine triphosphate)의 보존에 따른 이차적인 조직 부종의 감소, 선택된 면역 반응의 억제 (기니피그에서의 실험적 알

레르기성 뇌염), 파골 세포 활성의 증가, 모세 혈관 확장의 증가, 안구 렌즈의 유연성 감소 (시각적 변화), 계면 활성제 생산의 억제, CO 중독 시 일산화-세포질(사이토크롬)감소에 따른 지질 과산화의 종료, 헤모글로빈에서의 일산화탄소 제거 촉진 등을 예로 들 수 있다. 이러한 생화학적 과정은 치료효과나 부작용(경련)등에서 중요하며 질병 과정에 따라 이후에 자세히 논의하겠다.

E. 이산화탄소 보유의 효과

고압 산소 호흡 동안 정맥내의 혈색소는 산소로 완전히 포화된다. 이는 혈색소에 의한 이산화탄소 수송이 효과적으로 차단된다는 것을 의미한다. 그러나 이산화탄소의 혈장 용해도는 산소보다 50배 이상으로 높으며, 실제로는 중탄산염에 의한 완충이 일어난다. 그 결과 pH는 산성 쪽으로 약간 이동되며, 이산화탄소 축적은 거의 발생하지 않는다. 이는 단기간의 챔버 내 치료에서는 큰 의미를 가지지 않으며, 포화 잠수의 생리에서 다시 논의될 것이다.

F. 호흡기관 및 혈액 가스의 변화

60bar 이상의 압력에서 산소 분율이 정상인 기체로 호흡하는 것은 정상환경압에서의 호흡을 중증도로 변화시킨다. 압력이 80에서 100bar에 도달하면 헤모글로빈 친화성이 변화하며, 산소 수송에 장애를 초래할 수 있다. 고농축 산소(500mbar 이상의 산소 분압)를 호흡하는 것은 조직 내 이산화탄소를 축적시켜 과호흡을 유발한다. 그러나 피험자가 운동을 하는 경우에는 화학수용체 활성의 감소로 폐포의 환기 부족을 초래하게 된다.

환경압의 급격한 변화는 흡기량 및 호기량 사이의 불균등을 초래할 수 있다. 가압 (compression)은 고이산화탄소혈증을 일으키는 반면 감압은 저이산화탄소혈증을 유발한다. 호흡에 미치는 압력의 영향은 다음과 같다:

다이버의 위치: 똑바로 서 있는 자세는 엎드린(prone) 자세 보다 호흡 곤란을 덜 유발한다.

신체 활동: 더 많은 활동을 할수록 이산화탄소 축적 경향이 증가한다.

가스 밀도: 호흡되는 가스 혼합물의 밀도가 높을수록 기도 저항이 커진다. 더 밀도가 높은 혼합물을 호흡하기 위해서는 더 많은 에너지가 필요하다.

다이버가 안면 마스크를 사용하는 경우, 그의 수중에서의 자세에 상관 없이 호흡기는 환경압보다 약 +0~10cmH2O(0-0.01ATA)의 압력을 정적 폐 부하로 제공해야 한다. 극도로 높은 압력 (10MPa 이상)에서 헬리옥스 기체를 호흡하는 동물에서는 환기 증가가 관찰된다. 이러한 호흡일은 호흡 근육의 피로로 인해 환기 부전이 초래될 수 있다.

14일의 시간 동안 높은 질소 압력에 노출되어, 4ATA 압력의 자연스러운 산소 부분압을 가진 기체(공기)를 호흡하는 경우에 적응(adaptation)이 나타났다. 이러한 호흡 조절의 변형은 이산화탄소에 대한 호흡 반응의 감소로 나타난다. 감소된 반응은 흡기된 질소 기체의 마취성 영향 보다 호흡 기체의 밀도와 관련이 더 크다.

여러 번의 다이빙 노출은 폐활량(vital capacity)과 최고호기유속 (peak expiratory flow rate) 모두를 감소시킨다. 이러한 변화는 기도 협착의 증거로 생각되며, 협착은 다이빙으로 유발된 폐 조직의 탄성 손실에 따른 것이다. 이러한 탄성 손실은 일반적인 인식과는 달리, 산소에 의한 독성이 아니다. 산소 다이버의 폐 기능에 대한 장기간 연구는 장기간의 높은 산소 분압 노출이 폐기능의 감소를 가속화하지 않음을 보여준다. 과산소 이외의 인자 (예를 들어, 정맥 미세 가스, 호흡 기체 특성의 변형)가 직업 다이버에서 발견된 장기간 효과를 설명할 수 있다.

저산소 상태는 일반적으로 다이버에서는 발생하지 않지만, 저산소증에 대한 다이버의 반응은 비 다이버의 반응과 동일하다. 산소 다이빙 중에 발생하는 압력과 같이 100% 산소에 반복된 노출은 말초 산소 화학 수용체 에 영향을 줄 수 있다.

G. 심장 혈관계에 미치는 영향

고압 환경에 노출된 포유류 심장의 전기적 활동에서 다양한 장애의 발생이 나타났다. 부교감 신경의 자극 증가가 부정맥의 주요한 원인으로 간주된다. 증가된 정수압 또한 심근 세포막에 직접적인 영향을 준다. 압력에 따라 심근의 흥분성과 전도성이 감소한다. 305msw의 압력에서 헬리옥스를 호흡기체로 사용하고 마취시킨 고양이를 사용한 동물 모델에서는 고압의 노출이 심근에서 전기정 흥분과 기계적 수축의 연결에 변화가 초래되는 것을 보여주었다. 생쥐를 실험 모델로 하여 중등도 고압에 노출시킨 연구의 결론은 다음과 같다:

- 고압에 노출 시 심장의 수축력이 증가한다. 이러한 수축력증가는 칼슘과 나트륨 채널 차단제를 투여하는 경우에도 마찬가지로 나타난다. 따라서, 수축력 증가의 기전은 적어도 이들 채널이 관여하지 않는 것을 알 수 있다. 프랭크-스탈링의 법칙 (Frank?Starling mechanism)이나 신경 전달 물질의 관련성도 마찬가지로 배제되었다.
- 반복되는 고압 노출은 심장의 비대를 유발한다.
- 좌심실 압력은 5bar 까지 증가하는 것이 관찰되었다. 압력 상승 정도는 사용하는 호흡 기체에 따라 달라졌다.
- 산소 분율이 정상(normoxic)일 때 모든 실험에서 심박동 수는 변하지 않았다.

건강한 다이버를 대상으로 심장 변화와 관련하여 도플러 초음파를 이용하여 순환하는 가스 기포에 대한 연구가 수행되었다. 심장의 변화는 우심실 과부하와 심실 확장기 기능의 장애를 시사한다. 다이빙 후에 나타나는 호르몬과 혈액학적 변화는 소위 "침묵 버블(silent bubble)" 가설의 근거가 된다. 이 용어는 너무도 많은 남용(?)과 오해와 미신의 시작이 되지만 여기서의 의미는 작은 기체의 버블이 폐 내피를 손상시키고 인체의 면역 반응 시스템을 활성화시킨다는 의미이다.

사람의 다이빙에서 심박출량(cardiac output)을 감소시키는 혈역학적 변화가 일어난다. 변화의 대부분이 다이빙 도중에 관찰되기 때문에 이러한 변화의 원인은 환경압의 증가로 간주(Marabotti 2009)되었다. 높은 환경압에서 좌심실 이완기 기능 변화가 일어나며 제한성(constrictive)이완 장애를 특징으로 한다. 이러한 변화가 심박출량 감소를 설명할 수 있다. 흔히 해녀(프리)다이빙으로 알려져 있는 지식잠수(breath holding dive)는 진행성 좌심실 확장을 일으키며, 이러한 효과는 온몸이 물에 침수되어 있을 때나 공기 중에서나 같은 양상을 보인다. 공기와 비교할 때 물에 침수되어 숨을 참고 있는 동안 산소포화도(SaO2)는 덜 감소하였다. 이는 다이빙의 산소 절약 효과를 나타내며 무호흡 중단이 혈액 산소 불포화의 임계값에 의해 촉발되지 않았음을 암시한다. 연구(Marabotti 2013)에 의하면 이 좌심실 확장에서는 좌심실 구혈율 감소와 점진적인 이완기 충만 장애의 진행이 나타났다.

H. 내분비 시스템의 변화

내분비 기능의 다음과 같은 변화는 4ATA (30msw)를 초과하는 압력에서 6.2%의 질소를 포함한 산소에 노출되었을 때 나타났다:

- 에피네프린, 노르에피네프린 및 도파민의 순환 수준이 증가한다.
- 알도스테론 배설의 변화 없이 ADH 분비가 감소한다.
- 깊은 잠수와 따른 상당한 고압(hyperbaric) 상태는 정액의 질과 희귀정자증 (oligozoospermia)을 유발하여 남성의 생식 기능에 중대한 영향을 미친다.
- 혈중 갑상선 호르몬(thyroxine) 수치의 감소.
- 혈장 내 인슐린과 안지오텐신(angiotensin I) I 수치가 증가.
- 혈중 심방나트륨이뇨인자(atrial natriuretic factor,ANF)의 증가. 이것은 다이버에서 관찰된 이뇨를 설명해준다.

다이버에서는 이러한 내분비 반응뿐만 아니라 인지 능력 저하가 같이 동반된다. 그러나 인지 능력의 저하는 질소 혼수(nitrogen narcosis)의 직접적인 영향보다는 다이빙에 대한 정서적 반응의 결과일 수 있다. 즉 한 다이버가 깊은 수심에서 몽롱해지는 체험을 했다면, 이것은 질소 혼수가 왔다는 말보다는 단순히 심리적 반응을 체험할 것일 가능성이 높다. 입증을 위해서는 수심에 따라 정량적으로 동작에 대한 반응을 측정하여야 하나, 레저 다이빙에서는 보통 그렇지 않기 때문이다.

I. 골격계에 미치는 영향

이압성 골괴사(dysbaric osteonecrosis)는 뼈의 허혈과 이어지는 경색으로 발생하는 무혈관 괴사의 한 유형이다. 이것은 보통 대퇴골의 머리 부위를 침범한다. 다이빙의 결과로 질소 버블의 형성은 뼈에서의 혈액 흐름을 방해하는데 기여할 수 있다. 그러나 버블과 무관하게 대퇴골두의 혈압은 장기간 압축 공기에 노출되면 감소하는 것으로 나타났다. 이압성 골괴사는 고압 환경 내 근로자의 25% 에서 보고(Cimsit 2007)되었다. 이압성 증후군에서 좀더 다루어진다.

J. 신경 심리적 효과

스쿠버 다이빙이 미치는 심리적 영향은 극한의 조건, 즉 연간 100회 이상의 다이빙과 최대 40미터 이하의 차가운 물에서 수행할 때만 장기간의 신경 심리학적 효과가 있는 것으로 나타났다. 10~13ATA 이상의 깊은 수심의 잠수에서 정신 및 운동 기능의 저하가 보고되었다. 이러한 저하는 휴식 중에도 나타난다. 7ATA 압력의 깊이에서는 피검자의 단기 혹은 장기 기억의 결손이 없었다. 그러나 10ATA에서는 장기 기억의 이상이 나타난다. 이러한 기억 결손은 80/20 헬리옥스에서 회복된다. 불포화다이빙을 하는 건설 다이버에서 반복적인 잠수로 인한 신경 심리적 결손의 명백한 증거는 나타나지 않았다. 그러나 반응시간의 연장이 나타났으며 광범위한 불포화 다이빙이 그 원인이 될 수 있다. 임계 깊이가 > 60msw 의 압력에 노출된 중년의 다이버에서는 방향 감각(navigational)의 문제가 알려져 있으며 자기공명영상에서 발견되는 뇌 병변의 수는 고압 노출의 수와 관련이 있다. 직업 다이버들 사이에서 장시간의 압축 공기 다이빙으로 인해 뇌 손상이 발생하며, 마치 복싱 선수가 머리를 맞아 다치는 것처럼 펀치 드렁크(Punch-Drunk) 효과가 발생한다는 믿음이 알려져 있다. 그러나 다이빙 도중 압축 공기를 호흡하며 경험하는 일시적인 신경학적 이상 경험은 뇌손상을 입증하는 증거가 될 수 없다. 이 주제에 관한 대부분의 연구는 통계 분석과 대조군의 사용에 심각한 한계가 있다. 치매는 심각한 저산소증, 뇌 색전증 또는 뇌 감압병의 합병증으로 초래될 수 있다.

K. 다이버의 중추 신경계 병변

감압병에서의 영상 소견은 다른 장에서 다루어진다. 레저 다이버는 정상 대조군 보다 더 흔하게 피질하부 백질에서 자기공명영상의 고신호 병변이 관찰된다. 이러한 결과는 포화 다이버에 대한 연구와 대조적인데, 포화다이버는 더 많은 신경증상을 호소하지만 자기공명영상에서 확인할 수 있는 병변은 대조군 보다 오히려 적다. 이러한 결과에 대하여 몇 가지 설명이 제시된다. 전문적인 포화다이빙에 사용되는 호흡기체는 헬리옥스로 이와 비교하여 레저 다이빙은 압축된 공기(즉 질소)가 사용된다. 레저 다이버에서 나타나는 자기공명영상의 병변은 혈관 내 기체가 미세한 버블을 형성하여 나타날 수 있다. 감압병을 경험하지 않은 다이버를 대상으로 망막 미세 혈관계에서의 병리학적 변화를 플루오레신 혈관 조영술로 연구한 결과는 이와 같은 설명을 지지한다.

L. 미세 버블에 의한 혈액 - 뇌 장벽 손상

평생 감압으로 인한 신경학적 증상을 호소하지 않은 경우에도, 그러한 다이버의 부검 결과, 수초 손상이 발견되었다. 또한 대뇌혈관의 유리질화(hyalinization; 초자변성) 역시 확인되었다. 다이버의 미묘한 신경 심리학적 변화가 항상 뇌의 어떤 병리와 상관 관계가 있는 것은 아니다. 다이버의 수초 손상과 대뇌 혈관 병리에 대한 미세 버블 이론(James and Hills 1988)이 제시되었다. 이에 따르면, 일정한 환경압에서는 폐 여과기(pulmonary filter)를 통과하지 않을 크기의 미세 버블이 (15 ± 5mm)이 감압을 받는 과정에서 폐 여과기를 통화하여 대뇌 동맥을 순환하게 된다. 이러한 버블이 혈액 - 뇌 장벽을 손상시키고 단백질 유출 및 국소 뇌부종을 일으킨다.

M. 환경압이 말초 신경 전도 속도에 미치는 영향

중등도의 압력은 실험 동물에서 신경 전달 속도와 진폭(amplitude)을 증가시키는 것으로 나타났으나 고압에 노출되었을 때는 오히려 반대의 영향이 나타났다. 깊은 수심에서 다이버의 신경 전도 속도에 대한 다양한 연구는 다음과 같은 결론을 내렸다.

- 고압산소의 압력에 노출되더라도 감각 전도 저하와 유의한 상관 관계는 없다.
- 원위부의 운동신경은 고압산소의 압력과 환경 온도 저하에 따라 지연이 나타난다.
- 압력의 영향은 온도와 무관하다.
- 손목의 근위부 주 신경간이나 F 파 응답에서 의미 있는 변화는 없었다.

- 말초 신경에 미치는 영향은 수중 다이버의 작업 능력을 감소시킨다.
- 고압산소의 압력은 자율신경계 기능의 변화를 초래한다.

높은 압력에서의 자율 신경 기능의 평가는 수심 330M 의 조건을 시뮬레이션 하는 잠수함 실험 시설에서 자원자를 대상으로 수행되었다. 지원자의 교감 신경 및 부교감 신경을 평가하기 위해 심박수 변동성(heart rate variability)와 카테콜라민 배설 속도를 측정하였다. 심박수 변동성과 소변 카테콜라민 농도는 유의한 음의 상관관계를 보였다. 고압 환경에서의 자율 신경 기능의 평가를 위해 심박수 변동성을 측정하는 것은 유용한 방법으로 나타났다. 이러한 심박수 변동성의 측정은 심해 조건에서 일하는 사람들에게 적용될 수 있을 것이다.

N. 고압환경에서의 청각 및 전정 손상

직업 다이버에서의 청력 손실은 잘 알려져 있다. 청력 손실의 일반적인 병인 분류를 고압 환경과 관련하여 표 3-1에 제시하였다. 물의 청력 역치는 공기보다 20-60dB 높다. 고압 챔버 내에서 중이나 외이에 압력이 가해지면 특히 저주파 영역에서 청력이 일시적으로 감소한다. 4-11ATA 수심의 압력에서 청력 역치는 압력에 비례하여 30-40dB로 상승한다. 31ATA의 수심의 압력과 헬기옥스 기체 환경에서 청력 손실은 30-40dB를 초과하지 않는다. 연구 결론은 다음과 같다.

- 고압 헬리옥스 환경에서, 유스타키오관이 열려 있을때 사람에서는 깊이에 따라 전도성 난청이 일어난다.
- 600ft의 깊이의 압력에 수일 간 노출된 경우, 청력 수준의 변화는 적으나 낮은 주파수로 갈수록 청력의 저하가 심해진다.
- 주파수에 따른 공기 전도 청력 수준을 측정하는, 감각신경성(sensory-neural) 청력은 헬리옥스 환경에서 19.2ATA 압력까지 보존된다.
- 전도성 난청의 원인은 헬륨 대기에서 귀의 공진 주파수가 상향 이동되는 것과 대기 밀도 증가에 따른 중이 전달 저항이 증가의 결과로 간주된다.

전도성(Conductive)
□ 고압환경에서의 청력
수중
고압 챔버
□ 외이도의 폐색/고막천공
하강 충격파로 인한 중이의 압력 손상
무리한 압평형시도(auto inflation)
□ 중이열(middle ear cleft)
하강 시 중이염으로 인한 중이의 압력 손상
감각 신경성(sensorineural)
내이 압력손상
수심에 따라 발생하는 이과(otologic)적 문제
내이 감압병
소음으로 인한 청각 장애

표 3-1. 고압 환경과 관련된 청력 상실 : 병인 분류

O. 고압이 평형기관에 미치는 영향

다이버와 대조 그룹에 대한 설문조사(survey)(Goplen 2007)에서, 어지러움 (28%), 회전 현훈(14%) 및 불안정 보행(25%)의 유병율은 대조군 보다 다이버에서 유의하게 높았다. 이러한 증상은 감압병의 이전 병력, 특히 다이버의 61%에서 보고된 제1유형 감압병의 과거력과 밀접하게 관련되어 있다. 그러나 다이빙 횟수와 증상은 관련이 높지 않았다. 어지러움을 호소하는 다이버에서 동반되는 증상의 빈도는 비정상적인 자세 변화, 안진, 반규관 마비(canal paresis)이상, 원활추종눈운동(smooth pursuit)의 이상은 각각 32, 9, 7, 11%였다. 다이버에서 전정 증상의 빈도가 높은 이유는 감압병에 대한 노출이 중요한 요소라고 생각된다.

불활성 가스 마취는 균형 장애와 안진을 유발할 수 있다. 25% 아산화질소를 흡입하게 되면 전기안진검사에 의해 측정된 전정 안구 반사의 느린 성분(slow component)의 속도는 50% 증가한다. 이와 대조적으로, 트라이믹스를 이용하여 포화 상태에서 450msw (4.6mPa)로 다이빙하는 동안 수행된 전기안전검사에서는 유의한 안진이 나타나지 않았다.

P. 고압에서의 미각

18.6ATA의 압력에서 헬리옥스에 노출되었을 때, 미각 감각의 현저한 변화가 보고되었다. 변화는 다음과 같았다.

- 단맛에 대한 민감성 증가
- 쓴맛에 대한 민감성 증가
- 신맛에 대한 민감성 감소
- 짠맛에 대한 민감성 감소

Q. 고압이 약물 효과에 미치는 영향

많은 약물의 효과는 압력에 의해 영향을 받는다. 일반적으로는 약효의 감소로 나타난다. 그러나 결과는 간단하지 않다. 고압에서 마취제, 진정제 및 마약과 같은 세포막에 작용하는 약물은 효과가 감소하는 것이 알려졌다. 이 효과는 세포막 자체에 영향을 미치는 압력 변화에 기인한다. 약물 대사에 관여하는 주요 효소는 세포막에 결합되어있는 색소단백(사이토크롬, cytochrome) P-450이다. 세포막에 가해지는 압력의 영향은 각각 다를 수 있다. 소위 '압력에 의한 마취 효과'(pressure of anesthesia)라고 불리는 효과는 약리학적 영향도 있으나 고압 하에서 감각 피드백이 증가하는 생리적 길항작용에 의한 주관적 체험이나 회고일 수 있다. 특히 레저 다이버에서 그렇다.

항히스타민제인 디멘하이드레이트(Dimenhydrinate) 제제는 종종 뱃멀미를 조절하기 위해 다이버에 의해 사용된다. 고압 환경에서의 영향으로 학습의 감소가 보고되었지만 대체로 잘 연구되지 않았다. 디멘하이드레이트 제제는 정신적 유연성에 악영향을 미치고 수심에 따라 기억력을 손상시킬 수 있다. 이러한 효과가 복합적으로 작용하면 스쿠버 다이버에서의 사용은 위험하다. 심한 뱃멀미를 앓고 있는 다이버는 이를 회피하기 위해 이 제제를 복용해야 할 수도 있지만, 계획 다이빙에 안전의 여분 마진을 통합하는 것이 현명할 것이다. 고압이 약물 처방에 영향을 주는 방식에 대한 정보는 거의 없다.

III. 저산소의 병태생리

A. 조직의 저산소증

조직 저산소증은 종종 고압산소치료를 받아야 하는 많은 질병의 공통적인 특징이다. "저산소증hypoxia"이란 용어는 일반적으로 살아있는 유기체에서 산소 공급이 감소된 상태를 의미한다. 저산소증은 전신에 영향을 미치거나 국소적인 신체 부위에 영향을 줄 수 있다. 저산소증의 엄밀한 정의는 어렵지만, 미토콘드리아 내에서 산소 분압의 저하로 호기성 대사가 감소되는 상태로 설명될 수 있다. 미토콘드리아의 정상적인 산소 분압은 어느 정도일까? 흡기하는 건조한 공기에서 160mmHg 인 산소 분압은 세포의 미토콘드리아에 도달할 때까지 단계적으로 감소하여 약 1mmHg에 이른다. 이 수치 이하에서는 호기성 신진 대사가 불가능하다. 모든 저산소증이 항상 병리학적 상태는 아니다. 동맥의 산소 분압은 다양한 변화는 생리적일 수 있으며, 예를 들면 고강도의 운동을 들 수 있다. 이와 대조적으로, "무산소증anoxia"은 단어가 비록 저산소증의 동의어로 때때로 사용되더라도 전체적인 산소의 결핍을 의미한다.

세포 내에서 총 산소 소비량의 80%는 미토콘드리아에 의한 것이고, 20%는 그 밖의 세포 소기관(subcellular organ)에 의한 것이다. 이 위치에서 이루어지는 생화학 반응에는 다양한 생합성, 생분해성 및 해독 산화 작용(detoxificatory oxidation)이 알려져 있다. 신경 전달 물질의 합성에 관여하는 일부 효소는 산소에 대한 친화성이 낮고 중증도의 산소 고갈에 기능이 소실된다. 산소 결핍 증상 중 일부는 생체 에너지 실패보다는 이러한 신경 전달 물질 합성 저하에 따른 "송신기 실패transmitter failure"(송신기의 가용성 감소)와 관련이 있다. 산소 공급이 감소되어 나타나는 기능저하는 아래 세 단계 중 어느 단계에서나 문제를 일으킬 수 있다:

- 호흡기 단계
- 산소 수송 단계
- 조직에 의한 산소 사용 단계

저산소증은 산화 스트레스로 인한 손상을 강화시킬 수 있다. 이 상황에서의 일련의 단계(sequence)를 아래 그림 3-1에 제시하였다.

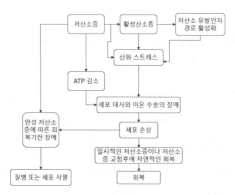

그림 3-1. 저산소증이 산화 스트레스로 인한 손상을 강화시키는 단계; ATP 아데노신 트리포스페이트

B. 저산소증 유발 인자

저산소증 유발인자(hypoxia-inducible factor,HIF)는 저산소증에 대한 세포 반응을 감지하고 조율하는 기능을 한다. 또한 감소된 산소 분압을 극복할 수 있는 세포의 능력을 중재한다. 이러한 전사(transcription) 인자는 저산소증에 대한 세포 적응을 조절하고 내인성 대사 산물 및 단백질 생산을 유도하여 신속하게 대사 경로를 조절함으로써 세포를 보호한다. HIF경로는 운동에 따른 생리적 적응, 세포 생존, pH 조절 및 생리적 적응에 중요한 역할을 한다(Kumar and Choi 2015). HIF 중에서 가장 잘 알려진 HIF-1α는 대부분의 포유 동물 세포에서 저산소 반응에 관여하는 유전자 발현의 주된 조절 인자이다.

HIF-1α는 여러 질병의 발병 기전에 역할을 하며 고압산소에 의해 영향을 받는다. 고압산소와 HIF의 상호 작용은 질병이 HIF-1α의 상향 조절 또는 하향 조절에 의해 특징화되는지 여부에 따라 가변적이다. 예를 들어, HIF-1α의 발현을 하향 조절하는 능력은 위스타 생쥐(Wistar rat)에서 타우로콜산염(taurocholate) 유발 급성 췌장염에 대한 고압산소의 치료 효과(Bai 2009)를 부분적으로 설명 할 수 있다. 또 다른 연구(Sunkari 2015)에 따르면 고압산소 조건에서 나타내는 섬유 아세포의 증식은 HIF-1α 유전자 저해(노크 다운; knocked down) 동물에서는 나타나지 않는 것이 알려졌다. 또한, 당뇨병에서의 상처 치유에 대한 동물 모델에서 실험 상처에 안정적인 HIF-1α- 발현 아데노바이러스를 국소 전달하는 것은 고압산소 매개 상처 치유에 부가적인 효과를 보였다. 결론적으로, 고압산소는 세포 증식을 증가시키는 HIF-1을 안정화시키고 활성화시킨다. 당뇨병 동물에서 활동적인 HIF유전자 전달은 상처 치유에 대한 고압산소의 효과를 더욱 향상시킨다.

C. 열 충격 단백질

열 충격 단백질(heat shock proteins, Hsp)은 스트레스가 많은 환경에 노출되었을 때 세포에 의해 생성되는 단백질 그룹에 사용되는 용어다. 원래 열 충격 또는 온도 상승에 대한 반응으로 명명되었지만 이제는 저산소증과 같은 다른 스트레스 상황에 의해 유발되는 것이 알려져 있다. Hsp는 그들의 분자량에 따라 명명된다(예 : Hsp60, Hsp70 및 Hsp90). 일시적인 정상압 저산소증(normobaric hypoxia)에 노출된 건강한 지원자에 대한 연구(Lichtenauer 2014)는 저산소 상태가 Hsp70의 방출을 유발할 수 있음을 보여주었다. 고압산소 치료가 Hsp70의 발현 증강을 통해 관절 연골 손상에서 아산화질소(NO)- 유도 세포 사멸을 예방한다는 연구 결과가 보고(Ueng 2013)되었다. 조직학적 스코어링은 고압산소치료가 연골 수복을 현저하게 향상시킨다는 것을 보여준다. 면역 염색은 고압산소치료가 HSP70 발현을 증가시키고 연골 세포에서 iNOS와 카스파제(caspase) 3 발현을 억제함을 시사한다.

D. 저산소증이 세포 대사에 미치는 영향

저산소증은 미토콘드리아 산화적 인산화반응을 억제한다. 크레아틴 가인산분해효소(creatine phosphorylase)가 분비된다는 증거로 저산소증 동안의 근형질막(sarcolemmal) 손상이 제시된다. 이 과정은 칼슘 매개 작용으로 간주되는데 칼슘 채널 차단제가 저산소 손상으로부터 세포를 보호하기 때문이다.

저산소 상태에서 ATP 수준의 급격한 감소는 원형질막, 미토콘드리아 및 소포체에서 칼슘 펌프를 억제한다.

이에 따라 세포질 내부로의 칼슘 유입이 증가된다. 그렇지 않으면 ATP는 히포잔틴(hypoxanthine)으로 대사된다. 이는 과산화 음이온 형성을 위한 기질이 될 수 있다. 저산소증의 원인을 표 3-2에 요약하였다. 바크로프트(Barcroft)는 다음과 같이 저산소증을 분류(Barcroft 1920)하였다:

- 저산소증 : 폐포에 도달하는 산소가 부족한 경우를 포함한 모든 유형의 저산소증
- 빈혈 : 부적절한 헤모글로빈이나 비정상적인 헤모글로빈으로 인해 조직으로 옮겨지는 산소가 부족해지는 경우
- 정체 또는 순환 : 혈류가 조직으로 산소를 운반하기에는 부적합한 경우
- 조직 독성 : 적절한 양의 산소가 조직에 도달하더라도 조직에서 산소를 사용할 수 없는 경우

Ⅰ. 폐에 부적절한 산소 공급

  1. 대기 중의 산소 결핍 : 높은 고도 (고산병;mountain sickness), 밀폐된 공간

  2. 저환기

    (a) 신경 근육 질환이나 신경 질환으로 인한 호흡근 마비 또는 약화

    (b) 극단적인 비만

    (c) 진정제, 마약 또는 마취제의 영향으로 인한 호흡의 중추성 억제

  3. 폐 질환

    (a) 만성 폐색성 폐질환, 예 : 만성기관지염 및 폐기종, 저산소 폐탓 심질환(cor pulmonale) 성 폐색전증

    (b) 제한성(restrictive) 폐질환 : 성인 호흡 곤란 증후군, 가슴 손상, 가슴 기형 및 흉추 변형

    (c) 폐 감염 : 폐렴, 디프테리아, 백일해(whooping cough)

  4. 수면-연관 호흡장애 : 수면 무호흡, 코골이snoring, 야행성 저산소증nocturnal hypoxia

Ⅱ. 산소의 불충분 한 수송 및 전달

  1. 헤모글로빈과 결합한 산소의 운반

    (a) 빈혈, 적혈구 감소

    (b) 유효 헤모글로빈 감소 : COHb, MetHb. 기타

  2. 산소에 대한 헤모글로빈 친화성 증가

    (a) RBC의 DPG 감소

    (b) 온도 감소

    (c) 혈액의 pH 증가

  3. 순환 장애

    (a) 심 박출량의 전반적인 감소

    (b) 전신 동정맥 션트, 오른쪽에서 왼쪽 심장 션트

    (c) 심장 출력의 분포 불균형, 국소적 순환장애

  4. 혈액 유동(rheology) 및 미세 순환의 장애

    (a) 증가된 점도

    (b) RBC 질환 : 표면 감소, 딱딱한 세포막 등.

Ⅲ. 산소 요구량이 증가한 경우(상대적 저산소증)

  1. 염증

  2. 고열

  3. 격렬한 신체 운동

Ⅳ. 조직의 산소 사용하는 능력이 부적절한 경우

  1. 세포 효소 중독 : 색소단백(cytochrome) P-450 및 알파-3 색소단백 산화 효소

  2. 비타민 결핍에 의한 세포 효소 감소

표 3-2. 저산소증의 원인

Ⅳ. 저산소의 생리적 영향

저산소증이 미치는 영향은 다양하다. 저산소증이 초래된 원인과, 상황이 급성인지 만성인지 여부, 문제의 개인의 전반적인 건강 상태에 따라 다르다. 세포 수준에서 산소를 추출하는 능력이 감소 그리고/또는 조직 수준에서 산소 요구량의 증가로 인해 다발성 장기 부전 증후군에서는 세포 저산소증이 나타난다. 따라서 산소 전달 및 대사 지원의 회복은 다발성 장기 부전 치료의 핵심이 된다.

산소가 부족한 상태인 저산소증이란 말은 조직 세포가 정상적인 작용을 하는데 필요한 충분량의 산소를 받아들이지 못하거나 얻지 못한 상태를 말하며, 산소 운반과정의 여러 단계의 이상에 의해서 올 수 있다. 저산소증 상태에서 모든 세포의 작용은 중지되는데 특히 뇌세포의 경우가 가장 민감하다. 즉, 저산소증의 효과가 다른 세포에 나타나기 전에 뇌세포 작용이 중지된 결과, 의식상실과 죽음 초래할 수 있다. 증상이 갑작스럽게 오는 경우에는 의식상실이 나타날 수 있지만 점진적인 경과를 보이는 경우에는 지남력, 사고력, 업무 수행 능력의 저하가 나타날 수가 있다. 심해지면 직립, 보행, 운동 조화의 유지에 어려움이 올 수 있으며 또한 졸리는 것 같은 나른함이나 전반적 무력감이 나타난다. 특히 다이빙 중에는 이러한 증상이 자각되지 않아서 의식 소실이 발생하기까지 목전에 닥친 위험을 알지 못하는 경우가 있다. 혈액의 붉은색을 유지하기 위해 충분량의 산소를 흡수하지 못할 때는 입술과 피부에 청색증이 생기지만 일반적으로 청색의 색조를 띠는 수중환경에서는 쉽게 청색증을 발견할 수가 없다. 만약, 저산소증이 심하고 급격히 나타나는 경우에는 의식 상실은 거의 즉시 나타난다. 대기압에서 10%의 산소를 호흡하는 것과 같은 상태인, 산소분압이 0.1기압 이하로 되는 경우에 보통 의 식상실이 있게 되며, 이 상태가 지속되면 뇌손상으로 이어진다. 수중에서는 일시적인 의식소실도 사망에 이를 수 있다. 이것이 중요한 이유는 적절한 기체가 기계적인 중간압으로 공급되더라도, 운동에 따라 저산소증이 초래될 수 있기 때문이다. 흔히 '저승에서 벌어…'라는 말은 이러한 위험성을 일컫는다.

저산소증에 대한 개인의 반응은 각기 다르다. 이에 대한 자세한 사항은 여기서 평가되어야 한다. 심한 저산소증인 다이버를 즉시 구출하지 않으면, 뇌기능 장애에 의한 호흡조절의 이상이 생기게 된다. 호흡이 정지하기 전에 신선한 공기를 준다면 대개의 경우 다이버는 곧 의식을 회복하고 완전히 치유된다. 심장기능이 정상적이며 호흡이 정지한 경우에는 인공호흡을 하여 뇌로 산소를 보내고 호흡조절중추의 작용을 소생시켜 자발적 호흡이 생기게 할 수 있다. 대부분의 경우 심장의 운동이 완전히 멈춘 때를 알기 어려우므로 의료인이 사망 선고를 할 때까지 심폐소생술을 계속하여야 한다. 특히 저산소증 에서 위험한 것은 저산소증이 계속되는 중에도 환자의 상태와는 정반대로 상태가 호전되는 것 같은 경우가 나타나서 다이버가 충분한 심폐소생술을 받지 못하는 경우가 있을 수 있다.

A. 호흡 기능

저산소증은 초기에는 호흡 수의 증가를 유도하지만 나중에는 감소시킨다. 그 원인으로는 이산화탄소 분압 화학수용체의 억제와 호흡 중추의 억제 또는 두 가지 모두가 제시되고 있으며, 이점은 여전히 논쟁의 여지가 있다. 저산소증으로 인해 혈류가 증가하고 이로 인해 조직 이산화탄소 분압이 감소하면서 호흡 억제는 2차적으로 발생하는 것으로 생각된다. 저환기에 의한 저산소증에서 폐포와 대기 사이의 이산화탄소 전달은 산소 전달만큼 많은 영향을 받으며 결과적으로 고탄산혈증이 발생한다. 즉 과량의 이산화탄소가 체내에 축적된다. 폐포 이산화탄소 분압이 60-75mmHg 이상으로 상승하면 심각한 호흡 곤란을 의미하며, 80-100mmHg 에서는 혼수 상태가 된다. 분압이 100-150mmHg까지 상승하는 경우에는 사망이 초래될 수 있다.

B. 심장 혈관계

저산소증에 대한 순환계 반응은 주로 실험 동물에서 연구되었으며, 결론은 다음과 같다:

- 저산소성 혈관확장(hypoxic vasodilation)의 국소 혈관 효과는 아마도 폐 혈관 이외의 혈관계에 공통적이다. 신진 대사를 위해 산소에 의존하는 활성 조직 (심장, 뇌, 작동 골격근)에서 가장 강력하다.
- 화학 수용체 반사의 심근 수축력 증가와 선택적인 혈관 수축으로 인해 동맥 압력을 유지하고 심박출량의 일부를 재분배할 수 있다.
- 저산소증에 대한 전반적인 반응은 심장 박출량의 증가, 선택적 혈관 확장 및 혈관 수축을 통해서 모든 기관에 산소 공급 및 관류 압력을 유지하려는 시도로 볼 수 있다.

C. 신진대사에 미치는 영향

실험 동물에서 저산소증의 결과로 다음과 같은 이상 소견이 관찰되었다:

- 혈중 과잉 젖산 축적
- 고도(high altitude)에서 저산소증 노출 시 적혈구내 2,3-DPG 증가
- 혈청 부신피질호르몬(corticosterone) 수치 증가로 포도당 생성 (neo glycogenesis)유도
- 저산소증에 적응한 쥐의 혈액에서 장쇄 불포화 지방산의 감소

D. 중추신경계 영향

신체의 어떤 부분도 저산소증의 영향을 받을 수 있지만, 그 효과는 중추 신경계에서 가장 두드러진다. 그 주된 이유는 다음과 같다 :

- 뇌는 비정상적으로 높은 휴식 에너지 요구량을 가지고 있으며 이는 외인성 기질의 산화 분해로만 충당할 수 있다. 해당 분해에 의한 혐기성 에너지 생성은 정상적인 뇌 기능을 유지하기에 적절하지 않다.
- 뇌는 산소를 저장할 수 없다. 따라서 에너지 보유량은 낮고 보통 3 분 이상 동안 무산소(순환 부족으로 인한)를 견딜 수 없다.
- 근육 조직과 달리 뇌는 부피당 모세 혈관 수를 증가시킬 수 없다.
- 신경 세포는 무산소(dysoxia)후에 회복하거나 재생할 수 있는 능력이 떨어진다.

E. 대뇌 신진 대사

대뇌 신진 대사, 특히 산소의 대뇌 신진 대사는 대뇌 혈류 (CBF)와 밀접하게 관련되어 있다. 뇌는 체중의 2%만 차지하지만 인체가 소모하는 산소의 20%를 소비하며 심장 박출양의 15%를 받는다. 심장 근육과는 달리 뇌가 신체적 활동을 하지 않는다는 것을 고려할 때 이러한 산소 소비율은 매우 높은 편이다. 대뇌 신진 대사는 또 다른 용어인 글루코스 산화 지수 (glucose oxidation quotient,GOQ)로 표시될 수 있다. 이 비율은 다음과 같다:

포도당 AVD - 젖산 AVD (mg / dL) : 산소 AVD (vol%)

여기서 AVD는 동정맥 차이(arteriovenous difference)이다. 1.0mL의 산소가 1.34mg의 포도당을 산화시키기 때문에 일반적으로 이 수치는 1.34 이다.

세포 에너지 대사는 간단하게 ATP 와 ADP사이의 균형이라고 표현할 수 있다. 아데노신 트리포스페이트 (ATP)은 사용은 세포가 에너지를 사용하기 위해서 이루어지며, 일련의 합성 대사 작용에서 이를 다시 재합성하게 되고, 이것이 아데노신 디포스페이트 (ADP)를 탈인산화시키는데 필요한 에너지를 제공한다. 결과적으로 에너지 대사는 다음 방정식으로 표현된다:

에너지 이용 : ATP + H2O → ADP + 인산염 + 에너지

에너지 생산 : ADP + 인산염 + 에너지 → ATP + H2O

뇌는 산소를 소비하는 만큼 이산화탄소를 생성한다. 즉 호흡 지수(respiratory quotient)는 1.0에 가깝다. 분자량(molar)을 기준으로 볼 때, 대뇌 조직은 포도당 1몰을 산화시키기 위해서 6몰의 산소를 사용한다. 일반적으로 포도당은 뇌조직이 사용할 수 있는 유일한 기질이며, 완전히 활용된다.

전자의 이동 속도, 즉 산소의 사용 속도는 ATP의 소모 속도와 생쥐에서 ADP와 인산의 축적에 따라 결정된다. 대부분의 연구에 따르면 인간에서의 산소 소비량은 추출한 포도당의 90~95%를 차지하며, 뇌에서 대사되는 포도당의 5-10%는 젖산(lactic acid)에 이른다. 그 원인은 알려지지 않았지만 아마도 뇌에 의한 "응급 대사 운동"에 의한 것으로 추정된다.

대뇌에서의 신진 대사 경로 (해당과정(glycolysis), 시트르산 회로(citric acid cycle), 감마 아미노낙산 경로 (GABA pathway))가 그림 3-2에 나와 있다. 해당 과정은 세포 내 포도당이 두 분자의 젖산으로 만들어지는 일련의 효소 반응으로 이루어진다. 이 과정에 산소는 필요 없지만 니코틴아미드 아데닌 디뉴클레오티드(NAD+)가 필요하다. 전체적으로 해당과정은 포도당 한 분자 당 두 분자의 NADH와 ATP를 생성한다. 호기성 조건 하에서 초성포도산(pyruvate)은 산화되어 카르복실기가 제거된다:

pyruvate + CoA + NAD+ → 아세틸 CoA + NADH + CO2

아세틸 CoA는 미토콘드리아에서 운반되어 시트르산 회로에 들어간다. NADH는 미토콘드리아의 전자 전달을 통해 산화된다. Pyruvate와 중간 대사의 몇몇 다른 생성물은 시트르산 회로를 통해 산화된다. NAD+ 와 플라빈 효소군 보결분자단(flavin adenine dinucleotide,FAD)의 수소는 기질 특이적인 탈수소 효소에 의해 시트르산 회로로 운반된다. 요약하면 사이클의 균형은 다음과 같다:

아세틸 CoA + NAD+ + FAD + GDP + Pi + 2H20

→ 3NADH + FADH2 + GTP + 2CO2 + 2H + CoA

여기서 젖산은 해당 과정의 최종 산물이며, 다음과 같다:

포도당 + 2 ADP + 2 Pi → 2ATP + 2젖산

포도당 1 분자의 산화로 형성된 모든 ATP를 합하면 다음과 같은 균형을 발견하게 된다:

$$포도당 + 6CO_2 + 38ADP + 38Pi \rightarrow 6CO_2 + 44H_2O + 38ATP$$

따라서 포도당 분자의 완전한 산화는 혐기성 분해 작용보다 19배 많은 ATP를 제공한다. 해당 분해 속도를 조절하기 위한 핵심 효소는 Pi, 아데노신 모노포스페이트 (AMP), 사이클릭 AMP (cAMP), ADP 및 암모니아에 의해 활성화되는 과당가인효소(phosphofructokinase)이다. 과당가인효소의 활성은 ATP와 구연산염(시트르산)에 의해 저해된다. 포도당 분해는 포도당 가용성에 의해 부분적으로 조절된다. 포도당의 존재 하에서는 cAMP의 상승에도 불구하고 노르에피네프린에 의한 당원 분해(glycogenolysis)가 차단된다. 전반적으로 뇌의 에너지 전환량은 분당 7몰 정도이다. 1몰의 ATP는 29.7kJ의 에너지를 가진다. 에너지 전하 (EC)로 표현되는 아데닌 뉴클레오타이드의 상대적 농도가 가장 중요한 대사 조절 효과를 갖는 것으로 가정된다:

$$(EC + ATP + 1/2ADP) / (AMP + ADP + ATP)$$

생리적 조건 하에서 이 지수는 일반적으로 0.85와 0.95 사이의 값을 가지며, 이 수치는 뇌 허혈에서 유의하게 감소한다.

F. 감마 아미노낙산 션트 (GABA Shunt)

초성포도산(pyruvate)분자로부터 유래된 탄소 원자의 10%가 감마 아미노낙산(GABA) 션트를 통해 대사되는 것으로 나타났다. 아스파르트산 아미노전달효소 (aspartate aminotransferase, AST) 반응과 커플링 되면서 결과적으로 아스파테이트를 형성한다:

$$글루타메이트 + 옥살로아세테이트 \rightarrow 아스파테이트 + 알파\text{-}케토글루타레이트$$

두 개의 관련 반응은 글루타민과 알라닌의 형성한다:

$$글루타메이트 + NH_3 + ATP \rightarrow 글루타민 + ADP + Pi$$

$$초성포도산 + 글루타메이트 \rightarrow 알파\text{-}케토글루타르트 + 알라닌$$

감마 아미노낙산(GABA) 션트 경로 및 관련 반응은 암모니아 및 탄수화물 전구체로부터 글루타메이트, 감마 아미노낙산, 아스파테이트, 알라닌 및 글루타민의 합성을 가능하게한다. 이로 인해 두 가지 중요한 생리적 기능을 가진다:

암모니아의 해독

아미노산 전달자(transmitter)(아미노산 전달자는 기능적 활동 중에 뉴런에서 손실된다.)의 재 합성.

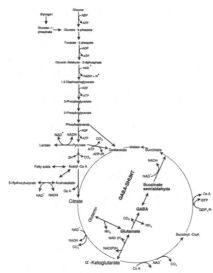

그림 3-2. 해당과정 경로(glycolysis pathway), 시트르산 회로(citric acid cycle), 감마 아미노낙산 션트(GABA shunt)

G. 초성포도산과 시트르산 회로

초성포도산 탈카르복시화효소 또는 말산 탈수소효소를 통해 초성포도산은 일부 조건하에서 시트르산 순환에 도입된다. 초성포도산 탈수소효소(pyruvate dehydrogenase)는 초성포도산의 아세틸 CoA와 CO2 로의 전환을 촉매 하는 미토콘드리아 내의 효소 복합체이다. 뇌 세포의 미토콘드리아 내부에서 활성 형태의 초성포도산 탈수소효소 비율은 미토콘드리아 에너지 전하 변화와 역으로 변화한다. 일반적으로 대뇌 조직은 탄수화물의 이용에 의존하기 때문에 초성포도산 유입과 비교하여 보통 초성포도산 탈수소효소 약간 과다하게 존재한다.

H. 저산소증 동안 대뇌 신진 대사

조직이 저산소증에 빠져 있는 동안에는 '산소 분자'와 '수소의 최종 수용체'가 감소한다. 그 결과 호흡 사슬을 통해 산소 분자에 도달할 수 있는 수소의 양이 감소된다. 연이어서 유산소(oxidative) 에너지 생성이 감소될 뿐만 아니라 산화 환원계(redox system)가 결과적으로 조직 산증과 함께 환원 쪽으로 이동하는 결과가 초래된다. 유산소성(oxidative) ATP 형성의 감소는 무산소성 (nonoxidative) 에너지 생성을 증가시킨다. ATP / AMP 지수는 감소하며 해당 작용은 증가한다. 증가된 당원 분해는 초성포도산 및 NADH를 세포질 내에 축적시킨다.

삼탄당 인산염 탈수소효소(triose phosphate dehydrogenase)는 NAD 의존성 해당 효소이다. 세포 기능 유지를 위한 당원 분해 대사 경로에 있어 이 효소의 활성은 세포질 내 NAD가 있어야 유지된다. 저산소성 상태에서는 다음과 같이 젖산 탈수소화효소의 촉매에 의해서 NAD 가 세포질 내로 공급된다:

초성포도산 + NADH → 젖산 + NAD

이 반응으로 세포 내 초성포도산은 감소되지만 젖산염과 NAD 가 공급된다. NAD는 삼탄당 인산염 탈수소효소에 대한 수소 수용체로서 이용 가능하다. 이러한 과정을 통해서 저산소 상태에서 당원 분해 과정이 유지될 수 있으며, 상대적으로 낮은 에너지를 생산한다. 이 생화학적 과정은 저산소상태하에서 신경 세포의 보존을 위해 매우 중요하다.

저산소증은 또한 H+ 이온 농도의 증가와 집중적인 당원 분해에 의한 과량의 젖산 축적의 결과로 조직의 산-염기 균형의 장애를 초래한다. 이는 세포질 내 NADH / NAD 비율뿐만이 아니라 젖산/초성포도산 비율에 영향을 주며, 다음 식으로 표현된다:

이는 다음 식으로 표현되는 바와 같이 세포질 뿐만 아니라 락테이트 / 피루베이트 비율에 영향을 미친다 :

$$(젖산 / 초성포도산) * (K / H) = NADH / NAD$$

여기서 K는 평형 상수이다. 산화환원계는 환원 쪽으로 이동한다. 그러나 초성포도산 농도의 증가는 젖산 증가에 미치지 못한다.

완전 무산소 환경에서 당원 분해는 4~7배 가량 증가한다. 이러한 환경에서는 포도당, 포도당-6-인산, 과당-육탄당 인산이 감소하고 과당 이인산(fructose diphosphate)으로 부터 젖산으로 대사되는 모든 기질이 증가한다. 이와 같은 변화는 포도당이 과당-육탄당 인산으로 대사되는 인산화를 촉진시키는 것으로 해석할 수 있다.

동위 원소로 표지 된 포도당을 이용한 대뇌 저산소 조건에 대한 연구에서 포도당을 섭취하는 조직은 해마, 백질, 위둔덕(상구;superior colliculus), 슬상체 (geniculate body) 등으로 나타났다. 이러한 부위는 저산소증의 효과에 가장 민감한 부위로 알려져 있다. 회백질과 비교하여 백질이 저산소성 손상에 예민하다는 것은 무산소 후 백질뇌증(백색질뇌증, 백색질뇌병증; leukoencephalopathy)에서 백질이 주로 손상되는 이유를 이해할 수 있게 해주며, 고압산소치료를 통해 이러한 손상을 줄일 수 있음을 시사한다. 백질에서 모세 혈관의 상대적 부족은 부종으로 인한 압박에 기인할 것으로 생각된다.

무산소와 저산소는 대뇌에 다른 영향을 미친다. 저산소 상태에서는 뇌의 유산소 대사가 손상되지만 완전히 중단되지는 않는다. 뇌조직에서의 허혈-저산소의 3단계 모델을 그림 3-3에 설명하였다.

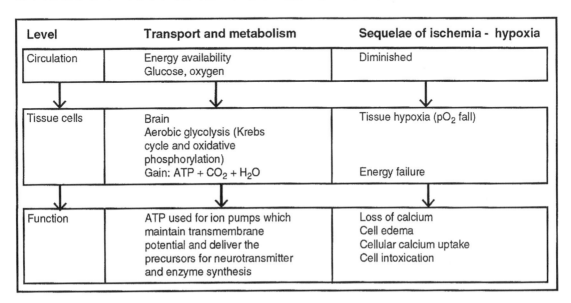

Level	Transport and metabolism	Sequelae of ischemia - hypoxia
Circulation	Energy availability Glucose, oxygen	Diminished
Tissue cells	Brain Aerobic glycolysis (Krebs cycle and oxidative phosphorylation) Gain: ATP + CO_2 + H_2O	Tissue hypoxia (pO_2 fall) Energy failure
Function	ATP used for ion pumps which maintain transmembrane potential and deliver the precursors for neurotransmitter and enzyme synthesis	Loss of calcium Cell edema Cellular calcium uptake Cell intoxication

그림 3-3. 뇌조직에서의 허혈-저산소의 3단계 모델

I. 신경 전달 물질 대사의 변화

저산소 상태에서 일어나는 신경 전달 물질 대사 변화에는 아세틸 콜린의 합성과 뇌 카테콜아민의 감소가 알려져 있다:

아세틸 콜린의 합성: 아세틸 콜린의 합성의 저산소증에서 저해된다. 대뇌 저산소증 후 아세틸 콜린의 감소는 기억 및 학습 과정의 손상과 관련이 있다. 콜린성 약물을 사용하였을 때 이러한 기능이 개선되는 점이 간접적인 증거로 제시된다.

뇌 카테콜아민의 감소: 노르에 피네프린, 에피네프린, 도파민은 티로신과 산소의 조합으로 합성된다. 저산소증은 이 생합성을 제한하며 5-HT의 전환율 역시 감소시킨다. 포도당 유래 아미노산의 합성 감소도 관찰되었다.

J. 뇌혈류(CBF) 조절의 교란

정상 상태에서 대뇌 혈류는 어느 정도까지 혈압의 변화에도 불구하고 자가 조절을 통해 일정하게 유지된다. 이것은 필요에 따라 순환을 조절하는 뇌의 고유한 능력을 반영한다. 동맥과 소동맥은 혈압이 상승하면 수축하고 혈압이 떨어지면 팽창한다. 그러나 저산소증은 이 중요한 기전을 손상시키고 차단한다. 실제로 저산소 상태의 뇌에서 상당한 혈관 확장이 나타나며, 이러한 경우 영향을 받는 뇌 영역의 혈액 공급은 지배적인 혈압에 좌우된다. 이러한 상태는 국소적인 (대뇌 조직의) 허혈과 말초 (순환의) 충혈이 동반된 자가 조절의 장애이며, 이를 "호화 관류 증후군 (luxury perfusion syndrome)"이라고 불린다. 저산소증에 의해 대뇌 혈류는 처음에는 2 배 가까이 증가한다. 그러나 동맥혈 이산화탄소 분압이 감소하게 되는데 이는 저산소증 유도 과호흡 반응 때문이며, 이 때문에 혈류 증가는 다소 둔화된다. 저산소증이 수일간 계속되면 대뇌 혈류는 기준선으로 되돌아가기 시작한다. 이는 에리스로포이에틴 상향 조절의 결과로 헤모글로빈 농도가 증가하고 적혈구 부피가 증가하고 혈중 산소 운반 능력이 증가하기 때문이다. 2주간 저산소 노출의 끝 무렵에는 뇌 모세 혈관 밀도가 증가하여 결과적으로는 모세 혈관 사이의 거리가 감소하는 조직학적 변화가 있게 된다. 이러한 변화의 상대적 시간 경과는 저산소증에 대응하는 서로 다른 제어 신호와 기전을 암시한다.

K. 미세 순환의 장애

저산소 상태의 뇌에는 그 원인에 상관없이 혈소판 응집이 존재한다. 혈소판 응집에 뒤이어 적혈구의 응집과 혈액에서의 "슬러지"라고 불리는 현상이 뒤따른다. 이러한 현상은 혈류 속도의 감소로 인해 악화되며 경색 부위의 확장과 같은 후유증과 함께 혈류의 정체를 초래할 수 있다.

L. 혈액-뇌 장벽 (BBB)의 교란

혈액-뇌 장벽(BBB)과 세포막의 투과성 역시 저산소 조건에서 쉽게 교란된다. 왜냐하면 에너지 사용 메커니즘이 이들 막의 온전함(integrity)에 달려 있기 때문이다. BBB의 교란은 뇌 조직 안팎으로의 물질 이동을 방해한다. 특히 신진 대사 과정에서 신경 세포로의 포도당 수송에 영향을 줄 수 있다. 산소 결핍은 또한 대사에 필요한 기질에 이차적인 영향을 끼칠 수 있다.

M. 대뇌 부종

BBB 손상의 또 다른 후유증은 뇌부종이다. 뇌 손상이 부종에 영향을 미치지만, 자가 조절의 상실 또한 중요한 요소이다. 모세혈관 내 압력의 상승은 세포 외로의 수액 유출을 일으킨다. 부종은 뇌 산소공급을 저하시키고 이는 다시 뇌 내 압력의 증가와 대뇌 혈류의 감소로 이어진다. 뇌 손상을 복잡하게 하는 저산소증은 두려운 현상이며 질병의 결과에 결정적 요인이 된다. 그림 3-4과 같이 저산소증은 악순환의 핵심 요소가 된다.

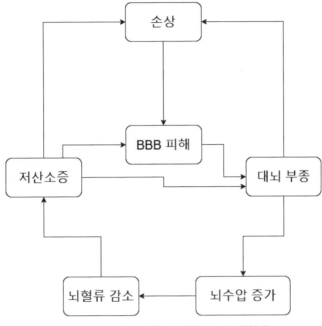

그림 3-4. 뇌 손상으로 인한 부종의 핵심 요소인 저산소증

N. 저산소증이 뇌의 전기적 활동에 미치는 영향

사람의 중추신경계에서 신경 세포의 전기적 활동은 저산소증에 현저하게 민감하다. 저산소증을 유도하면 뇌파 활동은 10-30초 후에 감쇄되고, 유발 전위는 1-3분 이내에 저해된다. 이러한 효과의 근간을 이루는 중요한 기전은 거의 알려져 있지 않다. 저산소증에서 사라지는 뇌파 활동은 산소화가 이루어지면 다시 나타난다. 이와 같은 효과는 크레아틴 인산염/크레아틴(CrP/Cr) 지수와 관련이 있으며, 뇌의 포텐셜 에너지(energy potential)와 뇌파 활성 사이의 밀접한 기능적 관계를 가리킨다. 인간 피험자를 대상으로 저산소증을 유발하고 시행한 뇌파의 컴퓨터 분석은 평균 빈도와 평균 진폭 모두가 저산소증의 정도를 자세히 반영한다는 것을 보여준다. 뇌 정맥혈 산소 분압이 20mmHg에 도달하거나 총 무산소 상태가 6초간 지속되면 뇌파가 완전히 정지되는 현상(electorcerebral silence)이 나타난다.

O. 저산소증에 의한 대뇌 기능 저하

높은 고도 또는 일산화탄소 중독에 의한 산소 결핍이 피험자의 감각인지 및 판단 능력의 상실을 가져오는 것이 시연되(McFarland 1944)었다. 해당 지원자는 산소 공급이 재개될 때 그러한 장애에서 회복되었다. 의식 소실(대뇌 기능 저하)로 이어지는 몇 가지 중요한 원인은 다음과 같다:

- 만성 일산화탄소 중독

- 높은 고도, 산소 보충 없이 8000m 이상의 등반

- 기도 폐색과 연관된 수면 장애

- 만성 폐색성 폐질환

저산소증(hypoxia)은 노인에서 지적 기능의 쇠퇴를 유발하는 요인으로 간주되어 왔다. 중등도의 저산소증에서조차 뇌 증상이 나타난다. 그림 3-5에 나타낸 바와 같이 대뇌의 고위 기능은 산소 공급의 제한에 매우 민감하다는 것을 시사한다. 폐포의 산소 분압이 80mmHg로 감소하면 암순응(dark adaptation)이 지연되는 것이 보고되었지만, 분압이 50mmHg 이하로 감소할 때까지 심리 검사의 이상은 나타나지 않았다. 의식 저하와 같은 정신 기능의 심각한 악화는 폐포의 산소 분압이 40mmHg 이하로 떨어졌을 때 나타난다. 이러한 상태는 14.5%의 산소를 호흡하거나 헬리콥터와 같은 방법으로 3450m 높이의 산봉우리로 급하게 상승하는 방법이 있다. 각각 가볍거나 급격한 저산소 유발(challenge)방법이다. 이러한 검사 방법은 인지 능력의 변화를 간단히 측정(Schlaepfer 1992)할 수 있음을 보여주었다. 저산소증의 영향은 저산소 유도의 방식, 심각도 및 기간에 따라 다르다.

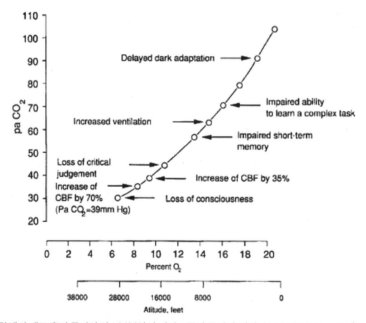

그림 3-5. 사람에서 폐포 흡기 공기의 산소부분압이 저산소증의 증상과 생리적 반응에 미치는 영향 (by Siesjo 1974)

P. 저산소 후 뇌의 구조적 변화

심폐정지 후 심폐 소생술로 회복한 경우 영상 검사에서 시연되는 구조적 변화가 나타나지 않을 수 있다. 식물인간 상태로 계속 남아 있는 경우 관류혈류(rCBF)와 산소 소모 감소와 대뇌 위축이 나타난다. 아급성기에 들어서면 이러한 환자의 CT 스캔에서 백질의 저음영을 확인할 수 있다. 허혈 - 저산소증 손상 수주 후에 나타나는 PET 소견 (rCBF와 rCMRO의 감소)은 심폐 정지로 인한 신경 심리적 결손과 관련이 있다고 알려져 있다.

Q. 대뇌 저산소증과 관련된 여러 증상

뇌 저산소증과 관련된 여러 가지 증상을 표 3-3에 나타내었다. 이들의 병태 생리학 및 관리는 이 책의 여러 장에서 논의된다.

기체색전증

일산화탄소 중독

심 정지

심장 부정맥

일반 마취의 합병증

시안 중독

대뇌를 침범하는 감압병

익사

약물 과다 복용

지방 색전증

악성 뇌종양 (예 : 다형성 교모세포종)

심한 두부 손상

목 졸림

뇌졸중

매우 낮은 혈압

표 3-3. 뇌 저산소증과 관련된 여러 가지 증상

R. 저산소증에 의한 뇌 손상 평가

저산소 손상에 의해 주로 기저핵에 지연성 병변이 나타난다. 저산소성 뇌 손상의 고전적인 예는 심장 마비 이후를 들 수 있다. 혈청 S 단백질 수준은 중추 신경계 손상의 바이오 마커로 확립되었으며, 심정지에 따른 저산소성 뇌 손상 시 손상 정도를 평가하기 위해 사용된다. 이 검사는 손상 정도뿐만 아니라 생존의 예측에 대한 신뢰할 수 있는 표지자로 사용된다.

S. 저산소에 대한 치료에서의 HBO의 역할

폐의 부적절한 산소화는 외인성 인자 또는 폐 질환에서 기인할 수 있으며 이로 인한 저산소증은 대부분 산소에 의해 교정된다. 고압산소치료의 주된 용도는 조직으로의 산소 전달과 운반이 부적절하거나 조직의 산소 사용 능력이 부적합한 상태에 있는 경우이다. 순환 장애 및 조직 부종의 치료에서의 고압산소의 적응증은 많은 논란을 거쳐왔다. 현재의 컨센서스는 조직의 부종으로 인해 순환장애가 있는 집단에서는 좋은 예후를 가져왔지만, 그러한 조직 부종이 없는 집단에서는 고압산소치료의 효과가 제한적이라는 것이다.

신경 세포는 비가역적인 손상 없이 완전한 무산소 상태에서 20~60분까지 견딜 수 있다. 이러한 심각한 손상 후에도 신경 세포는 단백질을 합성하고 ATP를 생성하며 활동 전위를 생성하는 능력을 회복한다. 고압산소는 이 회복 과정을 촉진할 수 있다. 저산소증의 가장 중요한 영향은 뇌에 있으며 신진 대사 효과에 대한 검토는 뇌의 저산소 상태, 특히 뇌 혈관 허혈로 인한 고압산소치료의 이론적 근거로 이어진다.

저산소증은 또한 종양 미세 환경의 공통된 특징이며 치료에 있어 종양의 방사선 치료 저항의 주요 원인이 된다. 암 방사선 민감도를 향상시키는 고압산소치료의 역할과 순환 장애 및 조직 부종의 치료에서의 고압산소의 사용은 본서의 범주를 벗어나며, 근간되는 '고압의학'에서 독자들을 만날 것을 기대한다.

T. 저산소증에서 고압산소 치료의 면역학적 역할

혈관 내피 세포에 다형 핵 백혈구가 부착하는 현상이 알려져 있다. 이 현상은 저산소 노출 후 증가하고 고압산소에 노출되면 대조군 수준으로 감소한다. 실험 연구에서 eNOS의 유도를 통한 glu-ICAM-1 발현에 대한 고압산소치료의 영향을 조사(2015)한 연구에서, 고압산소에 노출된 내피세포에서는 아산화질소 합성 효소(eNOS)의 증가를 보였다. NOS 억제제인 니트로-L-아르기닌 메틸 에스테르는 세포 간 부착 분자-1 (ICAM-1) 발현의 고압산소 매개 저해를 약화시켰다. 이러한 결과는 저산소증 치료에 있어 고압산소의 유익한 효과가 백혈구 부착 억제에 의해 매개될 수 있음을 시사한다.

V. 정상압에서의 운동 생리

A. 정상압 환경에서 운동중의 생리적 조건

산소의 동력학-VO2 (VO2 동역학;kinetics)은 각기 다양한 신진 대사 속도 사이에서 동적으로 전환되며, 운동 개시와 동시에 조절이 시작된다. 이러한 동적인 전환은 인체의 신진대사 피드백을 이해하기 위한 고유의 방법 (unique window)을 제공해준다. 근섬유의 종류는 다양하다. 근섬유의 다양한 종류에 따라 VO2에 대한 산소 공급이 각각 다르다. 그 때 문에 백색근(fast-twitch muscle) 섬유에 공급되는 미세순환에서는 매우 낮은 수준의 산소 농도가 존재할 수 있다. 산소에 대한 근육의 대사적 민감도는 이미 입증되었다. 이러한 배경하에, 근섬유 유형에 따른 근수축 점증(recruitment) 유형은 만성 질환에서의 높은 작업 효율이 요구될때 산소 동력학의 둔화를 설명(Poole 2008)할 수 있게 한다.

물론 신체의 산소 요구는 운동 중에 극적으로 증가한다. 예를 들어, 폐포의 산소분압(pO2)을 104mmHg로 계속 유지하면서 중등도 운동시 약 150mL/min의 정상적인 산소 소비량은 1000mL/min까지 증가된다. 이러한 상황이 가능해지는 것은 폐포 환기가 4배 가량 증가하기 때문이다. 마라톤 경기와 같은 격렬한 신체 활동을 하는 동안 신체의 산소 요구량은 정상의 20배에 달한다. 그러나 혈액의 산소 공급은 영향을 받지 않는다. 그러나 일부 근육에는 조직 저산소증이 있게 되고 심한 운동은 저산소증 삽화로 간주된다. 신체 운동에 대한 반응은 표 3-4에 요약되어 있다.

시스템	급성 효과 (훈련되지 않은 피험자에서)	만성 역동적 운동의 효과
순환계	빈맥 심박출량(cardiac output) 증가 5 -> 30 L/min	서맥 심장의 일회박출량(stroke volume) 증가 심장 크기의 증가 심장에서 심근 모세혈관/근섬유 비율 증가
호흡기	산소 섭취의 증가와 함께 선형으로 폐포 환기의 증가 호흡기 근육의 일 증가, 총 산소 섭취량의 10%까지 소모	산소 교환을 위한 폐포 수의 증가 산소의 추출[(a-v)O2 차이] 증가
혈액학	수액 손실로 인한 혈액 농축 산소포화도 감소 (5%) 암모니아와 젖산염의 상승	헤모글로빈 증가 2.3-디포스포글리세레이트(DPG)증가 암모니아와 젖산염의 축적이 적다.
신진 대사		혐기대사의 역치 증가 자유지방산 활용도 증가 세포 내 ATP와 크레아틴 인산 (phosphocreatine)의 저장량 증가
골격근		최대 혈류량 증가 미토콘드리아 부피 및 산화 효소의 증가 모세관 밀도 증가
뇌		뇌 혈류 증가 뇌 유래 신경 영양 인자(neurotrophic) 증가 학습 강화, 인지 능력 저하 예방

표 3-4. 신체 운동이 인체에 미치는 영향

가벼운 신체 운동은 대사 증후군을 앓고 있는 환자에 대한 연구(Passoni 2015)에서 입증된 것처럼 산소 전달의 효율성을 향상시킨다. 흔히 권장되는 운동 처방 (40분 / 세션, 3회/주)은 개 인별 무산소 역치에 ~ 90%에 해당하는 작업 부하에 맞춰져 있다. 운동은 산소 소모량 (VO2)의 최고치를 10% 이상 현저하게 향상시 킨다. 대사 증후군이 문제가 되는 환자에서 가벼운 운동은 긍정적인 효과를 나타낸다. 연구는 일상생활에 부담을 주지 않는 대사적 요구가 산소 전달 사슬에 적응적인 반응을 보인다는 것을 지지해 주었다. 자전거 타기와 같은 신체 활동은 대뇌에서 유전자 발현 변화를 유도한다. 운동을 하는 동물은 신경 세포 생존을 증가시키고, 학습을 향상시키고, 뇌 유래 신경 영양 인자(neurotrophic)의 증가를 통해 인지 능력의 보존을 보여주었다. 유전자 발현에 대한 마이크로 어레이 분석은 운동이 뇌 기능을 향상시키고 지지한다는 증거를 제공한다.

B. 저산소증에서의 운동 생리

산소분압의 일부 감소는 특히 높은 VO2 최고치를 가진 개인의 집중 운동 중에 발생할 수 있다. 이것을 '저산소증(hypoxia)'이라고 할 수 있는지 여부는 논란의 여지가 있다. 산소 분압의 임계치를 40mmHg 정도로 보고 이 아래로 떨어지지 않으면 운동에 의한 산소분압의 감소는 저산소증으로 간주되지 않는다. 운동은 다음과 같은 상황에서 저산소 상태이다 :

- 정상 산소(normoxic) 환경에서 정상적인 사람에 의한 기진맥진해질 만큼의 운동
- 고지대에서의 운동
- 대기 중 일산화탄소에 노출
- 만성 폐색성 폐 질환 환자

저산소 상태에서의 신체 운동의 영향은 표 3-5에 있다. 운동과 관련하여 만성 저산소증의 주된 변화는 다음과 같다.

1. 동맥 포화 상태의 감소 (산소 압력의 감소로 인한)
2. 최대 심장 박출량(cardiac output) 감소 (최대 심박수 감소로 인한)
3. 헤모글로빈 농도 증가
4. 근육 모세 혈관을 통한 최대 산소 흐름 감소
5. 산화 효소의 손실로 인한 호흡 근육의 전위 변화

신체 활동이 의학적 조건에 의해 제한되는 경우, 특히 저산소증과 관련된 질병 상태로 인하여 한계가 있으며 정상 산소로 충분하지 않은 경우가 있다. 이러한 경우 저산소증은 고압산소치료를 사용하기 위한 근거(rationale)가 된다. 또한 높은 고도의 저산소 상태에서 신체 활동으로 인한 합병증에 사용될 수 있다. 경쟁 스포츠에서 신체 활동을 향상시키기 위해 고압산소를 사용하는 것은 도핑의 한 형태로 간주될 수 있다.

▫ 심장 혈관계 정상 산소 상태에 비해 심장 박동 및 근육 혈류 증가 ▫ 호흡계 환기 증가 산소 소비 증가 폐포와 동맥의 이산화탄소 수송에서 유의한 변화 없음 ▫ 신진 대사

표 3-5. 저산소 조건에서 운동이 인체에 미치는 영향

C. 고압산소 환경에서의 운동

사람의 작업 수행능력에 고압산소(hyperbaric) 환경이 미치는 영향에 대한 연구는 다이빙이 인체에 미치는 영향을 평가하는데 중요하다. 다이빙 중에 신체 운동의 효과는 다음과 같은 주요 요인에 달려 있다.

1. 다이버가 받는 압력
2. 호흡 기체 혼합물의 조성

3. 수영, 수중 걷기 또는 기계 작동과 같은 활동 유형

4. 신체 자세, 예를 들어, 수직 또는 엎드린 자세

5. 환경 온도

고압 상태에서 VO2의 증가는 산소 필요량의 증가에 해당한다. 5기압 공기에서 표준 운동을 하는 동안의 산소 소비량은 해수면에서 보다 높다. 이의 주요 원인은 기체 밀도의 상승으로 인한 호흡 저항의 증가이다. 이와 대조적으로 해수면에서 총 산소 소비량은 총 산소 필요량의 81.5%이며, 이 값은 5기압에서 73.9%로 감소한다. 깊이에서 업무 능력을 제한하는 요소는 다음과 같다.

1. 고밀도 호흡으로 인한 호흡 저항 증가

2. 환기 에너지 소모 증가

3. 이산화탄소 축적

4. 호흡 곤란

5. 불리한 심혈 관계 변화

고압 환경은 운동에 의한 심박수의 상승을 억제한다. 이 억제의 일부는 산소 분압 상승에 따른 영향과 부교감 신경이 직접적으로 심장에 미치는 영향에 의한 것이다. 이에 더해서, 기체 밀도, 높은 불활성 가스 압력 또는 정수압과 같은 다른 요소가 심장의 교감 신경 자극에 간섭할 수 있다. 2기압의 공기에서 운동 중에 나타나는 환기 감소 및 서맥은 기체 밀도의 증가로 인한 것이다. 고압 상태는 다이버들의 주관적 피로감을 증가시키는 것으로 알려져 있다. 40ATA 압력에서 포화 다이빙 시뮬레이션을 하는 잠수부에서 각성(vigilance)의 감소와 신체 기능의 변화에 대한 주관적인 느낌이 알려져 있다. 이러한 호소는 압축 및 포화 시 더 강조되며 감압 중 감소된다.

D. 정상압 과산소에서의 운동

여기서 논의되는 정상압 과산소(hyperoxia)는 흡기 기체에서 증가된 산소 분율을 사용하는 것을 말하나, 환경압이 1ATA보다 높지는 않은 경우이 다. 과산소라는 용어는 혼용된다. 생리적인 결과 역시 과산소를 달성하기 위해 사용된 방법, 즉 해수면에서 산소의 분획 농도가 높은 기체를 호흡하여 과산소가 달성되는지 또는 압력 챔버에서 수행되는지에 따라 달라질 수 있다. 주어진 동맥 산소분압에서 운동에 대한 반응은 이 두 조건 하에서 동일하지 않다. 두 조건 모두에서 산소분압이 증가함에 따라 수행능력이 향상되었지만, 고압 산소 연구에서 수행능력은 분압이 200 ~ 400mmHg 에 도달하며 최고 수준을 보였다. 정상압 과산소(다시 말해 해수면에서 고분율 산소)에서는 산소분압이 증가함에 따라 수행 능력이 지속적으로 증가한다. 고압 환경에서 증가된 가스 밀도는 호흡 작업을 증가시키고 높은 압력에서 수행 능력을 저하시킨다. 운동에 대한 과산소 섭취의 영향과 관련된 메커니즘은 표 3-6에 나와 있다. 저산소 상태에서의 운동 중 심장 혈관 기능은 심장의 생리에서 다시 언급한다.

- 심장 혈관 반응

  심장 박동수의 가변적(variable) 감소

  상승된 산소 압력을 상쇄하기 위해 운동 중인 사지로의 혈류량 감소
- 폐 기능

  폐 환기 감소

  정상 산소 상태에서의 운동과 비교하여 산소 소비량 감소
- 생화학

  정상 산소 상태에서의 운동과 비교하여 H+ 이온 농도 증가

  젖산의 과다생성을 억제
- 에너지 대사

  포도당 이용률 및 젖산 생산량 감소

  RQ*가 지방 대사로 이동, RQ 감소

표 3-6. 과산소 상태에서 신체 운동이 인체에 미치는 영향

*RQ 호흡 지수(respiratory quotient,RQ) 단위시간당 폐에서 배설되는 탄산가스량과 흡수되는 산소량과의 비 (CO_2/O_2)

건강한 지원자를 대상으로 한 운동 연구에 따르면, 정상압 정상산소 조건에서 정상 하체 근육의 VO2 최고치는 산소 공급에 의해 제한된다. 그러나 과산소에 노출된다고 해서 대퇴부 정맥 산소분압 또는 하지 모세 혈관 평균 산소분압이 산소분율이 증가한다고 해서 비례하여 증가하지는 않는다.

VI. 고압산소 조건에서 운동 생리

A. 고압산소에서 신체 운동

고압산소 조건에서 신체 운동의 효과는 종종 산소, 압력 및 운동의 세 가지 요인의 다양한 상호 작용으로 인해 평가하기가 어렵다. 이러한 요소의 영향은 개별적으로 작용할 때 더 잘 알려져 있다. 1.5ATA 압력의 고압산소조건에서의 운동은 정상압 과산소화의 효과 중 일부 효과가 더 두드러질 수 있으며, 기진맥진해질 만한 신체적 운동은 대사적 합병증을 가져올 수 있고 고압산소는 이러한 문제를 줄일 수 있지만 높은 압력 자체는 대사적 합병증을 더 심화시킬 수 있다. 이 주제에 관한 대부분의 연구는 혈액 내 젖산 축적을 종료점(end point)로 하고 있으며 측정이 용이하기 때문이다.

고압산소 조건에서 운동을 하는 동안 환기 감소 및 서맥이 관찰된다. 해수면에서 100% 산소를 호흡하면서 운동하는 경우 VO2 최고치는 3% 증가한다. 그러나 3ATA 에서는 그러한 변화가 관찰되지 않는다. 정상압 정상산소와 비교하여 2기압 순산소에서의 운동은 산소 소모량과 산소 추출량의 변화가 나타나지 않는다.

건강한 젊은 지원자를 대상으로 하여 운동 중 (a-v) O2의 차이가 연구되었다. 정상압 정상산소인 경우와 3기압 순산소(pAO2 1877mmHg)에서 (a-v) O2는 동일하였다. 따라서 동맥 산소 함량이 증가하더라도 활성 근육의 최대 산소 섭취량은 증가하지 않을 가능성이 있다. 이러한 결과는 활성 근육에서의 최대 산소 섭취량은 근육으로의

혈액 흐름이나 혈액에서 근육 세포 내부로의 산소 확산에 의해 제한되는 것이 아니라 세포 내부의 산소 이용 시스템에 의해 제한된다는 것을 시사한다.

B. 젖산 생산 및 배출에 미치는 영향

개를 실험 동물로 운동에 따른 과잉 젖산 축적에 고압산소 조건이 미치는 영향이 조사되었다. 같은 개체에서 3기압의 고압산소 조건에서 운동 후 측정된 젖산 수치는 먼저 수행된 해수면 운동 후 축적된 젖산과 비교하여 훨씬 낮은 수치가 측정되었다. 뿐만 아니라 먼저 고압산소 조건에서 운동이 수행되고 연이어서 45분 후에 해수면에서 공기를 호흡하며 운동하는 경우에도 젖산의 축적이 감소하는 결과가 나타났다. 이러한 효과는 다음과 같은 3가지 기전으로 설명된다.

- 과산소 조건에서 운동 근육에 공급되는 산소는 과잉 젖산 축적을 저해하기에 충분하다. 그러한 정도의 산소는 저산소증에 반대 작용을 한다. 저산소증은 대기압에서 운동하는 동안 보통 발생하며 과잉 젖산 축적의 원인이 된다.
- 산화 효소 과정이 자극된다. 그 결과 젖산의 제거가 증가한다.
- 고압산소는 당분해성(glycolytic) 설프하이드릴 효소를 억제한다. 이로 인하여 해당작용이 개선되고 따라서 젖산 생성이 감소한다. 이러한 억제 효과는 압력이 해소된 후에도 45분 동안 지속될 수 있으며, 고압산소 노출 후 이어진 대기 중 운동에서 과잉 젖산 축적의 지속적인 감소를 설명할 수 있다.

3기압 고압산소 조건에서 운동한 개들의 심근 및 간 조직이 포도당 소비에 따라 증가된 젖산을 제거하는 것이 확인되었다. 사람에서는 건강한 성인 지원자를 대상으로 운동 후 혈액 검사가 시행되었다. 지원자는 공기, 해수면에서의 산소, 1.5기압의 고압산소 의 3가지 조건에서 운동을 시행하였고, 운동 후 휴식 기간에 요산, 젖산 및 초성포도산이 측정되었다. 고압산소조건은 이러한 혈액 화학 수치를 의미 있게 감소시키는 것으로 나타났다. 암모니아 수치의 하락은 적었다. 그러나 고압산소 조건에서 운동 후 1분과 15분 암모니아 수준은 정상적인 산소를 호흡하는 동안 운동 중의 해당 수치보다 훨씬 낮았다 (그림 3-6 참조).

운동 직후의 젖산 수준 (1 ~ 20 분)은 실내 공기 보다 산소를 호흡하는 경우에 더 낮게 측정되었다. 또한 1,5,10,15 분에 측정된 젖산은 고압산소조건에서 더 낮았다. 과잉 젖산 축적(XL)은 아래의 식에 따라 계산된다 :

$$XL = (Ln-Lo) - (Pn-Po)(Lo/Po)$$

여기서 Lo는 휴식이고 Ln은 운동 혈액 젖산수치이며 Po와 Pn은 각각 휴식과 운동 혈액 초성포도산 수치이다.

고압산소 조건에서 운동하는 경우 포도당의 감소가 관찰되었다. 이는 고압이 해당 작용을 저해한다는 암시해 주며, 동시에 암모니아 수준의 상승에 기여하는 요인이 될 수 있다. 해당작용이 억제 된다면 요독증(uremia) 수준 역시 감소할 것이다. 1.5기압 고압산소 조건이 크렙스 회로(Krebs cycle)에 미치는 영향은 아직 분명하지 않다. 그러나 대부분의 연구에서 혈중 암모니아 수준이 감소하는 경향이 두드러진다. 이러한 결과는 α-케토 글루타르산보다 글리코겐성 아미노산이 구연산 순환(citric acid cycle)에 참여한다는 가설을 지지해준다.

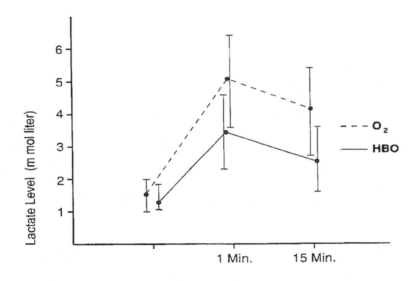

그림 3-6. 신체 운동에 따른 젖산 축적에 대한 정상적인 산소 (--O2) 및 고압 산소 조건 (—HBO)의 영향; 동맥혈의 젖산 수치는 러닝 머신 운동 전, 운동 완료 후 1분, 15분 결정되었다.

스포츠에서의 신체 운동은 허혈을 일으킬 수 있는 근육 손상과 관련이 있다. 일반적으로 그러한 운동에는 혐기성 해당 작용, 젖산염 형성 및 고 에너지 인산염(영향을 받는 골격 근육 조직과 세포 외액 내 농도 각각)의 고갈이 동반된다. 실험(Bosco 2007) 동물에서 고압산소 치료는 포도당 농도에 영향을 미치지 않고 허혈로 인한 젖산과 글리세롤 수치의 증가를 현저하게 감소시키는 것으로 나타났으며 허혈 후 골격근에서 항산화 효소 활성을 조절한다. 스포츠 부상에서 고압산소치료의 임상적 사용에 대해서는 다른 장에서 논의된다.

C. 암모니아 대사에 미치는 운동 효과

젖산 축적은 피로를 일으키고 신체 활동 능력을 제한하는 요인으로 잘 알려져 있다. 그러나 피로를 일으키는 암모니아의 역할은 분명하지 않다.

휴식 시, 골격근은 쉬는 근육에 의해 ~ 0.3mmol / kg wet wt / min의 청소율을 가진 암모니아 소비재이다. 신체의 40%가 근육이라고 가정하면, 쉬는 근육에 의해 8mmol/min의 암모니아 흡수가 있다. 암모니아 수치는 근력 운동 후에 가파르게 상승하는 것으로 알려져 있지만, 건강한 성인에서는 단기간에 자발적으로 감소한다. 운동 중 나타나는 고암모니아 혈증은 주로 회복기 동안 근육에서 암모니아가 방출되는 것에 기인한다. 근육의 산성도(pH)가 휴식 수준으로 돌아 오면 근육에서 혈액으로 더 많은 암모니아가 확산된다. 암모니아 수치가 신속하게 낮아지지 않으면 높은 강도의 신체 운동을 하는 사람에서는 부작용을 경험할 수 있다. 이러한 부작용은 대부분 훈련되지 않은 특히 신경 장애가 있는 훈련 받지 않은 사람에게서 일어날 가능성이 있다. 건강한 젊은 운동 선수에서는 보통 "암모니아 숙취(ammonia hangover)"의 문제는 드물다.

고압산소 조건은 정상 공기에 비해 운동하는 사람들에서 혈중 암모니아 수치를 낮추는 효과를 나타낸다. 고압산소가 혈액 내 암모니아 농도를 낮추는 메커니즘은 분명하지 않다. 암모니아는 아미노산의 아미노 그룹의 탈아민(deamination)에 의해 체내에서 형성되는데, 여기서 아미노 그룹은 글루탐산이 되어 α- 암모니아를 다시 방출할 수 있는 케토글루타르산으로 옮겨진다. 대부분의 암모니아는 간에서 요소로 변환되어 혈액에서 제거된다. 고압산소는 간성 뇌증에서 혈액 암모니아를 낮추는 것으로 나타났다. 고압산소 조건에서 운동하는 지원자들에서도 낮은 혈중 요소(urea)수치가 나타나며 이는 해당 과정의 억제에 기인한 것이다.

D. 골격근의 항산화 효소에 대한 고압산소의 영향

골격 근육에서도 마찬가지로 주된 항산화 효소는 과산화 불균등화 효소, 글루타티온 과산화효소, 카탈라아제 등이다 이러한 효소는 반응성 산소 종(ROS)의 생성에 반응하여 조절된다. 무산소운동이 반복되면 세포 내 반응성 산소 종이 자극되고, 이러한 항산화 효소의 활동 증가가 관찰된다. 격렬한 신체 활동에 대한 반응이 이들 반응성 산소 종을 형성하고 그 결과로 산화 스트레스가 유발되지만, 반응성 산소 종은 또한 시그널 분자로서 중요한 역할을 한다(Niess and Simon 2007). 반응성 산소 종은 피로근육과 불피로근육에서 수축 기능을 조절한다. 또한, 산화 환원에 민감한 전사 경로를 통한 유전자 발현 조절에 산소 종이 관여하는 것은 훈련을 통한 적응 과정에 관여할 수 있는 중요한 조절 기전을 시사한다.

고압산소 조건은 또한 세포 내 반응성 산소 종의 생산을 자극하지만, 골격근의 과산화 불균등화 효소, 글루타티온 과산화효소, 카탈라아제에 대한 영향은 연구되지 않았다. 성체 수컷 흰쥐에서 3기압 조건의 고압산소는 다리 가자미근의 적색근섬유(slow-twitch muscle)에서 카탈라아제 활성을 51%이상 감소시켰다(Gregorevic 2001). 또한, 2기압의 압력에서 28 일간 하루 2회 노출된 고압산소 조건은 장지신근(EDL)의 백색근섬유의 Mn-과산화 불균등화 효소 활성을 241% 증가시켰다. 결론적으로 급성의 고압산소와 반복적인 고압산소 모두 골격근에서 항산화 효소의 활성을 변화시키는 것으로 나타났다.

E. 운동 중 근육으로 가는 혈류에 미치는 HBO의 영향

고압산소 조건에서의 운동은 전신 산소량을 대폭 증가시킨다. 산소는 혈관 수축 효과가 있기 때문에 혈관의 저항은 증가된다. 이로 인해 사지로 가는 혈류는 상당 부분 감소한다. 젊고 건강한 남성 지원자를 대상으로 고압산소 조건에서 상지 운동시 혈류 변화가 연구(Casey 2013)되었다. 지원자들은 최대근력의 20% 강도로 전완 운동을 수행하며 정상압 정상산소분율과 2.82ATA에서 순산호를 호흡하는 경우에서 동맥 산소 함량과 팔 동맥의 도플러 초음파가 측정되었다. 운동 중 나타나는 혈관수축 효과는 고압산소 환경에서 더 두드러졌다. 이와 대조적으로, α-아드레날린 수용체 차단제를 사용한 경우에는 고압산소조건에서 해수면보다 더 낮은 혈관 저항과 함께 낮은 관류 혈류량이 측정되었다. 결과적으로 보면 과산소는 운동 중 혈관 수축 반응성이 높지만, 단지 산소에 의한 혈관 수축만으로는 고압산소 조건에서 운동할 때 나타나는 혈관 저항의 감소와 혈류의 감소를 설명할 수 없다.

F. 고압산소의 독성 영향과 관련한 신체 운동

고압 산소의 독성 효과는 일반적으로 3ATA 이하 압력에서는 나타나지 않는다. 그러나 신체 운동으로 환자가 산소 독성이 촉발될 가능성이 있다. 2기압에서의 운동은 환기를 감소시키고 동맥 pH 및 이산화탄소 분압을 휴식 수준으로 복원시킨다. 운동 중에는 뇌 혈류가 약간 올라가거나 뇌 산소 섭취량이 줄어들며 2기압 고압산소 조건에서 순산소를 흡기하는 경우 대뇌 정맥혈 산소 분압은 완전히 상승하지 않는다. 신체 운동은 과산소가 가져오는 뇌 혈류 속도(CBFV)의 감소를 극복하고 산소 분압의 증가와 함께 더 높은 뇌혈류 속도 증가를 유도(Koch 2013)한다. 호기말(end-tidal) 이산화탄소 증가와 함께 이산화탄소 축적 경향에 따른 혈관 확장은 혈류 증가를 초래한다. 이로 인해 산소 신경 독성의 위험성이 증가된다.

신체 운동은 산소 독성의 가능성을 증가시키는 체온 상승을 동반한다. 고압 챔버에서 온도는 일반적으로 조절할 수 있는 요인이며 고체온은 조절될 수 있다. 다이빙에서는 그렇지 않은 경우가 많다. 말초 혈관 수축은 일반적으로 과산소 상태에서 혈류와 산소 전달을 제한하지만, 운동은 혈관 확장 효과가 있어 높은 산소 농도에 조직이 노출될 수 있다.

육체적인 활동은 생화학적 교란을 동반한다. 설령 고압산소 조건이 이러한 교란을 감소시킬 수 있더라도, 더 나아가서 고압산소 조건이 사람의 신체적 수행 능력을 확장시킨다는 것은 입증되지 않았다. 기진 맥진해질 때 까지 운동할 수 있는 시간, 다시 말해 지구력은 고압산소 조건에서 감소하지 않았다. 혈액의 산소 함량을 높이는 다른 방법들과는 달리, 급성 고압산소 노출은 고강도 달리기 또는 뜀뛰기 능력에 큰 영향을 미치지 않는 것으로 나타났다(Rozenek 2007). 그러나 기진맥진할 만한 운동 후에 생화학적 회복측면에서는 고압산소 조건에서 더 빠른 회복 시간을 기대할 수 있다. 운동 선수 훈련에서 고압산소의 역할을 결정하기 위해 이 주제에 대한 더 많은 연구가 필요하다. 현재는 편마비 및 마비 같은 신경 장애 환자의 재활치료에 있어 고압산소는 운동 수행 능력을 증진시키는데 도움이 된다.

contents

04. 잠수 생리학

04. 잠수 생리학

물 속에 있다는 것은 독특한 감각적 경험을 하게 한다. 수심이 깊어지면 고압 하에서 감각 피드백이 증가하는 생리적 길항작용을 경험하게 된다. 이러한 느낌은 심해황홀경이라고 하는 질소 마취 현상과는 관련 없다. 이번 장에서는 수중환경에서의 생리적 스트레스에 대한 인체의 반응과 이러한 스트레스나 다른 물리적 요인들에 대한 인체의 보상기전에 대하여 알아보고자 한다. 시각과 청각계와 같은 특수 감각은 다음 장에서 다루어진다.

I. 심폐 기능의 해부와 생리

A. 순환과 호흡

각 세포의 활동성은 뚜렷한 화학적 혹은 물리화학적 조건하에서만 일어날 수 있는 다양하고 정교한 반응들로 이루어진다. 세포의 활동성을 가장 적합하게 유지시켜 주는 것이 순환 계통의 주된 작용이며, 심박출량과 혈액 배분의 조절이 순환 생리학의 중심 과제이다.

호흡이란 바로 조직과 대기 사이에서 기체, 산소, 이산화탄소의 적절한 교환이 일어나는 과정이다. 호흡 중에는 공기가 코나 입, 인두, 후두, 기도, 기관지 등을 거쳐서 폐로 출입한다. 기관지는 폐로 들어간 뒤에 계속 분지하여 망상 조직을 이루게 되며 결국은 말단의 공기주머니들로 되는데 이를 폐포라 한다. 폐포는 아주 얇은 막으로 둘러싸여 있는데 이를 통하여 가스의 교환이 일어난다. 이때 매우 얇은 폐 모세혈관내의 혈액은 이산화탄소를 방출하고 산소를 흡입한다. 이 과정은 아래 그림 4-1에 나타나 있다.

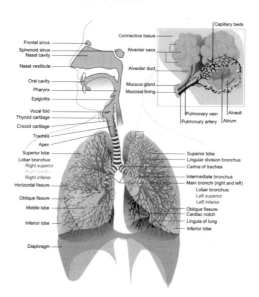

그림 4-1. 가스의 교환

잠수 생리의 학습에 앞서 순환, 호흡 그리고 잠수 중에 야기되는 기압의 변동에 의해 인체의 공기를 함유한 부위에서 일어나는 여러 문제점들에 대한 기본적 개념이 필요하다.

a. 순환계

심장은 크게 좌측과 우측으로 나뉜다. 각각의 부위에는 심방과 심실이라는 2개의 서로 교통되는 구획으로 이루어져 있다. 혈액은 우심실에서 폐동맥으로 박출되며 폐 모세혈관, 폐정맥을 통하여 좌심실로 되돌아 오며, 좌심실의 피는 대동맥을 통하여 온몸을 순환하게 된다. 이 때 동맥은 점점 가지를 쳐서 가늘어져서 마지막에는 모세혈관으로 이어진다. 그리고 얇은 모세혈관 벽을 통하여 혈액과 조직 사이의 물질 교환이 일어난다. 모세혈관의 혈액은 소정맥, 정맥을 거쳐 심장으로 돌아온다. 이런 방식으로 조직에서 생긴 이산화탄소는 제거되고 폐로 이동되어 몸 밖으로 배출된다. 이런 과정은 아래 그림 4-2에 나타내었다.

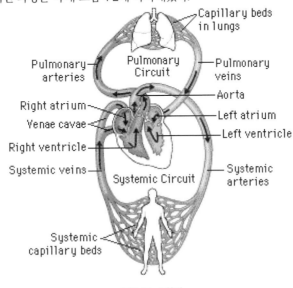

그림 4-2. 순환계

운동 중에는 피부, 소화관, 운동하지 않는 근육의 혈관은 수축하며 심박동의 빈도와 심장 수축력은 증가한다. 말초저항은 증가하고 동맥 혈압은 상승하며 비장, 간, 그 외 장기로부터의 혈액은 심장으로 유입되어 심박출량을 증가시킨다. 이런 증가된 박출량은 주로 뇌, 심장 그리고 운동중인 근육과 같이 혈관이 덜 수축하거나 실제적으로 확장된 혈관이 있는 기관으로 가게 된다. 결과적으로 인체는 가장 활발히 운동을 한 기관에 많은 양의 혈액(산소)을 보내는 것이다.

b. 외호흡

흉벽은 근육의 규칙적인 수축과 이완으로 체적이 변하는 공간을 둘러싸고 있다. 폐는 이런 공간 즉, 흉강의 내부에 위치하며 기관지, 기도, 상기도를 통하여 외부와 연결된다. 흉강의 부피가 변화하면 폐 내부의 압력의 증감이 있게 되며 폐 내부의 모든 곳과 외부대기와의 압력이 같아질 때까지 기도를 통해서 공기의 출입이 일어난다. 이 사실을 이해하는 것이 매우 중요하다. 다이빙을 통해 압력의 변화가 있게 되면 역으로 기도를 통해서 공기의 흐름이 일어나며 부피가 같아지게 된다. 만일 이때 기도가 폐쇄되어 있다면 압력 손상을 받는다.

흉벽이 움직여 폐의 용적이 다시 변하게 되면 이런 평형은 깨지고 다시 공기의 출입이 일어난다. 호흡 환기는 이러한 규칙적인 변화에 의해 일어나며 신경계의 조절을 받는 횡격막과 흉벽의 근육 운동에 의해 이루어진다. 신경계통은 혈액 중의 산소와 이산화탄소의 농도 변화에 자동적으로 반응하는 피드백 시스템으로 전체 호흡의 항상성을 유지하는 것이다. 안정 시 정상적 호흡 횟수가 운동시에는 수배 가량 증가할 수도 있다.

보통 흉벽이 안정 상태인 경우 호기의 마지막 폐의 내부에는 약 2.5L 의 공기가 남아있고 가능한 최대의 공기를 배출하더라도 약 1.5L 의 잔여공기가 남게 되며(잔기용적), 안정 시 호흡하는 공기의 양은 1회 호흡 당 0.52L 가량이며 이를 일호흡용적(tidal volume)이라고 한다. 안정 시 호기의 마지막에서 최대로 흡입할 수 있는 공기의 양은 개인에 따라 큰 차이를 보이는데 이는 약 2~6L이다. 호흡 가능한 공기의 총체적을 폐활량이라 하며 이는 개인의 크기, 발육 정도, 육체적 상태에 따라서 크게 다르다. 폐활량이란 최대로 흡기한 후 최대로 배출할 수 있는 공기의 양을 말하며, 폐활량이 감소한 경우에는 운동에 따라 증가되는 환기 요구량에 의 적응이 불가능해지며, 다이빙에는 심한 운동이 필요하므로 심혈관계나 호흡기계에 장애가 있는 경우에는 왕성한 잠수 작업을 할 수 없거나 제약을 받게 된다.

c. 폐환기

일단 폐 안으로 흡기된 공기는 기도를 통과하여 마침내는 호흡 기체의 교환이 일어나는 벌통과 같은 모습을 한 폐포에 도달한다. 폐에서 산소의 공급과 이산화탄소의 제거에 관련되는 인자는:

(1) 기도를 통해 공급되는 공기의 구성 성분과 용량
(2) 혈액 중의 호흡기체의 부분압
(3) 혈액과 폐포 내의 공기의 접촉 시간

등이 있으며, 정상상태인 경우에는 호흡 기체의 교환에 영향을 끼치는 다른 인자는 별 문제가 되지 않는다. 안정 상태에서는 조직의 산소소모율은 분당 약 0.51이며, 운동상태에서는 분당 약 3.51가량으로 증가하며 그 이상인 경우도 있다. 운동 중에는 흉부 운동의 증가, 폐모세혈관으로 혈액을 보내는 심장운동의 증가, 산소와 이산화탄소의 부분압의 차이의 증가에 의한 폐환기 계통의 유동성의 증가 등이 있게 된다. 아래 그림 4-3은 NOAA 교재에 있는 것으로, 작업 효능으로서의 산소소비를 일의 양에 따른 분당 호흡량과 산소 소비량으로 설명하였다. 정상적으로 안정시의 심한 운동 상태 사이의 가스교환율의 차이는 크지만 폐를 통과한 혈액은 산소로 포화되어 있으며 폐포내의 이산화탄소의 압력과도 평형 상태를 유지하고 있다.

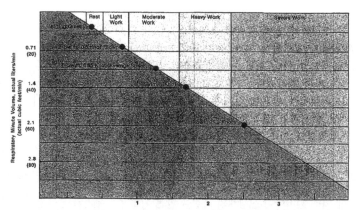

그림 4-3. 일에 양에 따라 산소소비와 호흡량의 정량적 증가 (사진제공: NOAA, 1979)

B. 생리적인 영향

a. 혈액에 의한 산소와 이산화탄소의 운반

식염수와 비교하면, 혈액은 다량의 산소와 이산화탄소를 함유할 수 있는데, 이는 혈색소를 가지고 있기 때문이다. 혈색소는 적혈구의 중요한 성분이며, 혈액의 붉은 색을 띠게 하는 것뿐만 아니라 산소, 이산화탄소, 일산화탄소와의 결합 능력도 갖고 있다. 혈액의 산소 운반 능력은 정상 혈색소 성분의 양과 관계가 있으며, 산소와 혈색소와의 반응은 일차적으로 산소의 부분압에 의해서 결정된다. 일반적으로 산소의 부분압이 150mmHg인 해수면에서는 폐모세혈관 내의 혈색소는 98%가 포함되며, 산소와 결합한 혈색소를 산화혈색소라고 한다. 정상적으로 산소의 분압이 20mmHg인 조직에서는 산화혈색소의 50% 이상이 산소를 방출하게 되어 조직이 사용할 수 있게 된다. 그러므로 혈색소가 부족한 빈혈인 사람은 충분한 산소를 공급받을 수 없게 된다. 그리고 그러한 사람은 대부분 잠수에 부적합하다. 혈색소는 또한 오염된 대기에 있을 수 있는 일산화탄소와 잘 결합한다. 혈액 내에는 소량의 이산화탄소가 녹아있지만 대부분은 탄산염이나 중탄산염의 화합물 또는 그 혼합물로 존재한다. 이산화탄소의 대부분의 화합물들은 각기 화학평형을 이루고 있다. 이런 경우 호흡 기체의 운반에는 몇 가지 이점이 있으며, 이는 폐 모세혈관 내에서의 혈색소와 산소의 결합은 동시에 능동적으로 이산화탄소와의 분리를 도와주고 조직 내의 혈액과 이산화탄소의 결합은 산소의 유리를 도와준다는 것이다.

b. 조직에서의 기체교환

혈액과 세포 사이의 산소와 이산화탄소의 교환은 서로 반대 방향으로 일어난다 조직 내의 산소분압은 계속적인 산소의 사용으로 혈액보다 낮으며, 이산화탄소의 계속적인 생산에 의해 조직 내의 이산화탄소의 분압은 조직에 도달하는 혈액의 농도보다 높다. 그리하여 동맥 혈액이 조직의 모세혈관을 통과하는 동안 산소를 방출하며 이산화탄소와 결합하게 된다. 조직 모세혈관의 혈액의 노출 시간은 평형을 일으키기에 충분하므로 이런 호흡 기체 교환율과 교환되는 기체의 총량은 각 기체의 분압의 차이에 의해 결정된다. 그리고 조직의 활동성이 높을수록 다량의 산소가 필요하게 된다. 조직에서 필요한 산소의 공급은 동맥 혈액내의 산소 농도의 증가가 아니라, 조직을 통과하는 혈류량의 증가와 혈액 내 산소의 완전한 유리에 의해서 이루어진다. 활동성이 높은 조직의 산소 공급량은 9배까지 증가될 수도 있다

c. 조직에서의 산소의 요구

모든 생체 조직은 산소를 필요로 하며 운동량이 많은 근육 같은 조직에서는 운동량에 비례하여 많은 양의 산소가 필요하다. 특히 신경계의 무게는 총 체중의 약 2%에 불과하지만, 뇌는 매우 많은 양의 산소가 필요하다. 즉, 운동시는 물론 안정 상태에도 1분간의 산소공급 차단으로 기능의 결손이 초래된다. 폐 내의 공기량이 최소 상태인 경우에는 15초 내에 의식을 상실하고 1분 내에 호흡마비가 초래될 수 있으며, 3-5분 내에 대뇌 조직의 고위중추부에 돌이킬 수 없는 손상을 입을 수 있다.

C. 잠수 시 호흡과 관련된 문제

호흡 과정에는 중요한 6개의 단계가 있으며, 각각 다음과 같다.

1) 폐의 환기

2) 폐 내의 공기와 혈액과의 기체교환

3) 혈액에 의한 기체의 운반

4) 혈액과 인체 조직 사이의 기체교환

5) 조직액과 세포 사이의 기체교환

6) 세포에 의한 기체의 이용과 에너지 생산

상기 각 과정은 세포의 생존에 매우 중요하며, 호흡계 및 순환계에 의해 꾸준히 영위된다.

대부분의 잠수와 관련된 생리학적 문제점은 수중고압 환경에서의 호흡기체와 관계되지만 호흡에 있어서의 여러 문제점들은 수면에서도 나타날 수 있다. 일반적으로 이런 문제점들은 저산소증, 이산화탄소 과잉, 가사, 질식, 과호흡증, 협착 그리고 일산화탄소 중독증이 있다. 저산소에 대한 부분은 이전 장에서 충분히 서술하였으며 여기서는 나머지 문제점 각각에 대해서 알아보기로 한다.

a. 탄산과잉증

이산화탄소의 운반과 제거 과정에 장애가 있을 때는 조직 내의 이산화탄소 과잉이 초래되는데, 이에 더하여 다이빙의 경우에는 호흡공기 내의 이산화탄소의 과잉이나 생성된 이산화탄소의 제거가 잘 되지 않아 이산화탄소의 과잉이 초래될 수가 있다. 신선한 대기 중의 이산화탄소의 농도는 0.033%에 불과하지만 대부분의 잠수 환경에서는 이산화탄소의 과잉은 주로 다이버 자신의 체내의 대사과정에 의해서 유발된다. 그 밖의 무시할 수 없는 원천은 호흡기체의 오염이다.

생성된 이산화탄소를 희석하고 외부로 배출하기 위하여 폐로 운반하기에 충분한 양의 산소를 호흡함으로써 체내의 적정 이산화탄소의 농도가 유지된다. 효과적인 호흡이 되기 위해서는 흡입한 공기 중의 이산화탄소의 농도가 최소이어야 한다. 부적절한 헬멧과 마스크 환기나 폐쇄식 혹은 반폐쇄식 호흡장치에서의 이산화탄소의 흡수가 안된 경우에는 호흡공기 내의 이산화탄소 과잉을 일으킬 수 있다. 모든 조직이 이산화탄소 과잉에 영향을 받지만 그 중 뇌 조직이 가장 민감하다. 이산화탄소 과잉이 점점 심해져서 부분압이 0.10~0.15기압이 된 경우에는 얼떨떨함과 나른한 졸리는 것 같은 느낌이 점점 심해지며 0.15기압 이상이 된 경우에는 근육경련과 강직이 나타날 수도 있다. 저산소증과 마찬가지로 탄산과잉증 역시 위험을 예기해주는 자각증상이 분명하지 않다. 개인에 따라 비특이적인 증상을 무시할 수 있다. 이산화탄소의 증가에 대한 어떠한 예시적 징후도 없으며, 호흡을 참거나 건너뛰는 것은 안전한 방법이 아니다. 이산화탄소 중독을 일으키는 조건에는 심한 운동, 높은 산소의 부분압, 높은 기체 밀도, 과다한 사강(dead space)이나 호흡 저항이 큰 호흡 기구 등이 있다. 만약 다이버가 이산화탄소 과잉으로만 정신을 잃은 경우, 즉시 신선한 공기를 호흡하면 대개의 경우는 회복이 되지만 후유증으로는 두통, 오심, 현기증, 흉부 근육통 등이 있게 된다.

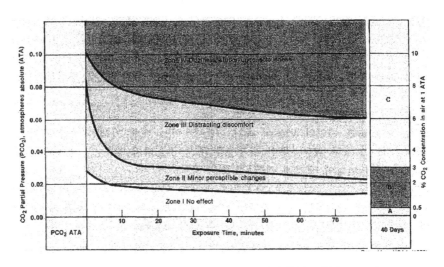

그림 4-4. 다양한 농도와 폭로기간에 따른 이산화탄소의 생리학적 효과 (제공: NOAA)

위의 그림 4-4에서는 다양한 농도와 폭로기간에 따른 이산화탄소의 생리학적 효과를 설명하고 있다. 구획 1에서는 인식할 수 있는 어떠한 생리적 효과도 나타나지 않으며 구획 II에서는 약간의 청력 손실이 있고 호흡 깊이가 2배로 인식된다. 구획 III에서는 우울, 두통, 현기증, 오심, 공기 헐떡임, 시각 식별능력 저하 등의 증상이 나타나며, 구획 IV에서는 심한 생리적 장애에 의한 현기증, 섬망, 무기력상태로 되며 자신의 보호를 위한 조처가 불가능하게 된다. 그리고 결국 의식을 상실하게 된다. 그림의 우측의 막대그래프는 40일간의 폭로시간을 나타낸다. 공기 중 이산화탄소 농도가 0.5% 이하(분압으로 0.005ATA)인 경우(A 구역)에 생화학적이나 다른 효과는 없고 0.5~3.0% (분압으로 0.005~0.03ATA)인 경우(B 구역)에는 경미한 생리학적 이상이라고 여겨지는 적응할 수 있는 생화학적 변화를 일으킨다. 3.0% 이상(분압으로 0.03ATA 이상)인 경우(C 구역)에는 근본적인 생리학적 기능의 병적 변화를 수반한다. 정상적인 잠수 작업을 위해서는 폭로 시간이 단기간인 경우에는 구획 1이나 구획 2해당하는 이산화탄소의 부분압, 장기간인 경우에는 A구역이나 B구역에 해당하는 부분압에 맞는 각각의 환기율의 적용이 권장되어야 한다.

호흡기체 내의 이산화탄소가 증가하면 호흡중추가 자극되어 호흡 횟수를 증가시키고 이에 따라 과다한 호흡 운동은 호흡 횟수의 증가를 상쇄시켜서 호흡 기체 내의 이산화탄소의 농도를 증가시킨다. 이산화탄소의 대기 부분압이 0.05ATA 인 경우에는 숨이 찬 불유쾌한 감각을 느끼며 개인에 따라서 반응의 양상에 큰 차이를 나타낸다. 작업량, 깊이, 호흡 기체의 종류 등에 의한 호흡의 감소에 의해서 이산화탄소가 증가하게 된다. 폐를 통한 효과적인 제거를 위해서는 알맞은 호흡률을 계획하는 것이 필요하다.

b. 가사, 질식, 협착

가사 상태란 체내에 이산화탄소의 과량 상태와 저산소증이 같이 있는 경우를 말하며, 어떠한 이유로든지 호흡의 정지상태가 있으면 가사 상태로 된다. 그리고 이는 산소가 적고 이산화탄소가 많은 기체를 호흡하는 경우에도 생길 수 있다. 질식이라는 말 자체는 어떠한 이유로든지 호흡의 정지에 의한 가사 상태를 지칭할 수도 있다. 협착이란 기도의 막힘, 기도 내에서 이물질의 걸림, 후두의 경련이나 종창 또는 구토물의 흡입에 의한 기도의 폐쇄에 의한 호흡의 정지를 말하며, 이때 협착이 된 사람은 가사 상태로부터 의식을 상실하기 전에 기도 폐색에도 불구하고 호흡을 하려고 필사적인 노력을 하게 된다. 실제로 후두 경련은 일어나지 않으며 수중에서는 액체가 흡인된다. 현재로서는 건식 익수는 부검소견에서만 확인되며, 사망이 선행하고 이후에 물에 입수된 법의학적 소견을 의미하며, 임상에서는 사용되지 않는다. 또한 저산소증이나 의식소실에 의해 경련은 해소된다.

c. 일산화탄소 중독증, 저산소증

체내에 들어온 일산화탄소는 적혈구 내에서 혈색소와 결합하고, 일산화탄소와 결합된 혈색소(CO-Hb)는 산소 운반 능력을 상실하게 된다. 이 경우 호흡한 공기 중에 충분한 양의 산소가 있더라도 조직에서는 저산소증이 생기게 된다. 혈색소와 일산화탄소의 결합 능력은 산소보다 약 210배 정도 높다. 따라서 매우 낮은 농도의 일산화탄소라 하더라도 생명에 위협을 줄 수있다. 혈색소와 일산화탄소의 결합물은 붉은색을 띠게 되므로 입술과 피부가 청색보다는 과도하게 붉은색을 띠는 경향이 있다. 그러나 이러한 피부의 홍조는 나타나지 않을 경우도 있으므로 정상적이나 창백한 피부 빛을 띠더라도 일산화탄소 중독가능성이 배제되지는 않는다. 일산화탄소는 혈색소에 대한 영향뿐만이 아니라, 조직 내의 최종 호흡 효소인 사이토크롬 옥시다제 a3와 결합하여 조직 차원에서 저산소증을 유발한다. 이 경우에도 충분 량의 산소가 조직까지 공급이 안 되므로 저산소증의 증상과 같은 증상이 나타난다. 만약 일산화탄소의 농도가 충분히 높은 경우에는 급성 중독을 일으켜서 다이버가 전신 쇠약, 어지러움, 혼미 등을 느끼지 못하고 갑작스런 의식 상실이 올 수 있다. 그러나 점진적인 중독 증상인 경우에는 욱신거리는 두통, 오심, 구토 등이 일어날 수 있다.

호흡 기체가 일산화탄소로 오염이 되는 경우는 가솔린이나 디젤 기관의 배기가스와 유류 윤활 장치가 있는 압축 펌프 내의 유류 증기의 폭발에 의해서 오염되는 두 가지의 경우가 있다. 그러므로 공기탱크에 호흡 공기를 채우는 데에 사용하는 압축기의 공기 흡입구는 어떠한 경우일지라도 일산화탄소 오염원으로부터 보호하여야 한다.

다이버가 의식을 상실한 경우 그 원인으로 일산화탄소 중독도 고려하여야 하며, 같은 호흡기체를 사용하여 나타난 집단 발발에서 의심하여야 한다. 일산화탄소 중독이 존재하더라도, 대뇌 감압질환과 기체색전증이 의심될 때에는 감압질환에 준해 재가압 한다. 재가압 챔버 내의 안전 심도에서 산소를 공급하는 것도 일산화탄소 중독증의 치료에 좋은 방법이다. 일산화탄소 중독증이 의심되는 환자의 치료에는 많은 산소를 사용하는 미 해군 시간 수심프로필 5의 사용이 권장되며 환자가 단기간의 치료로 호흡과 의식을 정상으로 회복하면 완전히 회복할 가능성은 많다.

다이버의 혈액가스검사에서 일산화혈색소를 확인할 수 있다. 흡연자에서는 매우 높은 일산화혈색소가 존재할 수 있음을 알고 있어야 한다. 흡연도 적혈구의 산소 운반 능력에 직접적인 영향을 미치는 인자이다. 전형적인 궐련의 담배 연기는 약 4%의 일산화탄소를 함유한다(20,000ppm), 흡기 중의 평균 농도는 400-500ppm인데 이는 혈액 중에서 3.8~7.0%의 일산화탄소의 결합형인 일산화혈색소, 카복시 헤모글로빈(COHb)을 생성한다. 그러나 비흡연자의 경우에는 0.5%에 불과하다. 골드스미스(Goldsmith)와 랜들(Landlow)의 자료에 의해 에릭슨(Erickson)은 일산화탄소에 12시동안 폭로되거나 평형상태에 도달한 후에 COHb의 혈중치를 기술했으며, 표 4-1에 나타난 대로 흡연 습관과 COHb의 관계를 보여주었다.

흡연 습관, pack/day	COHb,%	흡입기체의 CO2 ppm
< 0.5	3.8	17.1
0.5 ~ 2	5.9	27.5
> 2	6.9	32.4

표 4-1. 흡연에 의해 생성된 일산화-혈색소 (제공: Erickson)

흡연하는 다이버는 20ppm의 일산화탄소에 12시간 동안 노출된 경우보다 더 높은 농도의 혈액 중의 COHb를 보이고 이는 미 해군에서 인정하는 흡입기체 중의 일산화탄소의 최대 허용 농도에 해당한다. 담배를 많이 피우는 사람들은 흡입된 일산화탄소의 75%를 없애는데 약 8시간이 걸린다는 것을 감안한다면 담배를 조금밖에 피우지 않는다 하더라도 마지막 담배 한 대를 피우고 나서 8시간 동안 잠수한 경우에도 혈액중의 COHb의 농도는 비흡연자의 2배에 해당한다. 흥미로운 관찰은 나이트클럽이나 바 같은 연기가 자욱한 환경에 있었던 비흡연자의 혈중 COHb의 농도는 5%까지 늘어난다고 한다. 실제로 흡연에 의한 일산화탄소의 양은 독성 작용을 나타내고 있으며 여기에는 피로, 두통, 안절부절, 어지러움, 수면 장애 뿐만 아니라 신경반사, 정신운동시험 결과 감각식별 이상, 심전도상의 이상 등이 있다.

단기간의 흡연일지라도 다이버에게는 해롭다. 예를 들면 흡연은 혈관 내의 동맥경화증을 촉진시킬 뿐만 아니라 혈압을 상승시키고 심박동수를 증가시킨다. 입자는 기도 내 점액을 증가시키고 기도 표층에 만성 염증을 일으킨다. 이리하여 폐 구조의 약화를 초래하여 기종성 낭포나 공기가 들어찬 폐포 상태로 되며, 기도 폐쇄의 경우 기관지에 남은 공기는 폐낭종을 크게 하여 파열이 되면 폐정맥 내로 공기가 들어가 기체색전증이 된다. 게다가 니코틴과 일산화탄소는 혈색소의 접착성을 높여서 응괴가 일어나면 소혈관의 혈류장애를 일으키며 감압병의 가능성을 증가시킨다. 그러므로 흡연이 심폐기능에 미치는 악영향을 다이버들에게 충분히 교육하여 금연을 권해야 하며 만약 흡연 습관을 버리지 못한다면 적어도 잠수 몇 시간 전부터라도 금연을 해야 한다. 일산화탄소 중독에 대한 자세한 내용은 21.장 조직 독성에서 다시 다루어질 것이다.

d. 과도한 호흡저항

다이버들이 사용하는 어떠한 호흡 기구라도 수중에서는 어느 정도로 호흡 일률을 증가시킨다. 만약 호흡 저항이 높다면 보통 정도의 일을 하는 경우에도 충분한 호흡을 하기는 어려우며 심한 노동은 거의 불가능하다. 호흡은 다이버가 사용하는 기구의 영향을 많이 받으며, 여기에는 호흡조절기 밸브, 공기 호스, 그리고 LSD(life support device- 온도나 습도의 유지 장비, 심폐소생술과는 무관하다) 장비들이 있다. 잘 만들어진 장비는 호흡 가스의 흐름 저항을 최소화할 수 있다.

호흡 저항은 호흡 기구에 사용되는 여러 가지 모양과 크기의 관을 통하는 가스의 특성에 따라 달라진다. 잘 만들어 호흡 회로를 통하는 가스는 선형이나 층을 이루어 흐르지만 관을 압박하거나 구조 변형을 한 경우에는 기체의 흐름은 회전형 즉, 와류가 된다. 기체가 와류로 흐르게 하는데 증가되는 노력은 중요하다. 유통 저항은 유속의 자승에 비례하며 속도가 2배 증가하면 저항은 4배로 된다. 이러한 점은 소구경의 스노클 소구경의 배출 밸브, 부적당한 호흡관에서 특히 중요하다. 그러므로 스노클은 불필요한 만곡부, 주름, 폐쇄된 곳이 없어야 하며, 약 3/4인치 가량의 큰 직경이어야 한다. 배출기체의 저항을 작게 하기 위해서 가능하면 배출 밸브의 직경은 커야한다.

개방 회로(open circuit) 헬멧에서는 호흡저항은 문제가 되지 않는다(심도에 따른 혼합기체의 농도의 증가는 예외이다) 폐쇄식 스쿠버에서 흡입밸브나 호흡 낭의 위치는 호흡저항을 증가시키는 비평형의 정수압을 피하기 위하여 폐 내부의 압력과의 관계에서 매우 중요하다. 호흡 일률이 증가할수록 작업 중의 다이버는 불편을 느끼고 호흡근육이 피곤해져서 작업 정도가 제한되며, 조직의 정상적인 이산화탄소 농도의 유지를 위해 필요한 호흡일을 유지할 수 없게 되면 일산화탄소 축적이 발생한다.

e. 과로

다이버는 과로로 몸이 피곤하다고 느끼기 전에 자신의 작업 능력보다 많은 일을 할 수 있다. 이러한 경우는 육상에서 보다 수중에서 훨씬 위험하며, 질식감에 의해 공포와 심한 사고를 일으킬 수가 있다. 다이버는 과호흡을 하게 되고, 빠른 속도로 공급되는 호흡공기는 레귤레이터의 능력을 초과할 수 있다.

과호흡이 일어나면 다이버는 모든 작업을 중단하고 휴식을 취하면서 점차 호흡횟수를 정상상태로 하여야 한다. 만약, 힘든 일을 할 경우에는 잠수 전 몇 번의 빠른 호흡을 하여 호흡기구의 이상 유무와 능력을 확인해야 한다. 수중작업인 경우에는 과로를 하여서는 안 된다.

f. 과다한 사강

잠수 기구에서의 사강이란 숨을 내쉰 후에 기구 내에 남아있는 공기를 말하며 다이버가 완전 안면 마스크를 착용한 경우 호기 기체의 일부가 다시 폐로 들어갈 수 있다. 이러한 재호흡되는 기체의 양을 사강이라고 한다. 사강의 부피는 마스크 내부의 용적에 따라 다르다. 잘 만들어진 마스크에서의 사강은 최소이며 사강은 보통의 검사법에 의해서는 정확히 계산될 수가 없는 때도 있다. 그러므로 실제로 재 환기되는 공기의 양을 측정하기 위하여 특수한 기구가 있어야 한다. 완전 안면 마스크는 1회 호흡마다 환기에 필요한 0.52L 이상의 비효과적인 공간을 가질 수 있으며 이산화탄소의 축적이 되는 경우에는 다이버가 더 많이 호흡을 하여야 하므로 다이버의 작업능력에 커다란 제약점이 될 수가 있다. 개방 회로 헬멧인 경우에는 그러한 문제점은 없다. 호흡이 증가하면 이산화탄소의 생성이 증가하고 더 많은 이산화탄소를 호흡하게 되므로 사강이 증가할수록 조직 내의 이산화탄소가 증가한다. 완전 안면 마스크 내에 구강, 비강 마스크를 사용하면 사강을 줄이는데 효과적이다. 또한 마스크 내의 통신 장치를 사용하는데 유리하다.

g. 과호흡과 지식잠수

호흡계는 체내에서 이산화탄소와 산소의 분압을 이용하여 호흡 과정을 조절한다. 이산화탄소 분압의 증가와 산소 분압의 감소는 체내의 생물학적 감지 기전에 의해 감지되며 분압이 적당해지는 피드백을 통해 호흡 과정이 유지된다. 그러나, 어떠한 원인이던 필요 이상으로 빠르고 깊은 심호흡을 계속되면(과호흡) 호흡 조절 기전의 정상적인 작용을 방해하게 되고 저이산화탄소증을 일으키게 된다. 이런 경우 어지러움이 나타나고, 이 상태가 지속되면 전신 무력, 실신, 두통, 눈이 침침한 증상 등이 나타난다. 불안, 공포, 육체적 과로에 의한 과호흡증은 의식상실이나 근육 경련을 일으키며, 정서적인 패닉 상태에서 다이버 스스로는 자각하지 못할 수 있다. 이런 경우 수중에서

의식 소실과 사고로 이어진다. 과호흡은 의식을 유지하기 위해 필요한 정도로 이산화탄소의 분압을 올리고 산소의 분압을 낮추는데 관여하는 조절 기능이 정상적으로 작동하지 않도록 만든다는 시나리오를 그대로 차용하여 해녀(프리)다이빙에서는 입수 전 과호흡에 따른 의식소실 시나리오를 교육하고 있다. 아니라는 증거도 없으나, 모든 의식소실을 이 시나리오로 설명할 수는 없다.

어떤 사람들은 다른 사람들보다 저이산화탄소증에 민감하지만 장기간 충분하게 과호흡을 한 사람에 있어서는 의식상실과 근육경련이 일어날 수 있다. 스쿠버와 표면공급식 다이버들은 과호흡과 관련된 문제점들을 알고 있어야 한다. 만약 다이버 자신이 무의식적으로 과호흡을 하는 것을 안다면 즉시 호흡 횟수를 줄이기 위한 즉각적 조치를 취해야 한다. 이때 스쿠버 다이버는 그 짝에게 알리고 가능하다면 즉시 상승해야 한다. 표면에 도착할 때에는 구명 자켓을 부풀려야 한다. 또, 의식상실의 가능성이 있으므로 자력으로 구명정이나 해안까지 수영을 하기 시작하면 작업을 멈추고 휴식을 취해야 한다. 그러나 표면에서는 잠시 동안 호흡을 멈추면 낮은 이산화탄소의 농도를 조절할 수 있고, 더 이상의 진행을 피할 수 있는 경우가 대부분이다.

h. 기체색전증과 얕은 물 실신 이론

과거 문헌에는 "얕은 물 실신 이론"이 제시되어 왔다. 얕은 물 실신이란 호흡을 멈추고 장시간 수중에 머물려고 노력하는 경쟁 수영, 프리 다이버 및 스피어 피셔에서 의식 소실을 설명하기 위해서 명명한 증후군이다. 이에 따르면, 침수되기 전에 과호흡을 한 다이버는 과호흡의 결과로 저탄산 호흡성 염기증 상태가 된다. 동맥혈에서 이산화탄소의 비율을 인위적으로 줄임으로써 호흡이 필요할 때까지의 시간이 길어진다. 동시에, 신체의 산소 소비는 혈액의 산소량을 사람이 의식을 잃을 정도로 낮은 수준으로 감소시킬 수 있다(실제는 그러한 변화가 수심에 따라 발생하지 않는다.) 저산소증으로 인한 호흡 욕구가 산증 또는 과탄산증에서 오는 욕구보다 덜 잠재적이기 때문에, 무리해서 금지된 과호흡을 한 사람은 고탄산증 수준에서 호흡을 자극하기 위해 적절하게 상승하기 전에 저산소증에서 의식을 잃을 수 있다. 특히 환경 압력이 높은 깊은 수심에서는 상대적으로 산소의 분압이 높아져서 안전하지만 보다 낮은 얕은 물이 이르면 산소의 분압이 감소하기 때문에(세포소기관에서는 그렇지 않다) 의식 소실이 발생한다는 것이다.

이 이론의 요체가 되는 환경압의 변화로 인한 상대적인 저산소증이라는 개념은 가장 중요하고 결정적으로 신경조직에서 생화학적/분자생물학적으로 입증이 되어야 한다. 이 이론은 일단 실증의 과정을 거친 적이 없다.

정상압에서 낮은 산소분압의 공기를 지속적으로 호흡할 경우 상당한 시간이 지나면 의식을 소실할 수 있다. 테크니컬 다이버라면 익숙한 이러한 가스-스위칭 시간은 통상 다이빙에서는 2분 정도로 계산한다. 현재 들이마시는 기체 조성으로 감압 프로필에 계산하기 위해서 적용하는 시간이다. 환경압과 이와 거의 유사한(편의상 수증기는 제외하고) 폐포내의 기체의 압력이 어떤 수준이던 의식을 관장하는 대뇌의 활성 조직에서 세포내의 산소 그라디언트 차이는 1-3mmHg 에 불과하다. 그래서 상당한 가스-스위칭 시간이 필요한 것이다. 해당 수심에 정지한 상태로 고정된 분압의 가스를 충분한 시간 동안 호흡한다면 물론 그러한 결과가 이어질 것이다. 중요한 것은 아주 여러 번 호흡해야 한다는 것이다. 호흡을 하지 않고 해당 수심에서 호흡기를 물고만 있으면 영향이 없다.

일부 해녀 다이빙 이론에서는 외면하지만 실제 폐포 내 압력은 1기압이 아니다. (그렇다면 벌써 폐기해야 하지 않을까?) 그래서 환경압에 따른 변화가 있다고 하더라도, 이것은 상대적인 압력의 변화(2기압에서 산소는 2배가 된다)이고 의식소실에 필요한 저산소증은 절대적인 압력 (oxygen window의 계산에 익숙하다면 바로 이해하겠지만 결국 혈액에 용해된 40mmHg 의 산소이다)이다. 예컨대 정말 폐혈관이 확장하고 폐의 부피가 1/2 가 되어서 폐포 내의 공기압력이 두 배로 증가하면 더 많은 산소가 용해될 것이다. 상당한 시간이 지난다면.

마지막으로 결론을 내리자면, 얕은 물에 이르러 실신한 것이지, 얕은 물이라서 실신한 것이 아니다. 물론 압력의 급격한 변화로 인한 실신의 다른 원인을 고려해야 할것이다. 같은 조건에서 깊은 수심에서 계속 킥을 하고 있었다고 해도 같은 시간이 지나면 실신했을 것이며, 또한 의식소실이 발생했다고 해도 이는 해녀다이빙의 방법이 잘못된 것이다. 생리적인 충동을 안전의 한계로 설정하는 한 100%는 있을 수 없다. 얕은 물은 원인이 아니고 결과이며, 러시안 룰렛과 같은 자살 게임을 마치 스포츠인양 프리OOO이라고 한계까지 밀어붙인 결과 누군가는 반드시 사망의 문턱에 한발 내딛는 것이다. 설령, '환경압의 변화로 인한 상대적인 저산소증'이 병태생리적 원인임을 참으로 가정한다고 해도 이러한 진단적 구분은 임상적 치료에 미치는 영향이 아예 없다. 아무런 치료가 필요 없기 때문이다. 결국 알 수도 예측할 수도 없지만 "무리한" 것이 문제이고 (수면으로 올려져) 가만히 있으면 회복된다는 이러한 이론은 그 누구에게도 거의 실용적이지 않다. 이러한 접근 방법의 유용성은 아마도 00힐링법 같은 심리,상담 영역에 국한될 것이다. 그 밖에도 사망 사고의 책임을 전가하는 데는 탁월한 방법이다. 방어진료가 필요한 일부 국가의 임상의사들은 여기서 배워야 할 수도 있겠다. 해녀 다이빙에서 의식소실이 있을 경우 첫 번째로 의심해야 할 것은 대뇌의 기체 색전증이다.

수영 경기의 방식은 일정한 거리를 누가 더 빨리 헤엄치느냐를 두고 메달을 건다. 마라톤 역시 일정한 거리를 더 빨리 완주하는 것이지 쓰러질 때(?) 까지 전력질주를 하는 스포츠맨십은 없다. 기록 경쟁 해녀다이빙(프리다이빙) 의 종목의 경우 특정 수심 별로 주파 속도를 겨루고 특히 핀 없이 하는 것이 바람직할 것이다. 또한 다이빙 시간과 횟수를 해녀다이빙의 무감압 한계로 지정해야 할 것이다.

충분히 깊다면 어느 물고기나 죽는다. 충분히 되풀이하면 누구나 죽는다.

II. 잠수반사의 생리적 영향

포유동물 잠수 반사의 개념은 많은 도전을 받고 있고, 그 만큼 불이해와 오류가 만연해 있다. 수중에 있을 때 심박동수는 보통 감소하며 팔과 다리의 혈관들은 수축한다. 혈액이 팔과 다리로부터 신체의 중심 부위로 집중된다. 이러한 생리적 현상을 연관 지어 잠수반사(dive reflex)라고 부르면서, 몇 가지 잘못된 개념들이 이러한 효과를 둘러싸고 있다. 아이가 얼음 물 속에서 30분 동안 생존했을 때 잠수 반사가 원인이라고 할 수 있을까? 잠수반사가 신진대사를 낮췄을까? 낮은 산소 상태에서 잠수반사가 뇌를 보호했을까? 그 답은 세 가지 모두에서 명백하게 아니다.

급작스런 혈관 수축이 심박동수를 감소의 직접적인 원인이다. 증가된 정맥환류는 오히려 심장의 혈액부피를 증가시킨다. 또한 비정상적인 심장리듬 발생의 원인이 되는데, 대부분 자기 제한적이지만, 모든 사람의 심장체계에서 견딜 수 있는 것이 아니다. 사망의 원인으로 지목될 수 있다. 특히 노인 남성이나 차가운 물에서 그렇다. 그러므로 갑작스런 잠수를 피하고 물에 들어가기 전에 얼굴과 손을 부드럽게 적시며 보온복을 입는 등의 조치가 필요하다. 그리고 평소에 좋은 심혈관계 상태를 유지하기 위한 노력을 기울여야 한다. 무엇보다 잠수 반사를 피하는 것이 현명하다.

A. 잠수반사

잠수반사는 심박동수와 사지로의 혈류량 감소로 구성된다. 잠수반사는 침수에 대한 심혈관계의 반응이다. 다른 연관되는 반응들은 잠수반사의 일부분이 아니다. 예를 들어, 깊은 수심에서 스쿠버 잠수를 하는 동안 호흡 수는 종종 감소할 수 있지만 그것은 잠수반사의 일부분이 아니라 다른 영향들 때문이다. 깊은 수심에서 압축공기로 호흡할 때 증가된 산소 분압은 정상 호흡수를 유지해야 하는 요구를 감소시키며 매우 깊은 수심에서 밀도가 높은 호흡기체의 작용은 신체가 호흡을 천천히 하도록 유발한다. 다른 이유로 다이버들은 때때로 불활성기체마취 때문에, 특히 따뜻한 물에서, 호흡수가 감소된다고 하지만 많은 연구들은 이러한 것을 지지해주지 못하고 있다.

a. 해양 동물과의 차이

사람과 해양 동물 모두에 있어 잠수반사는 심박동수와 사지로 공급되는 혈류를 감소시킨다. 그러나 사람의 잠수반사는 해양 동물과 비교할 때 몇 가지에 있어 차이점이 있다. 잠수반사 연구가인 파울레프(Paulev)에 따르면 침수에 대한 사람과 동물의 반응에 대한 정도의 차이를 볼 때 사람의 침수반응에 잠수반사라는 용어를 쓰는 것은 부적절할지도 모른다고 기술하였다.

고래와 같은 수중 포유류에서, 잠수반사는 산소를 보존하는데 있어 매우 중요한 역할을 한다. 고래는 120분까지, 바다표범은 더 오래 잠수한다고 알려져 있다. 잠수반사는 동물들에 있어 보호수단으로써 진화상에서 발달한 것으로 설명되며, 물고기에서는 심지어 물을 제거했을 때에도 심박동수가 감소한다.

해양생물들과 달리 사람은 침수 동안에 산소를 보존하는 이점은 없다. 차가운 물에서 잠수반사(침수반응)는, 비록 사람에 있어 심박동수를 감소시키지만, 신체의 주요장기의 산소요구량이나 대사를 감소시키지 못한다. 오히려 그 반대다 차가운 물에 침수 시 즉각적인 반응의 하나로 대사와 산소 소모량이 증가된다. 대사는 차가운 물에서 몸을 따뜻하게 유지하는 즉각적인 적응으로써 증가한다.

사람이 호흡을 참는 시간은 다른 해양 생물들과 비교해 볼 때 정상적으로 매우 짧다. 사람이 호흡을 참는 시간은 저산소증에 대한 보호적인 효과가 없다는 증거를 더하면서 공기나 따뜻한 물에서보다 차가운 물에서 보통 더 짧아진다. 고래나 바다표범, 돌고래 그리고 바다 수달 같은 해양 포유류들은 폐혈관부터 강화된 상부기도 통로까지 기도를 움직이면서, 잠수 시 폐를 찌부러트리는 자동적인 변화를 가진다. 이러한 것은 산소독성, 질소마취나 압병으로부터 동물들을 보호해준다. 그에 비하여 사람은 깊은 수심에 반복 잠수를 하면 감압병이 생길 수 있다. 왜냐하면 공기가 폐에 남아서 폐혈류는 높은 압력에 노출되기 때문이다. 사람은 특징적으로 잠수 전에 깊게 호흡한다. 또한 기록경쟁 해녀다이빙은 폐활량 이상의 공기를 의식적으로 상기도에 삼키고 잠수를 시작한다. 이점이 특히 영향을 미친다.

바다표범의 심박동수는 육지에 있을 때와 비교하여 약 10% 비율로 떨어지며, 물갈퀴로의 혈류는 거의 정지한다. 사람의 심박동수는 지상에서의 정상 수치의 절반으로 감소할 수 있다. 지상에서 정상 심박동수는 분당 70-80

회 지만 침수 동안에는, 비록 사람마다 차이가 많다고는 하지만, 분당 35-40회로 떨어진다. 이는 잠수반사와 연관이 없는 정맥혈 환류 증가의 영향이다. 추위가 사람의 사지에서 혈관들을 수축시킨다. 그러나 해양 동물에서의 정도와 비할 바는 못 된다. 또한 동물들과 달리 사람의 심박동수와 사지로의 혈류는 수온에 감소함에 따라서 같이 감소한다.

정상적으로 사람은 종종 불규칙적인 심박동을 가지는데 이를 부정맥(arrhythmia)이라고 한다. 부정맥은 보통 해롭지 않으며 알지 못하고 지나간다. 부정맥의 발생빈도는 차가운 물에 침수 시, 흉곽 내로 들어오는 혈액양이 증가하여 심박동수가 매우 느려질 때에 증가한다. 심각한 경우, 잠수반사에 기인한 극히 낮은 심박동수 혹은 침수동 안에 추위, 낮은 심박동수 그리고 증가된 정맥혈 환류(venous return) 같은 여러 요인들에 기인한 부정맥은 의식소실이나 죽음을 초래할 수 있다. 매우 차가운 물에 익수된 이후 몇몇 건의 살아난 경우는 잠수반사 때문이 아니다. 무의식인 경우, 즉 숨을 쉬지 않는 사람의 경우 극도로 차가운 물에서 몇몇 생존하는 사례가 있는데 이는 신진대사의 감소에 기인한다.

다이버에 있어서 이러한 침수 반응의 장점을 굳이 열거하자면, 사지 혈관의 수축을 통해서 열손실을 줄이는 것을 들 수 있다. 잠수에 대한 사람의 심혈관계 반응은 여러 조건과 개인들 사이에 매우 다양하다. 몇몇 사람들은 크게 반응하지만 어떤 사람들은 전혀 그렇지 않다. 이러한 다양성들은, 비록 수영을 잘하는 사람이나 못하는 사람 모두에서 심박동수가 감소하기는 하지만, 심박동수를 증가시키는 공포반응과 함께 잠수반사가 이를 더욱 배가한 것일지도 모른다는 지적이 제기되었다. 만일 연습을 통해서 익숙해진다면 이러한 공포 반응의 제거이며, 잠수반사가 활성화되지 않는 다는 점을 유념해야 한다. 잠수반사는 심지어 수중에서 운동 시 심박동수 증가를 무디게 한다.

B. 잠수 반사의 기전

혼란스런 감수반사에 관한 연구들이 1960년과 1970년 초반에 나왔다. 많은 부분들은 세상에서 가장 큰 상업 다이버들에게 집중되었다. 주로 동양의 여자 지식 다이버인 아마(해녀)였다. 한 10년 정도 연구들이 거의 없다가, 군대에서 차가운 물에서 군사작전에 관심을 가지면서 이러한 연구들이 다시 수면 위에 떠올랐다. 프리다이빙이라는 형태의 해양 스포츠(도저히 레저로 보이지 않는)가 각광받으며, 많은 부가가치를 창출하기에 이르렀다. 그러나 이러한 상업적인 성공은 생리학적이나 생의학적 뒷받침을 분리시켰다.

a. 수온의 영향

차가운 물은 적어도 두 가지 방법으로 심박동수를 감소시킨다. 특히 입과 코 주위에 분포한 추위 수용체는 직접적으로 심박동수를 낮추도록 신호를 보낸다. 또한 심장박동수는 사지의 혈관수축의 직접적인 결과로서 감소한다. 혈액은 심장으로의 혈액양이 증가하면서(정맥혈 환류: venous return)사지에서 흉곽으로 단락(shunt)이 일어난다. 심장으로 증가된 혈액은 한 박동수당 더 많은 혈액을 내보낼 수 있게 한다. 이 양을 일회 심박출량(stroke volume)이라고 부른다. 신체는 휴식 시에 분당 총 심박출량을 일정하게 유지시키려는 경향이 있다. 따라서 일회 심박출량이 증가하면 그것은 심박동수의 반사적인 감소를 유발한다.

잠수반사는 수온이 떨어질수록 더 강하게 나타난다. 그러나 이것은 단지 어느 지점까지이다. 매우 차가운 물은 오히려 심박동수를 증가 시킨다. 약 5℃ 근처에서 추위에 반응하는 통증은 심박동수를 증가시킨다. 따뜻한 물이나 뜨거운 물은 심박동수를 증가시킨다. 체온 정도의 물은 보통 심박출량에 미치는 영향이 중립적으로 여겨지며, 신진대사에 미치는 효과가 없다.

b. 침수

침수(immersion)는 하지에서 흉곽으로의 혈류와 체액의 흐름을 증가시킨다. 앞서 온도에서 언급하였듯이 증가된 정맥혈 환류(venous return)는 심박출량을 증가시켜서 반사적으로 심박동수를 감소시킨다. 어떻게 침수가 이렇게 만들까?

육상에서 서 있을 때에는 중력에 의해서 체내 다수의 순환혈액이 하지의 정맥에 몰려 있다. 다리를 움직이면 근육이 수축하면서 이 혈관들을 짜주게 됨으로써 혈액이 다시 흉곽 내로 순환하게 도움을 준다. 또한 정맥 내에 있는 밸브들이 혈류가 역행하지 않게 유지하도록 도움을 준다. 여전히 중력은 신체에 작용해서 정맥을 팽창시키며 일반 대기압으로는 이것을 상쇄하기에는 충분하지 않다. 그 결과 중력 방향으로 혈액이 모이는 경향이 있다. (만약 체내 모든 혈관이 납 파이프라면 중력이 얼마나 크건 간에 다리에 혈액이 모이지 않을 것이다. 그러나 다른 좀 더 심각한 문제점에 노출될 것이다.) 수압은 하지 정맥의 울혈 (venous pooling)을 풀어준다.

물속에서 수심에 따라 압력이 증가하기 때문에 물속에서 머리를 위쪽으로 한 사람이 머리를 아래쪽으로 하고 발을 위쪽으로 한 사람과 비교할 때 훨씬 더 발에 많은 압력을 받는다고 종종 추정된다. 그러나 머리가 발보다 아래일 경우에 혈액의 집중(증가된 정맥혈 환류)은 위(발)쪽에서 아래 (흉곽) 방향으로 일어난다. 혈액은 머리에서 발 쪽으로 이동하지 않는다. 혈액의 집중화는 물속에서 누워 있을 때도 발생한다. 이것은 밭에서 머리 쪽으로의 압력경사에 의한 것이 아니다. 그것은 정맥 울혈을 없애면서 신체 혈관들의 압력의 증가, 감소를 일치시키는 정수압에 의한 것이다.

잠수반사를 위해서 전신이 침수될 필요는 없다. 머리를 내놓는 침수도 전신이 침수될 때보다는 덜하지만 반사를 유발한다. 몇몇 연구자들은 단지 피험자의 발만 물속에 넣어서 시험을 했으며, 그 결과 심박동수에는 변화가 없었지만 말초 혈류는 감소했다. 다른 연구는 플랫폼에서 점진적으로 피험자를 물속에 넣었으며 물의 높이가 증가할수록 심박동수가 떨어졌다. 신체가 물에 많이 잠길수록 다리에 울혈 된 혈액이 압력에 눌리면서 심장으로 정맥환류가 증가하고 그 결과 반사적으로 심박동수가 감소한다.

얼굴만 단독으로 침수되는 것 또한 반사를 유발한다. 한 연구에서는 단지 피험자의 얼굴을 차고 적은 옷으로 감싸는 것만으로도 충분했다고 한다. 다른 연구들은 코나 위 주변의 특정 신경 수용체가 얼굴의 다른 부위보다 좀 더 반응을 한다고 결론을 냈다. 만약 얼굴을 침수 시키는 것만으로도 잠수반사를 유발시킨다면 얼굴침수에 관련하여 무엇이 반사를 유발할까? 물에 젖는 것이 요인인가? 한 연구자는 얼굴침수 동안에 얼굴에 플라스틱 필름으로 덮은 피험자와 젖은 채(wetting)로 둔 피험자를 비교하였다. 플라스틱 필름은 물은 완전히 차단하나 냉기는 그대로 전달하는 것이었다. 다른 연구에서는 격리된 커버로 시도되었다. 여전히 많은 연구들이 얼굴을 덮은 것과 덮지 않은 상태에서 침수의 효과를 바라보고 있었다. 추위는 젖는 것보다 더 강한 요소이다. 젖는 것은 물이 열을 전도하기 때문에 매우 중요하다. 따뜻한 물에서 젖는 것이 요인이 될지 안 될 지는 여전히 불분명하다.

c. 호흡 멈춤

호흡 멈춤(breath-holding) 그 자체가 심박동수를 감소시킨다. 한 연구에서 피험자들은 정상적으로 호흡을 했다. 그러나 그들이 호흡한 기체에서 산소와 이산화탄소의 레벨이 호흡 멈춤을 자극하기 위하여 변화되었다. 심박동수는 이산화탄소가 증가하고 산소가 감소함에 따라 느려졌다. 다른 연구에서 피험자들은 호흡을 멈추었다. 그러나 인공적으로 혈액 내 산소와 이산화탄소 레벨이 유지되었다. 심박동수는 감소했다. 이것은 폐에 있는 긴장 수용체(stretch receptor)가 관여한다고 결론지었다. 왜냐하면 호흡 운동을 멈추는 것이 잠수 반사에 기여하기 때문이다.

d. 호흡기체의 분압

잠수의 깊이는 지식 다이버들에 있어서 잠수반사의 요인이 아니라고 알려져 왔다. 압축공기로 호흡하는 것에 관한 연구들은 깊이와 함께 증가한 기체의 분압은 심박동수를 감소시킨다는 것을 보여 주었다. 이 현상은 잠수반사와는 구별되며 고압성 서맥(hyperbaric bradycardia)라고 불린다. 더 많은 연구들에서 증가된 산소와 질소의 분압이 호흡기체의 증가된 밀도뿐만 아니라 심박동수의 감소에 관여 한다는 것을 보여주고 있다.

e. 잠수 반사에 영향을 미치는 다른 요인

연구자들은 감정의 기여도를 보기 위해서 피험자들을 괴롭혔다. 몇몇 연구에서는 피험자들이 물속에 잠수했다는 것을 알았을 때 괄목할 정도로 심박동수가 감소하였다. 이 흥미로운 효과는 강치(sea lion)에서도 역시 나났다. 몇몇 연구에서는 잠수반사는 나이가 증가함에 따라 사라지고 나이가 적을수록 잘 일어난다는 것을 발견하였다. 발살바법(Valsalva maneuver)이라고 불리는 방법은 흔히 심박동수를 변화시키는 요인이다. 다이버들은 때때로 하잠할 때 압력손상을 막기 위하여 중이강에서 압력평형을 이루는 발살바법을 사용한다. 심장에 미치는 영향은 호흡을 멈출 때 숨을 들이쉬는 경우와 내쉬는 경우에 따라서 다르게 나타난다.

몇몇 요인들은 잠수반사에 영향을 미치지 못한다. 하나는 물속에서 신체의 자세이다. 머리를 위로 했건 아래로 했건 간에 물속에서 반응은 변화가 없다. 육상에서는 만약 아래로 눕는다면 중력에 의해 정맥환류가 증가해서 심박동수가 감소할 것이다. 얼굴 침수와 관련된 초기 잠수반사 연구들은 피험자들이 팬 속의 물에 얼굴을 넣을 수 있도록 기대게 하였다. 심박동수가 감소했을 때, 자세가 잠수 반사 동안 심박동수 감소를 일으키는 주요 원인이라고 부적절하게 여겨졌다. 자세에도 불구하고 피험자를 완전히 잠수시키는 연구들이 행해졌을 때 물속에서 부력이 중력에 따른 다리의 울혈을 제거한다는 것이 발견되었다. 잠수반사는 눈을 누르면 심박동수가 느려지는 눈심장반사(oculocardiac reflex)와 연관이 없다.

05. 해수에서 시각 감각

05. 해수에서의 시각 감각

다이빙은 표면지향활동(SOA)에 속하며 에어다이빙과 해수다이빙으로 구별된다. 이중 해수다이빙에서 때로는 시각만이 유일한 감각일 수 있다. 특히 청각이나 휴대폰과 같은 전자 단말이 차단된 다이버에게 이는 특유의 평형감각과 함께 독특한 체험을 선사한다. 명백하게 시각과 청각은 외부로부터 정보를 받아들이는 중추적인 통로이다. 수중 생물 역시 시각, 청각(초음파나 전자기장), 후각을 생명 유지에 필수적으로 사용하지만, 물이라는 공기와 다른 매체로 인해 시청각은 대기 상태와 큰 차별점을 보인다. 고압환경에서의 후각, 촉각 등은 생리부위에서 간단히 다룰 것이며, 이번 장에서는 해수 환경에서의 시각에 대해서 다루겠다.

A. 안구의 구조와 원리

감각은 외부로부터의 정보를 받아들이는 통로이다. 대기 중에서도 시각은 가장 많은 정보를 처리하지만, 간헐적으로 수중을 방문한 다이버는 평소에는 청각, 평형감각 혹은 전자기계에 의존하던 정보를 시각에만 의존해야 할 수 있으며, 심지어는 다른 다이버와의 대화도 시각에 의존해야 할 수 있다. 시각 감각의 중요성이 증가함에도 불구하고, 수중 환경이라는 특수한 상황은 시 감각의 변화를 초래하며 별도의 장비를 필요로 하는 경우가 있어 다이버는 이에 적응해야 한다. 수중 작업자와 이에 관련된 작업에 종사하는 사람은 우선 정상적인 시각에 대한 이해가 필요하다.

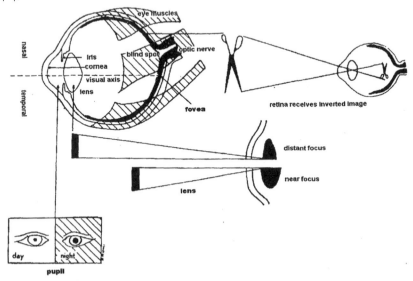

그림 5-1. 안구의 기본 구조

눈의 기본 구조로 각막과 수정체 망막이 있다. 황반(macula lutea)의 중심부를 중심와(fovea centralis)라 부르는 데, 이 부분에서 망막이 최대의 시력을 나타내며, 주로 원추(cone) 세포가 밀집되어 있다. 망막의 가장자리는 주로 간상(rod) 세포로 밀집되어 있으며, 이는 야간에 물체를 인지하는 데 있어 중요한 역할을 한다. 세

종류의 원추 세포가 색깔을 인지하며, 일차적으로 적?록?청의 색을 각각 인지하고, 각각의 색의 빛에 대한 방사(radiation)가 이뤄진다. 눈으로 들어 온 빛은 굴절과 회절이 일어나서 망막에 상이 맺히게 되며, 대부분의 굴절은 각막에서 이루어진다. 안구 각막의 바로 뒤편에 있는 수정체는 근육과 건(tendon)들에 의해서 두께가 조절될 수 있어서, 눈으로 들어 온 빛의 굴절률을 조절하여 망막에 상이 정확히 맺히도록 한다. 또 카메라의 조리개 역할을 하는 홍채는 눈으로 들어 온 광량을 조절한다. 동공의 크기는 이 홍채에 의해서 광량에 따라 조절된다. 즉, 어두운 곳에 들어가면 동공은 커지고 밝은 곳에 나오면 수축된다. 사람의 안구는 두 가지로 잘 분리된 감각기관이다. 즉, 주간시기(photopic system)와 야간시기(scotopic system)로서 각각 일상의 주간 조명에 활동하거나 또는 흐린 야간 조명에 민감한 시기이다. 주간시각은 원추세포(cone)에 의하여 중개되는데, 그 수용체는 주로 망막의 중심부인 중심 와(fovea centralis)에 분포되어 있으며, 야간시각은 간상세포(rod cell)라 불리는 수용체에 의해 중개되며 망막의 주변부에 위치하고 있다. 이러한 두 가시의 시기는 고유의 능력 및 제한점을 가지고 있다. 주간시기 즉, 원추 세포계는 색깔을 인지하거나 세밀한 부분까지 보고 분석하는 능력을 갖고 조명 상태가 일정한 정도 이하로 낮아지면 그 기능을 상실하고 만다. 한편 야간시기, 즉 간상세포계는 매우 작은 정도의 빛에도 극히 예민하나 영상을 판별할 때 매우 큰 대상만을 객체로 하며 색깔을 구분할 수 없다.

두 개의 눈은 서로 약간 떨어져 있음으로 해서 20ft 이내의 깊이를 짐작하게 하고 원근감을 느낄 수 있게 해 준다. 누구나 한쪽 눈을 감고 볼펜의 뚜껑을 끼워보는 등의 체험을 한 경험이 있을 것이다. 통념과는 달리 눈 하나를 이용해도 적응이 된다면 원근감이나 깊이를 느낄 수 있는데, 이는 명암이나 상의 겹쳐짐, 색깔의 농담(濃淡)의 변화, 물체의 크기, 선상의 배경을 이용하는 것이다.

시각은 개체의 환경에 대한 다각적 정보를 제공할 뿐 아니라 다른 감각 기관을 통하여 얻은 정보를 확인하는 기능을 갖고 있다. 해저 환경은 시야가 대기로부터 수중으로 변화하기 때문에 시각의 과정에 있어서도 변화를 야기한다. 이러한 변화를 잘 이해함으로써 해저에서 기구나 장비를 운용하는 데에 적합한 지식을 갖게 될 뿐 아니라 생소한 환경에서의 신체정위(身體定位, orientation)를 하는데 도움이 될 것이다.

B. 대기와 수중에서의 시력

a. 대기 중에서의 시력

양호한 시력, 즉 물체의 세밀한 부분까지 보는 능력은 밝은 빛 아래에서 기능하는(주간시기) 안구의 능력(시력)으로 측정된다. 이 능력, 즉 시력은 해상할 수 있는 최소의 크기를 결정함으로써 측정된다. 따라서 그 크기가 작을수록 시력이 좋은 것이며 판별할 수 있는 작은 시환의 상대적 크기로 표시된다.

$$시력 = 1 / 시환의 크기$$

가장 양호한 시력은 목표물이 중앙부에 고정 되었을 때, 즉 직선으로 바라볼 때 얻을 수 있다. 이 경우 객체의 영상이 원추세포가 밀집되어 있고 간상세포가 없는 망막 중심와에 맺히게 된다. 혹 영상이 중심와로부터 조금만 어긋나게 망막주변부에 맺히면 시력이 현저히 저하된다. 그러므로 명확히 보기 위해서는 객체의 영상을 중심와로 향하도록 해야 하며 사람에 있어서 이런 과정은 거의 반사적으로 자동화 되어있다. 또한 시력은 목표물에 대한 조명 정도에 직접 관련되어 있다. 시력은 조명 증가의 대수비에 따라 직선적으로 증가한다. 따라서 조사량이 클수록 더 작은 부분까지 볼 수 있다. 세 번째 주요 변수는 윤곽이다. 객체와 배경 사이의 윤곽이 클수록 더 세밀하게 볼 수 있다. 예를 들어, 회색 배경에 회색의 피사체가 있다면 식별하기가 힘들다. 자연계에 이를 이용한 색상을 흔히 '보호색'이라고 한다. 시력에 대하여 어림짐작 할 수 있는 법칙이 있는데, 피사체와 배경 사이의 윤곽은 최소한 2%가 되어야 하며 그렇지 않은 경우 피사체가 아무리 크더라도 보이지 않는다. 그러나 대기 중에서는 이와 같이 낮은 대비는 매우 드문 경우이기 때문에 시각의 한계는 배경과의 대비 보다는 피사체의 크기가 결정하게 된다. 그러나 수중에서는 그렇지 않다.

b. 수중에서의 시력

광량과 산란의 영향 : 수중에서의 조망에 있어 가장 큰 문제점은 빛이 불충분하다는 것이다. 대기 중에서 수중으로 전달되는 빛의 5%만이 수면에서 반사되고 나머지는 수중으로 투과된다. 그러나 대기 중에서보다 수중에서는 전달과정에서 손실이 크기 때문에 다이버가 깊이 들어갈수록 절대량은 매우 빠르게 감소된다. 예컨대 청정대기 중에서는 10mile을 지나면 원래 광량의 61%가 남고 100mile을 지나면 1% 미만이 남지만, 수중에서는 각각 10미터 및 100미터를 지날 때 61% 및 1%가 남는다. 이와 같이 조사량의 급격한 감소는 시력에 지대한 영향을 미치게 된다. 즉 대기 중에서와 같이 시력은 조사광량에 직접 영향을 받기 때문이다. 아래 표 5-1는 다양한 광량에서 인식 목표물의 평균 크기를 나타낸 것이다.

	광량, mL	피사체 크기
광순응시야	100	0.5
	10	1.0
	1	2.0
암순응시야	0.01	6.0
	0.001	17.0
	0.0001	45.0

표 5-1. 다양한 빛의 밝기에서 볼 수 있는 목표물의 상대적인 크기

광량과 피사체의 크기를 예를 들면, 밝은 빛 100mL(mililambert)에서 보이는 목표물을 청정 대기 100미터 지난 후의 빛을 보고 식별하기 위해서는 피사체의 크기가 4배나 더 커야 한다. 그러나 수중을 통과한 빛일 때는 더욱 복잡한 문제점이 있다. 즉, 물에 의하여 광 에너지가 흡수 및 분산되기 때문이다. 실제 크기는 양적 흡수율과 양적분산율을 더해서 계산하여야 한다.

광 에너지는 흡수에 의해 일차적으로 열에너지로 변환되는데, 그 결과 빛을 잃을 뿐 아니라 파장특성도 변화된다. 수중에서는 빛이 입자들에 의해 산란되어(scattering) 관찰 축에서 벗어나므로(deflected out), 빛이 퍼지고(diffuse) 윤곽이 불분명해지므로(blurred), 피사체와 배경간의 자연적인 대비가 감소된다. 물이 탁할수록 입자들이 많이 부유하므로 대비의 손실은 더 크다. 극단적으로 분산되어 피사체와 배경간의 2% 차이도 없어지면 피사체를 판별할 수 없다. 실제로 이것이 수중에서 중요한 시력장애 요소이다.

피사체가 관찰자로부터 멀어짐에 따라 아직 보이지 않을 만큼 크기가 작아지기 훨씬 전에 보이지 않게 된다. 역분산은 수중에서의 시각을 저해하는 중요한 요인이다. 대기 중에서는 광원으로부터 조사된 빛은 피사체 표면에

서 반사되어 관찰자의 눈에 들어 오게 되나 수중에서는 빛이 피사체에 닿기도 전에 수중 입자들에 의해 분산된 빛이 다이버의 눈에 비치게 되므로 오히려 피사체 전방이 환해져 피사체의 윤곽을 흐리게 한다. 가장 대표적인 것이 수중 사진에서 스트로보를 사용할 때의 효과이다.

그림 5-2. 대기 중에서 물체 표면으로부터의 정상적인 반사 (a). 수중에서 입자에 의한 후방 산란 (b)

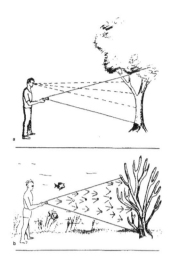

굴절의 영향 : 수중에서는 눈이 침수되었을 때 거의 볼 수 없다. 이 문제를 해결하기 위해서는 눈과 물 사이에 공기 층이 있어야 하고 이를 위한 장비가 바로 수경(마스크)이다. 이 공기층은 또한 공기-물에서의 빛의 굴절이라는 부작용을 낳는다. 빛의 굴절은 빛이 한 매체로부터 전달속도가 다른 매체로 통과할 때 생기는 것이다. 굴절량은 빛의 입사각에 따라 다르며 일반적으로

$$sin1/sin2= Constant\ (the\ index\ of\ refraction)$$

인 관계이다. 여기서 θ1은 입사각이며, θ2는 굴절된 각도이다. 이는 렌즈를 만드는 데 매우 중요하게 통용되는 물리원칙이다. 빛이 물로부터 공기(예컨대 수경 안의 공기)로 통과할 때는 0.75이다. 굴절이 시각에 미치는 영향은 다양하다.

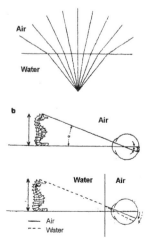

그림 5-3. 수중에서 대기 중으로 진행함에 따라 구부러지는 광선을 보여주는 고전적인 예 (a); 수중의 물체가 망막에 상으로 맺힐 때, 그 상의 크기에 대한 물-공기 굴절의 효과 (b)

다이버가 수경을 통해 물 속을 바라볼 때 실제로 영상은 피사체와 수경간 거리의 3/4 부위에 나타난다. 즉, 피사체로부터의 실제거리보다 3/4 지점에서 빛이 발생한 것처럼 보인다. 또한 망막에 맺힌 영상은 실제 크기보다 4/3 만큼 크게 보이므로 수중에서는 대기 중에서 같은 크기의 물체를 볼 때와 비교하여 시력이 더 좋아질 것이다. 이상적으로는 맑은 수중에서 가까운 거리를 볼 때 굴절률에 의하여 예측된 만큼 더 크고 멀리까지 보여야 한다. 불행히도 좋아진 시력이 실제로 적용되는 예는 거의 없다. 수중환경이 이상적이지 않기 때문이다. 정상적으로는 이미 언급한 바와 같은 빛의 흡수 및 분산(산란) 현상이 우세하기 때문에 대기 중에서의 같은 거리와 비교했을 때 더 잘 보이지 않는다. 그러나 굴절효과가 오목렌즈와 같은 작용을 하기 때문에 근시안인 다이버는 대기 중에서 교정하지 않은 상태보다 더 잘 볼 수 있다.

C. 수중시야의 입체적 깊이 인식

망막 위에 상은 단지 2차원적으로 맺힐 뿐이지만 실제로 우리는 삼차원적으로 인지하게 된다. 물체는 평평하다기보다는 일정한 형태를 가진 것으로 보이며 위치해 있는 곳에 따라 거리도 달라 보인다. 여러 형태의 자극으로부터 우리는 깊이를 인식한다. 선형, 재질, 명암, 상대적 크기, 상대적 선명도 등과 같은 대비로 인해 입체가 인식된다. 예술가는 오래 전부터 회화에 깊이라는 것을 표현하기 위하여 이러한 자극을 어떻게 표현할까를 연구해 왔다. 깊이 인지에 있어서 또 하나의 인자는 운동 변위이다. 관찰자가 머리를 이동할 때 서로 상이한 거리의 물체들은 서로 상관되어 움직이는 것처럼 보이므로 실제 위치에 대한 정보를 제공할 수 있다. 조절 작용과 수렴 현상은 안구 운동으로 이루어지며, 가장 중요한 입체 인식 기능이다. 이를 통한 입체감은 비교적 가까운 거리에서만 유효하다. 마지막으로 양안 시, 즉 입체시각은 양안을 모두 사용할 것을 요구하는 것으로서, 다른 모든 정보가 없이도 깊이를 인지하도록 하는 것이다. 우리로 하여금 매우 작은 깊이의 차이를 판별케 하는 것은 바로 이것이다.

실제로 깊이 인식에서 고려되는 것은 두 가지의 관점이다. 즉, 상대적 깊이와 절대적 깊이로서 각각 둘 이상의 객체를 두고 그 분리된 정도를 아는 것과 객체와 관찰자간의 거리를 말하는 것이다. 이 단원에서 언급하는 깊이는 단지 절대적 깊이에만 국한되어 있고 상대적 깊이 인식은 포화잠수와 함께 논의하게 된다.

a. 대기 중에서 거리 인지

대기 중에서 절대거리의 인지에 관한 내용은 잘 알려져 있다. 관찰자가 일련의 목표물의 거리를 판정할 때에 인지된 거리는 $y=bx+a$ 로 표시된다. y는 거리이며, x는 물리적 거리, a는 상수, b는 관계식의 꼭선정도를 나타내는 지수이다. 지수가 1.0이면 직선식으로서 그리고 1.0 보다 크거나 작으면 상향 혹은 하향곡선이 된다. 대기 중에서 거리를 판단할 때는 거의 직선으로서 지수 0.99 정도이다. 일반적으로 물리적 거리를 과소평가하는 수가 많으므로 상수a는 1.0 미만인 것이 보통이다.

b. 수중에서의 거리 인지

수중에서는 거리에 관한 정보가 변형되므로 거리에 대한 인지도 바뀐다는 것은 놀라운 일이 아니다. 수경을 착용하여 생긴 광학적 변형은 객체의 실제영상을 3/4 지점에 두게 한다. 따라서 눈은 이 가까워진 거리 때문에 수렴 및 조절 작용을 하여 객체와의 거리를 과소평가하는 수가 많다. 과소평가의 경향은 물이 맑을수록 일어나기 쉽고 거리를 과대평가하기 쉽다. 물의 탁도는 평가 정도를 증가시키며, 거리가 멀수록 커진다. 피사체의 명도 및 대비는 대기 중에서 거리를 평가하는 인자가 되지만, 탁도는 명도 및 대비의 소실을 초래할 뿐만 아니라 전시야를 불분명하게 하는 경향이 있으므로 거리 인식에 필요한 다른 자극들의 유효성을 떨어뜨린다.

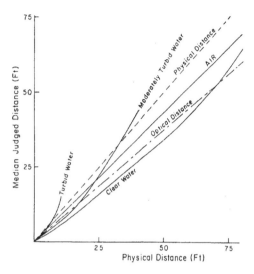

그림 5-4. 대기와 다양한 탁도의 물에서 실제 거리와, 거리에 대한 판단을 나타낸 그래프

광학적 변형 및 다양한 정도의 탁도는 위 그림의 거리곡선을 나타낸다. 매우 맑은 수중에서 광학적 변형은 상당한 정도의 과소평가를 초래한다. 이론적으로 과소평가되는 것보다 더 과소평가되는데 이는 대기 중에서의 과소평가 효과가 부가되었기 때문이다. 그러나 가장 맑은 수중에서도 상향곡선을 나타내므로 그 지수가 1.0 보다 약간 더 큼을 나타낸다. 중등도의 탁한 수중에서는 지수가 1.2가 되어 대기 중에서의 광학적 및 물리적 거리치보다 과대평가된다. 매우 탁한 수중에서는 지수가 1.3을 넘을 수도 있다. 평가된 거리가 광학적 밑으로 대기증 및 물리적 거리치보다 초과되는 경우 관찰자에게 근접 된 경우로서 매우 가까운 거리에서는 과소평가가 야기 될 수 있다. 그림 5-4에서 볼 때 다이버가 수중에서 거리를 정확히 판단한다는 것은 매우 어려운 일이고 판단 오류는 물의 조건에 따라 크게 좌우된다.

c. 대기 중에서 입체 시

입체시란, 우리 앞의 광경 특히 인접한 물체를 볼 때 삼차원적으로 보는 것을 말한다. 두 개의 약간 다른 이차원적 영상이 융합하여 한 개의 삼차원적 인상을 남기게 된다. 따라서 입체 시는 다른 정보 없이도 피사 객체의 원근을 직접 인식하게 한다. 아래 그림은 입체 시를 설명하고 있다.

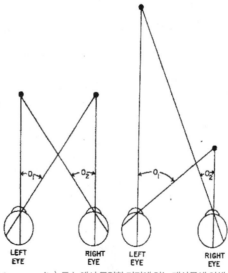

그림 5-5. 입체시의 기하학(geometry of stereoacurity), 두 눈에서 동일한 거리에 있는 대상물에 의해 생성된 등각을 다른 거리에 있는 대상체의 비등각과 비교하는 것

관찰자가 같은 거리에 있는 두 개의 물체를 바라볼 때 시야를 이루는 두 쌍의 각은 서로 같다. 만일 두 물체가 다른 거리에 있다면, 이 각은 같지 않다.

입체 시는 이러한 각도들의 작은 차이로부터(단 몇 초일지라도) 거리의 차이를 판별하게 한다. 소수의 사람에서 는 이러한 능력이 결핍되어 있지만, 대부분의 사람에서 입체시가 있다. 15ft 떨어져 있는 두 객체를 인식할 때 1/4 인치의 불균형은 매우 흔한 일이다. 이것은 단일 신경 수용체의 직경보다 훨씬 작은 망막영상의 불균형에 상응하 는 것이다.

d. 수중에서 입체 시

수중에서의 입체 시는 대기 중에서보다 훨씬 나쁜데, 이것은 물의 탁도에 기인한 것이다. 입체 시는 해상력과 같이 피사체의 대비와 관련된 것이므로, 대비가 감소되거나 조명이 약화되는 등 피사체의 가시성이 감소되면, 입 체시도 감소된다. 그러나 놀랍게도 가장 맑은 수중일지라도 대기와 비교하면 2-3배 입체감이 나쁘다. 맑은 수중에 서 입체감이 약화되는 세 가지 주요 원인은 다음과 같다.

1) 시각 자극 결핍

수중환경에서의 시각 자극의 상대적 손실 때문에 입체시가 감소된다. 특히 시야 주변부에서 특징적이다. 대기 중에서는 시야가 보통 시각 자극으로 충만 된다. 즉, 어디 에나 볼것이 있으나 개체가 모든 자극에 대하여 반 응하는 것은 아니다. 수중에서는 바라볼 만한 것이 비교적 적고 수중의 전경은 흐릿하고 불분명하다. 명확히 보이는 물체는 거의 없다. 보이는 것이라야 시야의 주변부는 빈 채로 있는 것이다. 대기 중에서 행한 실험결과 에 의하면 주변 시야부를 점진적으로 차단하면 시력은 점차 나빠진다. 몇 가지 사물을 빈 시야 측에 두면 시 력은 향상된다.

2) 렌즈의 조절 작용

맑은 수중에서 입체시가 감소되는 또 다른 이유는 수중에서 안구의 조절작용이 항진된 상태가 되기 때문이다. 안구가 근접한 물체에 초점을 맞추었을 때 조절작용이 일어났다고 말할 수 있고 원거리 물체에 초점을 맞추었을 때는 이완되었다고 한다. 아직 명확히 이해되지는 않았지만, 안구의 조절작용이 증가됨에 따라 입체 시는 감소된다. 수중에서 주어진 거리에 있는 피사체에 대한 안구의 조절작용은 기대되는 것보다 크고 때로는 필요 이상으로 크다. 여기에는 두 가지 이유가 있는데, 하나는 이미 언급한 빛의 굴절 현상 때문이며 또 하나는 시야로부터 떨어진 거리가 서로 다른 두 피사체가 있을 때 안구는 두 피사체에 대하여 동시에 조절하려고 하는 것이다. 그러나 이것이 불가능하기 때문에 조절작용은 각 피사체에 적합한 것의 중간 정도로 이루어지게 된다. 그래서 가까운 물체도 명확히 보면서 먼 곳의 물체를 바라보려고 할 때, 적응의 정도는 중간거리 에 맞추게 된다. 이러한 문제점은 특히 수중에서 심각해지는데, 이는 가까운 물체는 먼 곳에 위치한 물체에 비하여 보통 명백히 보이기 때문에 조절 작용의 중간치를 결정하는데 불균형한 영향을 끼치게 된다. 원거리의 사물을 보려고 한다면 잘 보이는 가까운 곳 물체의 영향을 더욱 심하게 받아 안구의 조절 작용이 잘 되지 않고 입체 시는 감소한다. 이를 이용하면 주변 시야에 사물을 둠으로써 수중에서 입체 시를 증진시킬 수 있는데, 이때 사물을 실제 피사체와 같은 거리에 두는 것이 필요하며 만일 두 물체가 지나치게 인접하여 배치되면 입체 시는 오히려 떨어진다.

3) 시야 협착

수경에 의하여 시야가 좁아진다는 것이 입체 시 감소의 세 번째 이유이다. 이는 물론 주변 시 자극이 없어진다는 첫 번째 항목과 관련되어 있지만, 또한 수경의 외연
은 안구가 조절작용을 하여 바라보려고 하는 근접자극이 되기도 한다. 이러한 "광
학기구 근시현상"은 현미경 또는 망원경의 접안렌즈를 통하여 볼 때 안구가 과잉 조절하려는 경향이 나타나는 흔한 예이다. 수중에서의 입체 시를 증가시키기 위해 넓은 시야를 지닌 수경을 만든다든지 또는 다이버가 보려고 하는 피사체 부근에 다른 물건을 두어 주변시 자극을 증가시킬 수 있다. 더 잘 보려는 노력을 게을리 하였을 때, 다이버는 거리 판정이 대기 중에서보다 나쁘다는 것을 염두에 두어야 한다.

D. 크기, 형태, 위치 및 색감의 인지

a. 대기 중에서 크기 인지

객체의 크기를 주관적으로 인지하는 것이 망막 위에 맺힌 영상의 크기와 관련이 있다는 것은 분명하지만, 망막 영상의 크기 그 자체가 주관적인 인지의 크기를 결정하는 것은 아니다. 크기 항정성 현상이 그 좋은 예이다. 즉, 같은 크기의 물체가 관찰자로부터 각각 다른 거리에 놓였을 때 상호 다른 망막 영상 크기를 보이게 된다. 한 사람이 다른 관찰자로부터 점점 멀어질 때, 그 키가 줄어드는 것은 아니다. 분명히 관찰자의 망막 위의 영상 크기는 100배, 1000배 작아진다. 크기 항정성은 깊이를 정확히 인식하는데 영향을 받는다. 이점을 잘 이용한 예가 디오라마나 각종 트릭 아트 작품이라고 할 수 있다. 즉, 피사체의 크기는 관찰자가 그것의 거리를 정확히 판단한다면 정확히 인지될 것이므로, 깊이 인식에 대한 자극은 인위적으로 더욱 영향을 받게 된다.

b. 수중에서 크기 인지

수중에서는 빛의 굴절현상 때문에 대기 중에서보다 망막영상 크기가 1.3배 더 크다. 이러한 사실로부터 수중에서 인식되는 피사체의 크기가 몇 배나 될지 정확히 추측할 수 있다. 수중에서의 확대는 수경을 수면에서 반만 몰속에 잠그고 보면 쉽게 볼 수 있다. 수중에서 본 절반부분은 대기 중에서 보는 부분보다 크고 가까워 보인다? 그러나 정상적으로 다이버가 동시에 물이나 대기를 맞대 놓고 영상을 비교할 수는 없다. 그러므로 다이버가 피사체의 크기를 판단하는 것은 경험적인 것이다. 몇 가지 실험 예에서 보면 수중에서 피사체는 실제 물리적 크기보다 커 보인다. 가까운 거리에서 크기를 판단하는데 익숙한 다이버들이 경험한 확대의 징 도는 굴절률로부터 예상한 것과 거의 같다. 수중 경험이 많은 다이버들은 더 잘 보지만 역시 확대된 것을 보기는 마찬가지이므로 이러한 변화는 아무리 경험이 많다 하더라도 다이버들을 귀찮게 하는 것이다. 어부와 잠수부의 말은 믿지 말라는 속설이 있는데, 물 속에서 잡은 고기를 물 밖에서 보면 항상 실망하기 마련이다.

c. 수중에서 위치 및 형태 인지

매질 경계 면에서 빛의 굴절률은 빛의 입사각에 따라 각도가 크면 클수록 굴절률이 크며 망막에 맺힌 광학적 영상의 크기 및 위치도 변한다. 형태의 찌그러짐 예가 아래 그림에 나와 있다

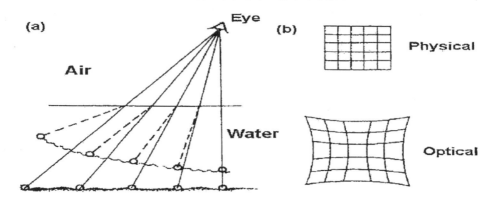

그림 5-6. 굴절로 인하여 수중에 있는 물체의 모습을 물 밖에서 보면 왜곡되어 보이는 예. (a) 평평한 바닥이 위에서부터 아래로 경사져 있는 것처럼 보임 (b) 정사각형의 물체가 구부러져 보임

직선이 곡선화 되면서 정방형은 바늘방석 모양으로 찌그러든다. 게다가 피사체는 실제의 위치와 달라 보이기 때문에 손-안구 협동운동 및 시각운동술이 장애를 받는다. 이제까지 행해진 연구들에 의하면 수중에서는 시각의 변형이 일어나는 것으로 보인다. 수중에서 직선이 곡선화되는 것을 측정한 바에 따르면 광학적 영상으로부터 예상된 만큼 큰 정도로 변형이 일어났다. 손-안구 협동운동시험에 의하면 초보 다이버들은 굴절상에 의해 예견되는 만큼 객체에 대하여 정확한 위치를 판단치 못한다. 이와 같이 위치와 형태가 잘못 판단됨으로 인하여 다이버, 특히 경험이 없는 다이버에게 문제점이 야기된다. 해저는 경사져 오르는 것처럼 보여 점차 얕아지는 것으로 생각되지만, 사실은 평평하거나 오히려 경사져 내려가는 것일 수도 있다. 다이버는 흔히 물체에 닿는 것 같으나 막상 놓치는 수가 많은데 보이는 것보다 멀리 있기 때문이다.

d. 대기 중에서 색감

대기 중에서 빛깔을 구별하는데 제한하는 요소는 조명의 정도이다. 조명량이 주간시기의 작용에 필요한 수준 이하로 낮아지면 시야는 완전히 색맹이 되며 모든 광경은 무채색의 음영으로만 보인다. 이때의 조명은 대략 0.01ft-L(0.03 cd/㎡)이며 만월시의 광량에 해당된다. 정상적으로 주간의 외부 조명량은 아무리 구름 낀 날씨라 할지라도 그 이상에 해당되며 완전한 색감을 갖는데 충분한 빛을 제공한다.

e. 수중에서 색감

수중에서 조명량은 보통 주간시기 작동에 필요한 수준 이하로 낮아지는데, 이는 물에 의하여 광범위하게 흡수되기 때문이다. 예컨대 구름 낀 날에 대양의 수면 위에는 200ft-L가 조사되는데 가장 맑은 수중 일지라도 200m 수심에서는 0.01ft-L 만 조사되어 색감을 손실케 한다. 물론 탁한 수중일 때는 이보다 훨씬 감소된다. 따라서 수중의 피사체는 맑고 깊은 수심이거나 탁하고 얕은 수심에서 발광원을 갖고 있지 않는 한 색감을 얻기에 충분한 빛을 받지 못한다.

또한 빛의 손실뿐 아니라 물에 의한 광에너지 변화 때문에도 수중에서의 색감이 변화된다. 물은 서로 파장이 다른 빛을 균등하게 흡수하지 않기 때문에 파장에 따라 어떤 빛은 잘 전달되는 반면 어떤 빛은 잘 전달되지 않는다. 증류수의 빛 전달 양상을 보면 480nm에서 최고이며 그 양측 모든 파장의 빛들은 강력히 흡수된다. 극도로 맑은 대양 해수에 있어 빛 전달양상은 아래 그림과 같다. 즉 맑은 심해에서 남는 빛은 청록색뿐이다. 장파의 손실, 적색의 손실은 비교적 낮은 수심에서 두드러진다. 흥미로운 것은 육체의 빛깔도 손실되므로 20-30ft 수심에서도 죽은 시체는 백묵과 같은 흰색이 된다. 물 속에서는 개흙의 양, 동식물의 분해산물, 오염 및 생명체들에 따라 증류수에 있어서와 흡수양상이 사뭇 다르다. 흔한 원인으로는 수중 플랑크톤을 들 수 있으며 최고 전달파장이 빛 스펙트럼의 황록색 측으로 치우치고 그 정도는 플랑크톤의 밀도에 따라 다르다. 매우 흥미로운 것은 깊은 물 속에서는 검게 보이는 게를 비롯한 바다 생물들이 물 밖에 서는 빨갛게 보인다는 것이다. 이런 깊이에서는 검은 빛깔과 빨간색은 똑같이 보인다. 분명한 것은 이런 깊은 바다에서 적자생존의 진화법칙은 검정색과 빨간색에 차이를 두지 않았다는 것이다.

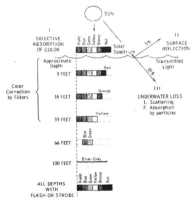

여러 가지 심도의 깨끗한 바닷물 속에서 빛의 색깔에 따른 선택적인 흡수. 빨간색, 오렌지색, 노란색이 상대적으로 얕은 수심에서 먼저 걸러져 제거되어, 더 깊은 심도에서는 청록의 빛만 남는다.

그림 5-7. 여러 가지 심도의 깨끗한 바닷물 속에서 빛의 색에 따른 선택적인 흡수. 빨간색 계열은 얕은 물에서 먼저 걸러져 제거되기에 깊은 심도에서는 청록의 빛만 남는다.

다양한 생명체의 상대적 가시도는 물의 여러 인자들에 의하여 영향을 받는다. 즉 물의 전달 빛깔에 따라 다른데, 이는 어느 빛이 흡수되어 있느냐에 따른 것이다. 일반적으로 대양 해수에서는 청색과 녹색이 가장 잘 보이며 더 탁한 연안 해수에서는 녹색과 황색이, 탁한 강물이나 항만에서는 황색 및 적색계열 등이 잘 보인다. 이를 이용하여 수중에서 가시도를 증진시키기 위해, 자색이나 남색 등의 단파장 에너지를 눈에 예민한 녹색, 황색, 귤색 등의 장파장 에너지로 전환시키는 형광도료가 사용된다. 전환된 에너지는 복사에너지와 함께 명시도 및 대비도를 증진시킨다. 상술한 바와 같이 수중에서의 조명은 흔히 색감을 가지기에 충분한 양이 아니므로 다이버는 광원을 가지고 들어가야만 한다.

인공조명의 어느 것도 주광과 같은 스펙트럼 에너지를 내지 못하기 때문에 수중에서의 색감에 영향을 끼치게 된다. 텅스텐 혹은 백열등은 많은 양의 장파장 에너지를 내며 가시 광선의 단파장 부분은 거의 내지 않는다. 반대로 수은등은 장파장 에너지를 거의 내지 않으며, 주로 황색, 녹색계열의 에너지를 낸다. 주광, 텅스텐등, 수은등 등의 광원에 의하여 수중에서 가장 잘 보이는 빛깔들은 서로 다르다. 탁한 수중에서는 주광에 귤색, 적색이 가장 잘 전달되므로, 텅스텐 광원에서는 이러한 빛들이 잘 보인다. 수은 광원에서는 같은 수중일지라도 황색 및 황록색 영역이 잘 보인다. 이점을 이용하여 수중 사진 등에서는 필터를 사용한다. 특정한 색의 여과기를 사용하면 가시 효과를 극대화할 수 있다. 예컨대 녹색을 가장 잘 전달하는 광원이라면 광원 위에 녹색의 여과기를 두면 최대의 가시 효과를 낼 수 있다. 이 여과기는 단지 가능한 에너지의 양만을 감소시키므로 물 자체의 여과효과와는 다르다. 다르게 말하면, 해수 자체는 백색 광원에 대한 여과기인 셈이다.

수중에서 빛깔을 판별하는 데에는 기타 인자들도 고려되어야 한다. 백색은 가시도가 높은데 물의 빛깔로 오인될 수 있으므로 빛깔의 판별에 사용되어서는 안 된다. 일반적으로 스펙트럼에서 인접된 빛깔은 구분하기 어려우므로 흑색을 제삼자 참고색으로 하여 스펙트럼의 양단에서 두 가지의 빛깔만을 사용하는 것이 좋다. 빛깔은 물의 상태와 조명형태에 따라 결정되어야 하지만, 주로 녹색, 귤색 및 흑색 등이 추천된다. 네 가지의 빛깔이 요구된다면 주광의 흐린 수중이거나 텅스텐 광원일 때에는 귤색 대신 적색 및 황색을 사용한다. 또는 주광의 맑은 수중에서는 청색으로 대치할 수 있다. 다만 수은등은 제4의 색깔이 없다.

물의 빛깔이 녹색으로 푸른 이유 : 물의 빛깔은 호수나 바다처럼 아름다운 진한 푸른색이 아니다. 그 빛깔은 하늘의 푸른색이 반사된 것이다. 물 본래의 빛깔은 물의 바닥이 하얀 물질일 때 볼 수 있는 희미한 녹색 빛이 도는 푸른색이다. 물은 거의 모든 빛을 투과시키지만, 적외선은 모두 흡수한다. 이것은 물분자가 적외선의 진동수에 공명하기 때문이다. 적외선의 에너지는 물의 내부에너지로 변환된다. 햇빛이 물을 데우는 것은 이런 이유 때문이다. 또한 물분자는 빨간색 빛의 진동수와 매우 적은 양이 공명하기 때문에 빨간색 빛도 물에 약간 흡수된다. 물의 깊이가 15미터일 때 빨간색 빛의 세기는 1/4로 줄어든다. 30미터 깊이의 물을 통과하는 빨간색 빛은 매우 적다. 빨간색 빛이 백색광에서 제거되면 어떤 빛깔이 남는가? 즉 빨간색의 보색은 무엇인가? 빨간색의 보색은 감청색으로 푸른빛이 도는 녹색이다.

이런 깊이의 바닷물은 녹색으로 보인다. 하늘은 대기중의 분자들이 푸른색을 강하게 산란시키기 때문에 푸르게 보이는 반면에 바닷물은 물분자들이 빨간색을 흡수하기 때문에 푸른빛을 띠는 녹색으로 보인다.

E. 수중 광학적 장비

한번이라도 수경(다이빙 마스크)을 다이빙 가방에서 빼먹은 적이 있는 다이버는 마스크가 얼마나 필수적인지 절실히 느꼈을 것이다. 한번은 제주시 사수항 근처 야간 다이빙이었는데 수경을 두고 왔음에도 장비를 조립해서 물에 입수한 적이 있었다. 결과는 언급하지 않겠다. 다른 한번은 문섬 난파선 위치 수면이 아닌, 난파선 옆에서 주행하던 잠수함 스크류 뒤로 접근했다가, 물살에 호흡기랑 마스크가 날아간 적이 있었다.

a. 수경

수경이 없으면 물속에서 사물을 명확히 볼 수 없다. 안구가 사물을 명확히 볼 수 있으려면 빛이 정확히 망막 위에 초점을 맺어야 하는데 이는 약 60-65디옵터의 굴절능력을 요구한다. 이중 약 2/3는 안구의 각막 표면에서 야기되는 것으로 대기와 안구 내 액상간 서로 다른 굴절치를 가지고 있기 때문이다. 그러나 안구가 물 속에 침수되면 물과 안구 내 액상은 굴절률이 같으므로 굴절이 일어나지 않게 된다. 그 결과 수경을 착용하지 않는 정상인의 안구의 굴절력은 약 45디옵터 정도로 제한된다. 이에 따라 일종의 심한 원시가 되어 사물을 명확히 볼 수 없게 되는 것이다. 이때 각막의 빛을 모으는 능력을 회복시키기 위해서는 안구와 물 사이에 공기 층을 두는 것이 필수적이다.

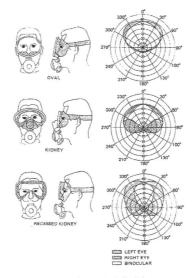

그림 5-8. 수경의 시야

b. 수중 콘택트렌즈

다이버용 콘택트렌즈(SCAL)는 수경의 대용품으로 각막 앞에 공기 층을 형성하여 물속에서 사물을 볼 수 있게 만든 것이다. 아래 그림에서 보는 바와 같은 렌즈가 눈에 맞도록 만들어진 것으로 전방에 평면으로 된 공기 층이 있다. 정상적으로 각막이 호흡할 수 있도록 허용하는 렌즈의 개구창은 그 곳을 통하여 광선이 들어올 수 없도록 광선의 간섭파를 제거하기 위하여 불투명체로 되어야 한다. SCAL을 통한 시력은 탁한 수중에서를 제외하고는 대기 중에서와 수중에서 모두 우수하다. 고압에 특별한 나타날 수 있는 경우를 제외하면 수중 200ft 심도까지는 내성도 좋다. 안검자극도 렌즈자체와의 접촉이라기보다는 물과의 접촉에 기인한 것이다. 담수 중에서는 거의 불만족스러운 점이 없으나 염소주입 수에서는 자극 증상을 경험한 예가 많다. 그리고 해수에서는 오랫동안 견디기 어려운데, 눈이 자극되어 시력이 희미해지기 때문이다. 또한 찬물에서 눈 주위를 보온하는 기능이 사라진다는 단점이 있다. 수경의 부재로 인한 불안이라는 심리적 효과가 야기될 수 있으나, 훈련이나 반복된 노출로 사라지게 마련이다. 또한 개별적으로 각자의 눈에 맞게 주문해야 하므로 300달러 정도로 고가이다.

SCAL는 수경에 비하여 여러 가지의 장점이 있다. 먼저 평평한 평면 때문에 시야가 넓어진다. 그러나 정상시야보다는 좁다. 또한 부정시(ametropia) 교정이 가능한데, 이는 렌즈 전방에 공기 층을 부착하기 전에 렌즈의 각막측 부위를 갈아서 두께를 변화시킴으로써 가능하다. 안면상부 특히 코가 노출되는데, 오히려 어떤 다이버에 있어서는 이러한 것이 바람직한 것으로 여겨질 수도 있다. 수경에 비하여 가장 현저한 장점은 강한 충격을 받아도 빠지지 않는다는 점이다.

경성에 비해 연성 콘택트렌즈는 수중에서나 대기 중에서 매우 착용감이 좋아 적응하는데 시간이 필요 없다. 해수나 염소주입수에서도 시력은 똑같이 보호된다. 그러나 눈이 직접 이러한 물에 접촉되면 작열감 등이 있다. 그래서 렌즈 위에는 반드시 수경을 써야 한다. 렌즈 자체는 주변 시야의 협착을 일으키지 않으며 200ft 심도에서 수경을 썼을 때 시력이나 착용감도 손상 받지 않는다.

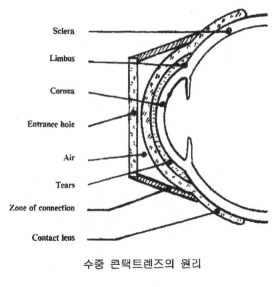

수중 콘택트렌즈의 원리

그림 5-9. 수중콘택트렌즈(SCAL)

F. 수중에서의 시각에 영향을 미치는 기타 인자

고압산소치료에서 발생할 수 있는 시신경염이나 핵백내장에 대한 내용은 20.장 고압산소치료 단원에서 설명된다. 이러한 문제는 해수다이빙에서는 드물다.

a. 폐쇄 격실의 영향

장기간 좁은 공간에 갇혀 지내는 경우, 예컨대 잠수함 승조원 등은 나이가 들수록 대조군에 비하여 시력이 몹시 손실된다. 그리고 휴식 상태에서 안구가 비측으로 수렴되어 모아지는 소위 "esphoria" 경향이 증가된다. 이러한 현상은 안구 근절작용과 수렴이 지속적으로 일어나 나타나는 것이다. 물론 장기간에 따른 현상으로 1회의 승조 후 시력, 입체 시, 굴절력 등의 변화는 무시할 만한 것이며, 근거리 "esphoria" 경향이 증가되기는 하지만 상륙하게 되면 회복된다. 장기효과는 단기 효과로부터 추정되는 것만큼 크지 않다. 영구적인 "esphoria' 현상은 몇 가지 조건하에서 생긴다.

 1) 잠수함 승조시간의 축적

 2) 고령 → 안구전이 강도 증가

 3) 시각계의 노화로 인한 회복력 감소

b. 고압의 영향

사람은 정상적으로 매우 깊은 심도에 잠수할 때 산소, 질소 및 헬륨 등의 조성이 인위적으로 된 기체를 호흡해야 하므로 고압과 호흡 기체의 문제를 나누어 생각할 수 없다. 두 가지를 고려해 볼 수 있다. 첫째, 산소와 질소분압을 해면 상태로 유지하는 한 고압이 시각에 미치는 해로운 영향은 없다. 미 해군 EDU에서 행한 일련의 잠수에서 다양한 시각기능을 검사하였는데, 15-25ATA 하에서 산소분압 0.3 및 질소분압 1.5로 일정하게 유지했을 때 15가지의 각종 시각검사에서 아무런 영향을 발견할 수 없었다. 둘째, 산소 및 질소분압을 일정 한계 이상으로 올리면 심각한 영향을 미치게 되는 것이다. 해저 깊은 곳에서 기체를 호흡할 때 두 기체 모두 분압은 증가한다. 그러나 산소, 질소 및 헬륨의 분율을 따로 분리하여 연구할 수 있다.

c. 산소의 영향

정상대기보다 더 높은 산소분압에 노출되면 심각한 효과를 나타내게 된다. 그 중에서도 시각 증상은 산소독성의 초기 지침이 된다. 생리적 및 병리적 효과가 나타나는데, 생리적 효과란 비가역적 화학독성에 의한 것이 아니며 산소호흡이 시작되자마자 나타나서 정상산소분압으로 돌아오면 곧 회복된다. 병리적 효과란 높은 산소 분압에의 노출이 끝나더라도 지속적으로 나타나는 것이다.

contents

06. 수중에서의 청각

06. 수중에서의 청각

수중에서는 음원의 위치를 파악할 수 없다는 통념이 있다. 이러한 주장은 직관적으로 옳지 않은데, 3명의 다이버가 일렬로 가는 도중에 소리를 내는 얼러트를 사용하면 아무런 의심 없이 그 소리가 앞에서 들리는지 뒤에서 들리는지 알 수 있기 때문이다. 사람은 다양한 방식으로 청각적 위치를 재구성하므로, 돌비 5.1채널 같은 입체 음향설은 부분적으로만 옳다. 문제는 적응이다. 돌고래가 육상 생활을 연습한다면 마찬가지로 '공기는 소리를 잘 전달 못하기 때문에 물밖에 나가면 소리의 위치를 알기 어렵다.' 라고 배울 것이다. 수중 환경이 익숙하지 않을수록, 청각의 효율은 떨어지게 된다. 수중이나 고압환경 하에서 인체의 감각기관이 정상 대기 중에서와 같은 효율을 발휘하리라고는 생각되지 않는다. 실제 다양한 측면에서 인체 감각기가 수중에서는 그 효율이 감소된다. 수중작업자는 그의 청력을 얼마나 신뢰할 만한가? 수중 청각의 절대역치, 무외상성 수중 청각의 최대강도, 수중청각판별, 수중 음원의 탐색 등에 관하여 서술하고자 한다. 압력손상과 같은 귀의 손상이나 어지러움과 같은 전정기관의 문제는 18.장 이압현훈의 감별진단 단원에서 서술된다.

A. 소리계와 귀의 구조

사람이 외부의 정보를 받아들이는 데 있어 앞서 언급했던 눈 다음으로 중요한 기관은 귀이다. 청력이라는 것은 귀와 이에 부수된 신경, 소리의 원인, 진동에 의해 전달되는데 필요한 매개물(공기, 고압기체, 물)의 세 가지에 의해 좌우된다. 귀와 이에 부수된 신경을 청력계(소리계)라고 부른다. 아래 그림6-1은 귀를 알기 쉽게 나타낸 것이다.

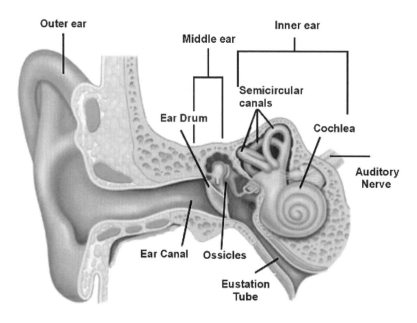

그림 6-1. 소리계의 구조

B. 청력(auditory acuity)

청력이란 소리의 강도에 대한 청각의 감수성이다. 소리의 강도를 나타나는데 데시벨(dB)이라는 단위를 사용한다. 소리의 세기는 소리의 크기 그 자체는 아니다. 소리의 크기에는 세기(음파의 진폭)외에 진동수도 관계한다. 음파도 절대적인 에너지 수치를 측정하는 것은 곤란하기 때문에 표준 음파에너지로서 1000cps의 소리로 압력이 0.0002dyne/cm2의 것을 기준으로 한다. 이것은 청년이 겨우 들을 수 있는 음파에너지의 평균차이다. 횡축에 주파수, 종축에 각 주파수에 있어서의 청각의 역(dB)을 취하면 청력곡선이 얻어진다. 인간의 귀로는 16~2만cps의 범위의 소리를 들을 수 있고, 그 중에서도 1000~3000cps의 소리에 대하여 감수성이 강하다. 사람이 소리를 잘 듣기 위해서는 외이도, 고막, 중이강(middle ear cavity) 및 내이 등의 기능이 정상이어야 함은 물론, 중이강과 직접 연결되어 있는 이관(Eustachiantube)도 정상적인 기능을 유지해야 한다.

C. 골전도(bone conduction)

골전도는 음파가 외이와 고막을 거치지 않고 직접 두개골에 전도되어 직접 내이에 전달되는 현상을 말한다. 골성전도, 골도라고도 한다. 공기 중의 음파가 외이도와 고막-고실소골을 통하여 내이에 도달하여 소리로 들리는 공기전도에 대응하는 말이다. 두개골에서 직접 내이로 들어오는 경우의 순수골전도와 두개골이 3개의 이소골에 전하고, 이어서 내이에 전달되는 골고실전도가 있다.

발성자가 듣는 자기의 목소리는 그 소리가 공기 속에 전파되어 자기 귀로 들어오는 것과 자기의 목소리가 두개골을 진동시켜 생기는 골전도에 의하여 내이에 들어오는 것과의 혼합성이다. 따라서 녹음된 자기의 목소리는 자기 자신이 느끼고 있는 목소리와는 약간 다르게 들리게 된다. 의학적으로는 청신경이나 내이가 고장인 경우의 난청이나 이경화증(耳硬化症), 중이염 등 중이의 전음기구(傳音機構)가 상해된 경우의 난청 등에서는 각기 골전도에 의해 들리는 것이 다르므로 이것이 진단상 중요한 의미를 갖는다. 골전도는 청력검사에서 전음계(傳音系), 즉 외이, 중이의 장애와 감음계(感音系), 즉 내이 및 신경경로의 장애를 구별하기 위하여 사용된다. 전음계 장애에서는 골전도청력(骨傳導聽力)이 침해되지 않으나 감음계 장애에서는 그것이 나빠진다.

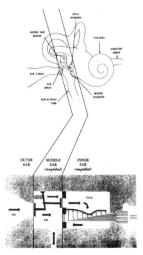

그림 6-2. 귀의 해부학적 구조와 생리적인 도해

I. 수중 청각

A. 수중 및 고압환경하의 청각

청각은 귀와 그 관련 신경로, 음원 및 음원으로부터 음파 진동을 전달하는 매체 등에 따라 다르다. 대기 중에서 소리는 공기 전도(AC)를 통하여 전정에 전달된다. 그러나 수중에서는 소리가 골성 전도되리라는 것을 쉽게 추측할 수 있다. 물론 물을 통한 청력에너지는 두 개의 어느 일부분이라기 보다는 물에 잠긴 모든 부위에 고루 미치게 된다. 그러므로 소리는 두개골을 통하여 압축파로서 전달되어 두개 내부의 전정에 도달하게 된다. 수중에서 청력에너지는 물과 두개골간에 특별한 장애 없이 바로 전달되는데 이는 물과 인체의 청각 저항(impedance)이 유사하기 때문이다. 대부분의 청력에너지가 그대로 소밀파의 형태로서 두부에 전달된다. 골성전도자극 및 공기 전도의 자극은 어떤 경로를 통하였건 일단 청각계에서는 같은 방법으로 유입된다.

만일 다이버가 외이도에 기포를 갖고 있다면 이는 두 개의 공기충전(air-filled) 공동으로 기능하여 음파는 공기전도의 경로, 외이도 -공기 공동 - 고막- 이소골- 난원창-내림프를 지나는 길로 전달되어 전정에 도달한다. 기존의 통념은 수중청각의 효율이 대기 중에서보다 낮다는 것이다. 특히 고빈도(고주파수 높은 진동수)의 소리는 수중에서 잘 들을 수 없으며 대기중과 비교하면 수중에서 30-60dB 정도의 감쇄가 있다고 알려져 있다. 그러나, 이와 같은 계산은 대기 중의 소리를 수중에 가져와서 비교한 것이다. 동일한 강도의 진동에 대하여 공기전도나 수중청각이 그 민감도가 같다면, 즉 고막 및 이소골의 민감도가 두개골의 민감도와 같다면 수중청각은 효율이 결코 낮지 않을 것이다. 한 연구자는 공기전도에 대하여 방음효과를 내는 특수한 귀마개를 사용하여 대공스피커에 의한 소리의 청력도(audiogram)를 측정한 결과, 귀마개가 있을 때와 없을 때를 비교하면 골성 전도 역치는 공기 전도 역치보다 45-68dB 낮은 것을 관찰하였다. 이러한 사실은 공기전도와 수중청각의 차이와 유사하므로 나아가서는 수중청각이 골성전도에 의한 것임을 알 수 있다.

B. 수중 청각의 절대역치

침수 상태의 다이버에 있어서 다양한 청력형태가 연구되었지만, 다수의 증례는 청력도(audiogram)가 동시에 관찰되지 않았기 때문에 실험군의 청력이 젊고 건강한 자의 평균치와 근접하고 있는지 알 수 없다. 더욱이 2 사례에 있어서만 골성전도 청력(BC audiogram)이 관찰되었기 때문에 피검자는 수중청력을 연구하기에 적합한 대상이었는지의 여부도 불확실하다.

음압수준의 단위는 dB이다. dB는 상대치로서 0.0002ubar (2×10-4 dyn/cm)의 평균치에 근거하고 있다. 수중의 음압수준을 언급할 때에는 수중 청각역치인 11bar, 1dynk㎡, 또는 74 dB re 2×10-4에 근거할 수도 있다.

주파수, Hz	청각 역치, dB
125	67-88
250	60-75
500	52-73
1000	30-68
2000	53-81
3000	49

4000	54-85
6000	73
8000	72-73
15000	104

표 6-1. 침수가 청각역치에 미치는 영향

C. 외이도 내 기포가 수중청력에 미치는 영향

Reysenbach de Haan (1956)은 3명의 다이버에 있어서 외이도의 공기 기포는 1㎑에 있어 약 21dB의 역치 저하를 가져오지만 15㎑까지의 고주파수 영역에서는 오히려 역치를 개선하였음을 보고하였다. Hollien(1969) 등은 4명의 남성 및 3명의 여성 유경험 다이버들을 12ft 수심에 잠수시켰을 때 외이도에 기포가 있을 때와 없을 때를 비교하였다. 250Hz에서 기포가 없을 때에 비하여 기포가 있을 때 역치가 6dB 더 좋은 것을 빼면 기포의 영향은 없었다. 250Hz에서의 소리가 고막 및 중이의 탄력성에 대하여 별도로 시사하는 것은 없을 것으로 판단되므로 수중청각이 완전히 골성전도에만 의한 것이며 중이는 관련이 없다고 해석할 수 있다.

D. 심도가 수중청력에 미치는 영향

브란트(Brandt)와 홀린(Hollien)(1969)은 4명의 남성 및 2명의 여성 유경험 다이버에 있어 심도가 수중청력에 미치는 영향을 조사하여 35-105ft 수심은 청력에 유의한 영향을 미치지 않음을 보고하였다. 아래 그림 6-3은 공기 전도 및 수중 청력도에서 청음 역치를 보여주고 있으며, 105ft에서 수중치가 약간 증가되었음을 보여 주고 있다.

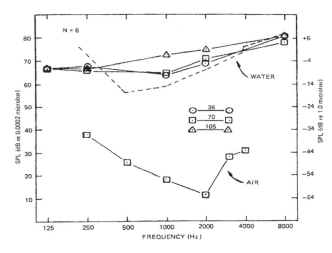

그림 6-3. 공기 전도 및 수중 청력도(air conduction and underwater audiogram), 30ft 깊이의 7명의 다이버에 대한 서로 다른 깊이의 유사한 데이터는 점선으로 표시

E. 후드 착용이 수중청력에 미치는 영향

스미스(Smith)(1969)는 귀를 덮는 습식 잠수복(후드)가 1-8㎑의 음역에 있어 수중청력을 25-43dB 감소시킴을 지적한 바 있다. 또한 홀린(Hollien)과 파인스타인Feinstein(1972)은 3/16인치 두께의 잠수복 및 후드에 의한 영향을 조사하였다. 수중에서 순음 역치는 중간 및 고주파수에서 후드가 없을 때에 비하여 유의하게 낮은 것을 관

찰하였다. 다이버가 극지용 후드를 착용한다면 100Hz 이상 음역에서 20dB 이상의 역치감소가 나타난다.

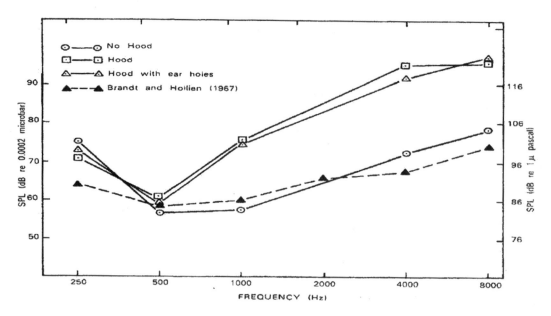

그림 6-4. 30ft 의 수심에서 극지용 후드를 착용한 7명의 다이버에서, 데시벨 역치(threshold in dB) 는 0.0002micro-Bar 혹은 1micro-pascal

II. 수중에서 음원이 받는 영향

A. 수중 대화음의 명료도

음의 빈도 및 강도에 따른 역치의 차이는 자세하게 조사되지 않았으나 수중 회화의 명료도는 조사된 바 있다. 고성능의 장비통신은 거의 완벽하다는 것이 잘 알려져 있다. 브란트(Brandt)와 홀린(Hollien)(1968)은 가청역치 (SRT)보다 30dB 큰 단절음에 대하여 95%가 정확한 반응을 보였음을 보고하였다. SRT는 각 다이버가 50%의 정확한 반응을 보이는 음성 신호로서 다이버에 대하여 개별적으로 정하였다. 16명중 평균 SRT는 80 dB re 2 × 10-4 ubar이었으며 동일한 주파수의 순음에 대한 수중역치보다 13-15dB 높았다. 이러한 수중순음 및 회화에 대한 차이는 공기전도 청각과 수중청각에 있어서 동일하다.

수중청력이 공기 전도 청력보다 훨씬 변조되었을 때에는 이러한 명료도를 얻을 수 없다. 그러나 음성통신에 있어서 안전인자가 크기 때문에 잡파가 많은 통신기일지라도 통신에 사용할 수 있다. 수중에서 두 잠수함간 물을 통한 전화 음성통신은 수 마일까지도 가능하다.

B. 수중 음원의 위치 파악

수중에서 음원의 위치를 알 수 없는 것은 물속이라는 물리적 제한이 절대적으로 작용해서가 아니라, 대기 환경에 익숙해져 있는 청각기관이 수중에 적응하는데 시간이 필요하기 때문이다. 익숙하지 않은 다이버는 수중에서는 음원의 위치를 알아내기가 어렵다. 수중에서 위치를 알 수 없는 그럴싸한 이유로 양측 귀를 효율적으로 사용할 수 없기 때문이라는 설명도 곁들여진다. 이와 같은 결론은 옳지 않다. 대기 중에서 한쪽 귀만으로도 위치를 정확히 판단할 수 있다는 것이 입증되어 있기 때문이다. 결국 적응의 문제이다. 훈련 받은 야구 선수는 소리를 듣고 볼의 착지점을 즉각적으로 알 수 있다. 훈련되지 않은 사람은 그보다 떨어진다. 사고로 한쪽의 청력을 잃었다면 충분한 연습을 통해 다시 그러한 능력을 획득할 수 있다. 선천적으로 한쪽의 청력이 없는 사람은 동일한 위치 파악 능력을 가지나, 훈련된 선수라도 한쪽 귀를 밀폐하면 적응에 많은 시간이 소요된다. 또한 바다 속의 포유류들은 훌륭한 소리의 판단력을 가지고 있으므로 유독 사람의 귀만이 음원의 위치를 판별하지 못한다는 것은 이상한 일이다. 사실상 물은 소리의 전파에 있어서 좋은 매체이다. 첫 다이빙을 하는 다이버가 적어도 음원을 찾아내는데 어느 정도 능력을 나타낼 수 있다는 사실은 더 이상 논란의 여지가 없다.

홀린(Hollien)은 50ft의 수중에서 몸통을 움직이지 못한 채 잠기게 하고 머리부분은 자유로이 움직이게 한 23 예에 있어서 수중음원 탐색연구를 실시하였다. 수중 고음 스피커를 중심선으로부터 각각 0°, ±45°, ±90°의 방향에 설치하고 역치보다 40dB 높은 강도로서 각 주파수에 따른 지속적인 음파를 발생시키도록 하였고 피실험자는 어느 스피커로부터 소리가 나는지 가리키도록 하였다. 20% 정확성까지 우연치로 하였을 때 2회의 평균점수는 다음과 같다.

광역의 소음에 53-57.3%
250Hz에서 50-52.7%
1,000Hz에서 37.3-39.0%
6,000Hz에서 24.0-34.0%

대부분 음원의 위치를 정확히 판별하였다. 또한 대부분 오차는 그 범위가 45° 이내였다. 반복하여 실험을 하면 평균 30% 정도의 진전이 있었다. 실험 예 중 7 예는 머리부분까지 고정시켜 실험해 보았을 때 그 성적은 대체로 유사하였으나 250 Hz에서만 37%가 감소되었다. 홀린(Hollien) 등은 실험결과에 입각하여 이론적인 추정치보다도 음원 탐색에 더 좋은 결과를 나타낸 것으로 보았다.

음원 탐색의 능력에 의거하여 비상시 다이버를 호출할 때에 유성신호로써 가능성 여부를 판별하기 위하여 레게르(Leggere) 등은 6명의 다이버에 있어서 350회의 실험을 실시하여 잘못된 결과의 표준편차는 58임을 밝혔다. 20예의 귀환실험에 있어서는 12례가 음원 신호 발신점으로 수영해 왔으며 다이버가 해저 측을 향하고 있을 때, 수면으로의 귀환 신호는 100% 인지가 가능한 것으로 나타났다. 연구자는 수중 청각에서 약하지만 양측 귀에 의한 판별이 가능하며 소나를 이용한 비상유선신호가 가능하다고 결론지었다. 앤더슨(Anderson)과 크리스텐슨(Christensen)(1969)은 항만 및 외해의 음반향효과가 음원탐색에 미치는 영향을 조사하였던바 6m 수심에서는 외해의 결과가 동일하나 3m 수심에서는 항만에서 훨씬 반향이 크다고 하였다. 2㎑에서는 중심선으로부터 ±90° 방향에 2개의 음원이 있었음에도 우연기대치 이상의 좋은 성적이 나지 않았다. 그러나 1㎑에서는 확실히 음원을 탐색하였으며 4, 8, 16㎑로 주파수가 증가함에 따라 서서히 청력이 증가되었다. 70%를 맞춘 가장 우수한 다이버에 있어서는 중심선으로부터 ±10°방향에 있는 것도 1, 8, 16㎑에서 정확히 맞출 수 있었다. 노만(Norman) 등은 반향풀내에서 잠수한 다이버 주위에 30°step의 수중투사기를 설치하였을 때 음원의 탐색 우연 기대치는 14%이었으나 맨머리의 2예에서 42%가 정확히 맞추었음을 보았다. 한쪽만 귀덮개를 착용하고 같은 검사를 수행하였을 때는 통계적인 차이가 없었다.

C. 고압환경에서 허용 가능한 최대 소음 수준

작업 중인 다이버는 고막 손상의 위험에 종종 노출된다. 이러한 손상은 수중폭파의 압력파뿐만 아니라 대화를 위해 사용하는 증폭기나 주파수 변환 기기에서도 청력을 영구 손상시키는 큰 순음이 수중에서 발생할 수 있다. 몬테규(Montague)와 스트리클런드(Strickland)(1961)는 다이버들을 음원에 노출시키는 연구를 수행하였으며 1,500Hz에서 172dB 의 소음 수준에 이르렀을 때 50%가 더 참을 수 없으며 더 이상 주파수가 증가되지 말기를 희망하였음을 보고했다. 165dB 이상에서는 모든 예에 있어서 시야에 변화가 초래된다고 보고하였다. 습식슈트의 후드는 소음을 10dB 정도 경감시킬 수 있으나 이마부분에 2인치의 작은 구멍만 있어도 그 효과는 소실된다고 한다. 서밋(Summit)과 라이머(Reimer)(1971)는 잠수사 및 고압환경 하의 인간에게 소음이 미치는 효과를 규명하였다. 특히 고압챔버에서의 소음에 주목하였으며, 보호되지 않는 귀에는 비교적 단시간에 손상을 입힐 수 있는 경우가 있다고 결론지었다. 실례로 가압 중이나 환기 실시 중에 가압챔버의 소음은 단시간이나마 허용 가능한 최대 수준에 도달한다. 아래 그림 6-5는 미 해군에서 규정한 청력 보호를 위한 최대소음노출 기준이다. 이 제한 곡선에는 가압챔버 내 및 통용되는 헬멧 착용시의 소음수준이 나와 있다. 예를 들어 B 헬멧을 착용할 경우 약간의 소음이 경감되어 20분 정도의 허용시간을 보인다.

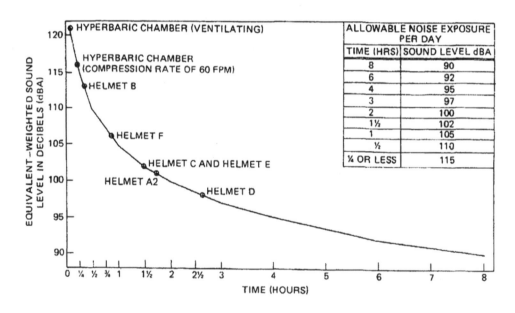

그림 6-5. 소음노출한계. 다양한 조건(헬멧과 고압챔버 등)에서의 소음 노출 한계와 기록된 최고 수치와의 상관관계(제공: 미해군다이빙매뉴얼)

D. 고압이 청력에 미치는 영향

고막을 통한 압력평형이 이루어졌을 때의 청력 : 이관이 정상이고 중이 압평형이 적절하게 이루어지더라도, 소리의 전도란 측면에서 대기압이 변화하면 청력에 있어 변화가 일어난다. 항공기 상승시의 압력 강하나 헬륨 혼합 기체 사용으로 기체밀도 감소 시에는 청력의 미미한 변화가 일어날 수 있다. 그러나 고압챔버에서나 잠수 시에는 밀도가 증가되고 보다 급격한 청력변화가 일어날 수 있다. 확실히 고막에 대한 기체밀도의 변화는 부분적으로나

마 고막의 반응에 영향을 미치고 따라서 청력에 영향을 미치게 된다.

11기압하 고압챔버에서 26명의 숙련된 다이버에게 청력도(audiogram)을 측정한 결과, 음차에 의한 골성전도는 압력의 영향을 전혀 받지 않았으나 공기전도는 압력에 따라 일정한 비율로 감소되었고 회화영역 주파수에서는 30-40 dB에 달하는 손실이 있었다.

파머(Farmer)(1973) 등은 He-O2 호흡 19.2ATA 하의 여섯 명의 다이버에 있어서 12시간 정도의 가압기간(하잠) 중 다섯 심도에서 600ft 심도의 6일중 2회, 7일의 감압기간 중 여섯 심도에서 각각 0.25-4 ㎑의 골성 전도 및 공기 전도를 측정하였다. 이때에 고막을 통하여서는 항상 압력평형이 이루어지도록 하였다. 골성전도의 변화는 관찰되지 않았으며 100ft 미만에서는 공기전도도 영향을 받지 않았으니 전도성 청력은 600ft에서 0.25, 0.5, 1.0㎑에 대하여 4±11 dB, 2 및 4㎑에 대하여는 25±13dB의 평균손실을 나타냈다. 해저체류 6일 후에는 큰 변화가 없었으나 평균 손실치가 0.25, 0.5, 1.0㎑에서 26±8dB로 증가되었다. 이는 귀의 공명주파수가 상향 변화된 것 그리고 헬륨에 의한 큰 저항 불일치(impedance mismatch)에 기인한다고 판단된다.

토마스(Thomas)(1971) 등은 33명의 다이버에 있어 He-02 1회의 300ft 포화잠수, 4회의 600ft, 2회의 850ft 잠수 시 공기 및 골성전도 청력 수준을 조사하였다. 이 실험에서 청력도 측정기(audiometer)는 고압챔버에 빌트인된 장비이며, 이어폰은 1,000ft 가압하에서 교정된 것을 사용하였다. 복합성 난청 및 일시적 역치전이(temporary threshold shift : TTS)는 어떠한 고압환경하에서도 골성전도가 변화하지 않는다는 것을 확인함으로써 제외되었다.

고막을 통한 경미한 압력차이가 있을 때의 청력 : 톰슨(Thompson)(1934) 등은 고양이에 있어서 이관을 통하여 중이강 내에 전극을 삽입하고 전정기의 전위차를 측정하여 고막을 통한 압력차가 ±5mmHg에 이를 때까지는 아무런 변화가 없음을 관찰하였다. 전도성 청력 손실은 ±30mmHg까지 점차 증가한다. 고양이에 있어서 고막을 통하여 ±50㎜Fig의 압력 차가 있을 때에는 특히 중간주파수 영역에서 전도성으로 보이는 20-40dB의 손실이 있었다. 보다 압력차가 낮으면 2㎑에서 오히려 청력 개선이 있을 경우를 빼고도 감소되지는 않았다. 이러한 사실은 역시 아래 그림 6-6의 2㎑에서 아무런 변화를 보이지 않는 것과 관련이 있다.

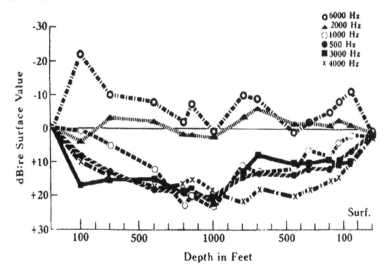

그림 6-6. 6가지 다른 주파수에 대한 심도에 따른 평균 역치. 모든 역치는 해수면에서의 수치에 대한 상대적인 값이다.

이관 폐쇄가 있을 때의 청력 : 만성적으로 이관이 폐쇄된 개체에 있어서 고음에서의 청력손실이 있음이 밝혀졌으며 이는 감각-신경성 청력손실인 것으로 보인다. 연구자에 따라서 corti 기관에 부종이 있다거나 또는 중이강 내에 저류된 유독물질이 난원창을 통해 유입되었기 때문이라고 한다.

로크(Loch)(1942)는 스스로 비강을 통해 풍선을 집어넣어 자기의 이관을 폐쇄한 후 75분만에 2-10㎑에서 15-20dB의 청력손실이 있으나 풍선을 빼면 모두 정상 복귀함을 보고하였다. 확실히 이관 폐쇄는 고음전도에 영향을 미치는 것으로 보인다. 일시적으로 내이의 변화가 온다는 것은 생각하기 어려운 일이므로 경미한 고음에서의 청력손실을 그 성질상 항상 비전도성으로 간주하는 것은 적절하지 않을 것이다.

contents

07. 피임, 월경, 감압질환

07. 피임, 월경, 감압질환

감압 질환에서 여성 다이버의 감수성에 대한 논쟁의 주된 질문은 다음과 같다.

1. 여성은 감압 질환의 위험이 남성 보다 높은가?

2. 월경 주기별로 감압 질환의 위험성이 다른가?

3. 경구 피임약 혹은 폐경기 호르몬 보충은 감압 질환의 위험성을 증가시키는가?

이것은 여성 자신뿐만 아니라 아무런 악의가 없는 업계의 다이빙 교육자가 끊임없이 제기하는 주제이자 질문이다. 1950년대 초반까지는 스포츠 다이빙을 위해 스쿠버를 사용하거나 군대 또는 상업적 다이빙의 영역에 관여하는 여성은 소수에 지나지 않았다. 그 이후로 다이빙 강사, 군사다이빙, 고압산소치료 내부 관찰자와 같은 압력 작업장에서 많은 여성들이 활약하기 시작했다. 여성은 국제 레크리에이션 다이빙 공동체의 약 1/2을 차지하고 있으며, 휴가철에 다이빙을 체험하는 인구의 80% 이상을 점유한다. 한국에도 연중 내내 정기적으로 다이빙하는 여성들이 많으며, 다이빙을 위한 휴가를 계획하는 여성들도 많다. 미국에서 1960년대와 70년대에 감압 질환에 대해서 남성과 비교하여 여성의 감수성에 대한 논의가 시작되었다. 이 논쟁의 일환으로 감압 질환과 생리주기의 관계 조사가 제한적으로 시행되었다. 월경주기, 경구 피임약(OCP) 및 감압 질환 사이의 관계 문제에 관해서는 1970년대 이후 논쟁이 지속된다. 다이브 저널과 컨퍼런스에서 발표 한 내용은 수십 년 동안 수 많은 기사로 발표되었고 번역되었다. 인터넷을 트롤링하면 잘 알려진 저자가 쓴 글과 단지 "다이빙이 취미인 의사"가 작성한 많은 잘못된 정보를 찾을 수 있다. 또한 다이빙을 하지 않는 의료 종사자는 확실하고 신뢰할 수 있는 레퍼런스가 없기 때문에 항상 정보에 입각한 조언을 제공할 수 있지 않다.

여성 다이버에 대한 수중과학회의 구체적인 목적은 여성에 따른 부족함이나 결함이 아닌 성별의 차이점을 정확하게 정리하는 것이다. 유전자로부터 출발하여 성별에 따라 다른 호르몬이 해부는 물론 생리학적인 차이점을 보인다. '다이빙 하는 뇨자'에서 서로 다른 호르몬 균형이 월경 주기의 단계와 관련이 있으므로, 동일한 '뇨자'(여성)은 주기의 각 단계에서 "다른 존재"라 할 수 있다. 월경과 피임이 다이빙에 미치는 영향부터 월경주기에 따른 감압질환의 민감성이 이번 장의 주제이다.

I. 다이빙과 피임

A. 호르몬 피임

경구피임제는 단지 원하지 않은 임신을 피하고 성관계를 지속하기 위해서만 사용되지 않는다는 점을 인지하여야 한다. 월경 전 증후군이나 월경 곤란증을 특정 기간에 피하기 위해서 사용되거나 여성질환적 치료 목적으로 사용될 수 있다. 특히 여성 다이버에서는 예상되는 다이빙 기간 동안 월경 출혈을 회피하는 것이 필요할 수 있다. 전미의 경우 14~44세 여성의 12%는 현재 경구용 피임약을 사용하는 것으로 알려져 있으며, 한국의 경우 임신을 미루려고 하는 기혼여성의 피임 방법의 23% 정도가 경구 피임제를 사용하는 것으로 조사되었다. 다이빙 적합성 측면이 아닌, 경구용 피임약 자체의 부작용은 계속해서 논란의 여지가 있어 왔다. 1969년 영국의 후향적 역학 조사가 보고되었다. 경구 피임약 복용 여성에서 하지 정맥 혈전증, 폐 색전증, 뇌졸중, 심근 경색 발생률의 증가가 보고되면서 피임약의 안전성에 대한 우려가 처음 제기되었다. 지난 50년간 성 호르몬과 생체 보조 인자(host cofactor) 사이의 상호 관련성 및 위험성에 대한 의학적 견해에는 많은 변화가 있었다. 50년 전과 비교하면 경구 피임제의 에스트로겐 복용량은 85~150pg에서 20~50pg으로 감소했으며 프로게스테론 복용량은 노르에틴드론 및 노르에틴드론 아세테이트 함유 브랜드의 경우 5mg에서 평균 1mg으로 떨어졌다. 복용량이 감소하는 동안, 피임약의 효과 및 안전성에 대한 예비 자료가 수집되었다. 이 새로운 데이터와 개선된 다 변수 분석을 통해 피임약에 의한 동맥 혈관 위험 증가의 거의 대부분이 알약과 흡연의 상승 작용과 관련이 있음이 알려졌다. 하루 25개피 미만의 담배를 피우는 여성은 심근 경색의 위험이 3배 증가하는 반면, 무거운 흡연자 (하루 25개피 이상을 사용하는 여성)는 위험이 위험이 23배 증가한다. 경구 피임약은 흡연하지 않는 35세 미만의 여성에서 심근 경색의 위험을 증가시키지 않으며 동맥경화증도 마찬가지로 나타났다. 결론적으로 조사에 참여한 경구피임약 복용 여성은 생활 패턴 상 상당히 많은 흡연을 하고 있었으며, 혈관 질환은 이러한 흡연의 영향이 나타난 것으로 보여진다.

최근에는 피임약을 복용하는 여성에서 발생하는 혈전 색전증 증상의 적어도 50%가 유전성 및 후천성 응고 장애와의 상호 작용에 기인한 것으로 밝혀졌다. 혈전성향증(혈관 내 응고질환; thrombophilia)의 가장 흔한 기전은 응고 인자 V 구조의 아르기닌이 글루타민으로 대체되어서 활성화된 단백질 C에 의한 절단에 저항성을 가지는 경우이다. 이때 응고 인자 V의 혈전향 활성(prothrombotic activity)은 상향 조절된다. 이 결과 나타나는 질환인 활성화 C 단백 내성(activated protein C resistance)은 상염색체 우성 질환으로 북유럽 백인의 5-10%에서 발생하는 것으로 알려져 있다. 이종 접합 개체의 경우 상대 위험이 7배 증가했지만 동형 접합 개체의 경우 80배 증가한다. 혈전성향증과 경구 피임약 사이에는 시너지 효과가 있다. 그밖에 외인성 성 스테로이드와 상호 작용하는 혈전성향증으로 단백질 S 결핍, 단백질 C 결핍, 루푸스 항응고제 및 항 트롬빈 III 결핍증이 알려져 있다.

엔드리카트(Endrikat)는 50년 이상 흔히 사용되어 온 두 가지 프로게스틴인 노르에틴드론 (norethindrone)과 레보노제스테렐(levonorgestrel)이 활성화된 단백질 C 활성을 증가시키는 것을 발견했으며 약 3-4%의 상승을 보였다고 보고했다. 최근에 "3 세대" 프로게스틴이 이전 약제에 비해 하지 정맥 혈전증 위험을 증가시키고 활성화 C 단백 내성도 증가시키는 것으로 알려졌다. 이에 따라 변이가 없는 여성에서도 응고 인자 V 돌연변이와 관련된 질환을 나타낼 수 있음이 시사되었다. 이러한 프로게스틴에는 desogestrel, norelgestromin (이전에 norgestimate으로 불림), gestedene (미국에서 판매된 적이 없는) 및 drospirenone (dihydrospirenone)등을 들 수 있다. 갱년기 호르몬 요법의 사용으로 혈전 위험이 증가하는 것으로 알려져 있으며 이 또한 트롬빈을 비활성화 할 때 활성화 C 단백의 효율이 저하되는 것으로 설명할 수 있다.

이러한 발견의 의미는 다이빙에 중요하다. 기저 질환으로서의 응고 장애는 감압 질환, 골 괴사, 대퇴골의 특발성 무균성 괴사 및 기타 혈관 합병증의 잠재적 위험 인자로 알려져 있다. 특히 노출된 다이빙 프로필에 비해 심각한 감압질환의 증상이 나타났을 때 혈전성향 장애를 고려되어야 한다.

호르몬 피임약이 감압질환에 미치는 영향은 과장되고 부풀려져 있다. 파이프(Fife)는 경구 피임약이 처방된 돼지를 실험동물로 하여 다이빙 프로필을 유도하는 감압을 시켰고 대조군에 비해 감압질환의 증상과 손상이 차이가 없음을 확인하였다. 경구 피임약이 투여된 그룹에서도 혈전성향증(thrombophilia)에 의한 손상은 없었다. 임상적으로 스테로이드성 피임약이 감압질환의 위험을 증가시킨다는 분명한 징후는 없다. 쉬머(Schirmer)와 워크만(Workman)은 고도(altitude) 챔버 훈련자에서 생리주기 또는 경구 피임약 사용이 관련하여 감압질환에 대한 감수성을 증가시키지 않는 것을 보고했다. 조사는 1000명의 여성 다이버를 대상으로 실시한 설문 방식으로 진행되었다. 댄(다이버 경보 네트워크;Diver Alert Network)은 월경과 감압병의 관계에 대한 데이터를 발표했다. 956사례의 감압 질환을 경험한 여성 다이버에서 38.2%가 사건 발생 당시 월경 중이었다. 위험이 월경주기 전체에 균등하게 배분된다면 예상되는 확률은 25% 정도여서 이보다 높은 확률이 나타난 것이다. 생식 연령이 13-51세인 654명의 여성의 경우, 51세에 월경이 중단된다고 가정하면 사고 발생 당시 21.6%가 월경 중 이었으며 위험은 주기 전체에 균등하게 분배되었다고 가정할 수 있다. 코호트에서 경구 피임제를 복용중인 261명의 여성 다이버들이 감압 질환을 경험하였을 때 월경 중인 경우가 85.5%였다. 저자들은 경구 피임약을 복용하는 여성다이버에서 월경 중 다이빙을 할 때 감압질환의 위험이 다른 여성들보다 더 높다는 결론을 내렸다.

경구 피임약 외 호르몬 치료법에 대한 문헌 보고는 알려져 있지 않다. 경구 피임약과 경피 피임약이 모두 하지 정맥 혈전증 위험을 증가시키기 때문에 경구 피임약에 나타나는 위험과 유사한 위험을 초래할 수 있다. 예를 들어 경피 피임 패치인 Ortho Evra™의 예를 들면 이 피임 패치는 6.00mg 의 노르엘제스테로민 (norelgestromin)과 0.75mg의 에칠 에스트라디올(ethinyl estradiol)을 함유한 복합제제로, 24시간 당 각각150/29mg의 성 호르몬을 혈류로 방출한다. 이 패치는 전미에서 두 번째로 흔히 사용하는 인기 있는 피임제이며 2005년 말 FDA는 Ortho Evra 피임약 피임약 라벨을 업데이트하여 사용자에게 피임약 복용보다 에스트로겐 수치가 높다는 경고를 전한바 있다. 질 삽입형 링인 Nuvaring ®은 경구용 에토노게스트렐과 에칠 에스트라디올을 함유한 직경 2.1인치의 유연하고 투명하며 무색의 질 삽입용 피임 링이다. 경구 에스트로겐 - 프로제스틴 함유 피임약 및 피임 패치처럼 NuvaRing ®은 높은 효능을 제공하며 역시 동일한 위험을 나타낸다. 이 질삽입링은 21일 동안 질 속에 남아 있고 7일 간은 제거된다. 피임 효과를 위해 성관계 전후 3시간 이상 질 내에 링을 거치하는 것이 권장된다.

피임 링에서 경구 피임약 보다 과도한 하지 정맥 혈전증 위험은 현재까지 보고되지 않았다. 소위 긴 사이클 경구 피임약과 질 링의 긴 사이클 사용에 대한 언급이 필요하다. 긴 사이클이란 스테로이드 투여 시 위약 중단 없이 활성약의 지속 기간을 증가시키는 것을 의미한다. 경구 피임약을 복용하는 여성들은, 특히 여성 다이버에서 월경 출혈을 피하고 싶을 때, 피임약 패키지의 위약 알약을 폐기하고 위약 대신 새로운 활성약 복용을 시작한다. 마찬가지로 새로운 피임 링을 질에 삽입하여 같은 효과를 얻을 수 있다. 현재 84일의 활성 약을 제공한 다음 7일의 위약을 제공하는 제품이 미국이나 대양주, 동남아에서 흔히 사용된다. 한 브랜드는 자궁 내막 기능을 개선하고 난소 억제를 개선하기 위해 스테로이드가 필요 없는 에칠 에스트라디올 10mg을 사용한다. 전반적으로, 이러한 약제의 복용은 에스트라디올에 대한 노출을 거의 25% 증가시킨다. 에스트라디올에 대한 노출의 증가가 하지정맥 색전증 또는 감압질환의 위험에 어떻게 영향을 미칠지는 분명하지 않다.

오래 지속되는 주사 가능한 프로게스틴은 20년 이상 사용 가능하다. 한국에서는 임플라논으로 시판되서 사용되고 있다. 주사가 가능하고 이식된 프로게스틴은 피임 연구자가 "사용자"관련 실패라고 말하는 것에 영향을 받지 않고 매우 효과적이다. 장기간 지속되는 프로게스테론 요법인 이 노르게트렐 함유 피하 장치가 면역 질환 및 전신 알레르기와 같은 주요 건강 문제를 일으킨다는 주장이 제기되었으나 뒷받침할만한 역학적 자료는 아직 제시되지 않았다. 주사용 메드로시프로게스테론 아세테이트 (medroxyprogesterone acetate; Depo Provera)와 데포 메드록시 프로게스테론 아세테이트 + 에스트라디올 싸이피오네이트(Cyclofem)는 특히 젊은 여성에서 효과적인 성교-비개입 피임방법으로 사용된다. 데포 프로제스틴(depo-progestin)의 가장 흔한 부작용은 불규칙하고 예측할 수 없는 출혈이다. 부정 출혈은 여성 다이버에게 불편감을 주지만 심각한 건강 위험은 아니다. 궁극적으로, 데포 프로제스틴을 사용하는 여성 다이버는 무월경이 되는 비중이 높아진다. 이러한 무월경은 많은 여성들에게 스포츠 참여를 위해 이점으로 간주할 수 있는 부작용이다. 프로제스틴만의 제품은 하지 정맥 혈전증의 위험을 증가시키는 것으로 보고되지 않았지만 싸이클로펨(cyclofem)과 같이 에스트로겐과 병용하면 위험이 증가한다.

일부 연구자들은 프로게스테론 약제가 감압 질환 동안 여성 다이버를 조직 손상으로부터 보호해줄 가능성에 주목했다. 1970년대에 발표된 연구에 따르면 고용량의 프로제스틴을 사용하는 여성에서 겸형 적혈구 빈도의 발생률과 중증도가 감소한 것으로 나타났다. 일부 연구에서는 프로게스테론 스테로이드가 세포막을 안정시키고 세포의 취약성을 줄임으로써 혈전 형성 위험을 줄인다는 결과를 발표했다. Isaacs와 동료 연구자들은 프로게스테론(progesterone) 10mg을 매주 근주한 여성의 80%에서 겸상 적혈구 감염의 심각성 지속 기간 점수가 75% 감소한 것을 보고했다. 메드로시프로게스테론과 메게스테롤 (megestrol) acetate는 겸상 적혈구 수를 감소시키는 것으로 나타났다. 겸상 적혈구 위기의 기전은 적혈구의 포집, 트롬보플라스틴의 방출 및 혈전 형성이며, 이는 감압 질환에서 버블에 대한 반응으로 나타나는 혈전 형성 메커니즘과 유사하다.

B. 자궁 내 피임 장치

미국 그리고 한국에서는 현재 구리 방출 (ParaGard)과 프로제스틴 방출 (미레나Mirena)의 두 가지 유형의 자궁 내 장치 (intrauterine device, IUD)가 사용된다. Paragard는 10년까지 사용할 수 있도록 승인되었다. 미레나는 최대 5년간 승인되었고 보노르제스트렐 (levonorgestrel)을 방출하는 자궁 내막 시스템으로 정상적인 주기와 많은 수의 월경 및 자궁 병리에서 자궁 출혈을 현저히 감소시키기 때문에 월경과다의 치료로도 사용된다. 또한 자궁 근종, 자궁 내막 증식증, 자궁 선근증, 자궁 내막증 및 월경통과 관련된 출혈 치료에 이점이 입증되었다. 미레나는 매일 20 마이크로 그램의 호르몬을 방출하고 자궁 내막에서 에스트로겐 수용체를 조절한다. 자궁은 내인성(및 외인성) 에스트로겐에 의한 자극에 반응하지 않게 된다. 미레나를 사용하였을 때 출혈이 있는 날은 증가할 수 있으나 월경혈 손실은 크게 감소한다. 시술 후 13주기 가량 지났을 때 출혈과 월경곤란증은 95% 감소된다. 과다하고 장기간의 월경 출혈이 문제되는 여성에게 좋은 선택일 수 있다.

C. 배리어 피임 방법

다이아 프램, 캡, 폼, 크림, 젤리 및 필름과 같은 장벽 방법은 배리어 피임법으로 사용된다. 이러한 방법은 다이빙에 위험에 영향을 미치지 않는다. 노녹시놀(nonoxynol)은 배리어 피임법으로 사용되는 약제이다. 다이빙은 노녹시졸의 농도를 낮출 수 있다. 수중 스포츠에 종사하는 여성의 배리어 방법에 대한 실패율의 증가는 보고되지 않았다.

II. 월경 주기에 따른 감압 질환

수중과학회는 먼저 생리주기의 단계가 스포츠 성과에 미치는 영향을 비교하는 연구를 참고하였다. 이러한 연구는 많고 결과는 분명하게 두드러지나 저압/고압산소환경에 적용하기에는 적합하지 않을 수도 있다. 감압 질환과 생리주기 문제를 남성 대비 여성의 감수성에 대한 논쟁과 혼동하지 않는 것이 중요하다. 여성의 감수성은 일반적으로 성별 비교를 중심으로 연구된다. 따라서 감압질환과 생리 주기에 관한 연구는 정확한 맥락에서 이해되어야 하며 성별 비교와 혼동하지 않아야 한다. 이에 더해서 경구 피임약과 관련된 위험 요소를 조사하려는 연구는 보고의 어려움, 대상 집단의 적은 숫자, 연구 방법론, 결과 해석에 어려움이 있다.

월경주기에 대한 고압 노출의 영향을 관찰하기 위해 몇 가지 제한된 연구(Willson JR 1983)가 시도되었지만 효과는 나타나지 않았다. 몇몇의 다이빙/항공 우주 연구에서는 남성과 여성을 비교하여 관찰이 이루어졌다. 월경주기, 경구피임약이 감압질환에 미치는 영향이 논의되었지만. 월경 주기의 특정 시점에서 환경압이 변화하였을 때 감압질환의 위험이 증가하는지에 초점을 둔 연구는 현재까지 알려져 있지 않다. 지난 수 십 년간 보고된 회고적, 전향적, 군대, 민간 연구에서 생리주기와 다이빙/고도 유도의 감압질환의 위험성에 대한 일부 데이터를 아래 표 7-1에 제시하였다.

분류	결론
	서지 정보
다이빙	여성 다이버에서 경구피임약 복용 군과 비복용 군에서 차이는 없다. 29 사례의 감압질환에서 후향적 연구
	Bangasser S. Medical Profile of the Women Scuba Diver. In: National Association of Underwater Instructors Proceedings of the 10th International Conference on Underwater Education; Colton, CA, NAUI, 1978:31-40.
고도 (Altitude)	저압산소성(고도) 감압질환을 나타낸 5/30명의 여성 피험자는 월경 중이거나 주기의 초기에 있었다.
	Dixon GA, Krutz RW, Fischer MS. Decompression Sickness and Bubble Formation in Females Exposed to a Simulated 7.8 PSIA Suit Environment. Aviat Space Environ Med 1988; 59:1146-1149.
고도 (Altitude)	감압 질환 발생과 마지막 월경 후 경과 일수는 역의 상관 관계를 유의하게 나타내었다. 주기 28 일째 위험은 최고조에 이르렀다. 81사례의 후향적 연구
	Rudge FW. Relationship of Menstrual History to Altitude Chamber Decompression Sickness. Aviat Space Environ Med 1990 Jul;61(7):657-659.

에어 다이빙 (챔버 내)	내부 관찰자의 감압병에서 월경은 유의하게 위험인자로 나타났다. 그러나 바다에서 다이빙한 경우는 그렇지 않았다. 대상군은 9명으로 적다.
	Dunford RG, Hampson NB. Gender-Related Risk of Decompression Sickness in Hyperbaric Chamber Inside Attendants A Case Control Study. Undersea Biomed Res (Suppl) 1992; 19:(41) 37.
고도 (Altitude)	여성 체험자 모두는 감압 질환 발현 없이 챔버 훈련을 완료했다. 피험자는 월경 주기에 상관 없이 고르게 분포되어 있었다. 경구피임약의 사용은 영향을 미치지 못했다. 508명의 응답을 기반으로 한 설문조사
	Schirmer UJ, Workman WT. Menstrual history in altitude chamber trainees. Aviat Space Environ Med. 1992; 63:616-18.
다이빙	경구 피임약을 사용하는 여성이 월경 중에 다이빙을 하는 경우 감압질환의 감수성이 증가한다. 단순 설문조사 응답이기 때문에 해석이 제한됨. 1989-95년 수집된 댄(DAN) 자료를 후향적으로 사용
	Doyle K, Baek PS, De Long ER, et al. Menstruation as a Risk Factor for Decompression Illness (DCI) in Female Scuba Divers Taking Oral Contraceptives (OC). Undersea Hyper Med (Suppl) 1997; 24: 33.
고도 (Altitude)	고도(Altitude)- 월경일수와 감압병은 유의한 상관 관계를 보였으며, 가장 감압병의 위험이 높은 날은 생리 2일차 이다. 62사례의 후향적 연구
	Krause KM, Pilmanis AA, Webb JT. The Effect of Menstrual Day on Decompression Sickness (DCS) Incidence in Female Research Subjects. Aviat Space Environ Med 1998; 69(3):199.
다이빙	의사에 의해 감압병을 진단 받은 여성 다이버의 35%는 월경 첫 5일 간에 다이빙 이후에 증상이 나타났다. 73 사례의 후향적 연구
	Lee VM, St Leger Dowse M, Bunting AJ, et al. The menstrual cycle and decompression illness - what are the risks: Undersea Hyper Med 1998; 25(Suppl):10
다이빙	경구 피임약을 복용하지 않은 여성 다이버에서, 감압 질환의 위험은 월경 주기에 따라 달라진다. 28일 주기를 기준으로 할 때, 가장 높은 위험은 1주차에 다이빙하는 것이고, 3주차의 다이빙은 가장 낮은 위험을 나타낸다. 150사례의 전향적 연구
	Lee V, St Leger Dowse M, Edge C, Gunby A, Bryson P. Decompression Sickness in Women: A Possible Relationship with the Menstrual Cycle. Aviat Space Environ Med. 2003 74 1177-1182.
고도 (Altitude)	남성과 비교하여 경구 피임약을 복용하지 않는 여성에서는 월경주기의 1주차에서 4주차까지 지날 수록 감압 질환의 감수성이 감소하는 것이 관찰되었다. 269 사례의 고도 노출 중에서 70명의 여성을 대상으로 함
	Webb T, Kannan N, Pilmanis A. Gender Not a Factor for Altitude Decompression Sickness Risk. Aviat Space Environ Med. 2003 Jan;74(1):2-10

다이빙	다이빙 중 보고된 문제는 월경 주기에 고르게 분포되지 않았기 때문에, 월경 주기는 다이빙과 관련된 위험요소로 간주할 수 있다. 28일 주기에서 1주차에 가장 높은 위험이, 3주차에 가장 낮은 위험이 분포되어 있었다. 570 명의 여성;> 50,000 다이빙;> 11,000 생리주기
	St Leger Dowse M, Gunby A, Moncad R, Fife C, Morsman J, Bryson P. Problems Associated with Scuba Diving are not Evenly Distributed Across a Menstrual Cycle. J Obstet Gynaecol. 2006 Apr;26(3):216-21
다이빙	감압 질환의 위험은 생리 주기의 각 단계에 따라 달라지며, 경구피임약 비복용 여성 다이버의 28일 주기에서 첫 주에서 가장 큰 위험이, 3번째 주에서 가장 낮은 위험을 보인다. 경구피임약 복용 군에서는 이러한 영향이 불분명하게 나타난다. 250명을 대상으로 한 전향적 연구
	St Leger Dowse M, Lee V, Shaw S, Smerdon G, 파이프(Fife) C, Bryson P. A Relationship Between The Menstrual Cycle And Decompression Illness: Is The Evidence Building? Europ J. Underwater Hyperbaric Med 2006, 7(4):75-78.

표 7-1. 월경 주기와 감압 질환에 대한 문헌보고

이 단계에서 질문이 주어진 연구의 환경, 방법론 및 대상군의 차이점을 이해하는 것이 중요하다. 저압산소(hypobaric)환경은 고도(altitude)감압병의 시뮬레이션으로 이해할 수 있다. 저압산소와 고압산소(hyperbaric) 환경을 비교할 때, 현 대기 (표면)에서 고도(hypobaric; altitude) 로의 감압과 수중(hyperbaric)에서 대기(해수면,표면)로의 감압은 다르다는 것을 고려해야 한다. 고도감압병의 경우 피험자는 "포화 상태"에서 감소된 기압으로 이동하지만, 감압 질환의 경우 대상자는 불활성 가스 부하가 증가하지만 일반적으로 완전히 포화되지 않은 상태에서 해수면으로 이동되며 압력 변화가 훨씬 크다. 연구 방법론과 관련하여, 후향적 연구는 유용한 도구이지만 보고가 부정확하다는 문제가 있다. 회고적 연구는 응답자의 기억에 의존하기 때문에 데이터의 부족, 부정확한 데이터 또는 (증상이 있어) 보고해야겠다는 동기를 가진 응답자 위주로 자료가 수집되는 편향이 존재한다. 상대적으로 증상이 없거나, 문제가 되지 않는 피험자는 응답률이 떨어진다. 반면에 전향적 연구는 일반적으로 사건 발생된 응답자가 포함되는 경우가 통제되므로 응답자의 기억에 대한 의존도는 낮다. 대상 집단의 선택의 중요성은 모든 연구에서 어려움이 있다. 레크리에이션 다이버의 경우 다이빙 습관이 모두 크게 다를 것이므로 연구 집단간의 비교가 항상 쉽지 않다. 군사다이빙이나 에어다이빙(챔버) 대상군은 해수 다이빙에 비해 그룹간의 감압 프로필이 검증되고 완전하며 비교 가능한 데이터로 주어지기 때문에 결과의 해석이 더 용이하다.

A. 기존 문헌에 대한 요약

전술한 요소들을 염두에 두고 생리 주기와 감압질환으로 검색되는 문헌의 결론은 위에 제시된 표 7-1에 요약하였다.

1978년 뱅에서(Bangasser)는 남성 스쿠버 다이버와 여성을 비교하여 감압질환에 대한 감수성을 회귀 비교하여 발표하였다. 이 연구에서는 감압질환을 겪은 여성이 증상 발현 당시 월경 주기의 어느 단계에 있는지 조사하지 않았다. 그러나 응답자에게 경구 피임약제 사용을 질문하였다. 데이터는 감압 다이빙과 무감압 다이빙으로 분류되었고 이어서 월경 중에 다이빙한 그룹, 경구용 피임약을 복용하던 그룹, 경구용 피임약을 복용하지 않는 그룹으로 나누어져 감압질환이 분석되었다. 이 연구에서 보고된 감압 질환 사례의 대부분은 의사에 의해서 진단/치료된 사례가 아니다. 조사 응답에 기술된 증상으로 감압질환이 의심되는 경우 다이빙 프로필과 함께 연구에 포함되었다. 응답에서 긍정적인 답변이 있으면 연구에 포함되는 방식이다. 예를 들어, 피부 소양감을 동반한 발진이 있다고 응답한 여성 다이버는 잠수 의사에 의해서 감압병으로 진단되거나(감압병이 아닌 것으로 배제되지도 않았지만) 감압질환 그룹으로서 연구에 포함되었다. 연구자는 분석에 포함된 29개 사례 중에 경구피임약 그룹과 비-경구피임약 그룹 간에 감압질환의 차이가 없음을 발견했다. 제한점은 감압질환 진단이 불확실하고, 대상군 숫자가 적으며, 분석 방법에 대한 많은 쟁점이 있을 수 있다. 또한 현재까지 사용된 분석의 모든 장단점을 항상 이해하고 고려하지는 않았지만, 현재까지는 이 주제에서 가장 많이 인용된 연구 중 하나이다.

1988년 고도 감압병에 대한 연구가 딕손(Dixon) 에 의해 수행되었다. 그 이전에 노출된 남성 훈련생과 비교하여 30명의 여성이 7.8psi의 고정 압력에 노출되어 감압 질환에 대한 감수성이 측정되었다. 이 연구에서 감압 질환의 증상을 보인 5명의 여성 모두는 월경중이거나 월경 주기의 초기 단계에 있는 것이 관찰되었다. 피험 대상자들 중에서 경구 피임약을 복용했는지의 여부는 불분명하다. 연구자는 이 실험 설계는 남성과 여성을 비교하는 것이었으며, 같은 여성 다이버에서 생리 주기의 효과를 조사하기 위한 연구가 아니라는 것을 명시했다. 연구자는 이 결과에서 월경 주기와 관련된 확실한 결론을 내릴 수 없으며, 특정 연구가 필요하다는 제한점을 명시했다.

그러한 특정 연구는 2년 후에 발표되었다. 1990년, 로지(Rudge)는 81사례의 여성에 대한 후향적 연구를 수행했다. 자료는 해당 여성의 월경 주기에 대한 기록과 고도 챔버 유도 감압병의 유병률을 조사하기 위해 이용되었다. 이러한 목적으로 수행된 최초의 구체적인 연구였다. 이 연구는 후향적이었기 때문에 경구 피임약 유형과 사용 기간에 대한 자세한 정보는 포함되지 않았다. 따라서 경구피임약과 감압 질환의 상관 관계에 대한 결론을 내릴 수는 없다. 그러나 경구 피임약 그룹과 비경구 피임약 그룹을 결합하여 분석하였고, 결과는 마지막 생리 기간의 첫날부터 시간이 갈수록 고도 감압질환의 위험이 감소한다는 것을 보여주었다. 다시 말해서, 월경 주기의 시작 단계일수록, 월경주기 단계의 시작(1주) 보다 단계의 끝(4주)에서 더 많은 여성이 고도 감압병을 겪은 것이다. 논문의 토론에서 저자는 월경주기와 고도 감압질환 사이의 가능한 관계를 관찰한 이전의 비 특정 연구 및 개인 통신을 인용하였다. 이러한 결과는 여성 다이버의 감압 질환 발현에서 생리 주기의 중요한 영향에 대한 증거를 제공해주었으며, 이 결론이 현재까지 대부분의 다이빙 커뮤니티에서 인용되고 있다.

1992년 던포드(Dunford)의 보고는 고압산소 챔버의 내부 관찰자로 참여한 여성에서 발생한 감압 질환 기록을 후향적으로 다룬 것이다. 연구자는 이 그룹에서 월경이 위험 요인이라는 것을 발견했으나, 회고적 연구의 한계로 완전한 월경 주기 병력은 아홉 명의 여성에서만 얻을 수 있었다. 대상군의 숫자가 작았고, 경구 피임약의 여부는 명시되지 않았다. 저자는 28일 주기의 4일간의 월경을 가정하였다. 이러한 제한점으로 저자는 해수 다이빙을 하는 레저 여성 다이버에서 월경 주기와 관련된 위험 증가의 증거는 없다고 결론지었다.

같은 1992년 쉬르머(Schirmer)는 고도 챔버 훈련생 중에서 감압질환의 발현이 없는 여성들에서 월경 주기에 대한 병력을 조사하였다. 경구피임약 복용 그룹과 비복용 그룹을 비교하였을 때, 월경주기의 기간과 월경에서 차이가 없었다. 월경 이력 12 개월 동안 여성 훈련생 508명을 분석했다. 쉬르머는 "여성의 감압 질환 기전을 보다 명확하게 이해하고 위험을 줄이기 위해 월경 중에 여성에서 감압질환의 발현 기전에 대한 조사가 필요하다."라는 결론을 내렸다.

도일(Doyle)은 댄(Divers Alert Network, DAN) 자료에서 1997~1995년 사이 다이빙에 따른 감압질환으로 치료받은 여성 다이버의 사례를 검토하였다. 결과는 경구 피임약을 복용하는 여성은 감압 질환을 경험할 확률이 훨씬 높음을 시사하였다. 검토된 자료는 설문 조사 형식에 다이버가 직접 응답한 것으로, 결과 해석에는 제한이 있을 수 있다.

다음 해인 1998년 크라우스(Krause)는 전향적 연구 방법으로 152명의 피험자를 고도 챔버에 노출시켰으며, 62사례의 고도 감압병을 겪은 여성의 사례를 연구하였다. 자료는 감압질환과 월경주기의 연관 관계를 시사하였으며, 월경 2번째 날에 가장 높은 확률의 감압질환 가능성이 있음을 보여주었다. 경구피임약 사용이 알려졌으나 감압질환과 유의한 연관이 없다는 결과를 얻었다. 노출된 고도는 21,000ft, 22,500ft, 25,000ft, 30,000ft, 35,000ft였다.

같은 해인 1998년 리(Lee)는 예비(preliminary) 자료를 제시하였으며, 이 가설은 2003년 논문으로 출판되었다. 예비 자료는 다이빙 후 의사에 의해 감압질환을 진단/치료받은 73명의 여성에 대한 것이었으며, 감압질환의 위험은 생리주기의 단계에 따라 다르며 일반적인 28일 주기 초반에 그 위험이 훨씬 더 높다는 것을 시사하였다.

2003년에 출판된 논문에서 리(Lee)의 자료는 150명 사례로 구성되었으며, 완전한 월경 주기 병력과 경구피임약의 사용 여부를 포함하고 있었고 의사에 의해 감압질환을 치료받은 여성 다이버들로 구성되어 있었다. 마찬가지로 월경주기 첫 주에 예상했던 것보다 훨씬 많은 감압 질환 사건이 발생했다. 사건의 다양성은 경구피임약 비복용 집단에서 더 큰 것으로 나타났다. 나이를 고려할 때 경구 피임약의 사용자와 비사용자 집단의 위험도에는 차이가 있었다. (그림 7-1) 그러므로 저자들은 감압질환의 위험이 생리주기의 단계나 각 지점에 의존적이라는 결론을 내렸다.

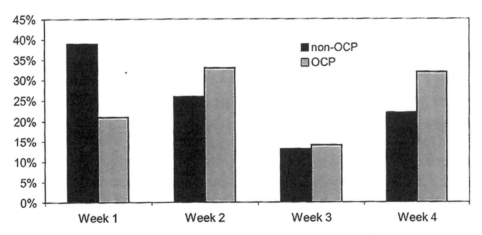

그림 7-1. 월경 주기의 각 4주수에 따라 감압질환을 보이는 여성의 퍼센트, 비경구피임약 집단 / 경구피임약집단 (2003 Lee)

같은 2003년에 웹(Webb)은 고도 감압 질환의 위험성을 성별과 관련하여 조사하였다. 이 연구는 월경주기의 시간과 관련하여 감압 질환의 발생률을 관찰하도록 설계되지 않았지만, 여성에서 월경주기의 첫 2주 동안에는 경구 피임약 복용군/비 복용군에서 동일한 감압 질환의 감수성이 관찰되었고, 그러나 생리주기 후반 2주 동안에는 경구 피임약 비복용군에서 감압질환의 발생률이 더 높았다. 이러한 결과는 월경 중 스쿠버 다이빙을 즐기는 여성에서 경구 피임약을 복용할 때 감압질환의 발생률이 높은 도일(Doyle)의 발견과는 대조적이다. OCP에 포함되지 않은 피험자의 여성 노출에서 웹(Webb)은 이전 연구 결과에 동의하고 생리주기의 1주일에서 4주차까지 감수성이 감소한다고 결론지었다.

2006년도에 발표된 로저 다우스(St. Leger Dowse)의 연구는 특별히 감압질환만을 대상으로 한 것은 아니지만, 예비 자료의 결과는 월경과 다이빙과 관련된 위험 요소가 있음을 시사했다. 여성 다이버들은 감압질환을 진단 받거나, 감압질환에 해당하는 설문항목에 표시하는 대신에 부력 통제의 어려움, 낮은 가시성, 장비 문제, 감정적인 공황, 그리고 징후와 증상을 포함한 더 많은 가능한 문제에 대해서 응답하였고 연구자는 다이빙과 관련되어 대처할 수 없는 된 모든 문제들을 보고하도록 하기 위해 특별히 주문된 형태의 다이빙 다이어리를 기록하게 하였다. 570명의 여성 다이버들이 모든 다이빙과 모든 월경 주기를 다이빙/월경을 지속하지 않더라도 그와 무관하게 3년 동안 연속적으로 기록하였다. 조사를 위해 5만 개 이상의 다이빙 세부 정보와 11,000개 이상의 생리주기 기록이 제공되었다. 분석에 따르면 1,000회의 다이버 당 보고된 문제의 비율은 생리주기 시작 첫 주에는 39.2회, 3주째가 되면 19.7로 감소, 4주째에는 31.9로 다시 상승하는 것으로 나타났다. 경구용 피임약 사용과 보고된 문제 간의 관계는 모든 데이터를 분석할 때 유의하지 않았다. 그러나 분석 결과 28일의 생리주기 동안 발생한 다이빙에 국한된 경우 OCP 사용과의 관계가 중요했다. (그림 7-2) 이 연구의 결과는 앞서 언급한 항공 우주 및 다이빙 연구에서 나타난 경향을 동일하게 반영하고 다이빙 및 생리주기의 시작과 관련된 위험 요소가 있을 가능성을 지지한다.

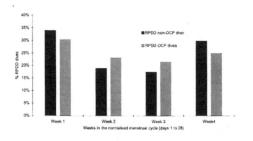

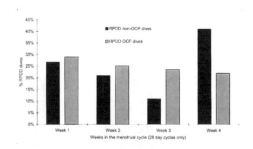

a) 전체 월경 주기 자료   b) 28일 월경 주기 자료

그림 7-2. 월경 주기의 각 4주수에 따라 다이빙 후 문제를 보고한 여성의 퍼센트, 비경구피임약 집단 / 경구피임약집단

같은 2006년에 로저 다우스(St. Leger Dowse)는 의사에게서 감압 질환 진단을 받고 고압산소 치료를 받은 250명의 여성 다이버의 예비 자료(Lee 의 연구)를 다시 분석하였다. 감압질환의 발병률은 생리주기의 4주 동안 균등하게 분포하지 않았다. 비경구피임약 집단에서 감압질환의 위험은 월경 주기의 첫 번째 주에 더 큰 것처럼 보였고, 3주 만에 가장 낮은 위험으로 떨어지고, 4주 후에 다시 상승했다. 이 연구에서 경구피임약의 영향은 분명하지 않았다.

B. 경구피임약의 효과

경구 피임약 문제는 불분명하고 종종 배제되기도 한다. 이는 방법론, 피임약 유형, 누락된 정보 및 분석의 차이 등으로 인해 더 심해진다. 딕손(Dixon)과 던포드(Dunford)는 분석에서 OCP 사용을 구체적으로 설명하지 않았고, 러지(Rudge)와 크라우스(Krause)는 OCP 사용과 DCS 간의 상관 관계에 관해 결론을 내리지 않았다. 리(Lee), 웹(Webb), 세인트 레거 다우스(St Leger Dowse)의 연구는 피임약 집단과 비-피임약 집단에서 피임약과 감압질환의 영향에 대해 서로 다른 입장에 있다. 리(Lee)는 처음에는 피임약 사용과 감압 질환간에 상관 관계가 없음을 발견했으나 연령을 고려했을 때 피임약 집단과와 비-피임약 집단에는 유의한 차이가 있었다. 웹(Webb)은 경구용 피임약을 사용하는 피험자의 여성 노출 데이터가 지난 2주 동안 DCS에 더 큰 감수성을 나타내는 것을 발견했다. 로저 다우스(St. Leger Dowse)는 모든 생리주기 데이터에서 다이빙하는 동안 피임약 사용과 문제 사이의 상관 관계를 발견하지 못했다. 그러나, 28 일의 생리주기에서만 데이터를 분석했을 때 경구용 피임약과 다이빙 중 문제 발생이 유의한 상관성을 보였다.

경구용 피임약은 약학적으로 주기를 가지고 사용된다. 그 결과 대부분의 연구자들은 피임약을 복용하는 여성들이 28일의 전형적인 월경 주기를 가지고 있을 것으로 가정하고 연구를 설계한다. 이는 상당한 편향을 초래할 수 있다. 왜냐하면 (성관계를 지속하며 임신을 회피할 목적으로 사용할 수도 있지만,) 불규칙하거나 과도한 월경을 치료할 목적으로 피임약을 처방 받았거나, 단순히 다이빙 기간 동안 불편한 월경혈을 피할 목적으로 대다수의 여성 다이버들이 호르몬을 사용하기 때문이다. 대부분 다이빙 일정이 잡히고, 예정일이 겹치면 피임약을 복용하여 월경을 지연시키는 방법으로 피임약을 사용하기 때문이다. 따라서, 28일의 주기는 대표성을 가지지 못한다. 경구피임약을 복용하는 153명의 여성다이버를 대상으로 하는 전향적인 연구(Leger Dowse 2007)에서 기록된 3,241주기 중에 단지 42%에서만 전형적 주기를 보였으며, 나머지 주기는 길이가 21일에서 60일까지 다양했다. 또한 비정형적인 텍스트형 기록에서 많은 여성 다이버가 피임약을 사용하여 사회 생활과 직장 생활에 맞게 월경혈을 회피한다고 응답하였다. 결론적으로 피임약 자료를 표준화하는데 있어서, 전형적인 28일 주기의 가정은 논란의 여지가 있다. 리(Lee)의 예비 자료에서 피임약 자료를 정규화하였을 때 감압질환과 피임약은 유의한 관계가 없었다. 선택적으로 28일 주기를 보이는 자료만으로 피임약 여부를 분석한 결과는 유의한 결론을 도출하였다. 웹(Webb)의 연구에서 피임약 집단은 주기의 마지막 2주에서 유의한 결과를 보여주었으나 연구 대상 여성 모두 고전적인 28일의 월경 주기를 가지는지 여부는 불분명하다. 그러므로 피임약 사용이 감압질환의 위험성에 기인하는지에 대한 논쟁은 계속 진행될 것이다. 추후의 연구에서는 경구용 피임약 사용 여부를 보다 명확하게 기록하는 것이 필요하다. 현 시점에서 감압 질환 위험을 사용된 피임약의 유형과 연관시키는 알려진 데이터가 없다는 것도 주목해야 한다.

C. 월경주기 초기의 민감성

관련 출판된 문헌 (표7-1)의 결론은 다양한 감압 노출, 방법론, 분석 및 다른 인구 집단에도 불구하고 모두 일관성이 있다. 생리주기에 대한 분석은 연구에 따라 다르며 일부는 스스로 자신 개인에 의한 감압 질환의 발생률이 관찰된 결과이며, 일부 항공 연구에서는 고도 노출에 의한 감압질환의 발생률을 관찰했다. 월경 주기의 길이에서 모든 연구가 전형적인 1일에서 28일간의 가정을 사용하여 결과를 발표한 것은 아니며, 일부는 0~27일까지 사용한 경우도 있고, 불분명한 경우도 있다. 일부 결과는 일일 및 주간 분석을 사용하여 제시되었으며 일부 데이터는 월경주기의 다른 길이를 표준화된 28일로 변환하여 표준화하였다. 조사된 모든 집단의 규모는 9~570명 까지 다양하다. 비록 후향적 연구가 11-14년 동안 기록을 조사할 수 있지만, 연구의 많은 수의 기록은 감압질환과 관련될 수 있는 월경 주기의 필요한 세부 항목을 충족시키지 못했음이 분명하다. 이러한 문제들과 다른 점들에도 불구하고, 문헌에서 얻을 수 있는 증거는 고압 또는 고도와 같이 감압에 노출되며 발생하는 문제가 생리주기의 시점간에 관계가 있음을 일관되게 나타낸다. 이러한 관계는 특히 경구용 피임약을 복용하지 않은 집단에서 분명하다.

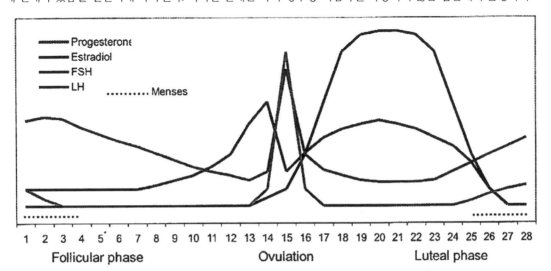

그림 7-3. 경구피임약을 복용하지 않는 여성의 일반적인 생리주기 동안의 호르몬의 변동

월경 중인 여성 다이버에서 상어 공격이 증가한다는 증거는 없다. 현대적인 화장실이나 프라이버시 공간이 없는 경우, 월경 중인 여성 다이버는 먼 바다나 다이빙 보트의 위생이 좀 더 번거롭고 불편할 수 있다. 심한 월경과 다중 가진 여성의 경우 과다한 출혈로 인해 운동 능력이 저하될 수 있다. 주기 당 200~300 cc의 손실은 드물다. 로저 다우스(St. Leger Dowse)는 월경 중 여성의 다이빙 행동과 수행 능력에 대해 보고하고, 후/전향적으로 데이터를 수집했다. 1050명의 후향적 응답자를 대상으로 회귀 분석한 결과, 여성의 93%가 월경 중 다이빙을 계속하면서 평균 37회의 다이빙을 하는 것으로 나타났다. 71%는 "월경 전 긴장감"이 있다고 인정했으며 34%는 월경으로 인해 주관적으로 다이빙 능력이 감소한다고 생각했다.

전향적 코호트에서는 여성 420명 중 81%가 월경 전의 긴장감을 호소했으며, 40%는 다이빙 능력이 약화되었다고 답변했다. 연구자는 월경 중 공황, 불안, 통제력 상실, 현기증 및 감기에 대한 감정은 과장된 것이라는 결론을 내렸다.

다양한 분야의 여성 운동 선수에서 특히 월경전기와 월경기의 수행 능력의 차이가 알려져 있다. 클라인(Klien)은 월경 주기의 1일과 15일에 각각 도플러 초음파를 이용하여 40명의 여성에서 동맥관 개존증을 검사하였다. 놀랍게도 우측에서 왼쪽으로의 심방간의 션트, 즉 동맥관 개존의 검출은 주기 1일에는 단지 3명에서 확인되었지만 주기 15일에는 10명에서 나타났다. 저자들은 배란주기(peri-ovulatory phase) 동안에 최고조에 달하는 에스트로겐 수준에 대한 반응으로 나타나는 조직 혈관의 확장이 이와 같은 차이를 가져온다고 결론지었다. 이는 월경 주기 동안의 감압 질환의 위험도가 균일하지 않음을 설명할 수 있는 하나의 기전일 수 있다. 다만 현재까지 대규모 연구에서 감압질환의 증가가 확인된 것은 아니다.

고압산소 노출이 월경 주기의 길이, 월경혈의 지속기간, 월경양을 변화시킨다는 것을 보고한 항공 우주 의학, 고압 챔버 기술 문헌은 없다. 하나의 문헌이 검색되는데 3명의 여성을 대상으로 각 월경 주기 동안 5기압까지 7-8회 가압된 사례가 있다. 피검자에서 주기 길이, 황체 형성 호르몬 (LH), 난포 자극 호르몬 (FSH), 에스트라디올, 프로게스테론, 테스토스테론 등의 수치 또는 배란은 변화가 없었다.

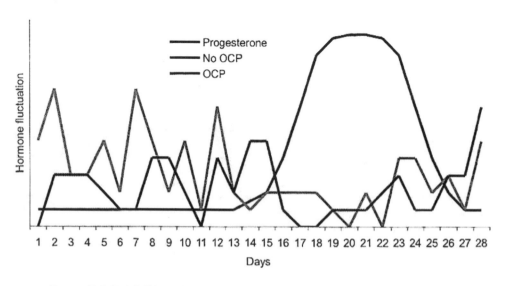

그림 7-4. 28일 생리주기에 걸친 프로게스테론 수치의 변화와 피임약 집단, 비피임약 집단에서 감압질환의 빈도 분포

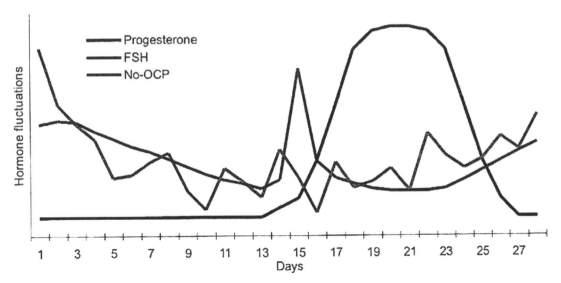

그림 7-5. 비-경구피임약 집단에서 스쿠버다이빙에 따른 감압질환과 다른 문제는 월경 주기에 균등하게 분산되지 않음을 보여준다.

이 시점에서 생리주기가 번식을 위해 필수적이며 별개의 단계로 구성된다는 점을 다시 강조하는 것이 유용할 것이다. . 배란은 성숙 난소에서 난포가 파열되어 난자가 방출되면서 1~3일 정도 지속되며 평균 15일간 지속되는 난포기 단계에서 황체기까지의 변화를 결정한다. 평균 생리주기는 28일이지만 생리주기 내 각 단계의 길이는 여성마다 다르며 순환주기가 다르다. 경구피임약을 복용하지 않는 여성의 일반적인 생리주기 동안의 호르몬의 변동을 그림 7-3에 제시하였다.

월경 주기를 통상적으로는 생리 기간(출혈기)/비-생리 기간으로 구별하지만, 생리학 및 수행능력에 있어서는 월경 주기를 4개의 다른 기간으로 구분 짓는 것이 유용하다. 월경기(menstrual), 난포기(follicular), 황체기(luteal), 월경전기 (pre-menstrual)가 그것이다. 이 4개의 기간 별로 여성은 생리학 및 스포츠 수행 능력에 있어 뚜렷한 차이를 보인다. 극단적으로 말하면 '각 여성은 사실상 4명의 여성이다 Each woman is actually four women'.

다이빙하는 동안 생리주기에 걸쳐 감압질환이나 다른 문제가 다르게 발생하는 기전은 아직 이해되지 않았다. 그러나 생리주기 전반에 걸친 호르몬 수치의 변화가 이러한 분포에 영향을 줄 수 있다고 가정하는 것은 무리가 아니다. 이것은 감압질환과 생리주기 사이의 관계가 특히 비-경구피임약 사용자에게서 분명하다는 사실에 의해 뒷받침된다. 또한 생리주기 중 호르몬 수준의 변화가 3주째 감압질환을 예방하는지 또는 첫 주 동안 위험을 악화시키는지 여부는 가능한 연구 결과에서 확인할 수 없다. 그림 7-4와 그림 7-5는 다이빙 후 보고된 감압질환 또는 다른 문제의 빈도를 전형적인 28일주기에 걸친 호르몬 변동과 같이 겹쳐서 시각적으로 표시한 것이다. 그림 7-4는 시간에 따른 피임약/비-피임약 감압질환 이벤트를 프로게스테론의 상대적 수준에 대한 생리주기와 같이 표시하였고, 그림 7-5는 같은 경향을 28주기 동안 프로게스테론과 FSH의 수준과 같이 표시하였다.

피임약 집단은 프로게스테론 호르몬의 변동이 적다. 경구 피임약 집단에 비해 프로게스테론이 월경 주기의 3주에서 비경구 피임약 집단에서 보호효과를 나타낼 수 있을까? 모든 연구에서 유사하게 보이는 월경 주기 3주에서 감압질환의 낮은 빈도가 생리주기의 초기 단계에서의 위험 증가의 결과인지 또는 주기의 다른 시기 동안의 보호 요인에 따른 것인지에 대한 논의가 진행 중이다.

여성 다이버는 생리주기 초기에 감압 노출에 대해 주의를 기울여야 한다. 여성의 감압 질환에서는 생리주기와 관련하여 잠재적인 건강 및 안전 문제가 있을 수 있다.

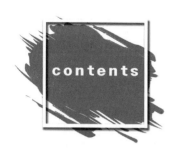

08. 임신과 이압성환경

08. 임신과 이압성환경

수중과학회는 레저 및 직업적인 다이빙 커뮤니티와 교류하고 있으며, 고압산소 챔버 운영의 학술적 지원과 다이빙 사고 희생자의 선별 및 관리를 목적으로 설립되었다. 수중과학회는 다이빙에 관한 자주 묻는 의료 질문에 관한 의료 정보 및 조언을 제공한다. 흔한 질문은 집계되고 매뉴얼화 되며 온라인 및 문답형식의 답변 세트를 형성한다. 이러한 작업은 수중과학회의 데이터 수집을 위한 주요 원천이기도 하다. 잠수 전문 의사가 주로 받게 되는 상담은 임신과 산욕기, 모유 수유 등과 다이빙에 대한 상담이 있을 수 있으며, 일반적인 질문은 유방 또는 난소암 치료 후나 유방 보형물 또는 자궁 적출술과 같은 일반적인 수술 후의 다이빙 적합성에 대한 것이다. 또는 다이빙이 자궁 내막증과 같은 다양한 부인과 질환에 영향을 미치는지에 대한 우려가 있고 월경 전 증후군, 경구 또는 기계적 피임, 폐경 및 폐경기 골다공증과 같이 호르몬적인 영향이 감압 질환의 위험성에 영향을 미치는지에 대한 걱정이 흔하다. 이러한 문제는 이어지는 단원에서 서술될 것이다. 이번 장에서는 임신이 다이빙에 미치는 영향과 이압이 산모와 아이에게 미치는 영향을 논의한다.

A. 임신 중 운동에 대한 생리학적 적응

임신은 증가된 생리학적 및 신진 대사 요구를 부과하고 운동은 임신 요구에 더하여 훈련 요구를 중첩시킨다. 임신과 운동 모두는 역동적인 생리적 반응을 유도한다. 임신한 운동 선수는 다른 의미에서 슈퍼-우먼일 수 있다. 임신 중 운동의 이점과 위험을 평가할 때, 운동 선수라는 성취와 보상은 태아의 발달과 균형을 이루어야 하며 태아를 보호하기 위해 임신 중에 특별히 고려해야 할 사항이 있다.

B. 다이빙, 고압산소에 노출된 산모에 대한 사례

다른 분야와 마찬가지로 고압 산소와 임신에 대한 자료는 대부분 동물 연구에 바탕을 두고 있으며 사람에서 태아와 고압 산소의 영향에 관한 자료는 제한적일 수 밖에 없다.

구 소비에트 연방에서는 모체 청색증성 심장 질환 및 자궁-태반 교환 장애의 치료로 고압산소치료가 이루어졌다. 치료 수심은 1.5-2ATA 사이였으며 산모들은 긴 기간 동안 압력에 노출되었다. 불리한 태아 결과는 보고되지 않았다. 반 호센 (Van Hoesen)은 2.4ATA에서 90분 동안 100% 산소를 사용하여 일산화탄소 중독 산모를 치료한 사례를 보고하였다. 산모는 5주 후에 정상 신생아를 분만하였다.

모체 기체색전증(대부분 임신 중 성관계로 인해 버블이 주입된 것이다.)으로 고압 산소 치료를 받은 경우 거의 모든 태아가 사망했다. 아마도 치료의 결과가 아니라 자궁 순환에 도입된 기체 부하의 크기 때문으로 생각된다.

방가서(Bangasser)의 설문 조사에서 여성들은 유산과 선천성 기형에 대한 질문을 받았다. 불리한 결과의 증가는 발견되지 않았다. 볼튼(Bolton)은 임신 전과 임신 기간 중에 다이빙을 경험한 109의 여성을 대상으로 회고적 설문 조사(retrospective questionnaire)를 시행하였다. 설문의 대상은 가장 최근의 임신으로 제한되었으며,

임신 전 69명이 다이빙했지만 임신 진단을 받으면 중단되었다. 통계적 분석은 없었지만 주산기 동안 다이빙을 지속한 그룹이 설문 조사에서 저체중아, 출생 결함, 신생아 호흡 곤란 등의 문제가 높은 것으로 나타났다. 특히 다발성 반척추(multiple hemivertebrae), 무상지증 (Amelia), 심실 중격 결손, 대동맥 축착, 비후성 유문 협착 및 모반(birthmark) 등 보고된 기형의 목록이 특히 관심을 받았다. 다이빙을 하지 않은 그룹에서는 심각한 선천성 기형은 보고되지 않았다.

터너(Turner)와 언즈워스(Unsworth)는 1982년에 자궁내 벤즈"Intrauterine Bends"라는 제목의 보고서를 발표했다. 이 사례 보고서는 여러 가지 이상 징후가 있는 영아를 묘사했다. 그 어머니는 임신 초기에 스쿠버 다이빙을 경험한 22세의 초임부 (primigravida)이다. 산모의 병력에서 그녀와 그녀의 남편은 마지막 정상 월경(LNP) 이후 40-50일간의 휴가를 보냈다. 그녀는 매일 적어도 한번 이상 스쿠버를 즐겼고, 15일 동안 총 20회의 다이빙을 기록했다. 대부분의 다이빙은 60ft 이하 였지만 3번의 로그는 100~110ft 사이였다. 커플에 의해 사용된 상승 속도는 60ft/분이었다. 감압이 필요할 때 수정된 버전의 미국 해군 테이블이 사용되었다. 하나를 제외한 모든 다이빙은 합병증이 없었다. 이 예외는 남편의 "장비 고장"을 포함하여 60ft에서 적어도 15분 이상의 바닥 시간을 보내고 다이빙을 종료할 때 여성 모두의 상승 속도는 "매우 빠름"으로 묘사되었고, 이 로그 이후 둘 다 매우 피곤함을 회고하였다. 산모는 다이빙 초기 2~3회 압평형을 돕기 위해 경구용 슈도에페드린(Sudafed) 60mg을 제외하고는 약물을 사용하지 않았다.

나머지 임신은 신생아가 일측성 안검 하수증, 작은 혀, 소악증(micrognathia) 및 짧은 목을 포함하여 여러 가지 기형이 있는 것으로 밝혀진 출생 때까지 평온했다. 음경은 음낭에 붙어있었다. 상지 관절의 움직임은 손을 제외하고 모두 정상이었다. 3번, 4번, 5번 손가락 사이에 약간의 합지증이 있어서 손가락이 굴곡되어 고정되고, 엄지 손가락은 손가락 모양이었지만 두 개의 지골을 가졌다. 고관절은 운동 장애 범위가 작고 이형성이 있었고 한쪽 엉덩이는 탈구되었다. 무릎 고정 굴곡 변형과 발의 양측 외 직근 변형이 있었다. 머리 둘레는 정상이며 3개월 째 아기의 나이에 운동 발달이 적절했다. 핵형(karyotype), 근전도 및 근육 생검은 모두 정상이었다.

로저 다우스(St. Leger Dowse)는 부주의하던 의도적이던 다이빙을 겪은 산모에서 임신의 결과에 대해 보고했다. 자료는 1990-1992년 사이에 수행 된 성별 및 다이빙에 대한 후향적 연구와 1996-2000년 사이에 수행된 다이빙 및 월경 주기에 대한 두 번째 전향적 연구에서 수집되었다. 이 연구는 다이빙과 임신을 조사하기 위해 특별히 설계된 것은 아니지만 데이터에는 다음과 같은 자료가 포함되었다.

임신 기간 중에 첫 다이빙과 마지막 다이빙

임신 중 다이빙 총 횟수

잠수 깊이 범위

감압정지가 필요했던 다이빙 횟수

멀티 다이빙(하루에 여러 차례 다이빙을 했을 때) 일수

다이빙 연속 일수

결과는 자연 유산, 치료적 유산, 사산 및 출산, 출산 방법 및 출생 체중으로 평가되었다. 129명의 여성이 임신 중 다이빙을 경험하였으며, 총 157건의 임신 중 총 1,465건의 다이빙 로그가 합산되었다. 다이빙의 최고 수심은 대부분 15미터 미만이었다. 보고된 가장 깊은 다이빙은 65미터로, 임신 중에 92회의 다이빙 로그를 기록한 산모 1명에게서 수행되었다. 첫 번째 연구 당시 여성의 65%가 제 1 삼분기에 다이빙을 중단했다. 두 번째 연구에서는 90%의 여성이 첫 번째 임신기에 다이빙을 중단했다고 보고했다.

볼튼에 의해 산모의 60% 이상이 임신 제2삼분기 혹은 제3삼분기까지 다이빙을 계속했다(그림 8-1)는 결과가 보고된 것이 1980년임을 고려하면, 태아 기형에 대한 사회적 우려가 행동의 변화를 초래했음을 알 수 있다.

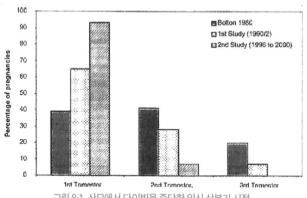

그림 8-1. 산모에서 다이빙을 중단한 임신 삼분기 시점

연구에 참여한 두 명의 여성은 인공적으로 임신을 중절하였으며, 적어도 부분적으로는 다이빙의 영향으로 태아의 기형에 대한 우려가 원인이었다. 전반적으로, 157건의 임신 중 25%는 만삭에 이르지 못하거나 출산을 하지 못했다. 다이빙을 경험한 산모에서 자연 유산율(spontaneous loss rate)은 미국이나 유럽에서의 자연 유산율과 차이가 없었다. 20% 의 여성이 "임신이나 결과에 대해 다양한 문제를 인지하고 있다"에 체크하였다. 설문에 참여한 여성 다이버들은 여성들은 특정 어려움을 포착하기 위해 자유 형식의 서술형 응답을 제공할 수 있었다.

- 1번 사례 : 심한 횡격막 탈장과 관련되어 출생 18시만에 신생아 사망이 보고 되었다.

- 2번 사례 : 다지증(polydactyly)이 보고되었고 치료 받았다.

- 3번 사례 : 제태 8-10주에 심한 선천성 기형이 확인되어 인공 중절되었다. 산모의 노출 기록은 감압 다이빙과 스카이 다이빙이 있었다.

- 4번 사례 : 생후 3일째 아기의 신생아 경련이 보고되었다. 산모는 임신 기간 동안 술과 대마초 사용을 보고했다.

- 5번 사례 : 산모는 제태 33주에 태반 조기박리 (Placenta abruption)로 조산하였으며, 조산 전 산모의 승마(horseback riding)가 직접적인 원인으로 지목되었다.

산모 다이빙에 대한 기존 문헌 자료를 메타 분석(meta-analysis)해보았다. 볼튼(Bolton)은 101사례의 다이빙 산모의 분만을 보고하였으며, 이중 심각한 기형은 4증례(다발성 반척추(multiple hemivertebrae), 무상지증 (Amelia), 심실 중격 결손, 대동맥 축착, 비후성 유문 협착)였으며, 이 중 한 예는 터너 증후군으로 진단되었다. 로저 다우스(St. Leger Dowse)는 220사례의 다이빙 산모에서 118명 산아의 분만을 보고하였고, 이중 심각한 기형은 6증례였으며, 이 중 한 증례는 횡경막 탈장으로 사망하였다. 사례가 제한적이나 계산된 비율은 심각한 기형의 발생이 2.7% 정도임을 얻을 수 있다. 참고로 미국, 캐나다, 영국 및 웨일즈에서 보고된 주요 선천적 기형의 예상 발병률은 2-3% 정도로 알려져 있다.

열대를 제외하면 대부분의 바다는 수온이 차갑기 때문에 다이빙 선에는 다이빙을 마치고 올라온 다이버를 위한 온수 욕조가 준비되어 있는 경우가 많다. 온수욕 자체가 다이빙보다 태아의 기형을 유발할 가능성이 더 크다. 배아 발생 과정에서 모체의 중심 온도가 1.5 ℃ 이상 증가하면 심각한 선천성 기형이 증가하기 때문이다.

C. 고압산소노출로 인해 태아순환의 신생아화

의학 문헌은 고압산소치료 중 단기간의 고압 노출로 인한 태아 부작용이 없음을 보여준다. 만성 고압 노출 또는 반복 노출은 이론적 위험을 초래한다. 아살리(Assali)는 고압 산소 상태가 모성 및 태아 영향에 미치는 결과를 보고했고, 이 분야의 고전으로 평가 받는다. 그는 고압 산소에 노출되었을 때 자궁 및 태아의 혈류 변화를 평가하였다. 1ATA에서 100% 산소를 사용했을 때 모체 동맥 산소 포화도는 500mmHg에 도달했으나 태아 제대 정맥의 산소분압은 단지 10-15mmHg 증가했다. 고압 산소 환경에서 산모 동맥혈 산소분압이 1300mmHg로 증가하면, 제대 정맥은 300mmHg로 증가하나 제대 동맥의 분압은 50mmHg에 이르지 않았다. 모체 동맥과 태아 동맥의 산소분압은 유의하게 연관성이 없었다. 태반과 자궁의 혈류는 약간 감소하였다.

자궁 속에 있던 태아가 출산하면서 폐호흡을 시작하고 높은 산소로 인해 순환계의 흐름이 변화한다. 태아 폐 혈관조직(fetal pulmonary bed)은 산소 분압에 극도로 민감하다. 산소 분압이 상승하면 혈관이 확장된다. 이에 따라 폐동맥의 산소 분압이 상승하고 상행 대동맥에서 혈류가 증가하면 동맥관(ductus arteriosus)의 혈류는 드라마틱하게 감소한다. 유효한 태아 심박출량의 총합은 감소한다. 이러한 순환의 변화가 태아의 혈액 순환 구조의 신생아화에 해당한다. 이러한 변화(신생아화; neonatalization)는 산소 분압에 의해서 트리거되는 것으로 알려져 있다. 따라서 어떤 원인 (흔하게는 산모의 일산화탄소 중독과 같은 상황)으로 높은 산소 분압이 태아 순환계를 교란할 수 있는 우려가 항상 제기되어 왔다. 산소 분압이 정상으로 돌아오면 이러한 변화는 역전된다. 그러나 고압 산소 노출이 반복적으로 또는 장기간 지속될 때의 영향은 알려져 있지 않다. 반복적인 고압산소의 노출이 동맥관의 조기 및 비가역적인 패색을 일으키는 위험이 제기되어 있다. 이러한 우려로 인해 모든 고압산소시설에서는 산모는 내부 관찰자로 적절하지 않다고 평가한다.

D. 임신 중 다른 신체적 변화

현재의 권고 사항은 임신 중 어느 삼분기에서도 산모의 다이빙을 권장하지 않는다. 따라서 산모에 있어서 다이빙 성능과 위험에 영향을 줄 수 있는 습관 변화는 실질적인 의의가 없어 보인다. 그럼에도 불구하고 편집자는 이 문단을 통편집하지 않았다. 혹시 책이 나오면 어린왕자가 다녀간 한 별에 판매하고 싶은데, 그 별에서는 책이 그저 두껍고 묵직해야 좋은 책인 줄 안다고 하며, 그림 같은 것은 하나 넣을 때 마다 판매량이 반씩 줄어든다고 전해지기 때문이다.

웨이트 벨트를 배치하는 것과 같은 간단한 것이 임신 중에 문제가 된다. 자궁 위에 벨트를 착용하는 것은 응급 시 웨이트 버리기를 어렵게 할 수 있고 자궁 아래에 벨트를 맬 경우에는 의도하지 않게 벨트가 빠져 나올 수 있다.

임신은 몸 전체의 물을 증가시키고 제3공간의 부피가 증가한다. 신체의 점막이 팽창한다. 알러지나 비충혈이 없던 산모조차 종종 코나 귀의 막힘을 호소한다. 압평형을 위해서는 충혈완화제가 필요할 수 있다. 비강 스프레이가 흔히 사용되며 스테로이드 스프레이에 이어 전신 스테로이드가 필요해질 수 있다. 의문의 여지가 없는 부분은 귀와 코 점막의 팽창이 다이빙이나 스노클링 도중에 압평형 장애를 심화시킨다는 것이다.

임신 초기 몇 달 동안, 산모의 3 분의 2가 메스꺼움, 구토, 위산 증가 및 위 역류를 호소한다. 임신 후기에 자궁이 커지면서 일부 산모에서는 위산 역류가 상시 지속될 수 있으며, 위 배출 시간은 현저하게 지연된다. 물에 몸이 잠기게 되면 역류와 구토가 증가한다. 물론 다이빙을 위한 보트에 너울이 겹치고, 산모의 몸이 침수된다면 이러한 영향은 가중될 수 있다. 온도 스트레스는 불리한 태아 영향을 미친다. 제주도 해녀, 일본의 아마와 같은 해산물 채집에 종사하는 직업군은 반복해서 차가운 스트레스에 노출되며, 결과로 저체중 출산의 비율이 높다.

임신이 진행됨에 따라 보행 자세와 체형에서 균형과 안정성이 문제가 된다. 제2삼분기와 제3삼분기가 지나면서 산모 신체의 무게 중심이 이동한다. 산모가 실린더를 등 뒤로 메게 되면 앞에 있는 자궁과 등뒤에 있는 실린더의 균형을 잡기가 더 어려울 수 있다. 물론 사이드 마운트는 절대 대안이 될 수 없다. 관절의 느슨함과 보행 불안정성은 아마도 물에서는 문제가 되지 않지만 들어가고 나가기가 더 어려워질 것이다.

산모가 다이빙 사고를 당하고 재가압이 지시되면, 태아도 환자가 된다. 감압 질환에 대한 감수성이 태아에서 더 높은지는 논란의 여지가 있다. 버블이 태아 순환에 들어갔을 때, 재가압이 도움이 될 것인지는 의심의 여지가 없다.

수정체뒤 섬유증식(retrolental fibroplasia)은 망막혈관의 확장 및 증식, 망막부종 그리고 수정체 후막에 나타나는 망막의 섬유성 증식과 박리를 특징으로 하는 양측성 망막병변이다. 이는 특히 미숙아에서 고농도의 산소를 과다하게 사용하여 발생할 수 있는 것으로 알려졌다. 후키카라(Fukikara)는 임신한 토끼 모체를 과산소상태에 노출시키고, 이로 인해 태아 토끼에서 수정체뒤 섬유증식증이 발생한 것을 보고하였다. 현재까지 산모의 고압산소치료로 인한 태아 손상에 대한 보고는 문헌적으로 나타나지 않았다.

산모가 다이빙 관련 부상을 입을 경우 모든 주요 부상 및 임신 중 질병과 마찬가지로 여러 분야의 접근이 권장된다.

E. 다이빙 및 임신에 관한 권장 사항

평범한 다이버는 압축 공기를 약(drug)으로 간주하지 않는다. 약에는 용량에 따른 부작용과 위험이 존재한다. 산모가 된 여성 다이버는 디카페인 커피를 마시고 머리 염색약을 피하고 갑자기 유기농 제품을 찾지만, 그럼에도 불구하고 위험을 인식하지 못하고 스쿠버 다이빙을 할 수 있는지 물어볼 것이다. 증거는 있는가? 없다. 알려진 대부분의 문헌은 산모가 임신 사실을 인지하지 못하고 부주의하게 다이빙을 했을 경우에 조사된 것이다. 이 제1삼분기에 태아가 입은 손상은 실무율이 적용되는 것으로 알려져 있다. 즉 유산되거나 아니면 정상이거나, 따라서 얻어진 자료는 심각한 손상의 가능성이 적을 때 이루어진 다이빙의 영향이 반영된 것이다. 과거에는 잠재적인 위험이 알려지지 않았을 때, 산모는 흡연하고 음주하며 일부는 다이빙이 문제 없다고 생각하였다. 충분한 모집단을 기반으로 한 조사에서 모성 음주 및 흡연의 위험이 명확하게 정의되었다. 다이빙은 이에 비해 적은 수의 사람들이 수행하며, 임신 중에 위험을 정의하기에는 대상자의 숫자가 너무 제한적이다.

당연하지만 사람의 태아를 대상으로 하는 연구는 설계되지 않는다. 동물 연구에서 고압산소 노출 후 가장 흔히 발견되는 이상은 팔다리와 심장의 기형이므로, 평가는 이들 잠재적인 부위를 중심으로 이루어져야 한다. 임상의사는 다이빙에 노출된 산모의 평가에 다음을 포함시켜야 한다.

- 마지막 정상 월경 기간, 월경 주기 길이, 수태 날짜
- 임신 기간 중에 첫 다이빙과 마지막 다이빙
- 임신 중 다이빙 총 횟수
- 모든 다이빙의 프로필
- 감압정지가 필요했던 다이빙 횟수
- 멀티 다이빙(하루에 여러 차례 다이빙을 했을 때) 일수
- 다이빙 연속 일수
- 복용 약물
- 음주 및 기분 전환 약제(recreational drug) 사용
- 온수 욕조 노출력

전술한대로 온수 욕조는 다이빙 보트에 비치된 경우가 있으며, 노출되었다면 신경관 결손과 관련이 높다. 평가에는 12, 16, 20주에 대한 자세한 태아 초음파가 포함되어야 하며, 기존의 치료뿐만 아니라 심장 구조, 사지 및 신경과 기형에 주의해야 한다. 양수 천자는 고압산소 노출이 염색체 이상으로 이어질 수 있다는 확실한 증거가 없기 때문에 (산모 연령을 제외하고) 표시되어 있지 않다. 부주의하게 다이빙하였으나 추후 임신 사실을 알게 되었을 때, 산모를 안심시켜야 한다. 챔버 운영과 군사 다이빙으로 축적된 현존 문헌 정보상 임신 중절은 적응증이 되지 않는다. 대부분의 여성들이 임신을 신중하게 계획하며, 임신 기간 동안 더 이상 다이빙을 하지 않는다는 사실을 감안할 때, 이후로 더 이상 신뢰할만한 자료는 축적되지 않을 것이다.

F. 분만 후 다이빙으로 돌아가기

다이빙으로 돌아가기 위한 가이드 라인은 다른 스포츠에 대한 권장 사항과 다르지 않다. 질식 분만 후 1~3주 이내에는 일반적으로 이전 운동 수준, 임신 중 운동 유지, 임신 관련 합병증, 출산 후 피로 및 빈혈에 따라 운동량을 조절하며, 대부분의 여성들은 산후 3-4주 후에 본격적으로 운동을 재개한다.

대부분의 산과 의사는 질신 분만 후 2주간 질을 이용한 성관계를 권장하지 않는다. 성적 활동과 마찬가지로 물에 침수되는 것은 (수영장이나 욕조에 몸을 담그는 것을 포함) 상행성 감염의 위험을 증가시킨다. 다이빙은 자궁경부가 닫히는 산후 21일까지 권장되지 않는다. 질식 분만과 달리 제왕 절개로 출산한 경우에는 완전한 활동을 재개하기 전에 적어도 4-6주 가량 기다리는 것이 좋다. 절개 후 봉합한 복부의 상처는 수술 후 21일째에 가장 약하다. 수술 후 최소 1개월 동안은 활동이 제한되어야 한다. 다이빙의 심폐 기능과 체력 요구 사항을 고려할 때, 여성 다이버에게는 제왕 절개 후 다시 다이빙하기까지 8~12주 이상 기다려야 한다고 권고해야 한다.

운동을 시작하는 여성은 유산소 적합성, 근력 측정, 지구력 측정을 다시 평가할 필요가 있다. 다태아 임신, 조산, 고혈압, 당뇨병, 자간전증과 같은 임신과 관련된 의학적 합병증으로 인해 침상 안정을 요하는 산모는 심한 탈-

컨디셔닝(de-conditioning)을 경험하며 유산소 능력과 근육량이 감소한다. 이 경우 다이빙은 12주 이상 지연되어야 한다. 임신성 당뇨를 겪은 산모의 경우 다시 다이빙을 하기 전에 포도당 내성이 정상인지 확인할 필요가 있다. 심한 산후 분만 빈혈 또한 다이빙에 대한 상대적 금기사항 일 수 있다.

신생아 돌보기는 엄격하고 까다롭다. 야간의 수면이 방해 받을 수 있으며, 모유 수유가 요구되고, 반복되는 과업에 상처 입을 수 있다. 근력과 체력 회복은 매우 느릴 수 있다. 새로 태어난 아이의 어머니는 다이빙으로 돌아가는 것에 대해 걱정하지 않을 것이다. 무엇보다 엄마의 관심과 우선 순위는 아이가 되며, 바다는 멀어진다. 걱정할 필요 없다. 넓은 바다는 언제까지고 기다려줄 것이다.

G. 다이빙과 모유 수유

모유 수유의 비중과 기간은 문화와 지역에 따라 다르다. 당연히 모유는 영아에게 이상적인 식이로 간주된다. 모유 수유는 통상 6개월을 넘기는 경우는 드물다. 모유에 질소가 축적되는 위험은 없다. 영아가 용해된 질소를 삼킬 위험 역시 없다. 다이빙으로 혈액순환이 중추되고 요로 배설과 수분 손실을 증가시킨다. 이차적인 탈수가 다이빙하는 수유부에서 우유 생산을 방해할 수 있다. 아마와 해녀에서는 이러한 영향이 두드러진다.

물 속에서 장내 세균은 잠수복 아래에서 피부에서 발견된다. 문헌적인 사례는 없으나 이론적으로 유방염이나 유아의 설사병의 위험을 증가시킬 수 있다. 바다에서 나온 직후 젖을 물리는 것을 생각하기는 어렵다. "엄마가 섬 그늘에 굴 따러 가면 아기는 혼자남아~" 동요 수준의 일이지만, 바닷물에 몸을 담갔다면 수유 전에는 유방을 조심스럽게 닦는데 주의를 기울여야 한다.

09. 여성에서의 이압

09. 여성에서의 이압

분명히 남성과 여성의 가장 명백한 차이는 여성의 생식 기능, 즉 임신과 월경에서 비롯된다. 즉 생식을 위하여 여성이 가지고 있는 고유한 해부학적 구조는 특정 신체적 위험, 특히 정형 외과적 문제(부인과가 아니고)를 야기할 수 있다. 골격의 절대량이 작고 심폐 구조가 작으면 유산소성 신진대사 능력에 영향을 준다. 호르몬 변동은 다른 생리적인 기능을 변화시킨다. 그렇다면, 여성 다이버는 남성 다이버와 다른가? 인정해야 할 첫 번째 사항은 남성과 여성의 다이빙 경험과 위험에서 차이점보다는 공통점이 많다는 것이다. 우리는 또한 서로 다른 위해성과 위험에 기여하는 해부학적, 생리적 차이가 있다는 것을 인정해야 한다. 성(gender)과 다이빙(diving)에 관한 글에서 유사성은 무시되며 성별에 따른 차이가 강조된다. 부인과적 장애는 간접적으로 다이빙 성능을 저하시킬 수 있다. 여성 다이빙 수행 능력에 대한 완전하고 포괄적인 검토를 제시하기 위해 여성에서 주로 겪는 질병이 고려되어야 한다.

우리는 먼저 경구피임약/월경에 따른 호르몬 변화가 감압질환의 감수성에 영향을 미치는지에 따른 오래된 왈가왈부에 대해 한 장을 할애하였다. 이어서 임신 중 발생하는 해부학적 및 생리학적 변화에 대한 자세한 검토와 아이를 가진 여성이 의도적으로 또는 우발적으로 다이빙을 했을 때 태아에 미치는 영향에 대한 문헌을 요약하였다. 이번에는 스포츠 수행 능력을 변화시키는 여성의 심폐 기능과 근골격의 차이를 검토한다. 고강도 운동 활동이 성장기 발달, 내분비 기능 및 생식 기능에 미치는 영향을 알아본다. 마지막으로, 이압환경(다이빙)과 여성의 특정 또는 여성 우위의 의학, 수술 및 건강 상태를 주제로 논의하겠다.

I. 운동 수행 능력에 영향을 미치는 성별 차이

A. 해부학적 차이

여성 골격은 남성과 비교하여 뼈가 작고 관절면이 작으며 건 및 인대 부착 부위가 일반적으로 더 부드러운 편이다. 더 작은 부피의 폐를 감싸는 흉곽의 크기도 더 작고 둥근 구조를 하고 있다. 견갑대의 크기는 키와 비례하여 정해지지만, 여성에서는 근육 질량이 적기 때문에 남성보다 작게 나타난다. 어깨의 모양 역시 더 아래로 경사져 보이며, 남성의 어깨는 보다 수평적으로 보인다. 여성의 골반은 넓다. 이에 비해 남성은 전만 굴곡(lordotic curve)가 과장되어 있다. 넓은 골반은 전경(anteverted) 틸트(tilt)를 가능하게 한다. 골반의 폭이 넓을 수록 관골구(acetabulum) 사이의 공간이 넓어지고 대퇴골 상부(trochanter)사이의 공간이 차례로 증가한다. 이러한 조정은 출산과정에서 아이를 낳기 위해 이루어진 것으로, 남녀간의 가장 드라마틱한 차이점이다.

이러한 골반구조의 변화에서 다른 골격 구조의 변화가 차례로 이어진다. 대퇴골의 내측(inward) 외반(valgus), 아래 다리의 외측 내반 변화로 다리는 X 자 모양으로 만들어진다. 이에 따라 무릎의 손상(knocking)이 동반된다. 뒤따르는 조정으로는 무릎 관절 표면의 조기 퇴행성 변화, 지지 인대 구조의 과신장과 발바닥 아치의 평탄화로 인한 발의 내전(pronation)의 회내 이동이 이어진다. 남성의 경우 신장대 다리 길이가 56% 이지만 여성은 51%로 다리 길이의 상대적인 비가 작다. 여성 신체의 무게 중심은 남성에서 키의 56.7%인데 비하여 56.1%로 낮다. 더 낮은 무게 중심은 댄스 및 체조 동작을 수행할 때 상대적으로 균형과 안정성을 유지할 수 있는 능력을 감소시킨다. 여성의 인대는 잘 이완(laxity)되고 유연성(flexibility)이 커서 더 많은 운동 범위를 허용한다. 이로 인해 체조 및 춤과 같은 일부 스포츠의 성능 향상이 가능하나, 이러한 특징은 또한 비틀림 및 탈구 수상에 취약하다.

기존에는 해부학적 차이로 인해 육체적 활동에서 여성이 특정 종류의 손상을 입기 쉬울 거라는 가정이 존재했다. 대부분의 전문가들은 손상이 성별에 구애 받지 않으며, 스포츠에 따라 특화된 경향이 있음을 인식하고 있다. 리스톨라이넨(Ristolainen)의 보고에 의하면 여성 운동선수에 비해 남성 운동선수에서 급성 손상이 더 많았다(44% vs 35%, p <0.05)으며, 여성 선수의 경우 과사용 손상(overuse injury)이 남성 보다 많았다(69% vs 51%, p <0.05)다. 여성 선수에서는 남성보다 엉덩이, 다리, 발목, 어깨 부상을 더 많이 보고하였다. 햄스트링과 종아리 부상은 여성 달리기 선수에서 더 흔하다. 12가지 종류의 스포츠 경기를 통틀어 무릎 부상은 여성, 특히 축구에서 훨씬 높았다. 무릎 문제에 대한 원인은 해부학에 있다. 대퇴골의 축이 더 넓어지면 내경이 바깥쪽으로 기울어지고 경골이 대퇴부에서 바깥쪽으로 각을 이룬다. 이러한 외반(valgus rotation)은 여성 하지의 무릎에 충격을 준다. 과도한 각형성으로 인해 슬개골의 측면적 침범, 그리고 슬개 대퇴부 스트레스 증후군 (patellofemoral stress syndrome)이라고 불리는 장애가 이어진다. 이 증후군은 슬개골 탈구, 연골 연화증, 슬개골 압박 증후군, 슬개골 건염(patellar tendonitis)으로 불린다. 이 증후군에 대한 치료로 급성 증상에 대한 휴식과 치료 후 중간 외상 강화를 목표로 하는 물리 치료가 사용된다. 이러한 재활 운동은 슬개골의 횡방향 미끄러짐을 안정화시키는데 중점을 두고 있다. 중증 및/또는 재발성 증상을 가진 운동 선수의 경우 외과적 안정화가 필요할 수 있다.

여성은 전방 아탈구, 어깨 충돌(shoulder impingement) 및 흉부 출구 증후군(thoracic outlet syndrome)과 같은 어깨 부상 위험이 높다. 이 손상은 수영 선수와 상체 강화를 요구하는 다른 스포츠에서 흔하다. 부착점과 관절점에서 스트레스를 받는 힘줄과 흉강 케이지에서 나가기 위한 작은 통로에서의 근육의 비대는 인접한 혈관 및 신경 구조의 압박 또는 충돌로 이어진다. 통증과 감각 이상이 나타난다. 휴식과 물리 치료가 치료가 된다. 맥 마스터 (McMaster)와 트룹 (Troup)의 보고는 수영 선수에서 어깨 과사용 손상이 가장 흔한 것을 보고하였으나 성별에 따른 차이는 없었다. 샐리스(Sallis)의 또 다른 보고서에 따르면 여성 수영 선수에서 어깨, 등, 목 부상이 더 많이 발생했다.

목 부상, 특히 위플래시(whiplash;경추손상, 채찍질이라는 어원에서 나왔으며 후면 충돌 시에 머리와 목이 채찍질처럼 순간적으로 빠르게 뒤로 젖혀졌다가 앞으로 돌아와 목과 그 주변 신경, 근육, 인대 등을 다치는 부상) 같은 탄도 외상(ballistic trauma)도 여성에게 더 흔하다. 여성의 경우 두개골 크기, 부피 및 무게는 그다지 줄어들지 않지만 목 구조와 근육은 상당히 작아진다. 갑작스러운 가속 또는 감속으로 보다 큰 힘이 더 작은 구조물에 가해지게 된다. 가속-감속 손상은 표면 수영에서는 흔하지 않지만 플랫폼 및 발판 다이빙 경기에서 보여진다. 특히 독 또는 부두와 같은 높은 진입 플랫폼에서 입수하는 스쿠버 다이버에서 볼 수 있다.

스트레스 골절(피로 골절)의 빈도는 남성보다 여성에서 높은 것이 반복적으로 보고되었다. 여성에서의 운동은 월경 장애의 분명한 위험 요인이다. 특히 체조와 같은 외모 운동"appearance" sports과 높은 연관성을 보인다. 장거리 달리기 선수, 발레 댄서 및 체조 선수 등에서는 4명 중 1명이 불규칙 월경을 보고하였으며, 수영 선수에서는 드물다.

B. 심폐 기능 및 무산소 지구력

여성은 전형적으로 심혈관, 폐 및 골격 구조가 보다 작기 때문에 남성보다 최고 수행능력에 대한 임계값이 낮다. 따라서 여성은 남성보다 힘, 속도, 작업 능력 및 체력에 대해 낮은 잠재력을 가진다. 키가 같은 여남에서, 여성의 심장과 연결된 폐는 작고, 흉곽도 작으며, 1회 심박출량도 작다. 따라서 기능적으로 남자가 도달하는 동일한 최대 산소 소비 능력을 얻을 수 없다. 모든 여성에서, 심지어 훈련된 여성 운동선수조차 남성/남성 운동 선수보다 더 많은 체지방을 보유하는 경향이 있다. 이는 호르몬에 의한 것이며, 체지방은 수행에 제한을 부과하는 수동적 부담이 된다. 비-체육계 대학의 여성들은 약 25% 체지방을 가지고 있는 반면, 훈련된 체육 여성들은 체지방률이 10%에서 15%에 이른다. 그러나 훈련된 남성의 체지방률은 평균 7-10%이다. 훈련된 남성의 경우 근육은 전체 체중의 40%를 차지하지만, 여성의 근육은 23%에 불과하다. 이러한 체지방률이 유리할 수 있는 스포츠는 수영 그리고 다이빙이다. 장거리 및 개방 수역 수영에서, 증가된 체지방율은 다음과 같은 몇 가지 장점을 제공한다: 부력, 절연 및 에너지 보호. 그러나 속력 수영이나 프리다이빙에서 이점은 실제적인 이점이 되지 못한다.

훈련과 컨디셔닝은 성별에 따른 에어로빅 캐패시티(유산소 운동 최대능력)의 차이를 상쇄시킨다. 여성은 남성의 에어로빅 캐패시티의 77%를 가지며, 신체 조성의 차이로 설명된다. 젊은 성인의 최대 산소 소비 용량 (VO2 max)은 여성의 경우 1.7 L/분, 남성의 경우 2.7 L/분이다. 장거리 달리기 선수의 경우 에어로빅 캐패시티는 55.7mL/min/kg, 여성의 경우 61.7mL/min/kg 지만 체지방량을 조절한 후에는 68.9mL/min/kg에 달해서 남성의 69.8mL/min/kg에 거의 근접한다. 근력도 다르다. 근력의 차이는 상체에서 가장 뚜렷하고 하지에서는 적다. 남성 체형을 기준으로 전체 근육량을 백분율로 표시하면 여성은 다리가 71.9%, 팔 강도가 55.8%, 발목 굴곡근(plantar flexion) 86%가 해당된다. 다이빙이 아닌 다이빙샵의 '탱크바리'에서 적성을 논하자면 상지 근력은 실린더를 집어 들 때 어느 정도 중요하다. 그러나 적절하고 잘 맞는 핀을 착용하고 물에서 수영하기 위한 적합성은 오히려 여성이 우월하다. 또한 평균 다이빙 동안 여성의 산소 소비량이 적으면 공기를 절약하고 잠수 시간을 최대화하는데 도움이 된다. 조류나 기타 요구되는 조건에서 잘 훈련되고 컨디셔닝 된 여성의 하지 근력은 남성과 비교하여 수행 능력의 차이가 없거나 유리할 수 있다.

펜더개스트(Pendergast)는 수영에서 산소 소모량(VdotO2)을 연구하였으며 변수로 속도, 킥 빈도(frequency)에 따른 속력, 최대 속도, 최대 VdotO2 및 다양한 핀에 따른 최대 추진력을 조사하였다. 장비 판매자들이 가지고 있는 통념과는 달리 최대 VdotO2는 핀 종류에 따른 차이가 없었다. 그러나 유연한 핀을 사용하는 여성의 최대 유산소 속도는 더 높았다. 여성들은 더 유연한 지느러미를 선호하는 것처럼 보였다. 가장 흥미로운 결과는 핀이나 속도에 관계없이 여성은 핀킥을 하며 남성에 비해 14-18%의 에너지를 소비한다는 것이다. 그 차이는 특히 하지에서 두드러지는 여성의 낮은 밀도(density)로 인한 낮은 토크 (torque)와 남성 대비 높은 체지방률(20% vs 12%)에 기인한 것으로 생각된다. 수영에서 최대 속도는 에너지 비용과 신진 대사력의 함수로 구해진다. 이 연구에서 여성의 경우 최대 호기 능력은 평균 1.462L/min으로 비슷하게 훈련된 남성 다이버의 경우보다 39% 낮지만 체질량을 보정한 후 VdotO2 max는 남녀 각각 30, 27nil/min/kg이다. 이것은 훈련된 달리기 선수의 산소 소비 용량에 관해 위에 인용된 정보와 유사하다. 킥 당 거리는 여성의 경우 남성보다 21% 낮지만 킥당 에너지가 적다. 저자들은 낮은 다리 근력이 여성에서 특히 길고 단단한 핀을 사용할 때 깊은 수직 킥을 수행하는 것을 제한하기 때문에 여성 다이버는 킥의 깊이를 줄이거나 핀의 가장자리를 수직으로 돌리는 방법으로 마찰을 줄여 이를 보상한다고 생각했다. 그러나 높은 수요가 있는 상황에서 여성 다이버는 킥 횟수를 늘려야 하므로 에너지 요구량이 증가하고 전반적인 수영 효율이 저하된다. 따라서 극단적인 조건에서 여성의 최대 호기성 능력이 낮으면 동일한 노력의 요구에 노출된 남성보다 더 빨리 탈진될 수 있다. 다이빙 감독관은 이 차이를 알고 있어야 한다.

인체 공학 및 다이빙에 관한 주제에서는 여성 다이버를 위한 장비의 적절한 설계 및 적합성은 명확하고 논리적으로 편안함을 향상시키고 노력과 위험을 감소시켜야 한다고 언급한다. 심지어 턱과 입의 디자인과 같이 사소한 것조차도 여성에게 다르게 영향을 미칠 수 있다. 앨드리지(Aldreidge)와 펜론(Fenlon)은 다이버에서 측두하악관철 장애(temporomandibular dysfunction,TMD)를 관찰하고 여성들이 증상을 더 자주 보고한다는 것을 발견했다. 다이빙 후에 하악 저작에 문제를 호소한 63명의 다이버에 대한 연구에서 여성, 찬물 잠수와 연관을 보였고 특히 일반적인 오심과 연관이 있었다. 연구자는 사용자 정의 마우스 피스, 더 가벼운 레귤레이터 및 따뜻한 물이 이 문제의 위험을 최소화한다고 생각하였다.

C. 여성 운동 선수 삼중체

지난 세기 서구 국가에서는 초경 연령이 17세에서 12세로 떨어졌다. 이 감소세는 약화되었으며 초경 연령은 1973년 이후로 본질적으로 안정적이다. 10%의 미국 여성만 11세 이전에 초경을 경험한다. 초경 평균은 현재 12.4세이며 소녀의 90%는 13.75세 까지 생리를 시작한다. 초경 연령의 감소는 더 나은 영양, 더 이른 나이의 중요한 신체 질량 달성, 그리고 임계 지방량 성장으로 안드로겐 방향화(aromatization)를 통한 에스트로겐 전환, 사춘기 발달의 시작을 위해 시상 하부 뇌하수체 난소 축을 프라이밍시키는 것에 기인한다. 주기적인 생리 활동의 처음 2년은 다소 규칙적인 생리와 같은 흐름을 동반한 무배란주기에 의해 지배되지만 3년차까지는 정기적인 난소 프로게스테론 생산이 없다. 사춘기는 발달상의 랜드 마크 thelarche(유방 발달), pubarche(음모 발달), menarche 초경 (월경 흐름의 개시)의 3요소에 할당된 모호한 용어다. 이러한 발달 지표 성장 시작의 다양성, 발달의 신속함 및 상호 관계에서 많은 변동성이 발생하지만 유방 발달이 시작된 여성의 60% 이상에서 일관되게 음모가 성장한다. 성장 발단(growth spurt)은 그 다음 주요 발달 이정표가 된다. 흔히 말하는 성장기인 키 성장이 가속화되고 난 후 성장속도의 감소가 뒤따른다. 이후 일반적으로 6개월 후 월경이 시작된다.

생리 주기의 시작과 주기 유지는 체중, 신장, 유전, 영양, 환경 및 기후 등 많은 요인에 의해 영향을 받는다. 체중, 체지방 및 칼로리 요구 사항에 미치는 영향 때문에 운동은 시상 하부 뇌하수체 난소 축의 기능을 크게 파괴할 수 있다. 발달에 있어 운동의 효과가 젊은 발레 댄서의 연구에서 처음 설명되었지만, 달리기, 수영 또는 자전거를 타는 젊은 경쟁 선수들에게서도 이와 동일한 장애가 발생하는 것으로 인식되고 있다.

체질량 지수가 낮은 여성 운동 선수의 경우, 초경은 2~4년 늦어지는 경우가 많다. 골 연령은 연대적 연령보다 2~4년 뒤처져 있다. 생리주기가 발생할 경우, 드물거나 불규칙적일 수 있으며, 이러한 이상과 불규칙함은 소녀가 격렬한 운동 노력에 계속 참여하는 한 계속된다. 이러한 운동 선수는 나중에 골간단(epiphyses)이 닫히기 때문에 대조군 보다 늦은 최종적인 키 성장이 이루어진다. 그러나, 최종적인 신장이 변경되지 않는 것처럼 보이며 유방 발달이 지연되는 경우도 있다. 여름 휴가와 같은 활동이 없는 기간이나 부상에서 회복되는 동안 젊은 운동 선수는 종종 급속한 발달 진행을 경험한다. 정상적인 사춘기 진행을 경험하는 성장기 여성에서도 강렬한 운동 활동은 생리 장애를 불러올 수 있다. 내분비 손상의 결과로 박동성(pulsatile) 시상 하부 기능의 상실, 배란 기능의 점진적인 저하, 내인성 에스트로겐 감소가 이어지며 최종적으로 저에스트로겐성 무월경이 나타난다. 처음에는 월경 주기의 황체(luteal)기가 정상 14일에서 8-10일로 단축되고, 최저 체온과 기저 체온 상승 기간이 단축된다. 이에 대응하여 혈청 프로게스테론 수치가 감소한다. 황체(corpus luteum) 기능이 손상되면 프로게스테론의 피크가 낮아지고 프로게스테론의 지속이 짧아지며 곡선 아래의 총 면적이 감소한다. 붕괴가 진행됨에 따라 순환은 무력화되어 주기 중간(midcycle)에 나타나던 황체 형성 호르몬(luteinizing hormone, LII) 서지(surge)가 소실된다. 배란은 끝나고 배란 후 황체(corpus luteum)의 형성이 나타나지 않는다. 이 지점에서 프로게스테론 분비가 중단된다. 배란 소실 후에도 자궁 출혈이 계속될 수 있다. 양과 기간은 난소의 잔여 에스트로겐 분비량에 따라 달라진다. 자궁 출혈은, 만일 부정 출혈이 일어난다면, 부족하고 불규칙한 경향이 있다. 장애가 지속되면 혈청 에스트로겐 수준이 이차 성징 특징과 골밀도를 유지는 가능하지만 자궁 내막을 자극할 만큼 높지는 않은 상태로 진행되며, 에스트로겐성 무월경(estrogenemic amenorrhea)이 된다. 더 진행되면 저에스트로겐성 무월경 상태가 된다. 내분비 검사는 시상하부기능의 사춘기 전(prepubertal) 양상을 보여준다. LH와 황체 자극 호르몬(FSH) 수치가 낮고, LH 분비에서 박동 빈도 감소, 그리고 LH / FSH 비율이 1.0 미만이 그것이다. 낮은 수준의 에스트라디올(estradiol)은 2차 성징 특징의 퇴보로 이어진다.

초기 체중, 체지방, 훈련 시작 나이, 훈련의 강도 특히 고강도 훈련(up-training), 고유 HPA 축 안정성, 훈련 스트레스의 인지, 이전 월경과 생식력 등이 무월경의 주요 위험 인자이다. 낮은 식이 섭취, 부적절한 에너지 소비 등은 그러한 스트레스 요인 중 하나일 뿐이다. 분열된 내분비 기능은 특히 아이스 스케이팅, 발레, 체조 및 치어 리더와 같은 "매력glamour" 스포츠에서 흔히 볼 수 있다. 해당 여성들은 은밀하게 또는 명백히 칼로리 섭취 제한의 압력을 받고 있다. 궁극적으로, 내인성 에스트로겐의 손실은 골 리모델링의 불균형으로 이어진다. 골 흡수가 골 형성을 앞지르기 때문에 골감소와 골다공증이 유발된다. 식이, 무월경, 골다공증의 상호 작용을 "여성 운동 선수 삼중체"라고 부른다. 샨골드(Shangold), 리바인(Levine)의 보고는 훈련이 격렬한 경우 생식 기능이 안정된 여성조차도 월경 불규칙성을 초래할 것을 지적하였다. 불규칙 정도와 부작용 발생률은 훈련의 강도에 따라 직접적으로 증가한다. 샨골드(Shangold)와 리바인(Levine)은 대학교 달리기 선수에서 주행 거리가 늘어남에 따라 생리 불규칙성이 증가한다는 것을 발견했다. 인터벌(Interval) 경기, 스프린트 및 기타 속도 경쟁은 꾸준한 유산소 요구보다 더 많은 주기를 방해할 수 있다.

성장기(adolescence) 동안의 낮은 골질량은 평생에 걸친 위험을 초래한다. 일단 성장기에 충분한 골질량을 확보하지 못하면 추후에 칼로리 섭취와 소비가 정상화된 후에도 골질량을 충분히 회복시키지 못하기 때문에 평생을 걸쳐 골다공증의 위험이 증가하는 것이다. 월경이 재개되더라도 골밀도가 정상 수준에 미치지 못한다는 것을 나타내는 여러 가지 연구가 있다. 단기간에는 스트레스 골절이 주요 관심사가 된다. 가장 흔한 부위는 5번째 중족골이다. 골절의 위험은 골밀도, 훈련 강도, 충격 하중, 매일의 훈련 시간에 따라 다르다. 예를 들어, 하루에 5시 이상 연습하는 무월경 발레 댄서는 100%가 스트레스 골절을 겪고 있다. 흔한 부위는 경골, 비골, 중족골이지만 대퇴골과 천골을 침범하는 비정상적인 쇠약 골절(debilitating fracture)도 보고되었다.

골격은 구조적으로나 대사적으로 서로 다른 두 가지 유형의 뼈로 구성된다. 피질골(cortical)은 긴 뼈의 샤프트를 구성하며, 전통적으로 긴 뼈에서 상하 3분의 1 지점까지가 피질골로 구성된다. 해면질골(Trabecular)은 척추, 골반, 편평한 뼈 및 긴 뼈의 끝으로 구성된다. 피질골은 섬유소보다 대사적으로 활동성이 적으며 해마다 10%의 속도로 리모델링되는데 반해 해면질골은 1년에 40% 이상 회전된다. 따라서 월경 장애의 영향을 가장 먼저 받는 부위는 해면질골이다.

뼈의 미네랄화는 초기 성인기에도 계속된다. 지역-인종별로 일부 차이가 있으나 골밀도의 손실은 일반적으로 35세 부터 검사상 나타난다. 사춘기와 초기 성인기의 골밀도 "저금"이 후기에 그려지는 일종의 "뼈 예금 계좌"를 설정하고 있다고 간주할 수 있다. 폐경 전 피질골은 연 0.3%에서 0.5%의 속도로 손실되고 폐경기 이후 이 손실률이 2%에서 3%로 증가한다. 대사적 활성이 높은 해면질골은 폐경 전 1.2%에서 2.4%의 비율로 손실되다가 폐경의 첫 2년 동안 매년 6%로 증가한다. 궁극적으로, 피질의 25%와 섬유 골의 32%는 50세에서 80세 사이에 손실된다. 무월경 운동 선수의 경우 뼈 손실은 폐경기 여성에게서 보이는 비율과 비슷하다.

골 광물화 밀도(bone marrow density; Bone Mineral Density,BMD)의 역치를 완벽하게 구별할 수 없으므로 골절 가능성이 있는 사람과 그렇지 않은 사람을 완벽하게 구별할 수 없다. 골다공증은 골절의 위험이 용납되지 않는 것으로 간주되는 BMD수치에서 진단되는데 현재는 평균 최고 성인 BMD보다 2.5 표준 편차가 낮은 T 점수로 정의된다. 그러나 이 세계 보건기구 (World Health Organization WHO)의 정의는 백인 폐경기 여성에서 골다공증성 골절 데이터를 기반으로 한다. 당연히 이러한 기준을 다이버에 적용할 수 없다. 또한 BMD 수치로 청소년기 및 폐경기 전 여성의 골절을 예측하기 어렵다. 스쿠버 다이빙이나 낮은 기계적 부하에 노출된 젊은, 영양 부족, 저에스트로겐성 여성의 골밀도에 관한 장기(longitudinal) 자료가 부족하기 때문에 신뢰성이 떨어진다. ISCD (International Society for Clinical Densitometry)에 따르면 WHO의 골감소증 및 골다공증 진단 기준은 폐경기 전의 여성과 어린이에게 적용해서는 안되며 연령과 성별에 따라 Z-점수를 대조하는 것이 좋다. Z점수가 2.0SD 미만인 경우, 폐경 전 여성에서 "예상되는 연령 범위 미만의 낮은 뼈 밀도"와 "아동기의 낮은 뼈 밀도"로 진단해야한다. 전미 임상 내분비 학회 (Association of Clinical Endocrinologists)에 의하면 골다공증이라는 용어는 낮은 BMD가 이차적인 임상 위험 인자와 공존할 때만 적용되어 골밀도 손실 및 골절의 단기 위험을 높인다. 이차 위험 요소에는 만성 영양 실조, 식이 장애, 성선 기능 저하증, 글루코코르티코이드 노출 및 이전 골절이 포함된다.

이러한 정의는 달리기와 같은 임팩트(impact) 스포츠에 종사하는 젊은 운동 선수가 좌식생활을 하는 같은 연령대 대조군 보다 높은 BMD를 갖는다는 사실을 감안할 때 부적절할 수 있다. 중력 및 체중 부하 운동은 골밀도를 향상시킨다. 정상적인 에스트로겐 수준의 상태로 서서 걷고 달리면 더 낮고 무겁고 밀도가 높은 뼈가 생긴다.

그러나 체중 부하 운동은 에스트로겐 부족을 바로 잡을 수 없다. 정기적인 생리주기를 유지하는 여성 달리기 선수는 좌식생활을 하는 여성보다 골밀도가 높고 폐경기의 달리기 선수는 대조군 보다 40% 더 많은 뼈를 가지고 있다. 스쿠버 다이빙과 수영 및 기타 체중 부하 없는 운동은 고도의 훈련을 제외하고는 뼈 밀도를 증가시키지 않으며 저에스트로겐 골다공증에 대응된다. 사실, '여성 운동 선수 삼중체'로 인해 스트레스 골절을 입은 경우 무중력을 시뮬레이션할 수 있는 수영장에서의 운동은 육상에서의 유산소 운동에 비해 안전하고 대안적인 형태로 간주될 수 있다. 장기간 물속에서 보내는 것은 뼈의 미네랄화를 손상시키는 것으로 알려져 있지만 엘리트 수영 선수에서 골밀도 저하는 증명되지 않았다. 남성 수영 선수는 비-운동 선수와 비교하여 높은 골밀도를 나타낸다. 달리기 선수의 평균은 체조 선수와 소프트볼과 비교했을 때 다리 부위를 제외한 모든 부위에 대해 가장 낮은 총 몸무게 ($1.079 +/- 0.055$ g.cm -2)와 BMD값을 갖는 것($P <.01$) 으로 나타났다. 수영선수와 다이버는 달리기와 노 젖기 선수를 제외한 다른 모든 스포츠 선수보다 하체의 BMD($1.117 +/- 0.086$ g.cm -2)가 현저히 낮다. ($P <.01$) 뼈의 영향이 부위 및 스포츠에 따라 다르다는 것을 고려할 때, 수영 선수에서 하체 BMD 수치가 낮은 것은 놀라운 일이 아니다. 수영의 힘의 대부분은 하지가 아닌 상지에 의해 생성되기 때문이다.

여성 운동 삼중체에 해당하는 개인에서 치료는 활동 감소, 음식 섭취 증가 또는 둘 모두로 에너지 균형을 향상시키는데 의존한다. 이러한 여성들을 위한 치료 접근법은 종합적이어야 하며 동시에 적용되는 의학적,식이, 심리적, 물리적 개입을 포함해야 한다. 국제 올림픽위원회, 미국 스포츠 의학 대학 및 기타 전문 단체들은 예방 및 치료 지침을 발표했으며 일부 스포츠 단체는 참여를 제한하기 위해 노력해왔다. 젊은 운동 선수는 승부에 관심이 높으며, 자신을 보호하기 위해 행동을 수정할 수 없거나 수정하지 않고 운동을 하는 경우가 있다.

월경 주기를 복원하는 데 필요한 것보다 더 높은 칼로리 섭취가 필요할 수 있다. 말할 필요도 없이, 영양은 단순한 칼로리 이상을 의미한다. 비타민 D, 칼슘, 기타 미네랄 및 단백질의 적절한 섭취가 필수적이다. 칼슘과 비타민 D은 에너지 균형을 교정하지 않으면 치료 효과가 없다. 경구용 피임제와 호르몬 요법이 운동 무월경의 낮은 골밀도를 치료하는 데 사용될 수 있다는 연구 결과가 있지만 발표된 임상 시험 결과는 서로 일치하지 않았다. 일반적으로, 체중 증가의 효과는 호르몬 보충제의 영향을 초과한다. 호르몬 개입은 단순히 뼈 손실을 늦추는 것처럼 보이지만 근본적인 내분비 문제를 교정하지 못한다. 호르몬의 투여는 다른 조치가 시작되는 동안 IPO 축의 복구를 지연시키지 않는다.

다른 치료법에는 비강 칼시토닌 스프레이가 포함되어있어 뼈손실을 제한하는 것으로 나타났다. 동물 연구에서 비스포스포네이트는 태반을 가로질러 태아의 뼈에 저장된다. 태아의 장기간의 뼈 건강 결과는 알려져 있지 않다. 따라서 가임기 여성에게 비스포스포네이트는 금기이다. 랄록시펜 (raloxifene)과 타목시펜 (tamoxifen)과 같은 선택적 에스트로겐 수용체 조절제의 골 작용제 효과는 에스트로겐보다 훨씬 낮으므로 치료 효과가 없다. 경구 피임약과 에스트로겐 요법은 체중 증가의 대안으로 간주되어서는 안되며 폭 넓은 행동 개입이 시작될 때까지는 보조 요법이나 보조 요법으로 간주되어서는 안 된다.

D. 불임 및 운동

운동 유도 무월경이 있는 운동 선수는 과소배란 또는 무배란, 따라서 상대적으로 불임이다. 과도한 운동으로 인한 무월경과 무배란은 일반적으로 배란 유도에 가장 많이 사용되는 약물인 클로미펜(clomiphene) 구연산염에 반응하지 않는다. 대부분의 증거는 클로미펜 작용의 주요 부위가 시상 하부이며, 에스트로겐 수용체에 결합하고 순환하는 내인성 에스트라디올의 부정적인 되먹임(negative feedback) 차단을 시사한다. FSH 및 LH 분비 모두 시상 하부 성선 자극 호르몬 분비 호르몬 (GnRH) 증가에 기인할 가능성이 있어 주기 중간의 LH 박동성 분비가 증가할 수 있다. 원하는 결과는 난포(ovarian follicle)에 영향을 주는 것이다. 저에스트로겐 성인 여성에서 클로미펜이 치료 효능이 없다면 생식선 자극 호르몬 방출 호르몬, FSH 및 LH 추출물, 사람 융모막 성선자극 호르몬와 같이 보다 극적이고 복잡하며 값비싼 배란 유도제의 사용의 고려는 의학적 및 윤리적 딜레마에 이를 수 있다. 여성이 너무 많이 운동하고 너무 적게 먹으면 몸이 배란을 일으키지 않을 때 동시에 임신은 얼마나 잘 유지될 것인가 역시 문제가 될 수 있다. 운동으로 인한 불임에 대한 가장 안전한 치료법은 에너지 균형을 정상화하여 체중 증가를 유도하는 것이다. 배란은 사이클을 다시 시작하기 위해 더 높은 체지방 비율이 필요하기 때문에 재개하기 위해 상당한 시간이 걸릴 수 있다.

II. 여성 우위의 의학, 수술, 질병

여성에 관한 모든 문헌에서 강조하는 부분은, 기존의 논의가 코카시안(백인) 남성 신체의 생리-해부-약리에 기반하고 있기 때문에, 이러한 남성-우위의 접근은 해당 병리(여기서는 감압질환과 해양 수상이 될 것이다.)에서 절반은 놓치는 것이고, 그 밖에도 여성 고유의 의학적 장애가 있다는 것이다. 분명 다이빙은 남녀 모두 하고 있는데 (아마나 해녀와 같은 여성 우위의 해산물 채집 직업군도 존재한다) 일반적인 병태 생리의 논의는 남성 위주로 이루어지고 있음은 사실이다. 다이빙의 위험을 증가시킬 수 있는 여성 지배적인 의학적 장애에 대한 논의와 감압 질환에 대한 정확한 접근과 평가를 방해할 수 있는 성차별적인 편견의 배제가 필요하다.

- 실리콘이나 식염수 주머니 같은 유방 보형물 삽입 수술
- 유방 축소 수술 등의 유방 수술
- 유방암과 난소암 그리고 방사선 치료, 화학 요법이 다이빙에 미치는 영향
- 다이빙 후 유방 통증이나 젖꼭지 분비물
- 호르몬, 자궁 내 장치, 차단법 등의 피임
- 월경과 다이빙, 월경 곤란이나 월경과다와 같은 관련 질환
- 부인과 수술
- 자궁 내막증
- 폐경, 갱년기 호르몬 요법, 골다공증
- 월경 전 증후군, 월경 전 불쾌 장애 및 섭식 장애를 포함한 정신 건강
- 편두통

A. 유방 보형물 삽입수술과 다이빙

미국의 다이빙 커뮤니티에서 여성 다이버를 위한 다이빙 장비가 출시되기 시작한 것은 1980년 경이다. 오리발

에 색을 칠하면 단지 컬러링을 이유로 비싼 핑크 텍스를 받을 수 있다는 것이 알려진 것과 비슷한 시기에 의학 커뮤니티에는 유방 보형물에 미치는 다이빙 및 압축 가스의 위험에 대한 질문이 쏟아지기 시작했다. 우려는 다이빙 후 상승에서만이 아니라 다이빙 여행을 마치고 비행기에 탑승하는 것으로 이어졌다. 이러한 염려는 다이빙 중에 용해된 가스가 보형을 위한 이식물에 누적될 수 있다는 이론적인 위험에 중점을 두고 상업용 비행기에서 저압 상태에서 상승 또는 확장이 이식물 이음새에 잠재적으로 팽창과 파열을 일으킬 수 있다는 걱정 때문에 제기되었다.

10년 후 흥미로운 논문이 성형외과 학회지에 게재(Vann, 1988)되었다. 반(Vann)은 겔 충전, 식염수 충전, 겔과 식염수를 같이 충전한 이식용 보형물을 이용하여 레저 다이빙 및 상업용 비행을 시뮬레이션 하는 다양한 깊이/시간 프로파일로 압력 고도 챔버에서 압력 또는 고도에 노출시켰다. 온도는 화씨 98.6도까지 조절되었고 모든 압력 노출은 대기보다 산소가 적은 곳에서 몸의 상태를 시뮬레이션 하기 위해 공기가 아닌 질소로 수행되었다. 다이빙 시뮬레이터 프로필은 해수 20ft 에서 72시간, 40ft에서 72시간, 60ft에서 72시간 과 60ft에서 60분, 90ft에서 30분, 120ft에서 15분이 사용되었다. 챔버에서의 질소 노출이 이루어진 후 보형용 이식물의 기포 수와 크기는 8시간 동안 한 시간에 한 번씩 관찰되었다. 이후 이식물은 해수면 압력과 정상 산소분율에서 21시간 동안 유지되었다. 그 다음에, 상업용 항공기의 주행 고도인 7000ft-압력에서 2시간, 이후에는 항공기 기내 압력 손실에 따른 최악의 시나리오인 30,000ft-압력 에서 2시간 노출시켜 항공기 기내 압력 손실을 시뮬레이션 했다.

이식물의 부피 증가는 200분 이하의 잠수 후 표면으로 돌아올 때 1-4%, 고도 7,000ft에서 0-5%, 30,000ft에서 4-12% 증가로 측정되었다. 노출 시간이 길어지면 부피 증가도 많았다. 72시간을 노출 시킨 경우(포화)에는 부피 증가 역시 2~4배 많았다. 이식물 별로는 식염수 백이 가장 덜 영향을 받았으며 겔과 식염수가 같이 있는 백이 가장 부피 변화가 컸다. 식염수 백의 기포는 하나의 커다란 버블로 합쳐졌고, 코헤시브 겔이 충전된 백에서는 12~50개의 버블의 형성을 확인할 수 있었다. 실리콘과 식염수의 질소 용해도 차이를 고려할 때 겔이 일종의 '질소 저장소reservoir for nitrogen'의 역할을 수행할 것이라는 가설이 겔과 식염수가 같이 있는 백의 부피 변화를 설명할 수 있었다. 이식물의 부피 변화량은 파열을 일으키기에 충분하지 않았다. 기체 버블은 시간이 지남에 따라 해결되었다.

그리퍼도(Grippaudo)의 추가적인 연구에서는 이식물을 40개의 시뮬레이션 된 레크리에이션 다이브 프로필에 노출시켰다. 각 시뮬레이션 후 부피 변화는 없었으며, 이식물 파열도 나타나지 않아서 이식물의 크기 변화가 없다는 추가적인 증거를 제공해주었다. 이러한 실험은 생체 내 기체 전달을 완벽하게 시뮬레이션 하지는 않는다. 챔버 내의 이식물은 주변의 고압 기체에 노출되며, 기체는 직접 이식물로 확산된다. 유방 조직 내에 위치한 이식물의 경우 근접에 있는 혈관 구조로부터의 기체이동은 연구 방법에 비교하면 극도로 낮고, 노출 시간이 훨씬 짧으며, 압력 그라디언트가 거의 없을 것으로 생각된다.

유방 성형 수술, 즉 새로운 이식물을 삽입하거나 교체한 후에는 다이빙에 돌아오기까지 6개월 이상 길게 기다려야 한다는 것이 대부분의 의견이다. 감염을 피하기 위해 모든 봉합선이 침수 전에 잘 치유되어야 하며, 드라이 슈트를 입을 경우에도 역시 마찬가지이다. 절개선은 3주 후가 가장 약한것으로 알려져 있으며 최소한 8주 이내에는 이식물에 대한 직접적인 압력을 피해야 한다. 이식물을 가진 여성 다이버는 과도한 압력이 가해지지 않도록 식염수 백 위에 부력 보정 기 스트립을 두지 않는 것이 좋다. 생리 식염수로 채워진 유방 보형물은 중립적으로 부양

되지만, 실리콘 보형물은 물보다 무거우므로 특히 보형물이 큰 경우, 트림과 밸런스가 변경된다. 장비의 배치와 적절한 훈련이 필요할 수 있다. 이식 후 다시 다이빙을 시작하기 전에 필요한 웨이트의 배치와 양을 평가하고 침착하고 통제된 조건에서 부력을 조정하는 체크 다이빙이 권장된다.

B. 유방암과 다이빙 적합성

한국의 의료-정치-토호 복합체는 특이하게도 확정 수익만 추구하기 때문에 해외의 영리 병원과는 다른 양상을 나타낸다. 교통사고만이라면 모를까 외상 환자 수는 신만이 알고 있고 잠수 질환에 대한 치료를 받을 수 있는 의정 토 복합체(병원)는 없지만, 신생 물 질환에 이르자 드디어 국내 통계를 언급할 수 있게 되었다. 1996년 여성 인구 10만 명당 유방암(상피내암 포함) 환자 수는 16.7명이었지만, 1998년 20.3명, 2000년 23.0명, 2002년 31.9명, 2004년 40.5명, 2006년 46.8명, 2008년 57.5명 그리고 2010년 에는 67.2명으로 지속적으로 증가 추세를 보였으며, 2017년의 경우 유방암 사망자 수는 2517명 조사망율은 4.9명/10만명으로 집계되었다. 2006년 유방암 환자의 평균 연령은 48세로, 40~49세가 유방암 발생자 수의 약 40%(4,519명)를 차지하며 가장 많았다. 그 다음이 50~59세로 약 25.7%(2,896명)였다. 30~39세 유방암환자와 60~69세 유방암환자도 각각 14.3%와 13%를 차지했다. 최연소 유방암환자는 19세였으며, 최고령 유방암환자는 94세였다. 2010년 유방암환자의 평균 연령은 49세로, 역시 40~49세가 유방암 발생자 수의 약 37.1%(6,089명)를 차지하며 가장 많았다. 그 다음이 50~59세로 약 29.1%(4,771명)이며, 30~39세 유방암환자와 60~69세 유방암환자도 각각 12.7%와 14.0%를 차지했다. 최연소 유방암환자는 13세였으며, 최고령 유방암환자는 96세였다. 이와 더불어 최근 유방암환자의 재건수술(reconstruction surgery)이나 종양성형수술(oncoplastic surgery)도 점차 보편화됨에 따라 환자의 삶의 질을 유지하는 데 많은 도움이 되고 있다. 실제 한국유방암학회 자료를 보면 2000년에는 한 해 99건이었던 유방재건 수술이 2010년에는 812건으로 8배 이상 증가했다.

다시 전미의 통계로 돌아와 보자. 여성에서 평생 유방암 발병 위험이 8명 중 1명이다. 그러나 유방암에 걸려서 사망하는 경우는 단지 24명 중 1명에 지나지 않는다. 즉, 치료가 가능하기 때문에 유방암은 만성 질환에 가깝다. 미국에서 약 300만명의 여성이 유방암을 가지고 생활하고 있는 것으로 추정된다. 진단(후 치료)받은 여성이 2백만명, 질병에 걸렸다는 것을 아직 모르는 여성이 나머지 1 백만 명을 차지한다. 계속해서 논란의 여지가 있겠지만, 암조직의 탐지 이전에 유전자 검사만으로 유선 조직을 제거하고 보형물로 대체하는 여성이 있으며 그 숫자도 늘고 있다. 다이빙 적합성 측면에서 암치료 후 화학요법 중인 것이 논란의 여지가 있느냐는 관념이 있겠으나, 그 화학요법이라는 것 또한 헬조선 트렌디 드라마에 나오는 삭발 투혼과는 다르다. 아침에 비타민처럼 알약을 하나 먹는 것이 전부인 경우도 있다. 수술은 덜 격렬하며, 보조 화학 요법은 과거처럼 쇠약해지지 않는다. 즉, 현대적인 치료로 인해 유방암은 마치 고혈압,당뇨와 같은 만성질환이 된 것이다. 새로운 치료 기법은 신체적 및 시간적 부담을 덜어주었으며, 치료를 받은 여성(다이버)은 좀더 빨리 일과 스포츠로 돌아오게 되었다. 다시 말해, 전체 인구에서 상당히 많은 중년의 여성이 유방암으로 치료받았거나 완치되었고 잠재적이거나 기존의 다이버인 것이다. 헬조선이라고 상황(인구 구성비)은 크게 다르지 않으며, 여기서는 만성질환이라기보다 (특히 타목시펜을 끊고 나면) 일종의 종교적 입문의식이 된 경향이 높다.

첫째, 다이빙은 충분히 연기되어야 한다. 적절한 수술 후 회복과 상처 치유가 필요하며, 충분한 시간이 경과할 때까지 기다려야 한다. 다이빙에 대한 적합성에는 이동성 및 운동 범위 평가가 포함되어야 한다. 수술이 광범위하고 식염수 또는 실리콘 보형물을 이용한 재건 과정을 포함한다면, 개방 수역 다이빙을 재개하기 전에 부력과 장비를 조정해야 한다. 타목시펜과 같은 에스트로겐 길항제는 스포츠 활동에 문제가 되지 않으나, 적극적인 방사선 요법과 화학 요법은 다이빙에 금기가 된다. 항암 치료는 면역 억제, 설사, 구역질 및 구토, 탈수, 빈혈 및 피로를 유발하는 등 많은 위험 요소를 가지고 있다. 그러므로 다이빙으로 돌아가려는 결정은 고도로 개별화되어야 한다.

둘째, 치료에 따른 장기적인 합병증을 고려하여야 한다. 특히 방사선 또는 화학 요법으로 야기된 폐 또는 심혈관계 손상을 고려해야 한다. 폐 화학 요법과 관련된 독성은 간질성 폐렴, 폐포염, 폐섬유증을 포함한다. 폐 독성을 일으키는 흔한 약물로는 블레오마이신과 마이토마이신을 들 수 있다. 폐 섬유화의 위험은 연령이 증가하고 방사선 치료를 같이 받을때 증가한다. 그 밖에도 메토트렉세이트 (methotrexate), 부설판(busulfan), 니트로소우레아(nitrosoureas), 빈카 알칼로이드(vinca alkaloid)는 모두 폐 독성과 관련되어 있다. 메토트렉세이트와 프로카바진(procarbazine)은 또한 기관지 경련과 함께 급성 과민 반응을 일으킬 수 있다. 싸이토신 아라비노사이드(cytosine arabinoside)는 비-심장탓 폐부종을 유발할 수 있다. 방사선 조사에 따른 폐부종은 40Gy를 초과할 때 나타난다고 알려져 있다. 방사선 치료 완료후 2~6개월 후 증상이 나타난다고 알려져 있으나 그 이상 지연될 수 있다. 독소루비신(doxorubicin, 상표명: Adriamycin)과 사이클로포스파마이드(cyclophosphamide)는 심독성이 알려져 있다. 고압산소 노출과 마찬가지로 압축공기도 심독성을 증가시킨다. 화학 요법 및/또는 방사선 치료를 받았던 병력이 있는 다이버의 적합성 평가에는 폐 예비량 측정이 필수적이다. 잠수의사의 판단에 따라 폐 기능 검사, 확산 용량, 폐 관류/환기 스캔, 기관지 내시경 검사가 필요할 수 있다.

셋째, 유방암의 병기가 많이 진행되어 있었고 폐동맥 침범의 의문이 있다면, 잠수 의사는 흉막 손상과 기흉의 위험성에 대한 평가를 시행하여야 한다. 피검자 팔의 림프 부종이 있는 경우 옷, 끈, 부력 보정 기, 기타 장비로부터 더 이상의 액와 압박이나 손상을 피하기 위한 조치를 취해야 한다. 림프 부종이 있는 여성은 때때로 침수시 증상이 호전되는 것이 알려져 있다. 여기에서 구체적으로 다루지는 않았지만 모든 원칙은 난소암에도 적용된다.

C. 다이빙 후 유방 통증, 젖꼭지 분비물

다이빙 후 발생한 유방의 통증은 의학 사례로 2건 이상 보고(Trevett AJ 2006)되어 있으며, 잠수의사의 검진을 받지는 않았으나 댄(DAN)의 상담 사례로도 2차례 이상 보고된 바 있다. 두 건의 사례의 공통점은 해당 여성 다이버는 다이빙 전 유방 손상이 있었으며, 드라이슈트를 착용했다는 점이다. 저자들은 해당 통증이 재감압에 신속하게 반응했기 때문에 두 사례 모두 감압질환의 비특이적인 징후라는 결론을 내렸다. 첫 번째 증례에서는 증상 발현 당시 대리석양피부증(cutis marmorata)이 입증되었다. 또한 두 사례 모두 검사상 난원공 개존증이 확인되었다. 저자는 유방 통증을 피부 감압질환의 하나로 분류하였다.

이와 비교하여 댄(DAN)의 상담사례에서는 습식 잠수복을 한 여성 다이버에서 발생했다. 댄의 사례에서는 잠수 의사에 의한 평가는 이루어지지 않았으며, 한 명에서는 다이빙을 할 때마다 여러 차례 통증과 유두 분비물을 호소하였다. 가능한 한가지 원인으로 정확하게 맞지 않는 잠수복에 의해 가슴과 상지가 압박되어 경추 2-4 피부분절(dermatome)의 구심성 자극이 검토되었다. 이러한 피부 근육의 자극은 젖먹기를 시뮬레이션하고 유방 부종 및 젖 분비와 같은 유두 분비를 유발할 수 있다.

피임약 및 기타 호르몬 피임 방법은 유방의 부드러움을 증가시킨다. 폐경기 호르몬 요법 또한 유방의 부드러움, 유방 밀도를 증가시킬 수 있다. 여성 다이버의 새로운 유방 통증을 평가할 때 호르몬 사용, 체중 증가, 장비 기능 및 적합성, 이전의 유방 생검, 유방암, 유두 배출, 유방암에 대한 약물 및 가족력을 확인하여야 한다. 다이버의 유방 통증의 평가는 비-다이버와 동일하다. 임상적 이학적 검진이 필요하며 적응증이 된다면 유방 조영술(mammography) 및 초음파(ultrasonography)가 필요하다. 유두에서 분비물이 있거나 통증의 원인이 확실하지 않은 경우에는 전문의의 협진이 필요하다.

D. 자궁 적출술 및 기타 골반 수술

부인과학적 주요 수술 후 다이빙 적합성은 제왕 절개 후 평가의 대부분의 내용이 적용된다. 다이빙에 관한 모든 내용이 다이빙에 적용된다. 질벽의 수술적인 절개가 있었다면 다이빙 적합성은 최소 6주 이상 지연되어야 하며, 이러한 권장 사항은 모든 유형의 자궁 수술에 적용된다.

E. 다이빙과 자궁 내막증

높은 산소 분압이 자궁 내막 세포의 성장을 자극할 수 있다고 가정하면, 고압산소치료나 다이빙의 산소 장력이 자궁 내막증의 근본적인 과정을 악화시킬 수 있음이 시사되었다. 이러한 우려는 이론적으로 제기되었고 이 아이디어를 뒷받침하는 과학 문헌은 없다. 반대로, 러시아의 고압산소 센터에서는 자궁 내막증을 치료하기 위해 고압산소를 사용했지만, 이 접근법의 효과는 상당히 추론적이다. 바르카코프(Baskakov) 등은 자궁내막증과 신장하수증(nephroptosis)을 가진 31명의 여성을 대상으로 고압산소치료 사례를 보고했다. 치료는 근육 플랩을 이용한 외과적 신고정술(nephropexy)이었고 고압산소치료는 호르몬 치료와 함께 보조 치료로 수행되었다.

러시아의 고압산소센터에서는 자궁내성장지연, 재발성 유산, 불임, 모체 청색증 심장 질환, 모체 빈혈, 태아 심질환, 모체 판막 질환, 다태 임신 등의 산과적 질환의 치료가 이루어졌다. 특히 심한 청색증 또는 탈산소화가 초래된 산모는 고압산소환경에서 장기간 치료되었다. 산모는 늦은 제 3분기 전체를 1.5-2.0ATA의 압력에서 거주하고, 여전히 가압되어 있는 다격실 다인 챔버 내에서 분만이나 제왕절개수술을 받은 사례도 알려져 있다.

자궁내막증은 출혈, 경련통, 월경혈의 양과 지속 시간을 증가시키므로 여성 다이버에게 주요한 장애를 초래한다. 다이빙 적합성 측면에서는 내막증 그 자체 뿐만 아니라 자궁내막증 치료에 사용되는 다양한 약물, 특히 통증에 사용되는 진정제 또는 마약으로 인한 위험 증가를 고려하여야 한다. 월경이 감압 질환의 위험을 증가시키는 경우, 자궁 내막증이 있는 여성의 월경주기 동안 발생하는 악화된 증상이 자궁 내막증이 없는 여성에 비해 감압 질환의 위험을 증가시킬 수 있다고 가정할 수 있으나 이것은 이론적인 우려에 그친다.

F. 폐경 후 호르몬 보충과 다이빙

폐경기 호르몬 보충과 심혈관 질환에 대한 의학적 견해는 많은 수정을 거쳤으며, 상당한 자료가 축적되었다. 흔히 폐경으로 인한 많은 건강 문제는 실제로 노화로 인한 것이다. 호르몬 보충이 심혈관 보호를 제공한다는 결과는 실상 여성의 심혈 관계 위험 인자의 과소 치료에 기인했을 수 있다. 실제로 뇌졸중의 위험도는 장기적인 호르몬 보충을 기피하는 중요한 이유이기도 하다. 나이가 많은 여성 다이버의 신경학적 증상을 평가할 때 항상 호르몬 보충 여부를 확인하고 감압질환과 함께 뇌졸중을 고려하여야 한다. 호르몬 보충은 또한 혈관 내 혈전 형성의 증진을 강화시킴으로써 감압 질환의 중증도를 증가시킬 수 있다.

2006년 댄(DAN)의 사고 보고서에서 여성의 82%와 남성의 72%가 40세 이상이었다. 40세 폐경기 여성 다이버의 가장 큰 위험 요소는 폐경이 아니라 당뇨병, 고혈압 및 관상 동맥 질환과 같은 특히 진단되지 않은 질병과 연령 관련 질환, 연령 그 자체이다.

G. 폐경기 골다공증

뼈의 광물화(미네랄) 밀도가 감소한 상태는 골밀도 감소라고 명명할 수 있다. 다이빙 부적합성의 평가 항목일 수 있으며, 다이빙의 영향으로 초래될 수 있다. 이와 구별하여 골다공증은 뼈의 광물화 정도를 측정(T score)하여 성별 대의 북유럽 백인의 골밀도 보다 - 2.5 표준 편차(SD)이하인 것으로 정의된다. 골밀도를 같은 연령대의 대조군과 비교하여 측정(Z score)하기도 한다. 여성의 경우 폐경기 이후에는 파골 세포에 의한 골 흡수가 상대적으로 증가하며, 폐경기 골다공증이라고 명명된다. 처음에는 골밀도가 감소하나, 해면골(trabeculae)체의 숫자와 강도가 감소하면서 최종적으로 뼈의 기질이 손상된다. 골밀도가 최고점에 이르는 나이는 여성에서 25~35세 사이이다. 35~50세 사이에 도달한 여성은 골밀도의 10-15%를 잃는다. 50-55세에 이르러 에스트로겐 고갈과 폐경기가 시작되며 골밀도의 소실은 매년 3-5% 로 증가하여 이러한 소실이 5년 이상 이어지면, 60~65세 사이에 취약성 골절의 발생률이 증가하기 시작한다. 이러한 골절은 나이가 들어감에 따라 계속 증가한다.

레저 다이빙은 전미에서 1970년대와 1980년대에 널리 보급되었으며, 미국 백인 여성의 평균 폐경 연령이 51세이므로 10대에 다이빙을 시작한 여성다이버가 폐경기에 들어섰음을 추론할 수 있다. 기존의 골다공증, 혹은 골밀도의 저하가 있다면 이압성 골괴사로 추가적인 골밀도가 저하되었을 때, 취약성 골절의 발생이 더 쉽게 일어나리라는 것은 쉽게 추론될 수 있다. 특히 고령의 여성 다이버에서는 골괴사의 위험을 줄이기 위해 노력해야한다.

수영과 마찬가지로 다이빙은 골다공증이 있는 여성에서 금기가 아니다. "물 밖이 가장 위험하다" 수중과학회의 표어이기도 하다. 장시간의 침수가 골밀도를 악화시킬 수 있으나 상대적으로 물속에서는 취약성 골절에 안전하다. 요추에 심한 뼈 손실이 있는 경우 걷는 동안, 입수하는 동안, 출수 하는 동안 특히 장비를 착용하는데 주의해야 한다. 여분의 체중 부하는 척추 압박 골절의 위험을 증가시킨다. 골다공증이 있는 여성 다이버는 반드시 수면에서 실린더를 착용하는 것이 권장된다.

골다공증(osteoporosis)의 접두어 오스테오"osteo"로 인해 비-잠수 의사는 골괴사(osteonecrosis)와 혼동하기도 한다. 이압성 골괴사의 병태 생리는 골밀도의 미세 순환에서의 경색이다. 골괴사는 골다공증의 병태 생리학과는 완전히 관련이 없다. 흔한 오해는 다이버의 나이가 증가함에 따라 두 조건이 모두 증가하는 데서 생긴다.

H. 월경전증후군 및 월경 전 기분 장애

월경 전 증후군은 월경주기의 황체기에서 발생하는 신체적, 행동적 및 심리적 증상을 묶어서 부르는 명칭이다. 월경 전에 증상을 느끼는 여성은 전체의 80% 이나 월경 전 증후군(Premenstrual syndrome, PMS)의 진단을 내리려면 이전 3번의 주기에서 첫날 5일 이내에 다음 중 하나의 증상이 발현되어야 한다. 진단은 다른 기저질환 또는 상호간의 신체적 또는 정신적 장애를 배제하고 증상이 사회적 또는 업무 수행을 방해 할 정도로 심각해야 한다.

- 우울증
- 화난 폭발
- 과민 반응
- 불안
- 혼란
- 사회적 위축
- 유방의 부드러움
- 복부 팽만감
- 두통
- 사지의 부종

여성의 5%는 더 심한 형태의 질환인 월경 전 기분 장애(Premenstrual Dysphoric Disorder, PMDD)를 겪는 것으로 나타났다. 이질환은 좀더 구석구석 스며들고 더 심한 지장을 준다. 진단은 위에서 열거한 것과 같은 적어도 다섯 가지 증상을 필요로 하며, 활동에 대한 관심 감소, 집중력 저하, 에너지 부족, 식욕 변화, 수면 패턴 변경, 압도되거나 통제 불능의 감정이 나타난다. 이로 인해 여성은 더 심한 사회적 부담을 가지게 된다.

중증의 PMS와 PMDD의 평가에는 다른 기저 정신 질환을 배제할 필요가 있다. PMDD는 종종 기분 부전증(dysthymia), 비정형 우울증(atypical depression), 경조증(hypomania), 양극성 질환의 경증 버전과 같은 보편적인 우울 장애와 혼동된다. 월경 전 증후군은 월경주기에 따라 달라진다. PMDD와 다른 정신 질환은 다음과 같이 구별한다.

- 여성은 매주기마다 일정 기간 동안 증상이 없어야 한다.
- 증상은 항상 월경이 시작된 직후에 해결된다.
- 심리적 발현은 대개 신체 증상을 동반한다.
- 증상은 임신과 함께 해결된다.
- 선택적 세로토닌 재흡수 저해제(SSRI)에 대한 반응이 높다.

두 질환의 근본적인 병리학은 호르몬이 아니다. PMS와 PMDD를 가진 여성은 여성 생식주기 전반에 걸친 호르몬 환경이 정상적으로 순환된다. 호르몬 자체는 정상적으로 변동되며 이러한 변화가 근본적인 신경 전달 물질 결함과 상호 작용하는 것이다. 이러한 질환에서 정동(Mood) 전환은 과장되고 내인성 호르몬 수치의 정상적인 변화가 영향을 받는다. 약물치료로는 SSRI가 선택적이다. 연구 결과 주기의 황체기에 SSRI를 연속/간헐 투여하였을 때 유사한 반응이 나타났다.

PMS 또는 PMDD가 있는 여성 다이버의 다이빙 적합성을 평가하는 경우 중증 우울증 또는 사회 병리가 있는 다이버와 경증 또는 중등도의 월경 관련 증상을 가진 다이버를 감별하는데 어려움이 있다. 증상은 적어도 전반적인 기분 장애가 존재하지 않음을 확인하기 위해 최소한 생리주기 3회를 통해 확인되어야 한다. PMS/PMDD 카렌다/다이어리 작성을 요청하는 것이 필요하다. 신중한 평가를 위해 표준 우울증 심리검사(Hamilton or Beck's depression scale) 등을 고려할 수 있다. 잠수의사에게 평가가 의뢰되는 이유는 반사회적 성향, 자살 충동, 파괴적인 행동 또는 기타 심각한 정신병적 장애를 증명하는 개인을 다이빙 적합성에서 배제하기 위해서이다.

I. 거식증 및 식욕이상항진증

전미의 통계에 의하면 적어도 5백만명의 미국인이 거식증(Anorexia)이나 식욕이상항진증(Bulimia) 같은 섭식 장애의 영향을 받는다. 불규칙한 섭식은 분명히 여성 우세 장애이며, 여성에서 남성에 비해 6~10배 더 자주 발생한다. 평생 식욕 부진의 빈도는 0.5-3.7%이다. 외모, 젊음, 그리고 마른 체형에 대한 사회적 관심이 분명한 원인이다.

식욕 부진은 젊은 히스패닉계, 백인계, 아메리카 원주민에서 더 흔하게 나타나며 흑인과 아시아인에게 덜 일반적이다. 외모와 마른 체형이 득점과 성공에 기여하는 경쟁 스포츠 및 댄스에 참여하는 소녀는 특히 부모, 교사 및 코치의 공모와 행동을 통해 식욕 부진에 취약하다. 섭식 위험에 취약한 스포츠로는 체조, 발레, 피겨 스케이팅이 포함되지만 달리기 주자는 달리기 경기의 생체 역학이 사춘기 이전 신체 구조를 선호하기 때문에 취약하다. 남성의 경우 보디 빌딩과 레슬링의 인기로 오히려 위험이 제한된다. 심지어 온대 지역에서도 비키니 다이빙이라는 용어는 여성 다이버에 국한되어 사회적 압력으로 작용하는 것이 알려져 있다.

심각한 체중감소는 내분비 기능에 영향을 미치고, 무월경을 초래하는 경우가 흔하다. 다른 정신적 문제가 동반될 확률이 높다. 우울증, 양극성 우울 장애, 성격 장애, 강박 장애, 불안 및 공포 장애가 보고 된다. 성폭행은 과식증 및 식욕 부진을 겪고 있는 소녀의 20-50%에서 보고되었다. 물질 남용은 또한 거식증보다 식욕 부진으로 더 흔하게 발생한다. 거식증은 유전 적 요인과 가족력이 있는 것으로 나타났다. 이 질환의 병력이 있는 여성과 친척 관계에 있는 여성들은 식욕 부진과 거식증을 경험할 가능성이 더 크며, 알코올 중독은 가족력에서 자주 볼 수 있다. 조기 확인되어 치료 받은 것이 치료율이 높은 것으로 알려져 있으며, 출산 후 이환 가능성은 줄어든다. 완전하고 장기간의 회복율은 완만하지만, 60%의 환자가 평생 동안 체중과 음식 섭취에 어려움을 겪는다. 예후는 가능한 한 일찍 치료를 받는 사람들에게 가장 좋다. 가장 큰 사망의 원인이 되는 자살 충동에 식욕 부진이 대부분 나타난다. 다른 신경심리적 특징은 완벽주의, 사회적인 고립, 경직된 인지 경향, 저조한 성욕이 나타나며, 기타 일반적인 증상 및 결과는 다음과 같다.

- 피로

- 지방과 근육 손실

- 건조한 모발과 피부

- 차갑고 변색된 손과 발

- 체온 감소

- 배냇솜털(Lanugo hair), 특히 몸에 흔하다

- 두중감, 현기증

- 집중력 감소

- 서맥

거식증 환자는 종종 음식 준비와 요리법, 포장 음식에 강박적 선입견을 가지고 있으며 매우 예민하거나 지나치게 무관심하다. 기괴한 음식을 선호하기도 한다. 검사실 평가는 거식증의 의심되는 진단을 확인하는 데 도움이 될 수 있다. 이상은 호중구 감소와 동반된 림프구 증가, 비정상적인 간기능, 저혈당증, 고 콜레스테롤 혈증, 낮은 혈청 아연, 전해질 장애, 내분비 이상(낮은 T3, 낮은 T4, 비정상적 프로락틴)등이다.

섭식장애는 의심해서 문진하지 않으면 알 수 없기 때문에, 다이빙 적합성 판단 시 유의하여야 한다. 치료로 사용되는 SSRI는 일반적으로 다이빙에는 금기로 알려져 있다. 거식증은 체중 저하가 있을 수 있으며, 이는 사회적으로 매력적으로 보이는 모습으로 다이빙 적합성 판정을 받기 위해 나타날 수 있다. 식욕이상항진증은 대부분 정상 BMI를 보이므로 체중으로는 식별하기 어려우며, (대부분 비만인) 의사보다는 (다이어트에 성공한 자신이) 건강할 것이라는 자신감도 가지고 있을 수 있다. 섭식장애는 유도된 구토로 인한 식도 기능 부전이 동반되고 흔하게 전해질 장애를 일으킬 수 있기 때문에 다이빙에는 위험요소가 된다. 거식증은 심장 부정맥과 갑작스런 사망에 취약하기 때문에 다이빙을 해서는 안 된다. 침수하는 동안 차가운 스트레스와 결합된 낮은 BMI는 부정맥의 위험을 크게 높인다. BMI가 18미만이거나 이상적인 체중의 80% 미만인 여성은 다이빙 적합성에서 부적합하다고 판정되어야 한다.

J. 편두통

25% 의 여성이 편두통으로 고통 받는다. 모든 편두통 환자의 70%는 여성이며, 이중 다시 70%는 두통과 월경 주기 사이의 관계를 보고하여 이러한 두통은 호르몬 변화와 혈관 반응에 상호작용이 있음을 시사한다. 산소 분압의 증가는 강력한 대뇌 혈관 수축을 유발한다. 편두통의 치료로 고압산소가 이용되기도 하며 반응의 정도는 다양한 것으로 알려져 있다. 관찰된 치료 효과에 대한 기전으로 대뇌 혈관의 혈관 수축, 감소된 조직 저산소증, 허혈성 혈관에서의 염증 반응 감소 및 감소된 혈소판 응집을 통한 개선된 미세 순환 등이 제시되었다.

편두통은 다이빙의 금기는 아니며 최소한의 위험요소라고 알려져 있다. 시력 장애 또는 기타 심한 신경 증상을 동반한 전조가 있는 편두통은 두통과 관련된 증상이 다이빙 사고에서 정확한 진단을 방해할 수 있다는 점에서 위험하다. 가혹하고 쇠약해지는 편두통을 가진 사람, 특히 빈번하거나 두통의 기간이 긴 사람은 잠수해서는 안 된다. 심한 편두통에 사용되는 진통제는 성능과 판단력을 저하시키며, 영향을 받은 개인뿐만 아니라 다른 동반하는

다이버들에게도 위험요소가 된다. 흥미롭게도, 편두통 환자는 멀미로 고생하기 쉽고 수술 후 오심 및 구토는 여성에서 더 자주 관찰된다.

III. 감압질환의 성감수성

해부학적, 생리학적인 성별 차이는 다이빙 위험에 영향을 미치는가? 우문에 현답을 달자면, 다름이 차이가 되게 하기 위해서는 다른 영향을 주어야 한다.(For a difference to be a difference it must make a difference) 언제나 다이빙과 고압 의학, 마취학, 항공 우주 과학에 관한 출판물에서 발표되는 결론은 여성은 남성과 분명히 다르지만 그 차이는 스포츠 다이빙 경험을 거의 상쇄하지 못한다는 것을 보여준다.

A. 다이빙 사고와 손상

댄(Diver Alert Network)의 연례 다이빙 보고서를 검토해보았다. 1986년 보고의 첫 해에 일어난 사고에서 여성다이버는 24.1%를 차지했다. 2005년의 경우 34.8%로 나타났다. 멕시코 코수멜에 위치한 고압산소센터에서 이루어진 200사례에 의한 보고에서는 여성 다이버의 비율이 32%를 기록했다. 이는 같은 시점에 댄에서 보고한 여성 다이버 사고율과 일치한다. 전미에서 다이빙 인증증 교육을 받는 다이버의 33-35%가 여성이기도 하다. 따라서 여성 다이버의 사고는 다이빙 커뮤니티 중 여성의 비율과 비례하는 비중을 차지하고 있다. 그러나 다이빙에 의한 사망 사례에 대한 조사를 보면, 대부분의 자료에서 여성 다이버는 남성보다 덜 위험한 것으로 드러났다. 2005년의 예를 들면 88명의 사망자가 알려졌으나 이중 여성 사망자는 10명으로 전체 사망자의 11.3%에 불과하다. 이러한 사망률의 차이는 남녀간의 해부-생리적 차이보다는 위험-선호도에서 찾는 것이 합리적이다. 소위 '스릴'을 느낄 수 있는 익스트림 활동은 남성이 좀더 선호하는 것으로 알려져 있다. 남성과 여성이 추구하는 다이빙 활동은 분명 다르다. 여성은 고급 다이빙 인증을 거의 받지 않는다. 예를 들면 동굴 탐험과 테크니컬 다이빙과 같은 "위험이 높은" 다이빙 활동의 참여가 통계적으로 적다. 여성 다이버를 대상으로 한 감압 질환만을 고려해보면, 다이빙 관련 감압질환의 발병률에 있어서 성별과 관련된 차이에 대한 "강력한 증거가 없다"는 데이터가 제시된다. 더욱이 댄(DAN) 사고 보고서를 검토할 때 성별과 관련하여 여성의 동맥 기체색전증에 대한 과잉 위험은 보이지 않는다. 동맥관 개존증(PFO)은 나이에 영향을 미치는 요인으로 여성에서 남성보다 더 자주 발견되지 않으며 정맥 기체색전증에 대한 성 편향도 나타나지 않았다.

부수즈스(Boussuges)는 성별에 따른 정맥 버블에 대한 연구를 수행했다. 52명의 남성과 52명의 여성은 동일한 습식 잠수 프로필을 수행하였으며 발생한 버블은 Kisman (KISS) 지수를 사용하여 정량화되었다. 연구 결과 버블의 발생은 남성과 여성 모두에서 나이, BMI 및 체중과 상관 관계가 있음을 발견했다. KISS 지수는 여성;6.77 (범위 0.65~32.3)에서 남성;0.91 (범위 0~22.9)보다 높았다.($p < 0.02$) 폐경기 여성(KISS 평균값 : 42)은 젊은 여성보다 KISS 지수가 높았으나 50세 이상의 남성(KISS 중간값 = 37)의 KISS 지수와는 통계적으로 차이가 없었다.

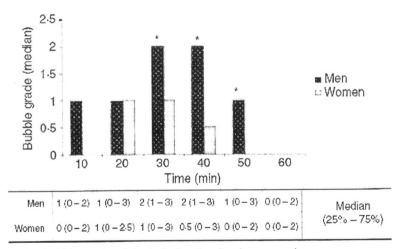

| Men | 1 (0 – 2) | 1 (0 – 3) | 2 (1 – 3) | 2 (1 – 3) | 1 (0 – 3) | 0 (0 – 2) | Median |
| Women | 0 (0 – 2) | 1 (0 – 2.5) | 1 (0 – 3) | 0.5 (0 – 3) | 0 (0 – 2) | 0 (0 – 2) | (25% – 75%) |

Median bubble grades detected after the dive in men and women.
Bubble grade was higher in men 30, 40 and 50 min after the dive

그림 9-1. 남성과 여성 다이버에서 다이빙 후에 발견 된 중간 버블 등급. 기포 등급은 다이빙 후 30, 40, 50분 남자에서 더 높았다. (제공 : Boussuges)

이와 유사한 결과가 1990년에 에켄호프(Eckenhoff)에 의해 보고된 바 있다. 에켄호프의 연구에서는 여성의 전흉부 정맥혈에서 검출한 기체 색전 스코어링은 남성과 유사하였다. 스코어링은 연령에 따라 증가하였지만, 체중이나 BMI와 연관은 없었다.

하트(Hart)와 스트라우스(Strauss)는 1987년 고압산소치료 도중 남성에 비해 여성에서 산소 독성에 의한 경련이 4배 높다는 결과를 보고했다. 이 연구팀은 환경압 및 고압 노출 동안 인간 골격근과 피하 조직의 기체 포획량을 성별에 따라 조사하였다. 다소 역설적이게도, 사용된 프로필에 관계없이 여성에서 산소 섭취량이 더 높은 것이 발견되었다. 그러나 여성을 대상으로 고압산소에서 보이는 이러한 결과는 사지 생존(limb salvage) 개선, 괴저, 일산화탄소 중독, 감압병 치료 후 더 나은 결과와 임상적 상관 관계가 없었다. 추후에 이루어진 조사 중에서 이 보고 이외에는 이와 유사하게, 고압산소치료 중 여성에서 심각한 산소 독성 발작의 비율이 더 높거나 낮다는 결과는 없다. 산소 관련 발작의 빈도는 문헌에 보고상 10,000명 중 1명에서 많게는 5명 으로 알려져 있다. 햄슨(Hampson)과 동료들은 일산화탄소 중독에 대한 고압산소치료 중 산소 관련 발작의 발생률을 기록했다. 3.0ATA, 2.8ATA, 2.5ATA에서 산소 독성과 관련된 발작의 빈도는 각각 2.5%, 1.9%, 0.6% 였고 발작의 빈도는 연령, 성별, 일산화 헤모글로빈농도, 의식 수준에 따라서는 차이가 없었다. 성별에 따라 질소 마취에 대한 감수성의 차이를 암시하는 동료 평가 논문은 없다. 유사하게, 마취 학술지에서도 아산화 질소에 더 큰 민감성이 여성에게 있다는 결과를 보고하지는 않는다.

사회적 위험성에 따른 기체색전: 여성과 스쿠버 다이빙에서 가장 큰 위험성은 '피스톤 활동'이라는 가설이 제기되었다. 이러한 불편한 가설은 중요부위-중요부위 혹은 중요부위-구강의 특정 활동이 피스톤 운동을 포함하고 충분한 피스톤 운동은 1-2 L 가량의 기체를 자궁을 통해 여성의 혈관에 밀어 넣게 된다는 사실에 착안한 것이다. 감압병 증상을 호소하여 설문조사에 응하거나, 치료를 받은 많은 조사에서 경구 피임약의 사용 여부를 체크하였다. 경구 피임약을 계속 복용한다는 여부는 활발한 피스톤 활동을 가지는 집단에서 높을 수 밖에 없다. 스쿠버 다이빙은 일종의 여행 성격을 지닌다. 활발한 피스톤 활동을 가지는 여성이 휴가를 맞아 스쿠버 다이빙을 집중적으로 하는 시기에, 자주 피스톤 활동을 가진다는 것은 쉽게 추론이 가능하다. 경구피임약 복용여부에 따른 감압병의 증가는 해수에서 레저 스쿠버 다이빙을 할 때 매우 뚜렷하게 나타나는 반면, 챔버에서 내부 관찰자로 일하거나, 고도 챔버에서 훈련하는 도중에는 오히려 상반되는 결과가 나타나는 것이 알려져 있다. 분명 통계적으로 피임약은 많은 감압질환을 일으키지만, 원인은 호르몬이 아니다. 즉 더 많은 감압병을 일으키는 것은 경구피임약이 아니며, 남성과 동행한 휴가 혹은 다이빙 여행인 것이다. 경구 피임약은 생리적으로 오히려 감압병을 줄인다.

간접적인 추론이지만 여성에서 나타나는 감압질환의 감수성, 혹은 생리 주기 초에 나타나는 감수성 그리고 경구피임약 복용 시 나타나는 감수성, 직업적인 혹은 고도 적응 훈련에 비해 해수 레저 다이빙에서 두드러지는 감수성은 호르몬의 영향이 아니다. 여남 간의 상호작용의 영향, 다른 말로 남성의 영향. 굳이 분류하자면 사회적인 영향이다.

기체색전증이 산모와 태아에 미치는 영향에 대한 데이터, 보고서 또는 토론은 다이빙 문헌에 없다. 임신 제2삼분기나 제3삼분기의 산모에서 구강-중요부위 피스톤 활동으로 인한 기체 색전증의 수 많은 사례가 산과학 저널에 알려져 있다. 색전의 원인은 분명하다. 피스톤 운동을 통해 질 내에 환경압보다 높은 압력의 기체가 존재하기 때문이다. 법적인 배우자가 아니면 관련 병력의 진술가능성이 없기 때문에, 문헌상의 기록은 부검사례에서만 존재한다. 산모 기체색전증의 거의 모든 법의학 사례에서 관련 병력은 제공되지 않는다. 이러한 손상은 대부분의 경우 버블이 자궁 순환 베드를 차단시키고 태아 사망으로 끝난다. 적절한 병력이 의료기관에 제공되지 않고, 대부분 담당 의사에게 뒤집어 씌운다고 단언할 만한 충분한 근거가 있다. 태아가 생존한 드문 사례가 알려져 있으며, 버블의 양이 적을 경우 순환이 이루어질 수 있었을 것으로 추정된다. 간접적으로 기체 색전증이 자궁-태반 베드를 침범하는 경우 치사율이 높음을 추측할 수 있다.

문제가 되는 것은 다이빙이 여행으로 이루어지고, 커플이 공동으로 여행 상품을 구매하는 형식이 많다는 것이다. 대법원 판례와 무관하게 신유교 국가에서 커플 여성에게 성적 자기결정권이 있는지는 의문이다. 확실한 것은 질의 피스톤 운동 보다 과압력 잠수 사고, 폐 기원 기체 색전증이 자궁-태반 순환에 가스 부하를 유도할 가능성이 훨씬 적다는 것이다. 그럼에도 연구자들이 다이빙 전후의 피스톤 운동 보다 피임약에 주목했던 이유는 첫 번째로 당시 피임약의 혈관질환/자궁내막에 미치는 영향에 대한 사회적인 충격과, 다이빙 적합성 여부에서 피임약 여부를 확인하기가(피스톤에 비해) 용이했기 때문으로 생각된다.

이성(혹은 동성)의 피스톤 활동 파트너의 존재와 감압질환의 관계가 대규모 연구에서 간접적으로 시사된다. 댄(DAN) 자료에서 사망이 초래된 여성다이버의 가장 흔한 경우는 남성 배우자/혹은 연인과 동반해서 다이빙을 한 경우로 이때 동반한 남성에서는 감압 질환의 증상이 없거나 경미하였다. 그러나 직접적으로 피스톤 활동의 여부가 확인된 것은 아니다. 아직까지 인류는 미개한 동물이기 때문에, 설령 동물 실험이라도 통제된 조건에서 동일한 압력과 횟수의 피스톤 활동 시행 후 챔버에서 감압을 하는 실험이 가능하리라고 기대되지는 않는다.

요약하면 여성 다이버는 남성 다이버보다 다이빙 사고가 적고 사고 위험이 적으며 DCS, AGE, VGE, 산소 독성, 질소 마취 위험이 더 높지 않다. 다만 커플이 같이 다이빙하는 것은 권장되지 않으며, 각각 별도의 다이빙 일정을 가질 것을 권고한다. 이 점에서 한 가지 주의해야 할 것이 있다. 다중 사망자를 초래한 잠수 사고를 검토할 때 여성을 위험에 빠뜨릴 수 있는 패턴이 알려져 있다. 한 쌍의 남녀가 함께 다이빙을 했고 비극적인 결과가 초래된 경우를 가정해 보자. 가장 흔한 패턴은 고급 자격증을 소지한 숙련된 남성 다이버와 초보 여성 버디(다이빙 용어로 파트너)인 종종 아내 또는 여자 친구와 함께 다이빙한 경우이다. 이때 남성 다이버는 그녀의 기술과 경험을 훨씬 능가한다. 그 다음 패턴은 부모와 자녀가 함께 다이빙했던 경우이다. 대부분의 사고 원인은 성별과 무관하다. 다이빙 업자의 수익을 위해서 버디를 맞춘다거나, 다이빙 보트 일정을 통일한다거나, 다이빙 비용을 단체 할인 받는다거나 하는 이유로 다이버의 경험에 맞지 않는 무리한 수준의 다이빙을 강요받아서 발생한다. 다만 같은 다이빙 집단에서 여성 다이버의 로그 수, 숙련도가 낮았을 뿐이다. 수중에서 기사도의 존재 자체가 '기울어진 운동장'인 것이다.

다이브 강사, 가이드 및 다른 사람들은 경험이 부족한 여성 다이버가 자신의 숙달 수준 이상의 다이빙 활동을 암묵적으로 강요받는 것은 아닌지 주의해야 한다. (여러 의미로) 부적절한 다이빙 (관련) 활동과 관련된 여성 다이빙 사망자가 사망자 보고에서 제외되면 여성 다이버의 사고 통계는 좀더 능숙하고 안전한 결과를 나타낼 것이다.

B. 다이빙과 여성

수중과학회의 일차적 목표는 다이버로서 여남 각각의 해부/생리/정신적 차이점을 정의하고 잠수의학에서 여성 다이버를 위한 관리 지침을 제공하는 것이다. 저자는 의미 있는 데이터를 신중하게 고려하였다. 다이버는 다이버이며 여성 다이버는 남성 다이버와 같은 특성을 나타낸다. 동일성은 적합성과 수행 능력에서 여성 달리기 선수가 남성 달리기 선수와 같은 특성을 보인다는 의미해서 참이다. 또한 여성 다이버는 남성 다이버와 다르다. 특히 피임, 임신, 산후기와 같은 생식적 측면이 여성의 여성의 삶 가운데 특정 제한된 시간에 다이빙 활동을 방해할 수 있다는 점에서 가장 차이점이 두드러진다.

다이빙 커뮤니티에서 여성다이버와 남성다이버의 차이점은 경험, 훈련, 체력 그리고 다이빙 계획에서 비롯되며, 이 차이가 다이빙 적합성 판정과 안전한 다이빙을 위한 가이드 라인이 되어야 한다. 모든 차이점은 훈련의 차등에서 비롯되며, 염색체의 차이는 유의미한 차등을 가져오지 않는다. 성중립적으로 여성 다이버는 남성보다 다이빙 경험이 적고 고급 다이빙 인증을 거의 받지 않는다. 여성 다이버의 위험은 여성에서 오지 않고 경험과 훈련의 부족에서 비롯된다.

감압 질환이 의심되는 여성 다이버를 평가할때, 혹은 다이빙 적합성을 평가할 때 다이빙 감독자와 잠수의사는 생식력이 있는 여성의 임신을 배제하기 위해 상세한 부인과 병력을 추출해야하며 특히 스테로이드 성 피임약의 사용에 대해 구체적으로 질문해야한다. 많은 젊은 여성들은 약물 복용 기록을 밝힐 때 피임약을 기재하지 않는다. 24시간 이내의 피스톤 활동은 꼭 고려되어야 하며, 폐경기 여성의 경우 현재 호르몬 요법에 대해 확인하여야 한다. 여성인 것보다 고령인 것이 더 위험을 초래한다. 여성인 것보다 남성과 함께 하는 것이 실질적인 위험이 된다. 고령의 다이버는 여남 모두 정기적으로 다이빙에 대한 적합성 재평가를 실시하는 것이 최선의 위험 감소 전략이다.

다이빙 적합성에 대한 여성 성감수성의 고려는 여남 모두 동일하다. 좀더 숙련된 다이버는 기술을 시연해서 보여줄 수 있고, 해당 지역에 익숙한 다이버는 다른 다이버에게 길을 안내해줄 수 있다. 다이빙 지역이 멀다면 법규에 따라 인솔 가이드를 겸업할 수도 있으며, 공정거래에 관한 법률 내에서라면 제품의 판매와 기술 자문에 대한 시장 경제에도 참여할 수 있다. 그러나 어떤 다이버도 다른 다이버에게 안전을 판매할 수 없다. 다이빙에 적합한지의 평가는 반드시 본인 스스로가 의사에게 받아야 한다.

10. 생의학적 영향

10. 생의학적 영향

일반화는 단순화를 동반한다. 쉽고 일반적으로 받아들여지는 단순함이 인기를 끄는 영역이 있다. 사회적 정의, 옳고 그름, 힐링...... 힐링론이 생의학에서 통용되지는 않는다. 통상 '이거 하나면 다된다. (특히 먹는거)' 류의 논란은 대부분 무가치하다. 특정 나물이나 알약을 먹는다고 해서 당뇨... 부터 뇌졸중 예방까지 일련의 효과를 거두기는 쉽지 않다. 주장은 아주 쉽지만 어째서 받아들일 수 없는지를 논의하는 것은 쉽지 않다.

하나의 혈관이 막혀도 개체는 죽을 수 있지만, 건강은 외부 환경에 대한 세포 수준의 항상성으로부터 출발하는 것으로 수많은 기능이 조화를 이루어야 한다. 따라서 "00면 가마뻥에 안 걸린~"류의 무수한 "~ 썰"을 만드는 것은 쉬우나 그 이론이 타당하지 않은 것을 설명하는 데는 많은 단계가 소요된다. 생체는 복잡함의 극에서 시작하기 때문에 단순한 원리로 통달하려는 것은 믿음에 가까우며, 사실 왜 그것이 엉터리이자 사이비인지, 그 점을 이해하는 데는 전문적인 지식 수준이 필요하다. 특정 집단과 개인이 가지고 있는 감압, 감압질환에 대한 믿음과 이데올로기에 대해서 평가하는 것은 본서의 주제가 아니다. 과학이란 한 문장과 원리로 관통하는 종교적 믿음이 아니라 현 시점에서 제시된 검증 가능한 가설과, 검증이 이루어진 보고의 나열에 가까운 것이다.

아쉽게도 본서의 주제는 인생의 철학, 기준과 절차보다는 자연과학 쪽이다.

고압 산소 공급의 임상적 사용은 최대 분압 3ATA로 제한된다. 이 압력을 초과하면 이점은 적고, 산소의 독성 효과가 증가한다. 치료약에는 대개 적절한 용량이 정해져 있다. 너무 적으면 충분하지 않고 너무 많으면 원치 않는 작용이 증가한다는 점에서 치료자는 고압산소를 하나의 약물과 같이 간주할 필요가 있다. 고압 산소가 신체의 기관 및 조직에 미치는 영향은 다방면에 걸쳐 있다. 이러한 조건의 산소는 하나의 약물과 같이 작용한다. 기계적 효과는 때로 중요하지만, 산소는 단순한 산화제가 아니라 신진 대사 전반에 걸쳐 다양한 효과를 가져온다는 점을 이해하여야 한다. 이번 장에서는 산소분압이 증가하여 나타나는 생리학적 영향에 대한 기존 문헌을 검토하였다.

A. 과산소(Hyperoxic) 조직에서 혈류 감소

버드(Bird)는 산소 호흡기 동안 사람의 사지 순환에서 20%의 혈류 감소를 발견했으나 이 혈관 수축이 혈장에 용해된 산소의 증가로 인해 잘 보상된다고 제안했다. 린드블롬(Lindblom)은 산소가 토끼의 골격 근육에서 모세 혈관 밀도와 모세 혈관 적혈구 속도에 미치는 영향을 연구했다. 그들은 정상적인 모세 혈관 폐쇄는 아마도 산소 수준과 관련이 있음을 보여 주었지만, 손상된 모세 혈관이 비슷한 방식으로 반응하는지 여부는 추가 연구가 필요하다.

오타 (Ohta) 의 연구 결과를 보면, 건강한 지원자에서 고압산소를 받는 동안 대뇌 혈류량(CBF)을 측정하였다. 그들은 2ATA까지는 CBF가 동맥 산소 분압의 높이에 따라 점차적으로 감소함을 발견했다. 이 압력보다 높은 경우 CBF는 증가하는 경향을 보였으나 고압산소가 종료되면 정상화되었다. 그들은 너무 많은 산소가 CBF의 산소 조절 반응을 방해한다고 결론지었다.

호드니스(Hordnes)는 의식이 있고 훈련된 쥐에서 높은 주변 압력과 산소 장력이 장기 혈액 흐름에 미치는 영향을 연구했다. 그들은 심근, 신장, 뇌, 안구 글로브 및 내장 영역으로의 혈류 감소를 발견했다.

고압산소는 사람의 혈역학을 변화시킨(Villanuci)다. 심실 출력은 좌심실 지수 (11-30%)와 함께 감소하고(24-35%), 후 부하는 30-60% 증가한다. 이 결과는 이전 연구와 일치하는데, 이러한 고압산소 유도의 혈역학적 변화는 감압병 치료를 위한 최적의 산소 압력에 대한 전통적인 견해를 변화시킬 수 있다. 안델슨(Anderson)은 산소가 혈관 수축을 유도하고 조직 관류를 감소시킴으로써 2.0 및 2.5ATA 의 산소에 대해 각각 8.9% 및 -16.9%의 감속 된 N2 제거 (washout)을 초래한다는 것을 발견했다. 이는 감압 단계에서 헬륨이 제거되는 것과는 대조적인데, 헬륨 세척은 산소 유도된 혈관 수축에 더 민감하지 않은 것으로 보인다.

B. 저산소 조직에서의 혈류 감소 없음

과거 고압산소치료에 대한 이론상의 금기중의 하나는 산소 호흡으로 인한 전반적인 혈관 수축이었다. 임상적 허혈 조직에서 저산소 영역이 같은 방식으로 혈관 수축의 영향을 받지 않는다는 것을 보여주는 연구가 제시되기 이전에는 혈관 수축의 우려는 허혈부위가 있는 환자에게 고압산소치료를 위험하게 하는 주요한 반대 중에 하나였다. 현재 이와 같은 우려는 항암보조 요법에만 존재한다.

함마룬드(Hammarlund)는 레이저 도플러 유량 측정법을 사용하여 건강한 지원자의 피부 미세 순환에 산소 호흡 효과를 연구했다. 그들은 산소 호흡에 반응하여 피부에 용량 의존적 혈관 수축을 발견했다. 별도의 실험에서 만성 정맥 성 궤양을 가진 환자를 검사했다. 그는 손가락 끝에 예상되는 혈관 수축으로 산소 호흡에 반응하는 반면, 궤양 근처의 병이 있는 피부의 혈류는 변하지 않았음을 확인하였다. 성공적 치료 후, 고농도 산소에 대한 피부 혈관 반응은 하지에서 정상화되었다. 저자들은 건강한 지원자에게서 관찰되는 피부 흐름 감소가 일반적인 반응이 아니라 오히려 과산소에 대한 생리적 반응이라고 제안했다. 따라서 반응의 존재는 흡입된 산소가 조직에 도달하였음을 나타내는 지료로써 그로 인해 산소과다(hyperoxia)를 야기했다는 것을 나타낼 수 있다.

다른 인간을 대상으로 하는 연구에서 둘리(Dooley)와 헴(Mehm)은 2.0과 3.0ATA에서 고압산소가 말초 혈류의 혈관 수축 감소에도 불구하고 말초 조직으로의 산소 전달을 증가시킨다는 것을 발견했다.

고압산소 치료는 쥐의 허혈성 피부 플랩에서 레이저 도플러 유량 측정으로 측정 한 원위 미세 혈관 관류를 개선한다. 이 효과는 전체 허혈 후 8시간 동안 또는 그 이후에 고압산소 치료를 받은 경우 관찰된다.

설시오(Sirsjo)와 루이스(Lewis)는 쥐의 허혈성 골격근에서 고압산소의 효과를 평가했다. 재관류 1시간 후 대조군의 허혈군과 재관류 군의 30%에서 허혈 군간에 혈류량에는 차이가 없었으나 4.5시간 재관류한 후에는 혈류가 고압산소 군에서 유의하게 증가하였다(대조군은 각각 66%와 40단계). 이 결과는 잠보니(Zamboni)의 연구와 같은 결과를 보였다. 잠보니(Zamboni)와 동료들은 모델로 누드마우스의 다리 근육과 해부현미경을 사용하였으며, 대조군은 무 허혈성 고압산소 군과 마찬가지로 세동맥 직경에 유의한 변화는 보이지 않았다. 4시간 허혈 군에서는 1시간에 심한 혈관 수축으로 허혈 후 초기 혈관 확장술을 시행하였다. 그러나 고압산소로 처리한 4시간 허혈 군은 3시간 재관류 기간 동안 초기 혈관 확장을 유지했다. 급성 피부 상처에 대한 혈액 공급은 함마룬드

(Hammarlund)에 의해 보여지는 것처럼 저산소 상태 동안 실제로 증가한 상태가 유지된다. 전신 혈압이 상승하면서 손상되지 않은 피부에서 산소 호흡에 대한 혈관 수축 반응은 국소 메커니즘(로빈 후드 효과)을 통해 이미 혈관이 이완된 상처 부위로 혈류가 재분배되게 한다. 산소 호흡 중 저산소 영역으로의 혈류 재분배는 레이저 도플러 영상 장치를 사용하여 임상 환경에서 확인되었다. 그림 10-1~3을 이를 보여준다.

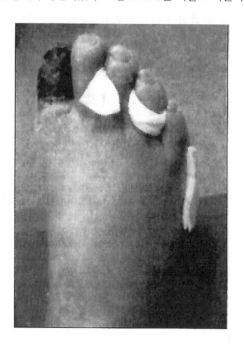

그림 10-1. 75 세의 uremia 당뇨병 남성 당뇨발

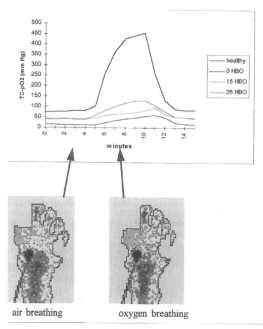

그림 10-2. 그림 10-1.의 에서의 피험자는 그래프의 4분-10분간 1ATA 산소를 흡입한 경우(Wash in phase) 이며, 10분 부터는 다시 room air를 흡입한다.(wash out phase)

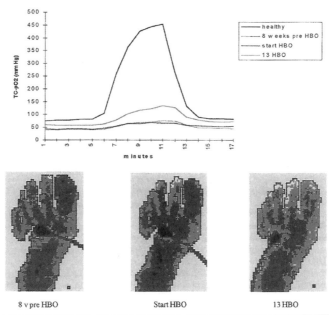

그림 10-3. 50세의 여성 당뇨병 환자. 2 번 째 발가락 측면에 작은 괴사가 있다. 그래프의 5분에서 11분 동안 1ATA의 산소를 호흡하는 경우(wash in phase) 11분 부터는 wash out phase 의 경우를 보여준다. 이 증례에서는 13회의 고압산소를 받았으며 치료를 통해 미세순환의 증가를 보여주었다.

C. 저산소하 상처(hypoxic wound)의 치유 증가

대식세포에 의해 합성된 젖산은 콜라겐을 만들기 위해 섬유 아세포를 자극하는 가장 기본적인 트리거로 간주된다. 섬유 아세포는 가교 결합에 필요한 콜라겐의 번역 후 가공에 필요한 적당한 양의 산소 없이 콜라겐을 합성할 수 없다. 생체 내 순환 및 영양 공급이 실패할 때 혈관 성장과 콜라겐 침착의 섬세한 균형은 쉽게 방해 받는다. 대식세포는 젖산염을 분비하기 때문에 심지어 산소가 잘 공급되는 동안에도 과산화 산소 동안 콜라겐 합성에 대한 자극이 남아있는 것이다. 상처의 인장 강도, 콜라겐 침착 및 죽은 공간을 닫는 속도는 사용 가능한 산소의 양에 영향을 받는다. 저산소증으로 인한 감소는 중요하며 허혈의 개선도 중요하다.

임상적으로 과산소증(hyperoxia)가 동반된 상처(wound)를 쉽게 볼 수 있다. 과도한 반흔의 증가(increment)는 치유가 과도하다기 보다는 빠른 것에 관련된다. 이것은 저산소증 대식세포가 조직의 치료(repair)를 유도한다는 것을 받아들이지 않는 한 역설적인 것처럼 보일 수 있다. 혈류 공급이 제한되는 중앙의 사각 지대(dead space)에서 저산소증(hypoxia)이 없을 경우 치유는 지속되지 않는다. 따라서 과도한 치유를 억제하는 피드백 기능을 한다. 혈관 신생은 순환에 의해 여분의 산소가 공급될 때 허혈성 상처에서 가속되므로 치유 시간이 단축된다.

관류가 불량하고 산소 장력이 감소하면 강아지의 피부 플랩에 대한 일련의 실험에서 설명 된 것처럼 감염성이 증가한다. 경피적 피판 (혈액 흐름과 조직 산소가 우수한 것)과 무작위 패턴 플랩 (기저부에서 점차적으로 부족한 관류 및 산소 공급)이 동시에 자극을 준 실험에서, 플랩에 주입된 박테리아는 생존하고 증식하며 혈액 흐름과 산소 공급과 역관계로 보이는 병변을 유발했다. 정상 피부뿐만 아니라 관류된 근육 피판 (myocutaneous flap)은 감염을 똑같이 잘 견뎌 냈다. 반면에, 관류가 낮고 조직이 30mmHg 이하로 떨어지는 무작위 패턴 플랩의 말초

부분은 문자 그대로 감염에 의해 파괴되는 결과를 보였다. 혈액 순환과 산소 공급이 가장 적은 곳에서 괴사가 가장 심했다.

기존의 통념과는 달리, 상처 치유에 관여하는 생화학뿐만 아니라 생리학적 근거가 보고되었다. 헌트(Hunt)는 황색 포도상 구균 (S. aureus)과 대장균 (E. coli)을 포함한 살아있는 박테리아를 기니피그의 진피에 주사했다. 같은 농도의 열 살균 세균을 병변 크기에 대한 세균성 단백질의 영향을 결정하기 위해 대조군으로 주입하였다. 동물의 절반에게 암피실린 6mg을 복강 내 주사 하였다. 그 다음 접종 된 동물들은 통제된 환경에서 45%, 21% 또는 12% 산소를 호흡 하였다. 24시간 및 48시간에 기니피그를 검사하고 각 접종 부위에서 발생한 감염성 괴사의 크기를 측정하였다. 결과는 산소 장력을 높이는 효과가 항생제를 주는 것보다 약간 우월하다는 것을 보여 주었다. 가장 중요한 발견은 과산소와 항생제가 서로 시너지 효과를 나타낸다는 것이다. 모든 세균 주사 주위에서 항생제를 투여 받지 않은 저산소 동물이 감염되는 동안과 산소와 항생제로 치료한 동물에서 나타나는 감염의 증거는 드물었다.

고압산소 노출은 로버트(Robert)와 하드닝(Harding)에 나타난 것처럼 상처로의 세포 이동 및 세포 기능 조절과 같은 효과적인 상처 치유에 필수적인 세포 활동에 중요한 영향을 미칠 수 있다. 그들은 고압산소에 노출된 상처와 정상 피부로부터의 섬유 아세포에 의한 히알루론산과 프로테오글리칸의 증가된 합성을 발견했다.

내피 세포 증식의 증가는 고압산소 15분 후에 나타난 반면, 섬유 모세포는 토파치(Tompach)등이 제시 한 바와 같이 (노출 후 72시간 동안 지속되는) 반응을 일으키는데 120분이 소요된다. 그들은 배양 된 내피 세포와 섬유아 세포를 고압산소에 노출시켰다. 같은 날 두 번째 노출 또는 2.4에서 4.0ATA 로의 압력 증가는 증식 반응을 향상시키지 못했다. 일레겐버그(Ilehenberger)와 공동 연구자는 정상 피부의 사람 섬유 아세포 및 인슐린 비 의존성 당뇨병 환자의 만성 족부 궤양의 증식에 대한 고압산소의 시험관 내 영향을 나타냈다. 고압산소에 대한 1시간 노출은 두 그룹의 확산을 증가시켰다. 그들은 또한 용량 의존적인 자극 효과를 발견했다. 정상적인 섬유 아세포는 250kPa에서, 그리고 200kPa에서는 당뇨병 섬유 아세포에서 증가 수치의 최고조를 보였다. 저자들은 고압산소가 분열 촉진 성장 인자(mitogenic growth factors)를 추가로 활성화시킬 수 있다고 추측했다.

국소 빈혈은 노년기에 나타나는 치유의 장애를 강화하지만, 퀴리니아(Quirinia)와 비디크(Viidik)에서 볼 수 있듯이 고압산소가 역전시킬 수 있다. 그들은 상처 입히기 후 0-3일에 고압산소 처리의 효력과 함께 청년 및 늙은 쥐의 정상적인 절개창 및 허혈성 플랩 상처의 치유를 연구했다. 고압산소(hyperbaric oxygenation)에 의한 허혈성 상처(ischemia)의 치료는 그것이 또한 어린 동물에서 뚜렷한 효과를 가지고 있다는 사실에도 불구하고, 오래된 동물에서 훨씬 더 효과적이었다. 울(Uhl)의 연구에 의하면 고압산소는 정상 상처 치유를 2일까지, 허혈성 상처 치유를 4.4일까지 가속화시켰다. 레이저 도플러 데이터는 치료 된 동물과 치료되지 않은 동물 사이의 조직 혈류에서 차이를 보이지 않았다. 그들은 유익한 효과가 미세 혈관 관류의 변화와 관련이 없으므로 아마도 높은 동맥 산소 함량과 산소 확산으로 인한 것일 것이라고 결론지었다.

자오(Zhao) 등 연구팀은 고압산소 치료에 성장 인자를 첨가함으로써 허혈로 인한 상처 치유의 역전 현상이 상승적으로 일어난다고 밝혔다. 그들은 고압산소, 혈소판 유래 성장 인자(PDGF-BB) 및 형질 전환 성장 인자(TGF-β1)을 허혈성 상처의 치유율에 적용하였다. 그들은 토끼의 귀에 비합적인 피부 궤양 표준 모델을 사용하여 고압산소 단독으로 새로운 상피 성장에 유의미한 영향을 미치지 않으면서 7일째에 새로운 과립 조직의 생성을 약 100% 증가시키는 것을 보여주었다. 대조적으로, PDGF-BB 및 TGF-β1은 각각 새로운 육아 조직 체적을 7일 동안 200% 이상 증가 시켰고 또한 새로운 상피 성장에 상당한 영향을 미쳤다. 또한, 성장 인자 중 하나와 고압산소의 조합은 서로 시너지 효과를 나타내었다.

만성 비 당뇨병 환자에 대한 무작위 이중 맹검 연구에서 6주의 30회의 고압산소 세션으로 4주 및 6주에 상처가 현저히 감소되는 것이 보고되었다. 하마룬드(Hammarlund)와 순드버그(Sundberg)의 다리 궤양에 대한 연구에서, 그들은 비 당뇨병성 상처가 치유되지 않을 때 고압산소가 재래적 요법의 가치 있는 부속물로 사용될 수 있다고 결론지었다.

고압산소는 인간에서 뼈와 연조직에 방사선에 의한 손상에 대한 잘 알려진 치료법으로 새로운 모세 혈관 성장을 유발한다. 고압산소는 잠비니(Zamboni)에 의한 작고 무작위 배정된 전향적 연구에서 당뇨병 상처 크기를 유의하게 감소시켰다. 그 결과는 바로니(Baroni)의 공개 연구와 일치했다. 이러한 결과는 당뇨성 상처의 치유에 대한 고압산소의 영향을 확실하게 평가하기 위한 전향 적, 무작위, 이중 맹검, 대조 연구의 기초가 될 것이다.

D. 클로스트리듐 퍼프린리겐스 억제

고압산소는 세포막을 파괴하고 모세 혈관 투과성을 증가시키는 레시틴 분해 효소 인 클로스트리디움 알파 독소(clostridial alpha-toxin)의 생성을 억제한다. 고압산소는 또한 클로스트리듐 퍼프리겐스(Clostridium perfringen, CP)에 직접 작용하며, 산소분압 150mmHg이상에서 정균(bacteriostatic)효과(세균 증식을 정지하는) 를 나타낸다. 고압산소는 Clostridium을 포식하는 다형 핵 백혈구 (PMN)를 활성화시키는 효과가 있다. 아담스(Adams) 는 증가된 산소 장력은 CP를 죽이는 데 직접적인 역할을 할 수 없다는 결론을 내렸고, 보다 중요한 역할은 CP의 PMN 살생에 대한 산소 장력을 증가시키는 간접적인 효과라는 연구 결론을 내렸다.

E. 일산화탄소 (CO) 독성의 감소

CO 중독에서 고압산소의 효능을 평가하는 것은 어렵다. CO 중독에서 합병증을 증가시키기 위해 얼마나 많은 조직 저산소증이 필요한지에 대한 이해가 제한적이기 때문이다. 자외선 흡수 스펙트럼은 CO 중독 이후 24시간 동안 지질 과산화의 진행을 보여 주지만 톰(Thom)은 쥐 모델에서 2ATA 이상의 압력으로 투여될 때만 CO가 중독된 상태에서 뇌 지질 과산화를 방지한다는 것을 보여 주었다. 조(Cho)와 윤(Yun)은 임신 중 중대한 손상을 입은 대조군에 비해 고압산소로 치료 한 CO 중독 쥐의 태아는 유의한 성장 지연을 보이지 않는다는 사실을 발견했다. 연구팀은 스프라구돌리쥐(Sprague Dawley Rats)의 태아를 모델로 하였다. 태아 생쥐를 1시간 동안 CO 농도 1,800 ppm 또는 2시간에 1,400 ppm으로 노출시켰으며, 결과적으로 임신 11일째 COHgb 수준은 68-72%였다.

브라운(Brown)과 피안타도시(Piantadosi)는 마취된 쥐를 CO에 노출시켜 70% COHgb 수치를 생성시켰으며 혈압과 뇌 산화 환원 상태를 크게 감소시켰다. CO 노출이 멈춘 후에 혈압은 회복되었지만 COHgb는 ATA보다 2.5ATA에서 더 빨리 떨어졌지만 두 그룹은 45분과 90분에 생리적으로 유사했다. 그러나 시토크롬 산화 환원 상태는 90분 후에 1ATA에서 75-80%로 회복되었고, 90분 후에는 2.5ATA에서 95% 회복되었다. 혈청 크레아티닌, ATP 및 pH는 1ATA에서 처리된 동물에서는 45 분 동안 계속 감소했지만 2.5ATA에서 처리된 동물에서는 45분에 정상으로 돌아왔다. 에너지 대사 산물 농도는 여전히 1ATA로 처리 된 동물에서 90분까지 완전히 회복되지 않았다. 이 자료는 고압산소가 급성 CX 중독 후 시토크롬 산화 환원 상태, pH 및 에너지 대사물을 복원할 수 있음을 나타내며, 고압산소가 아닌 NBO (1ATA에서 100% O2)는 혈액으로부터 CO를 제거 함에도 불구하고 대뇌 에너지 실패 및 세포성 산증을 유발할 수 있음을 보여주었다.

정상압산소치료(NBO)가 아닌 고압산소는 뇌척수액 압력(CSF pressure)의 심각한 증가를 막아 주었고, 지앙(Jiang)과 티세보탄(Tyssebotn)에 의한 연구에서 CO 노출 후 사망률 감소를 나타내었다. 의식이 있는 쥐의 좌경동맥을 결찰하는 모델에서 그들은 급성 일산화탄소 중독 후 뇌부종이 뇌척수액 압력 에 미치는 영향을 조사했다. CO 노출 후 모든 부종이 없는 대조군 (경동맥 결찰없이)이 회복되었다. 치료받지 않은 모든 쥐와 정상압산소 처리된 쥐는 신경계 장애와 함께 심하게 증가된 뇌척수액 압력 (> 50mmHg)를 나타내었고, 심한 뇌척수액 압력(> 100mmHg)과 소뇌 탈출증(cerebellar herniation)을 보이며 한 쥐를 제외하고, 사망했다. 고압산소 처리 집단 (일산화탄소를 20분 노출 후 하여 1시간 동안 3ATA HBO)에서는 뇌척수액 압력이 위험한 수준 (> 25mmHg)까지 올라가지 않았다. 정상압 산소 처리와 비교하여 고압산소는 사망률을 현저하게 낮추었다. 같은 저자는 신경계 이환율에서 유사한 연구를 하였고, 결과는 급성 일산화탄소 중독의 단기 결과를 개선하는데 있어서 고압산소의 가치를 뒷받침한다.

사람에 대한 전향적 무작위 연구(prospective, randomized study)에서 고압산소 치료는 CO 중독 이후 지연 신경학적 후유증 (delayed neurologic sequelae,DNS) 발병률을 감소시켰다. 연구에 참여한 환자들은 경미한 정도의 CO 중독으로 6시간 이내를 대상으로 하였다. DNS의 발병률은 NBO 또는 고압산소로 치료 한 그룹 간에 비교한 결과, 30명의 환자 중 7명에서 NBO로 치료 한 후 DNS가 발생했으나 고압산소 치료 후 30명의 환자에서 후유증이 발생하지 않았다 (P <0.05). 중독 후 DNS는 6 ± 1일 (평균 ± SE)가 걸리고 41 ± 8 일간 지속되었다.

지연 신경학적 후유증의 메커니즘은 아직 분명하지 않다. 희소돌기아교세포 전구세포(oligodendroglial precursor cells)는 반응성 산소 (reactive oxygen)에 의한 손상에 예민하다는 것이 알려져 있다. 폰틴(Foncin)과 르 보(LeBeau)는 나중에 사망한 환자에서 중독 생검 3일 후에 중증 생검을 한 임상 사례를 발표했다. 오른쪽 전두 피질(cortex)과 백색질(white matter)로 구성된 표본을 즉시 고정시키고 전자 현미경으로 연구했다. 백색질(white matter)이 선택적으로 공격 받아 미엘린초(Myelin sheath)가 파괴되었음을 보여주었다. 결정적으로, 희소성 미토콘드리아가 있는 세포질의 결핍 또는 핵 결핍과 세포질의 균질화를 보이는 희소돌기아교세포(oligodendroglial, ODC)에 대한 선택적 손상이 가장 두드러졌다. 혈관 내피 세포는 간헐적인 분화 영역을 가졌지만 정상적인 핵을 가지고 있었고 다른 면에서는 정상이었다. 신경 세포의 축색 돌기는 정상 시냅스와 변하지 않았다. 킨드월(Kindwall)은 일산화탄소 중독에서 희소돌기아교세포가 선택적으로 손상되는 것을 DNS의 병태생리로 제안하였다. 희소돌기아교세포는 중추 신경계에서 축삭을 보온하는 미엘린을 생성하지만, 말초 신경계의 슈반세포(Schwann cell)와 달리 희소 돌기 아교 세포는 수많은 축색 돌기에 수초를 생성한다. ODC가 죽으면

myelin에 대한 보완적인 메커니즘이 없다. 이것은 탈수초화 된 축색 돌기에서 기능의 상실을 초래할 것이며, 전형적으로 2 내지 3주 후, 지연 신경병 후유증이 발생하는 것을 잘 설명해준다.

일산화탄소의 병태생리는 조직독성 단원에서 더 자세히 설명될 것이다.

F. 골 회복(Bone Repair)의 개선

슈트라우스(Strauss)는 고압산소, 수술 및 항생제를 병용한 만성 골수염 치료에 대한 검토에서 일단 뼈의 융합(union)이 완성된 후에도 33%에서 스트레스 골절이 발생했다고 보고했다. 그는 고압산소에 의한 파골 세포 자극을 기전으로 설명하였지만, 뼈를 흡수하는 파골 세포가 형성되어 호르몬에 의해 활성화되는 메커니즘에 대해서는 잘 알려져 있지 않다. 시험관에서 배양한 뼈(cultured bone)에서 산소 유도된 자유 라디칼의 생성은 새로운 파골 세포의 형성 및 강화 된 골흡수와 관련되어 있는데, 부갑상선 호르몬 (PTH) 및 인터루킨 (IL-1)과 같은 호르몬으로 뼈를 치료할 때 나타나는 효과와 동일하다. 생체 내에서 자유 산소 라디칼이 뼈 표면 근처에 생성되면 파골 세포도 형성된다. PTH와 IL-1 자극 뼈 재흡수는 과산화 음이온(superoxide anions)의 조직을 고갈시키는 효소인 천연 및 재조합 과산화불균등화 효소 (SOD,superoxide dismutase)에 의해 저해된다. 가레트(Garret)는 산소 유도 유리기 (프리라디칼,oxygen-derived free radicals), 특히 과산화 음이온(superoxide anions)이 파골 세포의 형성에서 중개자임을 시사한다.

페르손(Persson)의 산소와 이산화탄소 장력에 따른 이차적인 뼈 길이의 성장에 미치는 영향에 대한 연구에서 언급된 반동 효과(rebound effect)는 파골 세포 활동의 증가에 의한 것으로 추정하였다.

바르트(Barth) 등은 생쥐 대퇴골 피질에서 표준화된 골단 결손의 치유에 고압산소가 미치는 영향을 연구했다. 하루에 한 번 고압산소 치료는 대조군에 비해 뼈 복구 및 혈관 내 성장을 촉진시키는 것으로 보였으나 하루에 두 번 치료하면 오히려 이러한 과정이 지연되는 결과가 나타났다.

유시엔지(Ucng)는 토끼에서 수술 경골 길게 연장을 연구하여 고압산소가 뼈 치유에 미치는 영향을 조사했다. 수술 전 1일 및 수술 후 3, 4, 5, 6주에 모든 동물에 대해 골밀도 (BMD) 연구를 수행 하였다. 수술 전 BMD를 대조군으로 사용하여 고압산소 그룹의 BMD가 전체 연구 기간 동안 비 고압산소 그룹과 비교하여 유의하게 증가한다는 것을 발견했다. 반대편 비 수술 경골을 대조군으로 통제하여 고압산소 그룹의 긴 경골의 비틀림 강도가 비 고압산소 그룹과 비교하여 유의하게 증가한다는 것을 발견했다.

왕(Wang)는 고압산소와 염기성 섬유 모세포 성장 인자 (bFGF,FGF-2, basic fibroblast growth factor)가 방사선 조사 후 뼈 성장에 미치는 보호 효과를 연구했다. 대조 C3H 마우스는 0, 10, 20 또는 30 Gy 강도로 뒷다리에 방사선 조사를 받았다. 고압산소를 처리한 생쥐는 고압산소를 시작하기 전에 1.5 또는 9주 동안 방사선 조사를 받았다. 뼈의 성장에 대한 방사선 영향은 10-20시간 후에 고압산소에 의해 감소되었다. 다만, 30Gy에서는 bFGF가 여전히 뼈의 단축 정도를 감소시켰지만 고압산소는 bFGF 치료에 추가적인 이점을 제공하지 못했다.

린드스트롬(Lindstrom) 등의 전향적 무작위 연구에서, 골수강내 골밀도로 치료 한 폐쇄형 및 단순 경골 축 골절 환자 20명을 무작위로 고압산소 또는 대조군에 배치하였다. 고압산소 요법은 2.5ATA에서 매일 90분 동안 총 5회 치료를 받았다. 첫 고압산소 요법은 수술 1시간 후에 시행되었다. 첫 수술 후 고압산소 군에서 뼈의 혈류량을 측정한 결과 수술 받은 다리의 경골 후 동맥 최고 신호 (TPA, tibialis posterior arterial peak signal)는 유의한 개선이 있었고, 이 값은 대조군과 비교하여 연구 종료 시까지 높은 유의 수준으로 차이를 보였다. 또한 세 번째 고압산소 치료 후 고압산소 그룹의 수술 받은 다리에서 Ptco2 값이 유의하게 향상되었다. TPA 및 Ptco2 값의 향상은 고압산소의 혈관 수축 및 부종 감소 효과로 인한 것으로 간주되었다.

G. 자가 면역 반응 억제

특정한 면역 반응의 억제가 발생할 수 있다. 워렌(Warren)은 동물들이 2ATA에서 고압산소로 치료를 시작했을 때 기니피그와 쥐에서 알레르기성 뇌염의 발생이 즉시 억제되어 항원 주입 후 34일까지 지속되었다고 보고하였다. 그러나 이러한 결과는 하루 6시간 동안 고압산소에 노출시킨 동물에서 얻어진 것이다.

아이구치(Eiguchi)은 쥐의 면역 조절 효과를 연구 한 결과, 면역 체액 반응과 면역 세포 반응 모두에서 고압산소의 면역 억제 작용이 있음을 보여 주었다고 주장했다. 한편, 펠트마이어(Feldmeier)는 정상인 지원자에서 4주간 고압산소 치료를 매일 2.4ATA 90분 받은 효과를 조사하였다. 완전 혈구수 (CBC)에서는 변화가 없었다. 면역글로불린 분획(differential immunoglobulins), IgG, IgM 및 IgA; 보체(complement) CH50, C3, C4, 또는 총 림프구 수, 림프구 하위 집단 및 헬퍼 서프레서 비율 (helper to suppressor ratio). 지연된 피부 과민 반응 검사는 1주차와 8주째에 시행되고, 측정은 12주까지 진행되었다. 정상 (BALB / c 및 MRL-+ / +) 및 자가 면역 (MRL-lpr / lpr) 마우스의 면역 체계에 대한 고압산소 (2.8ATA를 하루 4시간 동안 3-7일 동안 투여)의 효과는 시후(Xu)등이 수행 한 연구에서 정상 쥐의 비장과 흉선의 세포의 유의한 감소를 보였다. 고압산소에 대한 감수성은 림프구의 하위 집단간에 다양했다. 비장에서 총 세포 수의 감소에도 불구하고, 비장에서 Con A 로의 T 세포의 증식 반응은 손상되지 않았다. 고압산소에 대한 자가 면역 마우스의 노출은 다른 비장 및 비장 세포 (B220 + Thy-1 + 이중 양성 비정상 세포 중)의 체중과 세포 집단의 현저한 감소를 초래했다. 결론은 고압산소치료가 일부 자가 면역 질환의 치료에 적용될 수 있다는 것이다.

TNF-α는 라하트(Lahat)등이 보여준 것처럼 다양한 조직과 면역 반응에 고압산소 효과를 매개하는 역할을 하는 것으로 보인다. 그들은 2.8ATA에서 100% 산소 또는 공기 중 90분 동안 실험용 생쥐를 노출시킨 후, 단핵 세포를 혈액, 비장 및 폐로부터 분리하고 18시간 동안 배양하였다. 배양 단핵 세포 / 대식세포로부터의 TNF-α 분비를 리포폴리사카라이드 (EPS)로 자극을 가하거나 하지 않고 결정하였다. 고압 산소에의 노출은 혈액, 비장 및 폐에서 단핵 세포에 의한 TNF-α (LPS없이)의 자연적 ex vivo 분비를 현저히 증가시켰다. EPS를 자극하면 공기에 노출된 후 혈액 단핵구에서 TNF-α의 분비가 현저히 증가하지만 고압산소에 노출된 후에는 증가하지 않았다.

고압산소는 군집성 두통 치료에 효과적 일 수 있지만, 그 작용 기전은 명확하지 않다. 디 사바토(Di Sabato) 등의 연구에서 위약에 비해 고압산소에 노출 된 환자에서 물질 P(substance P)에 대한 면역 반응의 함량이 현저히 감소한 것으로 나타났다.

H. 혈액 세포에 대한 영향

고압산소는 적혈구 용적(hematocrit)을 감소시키고 혈소판 응집을 감소시킨다. 또한 적혈구의 변형 가능성

(deformability)을 증가시켜 좁은 모세 혈관을 통과하는 적혈구의 능력을 향상시킨다. 호중구는 미생물 살상을 위한 기질로서 분자형태의 산소(molecular oxygen)를 필요로 한다. 박테리아의 식균 작용 후 호중구에서 보이는 산화성 버스트(oxidative burst)는 10배에서 15배 이상의 산소 소비를 필요로 한다. 이 산화적 살상 능력은 히드록시라디칼, 과산화물 및 과산화물과 같은 고 에너지 라디칼로 전환된 산소에 의존적이며, (미생물을) 포획한 백혈구에서 이루어진다. 백혈구가 이러한 독성 라디칼을 생성하는 속도는 사용 가능한 산소의 양에 직접 비례한다.

호중구 활성화 및 산소 유도 유리 라디칼의 생성은 재관류 동안 모세 혈관 무결성(capillary integrity)에 악영향을 미칠 수 있다. 잠보니(Zamboni)는 고압산소가 백혈구의 부착 성질 및 활성화 효율을 변화시킴으로써 호중구의 작용에 영향을 미친다고 가정했다. 아마도 고압산소는 세포 간 부착 분자 (IQM1)의 발현(expression)을 하향 조절(down regulating)할 것으로 생각되었다. 그들은 이 가설을 조사하기 위해 누드마우스(transilluminated rat)에서 다리박근(gracilis) 근육을 가진 생체 내 해부현미경 준비(intravital microscopy preparation)를 사용했다. 고압산소의 가장 현저한 효과는 허혈성 무 처리군에 비해 세정맥에서의 부착성 백혈구의 급격한 감소였다. 저자들은 백혈구가 재관류 부전(no-reflow phenomenon)에 중요한 역할을 하며 고압산소가 백혈구 작용을 차단하는데 도움이 될 수 있다고 믿고 있다. 허혈 후 근육 미세 순환 실험에서의 이전 연구에서는 재관류시 호중구의 부착이 증가하는 것으로 나타났다. 반면 설시오(Sirsjo)와 루이스(Lewis)는 쥐의 허혈성 골격근의 변화를 연구했다. 그들은 대조군과 비교하여 치료받지 않은 실험용 쥐의 허혈성 근육에서 다형백혈구(PMNs)의 유의한 증가를 발견하지 못하였으나, 고압산소 처리로 PMNs의 유의한 축적이 있었다. 그들은 고압산소 치료가 부종 형성에 영향을 주지 않고 그리고 PMNs의 축적에도 불구하고 4시간 허혈 후 허혈성 골격근에서의 혈류를 개선시킨다는 결론을 내렸다.

포스톤(Poston)은 기증자 심장 세포간 부착 분자 (ICAM-1) 발현의 증가가 이식 후 재관류 손상과 만성 이식 편 혈관 질환에 미치는 영향을 연구했다. 그들은 심장 ICAM-1 발현을 증가시키는 수확 전의 유도 기증자 염증 상태가 설치류 이종 심장 모델에서 이식 후 재관류 손상 및 만성 이식 편 혈관 질환을 촉진시킨다는 결론을 내렸다. 투르사키시안(Toursarkissian)의 연구는 동맥 혈전증이 외과적 손상이 아니라 동맥 매개체의 평활근 함유 영역에서 ICAX1 발현의 일찍 및 지속적인 상향 조절을 유도함을 보여 주었다. ICAM의 상향 조정이 촉진(upregulation of ICAX1 expression) 되는 것을 통해, 염증 세포의 모집 또는 내강 혈전증 후 혈관 재형성을 매개하는 것으로 결론지었다. 포르미글리(Formigli)는 비타민 E 투여가 허혈성 및 재관류 된 근육 내에서 호중구의 축적을 예방할 수 있음을 보여 주었다. 이 비타민 E의 유익한 효과는 E- 셀렉틴과 ICAM-1 분자의 순환을 막는 내피 세포의 접착력을 증가시키는 것으로 알려진 분자의 발현을 방해하는 능력 때문이었다. 비타민 E로 치료 한 후, 반흔 손상의 현저한 감소가 또한 나타났다. 결론적으로, 비타민 E 치료는 인간 골격근의 허혈 - 재관류 손상에 대한 보호를 위한 유용한 도구로 간주될 수 있다.

I. 지질 과산화(Lipid Peroxidation)의 감소

지질 과산화 (LP,Lipid Peroxidation)는 일과성 허혈 - 저산소증에 의해 야기된 조직 손상의 주요 원인 중 하나이며, 약물 및 유해 물질에 의해 야기되는 것이다. LP는 절대적으로 산소 의존적이지만, 역설적으로, 고압산소는 근육 재관류 손상, 장 재관류 증후군 등의 산화 손상이 관련된 환경에서 오히려 손상을 감소시키는 것이 알려져 있다. 지질 과산화는 건강한 지원자의 폐에서 산화제 노출 (이산화질소) 초기에 발생한다. 그러나 비타민 C와 E는 지질 과산화를 줄이고 산화 스트레스 동안 폐포 상피조직액 내의 엘라스타제 억제(lastase inhibitory) 용량을 보존하는 것으로 나타났다. 단 이러한 작용은 정상압에서의 결과이고 고압산소 하에서는 과량의 비타민 C는 산화스트레스를 증가시킬 수 있다.

Thom은 뇌의 지질 과산화를 확인하기 위해 CO 중독의 쥐 모델을 사용했다. 과산화 정도는 딘즈포합 (conjugated dienes) 방법으로 측정되었다. 3,000ppm 의 CO에 잠깐 노출시켜 무의식을 유도한 경우의 뇌조직에서는 과산화의 증거가 없었으며, 1,000ppm에서 CO를 "흡수"한 경우에만 대조군 보다 89% 증가를 보였다. 이러한 결과는 뇌 손상의 "허혈 - 재관류"손상 모델을 잘 설명해 준다. 무의식 상태는 항상 일시적인 저혈압과 관련이 있으며 지질 과산화는 CO 노출 만이 아닌 노출 후 90분 동안 공기를 흡입한 후에만 발생한다. 이 과정 후 공기에 계속 노출시키거나 1ATA의 100% O2(NBO) 처리는 지질 과산화를 일으키지만 역설적으로 고압산소는 지질 과산화를 방지하는 효과를 나타낸다. 저자는 2ATA 이상의 고압산소가 지질 과산화를 방지한다고 결론지었다.

J. 화상에서 조직 보존(Salvage) 개선

화상 환자의 치료 경과에 있어서, 처음 24시간 동안 화상 상처가 진행되는 사례가 알려져 있다. 이러한 손상은 조직학적으로 깊이가 깊어지거나 상처 범위가 넓어지는 것이 보고된다. 통상적으로 화상에 사용되는 드레싱이나 수액 등의 치료는 이러한 진행을 부분적으로만 예방할 수 있다.

게르몬프레(Germonpre)는 쥐 화상 모델 (5% TBSA, 피부면적)에서 고압산소와 피라세탐(piracetam)이 화상 상처의 조기 심화를 예방할 수 있는지 연구하였다. 고압산소와 피라세탐 모두 표피 기저막의 보존에 유의한 영향을 미치는 것으로 밝혀졌다. 피라세탐 없이 고압산소는 백혈구 침윤으로 측정한 피부 부속기의 파괴와 표피 염증 정도에 더 큰 영향을 미쳤다. 또한, 고압산소 군은 피라세탐 군보다 백혈구 침윤이 현저히 적었다. 특히 조직학적으로 표피하 백혈구 침윤(subepidermal leukocyte infiltration)에 대한 효과가 현저하고 추후 항염증 효과에 대한 추가 조사가 필요하다고 결론지었다.

스튜어트(Stewart)는 쥐 화상 모델에서 조직 내 ATP 농도를 연구했다. 그 결과는 모든 고압산소 그룹에서 화상을 입은 대조군과 비교하여 조직 ATP 수준이 유의하게 증가한 것으로 나타났다. 2시간의 고압산소 치료를 받은 그룹에서는 36시간 후에 비교하였을 때 조직 ATP가 대조군에 비해 10배 이상 증가했다. 화상에 대한 고압산소 치료의 유용한 효과 중 하나는 수상 후 첫 며칠 동안 체액 요구량이 감소한 것이다. 임상 시험에서는 부종 형성과 상처로부터 체액 유출이 적어진 것이 확인되었다. 고압산소 치료의 또 다른 이점은 필요한 수술 횟수가 줄어들어 병원 체류 기간이 단축된다는 것이다. 이 임상적 특징은 일련의 실험에서 확인되었다. 닐란데르(Nylander)는 토끼 귀 모델을 이용하여 화상에서의 고압산소 치료의 효과를 연구하였으며, 화상 부위 반대쪽 귀의 화상 후 부종의 유의한 감소를 확인하였다. 화상을 입은 쪽의 귀에 형성된 부종은 고압산소의 영향을 받지 않았다. 또한 하이드록시프롤린(hydroxyproline) 의 수치가 증가된 것이 확인되었으며, 이는 콜라겐 회전율의 척도로 흔히 사용된다.

    사람을 대상으로 한 연구로는 하마룬드(Hammarlund)에 의해 건강한 남성 지원자를 대상으로 피부에 자외선 조사로 수포를 만들고 수포를 외과적으로 적출 하여 피부 손상 모델을 만든 연구가 있다. 이 연구에서 고압산소는 표재 피부 병변에 이점이 있었으며, 말초 충혈과 마찬가지로 부종과 삼출이 감소했지만 상피화 속도는 크게 증가하지 않았다. 니에즈고다(Niezgoda) 는 동일한 맹검(blind) 연구를 통해서 같은 결론을 얻었으며 이 또한 고압 산소가 표재 피부 상처에서 유익하다는 것을 지지한다.

K. 조직 플랩(flap)의 생존성 향상

    과산화불균등화효소(SOD,superoxide dismutase)는 생체 내에서 필수 항산화 방어 기전이며 크산틴 산화효소(xanthine oxidase)의 과산화 라디칼 생성을 차단한다. 조직 플랩(flap)에서 산소 자유 라디칼의 주요 공급원인 크산틴 산화 효소 활성은 상당히 오랜 시간 증가된 상태가 유지되는 것이 밝혀졌다. 크산틴 산화 효소 활성의 증가 정도는 자유 플랩(free flap)이 잘 생착되는지 아니면 괴사되는지 여부와 연관이 높은 것으로 알려져 있다. 따라서 피부 플랩 이식(skin flap transplantation)이 성공하려면 크산틴 산화 효소 시스템의 억제가 필요하다. 플랩 채취(flap elevation) 이전의 알로퓨리놀(allopurinol) 또는 SOD의 단회 투여는 임(Im)의 연구에서 플랩 생존을 현저히 향상시키는 것이 보고되었다. 다른 연구에서도 이들 중 하나가 플랩 상승 후 60분에 투여되었을 때 유사한 결과가 얻어졌다. 이러한 결과는 산소로부터 유도된 자유 라디칼이 인접한 생존 가능한 부위와 커다란 피부 플랩의 말단의 생존할 수 없는 마진 사이의 임계 이행 구역(critical transition zone)에서 조직 괴사의 발생에 중요한 역할을 한다는 것을 시사한다.

    조직 보존 동안의 플랩 생존에 대한 고압산소의 영향은 쥐의 자유 플랩에서 타이(Tai)에 의해 조사되었다. 사타구니 피부 플랩을 수확하여 실내 공기 또는 고압산소 (2.9ATA 23° C에서 18시간)에 보관하고 대퇴 사타구니에 이식했다. 자유 플랩은 실내 공기 조절에서 완전한 괴사의 높은 빈도를 보였다. 고압산소 하에서 저장한 자유 플랩의 생존율은 18시간의 보존 기간 후에 유의하게 증가하였다 (10%에서 60%로). 피부 플랩은 실내 공기에서 18시간 동안 보관한 후에 조직 하이포잔틴(hypoxanthine)이 3.6배 증가하는 것으로 나타났다. 고압산소는 보존기간동안 하이포잔틴(hypoxanthine)의 축적을 막고 잔틴 산화효소(xanthine oxidase)를 억제했다. 스튜어트(Stewart)는 비슷한 실험에서 고압산소와 함께 유리기 포촉제(radical scavenger)나 산화 방지제(antioxidants)를 투여하면 수컷 스프라구 돌리쥐(Sprague Dawley Rats)를 대상으로 한 동물 모델에서 무작위 패턴의 피부 플랩의 생존율을 증가시킬 수 있음을 보여주었다.

    산소 내성 연구에서 산소 적응 쥐의 폐에서 SOD 활성의 증가가 증명되었다. 관찰 된 활동 변화는 간헐적인 공기 호흡기에 의해 조절되었다. 외인성 SOD의 전신 투여는 조직 SOD 활성을 증가시키고 피부 플랩의 이식 성공률을 향상시킨다. 고압산소는 SOD 활동을 상당히 증가시킨다. 플랩 생존에 대한 고압산소의 유익한 효과는 고압산소에 간헐적으로 노출됨으로써 유발된 SOD 활동의 증가로 부분적으로 설명될 수 있다.

    1차 허혈, 재관류에 이어 2차 허혈 시간을 크리티컬하게 조합한 연구에서 플랩 생존에 대한 고압산소의 효과를 평가하였다. 스티븐스(Stevens)는 고압산소 (7일 동안 90분 BID)가 연장된 2차 허혈에 대한 정상 혈압, 미세 혈관 플랩의 내성을 향상 시킨다는 것을 보여주었다. 비슷한 효과는 NBP 100% 산소 군에서 나타나지 않았다.

고압산소 치료는 쥐의 허혈성 피부 플랩에서 레이저 도플러 유량 측정법(laser Doppler flowmetry)으로 측정한 원위 미세 혈관 관류를 향상시켰다. 이 효과는 전체 허혈 후 8시간 동안 또는 그 이후에 고압산소 치료를 받으면 관찰되었다.

채취(elevation) 후 생존하는 수술 시 만든(prefabricated) 근육 피판의 피부 부위의 예후는 기원된 근육에서 발생하는 혈관 내 성장 속도와 양에 따라 다르다. 바야티(Bayati)은 기본 섬유 아세포 성장 인자(basic fibroblast growth factor)와 고압산소를 분리된 근육 피판 동물 모델에서 따로 따로 사용하여 플랩 생존율을 향상시켰다. 기본 섬유 아세포 성장 인자 또는 고압산소 단독으로 사용했을 때 플랩 생존 면적이 유의하게 증가하는 것이 관찰되었다. 병용 요법이 가장 좋은 결과를 가져왔다. 조직 검사를 통해 기본 섬유 아세포 성장 인자와 고압산소 처리 플랩에서 혈관이 개선되었음을 확인했다. 기본 섬유 아세포 성장 인자 또는 고압산소의 사용은 사전 제작된 근육 피판 생존율의 영역에서 상당한 증가를 야기하였다. 이 두 가지 양상이 합쳐질 때 보완적인 효과가 추가되어 혈관 개선을 통해 거의 완전한 플랩 생존을 유도하였다.

L. 허혈재관류 손상에서 조직 생존 개선

사지의 심한 외상성 손상에서 혈류 순환 장애는 치료의 흔한 장애 요인이다. 허혈 정도를 알 수 있는 바이오마커로 에너지 풍부 화합물인 아데노신 트리포스페이트 (ATP, adenosine triphosphate)와 포스포 크레아틴 (PCr, phosphocreatine)이 감소하고 근육 내 젖산 농도가 증가하는 것을 들 수 있다. 사람의 골격 근육에서 혐기성 대사는 허혈 후 10-15분이 지나면 시작되고 조직의 산소 분압(PO2)는 20-25분 후에 낮은 값에 도달한다. 조직 포도당 수치는 해당 혐기성 상황으로 인해 분해 및 글리코겐 분해 속도가 증가하기 때문에 감소한다. 이는 젖산염의 생성과 축적을 유발한다. 골격근의 허혈로 인한 포스포 크레아틴 감소는 허혈 조기에 급격히 나타나며, 이에 비해 조직 ATP의 변화는 비교적 서서히 나타나기 때문에 허혈 후 몇 시간이 경과할 때까지 유의한 감소는 나타나지 않는다. ATP의 지속적인 재합성은 세포막을 가로 질러 이온과 분자를 운반하고 세포막을 유지하는 데 필요하다. ATP 형태의 대부분의 에너지는 산소 의존적인 과정인 산화적 인산화 (Krebs cycle)에 의해 생성된다. 고압산소는 허혈 후 ATP와 PCr의 감소를 감소시키고 허혈 기간 동안 젖산염의 증가를 감소시킨다.

근육 세포 손상에 대한 민감한 표지자인 인산화 효소 활성(Phosphorylase activity)은 허혈 후 단계에서 고압산소 치료로 막을 수 있지만, 이 효과를 유지하려면 고압산소 치료를 반복해야 한다. 따라서, 허혈 후 단계에서 반복되는 고압산소 처리가 호기성 신진 대사를 자극하는 것으로 추론할 수 있다.

동물 모델로 개를 이용해서, 뒷다리 근육을 100 mmHg에서 8시간 동안 노출시켜 실험적으로 생성된 구획 증후군에서 고압산소는 근육 괴사(50%)를 유의하게 감소 시켰다. 이것은 조직 검사와 방사성 마커를 이용한 인산염 표지검사(radioactive pyrophosphate uptake) 모두에서 증명되었다. 이 연구는 고압산소가 구획 증후군 환자 치료에 도움이 될 수 있지만 표준 치료의 보조 치료(adjunct)로 간주되어 한다고 제안한다. 연구자들은 지연된 고압산소 치료의 효과를 계속 추적했으며, 고압산소로 치료한 동물에서 부종과 근육 괴사가 유의하게 감소했다는 것을 발견했다.

널란데르(Nylander)는 쥐의 허혈성 근육에 대한 실험에서 순환 재개 후 수분 함량의 유의미한 증가를 확인하였다. 고압산소 치료로 허혈 후 부종이 크게 감소한 결과를 얻었다.

잠보니(Zamboni)는 누드마우스(transilluminated) 의 다리박근(gracilis) 근육을 해부현미경 (intravital-microscopy) 으로 관찰하는 모델을 사용하였다. 대조군은 세동맥 직경에 큰 변화가 없었으며 허혈성 고압산소 군도 유의한 변화가 없었다. 4시간 허혈 군에서는 1시간에 심한 혈관 수축으로 허혈 후 초기 혈관 확장술을 시행하였다. 그러나 고압산소로 처리 한 4시간 허혈 군은 3시간 재관류 기간 동안 초기 혈관 확장을 유지했다. 비슷한 연구에서, 설시오(Sirsjo)는 4시간의 총 허혈 후 1시간에서 1.5시간의 재관류 후에 고압산소 및 대조군 모두에서 허혈 후 혈류가 심하게 저하된다는 것을 발견했다. 그러나, 4.5시간 내지 5시간의 재관류 후에, 고압산소 처리 동물에서의 허혈성 근육에서의 혈류 속도는 비 허혈성 근육에서의 혈류 속도와 유의한 차이가 없었으며, 비-고압산소 군에서 혈류가 지속적으로 현저히 감소되었다. 재관류 5시간 후 모세 혈관 밀도는 고압산소 처리 동물에서 비-고압산소 군에 비해 유의하게 향상되었다. 이러한 결과는 고압산소 치료가 허혈성 근육 조직에서 혈류 및 기능성 모세 혈관 밀도의 회복을 촉진시킨다는 점을 시사한다. 이는 미세 혈관 장애 또는 허혈 후 손상의 지표가 된다.

하파니에미(Haapaniemi)은 48시간의 재관류 후 3시간 또는 4시간의 허혈에 대한 골격근에 대한 고압산소의 효과를 생쥐 뒷다리 모델에서 연구했다. 골격근에 대한 손상은 3시간 후에 수확된 전방 비대칭 근육에서 테크네튬 동위원소(technetium Tc 99m pyrophosphate)흡수로부터 정량화되었다. 고압산소 처리된 쥐에서 처리되지 않은 쥐에서보다 섭취량이 유의하게 낮았다. 4시간 허혈 후, 세포 내 근육 화합물인 아데노신 3 인산염, 포스포 크레아틴 및 락테이트의 수준의 변화는 고압 산소 처리된 실험 쥐에서 미처리된 것보다 적은 것이 확인되었다. 비슷한 연구에서 고압산소 치료가 신진 대사, 허혈성 이상 증세를 줄이고 3시간 허혈 후 재관류 후 허혈성 근육의 회복을 향상시키는 것으로 나타났다.

스털링(Sterling)은 토끼 개흉 모델에서 심근 허혈 및 재관류를 통해 고압산소가 심근 괴사에 주는 영향을 연구했다. 왼쪽 관상 동맥의 한 부위를 30 분간 폐쇄 한 후 3시간의 재관류를 시행하였다. 미처리된 토끼(대조군)는 1ATA 에서 100% 산소로 환기시켰다. 고압산소군은 2.5ATA에서 고압산소에 노출시켰다. 대조군의 심장은 허혈성 구역의 경색 유발은 41.5 ± 4.6% 였다. 국소 빈혈, 재관류 또는 허혈 및 재관류 중 고압산소에 노출된 동물은 모두 대조군 동물 (16.2 ± 2.9%, 14.5 ± 3.7% 및 9.8 ± 2.7%)에 비해 유의하게 작은 경색을 나타내었으며, 고압산소는 심근 보호를 나타내었다. 그러나, 고압산소 처리를 재관류 시작 30 분 후로 늦춘 그룹에서는 아무런 보호 효과를 찾아볼 수 없었다 (35.8 ± 3.8%). 그들은 재관류된 토끼 심장에 재관류 시작 시점에서 고압산소처리를 할 경우 심장의 경색 크기를 제한한다고 결론지었다. 이러한 결과는 과거 대형 챔버 내에서 심장 수술이나 분만이 이루어졌던 사실을 잘 설명해준다.

콜스키(Kolski)는 쥐 모델에서 고환 허혈 - 재관류 손상에 대한 고압산소의 효과를 연구했다. 그들은 4시간의 허혈 동안 또는 재관류시에 고압산소가 고환에 대한 손상을 현저하게 감소시킨다는 것을 발견했다. 그들은 결과가 고환 염전의 임상 상황에서 고압산소 치료의 잠재적 이점을 제시한다고 결론지었다.

야마다(Yamada)는 고압산소가 쥐의 소장에서 허혈-재관류 손상을 개선할 수 있다는 것을 발견했다.

부아하우어(Bouachour)는 사람을 대상으로 이중 맹검 연구를 하였으며, 수술 후 24시간 이내에 36명을 대상으로 하였다. 고압산소 (2.5ATA에서 2.5ATA로 90분간, 2일간, 6일간) 또는 대조군 (1.1ATA에서 21% O2, 90분간, 1일 2회, 6일 이상). 모든 환자는 동일한 표준 요법 (항응고제, 항생제, 상처 드레싱)을 받았다. 두 그룹 (고압산소 그룹, n = 18, 위약 그룹, n = 18)은 다음 변수를 유사하게 통제하였다. 연령, 위험 요소, 혈관 손상, 신경학적 상해 또는 골절의 수, 유형 또는 위치; 유형, 위치 또는 수술 시기. 고압산소 그룹 17명과 위약 그룹 10명 (p <0.01)에 대해 완전한 치유가 이루어졌다. 고압산소 그룹의 한 환자와 위약 그룹의 6명의 환자에서 새로운 외과 수술 (예 : 피부 플랩 및 이식, 혈관 수술 또는 절단)이 수행되었다 (p <0.05). 나이와 중증도에 따라 환자 집단을 분석한 결과, 구스티로-앤더슨(Gustilo-Anderson) III 등급의 연조직 손상이 있는 40세 이상의 환자 집단에서 고압산소군의 7명 (87.5%)에서 상처 치유가 이루어졌다 위약군에서는 3명 (30%)이었다 (p <0.05).

고압산소가 재관류 손상의 결과를 개선하는 기전은 어떤 것인지에 대한 의문이 제기되었다. 동물 연구에 의하면 이러한 개선은 손상된 내피에 대한 백혈구의 부착을 억제하기 때문일 수 있다. 이 가설은 인간 호중구를 이용한 연구에 의해 뒷받침되었는데, 고압산소는 2.8 또는 3.0ATA에서 45분 동안 cGMP의 합성 장애와 관련된 과정에 의해 인간 호중구 beta2- 인테그린(neutrophil beta2-integrins)의 기능을 억제한다는 것을 보여 주었다.

생쥐의 다리 박근(gracilis) 미세 순환 모델에서 잠보니(Zamboni)는 허혈 - 재관류 손상 후 척추 동맥 백혈구 및 호중구 농도의 증가가 고압산소 치료에 의해 대조군 수준으로 유의하게 감소되었음을 보여 주었다. 관찰된 감소는 고압산소 투여로 유의하게 변화하지 않은 고압산소- 유발 폐 격리(pulmonary sequestration)에 기인한 것이 아니었다.

결론적으로 고압산소 뿐만 아니라 비타민 E 치료는 허혈 - 인간 골격근에 대한 손상을 예방하는 유용한 도구로 간주할 수 있다.

M. 신경 세포 재생의 개선

초기 허혈성 기간에 수행된 고압산소는 신경학적 회복을 가속화시키고 15분간 범발성 뇌허혈(global cerebral ischemia)을 일으킨 개에서 생존율을 개선시켰다. 다카하시(Takahashi)는 상행 대동맥과 대정맥(caval vein)을 결찰, 19마리의 개에서 완전한 국소 허혈을 유도하였다. 9마리의 개를 자발적 호흡 하에 허혈 후 3시간, 24시간 및 29시간에 1시간 동안 3ATA에서 고압산소로 치료하기 위해 무작위 추출 하였다. 다른 10마리는 고압산소가 없는 대조군으로 사용되었다. 생존율은 대조군에서 3/10 (30%), 고압산소 군에서 7/9 (78%)이었다 (p <0.05). 허혈 후 14일 동안 고압산소 군에서 각 뇌파의 최고 뇌파 점수가 유의하게 좋았으며 각 신경계의 최상의 신경 회복 점수가 유의하게 높았다. 신경학적 회복을 얻은(경미한 장애로 평가) 개의 수는 대조군에서 1/10, 고압산소 군에서 6/9였다.

콘다(Konda) 등은 일과성 전뇌 허혈을 유도한 게르빌루스쥐(gerbil) 모델에서 지연된 신경 세포 손상에 대한 고압산소의 예방 효과를 조사했다. 게르빌루스쥐 뇌에서의 지연된 신경 세포 죽음은 경동맥 전체 클립 (10분)에 의해 생성되었다. 해마 CA1(hippocampal CA1)를 조사한 결과 고압산소가 없는 그룹보다 고압산소로 처리 된 그룹에서 더 많은 신경 세포가 보존된 것이 관찰되었다. 또한, 허혈 후 24시간 후에 고압산소를 시작한 그룹보다 허혈 후 6시간 이내에 고압산소로 처리 한 그룹에서 더 많은 뉴론이 보존되었고, 되었다. 뉴런에 대한 산소 독성은 최소 2ATA까지 보고되지 않았다.

뇌의 방사선 유발 괴사 (RIN, Radiation-induced necrosis)는 방사성 임플란트 (radioactive implant) 및 정위 방사선 수술 (stereotactic radiosurgery)과 같은 공격적인 국소 치료에 따른 합병증으로 알려져 있다. 후바(huba)는 10명의 작은 숫자의 환자군을 대상으로 연구하였다. 중추 신경계(CNS) RIN 환자 10명이 2.0에서 2.4ATA에서 20-30 고압산소 세션을 90 분에서 2시간 동안 받았다. 모든 환자는 영상적 변화를 동반한 신경학적 결손이 최근 발생한 경우로, 고압산소가 시작되기 전에 임상적으로 스테로이드 치료에 호전을 보이지 않은 경우를 대상으로 하였다. 증상 및 또는 영상 진단 결과의 초기 개선은 모든 환자에서 기록되었으며 추적 관찰 기간(6 ~ 10 개월 후) 동안 4명의 환자가 종양 진행으로 사망했다. 생존한 6명의 환자 중 4명은 마지막 추적 관찰 (3-36 개월) 시점에서 임상 및 영상 기준에 의해 여전히 개선이 확인되었다. 저자들은 치료 옵션이 거의 없는 그룹에서 고압산소가 견딜만한 치료였으며, 임상 증상이 개선되었음을 보고하였다. 고압산소가 CNS RIN에 대한 수술 및 스테로이드 요법의 보조제인지 여부를 증명하기 위해 많은 수의 환자가 필요할 것이다.

키하라(Kihara)는 미세혈전(microembolization)으로 인한 허혈성 섬유 퇴화(ischemic fiber degeneration)에서 고압산소가 말초 신경에 구조(rescue) 효과를 보인다고 평가하였다.

N. 손상된 신경세포의 회복

생쥐의 좌골 신경에 영양을 공급하는 동맥을 차단(embolized)하였다. 차단은 직경이 14 미크론 크기의 미세구형(microsphere)을 이용하였다. 실험쥐는 무작위로 고압산소 (2.5ATA 100% 산소 2시간 / 일, 7 일, 허혈 후 30 분 이내에 시작) 또는 실내 공기를 받았다. 신경 혈류 및 신경 활동 전위는 일정하게 결핍되어 있었고, 고압산소 군과 대조군 모두 섬유의 90% 이상이 변성되었다. 대조군과 치료군은 행동 점수, 신경 활동 잠재력 및 조직학에 따라 유의미한 차이가 있었다. 단일 손상-신경섬유 평가(single teased-fiber evaluation)에서 축삭의 손상 (axonal degeneration)이 확인되었다. 저자는 고압산소치료가 국소 빈혈이 극단적이지 않다면 허혈성 섬유 퇴행으로부터 효과적으로 섬유를 구할 것이라고 결론지었다.

절개, 혈관 형성 및 수복 후 말초 신경 회복에 대한 고압산소의 효과는 보기 위하여 잠보니(Zamboni)는 쥐 좌골 신경 모델을 사용하였다. 우측 좌골 신경을 조직에서 박리하여 외인성 혈액 공급을 제거한 후에, 횡단면절개 (transection), 미세 수술로 상피 융합(epineurial fashion)시술을 하는 모델이었다. 이후, 동물을 무작위로 대조군 집단과 고압산소 집단으로 분류하였다. 고압산소 집단은 2.5ATA의 고압산소를 1일 2회 1주간 (n = 16)처리되었다. 신경 회복은 워킹 트랙 분석에 의해 매주 (총 10주) 평가되었으며, 각 동물에 대해 좌골성 기능 지수 (SFI, sciatic function index)가 계산되었다. 평균 SFI 점수는 대조군에 비해 고압산소 치료집단에서 향상되어 7-10 주에서 유의미하게 나타났다. 이러한 결과는 미세 신경 접합 수술 후 1주일까지 고압산소 치료가 절제되고 파괴된 말초 신경의 기능 회복이 개선될 수 있음을 시사한다.

브래드쇼(Bradshaw)는 30마리의 수컷 토끼의 쇄골 신경에 대한 고압산소의 재생 효과를 연구했다. 치료는 부상 4일 후에 시작되었다. 고압산소로 치료한 지 1 주일 후 분쇄된 신경의 형태는 정상 부위의 신경을 닮았으며 신경 섬유는 부위 전체에 균일하게 분포하는 결과를 보였다. 동물의 수초화는 손상되지 않은 신경과 유사하였다.

대조군은 2개의 ATA 압축 공기, 100% 표준 산소 또는 주위 공기를 받았다. 이 동물의 신경은 부종성 신경 섬유가 포함되어 있다. 콜라겐과 혈관은 대조군에서 더 분명했다. 이러한 형태의 차이는 고압산소가 압착 손상으로부터 말초 신경 회복을 가속시킬 수 있음을 시사한다.

비슷한 연구에서 하파니에미(Haapaniemi)는 손상 후 회복의 모든 시점에서 재생 거리가 고압산소에 노출된 동물에서 유의하게 길다는 결론을 내렸다. (수술 후 0, 4, 8시간에 3.3ATA에서 100% O2에 45분 노출 후, 8시간마다 ~ 5 일). 25시간 후에는 더 이상 치료를 하지 않으며, 평가까지 8시간마다 치료를 받으면 효과적 이었다. 그들은 고압산소 치료가 신경 파열 병변 후 축삭 성장(axonal outgrowth)을 자극한다고 결론지었다.

O. 자유 라디칼의 형성

라스킨(Raskin)은 고압산소가 아스코르브산과 제1철을 산화시켜 체외(in vitro) 또는 생체 내(in vivo)에서 지질과산화가 일어나지 않을 만큼 아스코르브산과 제 1 철을 감소시킨다는 의견을 생쥐의 폐에 대한 연구에서 제시했다. 이 연구에서 추가로 아스코르브산 철분을 첨가했을 때 체외에서의 과산화가 일어나는 것이 밝혀졌다.

1982년에 더크(Dirks)와 파이먼(Faiman)은 생쥐 뇌에 관한 체외 연구를 하였다. 산소 압력이 증가하고 더 많은 산소가 뇌에 사용 가능하게 됨에 따라 유리 라디칼 형성이 증가한다는 것을 보여주었다. 다불포화지방산의 분해생성물인 말론디알데히드 (malondialdehyde)의 증가는 산소 압력이 점차 증가하여 2ATA 에 도달하면 증가하지 않았다. 압력이 8ATA에 이를 때까지는 약간의 증가만 보였다. 그들의 연구에 따르면, 2.5ATA의 산소 노출은 치료되지 않은 대조군에 비해 프리라디칼의 형성을 크게 증가시키지 않을 것이라고 한다.

하라빈(Harabin)은 실험쥐를 2.8ATA에서 연속적으로 또는 간헐적으로 (10 분 동안 100%산소 투여 후 공기 휴식시간을 2.5분간 주는 과정을 반복) 노출시켰다. 산소에 간헐적으로 노출됨으로써 두 종 모두에서 경련과 사망을 유발하는 데 필요한 O2 시간이 유의하게 증가했다. 고압산소는 폐의 과산화불균등화효소(SOD,superoxide dismutase)를 증가시켰고, 뇌 및 폐에서 과산화수소분해효소(catalase)와 글루타티온 과산화효소 (glutathione peroxidase)활성을 감소시켰다. 간헐적인 산소의 노출은 총 독성을 연기함으로써 실험쥐에 도움이 되었지만, 래트 생쥐보다는 기니피그 생쥐에서 효소 활성 및 다른 변수의 변화가 더 현저하였으며, 이는 이종간에 존재하는 산소 내성에 대한 추가 기전을 시사해주었다.

톰(Thom)은 지질 과산화에 대한 고압산소의 체외 효과를 조사하기 위해 일련의 연구를 수행했다. 그는 O2 농도를 160 mmHg에서 494~988 mmHg로 증가시켰을 때, 리놀레산 과산화반응 속도(linoleic acid peroxidation)가 크산틴 산화효소 / 저크산틴 (hypoxanthine) 시스템에서 감소하는 것을 발견하였다. 이 효과는 단일 불포화 지방산(monounsaturated fatty acid)의 존재 여부에 달려있다. 이 효과의 메커니즘은 pi 결합-전하전달복합체(pi bond-charge transfer complex)에 의해 안정화된 하이드로퍼옥실 (HO2, hydroperoxyl) 라디칼과 단일 불포화 지방산 사이의 새로운 종결 반응이다.

매연 흡입 손상에서(8명의 성인, 삽관한 환자)에서 90분간의 고압산소 치료는 혈장 말론디알데히드 (malondialdehyde)와 호흡 과산화수소(hydrogen peroxide)의 상승으로 측정할 수 있는 산화 스트레스를 유발하지 않았다. 이것은 산화성 스트레스가 흡입 폐 손상의 진행에 (기존 관념보다) 덜 중요한 역할을 할 수 있음을 시사한다.

P. 고압산소 유도 DNA 손상

치료적으로 사용되는 고압산소는 피험자로부터의 백혈구에 대한 알칼라인 코멧 검사(alkaline comet assay)에서 DNA 손상을 유도하는 것으로 나타났다. 8-옥소구아닌 (8-oxoguanine) 및 포름아미드 피리미딘 (formamide pyrimidine)의 자리에서 DNA를 골라내는 DNA 복구 효소 인 포름아미드 피리미딘 -DNA 글리코실라제를 사용하여, 스페이트(Speit)는 고압산소치료 후 산화성 염기의 유의미한 증가를 확인하였으며, 이는 DNA 이동(DNA migration)을 의미하는 것이다. DNA 손상의 증가는 치료가 끝난 직후에 나타났으나 24시간 후에는 아무런 영향이 없었다. 그들은 고압산소에 의해 유도된 DNA가닥 절단과 산화성 염기 변형이 빠르게 회복되어 첫 한 시간 동안 손상된 DNA가 50% 이상 회복된다는 것을 보여주었다. 노출 후 즉시 채취 한 혈액과 그 혈액을 37℃에서 2시간 동안 인큐베이션 (체외)한 혈액, 그리고 노출 후 2시간 후 채취한 혈액을 각기 분석 한 결과 체외 및 생체 내에서 유사한 복구 활성을 보였다. 코멧 검사에서 고압산소 후 DNA 손상이 증가한 동일한 혈액 샘플을 미소핵검사(micronucleus test)에서 분석 하였을 때, 배양된 백혈구에서 염색체 파손의 징후가 나타나지 않았다. 이러한 결과는 고압산소에 의해 손상된 DNA 가 효율적으로 복구되고 코멧검사에서 검출 가능한 염색체 손상으로 나타나지 않음을 시사한다.

Q. 계면 활성제 생산 감소

산소는 계면 활성제의 합성에 관여하는 효소를 억제하고 길더(Gilder)와 맥체리(McCherry)의 연구에 나타난 것처럼 폐포로의 계면 활성제의 수송을 억제할 수 있다.

R. 시력 장애 (근시, 백내장)

근시는 고압산소의 가장 흔한 부작용이며 흐린 시력 또는 안경 없이 갑자기 읽을 수 있는 현상을 유발한다. 수정체 (모양의 변화 또는 굴절률의 변화)의 변화로 인한 것으로 추정된다. 각막 곡률의 변화는 발견되지 않았지만 2.5ATA에서 고압산소 치료를 반복해서 받은 환자군에서 평균 1.6디옵터의 근시가 발생하는 것으로 보고되었다. 근시는 대부분의 경우 마지막 치료 후 3개월 이내에 해결되었다. 점점 심해지는 근시는 특히 고령 환자의 백내장의 전구 증상일 수 있다. 150세션 이상의 고압산소 치료를 받는 환자에서 백내장의 발생이 보고되었다.

참고문헌(REFERENCES)

Adams KR., Roberts RM. & Mader JT. "In vitro killing of Clostridium perfringens by oxygen with and without polymorphonuculear leucocytes." Undersea Biomed Res. 1990;17(Suppl):123. (Abstract only)

Anderson D, Nagasawa G, Norfleet W, Olszowka A. and Lundgren C. "O2 pressures between 0.12 and 2.5 atm abs. Circulatory function, and N, elimination." Undersea Biomed Res. 1991;18(4):279-292.

Anderson, B. "Hyperoxic myopia." Trans. Am Ophthalmol Soc. 1978;7:116-124.

Badwey JA & Karnovsky ML. "Active oxygen species and the functions of phagocytic leucocytes."

Ann Rev Biochem. 1980;49:695 726.

Baroni, G., Porro, T., Faglia, E., Pizzi, G., Mastropasqua, A., Oriani, G., Pedesini, G., and Favales, F. Hyperbaric oxygen in diabetic gangrene treatment. Diabetes Care 1987;10:81-86.

Barth, E., Sullivan, T and Berg, E. "An animal model for evaluating bone repair with and without adjunctive hyperbaric oxygen therapy (HBO): Comparing dose schedules." J. Invest. Surg. 1990;3:387-392.

Bayati, S., Russell, R.C., and Roth, A.C. Stimulation of angiogenesis to improve the viability of prefabricated flaps. Plast.Reconstr.Surg. 1998; 101:1290-1295.

Bird, AD. and Telfer, ABM. "Effect of hyperbaric oxygen on limb circulation." Lancet. 1965;Feb.13(1):355-356.

Bitterman, H., et al. "Effects of hyperbaric oxygen in circulatory shock induced by splanchnic artery occlusion and reperfusion in rats. Can J. Physiol. Pharmacol. 1989;67:1033-1037.

Bouachour, G., Cronier, P., Gouello, J.P., Toulemonde, J.L., Talha, A., and Alquier, P. Hyperbaric oxygen therapy in the management of crush injuries: a randomized double-blind placebo-controlled clinical trial. J.Trauma. 1996;41:333-339.

Bradshaw, P.O., Nelson, A.G., Fanton, J.W., Yates, T., and Kagan-Hallet, K.S. Effect of hyperbaric oxygenation on peripheral nerve regeneration in adult male rabbits. Undersea.Hyperb.Med. 1996;23:107-113.

Brown, SD. and Piantadosi, CA. "Recovery of energy metabolism in rat brain after carbon monoxide (CO) poisoning." J Clin Invest 1992 Feb;89(2):666-672.

Cho, S. and Yun, DR "Effects of acute carbon monoxide intoxication during pregnancy on fetal growth in rat." Undersea Biomed. Res. 1989;16 (Suppl):45. (Abstract only) 13b. Chuba PJ; Aronin P; Bhambhani K; Eichemhorn M, Zamarano L; Cianci P; Muhlbauer M; Porter AT; Fontanesi J. "Hyperbaric oxygen therapy for radiation-induced brain injury in children." Cancer 1997 Nov 15;80(10):2005 12

Cianci, P, Lueders H, Shapiro, R, Sexton, J and B Green, "Current status of adjunctive hyperbaric oxygen in the treatment of thermal wounds." Proceedings of the Second Swiss Symposium on Hyperbaric Medicine. 1988;163-172 (D J Bakker & J. Schmutz Eds.) Foundation for Hyperbaric Medicine, Basel.

Cross, FS. "Effects of increased atmospheric pressures and the inhalation of 95% oxygen and helium oxygen mixtures on the viability of the bowel wall and the absorption of gas in closed loop obstructions." Surgery. 1954;36:1001-1026.

Cross, FS and Wangensteen OH. "Effect of increased atmospheric pressures on the viability of the bowel wall and the absorption of gas in closed loop obstructions." Surg. Forum. 1952;3:111-116.

Dirks, RC and Faiman MD. "Free radical formation and lipid peroxidation in rat and mouse cerebral cortex slices exposed to high oxygen pressure." Brain Res. 1982;248:355-360.

Di Sabato, F., Giacovazzo, M., Cristalli, G., Rocco, M., and Fusco, B.M. Effect of hyperbaric oxygen on the immunoreactivity to substance P in the nasal mucosa
of cluster headache patients. Headache. 36:221-223, 1996.

Dooley JW and Mehm, WJ, "Noninvasive Assessment of the Vasconstrictive Effects of Hyperoxygenation." J. Hyperbaric Medicine. 1990;4(4):177-187.

Eiguchi K., Bertholds M., Grana D. Malateste, E. Mareso, E. Gomez, and Falasca, CA, "Immunoregulatory effect of HBO on rats." J. Hyperbaric Medicine. 1990;5(3):187-191.

Feldmeier JJ., Boswell RN, Brown M. and Shaffer P. "The effects of hyperbaric oxygen on the immunologic status of healthy human subjects." Proceedings of the Eighth Internat. Cong. on Hyperbaric Med. (E. Kindwall, Ed.) Best Publishing Company, Flagstaff, Arizona. 1987;41-46.

Fischer B. and Jain KK. "Blood lactate and ammonia levels during exercise under hyperbaric oxygen." Proceedings of the XIIIth Annual Meeting of the European Undersea Biomedical Society. (Marroni G., Oriani G. Eds.) Palermo, Italy, Sept. 8-12, 1987.

Foncin, J.F. and LeBeau J. (French) Myelinopathie par intoxication oxycarbone: Neuropathologie ultrastructurale, Acta Neuropathol. (Berlin) 43:153, 1978

Formigli, L., Ibba Manneschi, L., Tani, A., Gandini, E., Adembri, C., Pratesi, C., Novelli, G.P., and Zecchi Orlandini, S. Vitamin E prevents neutrophil accumulation and attenuates tissue damage in ischemic-reperfused human skeletal muscle. Histol.Histopathol. 1997. Jul. 12:663-669

Garret IR., Boyce BF, Oreffo RO, Bonewald L., Poser J and Mundy GR, "Oxygen-derived free radicals stimulate osteoclastic bone resorption in rodent bone in vitro and in vivo." J. Clin. Invest. 1990;85(3):632-639.

Germonpre, P., Reper, P., and Vanderkelen, A. Hyperbaric oxygen therapy and piracetam decrease the early extension of deep partial-thickness burns. Burns. 1996;22:468-473.

Gilder H. and McCherry CK, "Mechanism of oxygen inhibition of pulmonary surfactant synthesis." Surgery. 1974,76:72-79.

Gilder H and McCherry CK "Phosphatidylcholine synthesis and pulmonary oxygen toxicity. Biochem. Biophys. Acta. 1976;441:48-56.

Gorman, D. 1992, 1998; Personal Communication to the Editor

Granstrom, G., Jacobsson, M., and Tjellstrom, A. Titanium implants in . irradiated tissue: benefits from hyperbaric oxygen. Int.J.Oral Maxillofac. Implants. 1992;7:15-25.

Granstrom, G., Tjellstrom, A., Branemark, P.I., and Fornander, J. Bone anchored reconstruction of the irradiated head and neck cancer patient. Otolaryngol.Head.Neck Surg. 1993;108:334-343.

Granstrom, G. Hyperbaric oxygen therapy decreases the rejection rate of osseointegrated implants after radiotherapy. Strahlenther.Onkol. 1996;172 Suppl 2:20-21.

Grim PS., Nahum A., Gottlieb L., Wilbert C., Hawe E, and Sznajder J. "Lack of measurable oxidative stress during HBO therapy in burn patients." Undersea Biomed. Res. 1989;16(Suppl):22. (Abstract only)

Grossman, AR, "Hyperbaric oxygen in the treatment of burns." Ann. Plast. Surg. 1978;1:163-171.

Hammarlund C., Castenfors J., and Svedman P. "Dermal vascular response to hyperoxia in healthy volunteers." Proceedings of the Second Swiss Symposium on Hyperbaric Medicine. DJ Bakker & J Schmutz (Eds.) Foundation for Hyperbaric Medicine. Basel. 1988;55-59.

Hammarlund C., Svedman C., and Svedman P "Hyperbaric oxygen treatment of healthy volunteers with u.v.-irradiated blister wounds." Burns. 1991;17(4):296-301.

Hammarlund, C. and Sundberg, T. Hyperbaric oxygen reduced size of chronic leg ulcers: a randomized double-blind study. Plast. Reconstr Surg. 1994;93(4):829-33; discussion 834.

Hammarlund C, Kutlu N, Gustafson P, Thorsen C, and Svedman P. Effects of Oxygen Breathing on Blister Wound Microcirculation in Man. In Hyperbaric Oxygenation and Wound Repair. Effects on the Dermal Microcirculation. Doctoral Dissertation. Lund University, Sweden 1995.

Hammarlund, C. Increase of Blood Flow in Hypoxic Tissue During Oxygen Breathing. A Laser Doppler Imaging Study. In manuscript.

Haapaniemi, T., Sirsjo, A., Nylander, G., and Larsson, J. Hyperbaric oxygen tenuates glutathione depletion and improves metabolic restitution in postischemic skeletal muscle. Free Radic.Res. 1995;23(2):91-101.

Haapaniemi, T., Nylander, G., Sirsjo, A., and Larsson, J. Hyperbaric oxygen reduces ischemia-induced skeletal muscle injury. Plast. Reconstr.Surg. 1996;97(3):602-7; discussion 608-9.

Haapaniemi, T., Nylander, G., Kanje, M., and Dahlin, L. Hyperbaric oxygen treatment enhances regeneration of the rat sciatic nerve. Exp.Neurol.1998;149:433-438.

Harabin AL, Braisted JC and Flynn ET "Response of antioxidant enzymes to intermittent and continuous hyperbaric oxygen." J. Appl. Physiol. 1990;69(1):328-335.

Hart GB and Mainous EG. "The treatment of radiation necrosis with hyperbaric oxygen." Cancer. 1976;37:2580.

Hart GB, O'Reilly RR, Broussard ND, Cave RH, Goodman DB and Yanda RL. "Treatment of burns with hyperbaric oxygen." Surg. Gynacol. Obstet. 1974;139:693-696. 45b. Hehenberger K., Brismar K., Lind F. and Kratz G. "Dose-dependent. hyperbaric oxygen stimulation of human fibroblast proliferation." Wound Rep Reg. 1997;5:147-50.

Hordnes C. and Tyssebotn I. "Effect of high ambient pressure and oxygen tension on organ blood flow in conscious trained rats." Undersea Biomed Res. 1985;12:115-118.

Hsu P., Zan-Shun W., and Yong-Xing M. "The effect of HBO on platelet aggregation, blood rheology, PaO, and cognitive function in the elderly." Proceedings of the Eighth Internat. Cong. on Hyperbaric Med. E. Kindwall (Ed.) Best Publishing Company, Flagstaff, Arizona. 1984;19

Hunt, TK. "The Physiology of Wound Healing." Ann of Emerg. Med. 1988;17:1265-1273.

Husain J and Juurlink BH. Oligodendroglial precursor cell susceptibility to hypoxia is related to poor ability to cope with reactive oxygen species. Brain Res. 1995:6;698 (1-2): 86-94

Im MI. Manson PN, Bulkley, GB and Hoopes, JE. "Effects of superoxide dismutase and allopurinol on the survival of acute island skin flaps." Ann Surg. 1985;201:357-359

Jiang, J. and Tyssebotn, I. Normobaric and hyperbaric oxygen treatment of acute carbon monoxide poisoning in rats. Undersea.Hyperb.Med. 1997.Jun. 24:107-116.

Jiang, J. and Tyssebotn, I. Cerebrospinal fluid pressure changes after acute carbon monoxide poisoning and therapeutic effects of normobaric and hyperbaric oxygen in conscious rats. Undersea. Hyperb.Med. 1997;24:245-254.

Johnsson, K., Hansson, A., Granstrom, G., Jacobsson, M., and Turesson, I. The effects of hyperbaric oxygenation on bone-titanium implant interface strength with and without preceding irradiation. Int.J.Oral Maxillofac. Implants.1993;8:415-419.

Jonsson K, Hunt TK, Mathes SJ, "Oxygen as an Isolated Variable Influences Resistance to Infection." Ann Surg. 1988;208(6):783-787.

Kaelin CM, Im MJ, Myers RA, Manson PN & Hoopes, JE. "The effects of hyperbaric oxygen on free flaps in rats." Arch. Surg. 1990;125(5):607-609.

Kihara, M., McManis, P.G., Schmelzer, J.D., Kihara, Y., and Low, P.A. Experimental ischemic neuropathy: salvage with hyperbaric oxygenation. Ann.Neurol. 1995;37(1):89-94.

Kindwall E. "Measurement of helium elimination from man during decompression breathing air or oxygen." Undersea Biomed. Res. 1975;2(4): 277-284.

Kindwall E. and Johnson JP. "Outcome of hyperbaric treatment in 32 cases of air embolism." Undersea Biomed. Res. 1990;17(Suppl):90. (Abstract only)

Kindwall, EP Delayed sequelae in Carbon Monoxide Poisoning and Their Possible Mechanisms In: Carbon Monoxide (DG Penney, Ed) pp 248-250 New York. CRC Press 1996

Kindwall E. Personal Communication 1998.

Knighton DR., Halliday B and Hunt TH "Oxygen as an antibiotic: A comparison of inspired oxygen concentration and antibiotic administration on in vivo bacterial clearance." Arch. Surg. 1986;121:191-195.

Kolski, J.M., Mazolewski, P.J., Stephenson, L.L., Texter, J., Grigoriev, V.E., and Zamboni, W.A. Effect of hyperbaric oxygen therapy on testicular ischemia reperfusion injury. J.Urol.1998;160:601-604.

Konda, A., Baba, S., Iwaki, T., Harai, H., Koga, H., Kimura, T., and Takamatsu, J. Hyperbaric oxygenation prevents delayed neuronal death following transient ischaemia in the gerbil hippocampus. Neuropathol.Appl. Neurobiol. 1996;22:350-360.

Lahat, N., Bitterman, H., Yaniv, N., Kinarty, A., and Bitterman, N. Exposure to hyperbaric oxygen induces tumour necrosis factor-alpha (TNF-alpha) secretion from rat macrophages. Clin. Exp.Immunol. 1995;102(3):655-659.

Larsson, J. and Hultman, E. "The effect of long-term arterial occlusion on energy metabolism of the human quadriceps muscle." Scand J. Clin Lab Invest. 1979;39:257-264.

Lee C.H., Niu K.C., Chen L.P., Chang K.L., Tsai J.D. and Chen L.S. ITherapeutic Effects of

Different Tables on Type II Decompression Sickness. J Hyperbaric Med 1991;6:11-17.

Li, W. and Li X. "The hemo-rheologic changes in patients treated with hyperbaric oxygenation at 3 ATA." Undersea Biomed Res. 1990;17(Suppl):61. (Abstract only)

Lindblom L., Tuma RF and Arfors KE. "Influence of oxygen on perfused capillary density and capillary red cell velocity in rabbit skeletal muscle." Microvasc. Res. 1980;19:197-208.

Lindstrom, T., Gullichsen, E., Lertola, K., and Niinikoski, J. Effects of hyperbaric oxygen therapy on perfusion parameters and transcutaneous oxygen measurements in patients with intramedullary nailed tibial shaft fractures. Undersea.Hyperb.Med. 1998;25:87-91.

Lyne AJ. "Ocular effects of hyperbaric oxygen." Trans Opthalmol. Soc UK 1978;98:66-68.

Marx RE "A new concept in the treatment of osteoradionecrosis." J. Oral Maxillofac. Surg. 1983;41(6):351-357.

Mathieu D. Coget J. Vinckier L, et al. "Red blood cell deformity and hyperbaric oxygenation." Proceedings of the Eighth Internat. Cong. on Hyperbaric Med.

E. Kindwall (Ed.) Best Publishing Company, Flagstaff, AZ. 1987;27-28

Mohsenin, V. "Lipid peroxidation and antielastase activity in the lungs under oxygen stress: role of antioxidant defenses." J. Appl. Physiol. 1991;70(4):1456 1462.

Neovius, E.B., Lind, M.G., and Lind, F.G. Hyperbaric oxygen therapy for wound complications after surgery in the irradiated head and neck: a review of the literature and a report of 15 consecutive patients. Head Neck 1997;19:315 322.

Niezgoda, J.A., Cianci, P., Folden, B.W., Ortega, R.L., Slade, J.B., and Storrow, A.B. The effect of hyperbaric oxygen therapy on a burn wound model in human volunteers. Plast. Reconstr.Surg. 1997.May. 99:1620-1625,

Nylander G. Nordstrom H, and Eriksson E. "Effects of hyperbaric oxygen on edema formation after a scald burn." Burns. 1984;10(3):193-196.

Nylander G., Lewis DH, Nordstrom H, and Larsson J., "Reduction of post ischemic edema with hyperbaric oxygen." Plast. Reconstr. Surg. 1985;76:596 601.

Nylander G., Nordstrom H., Lewis DH and Larsson J., "Metabolic effects of hyperbaric oxygen in post-ischemic muscle." Plast. Reconstr. Surg. 1987;79(1):91-97.

Nylander G., et al. "Effects of hyperbaric oxygen treatment in post-ischemic muscle. A quantitative morphological study." Scand. J. Plast. Reconstr. Surg. 1988;22(1):31-39.

Ohta H., Yasui N., Suzuki E., and Yasui N., et al. "Measurement of cerebral blood flow under hyperbaric oxygenation in man - relationship between PaO2 and cerebral blood flow." Proceedings of the Eighth Internat. Cong. on Hyperbaric Med. E. Kindwall (Ed.) Best Publishing Company, Flagstaff, AZ. 1987;62-67

Palmquist BM., Philipsson B., and Barr PO. "Nuclear cataract and myopia during hyperbaric oxygen therapy." Br. J. Opthalmol. 1984;68(2):113-117.

Persson, BM. Doctoral Dissertation. Acta Orthop. Scand. (Suppl) 1968;117:1-99. Poston, R.S.,Jr., Billingham, M.E., Pollard, J., Hoyt, E.G., and Robbins, R.C. Effects of increased ICAM-1 on reperfusion injury and chronic graft vascular . disease. Ann.Thorac.Surg. 1997.Oct. 64:1004-1012

Quirinia, A. and Viidik, A. The impact of ischemia on wound healing is increased in old age but can be countered by hyperbaric oxygen therapy. Mech.Ageing Dev.1996;91:131-144.

Raskin P., Lipman RL, and Oloff CM. "Effect of hyperbaric oxygen on lipid peroxidation in the lung." Aerosp. Med. 1971;42:28-30.

Roberts, G.P. and Harding, K.G. Stimulation of glycosaminoglycan synthesis in cultured fibroblasts by hyperbaric oxygen. Br.J.Dermatol.1994;131(5):630-633.

Ross, M.E., Yolton, D.P., Yolton, R.L., and Hyde, K.D. Myopia associated with hyperbaric oxygen therapy. Optom. Vis.Sci.1996;73:487-494.

Sirsjo A., Larsson J., Haapaniemi T., Lewis D. and Nylander G. "Reduction of necrosis and increased levels of adenosine triphosphate (ATP) and phosphocreatine (PCr) in post-ischemic skeletal muscle after hyperbaric oxygen

treatment." Int. J. Microcirc: Clin Exp. (Suppl) 1990;1:24.

Sirsjo A., and Lewis D. "Improved bloodflow in post-ischemic skeletal muscle
after hyperbaric oxygen treatment." Int. J. Microcirc.: Clin Exp. (Suppl) 1990;1:156.

Sirsjo, A., Lehr, H.A., Nolte, D., Haapaniemi, T., Lewis, D.H., Nylander, G., and Messmer, K. Hyperbaric oxygen treatment enhances the recovery of blood flow and functional capillary density in postischemic striated muscle. Circ.Shock 1993;40:9-13.

Speit, G., Dennog, C., and Lampl, L. Biological significance of DNA damage
induced by hyperbaric oxygen. Mutagenesis 1998;13:85-87.

Sterling, D.L., Thornton, J.D., Swafford, A., Gottlieb, S.F., Bishop, S.P., Stanley,
A.W., and Downey, J.M. Hyperbaric oxygen limits infarct size in ischemic rabbit
myocardium in vivo. Circulation 1993;88:1931-1936.

Stevens, D.M., Weiss, D.D., Koller, W.A., and Bianchi, D.A. Survival of normothermic microvascular flaps after prolonged secondary ischemia: effects
of hyperbaric oxygen. Otolaryngol.Head.Neck Surg. 1996;15:360-364.

Stewart RJ, Yamaguchi KT, Mason SW, Roshdieh BB, Dabassi NI, and Ness VT. "Tissue ATP levels in burn injured skin treated with hyperbaric oxygen." Undersea Biomed. Res. (Suppl) 1989;16:53.

Stewart, R.J., Moore, T., Bennett, B., Easton, M., Newton, G.W., and Yamaguchi, K.T. Effect of free-radical scavengers and hyperbaric oxygen on random-pattern skin flaps. Arch.Surg. 1994;129(9):982-7; discussion 987-8.

Strauss MB, Hargens AR, and Gershuni DG, et al. "Reduction of skeletal muscle necrosis using intermittent hyperbaric oxygen in a model compartment syndrome." J. Bone Joint Surg. 1983;65A(5):656-662.

Strauss MB, Hargens AR., Gershuni DH, et al. "Delayed use of hyperbaric oxygen for treatment of a model anterior compartment syndrome." J. Orthop. Res. 1986;4(1):108-111.

Strauss MB., "Refractory osteomyelitis." J. Hyperbaric Med. 1987;2:3:147-159.

Tai, Y.J., Birely, B.C., Im, M.J., Hoopes, J.E., and Manson, P.N. The use of
hyperbaric oxygen for preservation of free flaps. Ann. Plast.Surg. 1992;28:284 287.

Takahashi, M., Iwatsuki, N., Ono, K., Tajima, T., Akama, M., and Koga, Y.
Hyperbaric oxygen therapy accelerates neurologic recovery after 15-minute
complete global cerebral ischemia in dogs. Crit.Care Med. 1992;20:1588-1594. Thom SR., "CO poisoning in a rat model: Physiological correlation with clinical
events and the effects of HBO." Undersea Biomed Res. (Suppl) 1989;16:51-52.
(Abstract only)

Thom SR., et al. "Carbon monoxide mediated brain lipid peroxidation in the
rat." J. Appl. Physiol. 1990;68(3):997-1003.

Thom SR., "Molecular mechanism for the antagonism of lipid peroxidation by hyperbaric oxygen." Undersea Biom. Res. (Suppl) 1990;17:53-54.

Thom, S.R., Taber, R.L., Mendiguren, I.I., Clark, J.M., Hardy, K.R., and Fisher, A.B. Delayed neuropsychologic sequelae after carbon monoxide poisoning: prevention by treatment with hyperbaric oxygen :see comments: Ann.Emerg. Med. 1995;25(4):474-480.

Thom, S.R., Mendiguren, I., Hardy, K., Bolotin, T., Fisher, D., Nebolon, M.,
and Kilpatrick, L. Inhibition of human neutrophil beta 2-integrin-dependent
adherence by hyperbaric O. Am. J. Physiol. 1997;272:C770-7.

Tompach, P.C., Lew, D., and Stoll, J.L. Cell response to hyperbaric oxygen treatment. Int.J.Oral Maxillofac Surg. 1997;26:82-86.

Toursarkissian, B., Schwartz, D., Eisenberg, P.R., and Rubin, B.G. Arterial
thrombosis induces early upregulation of intercellular adhesion molecule in the
media. J. Vasc.Surg. 1997.Oct. 26:663-669

Ueng, S.W., Lee, S.S., Lin, S.S., Wang, C.R., Liu, S.J., Yang, H.F., Tai, C.L., and Shih, C.H. Bone healing of tibial lengthening is enhanced by hyperbaric oxygen therapy: a study of bone mineral density and torsional strength on rabbits. J. Trauma.1998;44:676-681.

Uhl, E., Sirsjo, A., Haapaniemi, T., Nilsson, G., and Nylander, G. Hyperbaric oxygen improves wound healing in normal and ischemic skin tissue. Plast. Reconstr.Surg. 1994;93:835-841.

Van Unnik AJM. "Inhibition of toxin production in Clostridium perfringens in vitro by hyperbaric oxygen." Antonie von Leeuwenhoek. 1965;31:181-186.

Villanucci S., Di Marzio GE., Scholl M., Pivorine C., d'Adamo C., and Settimi F. "Cardiovascular changes induced by hyperbaric oxygen therapy." Undersea Biomed. Res. (Suppl) 1990;17:117.

Wang, X., Ding, I., Xie, H., Wu, T., Wersto, N., Huang, K., and Okunieff, P. Hyperbaric oxygen and basic fibroblast growth factor promote growth of irradiated bone. Int. J.Radiat Oncol. Biol. Phys. 1998.Jan. 1. 40:189-196

Warren J., Sacksteder MR., and Thuning CA. "Oxygen immunosuppression: modification of experimental allergic encephalomyelitis in rodents." J. Immunol. 1978;121:315-320.

Xu, X., Yi, H., Kato, M., Suzuki, H., Kobayashi, S., Takahashi, H., and Nakashima, I. Differential sensitivities to hyperbaric oxygen of lymphocyte subpopulations of normal and autoimmune mice. Immunol.Lett. 1997;59:79-84.

Yamada, T., Taguchi, T., Hirata, Y., Suita, S., and Yagi, H. The protective effect of hyperbaric oxygenation on the small intestine in ischemia-reperfusion injury. J. Pediatr.Surg. 1995;30(6):786-790.

Yamaguchi KT, Hoffman C, Stewart RJ, Cianci PA, Vierra M, and Naito M. "Effect of oxygen on burn wound tissue levels of ATP and collagen." Undersea Biomed. Res. (Suppl) 1990;17:65. (Abstract only)

Zamboni, W.A., Roth, A.C., Russell, R.C., and Smoot, E.C. The effect of hyperbaric oxygen on reperfusion of ischemic axial skin flaps: a laser Doppler analysis. Ann.Plast.Surg. 1992;28:339-341.

Zamboni, W.A., Roth, A.C., Russell, R.C., Graham, B., Suchy, H., and Kucan, J.O. Morphologic analysis of the microcirculation during reperfusion of ischemic skeletal muscle and the effect of hyperbaric oxygen. Plast Reconstr Surg. 1993;91:1110-1123.

Zamboni, W.A., Brown, R.E., Roth, A.C., Mathur, A., and Stephenson, L.L. Functional evaluation of peripheral-nerve repair and the effect of hyperbaric oxygen. J.Reconstr. Microsurg. 1995;11(1):27-9; discussion 29-30.

Zamboni, W.A., Wong, H.P., and Stephenson, L.L. Effect of hyperbaric oxygen
on neutrophil concentration and pulmonary sequestration in reperfusion injury. Arch.Surg. 1996;131:756-760.

Zamboni, W.A., Wong, H.P., Stephenson, L.L., and Pfeifer, M.A. Evaluation of
hyperbaric oxygen for diabetic wounds: a prospective study.
Undersea.Hyperb.Med. 1997;24:175-179.

Zhao, L.L., Davidson, J.D., Wee, S.C., Roth, S.I., and Mustoe, T.A. Effect of hyperbaric oxygen and growth factors on rabbit ear ischemic ulcers. Arch.Surg. 1994:129:1043-1049.

contents

11. 감압기술

11. 감압기술

팔굽혀 펴기를 백만번 넘게 하는 방법은 무엇일까? 체력테스트를 라그랑주 넘어가서 할 수도 있고 중후한 내공과 끝없는 근성으로 삼두근의 적색섬유를 호흡근급으로 올릴 수도 있지만, 보다 가능한 방법은 백만스물셋부터 시작하는 것이다. 백만스물넷, 백만스물다섯…… 물론 최소 한번 이상은 할 수 있어야 한다. 두 번 이상이면 좋고, 백만에 의미를 둔다면 스물넷 앞으로 넘어가도 된다. 요점은 콜롬부스 달걀 같은 시작점 변경이 "..속하는 기술분야에서 통상의 지식을 가진 사람이 쉽게 고안하기 어려운" 것이냐는 점이다.

다음 장까지 4편의 외국 문헌을 발췌 번역해서 소개한다. 굳이 커버곡을 첫 앨범에 넣어야 하나 싶기는 한데, 다이버 혹은 고압산소의사가 쉽게 접할 수 없다고 판단했고, 필자의 글보다 더 깊이 있게 잘 서술되었다고 생각했다. 거인의 어깨는 아니지만 거인쪽으로 화살표 하나 단셈이다. 내용의 모든 오류는 수중과학회 앞에 달아둔다. 먼저 Erik C. Baker의 "Understanding M-values" Immersed, Vol. 3, No. 3, Fall 1998.과 'Clearing Up The Confusion About Deep Stops'를 번역해서 소개한다. 그는 펜실베니아에 있는 건축/엔지니어링 회사의 전기 기술자로 실린더비를 버는 다이버이다. 케이브 다이빙과 트라이믹스 바닥 시간을 계산하는 컴퓨터 프로그램으로 유명하다. 문섬의 1,2,3 난파선을 마스터님과 일주할 때 필자도 그의 프로그램을 사용한다.

I. 최대값

"용해기체론" 또는 "할데인 감압모델"을 이해하는데 있어 가장 중요한 요소는 가상의 조직 그룹에 녹아 드는 "기체의 용해도 계산법"과 "최대값"이라 할 수 있다. 이 중 용해도 계산법은 다음 단원 텔먼 알고리즘에서 다루어진다. 또한, 이 모델을 근거로 하는 컴퓨터 프로그램에 의존하여 대부분의 텍다이버들이 안전하다고 믿는 감압 다이빙을 하고 있다. 그러므로 최대값을 제대로 이해한다면 우리가 원하는 다이빙에 대하여 적절한 안전 요소를 결정하고 다양한 감압 프로필에 대한 타당성을 확인할 수 있을 것이다. "조직 그룹"이라는 용어는 할데인 감압모델에서 사용하는 가상의 조직에 고유번호를 붙인 데서 비롯된 것으로, 할데인 모델은 인체의 조직을 불활성 기체의 용해도 등, 기체에 반응하는 특성에 근거하여 가상의 조직을 구획(hypothetical "tissue" compartments)으로 나누었으며 이들을 고유번호로 구분하였으므로 이 구획들을 조직 그룹이라고 지칭한다.

"최대값"이란 용어는 워크만(Robert D. Workman)이 1960년대 중반에 NEDU(U.S. Navy Experimental Diving Unit)에서 감압에 연구를 하던 중에 제창되었다. 당시, 그는 미 해군의 의사로 대위신분이었다. 최대값(M-value)의 "M"은 최대(Maximum)의 약자로, "가상의 신체 조직이 명백한 감압병(DCS: Decompression sickness)의 증세를 보이지 않으며 견딜 수 있는 불활성 기체 압력(절대압)의 최대 허용치"라고 정의된다. 이는 조직 그룹들에 녹아 든 불활성 기체의 압력과 상승시의 변화하는 주변압 사이에 나타나는 압력의 차이에 대하여 감압병의 증상이 없이 조직이 견딜 수 있는 최대 허용한계로 표시된다. 그 외에도 "허용 가능한 과압력의 한계", "과포화 한계", "한계 압력" 등으로 표현되기도 한다. 다이버들이 흔히 알고 있는 무감압 한계의 한계는 최대값을 말한다. 다만 그 앞에 '무감압'은 해수면까지 상승한다고 가정할 때의 최대값이라는 의미이며, 최대값의 특수한 형태가 된다.

A. 역사적 배경

용해기체론 또는 할데인 감압 모델에서 조직 그룹에 대한 기체용해량 계산법은 "상승 한계 기준"과 비교 검증하여 안전한 상승 프로필을 결정하여 계산되는데, "상승 한계 기준"의 결정은 용해기체론 연구 초기에는, 1908년의 할데인의 방법을 포함하여 모든 형태가 "과포화 비율(supersaturation ratio)"에 의존하였다. 그 예로, 공기로 호흡하는 다이버의 조직이 10 msw 에서 포화되었을 때 감압병의 증세가 없이 수면으로 곧 바로 상승할 수 있고(가설이며, 사실 그렇지는 않다.) 이들 사이의 압력 차이는 2배 이므로, 할데인의 경우 주변의 허용 과압의 비는 2:1이라 결론을 내리고 이 비율을 "상승 한계 기준"으로 삼았던 것이다. 그 후로 1960년대 까지 여러 연구자들에 의하여 다양한 반감기 비율이 사용되었고 대부분의 미 해군 감압표에서도 이러한 과포화 비율 법을 채택하였다.

그러나, 위의 방법을 이용한 대다수의 감압표는 잠수수심과 시간이 길어짐에 따라 문제점이 나타나기 시작했다. 그러던 중 워크먼(Workman)은 미 해군의 감압이론을 체계적으로 재정리하는 과정에서 중요한 발견을 하였는데 그것은, 공기 중 불활성 기체인 질소만 고려했을 경우 부분압의 실제 비율은 할데인의 2:1 비율법(공기의 경우)이 아니라 1.58:1 이었던 것이다. 당시의 감압연구에서는 산소는 감압병에서 중요한 요소가 아니라고 여겼으며, 오직 질소나 헬륨이 문제라고 생각했던 것이다. 그는 그간의 자료를 정리하면서 허용한계 과압에 대한 조직의 비율이 변할 수 있으며 이러한 비율 변화는 각 조직 그룹에 따라 달리 나타나는 반감기와 다이빙 수심 등 2가지 요소에 따라 결정된다는 것을 제시하였다. 또한 그 자료에서 반감기가 빠른 조직 그룹은 느린 반감기의 조직 그룹들 보다 훨씬 더 큰 비율 차이를 보이며, 동시에 모든 조직 그룹은 다이빙 수심이 깊어짐에 따라 그 비율이 줄어든다는 것이 확인되었다. 이러한 사실을 토대로 워크먼(Workman)은 각각의 수심에 따른 불활성 기체(질소, 헬륨)의 조직 그룹에 대한 최대 허용 부분압을 "최대값"으로 표현한 것이다. 이어서 그는 각각의 최대값을 "1차선형(linear projection)"으로 표현하여 실제 잠수 자료와 거의 밀접하게 들어맞는 것을 확인하였고 최대값을 수학적(1차선형)으로 나타냄으로써 컴퓨터 프로그램으로 이용할 수 있다는 결론에 도달한 것이다.

B. 워크먼의 최대값에 대하여

워크먼(Workman)이 최대값을 1차 방정식으로 나타낸 것은 용해기체론에 근거한 감압모델의 발전에 있어 의미심장한 첫 단추였다. 이 최대값을 통하여 신체 조직에 대한 수압(또는 주변압)과 불활성 기체의 허용한계 부분압 사이의 직접적인 연관성의 개념을 정립한 것이며 나아가 이 개념의 정립은 오늘날 용해기체론의 연구에 중요한 요소로 인정되어 감압연구에 적용되고 있다.

그는 최대값을 1차 방정식의 그래프로 표현하였다(아래 그림11-1 참조). 그림11-1에서는 수면에 위치한 값을 MO(M naught)로 표기하여 해수면의 0m를 나타냈고, 수압의 변화에 따른 최대값의 변화 기울기를 ?M(delta M)이라 하였다.

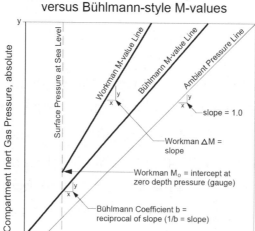

그림11-1. 환경압과 구획 가스 하중에 대해 최대값을 나타낸 그래프

C. 불만의 최대값에 대하여

불만(Buhlmann)(Albert A. Buhlmann, M.D.)은 1959년부터 스위스의 취리히 대학병원 고압생리학 교수로 30년 넘게 감압연구를 수행 하였으며 이 분야에 수많은 업적을 남겼다. 1983년에 초판 "감압-감압병"을 독일어로 출간하였으며 이듬해인 1984년에 영어번역본이 소개되었다. 그의 저서는 거의 완벽한 최초의 잠수의학 및 생리학 교재로써 다이빙계의 감압 계산법에 널리 활용되어 소위 "불만 계산법(Buhlmann algorithm)"이 전세계 대부분의 다이빙 감압 프로그램과 GUE 계산법의 기초가 되었다. 이후에 1990년, 1993년에 개정판이 나왔으며 1995년에는 "다이빙 의학(Diving Medicine ; 독일어 인쇄본)"의 제목으로 출판되었고, 현재 한국에서도 아마존에서 받아볼 수 있다. 인쇄본도 상관없다면 알라딘이나 교보문고에서 PDF를 인쇄하여 배송해준다. 국내 구매는 소득공제가 가능. 참고로 도서만 사면 금액, 권수 무관하게 관부가세는 없다. 물론 중국 모사이트에서 PDF 갈무리는 가능하지만 VPN 등 많은 공부가 필요하다.

불만(Buhlmann)은 "가상의 조직 그룹"에 대해 주변압과 불활성 기체의 허용한계 부분압 사이의 연관 관계를 워크먼(Workman)의 방식과 유사한 1차 함수의 형식으로 계산하였으나, 수압을 절대압(고도 다이빙을 위해)의 값에서 출발하여 워크먼(Workman)의 방식(해수면 기준)과 다른 차이를 보이고 있다. 이와 같은 두 연구자의 차이점에 대한 연유는 워크먼(Workman)이 미 해군에서 근무하여 주로 해양의 다이빙 활용에 연구의 주 초점을 맞춘 반면 불만(Buhlmann)은 스위스의 내륙에서 고도(담수) 다이빙 환경에 관해 많은 연구를 한 것에서 기인한 것이라는 설명이 있는데, 매우 그럴 듯한 해석이다.

잘 알려진 바와 같이 불만(Buhlmann)은 그의 저서에서 ZH-L12(1983년)와 ZH-L16 (1990년 외 이후 저서) 등의 2가지 최대값을 발표하였으며, ZH-L16은 1990년 이후에 각기 ZH-L16A, ZH-L16B, ZH-L16C 등으로 세분된다. ZH는 그의 고향 쯔리히(Zurich)에서, L은 영어 "limit"에서 따온 말이며 숫자 12와 16은 질소와 헬륨의 조직 반감기 값을 정리하여 최대값에 대한 계수의 쌍을 나타낸 것이다. 즉, ZH-L12는 16개 조직의 각 부위에 대한 12 쌍의 계수로써 여기서의 최대값은 실제 감압 다이빙 실험을 통한 경험적 수치로 산출되었고, ZH-L16A는 16개 조직의 각 부위에 대한 16 쌍의 계수로써 여기서의 최대값은 불활성 기체의 조직 용해도와 그 허용 한계치를 바탕으로 하여 조직의 반감기를 수학적으로 계산한 것이다. ZH-L16B와 ZH-L16C는 ZH-L16A의 최대값 중 질소 기체를 기준으로 세분하여 나눈 것으로 이는 수학식으로만 계산된 ZH-L16A가 실제 다이빙 시 중간 조직의 그룹에서 안전에 있어 충분히 보수적이지 못하였기 때문이다. 따라서 ZH-L16B는 ZH-L16A에서 변형된 것으로 보다 보수적(그러나 ZH-L16C 보다는 덜 보수적인)이며 주로 감압표를 통한 다이빙 계획 시 사용되고, 실제 다이빙 시 사용되는 감압용 컴퓨터에는 ZH-L16C를 채택하여 이용 할 것을 제안하고 있다. 불만 알고리즘을 채택한 컴퓨터를 사용하는 유저라면 상세사양에서 한번은 본적이 있을 것이다.

불만(Buhlmann)은 워크먼(Workman)처럼 1차 함수 그래프로 최대값을 표현하였다(그림11-1 참조). 계수 a는 주변압(절대압) 0에서 나타나며 계수 b는 기울기의 역으로 표현된다. 주의할 것은 계수 a는 인간이 절대압 0에서 견딜 수 있다는 것은 아니며 단지 수학적 공식에 의한 것이고 불만(Buhlmann)의 최대값에 실제 적용 가능한 주변압의 최저 한계는 0.5 atm/bar라는 사실이다.

D. DCAP와 DSAT 최대값

전술한 최대값 외에도 많은 텍 다이버가 알고 있는 것처럼 해밀턴(Hamilton)은 DCAP(Decompression Computation & Analysis Program)에 최대값 "11F6"을 사용하였다. 이는 빌 해밀턴(Bill Hamilton)박사와 그의 동료들이 스위스 해군의 공기다이빙 감압표 개발을 통하여 완성된 것으로 트라이믹스 다이빙에도 적합하여 통상적인 텍 다이빙 감압표의 기초로도 활용되고 있다. 순토 다이빙 컴퓨터를 사용한다면 상세 설명에서 그의 이름을 확인할 수 있다. fused RGBM의 산소 한계로 사용된다.

또한, 스포츠 다이버에게 친숙한 RDP(Recreational Dive Planner)의 최대값은 레이몬드 로저스(Raymond E, Rogers) 박사와 마이클 포웰(Michael R. Powell) 박사 및 동료들이 DSAT(Diving Science and Technology Corp.)에서 개발한 것으로 방대한 다이빙 실험과 도플러 테스트 등을 통하여 경험적으로 검증된 것이다.

E. 최대값의 비교

여기서 다루어지는 다양한 할데인 감압연산법들에서 질소와 헬륨에 대한 최대값은 아래 두 표에서 비교되고 있다. 보시는 것처럼 각각의 최대값들은 워크먼(Workman) 방식으로 되어 있고 워크먼(1965)에서부터 불만(1990)에 이르는 동안 발전 양상과 세부 보완 수정사항 등이 명확히 표현되어 있다. 이들 표에서 나타나는 일반적인 경향은 점진적으로 보수적으로 안전한 연산법으로 바뀌는 것으로 이는 실제 다이빙 실험을 통하여 보다 집중적인 검증 과정과 또한, 도플러 초음파 테스트를 이용하여 침묵 버블(silent bobble; 체내에는 존재하는 것으로 탐지되나 실제 감압병의 증세와 무관한 기포)에 대해 잔존 여부나 정량적 확인을 통한 결과에서 비롯된 것이다.

M-value Mathematics

Linear Equations:	$y = mx + b$ format	$x = (y - b) / m$ format
Workman-style:	$M = \Delta M \cdot \text{Depth} + M_O$	Tolerated Depth $= (P - M_O) / \Delta M$
Bühlmann-style:	$P_{t.tol.}\,\text{i.g.} = (P_{amb.} / b) + a$	$P_{amb.tol.} = (P_t\,\text{i.g.} - a) \cdot b$

Workman to Bühlmann $\longleftarrow$ Conversions $\longrightarrow$ Bühlmann to Workman

$a = M_O - \Delta M \cdot P_{amb.}$ (surface at sea level)

$b = 1 / \Delta M$

$M_O = a + P_{amb.}$ (surface at sea level) $/ b$

$\Delta M = 1 / b$

표11-1. 최대값의 변환

Table 2: Comparison of M-values for Nitrogen Between Various Haldanian Decompression Algorithms

European System of Pressure Units - meters of sea water (msw)

Workman M-values (1965)				Bühlmann ZH-L12 M-values (1983)				DSAT RDP M-values (1987)			DCAP MM11F6 M-values (1988)				Bühlmann ZH-L16 M-values (1990)					
Cpt No.	HT min	M_O msw	ΔM slope	Cpt No.	HT min	M_O msw	ΔM slope	Cpt No.	HT min	M_O msw	Cpt No.	HT min	M_O msw	ΔM slope	Cpt No.	HT min	A M_O msw	B M_O msw	C M_O msw	ΔM slope
				1	2.65	34.2	1.2195								1	4.0	32.4	32.4	32.4	1.9082
1	5	31.7	1.8					1	5	30.42	1	5	31.90	1.30	1b	5.0	29.6	29.6	29.6	1.7928
2	10	26.8	1.6	2	7.94	27.2	1.2195	2	10	25.37	2	10	24.65	1.05	2	8.0	25.4	25.4	25.4	1.5352
				3	12.2	22.9	1.2121								3	12.5	22.5	22.5	22.5	1.3847
3	20	21.9	1.5	4	18.5	21.0	1.1976	3	20	20.54					4	18.5	20.3	20.3	20.3	1.2780
				5	26.5	19.3	1.1834	4	30	18.34	3	25	19.04	1.08	5	27.0	19.0	19.0	18.5	1.2306
4	40	17.0	1.4	6	37	17.4	1.1628	5	40	17.11					6	38.3	17.8	17.5	16.9	1.1857
				7	53	16.2	1.1494	6	60	15.79	4	55	14.78	1.06	7	54.3	16.8	16.5	15.9	1.1504
5	80	16.4	1.3	8	79	15.8	1.1236	7	80	15.11					8	77.0	15.9	15.7	15.2	1.1223
								8	100	14.69	5	95	13.92	1.04	9	109	15.2	15.2	14.7	1.0999
6	120	15.8	1.2	9	114	15.8	1.1236	9	120	14.41										
7	160	15.5	1.15	10	146	15.3	1.0707	10	160	14.06	6	145	13.66	1.02	10	146	14.6	14.6	14.3	1.0844
8	200	15.5	1.1	11	185	15.3	1.0707	11	200	13.84	7	200	13.53	1.01	11	187	14.2	14.2	14.0	1.0731
9	240	15.2	1.1	12	238	14.4	1.0593	12	240	13.69					12	239	13.9	13.9	13.7	1.0635
				13	304	12.9	1.0395				8	285	13.50	1.0	13	305	13.5	13.4	13.4	1.0552
				14	397	12.9	1.0395	13	360	13.45	9	385	13.50	1.0	14	390	13.2	13.2	13.1	1.0478
				15	503	12.9	1.0395	14	480	13.33	10	520	13.40	1.0	15	498	12.9	12.9	12.9	1.0414
				16	635	12.9	1.0395								16	635	12.7	12.7	12.7	1.0359
											11	670	13.30	1.0						

Cpt = Compartment   HT = Half-time M_O = Surfacing M-value (sea level = 10 msw = 1.0 bar) ΔM = slope of M-value line

표 11-2. 질소에 대한 할데인 감압모델 별 최대값 비교표

F. 최대값의 형식

이미 전술한 바와 같이 워크먼(Workman)이나 불만(Buhlmann) 방식의 최대값은 통상 1차 방정식으로 표현된다. 이와 같은 방식은 필요시 즉석에서 계산이 가능하므로 컴퓨터 프로그래밍에 이상적이라 할 수 있으며, 또한 그래프를 이용하여 최대값을 나타낼 수 있다.

뿐만 아니라, 행렬이나 표의 형식으로 표현이 가능하여 각 조직 그룹과 정지수심(stop depth) 별로 최대값을 확인 할 수 있고 보다 상세한 비교 및 분석에 유용하다. 실제로 초기 몇몇 다이빙 컴퓨터나 감압용 컴퓨터 프로그램 등에 적용되어 정지 수심별 최대값을 개선하는 수단으로 활용되었다.

Workman의 용어 정의	Buhlmann의 용어 정의
P = 조직 그룹의 불활성 기체의 절대압 M = 조직 그룹의 불활성 기체의 허용 한계 절대압 Depth = 수압(게이지 압) Tolerated Depth = 허용 한계 수압(게이지압) M0 = 수압(게이지압)이 0 인 경우(해수면); 수면의 최대값 ?M = 최대값 선의 기울기	Pt.tol.i.g. = 조직 그룹의 불활성 기체의 허용 한계 절대압 Pt.i.g. = 조직 그룹의 불활성 기체의 절대압 Pamb. = 주변압(절대압) Pamb.tol. = 허용 한계 주변압(절대압) a = 주변압(절대압) 0의 절편 b = 최대값 선 기울기의 역수

표11-3. Workman이나 Buhlmann 방식의 최대값

Table 4: Comparison of M-values for Helium Between Various Haldanian Decompression Algorithms
European System of Pressure Units - meters of sea water (msw)

Workman M-values (1965)				Bühlmann ZH-L$_{12}$ M-values (1983)				Bühlmann ZH-L16A M-values (1990)			
Cpt No.	HT min	M$_0$ msw	ΔM slope	Cpt No.	HT min	M$_0$ msw	ΔM slope	Cpt No.	HT min	M$_0$ msw	ΔM slope
				1	1.0	34.2	1.2195	1	1.51	41.0	2.3557
								1b	1.88	37.2	2.0964
				2	3.0	27.2	1.2195	2	3.02	31.2	1.7400
1	5	26.2	1.5	3	4.6	22.9	1.2121	3	4.72	27.2	1.5321
				4	7.0	21.0	1.1976	4	6.99	24.3	1.3845
2	10	22.5	1.4	5	10	19.3	1.1834	5	10.21	22.4	1.3189
				6	14	17.4	1.1628	6	14.48	20.8	1.2568
3	20	20.1	1.3	7	20	16.2	1.1494	7	20.53	19.4	1.2079
				8	30	15.8	1.1236	8	29.11	18.2	1.1692
4	40	18.3	1.2	9	43	15.8	1.1236	9	41.20	17.4	1.1419
				10	55	15.9	1.0799	10	55.19	16.8	1.1232
5	80	17.0	1.2	11	70	15.9	1.0799	11	70.69	16.4	1.1115
				12	90	15.9	1.0799	12	90.34	16.2	1.1022
6	120	16.4	1.2	13	115	15.9	1.0799	13	115.29	16.1	1.0963
7	160	16.4	1.1	14	150	15.9	1.0799	14	147.42	16.1	1.0904
8	200	16.1	1.0	15	190	15.9	1.0799	15	188.24	16.0	1.0850
9	240	16.1	1.0	16	240	15.9	1.0799	16	240.03	15.9	1.0791

Cpt = Compartment　　HT = Half-time　　ΔM = slope of M-value line
M$_0$ = Surfacing M-value (sea level = 10 msw = 1.0 bar)

표 11-4. 헬륨에 대한 할데인 감압모델 별 최대값 비교표

G. 최대값의 특성

최대값은 활용 목적에 따라 "무감압 최대값"과 "감압용 최대값" 등 두 가지 범주로 구분될 수 있다. 무감압 최대값은 수면(0 미터)값으로만 구성되어 있으며 DSAT RDP의 최대값이 그 예로 이 경우 무감압 다이빙을 목적으로 조직 그룹의 기체 허용 한계가 수면의 최대값을 초과하지 않도록 고안되어 있으므로 어떤 형태의 다이빙도 수면으로의 직접 상승이 가능하게 된다. 몇몇 무감압 다이빙 연산방식에는 상승 및 하강 속도 계산도 제공하고 있다.

감압용 최대값의 특징은 압력변화에 따른 조직 그룹의 기체 용해도 특성을 감안한 변수값이 적용된 것으로, 이것은 수심(압력)주변압의 변화에 따른 최대값의 변화를 결정해 주는 개념이다. 그러므로 그 변수 값은 조직 그룹의 반감기에 따라 변화하는데 일반적으로는 빠른 반감기의 조직 그룹은 느린 조직 그룹 보다 변화의 폭이 크기 때문에 느린 조직 그룹 보다 훨씬 더 높은 과압 허용 한계를 나타낸다. 즉, 변화 폭의 기울기가 1.0인 경우의 조직 그룹은 수심의 변화와 관계없이 일정한 양의 과압 허용 한계값을 나타내는 반면, 기울기가 1.0보다 큰 경우의 조

직 그룹은 압력 그래프 상에 기울기 1.0 위로 전개되므로 보다 수심이 깊어짐에 따라 더욱 높은 과압 허용 한계값을 나타낸다. 모든 경우에 있어서 기울기 값은 1.0 보다 적을 수 없다. 만약 그렇지 않을 경우를 가정해 보면 최대값의 기울기 선이 어느 지점에선가 주변압 기울기 선을 교차하게 되며 이런 경우는 조직 그룹이 주변압 에서 조차 허용한계를 초과하게 되는 것이므로 비논리적인 상황이 된다.

H. 주변압 변화선

주변압 선은 그래프상의 매우 중요한 기준선으로 기울기 값 1.0을 가지며 주변압에 따라 조직 그룹에 녹아 드는 기체의 양이 같다는 것을 보여 주며, 또한 불활성 기체의 조직그룹 용해량이 주변압 선 위에 놓여 있을 때 과압경사가 시작되므로 중요한 지표가 된다. 여기서 최대값 선은 주변압 선 상에서 과압경사의 허용 한계를 나타낸다.

I. 감압 영역

감압영역이란 그래프에서 주변압 선과 최대값 사이의 구역(그림 11-3)을 말하는 것으로 용해기체론의 입장에서 보면 감압이 발생되는 곳이다. 이론상으로는 조직그룹의 감압(또는 용해기체 배출)을 위하여 주변압 선상에서 압력경사를 형성하는 것이 바람직하다. 그러나 실제에 있어서, 산소 함량이 높은 혼합기체의 경우 주변압보다 불활성 기체의 압력이 낮은 경우라도 용해기체 배출 현상이 나타날 수도 있다. 그러므로 효율적인 감압 프로필은 감압영역 내에서 용해기체의 배출이 빠른 조직그룹에 의하여 선행되는 것이 특징이다. 반감기가 다른 각 조직그룹의 기체의 용해 및 배출은 그 속도에 따라 감압 동안 감압영역 내에서 밖으로 교차하여 빠져나가는데, 일반적인 감압다이빙 시 반감기가 빠른 조직그룹이 감압영역에서 먼저 빠져나가며 선행(최대값 선에 가장 가까워짐) 조직그룹이 되고 이후의 조직그룹의 기체 배출 속도에 따라 감압 프로필이 결정된다.

J. 불활성 기체

불활성 기체는 그 종류에 따라 조직그룹에 대한 반감기가 다른 특징이 있긴 하지만 현재 용해기체론에서 받아들이고 있는 불활성 기체에 대한 개념은, 가상의 조직그룹에서 전체 불활성 기체압력은 그룹에 존재하는 불활성 기체의 부분압의 합으로 전제하고 있다. 혼합기체의 감압 연산방식은 질소나 헬륨과 같이 호흡기체에 존재하는 하나 이상의 불활성 기체를 고려하여야 한다. 이런 상황에서 최대값은 여러 가지 연산방식에 의해 각기 계산된다. 몇몇 방법에서는 질소나 헬륨에 대해 질소기체의 최대값을 공통적으로 적용시키기도 하는데, Bulhmann 방식의 경우, 조직그룹의 불활성기체 조성비율에 근거하여 중간 최대값을 채용한다. 그러므로 공식에서 계수 a(He + N2)와 계수 b(He + N2)는 헬륨의 부분압과 질소의 부분압에 따라 다음과 같다.

$$a(He + N2) = [a(He)uPHe + a(N2)uPN2] \div [PHe + PN2] \text{ 이고}$$

$$b(He + N2) = [b(He)uPHe + b(N2)uPN2] \div [PHe + PN2] \text{ 이다.}$$

K. 최대값의 의의

다이버들 사이에 잘못된 인식은 "최대값은 감압병 발병을 구분 짓는 분명한 기준이다"라는 점이다. 이러한 이유로 아마도 일부 다이버들이 감압표나 다이빙 컴퓨터를 사용함에 있어 다이빙을 최대값의 한계점까지 몰고 가는 것으로 생각된다. 여러 사례에서 최대값의 한계가 때때로 개인에 따라 또는 다이빙 여건에 따라 일정하지 않은 것으로 나타난다. 따라서 최대값이라는 것은 그림 11-5에 나타나 있는 것처럼 "명확하진 않지만 중간영역에 분명히 존재하는 선"으로 인식하는 것이 더욱 타당하다. 이런 정의는 참으로 명료하지 않다. 이와 같이 애매모호한 정의는 복잡하고 복합적인 인간의 생리학적 측면, 개인의 차이, 감압병에 대한 소인 등의 이유 때문이다.

어찌되었든, 용해기체론은 다이빙에 잘 맞아 들었으며 이에 대한 기반 지식은 거듭 성장을 해왔다. 예를 들어, 연구의 초기에는 모든 불활성 기체가 조직에 항상 녹아 있어야 하며 감압병을 예방하기 위해서는 어떤 형태의 기포도 형성되어서는 안 된다는 것이 지배적이었으나 이후에 감압병의 증상을 유발하지 않는 무증상 버블의 존재가 확인된 바 있다. 그러므로 실제 다이빙에 있어서는 아마도 대부분의 불활성 기체는 조직에 녹아있는 형태라는 점과 그 중 일부는 기포의 형태로 존재 한다는 점의 두 가지 다른 양상이 혼합되어 있다는 것이다. 결국 최대값이라고 하는 것은 허용 가능한 과압 그라디언트뿐만 아니라 감압병을 유발시키지 않을 만큼 허용 가능한 기포의 양으로 확장되어 정의할 수 밖에 없어졌다. 최대값은 경험적 실험을 통해 확인되었으며 이는 인간을 대상으로 실제 감압 실험이 이루어졌다는 것을 의미한다. 이러한 실험들은 실제 다이빙 인구를 대표할 수 있는 수준의 모집단으로 이루어져 감압병이나 최대값에 대한 자료로써 가치가 있긴 하지만 모든 다이버들에 대한 절대값이 될 수 는 없으며 또한, 감압병으로 부터의 안전을 보장할 수는 없다.

또한, 경험을 통하여 알고 있는 바와 같이 감압병의 소인에는 육체피로, 약물/알코올 복용, 탈수, 과도한 수중활동, 저 수온, PFO 등 여러 가지가 있으며 감압병에 대한 개인의 민감성조차 그날 그날의 상황에 따라 바뀐다는 것을 알아야 한다.

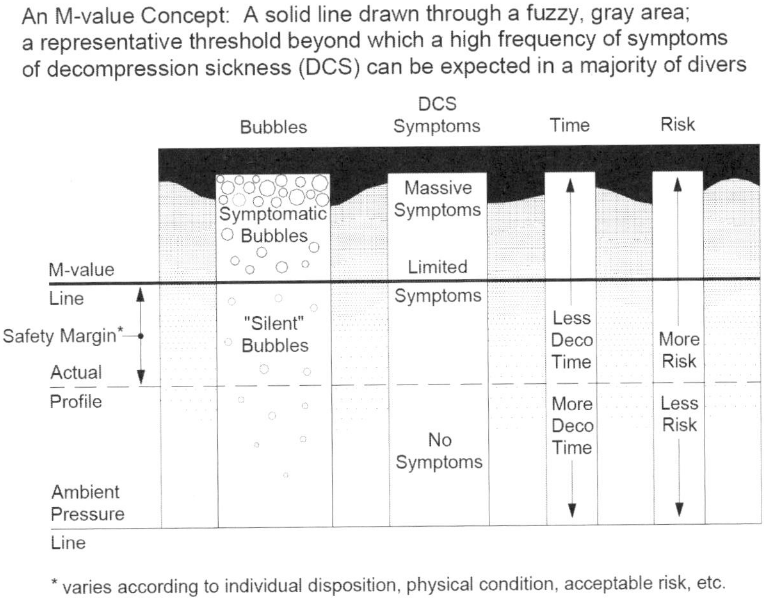
An M-value Concept: A solid line drawn through a fuzzy, gray area;
a representative threshold beyond which a high frequency of symptoms
of decompression sickness (DCS) can be expected in a majority of divers
Bubbles
DCS Symptoms
Time
Risk
Symptomatic Bubbles
Massive Symptoms
M-value Line
Limited Symptoms
Safety Margin*
"Silent" Bubbles
Less Deco Time
More Risk
Actual Profile
More Deco Time
Less Risk
No Symptoms
Ambient Pressure Line
* varies according to individual disposition, physical condition, acceptable risk, etc.

그림11-5. 최대값의 개념

L. 최대값과 보수적 보정

최대값은 감압병의 발병 가능성 및 제반 위험요소를 낮추는데 초점이 맞춰져 있으나 그 기준에 모든 다이버가 수긍하기 어려울 수도 있다. 모든 다이버들은 감압에 있어 감압병의 증세 없이 또는 위험요소 없이 다이빙을 하려 할 것이다. 다행스럽게도, 감압이론 연구자들은 최대값만으로는 충분히 신뢰할 만한 감압 프로그램을 만들 수 없다는 것을 잘 알고 있으며 그런 이유로 감압 연산에 보수적인 다이빙을 접목시키는 것이다.

이러한 방법에는 불활성 기체의 비율을 높게 잡는 법, 실제 보다 다이빙 수심을 깊게 하여 계산하는 법, 실제 바텀타임보다 다이빙 시간을 길게 잡는 법, 불활성 기체 배출에 있어 반감기를 늘리는 법 등이 있으며, 이런 방법들을 혼합하여 계산하는 경우도 있다. 실제 위의 방법을 제대로 적용시키면 보수적 다이빙을 계획하는데 효율적이며, 그 척도는 얼마나 깊게 또는 길게 다이빙을 하느냐에 따라 결정되기도 하고, 그간의 경험에 따라 기준을 잡기도 한다.

M. %최대값과 %최대값 경사도

기초적인 최대값과 감압연산 방식의 상관관계는 그림11-6에 나타나 있다. "% 최대값"은 수년간 여러 감압연구자들에 의해 사용되었으며 그 중 불만 %최대값에 근거한 연구결과를 그의 저서를 통하여 발표한 바가 있다.

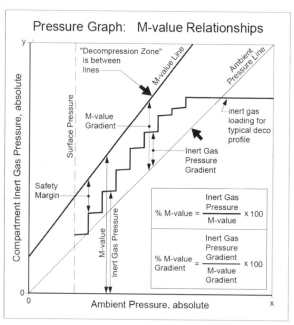

그림11-6. 최대값 연관관계

"% 최대값 경사도"는 얼마나 깊이 감압영역으로 들어가 있는 지를 알 수 있는 수단으로, 0%의 최대값 경사도는 주변압 선에서 나타나며 감압영역의 제일 아래에 위치했음을 보여준다. 가장 친숙한 수치로 이는 제조회사 쉐어워터의 다이빙 컴퓨터 페르딕스 등과 같이 불만 알고리즘을 사용하는 다이빙 컴퓨터에서 설정하는 대표적인 설정값(그라디언트 팩터)이기 때문이다. 이 그래프를 본다면 경사도가 어떤 의미를 가지는지 직관적으로 이해할 수 있을 것이다. 이에 반해 100%의 최대값 경사도 최대값 선에서 나타나며 감압영역의 제일 위에 위치했음을 암시한다.

N. 다이빙 프로필의 분석

다이버들은 통상적으로 보수적 요소를 가미했을 때 정확히 얼마나 효율적인지 알고자 한다. "% 최대값"과 "% 최대값 경사도"의 상관관계는 감압 프로필을 분석, 평가하는데 유용한 수단이다. 최대값을 이용하여 항상성 있는 근거아래 여러 가지 다른 다이빙 프로필의 비교 분석이 가능하며 전혀 다른 연산 방식의 감압 프로그램들과도 비교할 수 있다.

O. 최대값의 범용적 사용

불만(Bulhmann)의 ZH-16 최대값은 거의 모든 텍 다이버들이 사용하고 있는 것으로, 고도 다이빙에서부터 딥 다이빙에 이르기까지 광범위하게 시도되어 개발된 것이므로 적절한 보수적 요소를 가미하여 사용한다면 미완성의 과학이긴 하지만 신뢰성을 입증할 수 있다. 그러므로 감압 프로필의 비교 및 평가에 있어서 범용적인 참고값으로 인정받아 왔으며, 실질적인 세계표준이다. 이에 따른 감압은 챔버 내에서의 내부 관찰자 응급 종료에도 사용할 수 있다.

Table 5: Effect of Conservatism Factors in a Commercially-Available Program on Decompression Profiles Referenced to Bühlmann ZH-L16 M-values (ZH-L16A Helium, ZH-L16B Nitrogen)
15/40 Trimix Dive (15% O₂ / 40% He) to 250 fsw for 30 min.   Deco mixes - Nitrox 36% at 110 fsw, 100% O₂ at 20 fsw

| \multicolumn{4}{c}{0% Conservatism Factor} | | | | \multicolumn{4}{c}{50% Conservatism Factor} | | | | \multicolumn{4}{c}{100% Conservatism Factor} | | | |

Deco Stop (fsw)	Run Time (min)	Maximum * % M-value (Cpt No.)	Maximum * % M-value Gradient (Cpt No.)	Deco Stop (fsw)	Run Time (min)	Maximum * % M-value (Cpt No.)	Maximum * % M-value Gradient (Cpt No.)	Deco Stop (fsw)	Run Time (min)	Maximum * % M-value (Cpt No.)	Maximum * % M-value Gradient (Cpt No.)
								140	35	74.3% (4)	29.3% (3)
								130	37	76.0% (4)	31.0% (3)
				120	35	81.6% (4)	47.0% (3)	120	40	77.4% (4)	33.9% (4)
110	36	85.8% (4)	59.4% (4)	110	38	84.5% (4)	55.7% (4)	110	43	77.6% (4)	35.5% (4)
				100	39	79.0% (5)	39.4% (4)	100	45	75.4% (5)	22.6% (4)
90	38	89.0% (4)	69.3% (4)	90	41	82.1% (5)	46.0% (4)	90	49	76.5% (6)	26.3% (5)
80	41	89.5% (5)	69.1% (4)	80	45	83.2% (5)	49.1% (5)	80	53	76.3% (6)	20.3% (5)
70	44	88.3% (5)	65.6% (5)	70	49	82.2% (6)	42.5% (5)	70	58	77.0% (6)	22.1% (6)
60	48	89.8% (6)	67.2% (6)	60	55	83.2% (6)	45.1% (6)	60	68	78.2% (7)	24.9% (6)
50	55	91.1% (6)	72.2% (6)	50	64	83.1% (7)	44.1% (6)	50	78	76.9% (7)	17.6% (7)
40	64	90.3% (7)	67.7% (7)	40	75	83.1% (7)	42.8% (7)	40	96	78.4% (8)	22.5% (7)
30	79	90.7% (7)	70.7% (7)	30	95	84.5% (8)	46.0% (7)	30	124	78.3% (8)	22.4% (8)
20	94	90.9% (8)	70.7% (8)	20	113	84.2% (9)	47.1% (8)	20	147	78.9% (9)	24.4% (9)
10	119	91.1% (9)	72.2% (9)	10	144	85.8% (10)	51.7% (10)	10	189	81.2% (11)	32.6% (10)
0	120	93.6% (11)	80.2% (11)	0	145	88.6% (12)	62.6% (12)	0	190	84.9% (13)	46.6% (13)

* Upon Arrival at the Stop

표11-5. 보수성 적용에 따른 감압 프로필 비교표

%최대값과 %최대값 경사도의 계산법을 감압 프로필 작성에 포함하여 정리하는 것은 상대적으로 어렵지 않은 작업이다. 위의 표11-5는 그 예이며 상업적으로 이용되는 프로그램으로 보수적 요소(conservatism factor) 적용에 의한 효과를 보여 주고 있다. 보수적 요소 0%에서는 감압 프로필이 90%의 최대값 범위 내에 있고 감압영역의 70% 범위(% 최대값 경사도의 70%)에 있다. 이 경우에는 100%에 도달한 최대값은 없으므로 가장 최소한의 보수성 수준을 나타내고 있다. 50%의 보수적 요소는 본 사용자 매뉴얼에서 권장하는 것으로 감압 프로필이 최대값 85%의 수준에 있으며 감압영역의 40 - 50% 이내에 있다. 100%의 보수적 요소 대입은 77%의 최대값과

20 - 35%의 감압영역에 있다. 표11-5에서 주의 깊게 관찰할 점은 각각의 감압 정지는 도착시간 기준이며 이는 최악의 경우를 고려한 것으로, 이러한 도착시간 기준은 그림11-6의 그래프에 예시된 바와 같이 감압정지 계단의 경계면과 관련이 있다. 모든 프로필에서 나타나는 가장 높은 값은 수면 도착시간을 근거로 계산된 것으로 이는 마지막 감압 정지에서 수면까지의 매우 느린 속도로 상승하는 것이 왜 항상 안정적인가를 설명해 준다.

P. 안전성의 한계와 여유

다이버는 최대값의 연관관계와 최대값의 기준표를 사용하여 각자의 감압 한계를 결정할 수 있으며, 그 한계에 의한 안전성의 정도는 개인의 감압병 소인 및 과거 다이빙을 통한 경험에 의존한다. 각 다이버는 자신의 체력에 대한 정직한 평가가 선행되어야 하며 그 예로 저자의 경우(사무실 근무자) 그 한계를 최대값 85%, 최대값 경사도 50 - 60%로 정하여 트라이믹스 다이빙을 하고 있다.

또한, 결정한 안전성의 한계값을 재차 검증하기 위하여, 미리 결정된% 최대값 경사도를 계산하여 곧 바로 감압 프로필로 확인할 수 있다. 이러한 접근방법의 장점은 주변압의 변화에 대해 완벽하게 대응한다는 것과 프로필의 정밀한 조절이 가능하다는 것에 있다.

II. 깊은 정지

오래된 격언 중에 "예방의 1 온스는 치유의 1 파운드 가치가 있다"는 말이 있다. 확실히 감압질환(DCS)의 다양한 증상에는 이 말이 진리라 말할 수 있다. 감압 질환에 대한 최선의 대처는 우선 충분한 감압 프로필을 완성하는 것이다. 테크니컬 다이버들은 프로필에 깊은 정지(deep stop)을 포함시킴으로써 많은 질병을 피할 수 있음을 발견하였다. 감압 모델을 자세히 살펴보면 과도한 과압 그라디언트를 줄이거나 없앨 수 있음을 알 수 있다. 이를 알면, 다이빙 모델은 그라디언트의 정확한 통제를 제공하도록 수정될 수 있으며 정지 지점은 "가능한 가장 깊은 감압 정지"의 깊이까지 감압 영역 내에서 계산될 수 있다.

A. 깊은 정지에 대한 혼란

많은 텍 다이버는 특정 유형의 감압 다이빙을 마친 후 피로, 불쾌감 또는 졸음을 느낀다는 증상을 호소해 왔다. 바닥 시간이 짧고 상대적으로 수심이 깊은 특징의 "극탄 잠수; 바운스 다이브"는 종종 그러한 증상을 유발한다. 이러한 종류의 다이빙을 위한 용존 가스 감압 모델의 기존 다이빙 계획은 바닥 깊이 보다 훨씬 얕은 첫 번째 정지 지점이 있는 감압 프로필을 생성한다. 몇몇 다이버들은 기존의 계산법이 요구하는 것보다 더 깊은 즉 "깊은 정지(Deep Stop)"를 프로필에 추가하면 다이빙 후 증상이 급격히 감소되거나 사라지는 것을 보고하였다. 테크니컬 다이버들 사이에서 혼란과 논쟁이 되는 문제는 이러한 "깊은 정지"이 얼마나 깊고 얼마나 많은 정지가 수행되어야 하는가에 대한 질문이기도 하다.

다이버에 대한 경험적 관찰은 깊은 정지를 도입하기 위한 임의적인 방법의 개발로 이어졌다. 이러한 방법의 대부분은 감압 계산의 결과로 도출되기보다 개별적인 판단과 재량에 따라 이루어졌다. 임의의 깊은 정지를 이용하는 프로필을 완전히 분석해본 결과 잠재적인 문제가 대두되었다. 예를 들면, 깊은 정지로 인한 증가된 가스 부하를 보완하기 위해 얕은 정지 수심에서 추가적으로 늘어난 감압 시간이 너무 길어지고 전체 감압 과정이 부적절하게 확장되는 문제 등이 알려져 있다. 흔히 말하는, '질소만 더 먹는 결과' 가 된다는 것이 깊은 정지를 부정적으로 보는 논리이다.

B. 상승한계까지 곧바로 상승하는 프로필

감압 이론을 실제로 다이빙계획에 적용하는 것에 있어서 두 가지 절충안이 있어왔다. 하나는 충분한 감압 (DCS 증상 없음)이고 다른 하나는 경제적 감압 (최소 시간, 가스 공급, 노출 등) 사이의 타협이 그것이다. 워크먼 (Robert D. Workman)과 불만(Albert A. Buhlmann)에 의해 개발된 것과 같은 기존의 용존 가스 알고리즘에 따라 전통적 계산에서의 다이빙 계획은 이렇다. 다이버가 감압이론에서 도출된 최대값 에 기초하여 상승제한 깊이를 결정하고, 통상 다이빙 컴퓨터가 매 2초 마다 이 깊이를 표시해준다. 다이버는 곧바로 가장 얕은 깊이 또는 "천장, Ceil, Safety accent depth"으로 상승하여 조직 구획의 감압을 최적화하도록 한다. (주 : 무감압 다이빙이라면 안전정지 수심까지 곧바로 상승하고 정지를 마치면 출수하는 것이다.) 구획이론에서 볼 때, 이러한 전통적 계산의 경제적인 면은 두 가지이다. 보다 빠른 구획에서 불활성 가스를 제거하는 것이 가속화되고 느린 구획에서는 불활성 가스 흡수가 감압 중에 최소화된다. 실제로 다이버들은 전통적으로 "바닥에서 내려서" 적시에 첫 번째 정지점으로 가라는 지시를 받는다.

전형적인 극탄 잠수의 경우, 일반적인 계산은 바닥에서 첫 번째 정지까지 상대적으로 긴 상승을 허용한다. 이 시나리오에서 가장 빠른 구획의 불활성 가스 적재량은 최하부 깊이에서 포화 상태 또는 그 근처에 있을 수 있지만 가장 느린 구획은 부분적으로만 적재된다. 이것은 느린 구획보다 먼저 불활성 가스가 최대값에 더 가깝기 때문에 가장 빠른 구획이 초기 상승을 제어한다는 것을 의미한다. 첫 번째 정지는 선행 구획(leading compartment)에 있는 불활성 가스가 최대값과 같거나 거의 같을 때 결정된다.

C. 무증상버블 및 그라디언트

1965 년에 워크먼(Robert D. Workman)에 의해 최대값의 개념이 처음 제시되었을 때 최대값이 초과될 때까지는 불활성가스가 다이버 조직에서 기포화되지 않을 것이라는 가정이 있었다. 이 이론은 당시에는 다소 논란의 여지가 있었지만 다이버의 몸에서 거품의 존재와 행동에 대한 더 나은 정보를 미래의 기술이 제공할 수 있다는 것이 인정되었다. 워크먼은 "감압 적합성을 보다 잘 정의 할 수 있도록 생체 내 및 체외에서의 버블 검출에 대한 초음파 방법을 연구하고 있지만 초기 단계에 있다"고 인정했다.

그 이후로 도플러 초음파 기술이 개발되었고 전 세계적으로 감압 연구에 광범위하게 사용되었다. 이 연구는 감압 질환의 증상이 없는 사람을 포함하여 여러 종류의 다이빙 중 및 후에 체내 순환에 버블이 있음을 보여주었다. 즉 다이버는 거품을 생성하기 위해 최대값을 초과할 필요가 없었던 것이며, 최대값은 기포 생성의 절대치가 아니라는 것이 알려진 것이다. 이 사실은 감압과학에서 인정되었지만 인체의 기포형성 및 성장 메커니즘은 잘 이해되거나 정확하게 정의되지 않은 상태이다.

물리 법칙과 많은 버블 모델은 초과 압력 그라디언트가 증가함에 따라 거품의 수와 크기가 증가할 것으로 예측

한다. 용존 기체 모델에서, 이것은 구획의 불활성 가스 부하가 압력 그래프상의 주변 압력 라인보다 멀리 있는 다이빙에서 더 많은 버블링이 예상될 수 있음을 의미한다.

D. 첫 상승에서 발생하는 과압그라디언트

그림 11-7의 압력 그래프는 기존 방법으로 계산된 완전한 감압 프로필을 보여준다. 이 프로필에서 가장 빠른 구획은 초기 상승 동안 가장 큰 가스 부하를 가지며 선도 구획 (leading compartment)이 된다. 이 빠른 구획에 대한 최대값은 느린 구획에 비해 큰 과압 그라디언트를 허용한다. 결과적으로 첫 번째 정지 지점으로 상승하는 동안 크고 빠른 과압 그라디언트가 다이버의 생체 내에 만들어진다. 이는 느린 구획이 통제구획(control compartment)이 될 때 나머지 감압 프로필 동안 작은 과압 그라디언트를 가지는 것과 비교하여 매우 높은 그라디언트이다. 아마도 첫 번째 정지점까지 처음 상승할 때 많은 기포가 생성되는 것을 생각해 볼 수 있다. 이 경우 계산된 그라디언트는 대략 22.4 msw = 73fsw = 2.2ATA(기압) 정도 될 것으로 생각된다. 비교를 위해 청량음료 캔을 열 때 발생하는 그라디언트를 생각해보면, 용해된 이산화탄소와 공기 사이의 과압 그라디언트는 3.1에서 3.4 기압 정도에 해당된다.

그림11-7의 감압 프로필에서 볼 때 이 첫 번째 상승 시 감압 프로필은 최대값을 초과하지 않으나 이 다이빙을 경험하는 다이버는 실제로 피로, 불쾌감 또는 졸음 증상을 느낄 수 있다. 이에 대한 설명을 위해 몸 안에서의 기포 이동 이론과 폐 모세 혈관에서 기포의 축적으로 인한 지연된 가스 발생 이론을 들 수 있다. 최소한, 다이빙과 다이빙 후 증상이 있을 때 큰 과압 그라디언트 사이의 인과 관계는 무시할 수 없으며, 일반적으로 치료를 받지 않는 피로와 불쾌감과 같은 가벼운 또는 막연한 증상은 경증의 감압 증후군의 범주인 감압 스트레스로 간주할 수 있다.

E. 과압그라디언트를 해결하기 위한 프로필

감압 프로필에서 대량의 및/또는 급격한 과압 그라디언트가 있다면 이는 감압 스트레스 또는 감압 질환으로 이어지는 더 많은 버블링을 생성한다. 이 문제에 대한 분명한 해결책은 과압 그라디언트의 크기를 제한하는 것이다. 용존 가스 감압 모델 내의 정보는 이 문제를 해결하는데 사용될 수 있다.

첫째, "깊은 정지"가 얼마나 깊은지에 대한 한계가 있다. "감압 정지"와 관련된 주요 구획의 비활성 가스 부하는 감압 영역 아래에 있을 수 없다. 일반적으로 효율적인 가스 배출 (off-gas)를 위해서는 약간의 과압 그라디언트가 필요하다. 또한 감압 중 느린 구획으로 가스가 축적되는 것(on-gas)을 최소화하는 것도 중요하다.

용존 가스 모델의 맥락에서, 주어진 프로필에 대한 "가능한 가장 깊은 감압 정지"는 선행 구획(leading compartment)의 가스 부하가 주변 압력 라인을 교차하는 지점 위의 다음 표준 정지 깊이로 정의할 수 있다 (그림11-7~9. 참조). 가능한 가장 깊은 정지 깊이는 감압 프로그램에서 쉽게 계산할 수 있으며 하단에서의 상승 속도와 사용되는 호흡 기체 구성에 따라 달라진다.

감압 프로필을 실제 적용하는데 있어, 다이버는 반드시 가능한 한 가장 깊은 정지 깊이에서 첫 번째 정지를 가질 필요는 없다. 이 깊이는 적어도 하나의 구획이 감압 영역에 있을 지점을 나타낼 뿐이다. 가능한 가장 깊은 스톱 깊이는 다이버가 감압 존의 시작을 나타내는 중요한 정보이다. 많은 감압 프로필의 경우 표준적으로 사용되는 첫 정지점은 가능한 가장 깊은 정지점보다 약간 위에서 시작하게 된다. 이때 첫 정지점은 과도한 과압 그라디언트를 제어하기에 적합해야 한다. 바닥에서 상승하는 동안 이 지점에 도달할 때 까지 적절한 상승 속도는 10msw/min (30fsw/min) 이하가 권장된다. 이러한 프로필은 아마도 버블링을 촉진시키는 과압 그라디언트의 급격한 변화를 줄이는데 도움이 될 것이다.

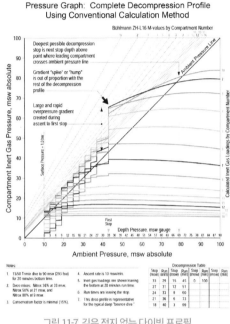

그림 11-7. 깊은 정지 없는 다이빙 프로필

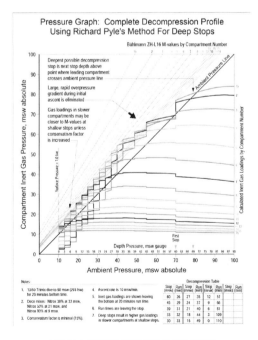

그림 11-8. 깊은 정지를 포함한 다이빙 프로필

다음으로, 이제야 깊은 정지가 등장할 차례다. 딥스톱은 깊은 다이빙을 위해 경험적으로 사용한 방법으로써 해양 생물 학자 리차드 파일(Richard L. Pyle)에 의해 제시되었다. 이 다이빙은 다중 레벨 기능을 갖춘 다이빙 컴퓨터와 함께 사용된다. (대부분의 상용 되는 컴퓨터에서 지원하며, 심지어 딥 스톱을 옵션에서 유무를 체크하는 기능이 있는 경우가 많다.) 파일(Pyle)의 깊은 정지 방법을 사용한 완전한 감압 프로필은 그림 11-7의 압력 그래프에 표시되어 있다. 그래프는 이 방법이 기존 계산된 프로필과 비교할 때 과도한 압력 그라디언트를 줄이거나 제거하는데 효과적임을 보여준다. 그러나 이 접근법에는 잠재적인 어려움이 있다. 사용되는 감압 프로그램과 보수도 설정에 따라 느린 구획의 가스 부하량은 깊은 정지로 인해 오히려 증가된다. 느린 구획에서는 불활성 기체가 추가적으로 축적되어 얕은 정지 수심에서의 최대값에 더 가까워 지는 것이다. 다이빙 컴퓨터는 물론 깊은 정지로 인한 질소의 축적을 보정할 것이지만, 보수성 요소가 증가하지 않으면 기존 프로필을 실행할 때처럼 얕은 정지 지점에서 동일한 안전 마진을 제공하지 못할 수 있다. 이를 평가하는 좋은 방법은 각 정지점에서 모든 구획의 최대 백분율 최대값 및 백분율 최대값 그라디언트를 계산하는 것이다.

그림 11-9의 압력 그래프는 전체 프로필에서 과압 그라디언트를 통제하기 위해 그라디언트 펙터(Gradient Factors)를 사용하여 계산된 완전한 감압 프로필을 보여준다. 그라디언트 펙터는 최대값 그라디언트의 소수 또는 백분율로 정의된다.(그림 11-10참조) 그라디언트 펙터는 감압 계산에서 보수주의에 일관된 접근법을 제공하며, 일부 다이빙 컴퓨터(대부분 테크니컬 모델로 불만 알고리즘을 사용하는 모델, 페르딕스가 대표적이다)에서는 이 수치의 사용자 지정을 지원한다. 이를 사용하여 감압구역 내에서 깊은 정지를 생성하고 과압 그라디언트를 특정 수준 이하로 통제한다. 목적은 그래프상 전체 감압그래프가 항상 M-값으로 부터 떨어져 있는(고정된 마진을 확보하는) 것이다.

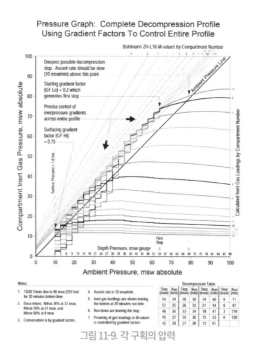

그림 11-9. 각 구획의 압력

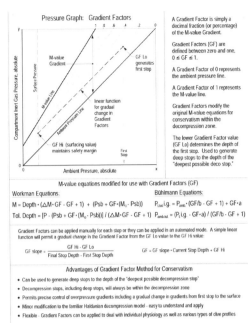

그림 11-10. 그라디언트 팩터 설정에 따른 변화

프로필에 깊은 정지점을 추가하면 전반적 감압 시간뿐만 아니라 얕은 정지 시 필요한 시간이 증가한다. 그러나 진정으로 "충분한 감압"이 결과라면, "경제적 감압"의 개념은 실제로 손상되지 않는다고 생각해야 한다. 압력 그래프는 다이버가 감압 프로필을 평가할 수 있는 훌륭한 도구이다. 한눈에도 과압 그라디언트와 같은 잠재적 문제 영역을 식별 할 수 있다. 감압 모델 작성자와 프로그래머는 이 기능을 다이빙 컴퓨터에 포함시키는 것을 권장한다. 마지막으로, 여기의 압력 그래프에 사용된 감압 프로필의 예는 최소한의 보수성으로 계산되었으며 비교 목적으로만 사용되었음을 밝혀둔다.

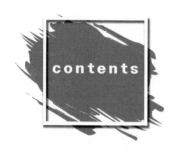

12. 잠수공학

산소영역의 실제적 의의

산소 영역

12. 잠수공학

여기서는 Gerth, WA, Doolette, DJ의 VVal-18 and VVal-18M Thalmann Algorithm 2007 과 Johnny E. Brian 의 Gas Exchange, Partial Pressure Gradients and the oxygen window 를 발췌, 번역하여 여기에 소개한다.

I. 텔먼알고리즘

A. 텔먼 알고리즘의 배경

텔먼(Thalmann) 알고리즘(VVAL 18)은 1980년에 미해군 MK15 이브리더 다이빙의 감압 스케줄을 위해 만들어진 결정론 감압모형에서 시작되었다. 해군 실험 연구소, 해군 실험 잠수부, 버팔로 뉴욕 주립대 및 듀크 대학교에서 감압 이론을 연구 한 미해군 에드워드 텔먼(Edward D. Thalmann) 대위가 개발하여 그 이름을 붙였다. 이 알고리즘은 현재 미국 해군의 혼합 가스 및 표준 에어 다이브 테이블의 기초를 형성한다. MK15 리브리더의 호흡 기체는 고정산소분압, 즉 PO2 설정값을 항상 0.7 bar (70 kPa) 를 사용하며 나머지는 불활성기체인 질소로 채워진다. 미해군에서는 이 리브리더를 위한 스케줄로 1980년 이전에는 인쇄된 표를 사용하였다. 80년 이후 컴퓨터를 사용하기로 결정되었으며, 이 실시간 알고리즘의 첫 이름은 "MK15 (VVAL 18) RTA"라고 명명되었다.

VVAL18 은 감압 스케줄 계산을 위해 해군 의학 연구소 선형 지수 (Naval Medical Research Institute,NMRI LE1 PDA) 데이터 세트를 사용하는 결정론적 모형이다. 미국 해군 다이빙 컴퓨터는 감압병 발생이 95% 신뢰 수준에서 이항 분포(binomial distribution)를 따른다고 가정할 때 3.5% 미만의 감압병 (DCS) 의 예상 최대 발생률을 갖는 수용 가능한 알고리즘을 제시한다.

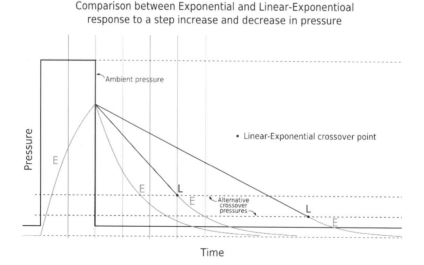

그림 12-1. 환경압의 증가 및 감소에 대한 조직 구획의 반응은 불활성 기체의 흡수(uptake) 및 배출(washout)에 대해 두 가지 가능성을 가진다 각각은 지수 - 지수 혹은 선형 - 지수 이다. (제공: 위키디피아)

단순하게 대칭적인 지수 가스 동력학 모델(gas kinetics model)을 사용할 경우 조직에서 가스 배출(washout)이 천천히 일어나는 경우를 반영할 수 없어, 이를 고려할 수 있는 모델의 필요성이 대두되었다. 1980년대 초반 미해군 실험 잠수 부대의 알고리즘은 기체 흡수에 있어 통상적인 할데인 모델에서와 같이 지수적 모델을 사용하는 감압 알고리즘을 개발하였다. 그러나 상승하는 도중에 배출되는 질소의 양은 모델보다 적었으며 실제로 측정된 질소의 양은 모델보다 느린 선형 모델과 같이 배출되었다. 선형 지수론을 지수 모형에 추가하는 효과는 구획 반감기가 동일하게 주어질 때 위험 축적 기간을 연장시키는 것이다.

이 모델은 원래 일정한 산소 분압을 유지하는 폐쇄회로 리브리더용 프로그래밍 감압 컴퓨터 용으로 개발되었다. 기하 급수적 지수 알고리즘을 사용한 초기 실험 다이빙은 허용치 이상의 DCS 발생률을 초래했다. 따라서 질소의 배출이 지수적으로 이루어지지 않고 선형으로 배출된다는 모델로 변경하였으며 이에 따라 DCS의 발생률은 감소하였다. 헬리옥스 다이빙을 위한 일정한 산소 분압 모델에 대한 알고리즘과 표를 개발하는 데에도 동일한 원칙이 적용되었다.

각 조직 구획별로 특정한 초과 압력 수치(교차압력,cross-over point)가 정해져 있으며, 조직 내 압력이 환경압과 비교하여 주어진 값을 초과하게 되면 선형 모델(linear component)이 활성화된다. 조직 압력이 이 크로스오버((교차압력)) 기준 이하로 떨어지면 다시 지수적(exponential) 모델로 변경된다. 기체 흡수의 경우 질소 하중이 증가하는 경우(uptake), 조직 압력은 절대 대기를 초과하지 않으므로 항상 지수적 동역학에 의해 모델링된다. 이를 통해 흡수보다 느린 배출(washout)의 바람직한 비대칭 특성을 갖는 모델이 생성된다. 교차 압력(cross-over point)은 그래프상 교차점에서 선형 영역의 기울기와 의 지수 영역의 기울기가 동일한 지점으로 선택되기 때문에, 선형/지수 변환은 매끄럽게 이루어진다.

이러한 알고리즘과 테이블을 개발하는 동안, 서로 호환되지 않았던 기존 미해군 다이빙 매뉴얼에 있는 다양한 공기 및 나이트록스 다이빙 테이블을 대체할 수 있다는 결론에 도달하였다. 하나의 모델로 서로 호환 가능한 감압 테이블 세트를 구성할 수 있다는 것이다. 이는 2007년에 거스(Gerth)와 둘레트(Doolette)에 의해 제안된 단일 모델로 제시되었으며 이 결과는 약간의 변경을 거쳐서 2008년에 출판 된 US Navy Diving Manual의 Revision 6에 반영되었다.

이후 텔만 알고리즘은 에드워드 텔만 미해군 대위(ED-Thalmann) 의 지도하에 다이버가 탑재한 Navy Dive Computer를 위해 Cochran Consulting, Inc.에서 지수-선형 실시간 알고리즘을 독립적으로 구현하기에 이른다. 이 모델에서 사용한 구획은 반감기 별로 3가지이다. 빠른 (1.5분), 중간 (51분), 느린 (488분) 세가지 구획에서 반감기는 고정되어 있다. 텔만은 감압 동안 중간 반감기의 구획에서만 선형적인 질소 배출을 하는 것으로 즉 선형 동역학 변형을 사용하는 것으로 그의 모델을 구성하였다.

B. 미해군 다이빙 알고리즘의 개발

미 해군은 에어(공기 air), 혹은 다른 질소-산소 혼합물을 사용하는 다이버에게 감압 의무를 결정하기 위한 단일 종합 알고리즘을 개발하려고 오랫동안 노력해왔다. 종래의 감압테이블은 비효율적인 깊이와 시간을 요구하였으며, 새로운 다이버웨어 시스템은 다이버가 경험한 실제 깊이 - 시간 프로필에 따라 실시간으로 감압-스케줄을 계획할 수 있게 해준다.

이 개발의 역사는 브레이스웨이트(Braithwaite)로 거슬러 올라갈 수 있다. 그는 워크먼(Workman)의 워크 시트(감압 테이블 계산을 위한)를 단계별 프로그래밍 가능한 회로도로 만들었다. 그리고 텔먼은 이 회로도를 구현하여 기능적 실시간 감압 계산 컴퓨터 알고리즘으로 완성했다. 텔먼(Thalmann)의 이 작업은 나중에 요약된 바와 같이 후속 작업에 대한 광범위한 인력 테스트를 기반으로 수정되었으며 새로운 "확률론적" 클래스의 감압 알고리즘에 통합되었다. 이러한 통합과정에서 새로운 감압 알고리즘은 현재 미국 해군 다이빙 매뉴얼에 있는 모든 공기 및 서로 다른 나이트록스 다이빙의 감압테이블 세트를 대체하기 위해 사용되기에 이르렀다. 이러한 새로운 통합 감압 테이블의 리뉴얼은 NAVSEA 하에 NEDU에 의해 수행되었다. 그리고 표면 공급 공기 잠수작업을 위한 차세대 다이빙 시스템 (next generation dive system,NGDS)에도 또한 적용할 수 있다.

NGDS는 산소를 이용한 표면 감압 절차(SurDO2) 및 수중 산소 감압을 위한 새로운 절차를 통해 표면 공급 공기 잠수 작업의 운영 안전과 효율성을 향상시키기 위해 개발되고 있다. 이러한 다이빙 모드 각각은 SurDO2 또는 수중 산소가 사용될 수 없을 때 사용할 수 있는 공기 전용 감압 절차로 안전하게 백업될 수 있다. NGDS를 사용하는 다이버들의 감압 의무는 NGDS의 세 가지 다이빙 모드를 모두 지원하는 실시간 감압 알고리즘을 작동시키는 톱 사이드 감압 모니터 (topside decompression monitor,TDM)에 의해 실시간으로 규정될 것이다. 다이버는 TDM의 실시간 처방과 함께 인쇄된 감압 테이블을 휴대할 수 있으며, 이는 TDM 실패 시 백업으로 사용할 수 있다.

TDM은 Thalmann Algorithm으로도 알려져 있다. 이는 완전한 기능의 지수-선형 감압 모델 (EL-DCM,exponential-linear decompression model)에 기반한 임시적(interim) 지수-선형 실시간 감압 알고리즘 (EL-RTA,exponential-linear real-time decompression algorithm)으로 초기에 현장에서 사용될 것이다. 미해군 다이빙 매뉴얼 공기 감압 테이블이 중복되는 것을 방지하기 위해, NGDS의 백업 테이블은 다이빙매뉴얼의 향후 개정에 산소를 사용하는 표준 공기 감압과 표면감압 테이블을 대체할 예정이다.

이번 장에서는 임시적(interim) 버전의 TDM에서 3가지 NGDS 다이빙 모드를 지원하기 위해 구현된 알고리즘 조항을 문서화하고 관련 하드 카피 백업 테이블과 사용 절차를 설명한다. 서로 다른 감압 계획을 초래하는 두 개의 관련 텔먼 알고리즘 매개 변수 세트가 고려된다. 도표화된 스케줄에 따른 감압병 (DCS)의 위험도 제시된다. 분석은 단일 무감압 및 감압 다이빙만으로 제한된다.

C. 지수-선형 감압 알고리즘

텔먼은 1984년에 EL-RTA의 초기 운영 버전과 기본 이론을 설명했다.[1] EL-RTA는 새로운 지수-선형 가스 교환 동역학과 함께 신 할데리언(Haldanian) 감압 알고리즘을 사용했다. 이것이 지수-선형 감압 알고리즘 (Exponential-Linear Decompression Algorithm) (Thalmann Algorithm)이다. 몇 가지 특징을 들어보면, 다양한 매트릭스의 최대 허용 조직 장력 (MPTT, maximum permissible tissue tensions), 사용자 지정 호흡

---

1   E. D. Thalmann, Phase II Testing of Decompression Algorithms for Use in the U. S.
Navy Underwater Decompression Computer, NEDU TR 1-84, Navy Experimental Diving Unit, Panama City, FL, Jan 1984.

가스 설정 가능 그리고 컴퓨터 모니터를 통해 2초 간격으로 안전 상승 깊이(safe ascent depth)를 표시 하는 것이다. 이 깊이는 컴퓨터에 측정된 다이빙 수심을 사용하여 잠수 프로필 전반에 걸쳐 계속 계산되어 모니터에 2초 간격으로 갱신된다. 오늘날 다이빙컴퓨터의 CEIL과 같다. EL-RTA는 알고리즘을 개발하고 테스트하는 동안 수행된 대부분의 사람에 대한 다이빙에 실제 사용되었다. EL-RTA의 감압 알고리즘은 전체 기능을 갖춘 소프트웨어 패키지인 EL-DCM에서 감압 테이블을 생성하기 위해 구현되었다. 텔먼은 1983년에 EL-DCM의 초기 운영 버전에 대한 FORTRAN 소스 코드를 발표했다. 그 밖의, 감압 테이블를 계산하는 데 필요한 EL-DCM의 프로그램 및 서브 루틴에 대한 FORTRAN 코드 추가, 표면 반복 그룹, 표면 간격 크레딧 테이블, 반복적인 다이빙을 지원하기 위한 잔여 질소 시간은 나중에 기술되고 공개된다. 해당문헌은 아래와 같다.

> E. D. Thalmann, Computer Algorithms Used in Computing the MK 15/16 Constant 0.7ATA Oxygen Partial Pressure Decompression Tables, NEDU TR 1-83, Navy Experimental Diving Unit, Panama City, FL, Jan 1983.
> E. D. Thalmann, Repetitive/Multi-Level Dive Procedures and Tables for Constant 0.7ATA Oxygen Partial Pressure in Nitrogen Diving, NEDU TR 9-85, Navy Experimental Diving Unit, Panama City, FL, Sep 1985.
> E. D. Thalmann, Source Listings for TBLP7R and SICT7, NEDU TM 85-12, Navy Experimental Diving Unit, Panama City, FL, Sep 1985.

에드워드 텔먼의 지도하에, 코크란 컨설팅 사 (리처드슨 TX)는 EL-RTA 를 독립적으로 구현하는 기기를 개발하였다. 그 기기는 실시간으로 텔먼 알고리즘에 따라 감압 지시를 표시하였으며 다이버가 소지한 알고리즘 컴퓨터 (NDC,Navy Dive Computer)의 형태로 제공 되었다. 이 기기는 MK 16 MOD 0 및 MK 16 MOD 1 다이빙, 에어다이빙을 위해 미해군 병사가 사용할 수 있도록 승인되었다. 텔먼의 원래 EL-DCM은 이후 MK 16 MOD 1, 나이트록스 감압, 헬리옥스 감압, 잠수함 구출, Diving Recompression System Operator / Tender 감압 테이블 등을 개발하기 위해 NEDU에서 광범위하게 수정되었다. NGDS-TDM으로 수중 산소 감압을 위한 새로운 조항을 지지하기 위한 또 다른 수정이 이루어졌다. 수정 사항은 다음과 같다.

- 확장된 NMRI 표준 포맷의 계산된 프로필 출력을 통해 DCS 의 유발과 발생 시간을 확률 모델을 사용하여 준비 분석할 준비를 한다.
- 마지막 정지점이 1정지점 깊이 증가보다 깊을 경우를 지원 (정지점에 체류하는 시간이 길어지더라도 마지막으로 허용되는 감압 깊이를 조절)
- 마지막 감압 정지로부터 표면으로 상승하는 동안 기체 교환의 영향에 대한 조절을 지원한다. 원래의 EL-DCM 코드에서는 표면 상승 전의 최종 감압 정지시의 시간이 계산되었다. 따라서 마지막 정지부터 표면까지 상승에 필요한 시간은 계산되지 않았다. 이는 (마지막 정지점부터 수면까지) 순간적으로 상승하는 것을 허용하는 것이나 마찬가지의 결과가 된다. 특히 마지막 정지점이 하나의 정지점 깊이 증분보다 깊을 때 표면에 마지막 정지점에서 서서히 상승하는 동안 일어나는 가스 배출이 계산되지 않으면 이러한 시간은 과도하게 보수적일 수 있다.

- 현재 통제 구획(control compartment)이 레퍼런스 구획의 반감기보다 느릴 때 표면 반복 그룹 지정 (RGD, repetitive group designator)의 변경을 통해 통제 구획을 결정한다.

- 사용자가 설정할 수 있는 흡기 산소 분율과 초기 산소 자동 설정, 산소/공기 전환 자동 설정 기능으로 산소 감압을 지원

- 산소 감압도중 공기 휴식 시 조직 구획(컴파트먼트) 내 가스 함량 변경 정지 옵션 (즉, 가스 교환 중지)을 지원

- 흡기 산소 분율이 지정된 임계값보다 크거나 같을 경우에만, 모형 매개 변수 입력 파일에서 비 단위 ($\neq 1$) 포화 / 불포화 반감기 비율로 지정된 불균등 포화 및 불포화 부분 반감기 사용을 지원

- 현재 깊이와 다른 표면 깊이에서 PBOVP[2] 매개 변수 값을 지원

- 정지 시간 반올림 규칙이 수정되었다. 원래 EL-DCM 코드에서 0이 아닌 감압 정지 시간은 0.9분 증가했다. 이 증가된 값 또는 1.0 중 더 큰 값은 정지 시간과 같은 후속 계산에 사용되었지만 후속 정수 출력에서 다음 정수 값으로 잘림 처리되어 계산되었다. 업데이트 된 EL-DCM은 가스 교환 계산 및 출력에 올림으로 더 큰 정수 값을 계산에 사용한다. 이러한 반올림 규칙의 변경으로 EL-DCM 규정 일정의 정지 시간이 가끔 해당 스케줄 값과 1분 차이가 날 수 있다. 반복다이빙을 위해 EL-DCM 으로 다이빙을 계산하는 경우 시간 변경으로 인해 반복다이빙 그룹의 문자가 변경될 수 있다. (예 : "K"대신 "L") 따라서 문자 그룹이 높아진다. 원래 그룹으로 계산하여서는 안된다.

- 표면 휴식 크레딧 테이블 (SICT, surface interval credit table)를 계산하는 방법 수정. 시작문자 그룹에서 반감기를 거쳐 마지막 문자로 가는 방법에서 직접적으로 문자 대 문자 체계로 수정되었다. 이 수정된 방법은 US Navy Diving Manual의 MK 16 MOD 0 UBA 용 SICT를 생성하는 방법과 다르다. 이 방법은 텔먼의 NEDU 리포트에서 제시되었다. 16개의 문자 그룹에서 시작하여 표면 휴식 기간 동안 반감기를 거쳐 붕괴하여 21개의 숫자 그룹에 도달하는 방법이다. 최종 표준 숫자 그룹을 하나 이상의 최종 문자 그룹으로 반감기를 거쳐 붕괴시키는 방법으로 16개의 표준 대기 최종 문자 그룹을 21개의 최종 숫자 그룹으로부터 근사화했다. 수정된 구성표는 16개의 시작 문자 그룹의 붕괴를 16개의 최종 문자 그룹으로 직접 추적한다.

- 효율성과 명료성을 위해 기타 코드가 변경되었다.

D. 텔먼 알고리즘 설정치 조정 (Parameterization)

텔먼 알고리즘과 그 실시간 EL-RTA 대응물의 정량적 성능은 구획 별 파라미터와 일반 파라미터에 할당된 값에 의해 결정된다. 구획 별 매개 변수는 구획 가스 교환 반감기 및 포화/불포화 반감기 비율과 연관된 최대허용조직장력 행렬을 정의하는 두 개의 벡터로 구성된다. 일반 파라미터가 수반되는 벡터는 모든 구획에 적용된다. 텔먼 알고리즘과 함께 사용되어 다양한 애플리케이션에 대한 감압 테이블을 생성하는 다양한 파라미터 세트가 개

---

2   임계구획내 불활성가스의 초과 압력, 지수가스교환동력학에서 선형가스교환동역학으로의 이행에 따른 압력으로 주변 환경압에서의 포화도를 반영하여 주어진다

발되었다. 예를 들어, VVal-18의 파라미터 세트는 원래 MK 16 MOD 0 UBA 장비를 이용하여 흡입 산소 압력이 0.7ATA로 고정된 나이트록스 다이빙에서 감압 테이블을 생성하기 위해 개발된 것이다. HVal 21 세트는 같은 장비로 흡입 산소 압력이 0.7ATA로 고정된 헬리옥스 다이빙에서 감압 테이블을 생성한다.

E. 텔먼알고리즘 다이브플래너 지원

다음 예외를 제외하고, 텔먼 알고리즘 다이브플래너, 버전 2.5 이상에서 위의 규칙이 체계적으로 구현되어 정해진 깊이와 시간을 통해 VVal-18 및 VVal-18M 공기 및 수중 O2 감압에서 사용자의 감압 스케줄을 계산한다.

- 무감압 한도는 알고리즘에 의해 규정된 대로 주어지며 현행 USN56 절차보다 적거나 단축하여 반영하지 않는다.
- 알고리즘에 주어지는 반복 그룹 문자는 소정의 깊이/바닥 시간 다이빙에서 공기만을 이용한 감압과 수중 산소감압 다이빙 시 다른 문자가 주어진다.
- 가스 교환이 발생하지 않는 에어 브레이크 타임은 표시된 정지 시간에 포함된다.
- 다이브 플래너의 기본 파라미터 설정을 사용하면 표면으로 출수하기 전 마지막 감압 정지 시간이 변경된다. 한 정지 깊이 증가분 이내로 상승하는 동안 가스 교환의 영향을 수용하기 위해 정지 시간이 다시 계산된다. 그 후 표면으로의 순간 상승이 가정된다. 다이브 플래너가 표면에 대한 마지막 스톱에서부터 20fsw까지의 순간 상승에 대한 최종 감압 정지 시간을 계산하게 하려면 LST_DOMode 파라미터를 기본 설정인 0에서 1로 변경해야한다. EL-DCM은 테이블을 계산하는 데 사용된다.
- 다이브 플래너 버전 2.03에서 V3.03으로 업그레이드 되면서 감압시간 반올림 규칙이 변경되었다. 0이 아닌 감압 정지 시간은 0.9분 증가하고,이 증가된 값 또는 정수로 올림되어 후속 계산된다. 이 차이로 정지시간이 1분 차이가 발생할 수 있다.

F. 감압테이블의 전체 정지 시간과 추정된 감압병의 위험도 비교

VVal-18 설정치 세트는 에어 및 나이트록스 다이빙에서 감압을 계획하려고 개발되었다. 이 개발 계획은 NEDU의 사람을 대상으로 한 적용 중 EL-RTA를 이용해서 감압하는 것이었다. 그러나 여기에 제시된 VVal-18 및 VVal-18M 감압 테이블은 광범위하게 생체를 대상으로 확인된 것은 아니다. 이 표들은 다음과 같이 평가가 이루어졌다. 매 다이빙 스케줄 당 감압병의 확률(PDCS)은 DCS 발생률 및 발생 시간의 확률 모델인 NMRI98 와 BVM(3) 로 추정되었다. 이 모델은 신중하게 통제되고 감시된 에어와 나이트록스 다이빙의 교정 데이터를 이용했으며, 이 데이터는 포화다이빙에서부터 깊은 수심의 잠수함 탈출에서 수집되었다. DCS의 평균 발생률 약 5%, 한계 결과(marginal outcome)를 0.1 DCS로 계산)하였다. 이는 구체화된 경험의 일반화된 표현이다.다른 확률 모델도 최근에 기술되었다. 에어 및 나이트록스 다이빙에서 DCS의 발생에 대한 것이다. 이 모델에서는 DCS의 위험이 최대 다이빙 깊이, 바닥 시간, 흡기 산소 분율 (부분압)의 함수로 표현된다. 이 모델이 처음에 관심을 받은 이유가 있다. NMRI98 와 BVM(3) 의 적응증에 반하여, VVal-18 설정치를 이용한 텔먼 알고리즘의 공기 감압은 균일적으로 2.3%의 DCS의 위험을 가지기 때문이다. 이러한 균일적 위험에 대한 제시는 근본적인 모델 결함의 결과이며, 그 논의는 현재의 범위를 넘어서고 새로운 모델은 더 이상 고려되지 않는다.

감압병의 확률(PDCS) 은 각 표에서 깊이와 바닥 시간의 한도하에 각 일정에 대해 계산되었다. 이 계산에서 공기 휴식시간에서 그 영향이 나타나려면 공기 - 산소 교환지연의 영향이 3분 정도 된다는 점을 고려하였다. Air/O2와 표면감압(SurDO2)에서의 감압병의 위험도 계산을 위해 사용된 흡기 산소분율(부분압)의 수치는, EL-DCM에서 감압 일정을 계산하는 데 사용되는 값과 상관 없이, 수중산소호흡기간에서는 95%로, 표면산소감압시는 85%로 계산된다. 가스 스위치 시간 - 즉, 폐포 가스가 호흡 가스 스위치 후 한 구성에서 다른 구성으로 선형적으로 변경되도록 모델링된 시간 -은 0.2분으로 가정되었다.

결과는 본문 아래의 다양한 그래프 형식으로 제공된다. VVal-18 및 USN56 감압 테이블의 전체 정지 시간과 일정 DCS 위험의 일정별 비교는 원문의 부록 G(Appendix G)를 참조하라. USN56 테이블은 표준 공기 감압 스케줄표로써 1959년 부터 2016년까지 미해군 다이빙 매뉴얼에서 사용되었다. 원문 부록 H에 VVal-18M (20fsw 최종 수중 정지 허용) 및 USN56 감압 테이블에서 일정의 총정지시간과 예상 DCS 위험의 감압 스케줄별 비교가 표로 정리되어 있다. 모든 일러스트(그래프)의 기초가 되는 원시 데이터(Raw data)는 다음과 같다. 원문의 부록 H, J 및 K에 제시되어 있으며 각 DCS 위험에 대해 통계적으로 95%의 이항신뢰한계 (binomial confidence limit)를 보인다. USN56 의 무감압한계에 대한 다이빙 자료에서 바닥 시간에 가장 가까운 USN56 감압 스케줄이 없는 한, 가장 가까운 VVal-18 또는 VVal-18M의 무감압시간을 사용한다. 이 경우 USN56의 무감압한계에 대한 다이빙 데이터는 제시하지 않는다.

a. 미해군 표준 공기 감압 테이블과 VVal-18 공기 감압 테이블의 비교

아래 그림 12-2은 VVal-18 스케줄의 총 감압 정지 시간과 USN56 스케줄의 감압 정지 시간을 비교한 것이다. 비교는 VVal18 공기 감압표의 스케줄에 대응부분(동일한 깊이 - 바닥시간 조합)이 있는 USN56 표의 정상적인 노출 영역이 있는 부분 간에 이루어졌다. 그래프의 각 점은 VVal-18 및 USN56 표에 지정된 총 정지 시간으로 결정되는 위치와 깊이 - 바닥 시간 조합을 나타낸다. VVal-18 Air/O2 감압 스케줄은 동일 선상에 있으며 USN56 공기 감압 스케줄과 비슷한 길이를 보인다. 이와 반대로, VVal-18 Air 스케줄은 USN56 공기 감압 스케줄보다 일정하게 길며, 대개 상당한 차이가 있다.

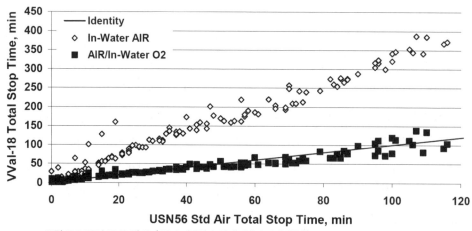

그림 12-2. VVal-18 Air 및 Air / O2 스케줄의 총 정지 시간과 이에 대응하는 USN Standard Air 스케줄.

리스크 분석은 다음과 같다. VVal-18 공기/O2 감압 스케줄 및 관련 절차에 PDCS발생은 USN 표준 에어 감압스케줄에 필적하거나 실질적으로 적게 나타난다.

그림 12-3에서는 VVal-18 감압 스케줄과 이에 대응되는 NMRI98 확률 모델로 계산된 USN56 의 PDCS를 비교한다. 그림 12-2에서와 같이 각 점은 깊이 - 하단 시간 조합에 해당하며 해당 위치는 각각의 VVal-18 및 USN56 감압일정의 PDCS에 의해 결정된다. 몇 가지 예외를 제외하고 VVal-18 Air 및 VVal-18 Air / O2 일정 모두가 동일 선상 아래로 나타나 USN56 표의 대응부분보다 DCS 위험이 적음을 나타낸다.

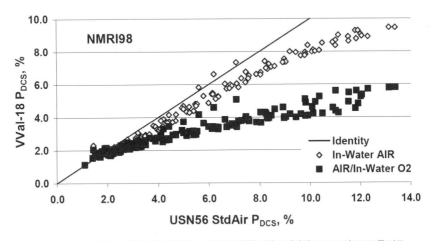

그림 12-3. VVal-18 감압 스케줄과 이에 대응되는 NMRI98 확률 모델로 계산된 USN56 의 PDCS를 비교

일부 USN56 정상 노출 일정과 VVal-18 공기 일정은 상당한 위험을 지닌다. 그림 12-3은 PDCS가 총 정지 시간이 증가함에 따라 같이 증가함을 보여준다. 총 정지 시간은 깊이 또는 바닥 시간이 증가함에 따라 증가한다. 제시된 그림에 완전히 설명된 깊이, 바닥 시간, 총 정지 시간 및 PDCS사이의 관계를 보여준다. USN93 위험도 표시선 (USN93 risk slide)은 수용 가능한 다이빙에 따른 감압질환의 위험을 정의하기 위해 제안된 것이다. 그림 12-4에서 같이 보여준다. 총 정지 시간이 20분 미만인 다이빙은 PDCS 가 2.3%로 나타난다. 이는 USN56 무감합한계의 평균 위험도이다. PDCS 의 초기 경사가 2.3% ~ 5% 인 것은 다이빙 일반의 깊이-바닥시간 조합을 효율적으로 운영하기 위해 감압병의 위험과 감압 시간 사이의 절충안을 나타낸다. 참고로, USN56 표준 공기 감압 스케줄에서 총 정지 시간이 한번 30분을 넘어서면 PDCS는 약 5% 가 된다. (예 : 100fsw / 60 분 또는는 150fsw / 30 분). 그래프상 5% 와 10% 에서 보이는 평행선은 정상적인 노출과 예외적인 노출 다이빙에 대해 허용 가능한 최대 위험을 정의한다. 그림 12-4의 USN56 그래프(plot)는 VVal-18 테이블과 대응하는 일정만 있기 때문에 약간 잘린다. 결과적으로 위험도가 가장 높은 USN56 의 그래프는 표시되지 않았다. 그에비해 VVal-18 감압스케줄은 모두 표시하였다. 여기서, VVal-18 공기 감압 스케줄의 경우 길어질수록 예상 위험이 높아져 5% 이상이지만, 대부분 VVal-18 에어 / O2 스케줄의 PDCS는 5% 미만이라는데 주목해야한다.

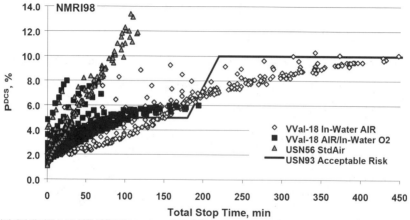

그림 12-4. 총 정지시간에 따른 DCS 위험 예측 비교, NMRI98으로 계산된 USN 표준 공기 감압 과 VVal-18 에어 / 에어와 수중 산소감압을 비교

그림 12-5와 그림 12-6는 각각 그림 12-3 및 그림 12-4과 후향적으로 유사한 정보를 제공한다. 차이점은 PDCS의 계산이 BVM (3) 확률 모델을 사용하여 계산되었다는 점이다. 이를 통한 추정치는 NMRI98 모델과 비슷하지만 좀더 흩어져 있는 양상을 보인다. 아마도 텔먼 알고리즘이 BVM(3)보다 NMRI98과 더 많은 구조적 유사성을 공유하기 때문으로 생각된다.

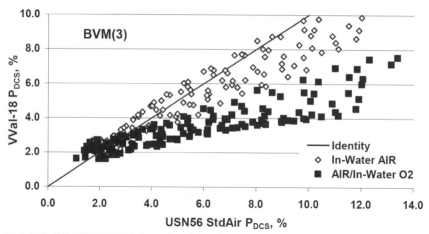

그림 12-5. BVM (3) 확률 모델에 의해 추정되는 VVal-18 감압 스케줄의 DCS 위험 대 해당 USN 표준 공기 감압 스케줄의 위험도.

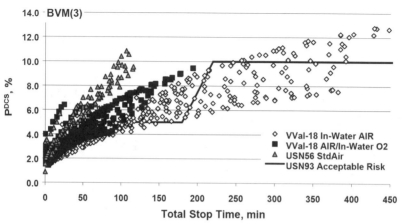

그림 12-6. 총 정지시간에 따른 DCS 위험 예측 비교, BVM (3)으로 계산된 USN 표준 공기 감압 과 VVal-18 에어 / 에어와 수중 산소감압을 비교

그림 12-7과 그림 12-8은 VVal-18에서 표면산소감압(SurDO2) 스케줄의 DCS 위험도가 대응되는 미해군 스케줄보다 일정하게 낮다는 것을 보여준다.

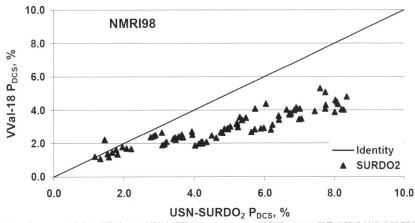

그림 12-7. VVal-18 의 SurDO2 감압 스케줄의 DCS 위험과 대응되는 USN SurDO2 일정(NMRI98 확률 모델에 의해 추정 됨)의 위험도 비교.

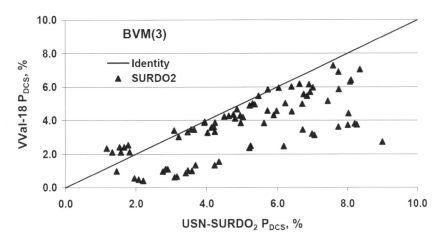

그림 12-8. VVal-18 의 SurDO2 감압 스케줄의 DCS 위험과 대응되는 USN SurDO2 일정(BVM(3) 확률 모델로 추정 됨)의 위험도 비교.

b. VVal-18M 공기감압 테이블과 USN 표준 공기감압 테이블 및 VVal-18 공기감압 테이블의 비교

그림 12-9에서는 대응하는 깊이-바닥 시간 조합을 갖는 스케줄의 총 정지 시간을 VVal-18M 및 VVal-18 표에서 비교한다. VVal-18M에서 규정된 공기 감압 스케줄은 원래의 VVal-18 파라미터를 수정하는 주요 목표를 달성하기 위해 일반적으로 VVal-18 규정보다 더 짧다. 수정된 설정치로 VVal-18M을 적용하는 경우에도 다른 수행목적에 따라 (다이빙하기 때문에) VVal-18M 으로 규정된 Air / O2 감압 계획은 일반적으로 VVal-18 Air / O2와 크게 다르지 않다. PNMRI98로 추정된 PDCS 만 비교하면 VVal-18M 에어 감압 스케줄은 위험도가 다소 높다. 그러나 전체 감압시간을 감소시킨 결과, 상응하는 VVal-18 와 비교하면 그림 12-11에서 기준선에서 떨어지는 모습을 보인다. 이 사실은 또한 VVal-18M Air / O2 감압 일정은 대응되는 VVal-18 의 일정보다 동일한 또는 다소 적은 위험을 초래한다는 증거가될 수 있다. 그림 12-11은 BVM (3) 모델에 의해 예측된 비교 위험을 보여준다. 데이터에서 더 큰 산란은 VVal-18M 및 VVal-18 일정 사이의 체계적인 차이를 모호하게 한다. 그러나 이 모델에서도 VVal-18M Air / O2 일정은 VVal-18 과 비교하여 같거나 또는 그보다 낮은 DCS 위험을 갖는 경향이 분명하다.

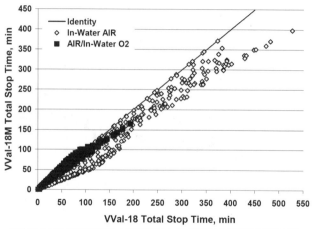

그림 12-9. VVal-18M 규정된 스케줄과 VVal-18 규정 된 스케줄의 총 중지 시간.

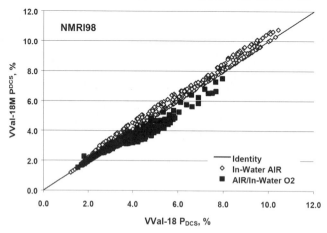

그림 12-10. VVal-18M 스케줄과 VVal-18 카운터의 NMRI98 추정 DCS 위험

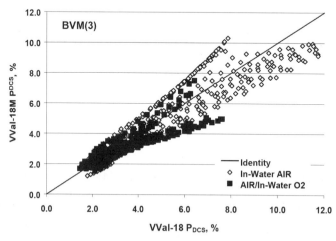

그림 12-11. BVM (3)으로 추정된 DCS 위험, VVal-18M과 상응되는 VVal-18 비교

그림 12-12는 VVal-18M 스케줄의 총 감압 정지 시간과 이에 상응하는 USN56 테이블의 감압 시간을 비교한다. VVal-18M 공기 감압 스케줄은 상응하는 USN56과 비교하여 균등하게 더 긴 양상을 보여준다. VVal-18M 공기/산소 스케줄 역시 같은 양상이다.

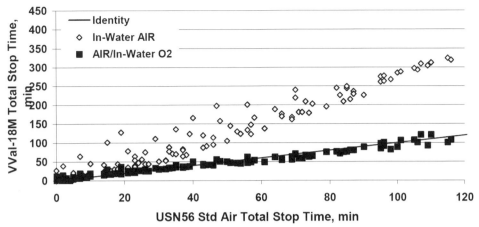

그림12-12. 상응하는 USN56과 비교하여 VVal-18M 공기 감압 스케줄, VVal-18M 공기/산소 스케줄의 총 정지시간의 비교

그림 12-13은 NMRI98 확률 모델에 의해 추정된 VVal-18M 규정의 감압 스케줄의 DCS 위험과 상응되는 USN56 스케줄의 위험도를 보여준다. VVal-18M Air/O2 일정은 일반적으로 대응되는 USN56 보다 DCS 위험이 훨씬 적다. 마찬가지로 VVal-18M air 일정의 DCS 위험 역시 상응되는 USN56 보다 적다. 그러나, 실제 다이빙 계획에서 의미 있는 PDCS가 5% 이하인 영역에서는 VVal-18M 일정의 DCS 위험이 USN56 기준과 실질적으로 동일하다.

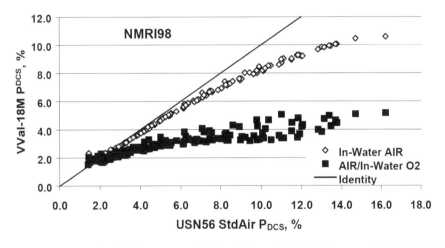

그림 12-13. NMRI98 확률 모델에 의해 추정되는 VVal-18M규정 감압스케줄의 DCS 위험 대 상응되는 USN 표준 공기 감압 스케줄의 위험도.

그림 12-14는 DCS VVal-18M 및 USN56 스케줄 모두 전체 감압 정지 시간이 증가함에 따라 PDCS증가하며 USN93 위험도 표시선(USN93 risk slide)에 중첩되는 것을 보여준다. 실질적으로 (가장 긴 다이빙을 통해) USN56 테이블에서 가장 높은 DCS 위험을 가진 일정은 그래프에 나타나지 않았다. VVal-18M는 모든 일정이 표시된다. 따라서 VVal-18M 그래프선은 USN56 그래프선보다 포괄적이며 깊이는 300fsw까지 일정하다. 그러나 이러한 추가 깊이가 제거된 경우 VVal-18M 그래프선은 드물기는 하지만 총 정지시간과 PDCS 이 함께 비슷한 범위에 걸쳐 확장될 수 있다. 예를 들어, 모든 그래프선에 걸쳐 공통적으로 가장 긴 일정은 USN56에서 131분, VVal-18M Air에서 370분의 총 정지 시간을 갖는 100fsw / 120분 잠수이다.

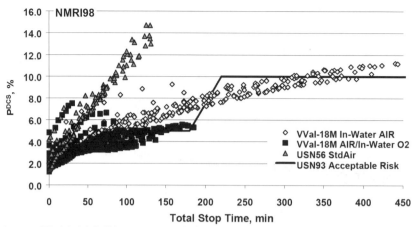

그림 12-14. 전체 정지 시간에 대한 PDCS, NMRI98 추정-USN 표준 공기 감압 스케줄,VVal-18M air, VVal-18M air/O2

그림 12-15 및 그림 12-16는 그림 12-13 및 그림 12-14과 유사하지만 BVM (3) 확률 모델로 PDCS가 계산된 결과이다. 결과는 비슷하지만 데이터 포인트의 산포는 NMRI98 데이터보다 넓다.

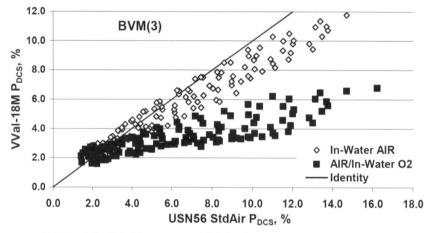

그림 12-15. BVM (3) 확률 모델에 의해 추정된 VVal-18M 규정된 감압 스케줄의 DCS 위험 대 USN 표준 공기 감압 스케줄의 위험도.

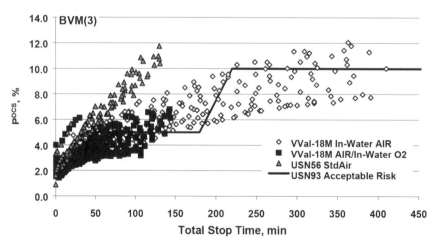

그림 12-16. 전체 정지 시간에 대한 PDCS, BVM (3) 추정-USN 표준 공기 감압 스케줄,VVal-18M air, VVal-18M air/O2

그림 12-17과 그림 12-18은 VVal-18M SurDO2 일정의 예상 DCS 위험이 USN SurDO2 기준보다 훨씬 낮다는 것을 보여준다.

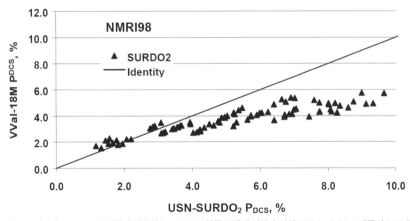

그림 17. VVal-18M지정의 SurDO2 스케줄과 상응하는 NMRI98 확률 모델에 의해 추정된USN SurDO2 스케줄의 DCS 위험도 비교

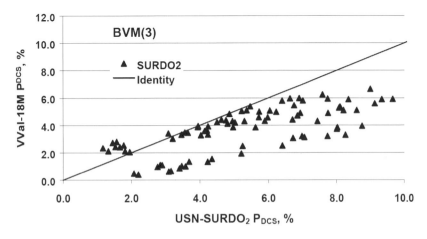

그림 12-18. VVal-18M지정의 SurDO2 스케줄 과 상응하는 BVM (3) 확률 모델에 의해 추정된USN SurDO2 스케줄의 DCS 위험도 비교

G. 마지막 감압 정지 깊이

VVal-18 및 VVal-18M 테이블에 채택된 마지막 20fsw에서의 수중 정지는 현행 미국 해군 에어/나이트록스 다이빙의 10fsw 종착지 관례에서 시작된 것이다. 20fsw 최종 정지는 실제 다이빙 상의 이점을 가질 수 있지만, 결과적으로 air만 이용해서 감압하는 상태에서 10fsw의 마지막 정지에서 얻을 수 있는 더 높은 질소 그라디언트가 사라지는 결과를 감수해야한다.

그림 12-18은 VFS-18M 테이블에 10fsw 최종 감압 정지를 허용하였을 때 어떻게 재계산이 정지 시간 전체에 영향을 미치는지 보여준다. 예상했던대로, 마지막 정지 깊이를 10fsw 로 변경하는 것은 공기/산소 감압 시간에는 영향을 주지 않지만, 공기만을 이용한 감압에서는 상당한 단축을 가져온다. 감압계획의 모델 추정 DCS 위험에 대한 영향이 그림 12-20와 12-21에 나와 있다. 총 정지 시간의 큰 차이에도 불구하고 10fsw 또는 20fsw을 마지막 정지점으로 계산된 일정의 DCS 위험 추정치는 약간의 차이만을 보인다.

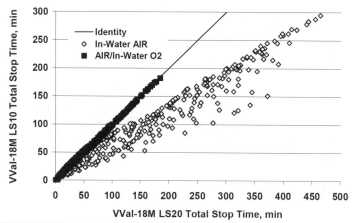

그림 12-19. Thalmann 알고리즘에 의해 VVal-18M으로 규정된 스케줄에 따라 최종 정지점을 20fsw에서 10fsw로 변경할때 총 감압시간에 미치는 영향

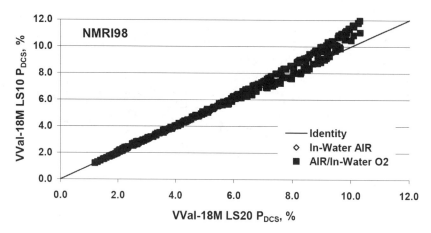

그림 12-20. Thalmann 알고리즘에 의해 VVal-18M으로 규정된 스케줄에 따라 최종 정지점을 20fsw에서 10fsw로 변경할때 NMRI98 추정 DCS 위험도에 미치는 영향

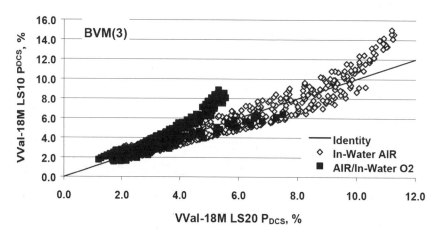

그림 12-21. Thalmann 알고리즘에 의해 VVal-18M으로 규정된 스케줄에 따라 최종 정지점을 20fsw에서 10fsw로 변경할때 BVM (3) 추정 DCS 위험도에 미치는 영향

H. 텔먼알고리즘 다이빙의 적용과 한계

미해군에서는 에어 및 나이트록스 모드에 대해 컴퓨터 기반 통합 감압 알고리즘을 개발하려는 노력을 계속해 왔다. 이러한 노력은 NGDS의 출현으로 새로운 추진력을 얻었으며, 이를 위해 텔먼 알고리즘은 다양한 설정치 변환(매개 변수화)을 통해 즉각적인 이점을 제공한다. 이 알고리즘은 TDM의 실시간 버전으로 쉽게 프로그래밍 할 수 있으며 표준 미해군 형식의 백업 감압 테이블을 지원한다.

탈만 알고리즘의 VVal-18의 설정치(파라미터 세트)는 원래 산소 분압을 0.7ATA로 일정하게 고정하고 흡입산소 분율이 일정하다면 조직 구획내 산소 구성도 일정하게 유지될 거라는 가정하에 개발되었다.

이 매개 변수 알고리즘의 조합이 나중에 공기 다이빙용 어플리케이션에 사용되었고, DCS 위험도를 평가하기 위해 개발된 확률모델과 함께, 비전형적으로 길고 깊은 다이빙을 위한 감압 계획에까지 사용되는데 이르렀다. 다양하고 서로 다른 파라미터 세트와 알고리즘의 변경이 이루어졌다. 동일한 알고리즘과 파라미터 세트로 산소분압이 0.7 ~ 1.3ATA 로 고정된 감압계획을 지원하며 감압계획을 계산하고 검증하는 능력을 유지하면서 공기 감압을 위해 알고리즘으로 규정된 스케줄을 계속적으로 단축하는 것이 목적이었다.

첫 번째 시도는 VVal-18 파라미터의 변경을 수반했다 : 계산된 공기 감압 시간을 줄이기 위해 PBOVP 파라미터를 0fsw에서 10fsw로 증가시켰으며 모든 컴파트먼트 SDR (saturation / desaturation half-time ratios) 값을 1.0에서 0.67로 줄여 불활성 가스 배출 속도를 유지했다. PO2: 0.7ATA 설정은 원래의 VVal-18 매개변수 수치 이다.

공기 감압시간 감소의 결과는 유리한 것으로 간주되었다. 그러나 그 결과는 pO2 1.3ATA 고정산소분압 다이빙을 위해 계산된 것으로 사람을 대상으로 점검하기에는 감압시간이 너무 짧은 것으로 간주되었다. 일련의 단계별 발전을 거친 매개변수와 알고리즘의 변경 결과, 38 개의 다른 프로필에 대한 837 회의 사람을 대상으로 한 다이빙 결과가 지원되었고, 이에 따라 공기 호흡 중 구획 가스 내용물에 대한 산소 기여도의 깊이에 따른 변화를 수용할 수 있었다.

이 연구에서 두 개의 알고리즘 클래스와 관련 파라미터 세트가 새롭게 등장했다.

EL-DCM-1 : 깊이 변화에 따른 전체 조직구획의 산소 기여율의 변화를 호흡 가스에 맞춘 다양한 MPTT 테이블에 수용한다.

EL-DCM-II : 전체 조직구획의 산소 기여율을 매초 마다 알고리즘으로 계산 그리고 에어와 고정분압산소 (0.7, 1.3)를 사용할수 있는 공통 MPTT 테이블

이러한 개발 노력에도 불구하고, VVal-18 매개 변수가 있는 원래 EL-DCM이 이미 MK 16 MOD 1(0.7ATA 고정산소분압)에서 나이트록스 감압 테이블로 사용되고 있었다. NDC에서 텔먼은 모든 모드(에어, 나이트록스)의 절차를 통합하기 위해 얕은 수심의 에어 다이빙을 USN56 무감압한계에 보다 가깝게 수용하도록 MPTT가 포함된 VVal-18 버전인 VVal18-1과 함께 EL-DCM의 적용을 권고했다. 공기만 사용하는 다이빙 일정에서만 마지막으로 수중 감압 정지가 10fsw가 되도록 고려하였다. 표면산소감압(SurDO2) 스케줄 또는 수중 산소 감압 일정은 고려하지 않았다.

이 권장 사항을 채택하려면 EL-DCM의 알려진 이론적 결함을 수용하거나 다른 매개 변수를 적용하는 것이

필요했다. 이 알고리즘에서 상승시의 조직 구획의 가스의 성질은 일정한 정맥 PO2 로 결정되는 구획 가스의 내용에 의해 결정된다. 이렇게 되면 공기 호흡하는 도중에 깊이 변화에 따라 전체 조직구획의 산소 기여율이 변하는 점이 반영되지 않는다. 지수-선형 전이구역(EL transition, exponential-linear)이란 빠른 지수역동학으로 부터 느린 선형 역동학으로 전환되는 구역을 말한다. 공기 호흡 중에는 일찍 지수-선형 전이 구역에 도달하게 된다. 이 때문에 주어진 에어다이빙에 대해 EL-DCM은 부적절하게 긴 감압시간을 계산하게 되는 것이다. 이 문제는 조직 구획의 질소 분압(PN2)이 주된 정맥혈의 포화된 질소분압(주변 압력 - 정맥 PO2, PCO2및 PH2O)을 넘어선 상태에서 지수-선형 전이가 일어나기 때문에 발생한다. EL-DCM-II(다양한 정맥 내 PO2는 EL-DCM-I의 MPTT 값에 통합된다.)에서는 정맥 내 PO2가 적절하게 변화하지만 EL-DCM에서는 정맥 내 PO2가 항상 일정하게 계산된다. 공기 호흡 중 주변 압력이 감소하는 정맥 내 PO2의 감소를 무시하면 포화정맥 질소분압 (PN2)이 지나치게 빠르게 감소하고 지수-선형 전이가 부적절하게 빨라지는 것이다.

정맥 내 PO2는 지속적으로 변화하므로 일정한 값으로 고정하기보다 체계적으로 보상해야 하지만, 이 문제의 해결은 일반적으로 포화 정맥 질소분압(PN2)에 0이 아닌 PBOVP를 추가하는 것으로 해결한다. 예를 들어, 모든 조직 구획에 대해 PBOVP = 10fsw 및 SDR = 0.72로 설정된 VVal-22 매개 변수는 EL-DCM-I 알고리즘이 0.7ATA의 나이트록스 다이빙에서 적절히 수정된 MPTT 테이블을 사용하여 에어 다이빙 중 깊이 변화에 따라 전체 조직구획의 산소 기여율을 반영할 수 있다. 위에서 언급한 것처럼 해당 VVal-18 아날로그는 PBOVP = 10fsw이고 변형되지 않은 MPTT 값을 갖는 SDR = 0.67. VVal-22를 사용하는 EL-DCM-I 알고리즘은 이 VVal-18 아날로그를 사용하는 EL-DCM보다 짧은 정지시간을 계산한다. 예를 들어, VVal-22가 장착 된 EL-DCM-I은 150fsw / 60 분의 에어 다이빙의 경우 총 정지 시간이 281분인 스케줄을 계산하게 된다. 이에 비해, VVal-18 아날로그로 EL-DCM에 의해 규정된 해당 일정은 298 분의 총 정지 시간을 가진다. EL-DCM-I / VVal-22에 의해 규정 된 것보다 긴 감압은 신뢰할만한 것으로 여겨졌다.

EL-DCM-I / VVal-22 150/60 일정의 휴먼 테스트는 20 인- 다이빙(man-dive)에서 5례의 DCS를 기록했고 , EL-DCM -I / VVal-22 60/180 및 100/60 다이빙은 각각 20인- 다이빙(man-dive) 1증례 DCS를, 30 인- 다이빙 (man-dive)에서 0 례의 DCS가 각각 후향적으로 보고되었다. VVal-18M에서 모든 조직구획에 대해 SDR = 1을 유지하면 VVal-18M이 있는 EL-DCM에서 더 짧은 공기 감압 일정이 계산된다. VVal-18M을 사용하는 EL-DCM에서 지정한 150fsw / 60분 공기 감압 일정은 총 정지 시간이 200분이며 최종 정지 수심으로 10fsw 종단점이 허용된다 (TST = 마지막 정지점이 20fsw 인 경우 312분).

초기 휴먼 테스트에서 일반적인 견해는 USN56 표준 공기 다이빙 계획에 따른 다이빙은 실질적으로 긴 감압시간(공기 만을 이용한)이 가능하지만, 그러나 매우 긴 공기 감압 시간으로도 깊고 긴 공기 다이빙의 DCS 위험을 수용할 수 없다는 것이다. 이 결론은 현재의 위험 분석에 의해 뒷받침된다. 일반적으로 USN56보다 안전한 것으로 여겨지지만 VVal-18 및 VVal-18M 공기 감압테이블 모두 문제되는 영역이 존재한다. 중요한 것은 DCS 위험 분석에 따르면 VVal-18에 의해 크게 감압시간이 증가된 다이빙 계획 역시 USN56 표준 공기 감압 스케줄에서 약 5% 미만의 DCS 위험을 초래하는 다이빙에 대한 DCS 위험 감소는 미미한 것으로 나타났다는 점이다. 결과적으로 이 영역에서 VVal-18M에 의한 감압시간 단축이 보장되었다고 보기는 어렵다고할 수 있다.

흡기 기체의 산소 분율에 따른 전체 조직구획의 산소 기여율의 무시는 EL-DCM의 계산에서 감압동안 고분율 산소의 잇점을 과대 평가하게 한다. 지수-선형 전이는 그러한 나이트록스 기체 호흡과 관련이 있는 더 높은 정맥 산소 분압과는 독립적으로 발생하기 때문에, 정맥혈 질소 포화도의 감소에 따라 일어나지 않고 산소 호흡 중에 일어나게 된다. 결과적으로 감압 스케줄이 너무 짧아진다. 공기/수중 산소 감압은 SDR 값을 낮추거나 흡기 산소 분율에 인위적으로 낮은 값을 사용하여 계산하면 이 문제에 대한 대략적인 보정이 가능하다. 후자의 접근법은 VVal-18을 사용하여 Air / O2 스케줄을 계산하기 위해 사용되며, 두 접근법 모두 VVal-18M을 사용한 계산에 사용된다. VVal-18 및 VVal-18M Air / O2 또는 SurDO2 절차는 DCS 위험을 수용 가능한 수준으로 제한하는데 효과적이다.

VVal-18 또는 VVal-18M Air 다이빙 절차를 수락하는 것은 약간의 타협을 수반한다. 두 조정 모두 나이트록스 기반 잠수 절차에 대해 공통적인 잔여 질소 시간표를 사용할 수 있으므로 다른 잠수 모드에서 반복적인 잠수를 크게 단순화할 수 있다. 이 테이블의 다른 긍정적인 특징은 알고리즘 및 매개 변수의 선택에 영향을 받지 않는다는 점이다.

플린(Flynn)이 개발한 Air-only, Air / O2 및 SurDO2 표 형식을 하나로 결합하여 3개의 테이블을 하나로 통합하여 사용 편의성을 높인점과 수중O2 감압에 적용할 수 있게 한 것은 미해군 공기 잠수 작전 운영에 중요한 진보라고 할 수 있다. 그러나 VVal-18 및 VVal-18M 공기 전용 감압 스케줄은 USN56 표준 공기 스케줄보다 훨씬 길어서 자주 사용되는 영역에서 안전성이 크게 향상되지는 않는다. 또한 그러한 공기 전용 스케줄은 관련 Air / O2 스케줄보다 DCS 위험이 더 높으며 공기 전용 스케줄의 길이가 길어짐에 따라 이러한 위험은 용인할 수 없는 수준으로 증가한다는 사실을 인식해야한다.

마찬가지로 에어 다이빙을 위해 VVal-18과 VVal-18M 중에 고르는 것에도 타협이 필요하다. VVal-18 Air 절차는 모든 모드의 나이트록스 다이빙에서 텔먼 알고리즘의 일관된 적용을 기반으로 하며, 다소 낮은 DCS 위험, 긴 시간의 공기만 사용하는 감압 스케줄의 일관된 특징을 보인다. 중요한 점은 이 일관성이 TDM, NDC 및 Navy Dive Planner에 의한 감압 스케줄 컴퓨터 지원에 있으며 하나의 알고리즘으로 계산된다는 점이다.

I. 컴퓨터 다이빙에 대한 권장 사항

업데이트되고 완료된 VVal-18 및 VVal-18M 텔먼 알고리즘 공기 감압 프로필 및 절차는 계산에 사용된 매개 변수 및 규칙에 대한 전체 설명과 함께 제공된다. 이 표에서 단일 잠수 계획의 감압병 (PDCS) 위험을 평가하기 위해 DCS 유병율 및 발생 시기를 예측하는 확률 모델이 사용되었다. 다이빙 계획의 예상 위험 및 총 감압 시간을 현재 미해군 표준 공기 및 Air SurDO2 감압 절차의 위험 및 총 감압 시간과 비교하였다. 이러한 결론을 바탕으로 다음과 같이 권고한다.

1. 에어다이빙, 수중산소감압, 표면산소감압을 위해 VVal-18 또는 VVal-18M 텔먼 알고리즘을 권장한다.

1.1 VVal-18 및 VVal-18M 테이블의 Air / O2 및 SurDO2 일정에는 미 해군 표준 공기 감압 테이블 (USN56)에서 깊이 / 바닥 시간이 상응하는 일정과 비슷한 총 감압 시간을 가진다.

1.2 VVal-18 및 VVal-18M Air / O2 및 SurDO2 일정과 관련된 예상 DCS 위험은 USN56에 상응하는 에어 다

이빙보다 현저히 낮다.

1.3 공기 / O2 및 SurDO2 계획의 예상 DCS 위험은 각 다이빙 깊이 그룹의 바닥 시간이 늘어나지만, 대부분의 스케줄의 위험은 테이블 하단 시간의 최대 범위까지 수용 가능한 한도 (약 5% 미만)에 머물러 있다.

2. VVal-18 또는 VVal-18M 텔먼 알고리즘에서 공기만을 사용하는 감압스케줄은 그다지 권장되지 않는다. 일반적으로 허용되는 DCS 위험 범위 내에서, 이 다이빙 계획은 긴 감압시간 증가를 지시하는데, 이를 통해 감소되는 DCS 위험은 현행 절차에서 그다지 많지 않다.

2.1. 텔먼 알고리즘을 사용하는 VVal-18 또는 VVal-18M 에서 공기만 사용하는 다이빙의 DCS 위험도는 각 다이빙 깊이 그룹에서 바닥 시간이 길어질수록 증가한다. 대부분의 그룹에서 바닥 시간이 충분히 길면 용인할 수 없는 높은 감압병의 리스크가 발생한다. VVal-18 표의 공기 일정표에서 얻을 수 있는 최대 위험은 약 9%이며 USN56 일정으로 인한 위험보다 훨씬 낮다. 표 VVal-18M 공기 일정에서 얻는 최대 위험은 약 11%이다.

2.2. VVal-18 테이블의 공기 전용 감압 스케줄은 USN65와 비교하여 상당히 길다. 증가한 감압 시간의 DCS 위험을 감소 효과는 길고 깊은 잠수의 경우에만 해당된다.

2.3. VVal-18M 테이블의 공기 전용 감압 스케줄의 시간은 VVal-18 Table과 USN56의 상응하는 스케줄의 중간 정도 된다. 수용 가능한 DCS 위험이 약 5% 미만인 다이빙 계획에서 VVal-18M 계획의 DCS 위험은 실질적으로 USN56 수준의 DCS 위험과 동일하다. VVal-18M 에어 스케줄은 상응하는 USN56의 스케줄 -약 5%를 초과하는 위험을 예측하는 심도 / 바닥 시간 조합-에 대해서만 낮은 DCS 위험도를 보인다.

2.4. 공기 전용 감압 스케줄에서 마지막 정지 수심을 10fsw로 하는 경우 종착점이 20fsw인 스케줄보다 전체 감압시간이 상당히 짧아지고 DCS 위험이 증가하지 않는다. 이러한 스케줄은 조건이 허용할 때 사용하도록 권장된다.

3. Air-only, Air/O2 및 SurDO2 스케줄은 각 VVal-18 또는 VVal-18M 테이블 세트의 단일 메인 감압 프로필에 통합된다. 이러한 통합을 통해 현재의 Air 및 나이트록스 테이블에 비해 현저하게 향상된 유틸리티가 제공되지만 각각의 심도 시간 / 바닥 시간 조합에 대한 Air 및 Air / O2 병렬 스케줄이 동일한 DCS 위험을 가지지 않는다는 사실을 인식하면서 채택해야한다. 장비적인 지원이 가능할 경우, 공기감압 다이빙은 규정된 산소감압 혹은 표면산소감압 절차를 수행해야한다.

4. 주 감압 테이블의 각 다이브 깊이 그룹에 예외적인 노출 또는 한계선을 추가하여 최하위 시간에 공기 단독 감압 스케줄이 처음으로 용인할 수 없는 DCS 위험을 초래하는 시기를 표시해야한다. Air/O2 또는 SurDO2 스케줄에는 이러한 경계가 필요하지 않다.

5. VVal-18 또는 VVal-18M 공기 테이블은 기존 VVal-18 나이트록스 테이블과 통합되어 공통 SICT (surface interval credit tables)를 사용하여 테이블 기반 반복 다이빙을 단순화한다. VVal-18 및 VVal-18M 절차의 혼합은 이미 개발된 컴퓨터 기반 감압 계획 도구로 지원할 수 없다.

6. 반복 다이빙의 감압에 대한 알고리즘 처방의 적절성은 특히 VVal-18M 매개 변수가 있는 텔먼 알고리즘으로 깊이 및 최하위 시간 반올림 규칙이 소실된 감압 테이블을 사용하여 안전 여유가 있는 실시간 응용 프로그램에서 사용하기 전에 검사가 필요하다.

II. 산소 영역

산소영역 : 동맥혈의 산소 분압과 조직 내 산소 분압의 차이

산소 영역(oxygen window). 고유 불포화(Inherent unsaturation). 부분 압력 공허(Partial pressure vacancy). 감압 다이빙에 관심이 있는 대부분의 다이버는 이 용어 중 하나를 언젠가는 들어본 적이 있을 것이다. 세 용어는 모두 동일한 물리적 현상을 설명하는데 사용된다. 본 단원에서는 가장 일반적으로 적용되는 용어인 산소영역이라는 명칭을 선택하였다. 그러나 고유 불포화 및 부분 압력 공허라는 용어가 물리적 현상을 보다 정확하게 설명한다. 산소를 사용하는 감압다이빙의 기술은 산소영역의 사용을 기반으로 하고 있다. 산소영역을 사용하는 다이버가 매우 흔함에도 불구하고, 이것은 감압다이빙에서 가장 부적절하게 이해되고 있는 개념인 것처럼 보인다. 산소영역을 이해하려면 순환 및 가스 수송 생리학에 대한 지식이 필요하다. 정상 생리학에 대한 설명부터 시작하겠다.

A. 정상기압하에서의 호흡기체 분압구성

정상인 각 개인에서 생리학적 측정은 정량적으로 동일하지 않다. 정상적인 상태의 건강한 개인의 경우, 폐의 관류와 환기는 물론 조직 혈류 및 신진 대사가 넓은 범위에서 다양하다. 혈류, 환기 및 신진 대사는 각기 개인에 따라서도 다르지만 전반적으로 시간이 지남에 따라 달라지는 양상을 보인다. 이러한 변수는 폐와 신체 조직의 개별 영역에서 발생하는 정량적 가스 교환에 영향을 미친다. 이러한 생리학적 복잡한 과정을 다소 이해하기 쉽도록 대부분 가장 단순한 용어를 사용하려 한다. 그리고,전반적인 가스 흡수 및 배출의 과정을 정확하게 반영하고, 평균적인 수치로 정량값을 제시할 것이다. 가스의 부분압은 수은밀리미터 (mmHg) 로 표시되며 1ATA는 760mmHg 이다. 국제단위계(Systeme International) 를 사용할 경우 7.5로 나누면 mmHg가 정확한 국제단위계 유닛인 킬로파스칼(kilopascals) 단위로 변환된다.

폐에서 조직으로의 가스확산, 그리고 역확산은 기체 분압(부분 압력)의 그라디언트에 달려있다. 액체 내의 가스가 용액에 용해되기 때문에 용액에서 가스의 분압의 개념이 종종 혼동을 초래한다. (액체와 기체가 접해 있을 때, 특히 폐포에서) 액체에 용해된 기체는 기체 상에 기체로서 정수압을 가하지 않는다. 왜냐하면 기체 원자 또는 분자는 더 이상 기체상에 있을 때와 같이 자유롭게 움직이지 않기 때문이다. 이 개념을 이해하거나 수용하는 것이 매우 중요하다. 용액에서 기체를 보유하는 힘은 용액에서 비이온화된 용질 (기체, 액체 또는 고체)을 보유하는 힘과 동일한 힘이다. 조직은 주로 액체이며, 액체에 용해된 기체의 분압은 기체상이 액체와 평형상태에 있을 때 기체가 발휘할 부분 압력으로 정의된다. 조직 가스 분압은 일반적으로 수은밀리미터(mmHg) 또는 대기절대압(ATA)으로 표시된다. 조직 가스 분압은 조직에 존재하는 가스의 양을 나타내는 지표이다. 조직에 존재하는 가스의 총량은 가스용해도에 의해 영향을 받으며 가스용해도는 가스와 조직간에 다양하다. 조직은 주어진 분압에 도달하기 전에 낮은 용해도 가스에 비해 높은 용해도 가스(고흡수성 가스)를 더 많은 용량을 흡수한다. 즉, 주어진 양의 가스가 조직 내에서 용해되면, 고도로 가용성인 가스의 조직 부분 압력은 낮은 용해도 가스의 조직 부분 압력보다 낮을 것이다.

용액 속의 기체는 부분압력이 높은 영역에서 분압이 낮은 영역으로 확산에 의해 이동한다. 확산을 위한 힘은

부분적인 압력 그라디언트이지만 가스의 움직임을 유도하는 것은 "압력"그 자체가 아니다. 예를 들어 차이를 설명하자면, 가스 라인이 가압해서 실린더를 채울 때, 압력의 차이는 가스 원자 또는 분자의 벌크이동을 유도한다. 이와 비교하여 확산은 가스의 벌크(대량) 이동이 아니라 무작위적인 원자 또는 분자운동으로 인한 개별 가스원자 또는 분자의 움직임을 의미한다. 바로 이 차이로 개별가스의 조직내외로의 확산은 가스의 부분압력 그라디언트에만 의존하고 조직에 존재하는 다른 가스에는 의존하지 않는다. 다이버는 종종 조직에 존재하는 가스를 조직에서 다른 가스를 "보유"하는 "압력"을 행사하는 것으로 개념화하기 때문에 이를 역설적으로 생각한다. 가스라인과 실린더의 비유는 조직내의 가스를 설명하기에 적절하지 않다. 가스의 확산은 압력차에 의한 벌크 운동에 의존하지 않고 개별 가스원자 또는 분자의 부분압력 그라디언트 차이에 의존한다. 용액에 용해된 개개의 가스의 상호 작용은 가스의 확산에 영향을 주지 않는다.

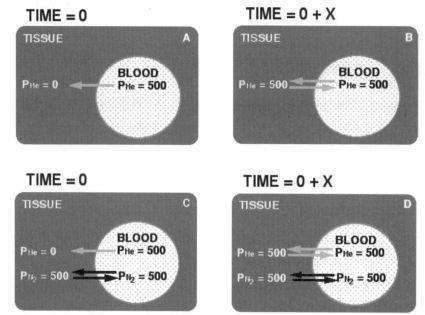

그림 12-22. 혈액에서 조직으로의 가스 확산

그림으로 예를 들면, 위 그림12-22은 혈액에서 조직으로의 가스 확산을 보여준다. 그림 A에서, 시간 0 에서의 헬륨분압 (PHe) 500mmHg인 모세혈관이 헬륨 분압 (PHe) 0 mmHg인 조직사이로 혈류가 흐른다. 임의의 움직임으로 인하여 He 원자는 내부 모세혈관 벽과 마주치기 시작한다. He 원자는 모세혈관 벽을 가로질러 조직으로 이동한다. He 원자는 조직으로 더 확산되거나 다시 모세혈관으로 확산될 수 있다. 이동의 방향은 무작위적이지만, 이 시점에서 He 원자는 외부 벽과 대조적으로 모세혈관 내벽과 더 많이 충돌하며, 전체 He 확산은 모세혈관에서 빠져나오는 쪽으로 이루어진다.

그림 A와 에서 B로 진행되는 도중, 중간 시간에 조직 PHe 는 250 mmHg로 상승할 것이다. 이 시점에서, 조직의 He 원자는 혈액의 He 원자가 모세혈관 내벽과 마주칠 수 있는 1/2 빈도로 모세혈관 외벽에 충돌할 것이다. 전체 He 확산은 여전히 모세혈관에서 빠져나오는 쪽으로 이루어지지만 그 비율은 그림 A에서의 절반 정도가 된다. 결국 시간 0 + X 에서 평형에 도달하고 PHe 는 혈액과 조직에서 모두 500 mmHg가 된다. (그림 B) 이 평형 상태에서 혈관 내의 He 원자는 전과 같은 속도로 모세혈관 벽을 가로질러 계속 확산된다. 그러나 이제 He 원자의 순

확산은 0 이다. 왜냐하면 조직 내의 He 원자 역시 모세관 내벽에서 부딪히는 동일한 속도로 모세관 외복에 부딪히고 모세관으로 다시 확산되기 때문이다. (같은 길이의 화살표로 표시된다.)

그림 C에서, 혈액 및 조직에서 질소 부분압 500mmHg 로 먼저 평형을 이루고 있는 것을 제외하면 그림 A와 유사한 상태이다. 이때 질소(N2)는 평형상태에 있으며, 질소 분자는 같은 속도로 혈액 안/밖으로 확산중이다. 계산의 편의를 위해 주위 환경압은 1000mmHg 이상이라고 가정하자. PN2가 500mmHg이고 PHe가 500mmHg 인 혈액이 모세 혈관으로 유입되면 He원자는 그림 A와 같이 조직으로 확산된다. 이때 N2 분자는 헬륨 원자의 혈액에서 조직으로의 확산을 막지 않는다. (이점이 가장 중요하다. 질소 분자가 어떤 상태이던지 헬륨을 잡고 있는 힘으로 작용하지 않으며, 여기가 가장 개념의 오해가 생기기 쉬운 부분이다.) He 확산 그라디언트는 그림 A 와 그림 C에서 동일하게 500mmHg이다. 그림 D에서 He 원자가 평형에 도달하는 데 걸리는 시간은 그림 B에서 He가 홀로 평형에 도달하는 데 걸리는 시간과 동일하다.

어떻게 이런 일이 일어날까? 기체가 액체를 통해 확산될 때, 기체분자와 액체분자와의 상호작용은 기체-기체 상호작용을 압도한다. 예를 들어 물에 질소분자가 포화된 경우를 생각해보자. 1ATA 의 기체와 평형을 이룬 37℃ 의 물이라 가정한다. 이때 질소분자는 전체 입자의 0.01%에 불과하다. 질소분자의 양이 배가 되면 (2ATA) N2 분자는 전체 분자 수의 0.02%가 된다. 이런 상황에서 실제로 N2사이의 상호 작용의 기회는 거의 미미하다. 질소가 헬륨에 영향을 미칠 수 없는 것이다. 또한 물분자의 분자직경이 대부분의 기체 분자(물이 더 큰 목표 임)보다 크기 때문에 실제 물과의 상호작용은 위의 백분율보다 더 크다. 또한 용매 - 용질 (물 - 가스) 상호 작용으로 인해 용해되어 있는 기체분자는 물 분자로 둘러쌓이는 경향이 있다. 조직에 용해된 가스 원자 또는 분자가 가스-가스 상호 작용으로 인해 다른 기체 분자를 조직 밖으로 "밀어 낼"수 없는 것이다.

B. 혈액으로 수송되는 기체

모든 조건 하에서 폐를 관류하는 혈액은 CO2를 포기 하고 O2흡수한다. 1ATA, 정상적인 조건에서 우리는 N2 및 기타 미량 기체로 포화되어 폐와 조직 사이에 이들 기체에 대한 부분 압력 그라디언트가 없다. 대부분의 정상적인 생리조건에서 N2 및 기타 미량 기체는 무시된다. 이들 기체의 실질적 교환이 없기 때문이다. 우리의 계산에서는 산소영역 설명하기 위해 질소와 미량 기체를 포함하여 계산한다. 미량기체가 산소영역을 확대하는 방법을 설명하는데 도움이 되기 때문이다. 이후 설명에서 미량기체 (주로 아르곤이다.)는 논의와 그림을 단순화하기 위해 질소기체에 포함해서 설명하겠다. 대기 중의 이산화탄소는 전체 기체 중에 차지하는 분율이 낮아서 역시 없는 것으로 간주하고 계산을 진행하겠다.

우리가 1ATA 에서 공기를 마실 때, 흡기한 공기는 호흡기 아래로 이동하여 폐의 가스 교환 단위인 폐포에 도달한다. 기체가 우리의 폐 안으로 들어가면서 우리의 몸은 흡기 기체를 수증기로 포화시킨다. 결과적으로 흡기 기체는 희석되는 효과가 있게 된다. 37℃ 에서 수증기의 분압은 47mmHg이다. 폐포의 막(멤브레인)은 기체확산에 대해서 장벽으로 차단하지 않는다. 폐포내 가스는 폐포모세혈관(허파꽈리)을 통과하는 혈액과 분압이 같은 것으로 가정할 수 있다. 폐포는 주위 대기와 소통하는 기체공간이기 때문에 폐포의 가스 분압의 합은 환경압과 같아야 한다. 폐포에서 산소는 확산되어 나오고 이산화탄소는 확산되어 들어간다. 이 두 진행과정에 의해서 폐포 내

기체의 산소 부분압은 감소하게 된다.

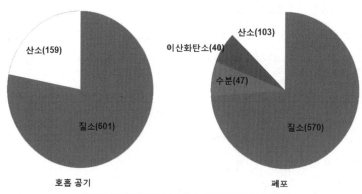

그림12-23. 흡기 공기와 폐포내 공기 각각의 가스 분압

위의 그림12-23은 흡기 공기와 폐포내 공기 각각의 가스 분압을 보여준다. 1ATA에서 건조한 공기의 PO2는 159mmHg이다. 그러나 공기가 폐포에 도달하여 혈액과 평형을 이룰 때까지 폐포 PO2 (PAO2)는 103mmHg로 떨어진다. 이것은 폐포 모세 혈관을 관류하는 혈액에서 PO2가 103mmHg보다 높을 수 없음을 의미한다. 만일 폐의 모든 폐포가 완벽한 환기와 관류를 가진다면, 동맥혈의 PO2는 103mmHg가 될 것이다. 그러나 폐의 환기와 관류는 완벽하지 않으며 건강한 사람의 정상적인 상태에서도 일부 혈액은 가스 교환을 받지 않고 폐를 그대로 지나간다. (ventilation & perfusion mismatch) 폐를 흐르는 모든 혈액은 결국 심장의 왼쪽에서 함께 혼합된다. 혼합하는 동안 "환기되지 않은" 혈액은 가스 교환을 받은 혈액에서 일부 산소를 제거하여 동맥혈 산소 포화도 (PaO2)를 95mmHg까지 더 낮추게 된다. 95mmHg의 PaO2의 수치이며 건강한 개인의 실제 PaO2 값은 85 ~ 95mmHg 사이에서 달라질 수 있다.

실용적으로 액체는 비압축성으로 가정하여 계산하는 것이 편하다. 즉 액체상은 주변 압력의 변화에 반응하지 않는다. 이 때문에 액체의 가스 분압의 합은 주변 압력보다 낮을 수 있다. 혈액 및 기타 신체조직과 같은 액체는 노출된 가스 분압과 평형을 이룬다. 폐포막의 공기면 측면에서 기체의 총분압의 합은 주변 압력과 동일해야한다. 그러나 (폐)맴브레인의 액체면 쪽에서는 총 분압이 낮을 수 있으며 일부 지역에서는 주변 압력보다 조금 더 낮아질 수 있다. 기체가 액체에 작용하는 분압은 온도, 액체에서의 기체의 용해도 및 존재하는 기체의 양에 의존한다. 따라서, 존재하는 기체의 양 및 온도가 일정하게 유지되면, 조직 내의 가스의 분압은 고정된다. 하나의 기체가 조직으로부터 제거되었을때, 남아 있는 다른 기체가 팽창되어서 제거된 기체에 의해 비워진 분압을 채우지 못한다.

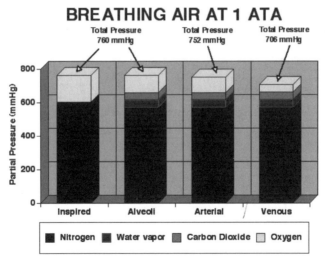

그림 12-24. 흡기 기체에서 정맥혈까지 이르는 과정에서 기체의 총 분압의 진행과정

위 그림 12-24은 1ATA에서의 공기 호흡을 하는 경우에, 흡기 기체에서 정맥혈까지 이르는 과정에서 기체의 총 분압의 진행과정을 보여준다. 폐포에서 동맥혈로 이행되는 도중 PO2감소로 인해, 1ATA에서 공기 호흡 중 동맥혈의 총 가스 분압은 752mmHg로 환경압 (760 mmHg)보다 낮다. PaO2가 95mmHg보다 낮을 경우, (위 설명과 같이), 동맥혈의 총 분압은 그보다 더 낮아질 것이다.

헬륨, 질소와 같은 대사적 불활성 기체는 혈액 중의 혈액에 용해된 상태로만 수송된다. 그래서 기체의 분압은 혈액에 존재하는 기체의 양을 직접적으로 반영한다. 반면, 대사성 활성기체인 O2,CO2는 매우 전문화된 수송시스템을 가지고 있다. 1ATA에서, 대부분의 O2는 헤모글로빈에 결합되어 혈액으로 수송된다. 헤모글로빈은 O2에 가역적으로 결합하는 적혈구 (RBC)의 특수 단백질이다. O2가 일단 헤모글로빈에 결합되면 더 이상 혈액에 용해되지 않고, 따라서 혈액의 산소분압(PO2)에 더 이상 기여하지 않는다. 헤모글로빈에 대한 O2의 결합으로 인해, 혈액의 산소분압(PO2) 과 산소 함량 (CO2)의 관계는 선형적이지않다. 아래 그림은 비선형적인 O2-헤모글로빈 해리곡선을 보여준다.

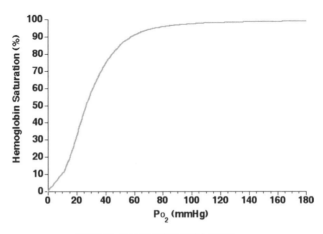

그림12-25. 산소분압에 따른 혈색소 포화도

위 그림12-25에서 수직축은 헤모글로빈 퍼센트 포화도이며, 이는 O2가 결합된 헤모글로빈 수를 전체 헤모글로빈 수로 나눈 분율이다. 가로축은 혈액에서 산소의 부분압(PO2)이다. 곡선의 왼쪽은 비교적 가파르고 PO2가 증

가함에 따라 더 많은 O2가 헤모글로빈에 결합하게 되어 적은 PO2의 증가에도 포화도가 급격히 증가한다. 헤모글로빈 포화도가 90% 에 이르면 곡선이 평탄해지기 시작하고 포화도의 증가는 PO2의 증가에 비해 적어진다. 정상적인 조건에서 헤모글로빈은 헤모글로빈 1g 당 O2 1.39ml를 결합시킨다. 다음의 계산을 위해 혈액 1 데시리터(dl) 당 헤모글로빈 15g의 혈색소 수치를 가정해보자. 헤모글로빈에 결합된 O2의 양은 헤모글로빈 농도를 1.39 곱한 다음 헤모글로빈 포화도를 곱하여 계산할 수 있다. 예를 들어, 헤모글로빈이 15g / dl이고 포화도가 97.25% 인 경우 헤모글로빈에 결합 된 O2는 (1.39) (15) (0.9725) = 20.28ml O2/dl 이다. 산소도 혈액에 녹지만 헤모글로빈에 결합하는 양에 비하면 용해된 산소량은 미미하다. 불과 0.003 ml O2/deciliter blood/mmHg PO2만이 혈액에 용해된다. 97.25% 헤모글로빈 포화 상태에서 PO2는 95mmHg이므로 용존 산소는 (0.003) (95) = 0.29ml O2/dl 이다. 혈액의 산소함량(CO2)은 헤모글로빈 결합분획과 용해분획의 합이다. 따라서 CO2는 PO2와 관련이 있지만 순수하게 용해된 가스와는 단순한 직선 관계가 아니다. 이산화탄소 역시 또한 용해된 것 이외의 다른 상태로 운반되어 적혈구 내부의 중탄산 이온으로 전환되고 헤모글로빈에 결합한다. 그러나 이러한 메커니즘은 O2가 헤모글로빈에 결합하는 것보다 훨씬 효율적이지 않으며 Pco2와 CO2함량(Cco2) 사이의 관계는 거의 선형이다.

혈액이 조직을 관류할 때 O2는 조직으로 이동하고 CO2는 혈액으로 이동한다. 혈액으로부터 흡수된 PO2가 조직으로부터 동일한 PCO2로 대체되면, 동맥에서 정맥혈까지의 총 분압에는 변화가 없을 것이다. 그러나 혈액이 조직을 횡단함에 따라 PCO2의 증가는 PO2의 감소보다 훨씬 적다. 이것은 산소영역(oxygen window)의 시작이다. 1ATA 의 정상 생리 상태에서 room air 를 흡기할 때, PO2의 평균 동맥 - 정맥 (av) 차이는 약 50mmHg이며 정맥 내 PO2 (PvO2)는 PaO2보다 약 50mmHg 적다. PO2가 50mmHg로 감소하는 도중 PCO2는 동맥혈에서 정맥혈로 단지 5mmHg 증가한다. PCO2의 증가가 PO2의 감소에 비해 이렇게 큰 차이가 나는 이유로 두 가지를 들 수 있다. 첫째, 소비된 모든 O2가 CO2로 전환되지 않는다. 정상적인 조건에서는 O2의 80%만이 CO2로 전환된다. 두 번째로 더 중요한 이유는 CO2가 O2보다 혈액 내에서 20배 더 녹기 쉽기 때문이다. 더 많은 용해성을 갖는 가스는 주어진 양의 가스가 액체에 흡수될때 더 낮은 분압을 생성한다.

세번째 하나 더 위의 그림에서 다시 계산해보자. 이 그림은 1ATA에서의 공기호흡 중 총 가스 분압을 보여준다. 분압의 합은 폐포에서 동맥혈로 약간 감소하며, 총 분압은 752mmHg이다. 순환계에서 정맥측에 혈액에서 총 기체분압은 조직에 의한 O2 소비로 인해 706mmHg이다. 이 예에서 O2는 95에서 44mmHg로 감소하지만 CO2는 40에서 45mmHg로 증가한다. 질소와 수증기 분압은 폐포에서 동맥, 정맥 순환을 거치는 동안 일정하게 유지된다. 1ATA, room air 정상생리 조건에서 정맥혈은 54 mmHg만큼 불포화상태이다. 이 값은 주위 압력에서 정맥혈의 분압의 합계를 뺀 값으로 계산되었다. O2가 동맥혈에서 제거되지만 정맥혈에서 CO2로 부분적으로 대체될 때 "산소영역"가 발생한다. 산소영역 형성의 주 요인은 avPO2차이다. 조직의 총 가스 분압은 조직과 혈액 사이의 확산 그라디언트로 인해 정맥혈보다 적다. PO2는 모세혈관으로부터의 거리가 증가함에 따라 감소하지만 PCO2는 CO2의 용해도 때문에 약간만 증가한다. 여러 연구에서 혈액 및 조직의 과포화가 보고되었다. 1910년 크로그(Krogh)는 개별 기체 분압을 측정할 수 없었지만 동맥혈의 총 기체분압은 대기압보다 낮았음을 입증하였다. 그 시대에는 측정 장비가 한계가 있었다. 이후 정맥혈 및 조직의 고유 불포화는 정맥혈 및 조직에서의 기체분압의 직접 측정에 의해 확인되었다. 실험적 연구의 결과는 위 계산에서 제시된 제시된 수치와 일치한다. 총 기체 분압이 동맥과 정맥이 차이나는 현상은 나중에 맘슨(Momsen)의 "부분 압력 공허partial pressure vacancy", 힐(Hills)의 "고유불포화 inherent unsaturation", 벤케(Behnke)의 "산소영역 oxygen window"로 명명되었다.

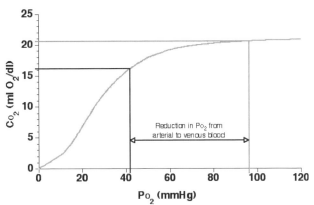

BREATHING AIR AT 1 ATA

그림12-26. 동-정맥 산소함량(a-v CO2) 차이

산소영역의 정확한 크기는 CaO2와 조직의 산소소비에 따라 달라진다. 그림12-26에서 O2-헤모글로빈 해리 곡선이 녹색 선으로 표시되지만, 수직 축은 그림12-25에 표시된 퍼센트 헤모글로빈포화도가 아닌 산소 함량(CO2)이다. 빨간색 선은 PaO2 및 CaO2를 나타내고, 파란색 선은 PvO2 및 CvO2를 나타낸다. 1ATA에서 공기 호흡하는 경우로 계산하였다. 이 그래프에서 평균 동-정맥 산소함량(a-v CO2) 차이는 4.5ml O2/dl blood, 혈색소수치는 15 g/dl로 가정하였다. 임의의 주어진 PaO2에 대해, CaO2를 계산할 수 있고, CaO2 값으로부터 4.5ml O2/dl을 뺀 값으로 CvO2를 결정할 수 있다. 계산된 CvO2에 해당하는 그래프 위치에서 PvO2를 결정할 수 있다. 총 정맥분압과 환경압을 계산하여 산소영역을 결정할 수 있다. 이 예들에서 O2-헤모글로빈 해리곡선 상에 그려진 대응 분압 및 함량값을 결정하기 위해 보다 정확한 O2- 헤모글로빈 노모그램이 사용되었다. 헤모글로빈이 100% 포화에 가까워 지므로 O2- 헤모글로빈 해리곡선은 높은 PO2 값에서 평평해지고, 추가로 모든 O2는 주로 용해된 상태에서 운반된다. 용해될 O2의 양은 헤모글로빈에 결합하는 양보다 훨씬 적기 때문에 헤모글로빈이 완전히 포화된 경우 PO2의 증가에 비해 CO2의 증가가 훨씬 적다. O2가 혈액에서 조직으로 옮겨지면 용해된 O2는 혈액에서 조직으로 확산된 다음 헤모글로빈에서 방출된 O2로 대체된다.

혈액이 조직을 통과함에 따라 제거되는 O2의 부피(함량)은 고정되어 있다. 산소의 부피를 공급하는데 필요한 PO2의 변화는 CO2 값이 O2- 헤모글로빈 해리 곡선에 있는 위치에 따라 다르다. PaO2가 오른쪽으로 이동함에 따라 O2- 헤모글로빈 해리곡선의 기울기가 곡선의 오른쪽에서 평평하게되기 때문에 고정된 부피의 O2가 제거되면 PO2의 감소가 더 커진다. 이는 커브에서 오른쪽으로 이동함에 따라 더 많은 양의 용존산소가 제거되기 때문이다. 즉, 수직 축의 평균 변화는 항상 4.5 ml O2/dl이지만 수평 축의 변화는 CO2 값이 곡선을 따라 놓이는 위치에 따라 달라지는 것이다. 이 그래프에서 PO2가 증가 할 때 산소영역이 확대되는 것을 직관적으로 알 수 있다. 제거된 O2의 부피가 일정하다고 가정하면 (4.5 ml O2/dl), 생성되는 CO2의 양은 일정하며, PvCO2의 증가도 일정하다. 이는 PCO2의 av 증가가 항상 약 5mmHg 인 반면, a-vPO2 감소는 50에서 1000mmHg 이상까지 변할 수 있음을 의미한다.

C. 해수면에서 순산소 흡기시의 산소영역

정상압 생리과정에서의 계산을 끝내고 이제 환경압이 1 이상인 경우에서 계산을 설명하기에 전에 해수면으로부터 깊은 수심으로 이행되면서 어떻게 산소영역이 1ATA일 때보다 확장되는지 이해가 필요하다. 그림 12-28은 1ATA 에서 호흡할 때, 산소의 분율이 정맥혈 분압에 주는 영향을 도시한 것이다. 이 설명에서는 모든 질소, 아르곤 및 기타 미량 기체가 시스템 밖으로 씻겨졌다고 가정하고 계산을 진행한다. O2 호흡 중 폐에서의 환기/관류 불일치는 공기 호흡보다 PaO2에 훨씬 더 큰 영향을 미친다. 1ATA에서 O2 호흡하는 동안 최적 상태에서 PaO2는 약 500mmHg이다. 폐포와 동맥혈 산소포화도의 차이가 더 크기 때문에 동맥혈은 166mmHg로 불포화 상태이다. 혈액이 조직을 관류하는 동안 4.5ml O2/dl 의 산소가 추출되고 PO2는 정맥혈에서 57mmHg로 떨어진다. 따라서 정맥혈은 1ATA에서 O22 호흡하는 동안 518mmHg만큼 불포화 상태인 것이다.

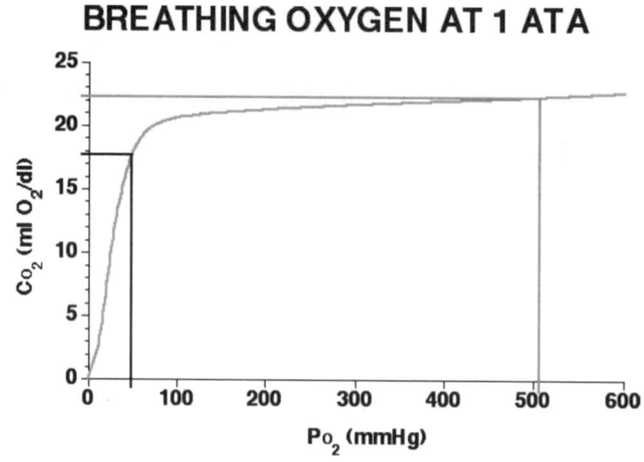

BREATHING OXYGEN AT 1 ATA

그림 12-27. 1ATA에서 산소 호흡 동안의 a-vCO2와 PO2 차이

위의 그림12-27은 1ATA에서 산소 호흡 동안의 a-vCO2와 PO2 를 차이점을 보여준다. 이것은 그림12-26과 같은 산소-헤모글로빈 해리곡선이지만 그래프의 오른쪽은 더 큰 PO2 값으로 확장되었다. 제거된 O2의 양은 4.5ml O2/dl(세로축)이며 그림12-26와 동일하다. 그러나 PaO2가 곡선의 기울기가 평평한 오른쪽으로 멀리 이동하기 때문에, PO2는 1ATA에서 공기 호흡보다 훨씬 크다. 이 예에서 정맥혈에서의 산소영역은 518mmHg의 불포화를 보인다. 비호흡 가스가 조직내에 있다면 산소영역의 일부 또는 전부를 차지할 수 있다.

D. 챔버나 수중에서 순산소 흡기시의 산소영역

마지막으로 우리는 고압산소 아래에서 산소영역을 계산하는 단계에 이르렀다. 20fsw 수심에서 순산소를 호흡한다면, 흡기 산소분압은 1.6ATA (1216mmHg)가 된다. 이전 계산에서는 1ATA 에서 순산소를 호흡할 때 단지 호흡기체만 존재한다고 가정하였다. 아래 그림12-28은 1.6ATA에서 O2 호흡시 대한 정맥가스 분압에 미치는 영향을 보여준다. 그림12-24 과 12-28에서와 같이 폐포에서 정맥혈까지 지나는 동안 기체의 분압이 계단식으로 감소한다.

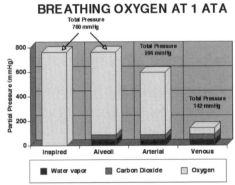

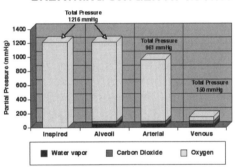

그림12-28 1ATA와 1.6ATA에서 O2 호흡에 대한 CO2와 PO2 값 사이의 관계

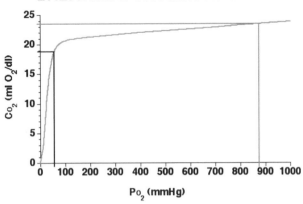

그림12-29 1.6ATA에서 O2 호흡에 대한 CO2와 PO2 값 사이의 관계

위의 그림12-29은 1.6ATA에서 O2 호흡에 대한 CO2와 PO2 값 사이의 관계를 보여준다. a-v CO2의 차이 (수직축)는 4.5 mlO2/dl 에서 일정하게 유지된다. 그러나 용존 산소량이 상당히 증가했기 때문에 CO2 값은 수직축 위로 이동하고 PO2 값은 수평 축에서 오른쪽으로 이동한다. 그림 12-29의 곡선을 보면 CaO2와 CvO2가 계속 오른쪽으로 이동함에 따라 CvO2가 커브의 무릎 위로 움직일 때까지 산소영역이 계속 확대된다. 이것은 정맥혈 헤모글로빈이 O2로 완전히 포화되고, 용해된 O2만이 조직 O2 수요를 공급하기 위해 제거될 때 발생한다. 정맥 헤모글로빈을 완전 채우려면 약 3ATA 에서 순산소를 흡기하는 것이 필요하다.

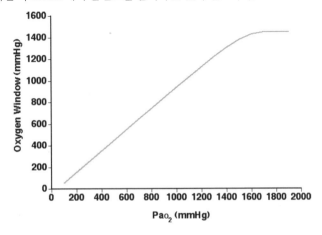

그림12-30. 동맥혈 산소(PaO2)의 변화에 따른 산소영역

위의 그림12-30은 동맥혈 산소(PaO2)의 변화에 따른 산소영역을 그린 것이다. PaO2가 1600 mmHg를 초과하면 산소영역은 1400mmHg의 최대값에 도달한다. 이 지점에서 흡기 산소의 부분압이 증가하더라도 더이상 산소영역은 증가하지 않는다. 수중 다이빙 작업에 있어서, 산소 독성은 산소영역을 훨씬 더 낮은 값으로 제한한다.

순산소를 호흡하는 도중에 수심이 10fsw에서 20fsw 로 깊어지는 경우, 산소영역에는 어떤 일이 일어나는지 고려해보는 것이 도움이 되겠다. 그림12-31은 다양한 상황에 대한 산소영역을 보여준다.

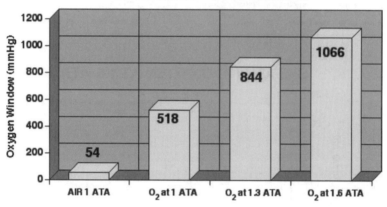

그림12-31. 다양한 상황에 대한 산소영역

순산소 흡기시, 20fsw(1.6ATA)에서 산소영역은 1066mmHg이다. 수심(환경압) 10fsw(1.3ATA)에서 호흡하게 되면 산소영역은 222mmHg 감소하여 844mmHg 이다. 이것은 20fsw에 비해 10fsw에서 산소호흡동안 비신진 대사가스가 차지하는 정맥혈에서의 부분 압력 공허가 적다는 것을 의미한다. 또한 순산소 호흡시 불활성기체 제거는 깊이와 무관하다. 조직에서 혈액으로 이동하기 위한 기체분압 그라디언트는 주변 압력에 의해 통제되지 않는다. 그것은 조직 및 동맥혈의 기체분압에 의해 결정된다. 동맥혈에서 해당 기체분압이 0 인 시간을 가능한 길게 유지하는 한, 조직으로부터 해당 기체를 제거하기 위한 그라디언트는 최대가 된다. 참고로 깊이에 따른 이점은 그라디언트의 확대가 아니다. 더 깊은 깊이에서 산소를 호흡하는 것은 용해된 기체를 용액에 보유하기 위해 더 높은 정수압의 이점을 가진다.

호기 가스에서 산소 분율이 100%가 아닌 경우를 생각해보자. 순산소가 아니라면 산소영역 중 일부는 불활성 가스로 채워질 것이다. 예를 들어, 50% 또는 80% 나이트록스 혼합기체를 20fsw에서 흡기하는 경우 산소영역의 분압의 일부는 질소 기체가 점유할 것이다. 질소기체가 혈류에서 조직으로 얼마나 확산되느냐에 따라 조직의 질소 부분압이 결정된다. 질소기체가 산소 영역에서 얼마나 많은 부분을 차지할지는 조직의 질소 부분압에 따라 결정된다. 산소영역은 정맥혈의 질소분압(PvN2) 만큼 감소된다.

E. 산소영역의 실제적 의의

흡기 기체에서 특정 기체를 제거한다면, 그 혼합 기체를 호흡하는 중에 조직으로부터 특정 기체 제거가 촉진될 것이라는 점은 쉽게 수긍할 수 있다. 기체의 동맥분압이 0이면 가스가 조직 밖으로 확산되는 동안 가스가 조직으로 확산되지 않는다. 위에서 논의한 바와 같이, 용액 내에서 하나의 기체의 확산은 다른 기체의 존재에 의해 영향을 받지않는다. 기체 확산에 대한 위의 모든 논의에도 불구하고 불만(Buhlmann)의 모델을 포함하여 일반적으로 사용되는 대부분의 감압 모델은 관류제한 모델(perfusion-limited model)이다. 관류제한 모델에서는 확산은 무한한 것으로 가정되므로 조직의 기체흡수 또는 제거가 제한되는 현상을 반영할 수 없다. 조직의 헬륨반감기와 질소반감기는 서로 독립적이다. 그래서 질소 기체의 존재 유무에 상관 없이 질소기체의 분압은 헬륨가스의 흡수/배출 속도에 영향을 주지 않는다. 이론적으로는, 헬륨-기반 다이빙 후 감압하는데 있어 감압 기체를 room air, 50/50 나이트록스, 순산소 중 어느 것을 사용하던지 헬륨기체 배출은 변하지 않는다. 헬륨 다이빙으로부터 감압하는 도중에 실제로 배출되는 헬륨기체를 측정하였고, 실제로도 감압기체는 헬륨을 배출하는 속도나 부피에 영향을 주지 않음이 확인되었다.[3] 1ATA 에서 시행된 다른 연구에서, 산소와 헬륨 어느 기체로 호흡하든지간에 조직의 질소기체의 배출속도는 다르지 않다[4]는 결과가 알려졌다. 두 연구결과 모두 용액에서의 기체확산 물리학과 일치하며, 두 번째 불활성(비대사)기체의 존재가 첫번째 불활성 기체의 확산을 늦추지 않는다는 공통된 결론을 얻었다. 실제로 모든 주어진 환경압에서 산소영역 크기에 관계없이 흡기한 헬륨이 없는 한 헬륨 기체의 배출속도는 변하지 않는다.

　질소-기반 다이빙에서의 감압은 데코기체에 질소가 포함되어 있으면 감압시간이 길어진다. 감압 도중에 질소기체가 계속해서 조직으로 확산되기 때문이다. 헬륨-기반 다이빙의 감압에서도 데코 기체에 질소가 포함되어 있으면 감압시간이 길어지는 것은 마찬가지이다. 이때는 헬륨은 조직 밖으로 확산되고 질소는 조직 내로 확산된다. 조직구획의 감압의무는 구획내의 기체분압의 합에 기초한다. 이 의미는 조직에서 헬륨이 제거되는 동안 질소가 축적된다면, 질소가 축적되지 않는 감압보다 더 큰 감압의무가 있다는 이야기가 된다. 산소영역의 확대는 수심 증가에 따라 산소 분압이 증가하거나 혼합 기체의 산소 분율을 증가시키거나 또는 둘 다에 의해 최대치까지 일어날 수 있다. 확대된 산소영역은 직접 조직의 기체를 제거하지는 않지만, 감압시 조직에 기체가 축적되는것에 관여하여, 조직감압에 소요되는 시간에 영향을 주는 것이다.

　산소영역의 확대는 조직의 기체 축적/배출 보다 더 미묘한 또 다른 효과를 가져온다. 다음 논의는 문헌에서 이용 가능한 데이터에 기초한 추측이며, 직접적으로 생체에서 측정이 입증된 것은 아니다.[5] 공기 다이빙에서 동물을 감압하는 동안 정맥혈은 감압의 초기 단계에서 질소로 과포화된다. 과포하는 정맥 버블형성(venous bubble formation)과 연관이 있을 수 있다. 정맥혈 N2 과포화는 33fsw에서 표면으로의 상대적으로 약한 감압 스트레스에 따라 발생했다. 일단 기포가 형성되면, 기체제거는 아마도 정맥 순환 내의 기포에 의해 느려지게 된다. 환경압이 변하는 속도를 제한함으로써 깊은 정지는 정맥혈 과포화를 제한하고 과포화와 관련된 기포 형성을 제한하는 기능을 한다. 감압 동안 산소영역을 증가시키면 혈중 불활성기체의 양을 제한함으로써 정맥혈 과포화를 제한하게된다. 본질적으로, 두번째 불활성기체의 존재 또는 부재는 조직으로부터 배출되는 기체의 양을 변경시키지 않을 것이다. 그러나, 흡기되는 불활성 기체의 존재는 정맥혈의 과포화(supersaturation)를 심각하게 증가시킬 수 있다.

　3　Kindwall, E. P. Measurement of helium elimination from man during decompression breathing air or oxygen. Undersea Biomed. Res. 2: 277-284, 1975.

　4　Groom, A. C., S. H. Song, Y. Ohta, and L. E. Farhi. Effect of anesthesia on rate of N2 washout from body stores. J. Appl. Physiol. 37: 219-223, 1974.

　5　D'Aoust, B. G., H. T. Swanson, R. White, R. Dunford, and J. Mahoney. Central venous bubbles and mixed venous nitrogen in goats following decompression. J. Appl. Physiol. 51: 1238-1244, 1981.

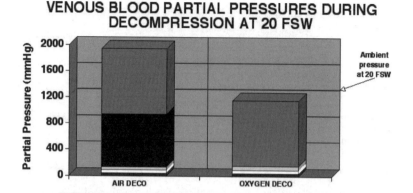

그림 12-32. 헬륨-기반 다이빙 후 20fsw 정지점에서 공기 또는 산소로 감압하고 있는 상황에서 가설적인 정맥 부분압

그림 12-31은 헬륨-기반 다이빙 후 20fsw 정지점에서 공기 또는 산소로 감압하고 있는 상황에서 가설적인 정맥 부분압을 도시한 것이다. 이 예에서 정맥혈내의 헬륨분압은 양쪽 조건 모두에서 1000mmHg로 가정하였다. 20fsw 에서 공기를 호흡하는 도중 동맥의 질소분압은 1,140mmHg로 추정된다. 정맥의 질소 분압이 800mmHg 이므로 일부 구획은 질소가 축적될 것을 예상할 수 있다. 20fsw에서의 주위 압력은 1216mmHg 이다. 산소영역 때문에, 산소 호흡 동안 정맥혈의 총 분압은 1150mmHg로 대기보다 낮다. 이와 비교하여 같은 깊이인 20fsw에서 공기 호흡을 하는 도중 총 정맥 분압은 주변 압력보다 높은 1937mmHg 가된다. 이 주제에 대한 직접적인 실험 데이터는 없지만 산소 호흡은 정맥혈 과포화를 제한하고 정맥내 기포 형성을 방지하여 구획 가스 제거를 가속화 할 수 있음을 시사한다.

많은 감압 생리가 아직 잘 이해되지 않은 부분이 있다는 것은 분명한 사실이며, 위의 논의에서는 생체 내 생리학에 가장 가까운 모델을 사용하였다. 분명한 것은 모든 감압질환을 예방하거나 예측할 수 있는 것은 아니라는 점이다. 그러나 신중한 다이빙 기법과 함께 사용 가능한 모델을 신중하게 적용하면 감압질환의 위험을 최소화할 수 있다. 불활성 가스를 최소로 줄이고 산소영역을 활용하여 감압 동안 구획 내 기체 축적을 줄임으로써 기체 배출을 증가시킬 수 있다. 실제 경험적으로 산소가 높은 감압 기체를 사용하면 감압시간을 단축하고 감압질환의 발생률을 감소시킬 수 있다.

contents

13. 잠수 적성 검사

13. 잠수 적성 검사

　잠수 적성 검사(Diving Aptitude examination)는 의료진술서나 다른 많은 이름으로 불리우며, 다이버가 잠수에 부적격한 의학적 문제가 없는지 의사에 의해 교부되는 진단서이다. 다이빙을 하는 의사는 누구나 의료진술서를 부탁받은 경험이 있을 것이다. 아무런 조치 없이 도장을 받을 뿐인 잠수 적성 검사 관련 서류는 심리적인 위안을 줄지 몰라도 '위법성 조각 사유'는 되지 못한다. 가지고 있는 위험도에 따라 폐기능검사, 에르고 검사, 스트레스 에코, 압력내성검사, 산소 내성 검사와 같은 적절한 검진이 수행되어야 한다.

A. 적성 검사에 적합한 의사

　(산업)잠수사와 (레져)다이버를 검사하는 의사들은 잠수 환경과 이로 인하여 생길 수 있는 건강 장애를 잘 알고 있어야 한다. 다이버인 경우가 가장 이상적이며, 다이버가 아닐지라도 잠수의학에 대한 지식뿐 아니라 실제 잠수에 대한 지식도 있어야 한다. 다이버들은 많은 지원자들이 의학적 금기 사항을 가지고 있으면서도 아무런 증상 없이 잠수를 계속할 수 있다는 사실을 알고 있다. 임상의사라면 당연히 생길 수 있는 의학적 문제점을 설명해 주고, 다이버의 가족과 잠수 동료에 대한 책임감에 대해 강조하는데 익숙할 것이다.

　잠수에 있어서 많은 의학적 경고들은 확실한 증거에 의한 것이기보다 일화에 근거한 것이며, 유명한 고압 전문가들의 의견도 각양각색이다. 그러므로 어떤 결정을 내릴 때는 이제까지 알려진 공통된 의견과 함께 각 다이버들의 상황도 고려하여야 한다. 관례적으로 업계에서는 초보자로서는 잠수하기에 부적당한 상태이나 숙련된 다이버의 경우 잠수를 허용할 수 있다. 이러한 상황에서 의사는 자신의 진단서가 이러한 심리적인 안정감의 수단으로서 이용되지 않도록 충분한 주의를 기울여야 한다. 이것은 직업 윤리의 문제이기 때문이다. 상업이나 군 잠수 지원자에 대한 검사가 특히 그렇다. 정부와 잠수 관련 회사에서는 특별한 신체 기준을 가지고 있기도 하며, 기준을 엄격하게 적용시킨다. 이러한 상황에서, 의사들은 개인적인 생각으로는 지원자가 잠수 가능하다고 생각된다 할지라도 기준에 미달하면 잠수를 허용하여서는 안된다. 다이버는 매년 한 차례씩 의학적 검사를 받는 것이 이상적이며, 이는 처음 검사와 마찬가지로 정밀하게 이루어져야 한다. 이어서, 대부분의 고압 전문의들(hyperbaric physicians)이 잠수를 할 경우 위험성이 커서 다이버로서 적당하지 않다고 인정하는 절대적 금기에 대해서만 언급하겠다.

I. 적성검사의 병력청취

A. 다이빙 적성의 문진

　문진: 다이버를 평가하는데 있어서 가장 중요한 첫 단계는 철저한 문진이다. 여기에는 특별한 증상 호소의 과거력, 계몽적 관찰, 최근 복용하는 약물에 대한 조사, 알레르기 유무, 약물이나 알코올 중독 여부, 그리고 사회력,

가족력, 정신과적 과거력 등이 포함된다. 다음에 열거된 내용들이 다루어져야 한다.

잠수 목적: 레저 잠수, 상업 잠수, 군잠수, 연구 실험 잠수, 간호사나 챔버 보조자로서 고압 치료, 케이슨(caisson) 작업자, 심해 및 포화 잠수

잠수력:

훈련을 받은 기관은 어디인가?

　　　　잠수 경력 몇 년인가?

　　　　경험해 본 잠수의 종류는 어떤 것이 있는가?

　　　　경험해 본 잠수 깊이는 얼마나 되나?

　　　　잠수는 얼마나 자주 하는가?

잠수로 인한 의학적 과거력 :

골괴사(Osteonecrosis), 질소 마취(Nitrogen narcosis), 산소 독성(Oxygen toxicity), 시각 장애, 재압 챔버에서의 치료, 과거 의학적 부적격, 기체색전증(Air embolism), 이압성 척수염, 기체색전증, 이압성 관절통, 기흉을 포함한 압력손상, 현기증, 익수(Near drowning)

특히 감압 질환의 과거력은 다이빙에 부적합한 것으로 알려져 있다. 일단 감압질환은 면역이 되지 않는다. 취약한 해부 생리적 특성에 대한 검사 받는 경우가 드물다. 반복되는 감압병은 더욱 심각하며 이전에 감압병으로 인하여 생긴 후유증을 지닌 다이버들은 치료하기가 힘들다.

B. 의학진술서의 고려사항

연령 (age): 36세 이상의 다이버는 감압질환 특히 이압성 관절통의 발생률이 증가하고 일반적으로 신체적 적합도가 떨어지며 끝괴사의 위험도 증가한다. 40세 이상의 경우 급사의 위험이 유의미하게 증가한다.

위장 (dissimulation): 회사는 지원자가 잠수를 하기 위하여 고의로 의학적인 문제를 감출 수 있다는 것을 염두에 두어야 한다. 이러한 문제로 미국 서류는 대부분 의학적 문진 양식을 다이버가 작성하고 서명하도록 하는 법률 양식을 따른다.

흡연 (smoking): 흡연은 폐실질 질환을 유발하여 다이버에 치명적일 수 있으므로 피하는 것이 좋은데 이는 평소의 습관이 아니고 입수 전후 12시간 정도에 급성 영향이 있다.

다.

헌혈 (blood donation): 다이버는 헌혈 후 48시간에서 72시간 이내에 잠수하여서는 안 된다.

급성 질환 (acute illness): 모든 급성 형태의 질환, 호흡기, 소화기 질환이 잠수 활동에 영향을 미친다. 다이빙이 너무 하고 싶은 형태의 정신건강의학과적 중독을 포함하여 잠수에 금기가 되지 않는 질환은 없으며, 다시 말하면 금기가 될 이유 또한 없다.

약물 (drugs): 최근 연구에 의하면, 많은 종류의 약물이 고압환경에서 사용할 경우 예측할 수 없거나 해롭게 작용할 수 있다고 알려져 있다. 의식상태에 영향을 미치거나 스트레스에 대한 신체의 반응에 영향을 미치는 약물은 피하는 것이 좋다. 어떤 약물은 질소마취 산소독성, 부정맥, 피로, 정신혼탁, 운동실조 및 저체온에 대한 감수성

을 증가시킬 수 있다. 이러한 약물은 표 13-13에 언급된다.

II. 다이빙 적성 판정을 위한 이학적 검사

A. 이비인후과적 검진

눈, 귀, 코 그리고 인후의 검사와 이를 위한 도구는 필수적이다. 다이버가 압력평형을 이룰 수 있는지 확인하여야 한다. 발살바 운동에서 고막의 움직임을 확인한다. 침 삼킴이나 턱의 운동은 압력평형을 촉진시킨다. 특히 기록측정식 해녀다이빙(프리다이빙) 다이버들은 프렌첼과 같은 방법에 익숙한데, 이를 확인하려면 음압 이경(pneumatic otoscopy)이 필요할 수 있다. 모든 경우에서 이관과 부비동은 열려있어야 하고 고막 또한 손상되지 않아야 한다. 미출판 자료나 60미터 미만의 해녀다이빙에서는 이과적 손상이 드물다. 그 이상에서는 정원창 손상이 흔하다. 제주 지역의 아마다이버들은 귀마개와 현대식 핀을 가지고 조업하는 경향이 있다. 압평형에서 자유로운 것은 좋으나 귀마개가 수중에서 빠지면 고막파열의 위험이 높다.

> 이경화증 수술(otosclerotic surgery), 만성 또는 삼출성 중이염(chronic or serous otitis), 메니에르 질환(Meniere's disease), 해부학적 또는 기능적 원인으로 인한 종이의 청결 능력 소실, 만성 유양돌기염 또는 유양돌기루(chronic mastoiditis or mastoid fistula), 전정 기관 장애(vestibular lesions)

표 13-1. 이비인후과적 다이빙 적성 금기

만성적인 부비동염이 있거나 흉강의 압력을 올리는 발살바가 아니면 압평형을 할 수 없다면, 다이빙에는 부적합한 것이다. 부비동 압착은 대수롭지않게 생각하는 경향이 있는데, 아래 증례 사진을 본다면 부비동 압착에 대한 생각이 달라질 것이다.

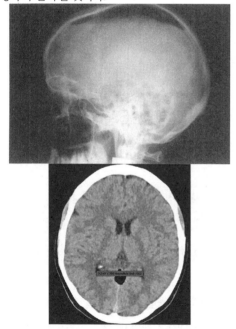
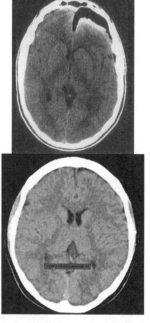

그림 13-1. 상단: 상승중 부비동 압력 손상의 사례, 이러한 손상은 발살바 압평형으로 이루어진다. (사진제공: Dr R. W. Goldman) 하단: 역시 압평형후 두통을 호소하는 40F 레져 다이버, 같은 날 고압산소 치료후 병변은 소실되었다. (사진 제공: 김태근 서귀포의료원 진료부장)

정원창이나 부비동을 파열시킬만한 강한 압력은 어느 정도 깊어진 수심이나 가압한 챔버에서 강한 압력으로 압평형을 시도하면서 발생한다. 안전을 위해서는 흉강의 압력이 증가하는 모든 압평형을 피해야한다. 압력 손상 뿐만 아니라 동맥관을 통해 버블이 대동맥으로 넘어가는 원인이 될 수 있다. 정확한 압평형은 일체의 발살바를 사용하지 않는 방법이지만, 다이빙 자체를 잘못된 방법으로 교육 받았을 경우 습관을 고치기가 쉽지 않다. 부비동 압착의 전형적인 사례는 주변의 압평형에 성공한 다이버가 급속히 하강하는 것을 보고 따라가기 위해 무리하게 평형을 시도하거나, 잠수 코스가 원만한 상승이 아닌 상승과 하강을 반복하는 것이다. 많은 다이버들은 이미 약간의 해수가 코와 부비동에 들어갔고 이로 인한 분비물의 증가로 점점 더 코가 막혔다는 경험을 회고하였다. 이러한 인솔자는 피해야한다. 수면에서부터 천천히 여러번 반복하며 하잠을 시도하는 것이 좋다.

B. 심혈관계 검진

침수로 인한 스트레스는 온도와 독립적으로 부정맥이나 실신 같은 사망으로 이어질 수 있는 증상을 유발하는 것이 알려져 있다. 예를 들면, 젊은 연령에서 나타나는 고혈압과 같은 위험인자는 심각한 심혈관계의 문제를 암시한다. 정상인에서도 수중 환경은 심혈관계에 심한 스트레스로 작용한다. 다이버는 다음과 같은 생리적 스트레스를 받는다. 첫번째는 수영 노력(exertion)따른 심혈관계의 부담이다. 정상 성인은 2키로 정도를 수영하면서 산소 소모량이 2.5~3.0e/min 를 기록한다. 다음으로는 침수(immersion)의 영향이다. 체온과 같은 온도의 물에 머리는 내민 상태로 몸을 담그면 심박출량이 32~62% 증가한다고 알려져 있다. 마지막으로 저온으로 인한 스트레스(thermal stress)를 들 수 있다. 해수는 보통 저온(34 ℃ 이하)이고 이러한 온도는 다이버들에게 위험 요인이 될 수 있다. 5~25 ℃의 찬물에 몸을 담그면 심혈관계에 변화를 일으키며 이러한 변화는 심부체온이 떨어지기 시작해 37-34 ℃ 이면 두드러진다.

해녀 다이빙(breath-hold diving): 해녀 다이빙으로 인하여 발생할 수 있는 저산소증과 부정맥 등은 드물다. 관상동맥 질환과 고령이 위험인자가 된다. 발생시 치명적인데, 특히 부정맥이 많이 보고되어 있다. 기록경쟁 해녀 다이빙의 경우 수중 혹은 수면에서 의식을 잃어버리는 일이 드물지 않게 발생한다. '얕은 물 실신'이론의 검증 여부를 떠나서, 생명을 즉각적으로 위협하는 증상이 발생하고, 그럼에도 얕은 물 실신이라며 다이빙을 중지하거나 추가적인 검사를 받지 않는다는 것은 안타까운 일이다. 그밖에도 "(어쨌든 물속에서) 의식을 잃으면 후두개가 닫히기 때문에 해수의 기도 흡인은 일어나지 않는다" 라는 생각을 가지고 있지만, 생리적 연구 결과와는 다르다. 아마도 종래의 건식 익수 같은 용어 때문에 생겨난 듯하다.

심혈관계 검사: 세심하게 심혈관계 과거력을 조사하고 이학적 검진을 수행하여야 한다. 안정시 고혈압을 보여서는 안되며, 모든 다이버들은 처음 검사 시 12 전극 유도 심전도를 확인하고, 35세 이상에서는 매년 다시 검사하여야 한다.

심근경색의 과거력 (myocardial infarction), 협심증이나 그 외의 판상동맥 질환 (angina or coronary heart disease), 울혈성 심부전 (congestive heart failure), 우좌 단락 (potential right to left shunts), 현저한 판막 질환 (significant valvular disease), 대동맥축착 (coarctation of the aorta), 전기심박 조율기 (electronic pacemaker), 인공 판막 (prosthetic valves), 심실내 전도 장애 (intraventricular conduction defects), wolff-Parkinson-White 증후군, 현저한 부정맥 (significant cardiac arrhythmias), Stokes-Adams 발작의 과거력, 말초혈관 질환 (peripheral vascular disease), 항응고 제 사용 (use of anticoagulant drugs), 관상동맥 질환으로 인한 심장 수술, 비후성심근증 (hypertrophic cardiomyopathy)

표13-2. 심혈관계 다이빙 적성 금기

C. 호흡기계 검진

호흡기 계통의 질환은 다이버의 부적격 사유로 가장 중요한 것이다. 공기를 가두는 어떠한 질환도 치명적일 수 있는데, 수심이 상승하면서 기체가 팽창하여 통증을 유발하거나 파열할 수 있다. 폐, 기관지, 부비동의 압력 손상, 중격기종이나 기흉, 기뇌증이 있을 수 있다. 호흡기를 문 상태로 숨을 참고 상승하는 사례는 드물다. 중격동 기종의 전형적인 사례는 호흡기를 입에서 놓친 경우이다. 공기 고갈이나 다른 원인으로 더이상 호흡할 수 없다고 생각하게 될때 숨을 가득 들이쉰 상태로 상승하게 된다. 잠수함 탈출 훈련에서는 카운터렁을 사용하여 지속적으로 들이쉬고 내쉬게 되는데, 대부분의 손상은 카운터렁을 잃어버려서 발생한다. 많은 다이버들이 다시 공기를 들이 쉴 수 없다고 생각한다면 천천히 내쉬며 상승하도록 교육받았다는 증언은 업자들의 양심을 의심하게 한다. 이러한 대응은 매우 심각한 손상을 유발할 수 있다. 부력 조절기에 마우스피스가 있다면 충분히 카운터렁의 대용이 될 수 있다. 호흡기가 없다고 하더라도 충분히 호흡을 지속하며 상승할 수 있는 것이다. 따라서 호흡기가 차단된 경우에는 카운터렁을 사용하며 상승하도록 훈련받아야 한다.

폐실질 내의 수포성, 낭포성, 공동성 병변 (pulmonary blebs, cystic or
cavity lesions), 기흉 (history of spontaneous pneumothorax), 활동성 천식 (active asthma), 폐기종 (emphysema), 만성 폐쇄성 폐질환(chronic obstructive pulmonary disease, COPD), 폐 혈전색전증 (pulmonary thromboembolism), 재발성 혈전색전증 (recurrent thromboembolism), 진폐증 (pneumoconiosis), 규폐증 (silicosis), 폐섬유증 (pulmonary fibrosis), 기관지 확장증 (bronchiectasis), 흉부 종양 (benign and malignant chest tumors), 흉부의 육아종성 질환 (granulomatous disease of the chest), 유육종증 (sarcoidosis)

표 13-3. 호흡기계 다이빙 적성 금기

호흡기계 검사: 병력과 이학적 검사를 시행한다. 결핵과 기흉은 반드시 확인해야한다. 운동 유발 천식이 있었는지 반드시 물어야 한다. 다이빙 자체가 천식을 유발할 수 있다는 것을 지원자들은 생각하지 못한다. 젊고 건강한 지원자라고 하더라도 폐기능 검사 없이 다이빙 적합성을 판정받을 수는 없다. 흉부 X선 촬영과 폐기능 검사는 매년 이루어져야 한다.

폐활량이 예측치의 70 ~ 75% 미만
1초간의 노력성호기량(FEV1)이 70~75% 미만
최대 환기량(MVV)이 예측치의 70~75% 미만
영국과 노르웨이의 부적격 기준
노력 성 폐활량이 50㎖/kg 미만이거나 3.5l 미만
1초간 노력성호기량/노력성폐활량(FEV 1/FVC)이 처음 검사에서 75% 미만
1초간 노력성호기량/노력성 폐활량(FEV 1/FVC)이 연이은 검사에서 70% 미만
최대호기속도(PEF)가 500e/min 미만

표 13-4. 전미국립 직업안전위생연구소(NIOSH) 부적격 기준

D. 근골격계 검진

운동 강도와 대칭성, 관절의 운동범위, 그리고 허리에 대한 증상이나 기능을 평가하여야 한다. 잘못된 자세에서 무리하게 장비를 착용하거나 해체하면서 발생하는 허리의 손상은 매우 흔하다.

근이영양증, 신경원성 근위축증, 중증근무력증, 골괴사성질환

표 13-5. 근골격계 다이빙 적성 금기

E. 기타 다른 적성 평가

당뇨의 다이빙 적합성: 퇴행성 질환으로서의 제2형 당뇨는 이미 40세 이상에 흔하므로 다이빙 동료로서 적합하지 않다. 인슐린 의존 당뇨의 경우 잠수로 인한 스트레스와 저혈당으로 인한 의식 소실의 위험을 고려해야한다. 당뇨로 인한 신경/혈관 손상은 감압 질환의 발현과 감별에 영향을 미친다. 인슐린을 사용하는 당뇨환자에서 잠수는 위험한 것으로 간주되지만, 최근 당뇨병을 가진 다이버에 대한 분석에는 의견이 일치하지 않는다 당뇨환자의 잠수에서 두 가지 중요 관심사가 있다. 첫째, 저혈당증은 잠수시 의식을 잃거나 잘못된 판단을 내리게 할 수 있다. 결론적으로 다이버는 혈당조절을 잘해야 하며 운동과 혈당 사이의 관계를 잘 이해해야 하며 저혈당의 초기증상을 지각할 수 있어야 한다. 둘째, 몇 년 동안 당뇨병을 앓고 있는 환자에서는 심장질환의 발생률이 높고 잠수 중 심장마비의 위험에 직면해 있다는 것이다. 인슐린 비의존성 당뇨병환자는 식이요법만으로 당뇨를 조절할 수 있거나 경구투약으로서 혈당을 조절할 수 있다. 식이요법이나 경구투약의 경우 혈당이 잘 조절되고 저혈당의 위험이 없다면, 다이빙이 가능할 것이다. 저혈당에 대한 정상적인 방어기전이 없는 당뇨병환자는 잠수시 저혈당증의 위험이 있으며 주로 오랫동안 당뇨병을 앓아온 사람에서 많다. 휴대용 혈당측정기와 새로운 인슐린 제제가 스포츠에 관심있는 활동적인 젊은 사람에서 당뇨병을 쉽게 조절할 수 있도록 해주고 있다.

위장관계: 위장관계 질환은 매우 흔하다. 내장내 공기가 갇히는 질환들은 잠수에 부적격하다. 위장관 증상은 지속적인 감압에 장애를 초래하고 수중 노동에 적합하지 않다. 또한 감압 질환의 감별에 영향을 줄 수 있다. 만성 간질환의 다발성 폐 동정맥 단락(arteriovenous shunts)은 기체색전증을 촉발할 수 있다. 궤양성 대장염, 크론병, 만성 간염은 부적절한 걸로 간주된다.

피부질환: 산업 다이빙 환경은 습도가 매우 높고, 밀폐된 공간에 장시간 있어야 하는 경우가 많다. 피부 병변이 있다면 다른 사람과 가까이 생활하기가 어렵고, 장비를 공유하여 사용하면 문제가 더 심각해진다.

혈우병(hemophilia): 이전에 있었던 관절 손상은 이압성 관절통을 촉발시키는 트리거가 될수 있으며, 혈우병 자체는 다이빙뿐만이 아니라 외상으로 인한 위험이 높다. 압착에 의한 출혈이 지혈이 어려울 수 있다. 활동에 제한을 받는 혈우병 환자는 '금지된 것을 소망하는' 심리가 있을 수 있으므로 위장에 주의하여야 한다.

겸상적혈구 빈혈(sickle cell anemia) : 겸상적혈구화는 잠수의 위험 인자로 잘 알려진 저산소증과 저체온에 의해서 촉진될 수 있다. 고압하에서의 겸상적혈구화는 또한 감압 질환을 촉진시키거나 유발할 수 있다. 또한 겸상적혈구는 이압성 골괴사와 연관이 알려져 있다. 혈액 응고 장애는 감압질환의 병태생리, 촉발, 감별, 치료에 예상할 수 없는 영향을 미칠 수 있다. 기타 혈액 이상이나 빈혈은 그 원인이나 치료에 대한 반응여부에 따라 부적격 사유가 될 수 있다.

가. 뇌신경(C.N. I-X II)에 대한 검사

나. 심부건반사에 대한 검사

다. Babinski 반사 유무에 대한 검사

라. 촉각, 통각, 진동각 그리고 이점식별에 대한 검사

마 고유체위감각(proprioception), 교호운동기능장애(dysdiadochokinesia), 보행 및 Romberg 징후 등을 포함한 소뇌 기능 검사

바. 입체인지(stereognosis)에 대한 검사

사. 운동조절과 근육강도에 대한 검사

아. 혼합기체 다이버의 경우 뇌전도 검사

표 13-6. 신경계 체크리스트

다발성 경화증과 같은 탈수질 질환 (demyelinating disease), 뇌종양 (brain tumor), 뇌혈관발작이나 일과성 허혈발작의 과거력, 두개강내 동맥류, 동정맥 기형, 뇌혈관 협착 수면발작 (narcolepsy), 원인을 알 수 없는 실신 (unexplained syncope), 소아에서의 열발작을 제외한 발작(seizure), 후유증을 동반한 제2형 감압병의 과거력, 신경 매독 (neurosyphilis), 외상 후 간질과 같은 후유증을 동반한 두부 손상, 두개강내 수술의 과거력, 심한 멀미 (motion sickness), 몽유병 (sleepwalking), 편두통 (migraine headache)

표 13-7. 신경계 다이빙 적성 금기

정신건강의학적 검진: 의학적 검사에서 가장 중요하면서도 애매한 분야 중 하나가 정신과적 검사이다. 다이버는 정서적으로 안정되고 성숙한 사람으로 올바른 판단능력을 갖추어야 한다. 격리되고 폐쇄된 공간에서 생활하고 일을 할 수 있는 능력은 케이슨 근로자뿐 아니라 상업용 다이버와 군사 다이버에서도 필수적이다.

가. 의사는 과거 정신병이나 치료경력을 알아내기 위하여 노력하여야 한다.

나. 지원자의 수면 양상에 대하여 질문하여야 한다.

다. 사회 력이나 직업력을 통하여 성격장애 여부를 파악한다.

라. 지원자의 교통 위반 경력 조사를 통해 약물 중독, 알코올 중독, 판단력 부족 여부를 짐작할 수 있다.

마. 다양한 성격을 밝히기 위해서는 군 근무력에 대한 질문도 도움이 된다.

바 .검사자의 질문에 대한 지원자의 반응에 대하여 기록해 두어야 한다.

사. 의사는 거짓말의 가능성을 염두에 두어야 한다.

표 13-8. 정신건강의학적 체크리스트

폐쇄공포증 (claustrophobia), 자살 충동 (suicidal ideation), 정신병 (psychosis), 특정한 신경증 (certain neurosis), 불안 상태 (anxiety states), 심한 우울증 (severe depression), 조병 상태 (manic states), 환각제와 아편 제 같은 약물 사용, 알코올 중독

표 13-9. 정신건강의학적 다이빙 적성 금기

III. 적성 평가를 위한 검사

A. 운동 내성 검사

운동 내성 검사는 보통 심혈관 기능 검사 등의 이름으로 대부분의 종합병원에서 시행하는 최대하 운동 검사이다. 미해군은 자전거 에르그 측정기를 이용한다. 피검자는 두 가지 이상의 적절한 운동 부하를 5~6 분간 지속한 뒤 마지막 15~20 초 동안의 심박수를 측정받는다. 운동부하와 심박수 측정치를 기준으로 노모그램이나 표를 이용하여 최대산소 섭취량을 구한다. 이 결과는 연령에 의하여 수정하여야 하며 피검자의 체중으로 나누어 상대값 (단위 체중당 최대산소섭취량: $m\ell/kg/min$)으로 환산한다. 단위 체중당 최대산소섭취량의 최소 기준은 30세 이하인 경우 45 $m\ell/kg/min$, 30세 이상인 경우 40 mg/kg/min 이다.

연령	15	25	35	40	45	50	55	60	65
수정계수	1.10	1.00	0.87	0.83	0.78	0.75	0.71	0.68	0.65

표 13-10. 최대산소섭취량의 연령별 수정계수

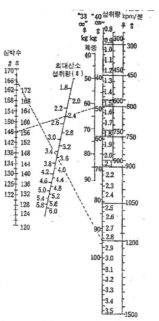

그림 13-2. 스텝테스트 산소 작업량(에르고미터)

영국 군 적합성 검사: 피검자는 43cm(17 inch) 승강대에서 분당 30회의 승강 운동을 5분간 지속한다. 운동이 끝난 후 1분에서 1분30초, 2분에서 2분30초, 3분에서 3분30초의 맥박수를 측정하여 그 합이 190회 이하여야 한다.

B. 압력 검사와 산소 내성 검사

압력 검사: 압력검사는 미 해군의 잠수 훈련 지원자에게 요구되는 것으로, 취미 목적이 아닌 직업적으로 다이빙을 하려고 하거나, 깊은 잠수, 혼합기체 잠수를 희망한다면 필수적인 검사이다. 미 해군 검사에서는 지원자가 견딜 수 있는 속도로 34m(112fsw) 깊이까지 내려갈 수 있어야 한다. 감압 속도는 18.3 m/min(60ft/min)을 넘지 않아야 한다.

산소 내성 검사: 산소 내성 검사 역시 압력 검사와 마찬가지의 적응증을 가지지만 취미다이버에게도 필수적이며, 여러 약물이나 부적성의 신경학적 문제가 있다면 에어다이빙으로 체크하는 것이 현명하다. 미 해군에서 사용하는 프로필은 18.3 m(60fsw)에서 100% 산소를 30분간 호흡하게 한 뒤, 시각장애, 오심, 속상수축(fasciculation)과 근육경련, 감각 이상, 이명, 그리고 흥분과 같은 산소독성 증상이 나타나는지를 관찰한다. 세계 대전에 참전한 미/영국의 잠수사들의 보고에 의하면 산소 내성이 같은 조건에서 개체에 따라 서로 다르고, 같은 개체라 하더라도 매일 매일 달라진다(Donald 1947)는 것이 알려져 있다. 따라서 산소 내성을 보였다고 하더라도 다른 부적합성을 안심할 수는 없으며, 표준적이지 않은 해수 다이빙은 금지하여야 한다.

이 두가지 검사는 수중과학회의 프로필 CUS profile AH를 통해서 시행가능하다. (Ghim 2019)

전혈구 계산치 (CBC) 뇨검사 매독 검사 (VDRL) 헤모글로빈 분획 (최초) 혈액형, Rh 인자	전혈구 계산치뇨검사 전해질 검사 표준 혈청 검사 효소 검사(40세 이상) 혈당 검사(40세 이상	전혈구 계산치헤마토크리트 40% 이상 헤모글로빈 12 g/dl 이상 겸상적혈구에 대한 검사 적혈구 침강 속도 12 mm/hr 미만 뇨검사 혈액형(최초 검사)
NIOSH	미해군	영해군

표 13-11. 다이빙 적성을 위한 검사실 검사, 전미국립 직업안전위생연구소(NIOSH)

IV. 질환과 약물에 따른 잠수 적성의 고려

A. 천식

대영해저협회(BSAC)는 오래 전부터 조절된 천식 환자의 다이빙을 지지하고, 사고나 위험은 일반 인구에 비해 다르지 않다는 자료를 축적해 왔다. 기존 조사에서 보면 미국에서 활동하는 다이버 중 4-7%가 천식을 가지고 있다고 한다. DAN(Divers Alert Network)의 자료는 약간 다르며, 활동성 천식(숨가쁨 및 현저한 기관지천명)이 감압질환(이압성 증후군과 동맥가스색전증 포함)의 위험률을 약간 증가시킨다는 자료를 제시해왔다. 그러나, 천식환자에서 폐압력손상의 위험률은 높아지지 않는다는 결론을 내렸는데, 몇몇 잠수 중 사망한 천식환자에서 사망원인을 조사한 결과 표면까지 안전하게 수영하지 못한 것으로 판단하였기 때문이다. 이러한 자료 등으로 내릴 수 있는 유일한 결론은 활동성 천식을 가진 다이버에서 약간의 위험률이 증가한다는 것이다.

전미 해저고압학회(Underwater and Hyperbaric Medical Society) 1995년 6월 워크샵에서 천식환자에 대한 진료지침을 채택하였다. 새로운 지침은 잠수 시 정상적인 운동량의 필요성을 고려하고 있다. 천식환자가 잠수를 하기 전 폐기능이 정상이어야 한다는 일치된 의견이 있다. 만일 치료해서 폐기능이 정상이라면 위험은 없어진 것이며 다이버는 잠수할 수 있다 이 워크샵에서는 폐기능이 정상인지를 결정하기 위한 측정방법을 제시하고 있다. 명백하게 급성이고 숨쉬기 힘들며 기관지 천명, 기침, 발열 등의 증상이 있는 천식환자는 잠수하여서는 안된다. 잠수를 고려하기 전 급성질환은 완화되어야 하고 호흡기능은 정상으로 회복되어야 한다. 그러나 완쾌되었어도 잠수하기 전에 폐기능검사가 정상이어야 한다. 또한 지속된 천식으로 영구히 폐손상을 입은 환자나 만성 폐기종 환자는 잠수하여서는 안 된다. 천식환자라면 흡연이 가끔 천식을 악화시키기 때문에 금연을 하는 것도 중요하다.

B. 기흉의 과거력

폐허탈(lung collapse)은 흉강의 공기가 새지 않도록 된 내막의 구조가 파괴되었을 때 생긴다. 흉곽은 폐와 심장과 대혈관들로 채워져 있다. 폐는 펴진 상태를 유지하는데, 흉강 내막과 폐 내막 사이 체액의 얇은 층에서 형성된 진공에 의하여 흉강의 내부에 지탱되기 때문이다. 흉강내의 압력은 음압이기 때문에, 내막이 손상되면 공기가 폐의 바깥쪽인 흉강으로 새어 나가 폐가 펴지도록 지지하는 진공이 사라진다. 이 상태를 기흉이라 한다. 폐허탈이 생기면 공기 교환이 안 되어 숨이 가쁘게 된다. 다행히, 흉곽은 심장과 혈관들에 의해 두 개의 늑막강으로 나뉘지기 때문에 손상이 한 쪽에서 일어나면 한 쪽 폐허탈만 일어나게 된다. 양쪽 폐의 완전한 허탈은 재빨리 교정되지 않으면 대개 치명적이다. 폐압력손상으로 과도한 압력을 받게 되면 폐 내막이 손상을 받을 수 있고, 질환 때문에 약해질 수도 있다. 폐기종이 있는 사람은 내막이 약해 기흉이 발생하기 쉽고, 폐렴이 있는 일부 환자들에서도 기흉이 발생하기 쉽다. 흉곽의 관통상도 폐 내막을 손상시킬 수 있다. 일부 사람들은 유전적으로 폐 내막에 약한 부분들이 있다. 이들은 작은 기포(small blister)나 소기포(bleb)라 불리는 폐의 낭상돌출(outpouching) 형태를 취할 수 있는데, 정상적인 폐 내막보다 약해 가끔 터져 폐에서 흉강으로 공기가 새어 나가 기흉이 생기게 된다. 이런 경우 자연기흉이라 하는데, 유발요인이 없는 상태에서 기흉이 일어날 것이라는 경고 없이 폐허탈이 일어날 수 있기 때문이다. 자연 기흉이 있었다고 해도 운동을 하거나 무거운 것을 들기 위해 힘을 쓰거나 다른 육체노동을 하는데 영향은 없지만, 극단적인 활동에 적합하지는 않다. 소기포의 존재와 흡연이 자연 기흉의 위험인자인 것 같다. 2-3년 이내 재발할 확률은 30%이다.

잠수하는 동안 폐허탈이 생기면, 흉강의 공기는 잠수하고 있는 깊이의 압력에 달려 있다. 다이버가 상승할 때, 흉강의 공기는 팽창하고 폐를 더욱 압박하게 된다. 대부분의 다이버와 그들이 타고 온 배에는 기흉이 발생한 다이버에게 응급처치를 할 수 있는 준비가 되어 있지 않다. 잠수 환경에서, 자연기흉은 생명을 위협하는 상황일 수 있다. 따라서 자연기흉이 있었던 사람은 잠수를 해서는 안 된다. 흉강 내의 압력이 상승 시 팽창하는 공기 때문에 증가한다면, 공기가 경부 조직으로 들어가 피하기종이 동반될 것이다.

폐포파열로 인해 기흉이 진행되는 것은 드문 경우이고, 대부분 중격동 기종이 흔하며, 되돌이후두신경을 압박하면 성대가 비정상적으로 작용하도록 하여 목소리가 변한다. 잠수를 하고 나서 생긴 목소리의 변화는 특별히 관심을 기울여야 하는데, 종격동 기종이나 폐 압력손상의 유일한 증상일 수 있으며, 이 경우 다시 잠수를 하면 문제는 더 심각해지기 때문이다.

큰 기흉이 있을 때, 흉강의 공기는 제거해야 하고 새는 곳을 봉해야 한다. 이것은 작게 절개된 늑간 사이로 흉관을 흉강에 삽입함으로써 행해질 수 있다. 흉관은 대개 수봉식배액법(vacuum system or water seal system)으로 연결되어 있어 공기가 흉강에서 빠져 나오지만 들어가지는 못하게 된다. 결국 모든 공기가 빠져 나가고 새는 곳이 봉해진 후 폐가 팽창하면 흉관을 제거할 수 있다. 새는 것이 멈추지 않는다면 흉부외과 의사가 직접 새는 곳을 수술하거나 흉강경을 삽입하여 치료해야한다.

자연기흉의 과거력이 문제가 되는 것은 기흉은 재발하기 때문이다. 2-3년 이내 재발할 확률은 30%가 되고, 3년 후 재발할 확률은 30%가 된다. 재발에 대하여 60%의 장기위험(long term risk)이 있는 것이다. 이들 통계는 흉막에 소기포를 가지고 있는 사람은 대개 하나 이상을 가지고 있고, 모든 소기포는 동시에 터지기 쉽다는 사실과 관련이 있다. 따라서 자연기흉이 있는 사람은 재발할 가능성이 크고, 잠수 시 폐에 가해지는 압력이 소기포가 파열하도록 자극하여 공기가 흉강으로 새기 쉽다. 잠수하는 동안에 또 다른 사고가 발생할 위험이 있고 상승 시 흉강에 있는 공기가 팽창하여 심각한 기흉이 생길 우려가 있기 때문에, 현재 자연기흉이 있는 사람은 잠수를 해서는 안 된다는 데에는 컨센서스가 성립되어 있다. 한국의 군신검 기준은 매년 변하고 있지만, 기흉이 있었다면 실린더 충전을 하고 있기 어렵고(의무), 실린더를 맬 기회(직업)는 없다고 볼 수 있다. 군사 또는 산업다이빙 기준에 서는 당연히 실격이지만, 레저다이버로써의 적합성을 판단 받기 위해서는 기존의 의무기록, 수술기록 그리고 매년 흉부 단층 촬영이 필요할 것이다.

C. 심장질환의 병력

개인 별로 편차가 있지만, 관상동맥 질환은 나이에 따른 위험도 증가가 이미 정립되어있다. 가장 흔한 문제는 관상맥이 좁아져 있는 것으로 알려져 (관상동맥질환, coronary artery disease)있는데, 이것은 죽상동맥경화증 (atherosclerosis)에 의하여 유발된다. 죽상동맥경화증은 흡연, 고콜레스테롤혈증 (high cholesterol), 고혈압, 당뇨병, 운동부족에 의해 악화되고, 나이가 들어감에 따라 진행한다. 그러므로 오랫동안 흡연을 하였고, 고혈압이 있으며, 고콜레스테롤혈증을 동반한, 비만이고, 운동을 하지 않는 40세 넘은 남자 다이버는 심장질환에 취약하다. 관상동맥질환은 가장 흔한 심장질환이지만, 다른 심장질환들도 잠수할 때 문제를 야기할 수 있다. 심장판막 이상, 유전성 질환, 심근질환, 그리고 심장리듬의 문제 모두 잠수에 대하여 의문점을 제기한다. 이런 질환들은 이미 알려졌고 환자들은 문제에 적응되어 있다. 어떤 심장질환이든지, 잠수에 관한 결정을 내리기 위해 환자와 의사는 질환에 대한 운동과 잠수의 영향을 철저히 이해해야 한다. 심장의 문제가 다이빙 로그의 끝을 의미하는 것은 아니다. 통상적인 약물과 다른 치료로 일상 활동에 문제는 없지만 안전한 잠수를 위해서는 반드시 잠수를 이해하고 있는 의사의 진료를 받아야 한다.

생활 습관의 교정: 다이버들에서 돌연사의 빈도가 증가함에 따라 심각한 결과가 생기기 전 심장질환을 발견하고 치료하기 위한 더욱 활발한 노력을 경주하게 되었다. 이런 접근방법은 결국 심부전을 야기하고 사람을 영구적으로 불구가 되게 하는 심근손상도 방지한다. 심장질환의 약 75%에서 죽상동맥경화증의 원인으로 간주된다. 죽상동맥경화증의 치명적 결과로부터 보호할 수 있는 가장 좋은 방법은 이를 피하는 것이다. 예방은 위험인자들을 감소시키는 것으로부터 시작된다. 위험인자로는 흡연, 고혈압, 고콜레스테롤혈증, 운동부족, 그리고 많은 스트레스를 들 수 있다. 고혈압과 고콜레스테롤 혈증은 적절한 식이요법으로 바꿀 수 있으나, 어떤 경우에는 정상 수치를 유지하기 위해 약물요법이 필요하다. 혈중 콜레스테롤 수치는 약 200 이하이어야 하고, 혈압은 120/80을 유지해야 한다. 나이가 들어감에 따라 정상 수치도 증가한다.

심장내과로의 의뢰: 심장의 평가는 의사가 철저한 이학적 검사와 문진을 하는 것으로 시작된다. 위험은 위에서 언급한 인자들과 관련되어 있기 때문에, 40세 이하의 위험 인자가 없는 사람은 관상동맥질환을 가지고 있을 가능성이 적다. 젊은 사람이 다른 심장질환의 증거를 가지고 있지 않다는 것을 확증하는데 있어 세심한 문진이 가장 중요하다. 증상과 위험인자가 없고 심장질환에 걸린 적이 없을 때 40세 이하의 사람이 잠수하는 동안 심장 합병증에 대한 위험의 가능성은 낮다. 관상동맥질환 이외 발견되지 않은 심장질환을 지닌 젊은 사람들도 있다. 한편 심근증(cardiomyopathy)과 같은 심근 자체의 이상을 지니고 있을 수 있다. 이 질환은 운동에 의해 유발되는 부정맥 때문에 돌연사를 일으킬 수 있다. 질환의 발견과 예방은 어렵다. 질환이 의심되는 사람은 잠수를 해서는 안된다. 선별검사는 대개 운동부하검사를 하는 것이다. 이 결사는 잠수의 스트레스와 상응하거나 이를 초과하는 운동부하를 준 후, 심전도와 혈압을 조심스럽게 관찰하면서 운동하는 동안의 이상을 찾는 것이다. 이상이 발견되면

검사를 더 해야 되고 잠수가 안전할 정도로 확실하게 치료를 해야 한다. 만일 무증상으로 (이미 흉통이 있거나 하면 곤란하다.) 운동 내성을 검사한(물론 필자는 검사한 적이 있다) 40세 이상이라면 적어도 잠수 동료에게 최소한의 배려는 했다고 생각될 것이다.

잠수 적성의 평가: 심장질환이 있는 것으로 진단되었다고 잠수를 못하는 것은 아니다. 이는 특정한 질환, 다이버의 전반적인 건강 상태, 그리고 잠수를 했을 때 합병증이 생길 수 있는 가능성에 기반을 두고 개인별로 평가되어야만 한다. 많은 심장질환들이 양성이고 잠수를 하는 동안 합병증을 야기하지 않을 것이다. 한편, 다른 심장질환들은 합병증 으로 인하여 심각한 위험을 초래하므로 치료되어야만 하고, 그렇지 않는 경우 다이빙엔 위험이 동반될 것이다. 많은 생활 습관들이 교정될 수 있다.

다이빙 도중의 급사: 40세 이상의 다이버에서 잠수 중 급사하는 가장 많은 이유는 치명적인 심장 리듬을 동반한 심장마비이다. 이 연령군에서 거의 모든 운동과 관련하여 급사하는 원인도 마찬가지이다. 이런 의미에서 잠수는 다른 운동에 비해 특별한 것은 없다. 발견되지 않은 심장질환을 가지고 있는 사람이 달리기나 테니스, 수영, 잠수 또는 다른 격렬한 운동을 하면 심장마비의 위험을 안고 있는 것이다. 그러나 같이 테니스를 치던 중에 쓰러지면 불행한 일이 되지만, 함께 다이빙 도중에 사망하는 것은 그렇지 않다.

병태 생리는 심장이 필요한 산소소모량을 얻기 위해 능력 이상으로 일하기 때문이다. 산소부족(허혈)은 심장이 오작동하게 하고 치명적인 심장마비를 일으킨다. 만일 흡연을 하고 비만이며 혈중 콜레스테롤이 증가되어 있고 혈압이 높거나 평소 운동을 하지 않고 코카인을 사용한다면 20대에도 심장마비를 일으킬 수 있다. 이러한 위험인자가 모두 모이면 동맥경화증을 가속화하고 동맥의 노화를 빠르게 촉진한다. 따라서 이러한 위험인자를 제거함으로써 동맥손상의 위험을 크게 감소시킬 수 있다. 가장 흔한 위험인자는 흡연이다. 그 외 중요한 인자로 혈중 지질농도가 있다. 혈중 콜레스테롤이 200unit 정도면 안전하다고 할 수 있다. 만일 250 이상이라면 심장마비의 위험률은 상당히 증가한다. 고혈압 역시 중요한 인자이지만 혈압을 조절할 수 있는 훌륭한 처방이 있어 피할 수 있다. 코카인의 사용을 중지하는 것도 동맥이 손상되는 것을 막는 간단한 방법이며 규칙적으로 운동하는 것도 동맥의 건강에 긍정적인 요소로 추가될 수 있다.

스트레스 테스트는 잠수가 심장 질환으로부터 안전한가를 확인할 수 있는 가장 좋은 방법이다. 잠수 시 예측되는 활동량보다 크거나 그와 비슷한 활동량을 줌으로써 심장이 보통 잠수의 필요운동량을 견딜 수 있는지 결정할 수 있다. 만일 육체적으로 활발히 움직이고 위험인자를 가지고 있으며 40대 이상이라면 운동이 안전한가를 알기 위해 주기적인 스트레스 테스트를 받아야 한다. 평균 운동검사에서부터 최대 가능한 운동검사까지 하면 비록 평생 관상동맥 질환에 걸리지 않는다는 보장은 없지만 잠수와 연관된 운동이나 스트레스를 견딜 수 있는지 알 수 있게 된다. 검사 결과 비정상이면 잠수 중 심혈관계통의 문제가 생길 수 있다는 것을 의미하며 보다 정확한 검사가 이루어져야 한다.

예방은 아직 건강을 지키거나 잠수를 하기 위해 가장 중요한 선택이다. 혈중 지질 (콜레스테롤, triglyceride, HDL, LDL)을 측정해야 한다. 콜레스테롤은 200 이하여야 하며, triglyceride는 120보다 낮아야 하고 HDL은 130이하여야 한다. 만일 혈중 지질이 이 범위 안에 있지 않다면 체중을 줄이거나 포화지방의 섭취를 줄여야 하며 알코올 섭취도 줄여야 하고 이러한 결과를 개선하기 위해 운동해야 한다. 만일 모두 실패한다면 혈중 지질을 허용 농도로 낮추어 주는 처방들이 있다. 만일 흡연한다면 끊어야 한다. 가장 중대한 위험인자는 흡연이다. 만일 아무것도 하지 않았다면 금연하는 것으로도 상당히 심장마비의 위험도를 낮출 수 있다. 적당히 운동해야 한다. 운동이 심장마비의 위험도를 낮춘다는 증거들이 있다. 혈압이 정상인지 확인해야 한다. 만일 혈압이 높은 경우 치료해야한다.

관상동맥질환이 있는 대부분의 사람은 잠수해서는 안 된다. 운동 중 심근에 산소를 공급해 주는데 제한이 되는 막힌 동맥이 있기 마련이다. 이것은 잠수 중 급사나 심장마비를 일으키는 위험률을 증가시킨다. 만일 심근의 많은 부분이 심장마비로 손상되었다면 잠수 중 증가한 운동량으로 심박운동의 필요량을 충족시키지 못할 수도 있으므로 잠수해서는 안 된다. 결론적으로 모든 직업 적성에서는 40세 이상에서 운동 부하 검사가 필요하며, 관상동맥질환의 위험요인을 가지고 있고, 40세 이상이며 규칙적으로 운동하지 않고 심장질환으로 치료받은 적이 있다면 다이빙의 위험도는 주요 수술의 operability 와 유사할 것이다.

승모판탈출증: 승모판탈출증(MVP, mitral valve prolapse)을 이해하기 위해서는 혈류가 흐르는 판막에서 심장 안쪽을 직접 들여다보아야 한다. 심장의 주된 펌프실(main pumping chamber)인 좌심실과 좌심실에 혈류를 보내주는 펌프(priming pump)인 좌심방 사이에 있는 판막을 승모판이라 한다. 승모판의 이름은 주교관(miter or bishop's hat)을 닮은 두 개의 초승달 형상의 판막첨(leaflet)으로 이루어져 있다는 데서 그 이름이 유래하였다. 혈류가 좌심방으로 거꾸로 흐르는 것을 방지하는 승모판의 기능에 대해서는 일찍부터 알려져 있었다. 이것은 혈류가 한쪽 방향으로는 흐르게 하지만, 반대 방향으로 흐르고자 할 때는 닫힌다. 판막 자체는 얇지만 질긴 조직으로 이루어져 있고, 좌심실벽을 구성하는 심근에 부착된 미세하고 강인한 끈으로 지지되어 있다. 좌심실압은 판막첨이 견딜 수 있는 한도를 넘어서기 때문에, 고동치는 심장에서 생성되는 압력에서 뒤집히지 않도록 하는 끈으로 판막첨이 지지되어 있다. 판막은 심장이 고동칠 때마다 닫히고, 특징적인 심박동음 하나를 만들어 낸다.

승모판을 침범하는 질병에는 여러 가지가 있다. 류마티스열(rheumatic fever)은 판막을 손상시킬 수 있고 판막의 협착(stenosis)이나 누출(regurgitation)때문에 일생을 불구로 지낼 수 있다. 이러한 경우는 항생제 사용으로 젊은 층에서는 드물다. 감염도 판막을 손상시켜 누출이 있게 할 수 있고, 자동차 정면충돌에서 종종 생길 수 있는 심각한 흉부외상은 갑자기 많은 양의 혈류가 흘러 들어오게 하여 판막이 찢어질 수 있으며, 심근경색의 경우 판막을 지지하는 끈이 부착된 심근에 손상이 와서 판막이 정상적인 기능을 할 수 없도록 한다. 승모판이 비정상적으로 좁아지거나 누출이 생기면 항상 심잡음이 들리게 된다. 대개 심장을 청진기로 진찰해서 승모판의 이상을 진단하는 것이 가능하다.

승모판은 크기가 다양하고, 어떤 사람들은 판막이 심장에 위치하기에는 큰 경우도 있다. 이때 여분의 판막 조직이 좌심실압이 높을 때 좌심방으로 부풀 수가 있다. 이렇게 여분의 판막첨이 있는 승모판이 거꾸로 부푸는 것을 승모판탈출증이라 한다. 판막첨이 좌심방으로 부풀 때, 딸깍하는 소리가 나는데 이를 청진기로 들을 수 있다. 오랜 세월 동안 승모판탈출증은 심장을 청진함으로써 진단이 가능하였다. 청진기로 들리는 딸깍하는 소리의 중요성은 1961년에 처음으로 이해되었지만, 승모판의 실제적인 운동은 1970년대 초반에 와서야 이해되었다. 그때는 살아있는 사람에서 탈출하는 판막을 초음파로 관찰하였다. 그 후, 심장의 에코 초음파(echocardiography)은 심장이 고동칠 때 승모판 판막첨의 선명한 모습을 연속적으로 관찰할 수 있는 수준까지 발전하였다. 승모판을 눈에 보이게 하는 초음파의 사용으로 MVP가 정상인에서도 매우 흔하게 관찰된다는 사실이 분명해졌다. 현재 자료에 따르는 보통 사람들의 7-10%가 MVP를 가지고 있고, 이 사람들의 대다수는 심장질환의 증거가 없다. 이런 높은 MVP의 유병률을 볼 때, MVP가 건강에 심각한 결과를 초래하지 않는다는 것이 확실하다. 그렇지 않다면, 수많은 사람들이 MVP를 치료하기 위해 심장전문의를 찾았을 것이다. 이렇게 MVP가 흔하지만, 의사들은 왜 사람들 건강에 영향을 줄 수 있는 심각한 질병이라고 말하는 것일까? 실제적으로 MVP 자체는 질병이라 할 수 없다. 이것은 많은 사람에게서 발견되는 단지 정상 승모판의 변이일 뿐이다. 그러나 MVP와 연관된 심장 이상들이 많이 있고, 의사들이 장기적으로 심장 문제에 대하여 염려하는 것도 이 때문이다. 아래 표는 MVP에 동반되는 것으로 알려진 흔한 심장의 문제들을 보여 준다. 이들은 MVP를 가진 소수의 환자에서 발견되고, 탈출증이 있는 대부분의 사람들은 증상이나 문제가 없다.

심계항진, 흉통, 빠른 박동, 심잡음

표13-12. 승모판탈출증과 연관되는 심장장애

MVP가 있는 일부 사람들의 증상은 심계항진을 느끼는 것이다. 이것은 정상 심박동을 벗어나서 생기는 여분의 심박동 결과인데, 종종 운동이나 스트레스에 의해 유발되고 심장을 자극하는 혈중 아드레날린(adrenaline) 증가와 관계가 있다. 카페인같은 자극제에 의해서도 유발된다. 심계항진이 문제가 되는 경우, 다양한 약물로 치료할 수 있는데 일반적으로 인데랄(Inderal)과 같은 베타길항제(beta blocker drug)를 사용한다. 가끔 MVP가 있는 사람은 심장이 빨리 뛰는 것(빈맥, tachycardia)을 경험할 수 있다. MVP가 없는 많은 사람들도 이러한 문제를 경험할 수 있는데 대개 약물로 성공적인 치료가 가능하다. MVP가 있는 일부 사람들에서 흉통이 생길 수가 있는데, 원인은 알려져 있지 않지만 관상동맥의 폐쇄로 인한 협심증과는 관계가 없다. 심계항진과 흉통은 베타블로커와 같은 약물의 적응증이 된다. MVP와 연관된 더 심각한 부정맥에 관한 보고들이 몇 건 있지만, 매우 드물다.

MVP가 있는 사람 중 약 절반은 승모판에 누출이 있는데, 대개는 미미하고 심장에 영향을 주지 않는다. 승모판을 고치거나 치환해야 할 정도까지 누출이 심해지는 경우도 있다. 이것은 MVP가 있는 극소수의 사람들에게서 일어난다. 우리는 보통 누출이 있는 사람이 치과 치료를 받을 때 승모판이 감염되는 위험을 줄이기 위해 항생제를 복용하라고 권고한다. 만약 승모판이 새지 않는다면 이 권고를 따를 필요는 없다. 다른 심장의 판막에 누출이 있을 때 환자들에게 같은 충고를 할 수 있다.

승모판 탈출증의 잠수 적성:

일반적인 의문은 MVP가 있을 때 잠수를 해도 안전한가 이다. MVP 자체는 병적이지 않고 잠수 시 급사의 위험을 증가시키지 않는다. 잠수를 포함한 어떤 활동에 제한을 받을 이유는 없다. 하지만 동반되는 문제들이 잠수를 제한할 수 있다. 만약에 자주 심장이 빨리 뛴다면, 잠수를 해서는 안 된다. 치료로 빈맥을 제거하고, 운동을 할 때 부정맥이 없다면, 잠수를 안전하게 할 수 있다. 우려가 있다면 심장내과로 의뢰될 것이고, 의사는 운동으로 유발되는 부정맥을 발견하기 위해 심전도로 감시하면서 하는 운동부하검사를 시행할 것이다. 흉통은 가끔 일시적이고, 인데랄같은 약으로 치료할 수 있다. 치료가 성공적이라면, 잠수를 고려해 볼 수 있다. MVP와 새는 판막을 가진 대부분의 사람들은 심장에 영향을 주지 않거나 운동수행능력을 제한하지 않는 매우 작은 누출이 있다. 심장

기능에 영향을 주고 운동수행능력을 제한할 정도로 심각하게 새는 승모판은 드물다. 심장기능이 정상이라면, 약간의 누출이 있더라도 잠수를 안전하게 할 수 있다. 어떤 다이버들은 새는 판막을 치료한 후에 잠수를 한다. 판막을 인공판막으로 치환하면, 환자는 혈전이 인공판막에 형성되는 것을 방지하기 위해 항응고제를 복용해야만 한다. 잠수는 대개 이 경우에는 추천되지 않지만, 치환하고 나서 성공적으로 잠수하는 다이버들도 있다. 승모판탈출증은 정상인에게도 발견될 정도로 흔해서 질병으로 간주되지 않고, 잠수의 금기사항도 아니다. 일부 사람에서 동반된 심장의 문제가 잠수를 제한할 수 있지만, 연관된 문제들은 대부분 치료할 수 있으므로 안전하게 잠수할 수 있다.

심방세동: 잠수와 심장에 관한 질문 중 심방세동에 관한 것이 가장 흔하고, 부정맥 중에서 차지하는 빈도가 증가하는 듯 보인다. 심방세동이 발생하면, 심방은 불규칙하면서 빠른 율동으로 박동을 치기 시작해 분당 600회 정도에 이른다. 다행히 심실은 심방으로부터의 신호를 늦춤으로써 이 빠른 박동으로부터 보호되어 심방의 매 4번째나 5번째 박동이 심실에 도달한다. 결과적으로 맥박은 심방박동수를 나눈 셈이 되어 분 당 120-150의 범위가 된다. 심방세동이 생기면, 심장이 불규칙하게 뛰는 것을 느낄 것이고, 대부분의 경우 심박수는 빠르다. 일부 사람들은 빠른 심박수를 견딜 수 없어 하고, 저혈압을 경험하거나, 두통, 피로감 및 숨가쁨을 느낀다. 관상동맥질환이 있는 일부 환자들은 심박수가 빨라지면 흉통을 호소한다. 운동은 어려워지고, 피로와 숨가쁨으로 인하여 잠수 능력이 제한을 받는다. 심방세동은 심장 자체에 이상이 있거나 심장이 과도하게 자극이 되어 유발되며, 자극하는 것에는 아드레날린 같은 약물, 과량의 알코올(alcohol), 갑상선 기능항진이 있고 가끔 심장을 늦춰 심방을 자극하도록 하는 호르몬(hormone)인 아세틸콜린 (acetylcholine)의 과다에 의해서도 자극된다. 심방세동은 고혈압이나 관상동맥질환과도 연관될 수 있고, 나이가 들어감에 따라 빈도가 증가한다. 판막이나 심근에 이상이 있거나 심장의 유전성 질환을 가진 사람에서도 심방세동이 생긴다. 많은 경우, 확인된 자극이 없고 심방세동이 생길 때 심장이 정상이다. 심방세동과 알코올과의 관련성은 잘 알려져 있어 '휴일심장증후군(holiday heart syndrome)'으로 이름 붙여져 있다. 산발적으로 발생하는 심방세동은 예측할 수 없으며, 운동, 잠수, 알코올 섭취 시 일어날 수 있고, 연속적으로도 생길 수 있다. 많은 사람들은 만성적이고 연속적인 심방세동을 가지고 있고, 적절히 치료를 함으로써 운동시에도 증상이 없다. 심방세동을 치료할 때, 우리는 심장율동을 약물이나 일시적인 전기충격을 사용하여 정상으로 돌리고자 한다. 어떤 경우에는 심방이 규칙적인 율동으로 돌아가지 않아 만성적인 심방세동을 가지고 살아야만 한다.

심방세동에 관한 우리의 가장 큰 염려는 불완전하게 수축하는 심방에서 형성된 혈전에 의해 야기되는 뇌졸중의 위험이다. 60세가 넘은 사람에서, 심방세동이 존재할 때 뇌졸중의 위험은 매년 약 4.5% 정도이다. 이 위험은 항응고제를 쓰면 매년 1% 정도로 줄일 수 있다. 아스피린은 심방세동으로 인한 뇌졸중의 위험을 줄일 수 있지만 보호효과는 그렇게 크지 않다. 항응고제를 사용하면 출혈의 위험이 있는데, 주의 깊게 항응고 정도를 모니터링 함으로써 출혈을 예방할 수 있고 뇌졸중의 위험도 줄일 수 있다. 일부는 아스피린만으로 적절한 보호효과를 얻는데 이들은 대개 젊고 심장에 다른 문제가 없다. 심장의 문제가 심방세동의 원인일 때, 심방에서 혈전이 형성되는 것을 막기 위해 보통 항응고제를 처방한다. 많은 다이버들이 쿠마딘 (Coumadin)을 복용하고 있는데, 이 약물은 심방세동을 포함한 다양한 질환에서 사용되는 가장 흔하게 처방되는 항응고제이다.

심방세동이 산발적으로 생기는 다이버에 있어서, 잠수는 심방세동을 유발하는 트리거로 작용한다. 입수할 때 혈액이 다리에서 상체로 이동하게 된다. 심장에 더해진 혈액은 심방을 확장시켜 세동이 발생하기 쉽게 한다. 수중 과학회의 잠수 교본은 입수 전 수면에서 반드시 하늘을 보고 눕도록 명시하고 있는데 이를 포함한 여러 가지 생리적인 이점 때문이다.

어떤 다이버들은 이런 체액의 변화 때문에 일시적인 부정맥을 경험한다. 심방세동이 쉽게 생기는 사람들은 대개 부정맥을 방지하기 위해 약물을 복용하고 있으며, 심방세동이 일어나는 상황에서 심박수를 천천히 유지하도록 충고 받는다. 적절히 치료하면 심박수는 빨라지지 않을 것이고 심방 세동의 존재가 심장기능을 제한하지 않을 것이다. 이런 상황에서 다이버는 부정맥에 제한 받지 않고 안전하게 잠수할 수 있다. 의사는 당신이 약으로 치료 받아야 하는지 결정할 수 있어야 한다. 어떤 의사는 환자가 잠수하기 직전에만 약물을 복용 하는 것이 필요하다고 결정을 내렸는데 다른 때에는 심방세동의 증거가 거의 없어 보였기 때문이었다. 다른 극단에는 지속적으로 심방세동을 가지고 있는 다이버가 있는데 이 환자는 심박수를 조절하기 위해 약물이 필요하고 항응고제도 필요하다. 항응고에 대한 부작용은 출혈에 대한 염려이다. 어떤 손상(절상, 좌상, 골절상)에서도 과도한 출혈이 발생할 수 있으므로, 혈액 손실이 적다는 것을 확실히 하기 위해 특별히 주의를 기울여야 한다. 한 가지 염려스러운 것은 이압착이나 부비동압착에 의한 손상에서 과도한 출혈이 있을 수 있다는 점이다. 이압착에서 중이로의 출혈이 있으면 갇힌 혈액 때문에 심각한 중이 감염을 야기할 수 있다. 부비동압착에 의한 출혈은 오래 동안 지속되어 심각한 부비동 감염을 일으킬 수 있다. 다행히 숙련된 잠수기술로 압착을 예방할 수 있어, 항응고제를 쓰고 있는 사람들은 이압착이나 부비동압착을 예방하는 것이 필수적이다. 이를 위해 충혈제거제를 신중하게 사용하고, 충혈이 있을 때에는 잠수를 해서는 안 되며, 하강 시에는 지속적으로 귀와 부비동의 압력을 주위의 압력과 평형을 이루도록 해야 한다.

D. 약물에 따른 잠수 적성

질환의 유형	약물 계통	약물 예
근골격 동통	진통제	Aspirin Advil Tylenol
불안증	진정제	Xanax Valium
울혈, 점막부종	항울혈제	Sudafed Actifed
알레르기	항히스타민제	Benadryl Claritin
위장장애	제산제 H2길항제	Maalox Tagamet, Zantac
멀미	멀미약	Dramamine Anitvert
피부발진	스테로이드	Hydrocortisone
고혈압	칼슘길항제 베타길항제 ACE길항제	Cardizem
Tenormin		
Vasotec		
체액저류	이뇨제	Diurl Lasix Dyazide
심장질환	항부정맥제	Procan Mexitil Cordarone Lanoxin Calan Corgard

표 13-13. 흔히 사용되는 약물

기능의 제한이나 후유증을 나타내었던 질병의 영향을 많은 약물들이 최소화해 준다. 첫 번째의 대원칙은 약물이 아니라 기존 병력에 주목하라는 것이다. 분명 많은 약물들은 다이빙의 금기가 된다. 체내에 약물을 가진 상태로 다이빙을 하였을 때는 고압환경, 운동의 효과, 고온 및 저온환경, 과산소, 기체분압 증가 등의 영향으로 약물의 약동학(변화와 분포), 약력학(효과)이 변화한다. 상용되는 약물을 표 13-13에 제시하였다. 누구나 먹고 있는 약물이 있는지 물어보고, 계속 약을 먹는다면 문제가 될 것이라는 생각을 한다. 그러나 약물이 문제가 되는 것은 투여된 약물이 깊은 수심에서 고압과 과산소의 영향을 받아 특별한 독성을 나타내기 때문이 아니다. 그러한 약물을 투여할 만큼, 질병이 있고 이 질병이 제한이나 후유증을 나타내며, 감압질환과 복잡하게 상호작용을 하기 때문이다.

즉, "**약을 먹는데 다이빙해도 될까요?" 라는 질문은 "**약을 먹을 만큼, 몸의 생리가 남보다 다른데, 다이빙으로 심각한 영향이 있을까요?"라는 의문으로 교체되어야 한다. 이러한 고민은 이 책의 2/3을 관통하는 주제이고, 여기서는 약물과 잠수환경 사이 상호작용에 주목한다.

다이버들이 그들의 건강을 유지하기 위해 사용하는 약물들이 많기 때문에 이런 약물들이 잠수에 미치는 영향에 주의를 기울이는 것은 당연하다. 아직까지 모든 약물들과 고압산소와의 상호작용을 인덱스한 편람은 출판되지 않았다. 처방전이 필요 없는 모든 종류의 섭취물이 약이라는 것은 너무 진부한 표현이며, 원칙은 항상 처방한 의사에게 자문을 구하라는 것이다. 신기하게도 한국에서는 약물의 부작용과 상호작용, 그리고 복약지도를 하는 약사라는 직업이 존재한다. 그렇다면, 새로운 약을 사용하게 된다면 해당 약물의 효과를 약사에게 들으면 될 것이니 잠수의사의 어깨는 한결 가벼워진다. 매 알약 하나 하나 마다 약사에게 지불한 복약지도료가 있다는 것은 기억해 둘만하다. 복용하고 있는 약물의 효과를 알게 되면, 부작용을 조기에 발견할 수 있고 약물에 대한 반응에 적절한 용량을 투여 받게 될 것이다. 경도의 만성질환 치료에 사용되는 대부분의 약물은 잠수에 미치는 영향이 거의 없다.

Thyroid drugs

Sedatives end tranquilizers

Antidepressants

Antihistamines and decongestants

Hypoglycemic agents

Adrenergic blocking agents

Steroide

Anticonvulsants

Alcohol

Hallucinogens

Antihypertensives

Coronary vasodilators

Narcotics

Antituberculosis agents

Chemotherapeutic agents

Antipsychotics

CNS stimulants and anorexians

Anti Gout agents

dimenhydrinate*(Dramamine)

표 13-14. 다이빙에 영향을 미치는 대표적인 약물

진통제: 보통 진통제는 경한 관절 근육통, 두통에 자주 쓰인다. 진통제는 열을 떨어뜨려서 해열제로도 쓰인다. 이 약물들은 잠수환경과 상호작용이 없다. 아스피린(aspirin)과 애드빌(Advil)은 위장장애와 위장출혈을 유발할 수 있다. 아스피린이나 애드빌의 과도한 사용은 출혈을 야기할 수 있으며 이는 잠수에서 바람직하지 않다. 이런 종류의 약물은 경도의 통증이나 두통, 감기의 해열 목적으로 휴대하고 다니면 유용하지만, 자상이나 상처를 입었을 때 혈소판에 대한 작용으로 과도한 출혈을 일으킬 수 있다.

진정제: 많은 사람들이 바쁜 생활에서 오는 스트레스를 줄이고자 진정제나 항불안제를 투약 한다. 이러한 용도로 추천되지는 않지만 사람들이 스트레스를 줄이려고 약물을 사용한다. 이런 약물은 약간의 수면유도효과가 있기 때문에 의사들은 운전할 때 약물을 사용하지 말라고 권고한다. 같은 효과로 판단력의 소실이나 반사적인 행동이 잠수 시에 무뎌질 수도 있다. 또한 질소마취시 상승작용을 나타낼 수도 있다. 이러한 약물을 잠수 시에 사용해서는 안 된다.

항울혈제와 항히스타민제: 아마도 다이버들이 사용하는 가장 흔한 약물은 항울혈제일 것이다. 귀의 압력평형은 잠수 시 겪는 가장 흔한 문제이다. 만일 알레르기나 감기가 있다면 상기도, 유스타키오관(E-tube) 및 공동(sinus)의 개구에 부종이 있을 것이다. 항울혈제를 주의 깊게 사용하면 귀나 공동의 압착 없이 성공적으로 잠수할 수 있을 것이다. 이러한 약물은 종종 코나 후두의 점막에 다른 작용을 하는 몇 가지 약물을 함유하고 있다. 보통 항히스타민제나 아드레날린 계통의 약물을 함유하고 있다. 이 두 가지 약물은 부종이 생긴 코나 후두의 점막을 위축시켜 귀나 공동의 문제없이 잠수할 수 있게 해준다.

항히스타민은 진정작용이 있어 운전할 때 잠들거나 적절한 판단 또는 반사적 행동을 무디게 하므로 이 약물을 복용하였을 경우 운전하면 안 된다. 이러한 점은 잠수 시에도 마찬가지이며 안전과도 밀접한 관계가 있다. 진정제와 같이 사용하면 질소 마취의 효과와 상승작용을 일으켜 마취가 더욱 심하게 나타날 수도 있다. 아드레날린 계통의 약물들은 심박수를 증가시키고 혈압을 상승시키지만 이러한 효과는 보통 경하게 나타나며 잠수에서 문제를 일으키지는 않는다.

제산제와 H2길항제: 바쁜 일상생활에서 겪는 스트레스는 위장에 영향을 미치기도 한다. 많은 사람들은 스트레스에 의해 자극되어 분비되는 위산의 과다로 작열감이나 다른 불편한 증상을 느끼기도 한다. 제산제(antacid)는 액상이나 정제 형태로 사용가능하며, 여행, 시차, 음식섭취 등 위장자극과 동반된 위장장애에 효과가 있다. 이러한 약물은 보통 부작용이 없지만 과량투여 시 설사를 일으킬 수 있다. 제산제와 다이빙에는 아무런 문제가 없다. H2길항제로 불리는 약물들은 위산분비를 조절하는 물질인 히스타민의 작용을 차단하여 위장의 위산분비를 감소시킨다. 이 역시 항히스타민제에 속하지만 코에서 점막을 수축시키지는 않는다. 이러한 약물들은 위장관계 궤양을 치료하는데 사용되어 왔으며 위산과다로 생긴 위장점막의 자극증상을 제거하고 과도한 위산분비를 막아준다. 이 약물 역시 잠수 시 문제를 일으키지 않는다.

멀미약: 점막수축제로 사용되는 항히스타민제는 멀미를 예방해주는 효과도 지니고 있다. 진정작용, 판단력 상실, 질소마취의 증상악화 등이 멀미약 투여에 의해 생길 수 있다. 드라마민(Dramamine)이 이러한 약물의 예이다. 멀미를 예방하기 위해 다이버들이 사용하는 패치에는 scopolamine이 있다. 이 약물은 뛰어난 항멀미 효과를 가지고 있으나 항히스타민은 아니다. 이 약물은 뇌에서 운동자극을 감지하는 부분에 작용하여 멀미를 일으키는 운동신호의 혼란에 위장이 반응하지 않게 해준다. scopolamine은 잠수 시 몇 가지 중요한 부작용을 가지고 있다. 이 약물은 눈의 동공을 확장시킨다. 만약 패치를 만진 후 눈을 비비면 동공이 확장되며 몇 시간 동안 눈이 침침해진다. 이러한 문제는 손과 손가락에 주의만 하면 피할 수 있다. 이 약물은 심각한 지남력장애를 일으킬 수 있고, 고용량을 투여 받았을 때 지남력상실과 기괴한 행동을 야기한다. 이러한 효과는 소아에서 패치를 사용했을 때 주목할 만하다. 패치에 있는 용량은 성인용량에 맞추어져 있다. 이러한 패치를 체구가 작거나 소아에서 사용하면 문제를 일으킬 수 있다. 패치와 다이버이에 다른 문제는 없다. 만일 경피용 scopolamine 패치를 사용하고자 한다면 약물에 대한 반응을 보기 위해 집에서 몇 일간 붙여보는 것이 좋다. 많은 사람들은 경도의 구강건조증 외에는 다른 부작용을 느끼지 못한다.

스테로이드: 염증을 막기 위해 사용된다. 이 약물은 부신선에서 분비되는 호르몬의 일종이다. 심혈관계의 안정상태와 적당한 수분평형, 무기질 평형, 스트레스를 견딜 수 있는 능력 등에 필요한 물질이다. 스테로이드 제제는 알레르기성 발진, 불꽃산호나 해파리에 대한 피부반응, 천식 등의 치료에 유용하며 심각한 알레르기 반응을 멈추거나 예방하는데 사용된다. 스테로이드는 잠수에 직접적인 효과는 없으나 일부 동물실험에서 산소독성과 유사한 작용을 보인다고 알려져 있다. 스테로이드의 장기사용은 보통 부작용 때문에 삼가야 한다. 단기 사용(수일에서 수주)은 거의 부작용이 없다. 피부증상 치료를 위해 사용하는 스테로이드 크림은 잠수에 아무런 영향을 미치지

않는다. 몇 달 동안 스테로이드를 투여 받는 사람에서 당뇨, 골약화, 비만 등의 문제가 발생할 수 있다.

항생제: 많은 종류의 항생제가 사용되고 있으며 각각의 항생제는 특이 미생물에 대한 특별한 용도를 가지고 있다. 다이버들에서 자주 사용되는 항생제는 보통 경구로 투여되며 귀나 부비동감염, 편도선염, 후두염, 위장관계감염, 피부감염, 기관지염 같은 흔한 감염에 사용된다. 보통 항생제가 감기에 처방이 되지만, 감기를 일으키는 바이러스에는 효과가 없다. 항생제는 세균과 진균감염에만 작용한다. 감기에 사용되는 것은 바이러스감염의 합병증으로 생길 수 있는 세균감염을 막기 위해 사용된다. 페니실린(penicillin)은 최초로 발견된 항생제이지만 아직도 널리 사용되고 있다. 페니실린은 잠수와 관련해서 부작용이 없다. 많은 사람들이 페니실린에 과민반응이 있으며 그러한 경우에는 사용을 중단해야 한다. 테트라싸이클린(tetracycline) 계통 항생제는 태양광선에 대하여 피부 과민성을 증가시킨다. 이 약물의 사용은 태양광선에 의한 화상을 일으킬 수 있다. 테트라싸이클린 계통의 약물을 대체할 좋은 약물이 많기 때문에 태양광선에 노출될 것이 의심되면 사용하지 말아야 한다. 많은 항생제들이 위장장애를 일으키고 설사를 유발한다. 만일 잠수여행에 항생제를 가지고 간다면 이 약물의 작용을 분명히 알아야 한다. 많은 경우 약 때문에 발생한 줄도 모르고 오심 등으로 며칠간 고생하기도 한다. 항생제 때문에 생긴 설사로 잠수 스케줄을 망칠 수도 있다. 전술했듯이 항생제를 먹는 것은 잠수에 영향을 미치지 않지만, 항생제가 필요한 몸 상태(감기) 등은 잠수에 영향을 준다.

항고혈압제: 고혈압은 흔한 질환이다. 전미의 통계에서는 천이백만 명, 한국에서도 900만명 이상이 매일 고혈압 약을 복용한다. 만성 고혈압은 심장과 신장의 손상을 동반하며 뇌졸중의 위험이 있다. 항고혈압제를 사용하여 뇌졸중이나 신장, 심장질환의 발생을 막는 것이 중요하다. 많은 사람들은 조절되지 않은 고혈압으로부터 야기되는 심각한 질환을 막기 위해 항고혈압제를 사용한다. 많은 다이버들이 이러한 약물을 복용하고 있으며 고혈압 치료 시 잠수가 안전한가에 대한 의문점들이 많다. 고혈압의 치료에는 많은 약물이 사용된다.

- 칼슘길항제

이 부류에는 다양한 약물이 있으며, 혈관벽을 이완시켜 혈류의 저항을 줄여 혈압을 낮춘다. 이러한 약물은 부작용이 거의 없으며 많은 사람들이 안전하게 투여하고 있다. 상용량을 사용했을 때에도 앉아있거나 누워있는 상태에서 기립자세로 자세를 바꿀 때 혈압이 과도하게 떨어질 수 있다. 확장된 혈관은 자세의 변화에 빠르게 반응하지 못하며 급격히 혈압이 떨어질 것이다. 이러한 효과인 기립성저혈압은 잠수 시 문제가 될 수 있다. 혈압의 갑작스런 저하는 어지러움이나 실신을 유발할 수 있다. 고혈압으로 칼슘길항제를 사용하고 있다면 집에서도 기립성저혈압에 주의해야 할 것이다. 만일 급히 일어났을 때 어지러움을 느낀다면 의사에게 말해 용량조정을 해야 할 것이다. 이러한 증상이 있다면 잠수해서는 안된다. 혈압이 정상인데 항고혈압제를 계속 투여해야 하느냐는 질문을 자주 접하게 되는데, 많은 경우 정상혈압은 약물투여 때문일 수 있고 투약을 중단했을 때 혈압은 다시 상승하게 된다. 일년 이상의 치료 후 약물치료 없이 정상혈압이 유지되는지 검사해보는 것이 적당할 것이다. 만일 혈압이 다시 상승한다면 투약을 계속해야 한다. 그 외 잠수와 관련하여 칼슘길항제는 다른 부작용이 없다.

- 베타길항제

고혈압치료에 흔히 사용된다. 이 약물은 아드레날린의 작용 중 베타효과를 차단한다. 베타차단은 심박수를 감소시키고 심근의 수축력을 감소시킨다. 이러한 효과는 혈압을 낮추게 된다. 이 약물은 아드레날린의 과다로 인해 발생하는 과도한 흥분작용을 막기도 한다. 음악가들은 아드레날린의 상승으로 나타나는 동요를 막기 위해 베타 길항제를 사용하기도 하였다. 베타길항제는 운동능력을 감소시키지만 고혈압치료를 받는 보통사람에서 이러한 효과는 잘 느끼지 못한다. 운동수준이 높은 운동선수들은 베타길항제가 최고 운동능력을 감소시키는 것을 느끼기도 하지만 중등도의 운동은 제한되지 않는다. 잠수 시 요구되는 운동량은 이러한 약물에 의하여 영향 받지 않으며 잠수와 직접적인 상호작용은 없다. 베타길항제는 추위에 노출되었을 때 손의 혈관의 과도한 수축을 유발하기도 한다. 몇몇 다이버들은 베타길항제를 복용했을 때 손의 한랭감각이 민감해진다고 호소하기도 한다. 만일 따뜻한 수온에서 잠수한다면 문제될 것은 없다. 베타길항제는 천식을 악화시킬 수도 있다. 천식의 과거력이 있는 다이버는 현재 천식이 없더라도 베타길항제를 사용하였을 때 천식이 발생할 수 있다. 베타길항제의 다른 부작용은 잠수와 문제되지 않지만, 정신활동이 약간 둔해질 수 있고 남자에서 발기부전을 일으킬 수 있다. 이러한 약물을 투여 받는 환자는 상기 부작용에 주의해야 하며 부작용 발생시 의사에게 알려야 한다.

- ACE차단제

상대적으로 최근에 개발되었으며 고혈압과 심장질환에서 빠르게 그 자리를 잡아가고 있다. 이 약물은 강력한 혈관수축물질을 생산하는 효소(angiotensin converting enzyme, ACE)을 차단한다. 혈류 내 이런 수축물질의 양을 낮춤으로써 혈관이 이완 되고 혈압이 감소하게 된다. ACE차단제는 운동능력에는 거의 작용을 미치지 않으며 활동적이고 운동하기 좋아하는 고혈압환자를 치료하는데 뛰어난 약물이다. 잠수 시에도 문제를 일으키지 않는다. 가장 중요한 부작용은 기침을 유발하고 기도의 부종을 일으키는 것이다. 이 약물을 복용한 이후 기침이 나타나면 보통 다른 약물로 교체하는 것이 좋다. 신장질환이 있는 환자에서는 금기이다.

- 이뇨제

체내로부터 수분과 과도한 나트륨 염을 제거하기 위하여 사용한다. 보다 많은 수분이 신장을 통해 소변으로 빠져나가게 한다. 수분과 나트륨이 줄어들면 혈압이 떨어지게 되어 이뇨제는 고혈압 치료에 한 부분을 차지하고 있으며, 체내 수분 저류로 생긴 부종을 막기 위해 사용되기도 한다. 다이버들은 이뇨제로부터 거의 영향을 받지 않으며 만일 고열에 노출되거나 땀을 많이 흘린다면 이뇨제는 필요하지 않다. 한편, 이뇨제는 체내에서 중요한 무기질인 칼륨의 손실을 초래하여 근력의 저하와 심장의 작용에 영향을 미칠 수 있다. 따라서 잠수할 경우 이뇨제를 먹지 않는 것이 좋다.

- 항부정맥제

심장의 정상 리듬을 유지하기 위하여 사용한다. 여러 계통의 약물들이 비정상적 리듬을 제어하기 위해 사용되고 있다. 이 중에는 칼슘길항제나 베타길항제처럼 고혈압 치료에 사용되었을 때와 동일한 작용을 지니는 것들도 있다. Procan과 Mexiti 같은 약물은 잠수환경에서 부작용을 나타내지 않는다. Procan은 때때로 근육이나 관절통을 유발한다. Mexitil은 고용량에서 진전, 신경과민, 위장장애를 나타낸다. 이런 작용은 약물의 용량을 줄임으로써 막을 수 있다. 이러한 약물은 잠수 전 부작용을 막기 위해 적절히 조절하여야 할 것이다. Lanoxin은 빈맥을 막기 위해 흔히 사용한다. 잠수와 Lanoxin 사이에는 영향이 없다. Cordarone은 심방세동을 막기 위해 사용되는 강력한 항부정맥제이다. Cordarone을 복용한 환자는 태양광선에 민감하게 된다. Cordarone을 복용한 다이버는 태양광선에 과도하게 노출되면 심각한 화상을 입게 된다. 이 약물에 의해 야간 시야도 영향을 받을 수 있다.

밝은 불빛은 후광(halo) 현상을 일으키기도 한다. 이 약물에서 태양에 의한 화상의 위험 이외 잠수환경에서 다른 위험요소는 없다.

- ▪ 항응고제

우리는 항응고제인 쿠마딘(Coumadin)을 복용하는 다이버에 관하여 많은 질문들을 받아 왔다. 쿠마딘은 혈액이 천천히 응고하도록 하여, 정맥이나 심장에 생길 수 있는 혈전으로부터 환자를 보호해준다. 혈관이나 심장에 형성된 혈전은 주요 장기로 가서 손상을 일으켜 기능 이상을 초래할 수 있다. 비록 혈액이 응고하는 능력은 부상당했을 때 혈액 손실에 대한 가장 중요한 방어 기전 중의 하나이지만, 혈액이 응고하는 능력을 감소시키는 것이 환자의 건강에 도움이 되는 상황들이 있다. 쿠마딘은 질병, 인공판막, 부정맥이나 정맥질환(정맥염)으로 인하여 혈액응고의 위험이 있을 때 사용된다. 혈액응고를 방지하기 위해 쿠마딘을 복용하는 사람들이 많다. 쿠마딘을 복용하는 모든 사람들은 처음에 적응 기간을 거쳐야 하는데 혈액응고 검사를 몇 일에 한 번 또는 몇 주에 한 번씩 받아야 하고, 항응고 작용이 적절하게 유지되는지를 확인하기 위해 주기적으로 - 대부분 매달 - 혈액검사를 받아야 한다. 이때 의사는 International Normalized Ratio(INR)이라 불리는 혈액응고시간을 모니터링 하여 이에 맞춰 복용 용량을 결정해야 한다. 이 수치는 개인의 혈액응고시간을 표준치와 비교하는데, 정상비는 1이다. 정맥질환이나 부정맥의 경우 2-2.5의 비를 사용하고, 인공판막의 경우 혈액응고의 위험을 최소화하기 위해 2.5~3.5으로 유지 한다. 쿠마딘을 복용하는 사람들은 정기적으로 한 달에 한 번 혈액검사를 받고, 복용량을 변경해야 하는지 의사로부터 확인 받아야 한다. 쿠마딘은 비타민 K의 효과를 차단함으로써 혈액이 응고하는 능력을 감소시킨다. 이 비타민은 혈액이 응고하는데 필요한 인자들 중 하나인 프로트롬빈(prothrombin)을 생성하는데 있어 중요하다. 혈액이 응고하려면 혈액 안에서 수많은 화학 반응들이 작용해야 하고 응고인자들 중 하나라도 없다면 응고하는 능력이 감소하게 된다. 프로트롬빈의 양을 줄임으로써 응고시간을 연장시킨다. 그리고 혈액응고 효과를 나타내기 위해 비타민 K는 장에서 세균에 의한 활성화를 거쳐야 하는데, 어떤 항생제는 세균의 활성을 감소시켜 비타민 K 생성을 저하시키고 쿠마딘의 효과를 증진시킬 수 있다. 쿠마딘을 복용할 때에는 약물, 질병, 그리고 음식의 변화도 혈액응고의 수준에 영향을 줄 수 있다. 혈액이 너무 묽으면 자발적으로 출혈이 생긴다. 출혈은 가끔 피부, 코 및 입에서 처음 발견된다. 의사와 약사들은 약물의 상호작용을 숙지하여 응고시간에 대한 쿠마딘의 작용에 영향을 줄 수 있는 약물을 피하거나 조정해야 한다. 쿠마딘을 복용하고 있다면 음식과 약물의 영향에 대한 교육이 중요하다. 쿠마딘을 복용 중 아스피린은 피해야 하는데, 혈소판에 의존하는 예비응고기전(backup clotting mechanism)을 아스피린이 차단하여 출혈에 대한 아무런 보호대책도 남겨 놓지 않기 때문이다. 쿠마딘을 복용해야만 하는 다이버는 손상, 이압착, 부비동압착, 폐압력손상에 따른 출혈의 위험을 안고 있다. 쿠마딘을 복용하면 혈액이 천천히 응고되기 때문에, 상처 부위 출혈이 오래 동안 지속될 것이며 출혈을 조절하기 위해 압박붕대가 필요할 것 이고 이압착이나 부비동압착이 중이나 부비동에 있는 혈관에 손상을 줄 만큼 심각 하다면 과도한 출혈을 일으킬 것이다. 출혈의 위험에도 불구하고 많은 사람들이 항 응고제를 사용하면서 수 년간 건강하게 지내 왔고 최소한의 부작용이 있었다. 부상의 위험 때문에 접촉이 많은 운동을 해서는 안 되지만, 다른 운동 및 잠수를 포함한 레저 활동들은 혈액응고시간을 조심스럽게 감시하면서 안전하게 할 수 있다. 인공판막을 지녔지만 안전하게 잠수하는 사람들, 심방세동이 있는데 안전하게 잠수하는 사람들, 정맥염(정맥 내 혈전형성)으로 인해 쿠마딘을 복용하면서 사고 없이 잠수하는 많은 다이버들의 기록이 제시된다. 쿠마딘을 안전하게 사용하는 비밀은 매달 혈액 검사를 통해 INR 수치에 주의 깊게 관심을 가지고 의사가 지속적으로 감시하는데 있다. 잘 조절한다면 출혈의 합병증이 생길 위험은 상당히 낮다. 다이버들에게 있어 가장 중요한 질문은 쿠마딘을 사용해야 하는 의학적 상황이 잠수를 금지하는지 여부이다. 많은 경우, 질병이 일과성이거나 만성이라도 잘 적응이 되었다면, 잠수에 지장을 초래하지 않는다. 잠수를 제한하는 다른 질병이 없고 응고시간을 세심하게 조절하며 이압착이나 부비동압착을 피하면서 쿠마딘의 효과에 변화를 주는 약물이나 음식에 대한 교육을 철저히 한다면, 쿠마딘을 복용하고도 안전하게 잠수를 할 수 있다. 많은 다이버들이 쿠마딘을 쓰면서 안전하게 잠수하고 있지만, 과도하거나 불충분한 항응고로 인한 문제를 어떻게 피하는지를 이해하기 위해 각별한 노력을 기울여야 한다.

14. 해녀방식 표면지향활동

14. 해녀방식 표면지향활동

A. 지식잠수에서 압력의 병태생리

해녀 다이빙(잠녀; Ama, 프리다이빙, (해산물 채집) 지식 잠수)은 압축 공기를 사용하지 않고 이루어지는 다이빙으로 정의된다. 저서 생물 채집은 물론 작살을 이용한 물고기 사냥도 모두 포함되며, 해산물 채집을 하지 않더라도 경쟁 스포츠로서의 프리다이빙 역시 기록 부분에서 특화된 레저 방식 해녀 다이빙으로 분류한다.

"해녀 다이빙(프리다이빙, 지식 잠수)은 조직에 질소가 축적되지 않는다"는 것은 미신에 불과하다. 하지만 그러한 통념은 널리 퍼져 있다. 중요한 점은 특히 경쟁 스포츠 형식의 해녀 다이빙은 매우 위험하며, 감압 질환과 아무 상관 없이 많은 사망과 합병증을 초래할 수 있다.

해녀 다이빙 중 호흡을 정지하고 깊은 수심에 들어간 결과 조직에는 질소가 축적된다. 다이빙 중 폐에서의 공기 압축은 폐포의 질소 압력을 증가시켜 질소는 혈액에 흡수된다. 수중에서 폐포 속의 공기의 압력은 (미신과는 달리) 1 기압이 아니다. 하강하는 도중의 그라디언트와 비교하면, 상승하는 동안 조직에서부터 혈액까지의 질소 압력 경사가 더 작다. 따라서 빠르게 흡수된 질소는 상승 도중에 현저히 낮은 속도로 배출된다. 정맥혈에서의 질소 축적은 여성 카치도 해녀 다이버에서 확인되었다. 따라서 감압 질환의 여부는 잠수 깊이와 횟수, 그리고 간격에 따라 결정된다. 일반적인 위험 요소는 다음과 같다 :

- 20msw를 초과하는 깊이

- 표면 휴식 시간이 호흡 정지 시간보다 짧을 때

- 3시간 이상 지속된 해녀 다이빙

해녀 다이빙 사고에 대해서 보고된 문헌에 따르면, 대부분 감압 질환이 아닌 다른 중대한 원인이 있으나, 감압 질환 역시 확인된 것으로 나타났다. 해녀 다이빙의 감압 질환은 척수 병변보다 대뇌 병변이 더 흔한 특징을 보인다. 해녀 다이빙에 따른 대뇌 감압질환은 대부분 수 시간 동안 지속되는 일시적인 신경학적 결손을 보였다. 이러한 대뇌 감압병은 폴리네시안 진주 다이버에서 라라바나(laravana) 다이빙 증후군이라는 이름으로 알려져 있다. 이러한 증상은 남성 해녀 다이버에서 흔하며, 여성에서 드물다. 일본 헤구라(Hegura) 섬의 지역 선별조사에서 해녀들은 대뇌 감압질환에 대해 알거나 경험한 적이 없다고 답했다. 그러나 심화된 면담에서 같은 해녀는 잠수 후에 일시적 좌측 편마비와 구음 장애가 있었다는 것이 확인되었다. 다마키(Tamaki)는 173명의 해녀 다이버를 대상으로 설문 조사를 시행하였다. 모든 대상자는 해녀 다이빙에 종사하고 있었다. 12명의 응답자가 다이빙 후 뇌졸중과 같은 신경학적 증상이 있었다고 대답하였다. 이중 11명은 후나도 방식으로 해녀 다이빙을 수행했다. 신경학적 증상을 호소한 해녀들의 조업시간은 4~6.5시간, 평균 잠수시간은 1분 30초 였으며, 잠수 깊이는 10-20m 였다. 해녀 다이버의 감압질환이 의료계에 잘 알려져 있지 않은 이유는 첫 번째로 질환이 일시적인 성질이며, 다이빙 단체나 해녀 조업 공동체에서 이와 같은 증상을 병원에 가야 하는 것으로 인식하지 않기 때문으로 생각된다. 즉 '물질 후에 있을 수 있으나 쉬면 회복된다' 라는 인식이 있거나 해당 참여자들이 얕은 물 기절 (Shallow Water Blackout, SWB)이나 그밖에 수많은 명칭을 붙이고 진단, 치료, 예후 평가를 시행한다. 결과적으로 해당 환자는 의료기관이나 의사에게 보여지지 않는 것이다. 비의료진에 의해서 어떠한 치료가 행해지던간에, 일시적인 저산소증은 뇌 자기공명영상에서 흔히 '다이빙으로 인한 손상'을 남긴다. 법의학적으로도 '익수'라고 명명되면 현장 공무원들은 더 이상의 평가가 필요하다고 생각하지 않는다.

감압 질환을 경험한 해녀 다이버의 뇌 자기공명영상은 전형적으로 나타나는 음영 구역에서 반복되는 뇌경색을 보여주었다. 뇌 병변은 기저핵(basal ganglia), 내섬유막(internal capsule), 피질하 백색질(subcortical white matter)을 침범하였으며, 이러한 손상유형은 압축 공기 다이빙으로 인한 것과 유사하였다. 기저핵의 허혈성 병변은 말단 영역(terminal zone)에 위치하고, 침범된 백색질은 경계(watershed)영역과 일치했다. 이러한 소견은 소위 "저 흐름"뇌경색으로 말단 공급 영역에서 낮은 관류 압력의 결과로 발생한다. 뇌동맥 기체색전증 (CAGE)에서 흔히 경계 영역 경색이 발생한다. 제주도의 경우, 의료 공제 조합이 생긴 후에 상당히 많은 해녀 다이버들이 뇌 자기 공명 영상 검사를 받았으며, 유사한 부위에 병변이 있다(미출간 자료).

해녀 다이빙에서 정맥 버블의 형성은 입증되었다. 결론적으로 해녀에서 감압 질환의 기전은 명확하지 않다. 이는 해녀 다이빙이라서가 아니라 감압 질환의 기전 자체가 명확하지 않기 때문이다. 깊고 반복적인 다이빙을 한 후, 정맥 내에 형성된 버블은 심장을 통해 폐로 이동한다. 폐 모세 혈관을 통과하는 정맥 기포의 일부인 미세 기포는 일반적으로 일부 조직에는 무해하다. 초기에 해녀 다이버에서 감압 질환을 설명하기 위해 미세 버블의 실험 자료를 기반으로 제안된 기전은 일시적인 혈액-뇌 장벽을 손상으로 생각되었다. 그러나 이 가설은 신경학적 감압 질환을 가진 해녀 다이버의 자기 공명 영상 결과와 일치하지 않는다. 다른 이론적인 기전도 생각할 수 있다. 크거나 작은 정맥 기포가 유지되거나 작은 폐동맥에 갇히게 된다. 이후 해녀 다이버가 하강하면 "갇힌"기포가 압축되어 폐 모세 혈관을 통과하게 된다. 동맥으로 이동된 버블은 상승을 되풀이하면서 팽창한다. 최종적으로 대뇌 말단 공급 구역이나 경계 구역에 모이게 될 것이다.

B. 정신 질환

수년 동안 반복적으로 30-64msw의 레저 방식 해녀 다이빙(프리다이빙)을 한 남성과 여성에서 신경 정신 의학적 문제는 아직 발견되지 않았다. 조업에 종사하는 해녀에서는 남성 해녀는 다이빙에 따른 정신질환이 없다고 답하였으나 간혹 깊게 혹은 장시간 다이빙 시 불안감을 호소하는 것이 확인되었다. 이와 달리 여성 해녀는 그들의 조업과 관련하여 특정 정신 질환이 확인되었다. 44명의 여성 해녀 다이버를 대상으로 공황 발작에 대한 예기치 않은 불안과 다이빙 작업 활동 감소가 조사되었으며, 그 중 9명은 다이빙 중 불안 발작 삽화가 확인되어, 해녀 다이빙이 직업적 정신질환을 초래할 수 있음을 보여주었다. 여성 해녀는 익수로 사망하는 공포에 대한 현실적이고 뚜렷한 생각이 있었으며, 해녀 조업을 실질적으로 위축시켰다. 이러한 상태의 임상적 특징은 광장 공포증이 있는 공황 장애의 유형과 다소 유사하였으나, 조사자의 평가에서는 흔히 공황 장애에서 보이는 이인증(depersonalization), 현실감소실(derealization)은 없는 것으로 나타났다. 동반되는 증후로는 심계항진, 현기증 또는 비정상적인 감정, 호흡 곤란, 메스꺼움 그리고 안면 홍조를 호소하였다. 이중 가장 흔한 것은 심계 항진이었다. 이러한 공황 발작을 경험한 해녀는 다이빙을 지속할 수 없었으며, 조업을 중단해야했다. 발병 연령은 대개 30대이며, 삽화는 20-30년간 지속되었다. 대부분의 해녀들은 공황에서 회복되었다고 답했으나, 다수는 조업을 하기 전에 항상 항불안제를 복용한다고 응답했다.

설문에 응답한 44명의 해녀다이버의 조업환경을 검토하면, 13-22ms의 깊이로 하루 90-120회 다이빙을 했으며, 각 다이빙은 60초 동안 지속되었다. 이러한 다이빙 패턴은 긴 편으로 남성 해녀의 다이빙 깊이와 유사하였다. 깊고, 긴 해녀 다이빙을 수행하는 여성들 사이에서 보고된 공황장애는 감압질환과 관련이 없다. 공황장애 문제는 한국 또는 일본국에서 널리 알려져 있지 않다. 그 이유는 해녀 조업에서의 생존 편향, '물질'에 따른 자연스러운 문제나 개인의 성격으로 간주되기 때문이며, 지역사회에서 정신적 질환은 비밀로 유지하려는 경향이 있음이 지적되었다. 결론적으로, 이러한 문제가 감압 생리 그 자체 또는 해녀 다이빙(지식 잠수)의 고유한 스트레스와 관련이 있는지 여부는 알려지지 않았다.

C. 해녀 다이버의 한냉 내성

해녀 다이버는 작업 환경에서 다양한 생리적인 스트레스를 극복해야 한다. 현대식 장비를 사용하지 않을 경우, 물에서의 신체 열 손실은 다이빙 활동을 제한하는 가장 중요한 요소이다. 해수 온도는 봄의 경우 10℃에서 가을의 경우 25℃까지 다양하다. 제주도의 해녀 다이버들은 1970년대 후반까지 면화 수영복을 입은 채 심한 한냉 스트레스를 받으며 1년 내내 조업했다. 다이빙 작업 시간은 주로 깊은 물에서 냉각되는 정도로 결정되었으며, 해수 온도에 상관없이 중심 체온이 35℃로 떨어지면 작업을 종료해야 했다. 겨울철에 하루의 조업 시간은 10분 이내로 제한되었다. 여름에는 근무 교대 기간을 길게 가질 수 있었다. 일본의 해녀 다이버는 1.5-2시간씩 3교대로 조업을 진행했다.

차가운 스트레스로부터 자신을 보호하기 위해 해녀 다이버는 신체 열생성을 증가시키고 신체 열손실을 줄여야 한다. 흥미롭게도 여성 해녀 다이버들에서 발견된 추위에 대한 특별한 적응과 생리적 방어가 알려져 있다. 추위에 대한 적응은 겨울철에 극한의 차가운 스트레스에 반응하여 여러 호르몬에 의해 조절되는 기초 대사율을 높임으로써 성취될 수 있다. 그러나 떨림(shivering)에 의해 주로 발생하는 열 생산은 남성에 비해 여성이 더 낮다. 생리학적 방어의 또 다른 측면은 열을 유지하기 위한 신체의 지방 절연이다. 이는 몇 가지 유형의 혈관 적응으로 열손실을 제한할 수 있다. 결론적으로 여성 해녀 다이버는 떨림(shivering) 없이 해녀가 아닌 여성보다 낮은 수온을 견딜 수 있다

현대적 잠수복의 도입으로 적절한 열 보호가 이루어졌으며 일본과 한국에서는 근무 교대 기간이 하루 3-6시간으로 현저히 증가한 것으로 나타났다. 현대식 다이빙 장비를 사용하면서 일본의 남성 해녀 다이버가 보편화되었다. 한국에서 전통적인 면 소재 옷을 입고 해녀 다이빙을 하는 모습은 볼 수 없다.

D. 해녀다이빙의 패턴

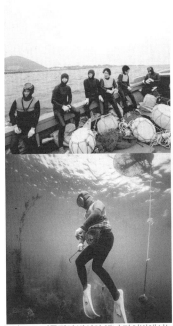
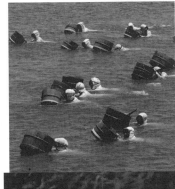
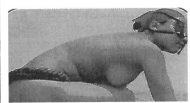
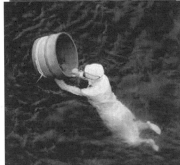
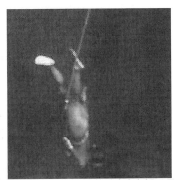

그림14-1. 전통적인 방식의 해녀 다이빙에서는 핀, 웨이트 벨트, 스티로폼 부력볼 등을 사용하지 않는다. 현대적 장비를 이용한 해녀 다이빙은 스쿠버 장비보다 수산물 채집에 유리하다. 해녀 체험에 참여한 도시 여성들은 면직물 옷을 입지만, 전통적으로는 허리띠 하나만으로 구성된 슈트를 입고 수산물을 채집하였다.

과거 해녀 다이버는 안면 마스크를 제외하고는 어떤 다이빙 장치도 갖추고 있지 않았다. 그들은 면직물로 만든 수영복과 허리띠로 된 작업복을 입었다. 일본국의 해녀다이버는 수온이 따뜻할 때만 작업하였으며, 그러나 제주도의 해녀다이버는 한겨울에도 면직물을 입고 작업을 하였다. 1960년대 이후 제주도의 해녀 다이버는 네오프렌 슈트를 착용하기 시작했다. 이 현대식 장비로 겨울에도 장기간 깊은 잠수가 가능하게 되었다. 일본국의 일부 해녀 다이빙 조합은 잠수복 자체를 허용하지 않는 지역이 있다. 해녀 다이버는 보온을 위하여 해안가나 보트에 가스 난로와 오두막을 사용한다. 다이빙 장소에 도착한 후, 그들은 땀을 흘릴 정도로 따뜻할 때까지 오두막에 머물러 있다가 교대로 바다에 나가서 작업을 한다.

해녀 다이빙 방법은 웨이트를 사용하지 않는 카치도(Cachido)와 하강을 위한 무게 시스템을 사용하는 후나도(Funado) 두가지로 분류된다. 카치도 다이버는 해안에서 바다로 걸어들어가거나 보트의 도움을 받아 다이빙 장소로 이동한다. 이동시에는 부유물을 들고 가는데 일본국에서는 나무로 만든 욕조의 형태가 흔하며 한국에서는 박(최근에는 스티로폼)으로 만들어 부력을 확보하고 채집한 해산물을 담는다. 제주도에서는 '태왁(뒤웅, 버겁)'이라는 말로 알려져 있다. 태왁을 이용해 목적지까지 이동한 후 해녀 다이버는 2~30미터 깊이의 바다속으로 하강한다. 현대식 잠수복을 사용하는 해녀 다이버는 스쿠버 다이버들이 사용하는 납벨트를 같이 사용한다. 해녀 다이버는 몇 차례 심호흡을 하고 원하는 깊이로 뛰어 들며 수확을 위해 바닥에서 15초간 머문다. 그들은 그들의 입술을 털고 각 호흡과 함께 큰 호루라기 소리를 낸다. 제주도에서는 '숨비소리'라고 불리는 이러한 휘파람 소리는 먼 거리에서도 들을 수 있다. 휘파람의 목적은 알려지지 않았지만, 호흡 조절과 다른 다이버들에게 자신의 위치를 알리는 데 도움이 될 수 있다. 다이빙 세션이 30초에서 60초가 지나면 해녀 다이버는 30초 동안 휴식을 취한 다음 다이빙을 시작한다. 제주의 해녀 다이버는 입수 전에 5-10초 동안 과호흡을 한다. 대조적으로, 일본국의 해녀 다이버는 과호흡을 하지 않는다.

후나도 방식의 해녀 다이빙은 복잡한 장비와 방법으로 인해 모터 보트가 필요한 경우가 대부분이다. 다이버는 모터 보트로 해안을 떠나 채집장소로 이동한다. 후나도식 해녀의 가장 큰 특징은 웨이트벨트와 핀(오리발)이라는 현대 다이빙 장비를 사용한다는 점이다. 일반적으로 여성 및 남성 후나도식 해녀 다이빙은 각각 보조 및 부분 보조식 다이빙으로 구분할 수 있다. 통상적으로 여성 후나도 해녀는 4-5kg 무게의 벨트를 들고 10-20msw로 내려가고 남성 후나도 해녀는 15-20kg 철 무게 막대를 들고 10-30msw로 다이빙하는 동안 로프를 유지한다. 수확물을 바닥에서 모으고 나면 조수에 의해 수확되거나 스스로 위로 수영을 해서 상승한다. 웨이트 벨트를 차고 있는 여성 후나도 다이버는 자신의 핀으로 수확물과 웨이트 벨트를 가지고 올라오기 보다 조력자가 로프를 끌어 올리는 방법을 선택한다. 조력자는 대부분 남편이나 형제인 경우가 많다. 대조적으로 남성 후나도 해녀는 자신의 핀킥으로 상승하는 것을 선호한다.

전체 후나도 해녀 다이빙 세션은 1-2분 동안 지속되고 다이버는 수확을 위해 바닥에 30-60초 동안 머물러 있는다. 거의 모든 후나도 다이버는 남성 다이버라고 생각해도 좋다. 드문 예로 도쿄 북서쪽에 헤구라 섬에는 10명의 여성 후나도 해녀가 작업하는 것이 알려져 있다. 이들은 남성에 비해 더 가벼운 웨이트를 사용한다. 대부분 5-7kg 웨이트 벨트이며 다이버에 따라 1.5kg의 추가 웨이트를 사용한다. 헤구라섬 이외의 지역에서 여성 해녀가 후나도식 다이빙으로 조업하는 것을 보기는 어렵다. 후나도식 다이빙 후에는 다이빙 후 휘파람 소리를 내지 않는다.

다이빙 이동과 지속 시간은 환경 조건에 따라 다르며 가장 중요한 요인은 해수 온도이다. 요즘 해녀 다이버는 물에서 약 1시간 정도 떨어진 휴식 간격으로 하루 4-6시간을 일한다. 후나도 해녀의 근무 교대는 카치도 해녀의 작업 교대보다 길지만, 후나도 해녀의 총 잠수 시간은 더 짧다. 남성 해녀는 여성 해녀보다 깊고 긴 다이빙을 하는 경향이 있다. 후나도 장비를 사용해서 얕은 물에서 카치도 식으로 조업하는 경우에도 후나도 해녀 다이빙으로 분류된다.

카치도 해녀 다이빙의 장비와 패턴은 긴 역사를 통해서 그대로 유지되었으며, 이는 기록으로 입증된다. 과거 임신한 카치도 해녀 역시 분만 당일까지 일한 것으로 알려져 있다. 현재는 그렇지 않다. 잠수의학 관점에서는 전기간 내내 다이빙을 전혀 하지 않는 것이 권장된다.

E. 해녀 다이빙의 과거와 미래

해녀다이빙의 기원은 폴리네시안 섬의 남성 진주 다이버이며, 문헌에서 찾아볼 수 있다. 그 이후의 역사는 전술한 이유로 언급하지 않는다. 현재 한국 해녀 다이빙은 제주도라는 한국의 특정 지역을 기반으로 활동하고 있으며, 한반도의 남쪽 동쪽 해안에서는 후카호스를 사용하여 조업한다. 제주도의 해녀 다이버는 17세기까지 남성과 여성이 종사하였으나 최근에는 여성이 주로 종사한다. 2017년도 직업으로 등록한 제주도의 해녀는 4000명으로 7명의 남성이 등록되어 있다.

일본국의 경우 약 13,000명의 해녀 다이버가 있으며 그 중 8,500명 (65%)이 남성 다이버이다. 과거 해녀 다이버는 일반적으로 이른 나이 (약 15세)에 직업을 시작하고 고령이 되도록 계속 되었으나, 일본국과 한국 모두 젊은 여성은 드물다. 제주도의 경우 70세 이상의 해녀가 2400명, 60-69세는 1200명으로 대다수를 차지한다. 2017년 통계에는 30세 미만은 단 1명의 해녀만이 제주도에 등록하였다. 일본국 역시 드라마의 소재가 될만큼 드물다. 다만 일본국에서는 젊은 남성 혹은 중년 남성 해녀 다이버가 드물지 않다.

여성 해녀 다이버는 그룹으로 다이빙하는 것을 선호하며, 이 작업은 마을에서 특별한 커뮤니티를 만든다. 각 지역 사회에는 수확 지역, 계절, 당일 다이빙 시간, 다이버를 위한 의복을 제한하는 다양한 노동 조합 규칙이 존재한다.

현재 유효한 다이빙으로 카치도식 해녀 다이빙은 일본국 일부 해안에서만 이루어진다. 한국의 경우 한반도 해안선에서는 대부분 스쿠버 장비나 후카호스를 이용한 장비로 수산물을 채집한다. 제주도의 경우 각 마을의 협동 조합 형식은 여전히 건재하다. 그러나 이미 네오프렌 슈트, 웨이트 벨트는 물론 고강성의 핀을 사용하며, 모터 보트를 이용한다. 부력 장비 역시 고성능 스티로폼으로 대부분 대체되었다. 즉 카치도식 해녀 다이버는 없으며, 모든 작업자들은 후나도식 해녀다이빙을 이용한다. 핀과 슈트라는 현대적인 장비의 사용으로 작업시간의 증가는 물론 작업 깊이, 잠수 시간이 모두 증가했다. 그 결과는 파국적으로 연안의 대부분의 저서자원을 멸종시켰다. 과거 핀 없이 연안에서 작업하는 경우는 종사하는 작업자의 수, 작업시간과 수중 체류 시간에 모두 큰 제한이 있었다. 그럼에도 풍부한 자원으로 상당한 수입이 보장되었는데, 이유는 채집되는 저서 생물의 크기는 양식과 같은 방법으로 얻을 수 없는 상당히 큰 크기였기 때문이다. 전통적인 방법은 자연과 사람의 조화를 이룬 것이었다. 그러나 근대적인 장비를 사용하자, 추위에 고통받지 않고 누구나 깊은 수심의 저서 생물을 채집할 수 있게 되었으며, 경쟁으로 말미암아 작은 저서 생물까지 채집하기에 이르렀다. 결과는 저서 자원의 멸종에 이르렀다. 실제 식재료로 사용되는 생물은 제주도 스쿠버 다이빙에서 찾아 보기 힘들다.

F. 문화유산과 보건적 관심

5,000년이 넘는 기간 동안 남성과 여성 모두 아시아와 폴리네시아에서 해녀 다이빙을 통해, 그들의 기술을 통제하고 개발하며 고유의 다이빙 문화를 이룩해왔다. 이는 인류에게 매우 가치 있는 문화 유산이며, 인정을 받고 있다. 또한 제주도의 해녀 문화는 유네스코 인류무형문화유산으로 등재되었다. 일부 지역에서는 현대적인 장비의 도입으로 다이빙 습관이 변화되었다. 과거에는 저체온증이 주로 문제가 되었지만, 이제는 갑압 질환이나 이압성 골괴사, 직업성 정신 질환에 중점을 두어야 할것이다.

해녀 다이빙은 감압 질환을 유발한다. 압축공기에서 주로 척수를 침범하는 것과 달리 신경학적 결손은 주로 대뇌 증상이 나타난다. 여성 해녀 다이버의 감압 질환의 위험은 낮게 인식되고 있으며, 많은 여성 해녀는 수년간의 깊고 긴 지식 잠수 후에 심리적 또는 정신건강적증상 (예 : 불안 장애)을 일으켰지만, 이는 제대로 연구되지 않았다. 직업적인 여성 해녀는 냉수에 대한 내성에서 남성보다 유리하다고 알려져 있다. 임신 중에 계속해서 해녀 조업을 하는 것은 권장되지 않는다. 해녀 다이빙에 대한 보건은 직업환경적인 문제와 함께 정치, 지역 경제를 포함하는 통합적인 관점에서 접근이 필요하다.

contents

15. 동맥관개존

15. 동맥관개존

동맥관개존을 통한 역설적(Paradoxical)인 질소 버블 색전으로 인해 레저 다이버에서 감압 질환이 발생하는 가. 이는 정말로 오래된 레토릭이다. 동맥관개존은 정상 인구의 약 30% 가 가지고 있는 것으로 알려져(Hagen 1984) 있다. 그 해부학적 세부 사항은 대부분의 경우, 상부에서 심방 중격을 가로지르는 좁고(1 ~ 6mm), 다소 길 며(7mm) 오른쪽 후방 왼쪽 아래 전방에 위치한 채널(Gambier 1993)의 형태가 흔하다. 이러한 동맥관개존은 정상적인 혈역학 조건 하에서 중요한 혈액 션트가 발생하지 않는 기능성 밸브를 형성한다. 우심방 압력은 일반적으로 좌심방 압력보다 낮기 때문에 일방 밸브의 폐쇄를 유지된다. 일부 환자의 경우, 압력 기울기의 역전이 심장 주기에서 일시적으로 발생할 수 있지만, 매우 넓은 오프닝이 없으면 중요한 션트는 발생하지 않는(Strunk 1987) 다. 지속적인 좌에서 우로의 션트가 있다면 동맥관개존이라는 용어는 더 이상 적절하지 않으며 "심방 중격 결손 (ASD)"이라는 용어를 사용해야한다.

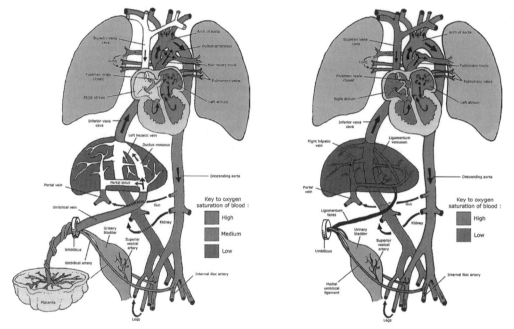

그림15-1. 좌측: 태아 심장에서의 혈액 흐름. 3 개의 션트(shunt)는 대부분의 혈액이 간과 폐를 우회하도록 해준다: (1) 정맥관(ductus venosus), (2) 난원공(foramen ovale), (3) 동맥관(ductus arteriosus) 제대 정맥이 문맥에 합류하는 정맥관의 괄약근 기전은 우심방으로의 혈류를 조절한다.

우측: 출생 후에 변하는 혈액 흐름. 일반적으로 출산 후에는 태아기 동안 혈액을 단락 시킨 3개의 션트가 기능을 멈추고 폐와 전신 순환이 분리된다. 출생시 기능을 상실하게 되는 태아 혈관과 구조물, 거기서 파생되는 성인 해부학적 구조도 표현하였다 (제공: Moore, 1988)

심방 중격 결손은 대부분 증상이 없지만 스포츠 다이빙에 대한 금기로 알려져 있고, 동맥관개존은 대부분의 잠수 의사에서 잠수 적합성에 금기로 여겨지지 않는다. 감압질환을 겪은 다이버에서 동맥관개존증의 유병율이 높다는 보고(Moon 1989; Wilmshurst 1989)가 수 차례 알려졌다. 이에 따르면 폐 혈관계에 의해 필터링 될 수 있는 질소 버블이 동맥관개존증을 통해 역설적인 버블 색전으로 진행되는 것이 감압질환의 원인이 될 수 있다는 것이다. 특히 감압에 오류가 없는 경우 동맥관개존증은 달리 설명되지 않는 감압질환의 기전으로 설명되었다. 이 가설은 이후에 도전(Smith 1990; Cross 1992)을 받았다.

Venous gas embolism in a driver

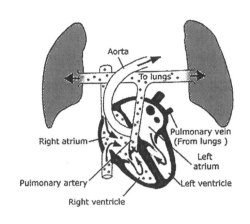

Normal

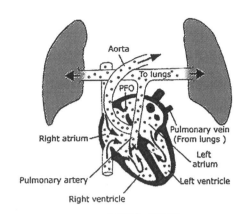

With PFO
(Patent Foramen Ovale)

그림15-2. 열려있는 동맥관을 통해 심장의 오른쪽에서 왼쪽으로 버블이 지나가는 기전을 표현한 그림 - 역설적인 질소 버블 색전의 기전

압력하에서 불활성 가스 (즉, 질소 또는 헬륨)에 노출된 다이버에서 다이빙 후에 표면으로 되돌아 오는 동안(감압 중)과 후(출수 후)에 문제가 일어날 수 있다. 이것을 감압질환(decompression illness)이라고 한다. 일반적으로 정맥혈 및 과포화 된 신체 조직에 불활성 가스 기포가 형성되면서 감압질환(DCI)이 발생하는 것으로 알려져 있다. 폐의 압력손상(pulmonary barotrauma)으로 인하여 폐 가스가 외상성 침투를 거쳐 발생한 동맥혈 기체 색전증(AGE)은 심장내의 션트 없이 일어난다. 이러한 원인의 AGE는 여기서 고려하지 않는다. 많은 요인들이 체내의 버블 형성, 이동 및 기포간의 상호 작용에 영향을 미친(Garturan 1999, Carturan 1999)다. 감압질환이 발병할 위험성은 불활성 가스 노출의 정도(포화)와 압력의 변화 속도(상승속도, 감압)에 달려 있(Gardette 1979, Eckenhoff 1990)다고 알려져 있다.

A. 역설적인 질소 버블 색전

준수한다면 감압질환으로부터 적절한 보호를 제공하는 감압 "규칙"이 개발되었다. 그럼에도 불구하고 감압질환은 감압 절차의 명백한 위반이 없는 평온한 잠수 후에도 레저 다이버에서 발생한다. 실제로 이러한 규칙이 켜지더라도, 또한 감압질환의 증상이 없더라도 감압질환을 유발할 수 있는 양의 질소 기포가 중심 정맥혈에 존재할 수 있다는 것(Buhlmann 1975, Marroni and Zannini 1981, Broome 1996)이 밝혀졌다.

일반적으로 알려진 사실은 정맥 내에 존재하는 대부분의 버블은 폐혈관계에서 색전화되면서 대부분 필터링(filtered out)된다는 것이다. 짧은 시간 동안 폐혈관계의 폐색이 이어진다. 정상적인 조건에서 효과적인 '버블필터(Butler and Hills 1979)로 기능한다. 그러나 폐혈관계로 전달되는 버블의 양이 과도할 경우에는 필터로서의 기능은 실패(Vik 1990)하게 된다. 따라서 버블이 발생하는 것을 최소화하는 것이 중요(Egi and Gurmen 2000)하며, 다이빙에서는 버블이 적게 발생하는 '저기포 발생 감압'(Uguccioni 1995)을 계획해야 한다.

B. 동맥관 색전의 병태생리

정맥 버블 색전이 동맥화되는 현상은 심장의 동맥관개존(PFO)을 통해 일어날(Crook 1977, Vik 1993) 수 있다. 실제로 결백한 다이빙(innocuous dive) 이후 심각한 감압 질환, 특히 대뇌 및 상부 경추의 DCI는 동맥관개존의 존재와 관련이 있(Reul 1995, Gerriets 2000)으며, 정상인에서 동맥관개존은 25-30%의 인구에 존재(Hagen 1984)한다. 동맥관개존은 우측에서 좌측으로의 잠재적인 심방 션트이다. 이는 두 심방 사이의 압력 균형에 반응하여 개방될 수 있다. 이러한 압력 균형은 우측 심방의 압력이 좌측 심방의 압력을 초과하는 상황에서 일어난다. 예를 들면 흉강 내 압력을 심하게 증가시키는 동작이 계속되는 경우, 발살바 등을 들 수 있다.

개존 되어 있는 동맥관을 통해 두 심방 사이로 지속적으로 혈액이 통과하지 않는다는 것이 중요하다. 이유는 세가지로 설명된다. 첫 번째로, 심장주기의 95%에서 우심방의 압력은 좌심방 보다 낮다. 두 번째로, 동맥관(Foramen Ovale)은 우심방 압력이 좌심방 압력을 초과할 때만 열리는 일방 향 밸브(Cambier 1993)이다. 세 번째로, 정맥 환류가 심방으로 들어갈 때 혈류는 위 및 아래 대정맥 둘 다에서 우심방으로 들어간다. 이것은 심방 중격에서 거품을 쓸어내는 경향이 있는 우심방의 정맥 난류로 이어진다. 따라서 하대 정맥 (대부분의 감압 질소 버블을 함유하고 있는)에서 나오는 혈액은 동맥관개존에서 멀(Gin 1993)리 떨어진다. 이 세 가지 기전은 동맥관개존에 의한 색전증의 자연적인 방어기전으로 생각할 수 있다.

역시 오른쪽에서 왼쪽으로의 션트를 용이하게 하는 기전을 검토할 필요가 있다. 다이빙 후에 두 가지 요소가 이러한 션트를 용이하게 한다. 첫 번째로 미세한 질소버블로 인해 폐혈관계의 색전이 증가하면 이는 궁극적으로 폐혈관 저항의 증가로 이어진다. 이것은 오른쪽 심방 압력을 증가시켜 션트(Vik 1993)를 일으킨다. 두 번째로 특정한 호흡 행동(respiratory maneuver)은 일시적인 심방 압력의 역전(Cambier 1993, Balestra 1998)을 일으킨다. 이러한 역전은 경식도 심 초음파 (contrast-transesophageal echocardiography, C-TEE)에서 명확히 입증되었다. 이 현상은 자발적으로도 비자발적으로도 일어날 수 있다. 예를 들면 발살바 호흡 등을 들 수 있다.

이로 인해 동맥관개존증은 소위 "설명 할 수 없는" 또는 "예측 불가능한" 감압질환, 특히 대뇌, 상위 척수, 피부 발현을 설명하는 기전이 될 수 있다. 동맥관개존증이 있는 상태로 다이빙할 때 감압질환의 승산비(Odds Ratio)는 2.5(Bove 1998)에서 대뇌발현 감압질환에서는 4.5(Germonpre 1998)에 달한다.

C. 동맥관개존 증과 신경 감압병 상관 관계 연구

36 명의 벨기에 해군 다이버를 대상으로 한 콘스탄티노(constantino 2007)의 연구가 있어 전문을 옮겨 싣는다. 원문은 수중과학회 홈페이지에 링크가 되어 있다.

연구 방법: 동맥관개존 증과 특정 형태의 신경 및 전정 감압병 사이의 가능한 상관 관계가 조사되었다. 1991-1995년 기간에 신경학적 감압 질환을 겪은 벨기에 군사 다이버들이 대상이 되었다. 그들의 치료는 오스텐드 해군 병원이나 브뤼셀 군사 병원 고압산소센터에서 이루어졌다. 감압 질환은 스쿠버 다이빙의 비교적 드문 합병증이다. 벨기에에서는 매년 30건이 보고된다. 재가압에 대한 반응이 부족하면 진단은 불확실해지고 잠수 후 신경학적 증상이 급격히 나타나는 경우에는 감압질환이 의심된다. 증상은 경미하고 모호하며 주관적이어서 진단은 확실하지 않다. 전체 대상 중 진단의 불확실성으로 인하여 50%가 조사에서 제외되어야 했다.

폐의 압력 손상이 현미경적으로 발생하더라도 이러한 압력 손상에서 시작된 버블이 대뇌 기체색전증으로 이어질 수 있다. 이러한 기전은 설명 할 수 없는 감압 질환의 가능한 병태 생리로 제시(Wilmshurst 1989)된다. 이 진단을 확실하게 배제하는 것은 불가능하지만, 이 진단의 가능성이 있으면 조사 대상에서 제외되었다. 신중하게 임상 검사를 실시하고 다이빙 프로필을 검토하여 폐의 압력손상 가능성이 있다고 판단되는 모든 사례에서 고해상도 컴퓨터 단층 촬영 및 폐기능 검사(유량 볼륨 곡선 포함)를 시행하였다. 피검자는 이 검사에서 이상이 없는 경우에만 포함되었다. 이 절차에서 13명의 다이버가 제외되었다. 기본 검사에 일부로 경흉부 심 초음파 (Transthoracic echocardiography, TTE)가 포함되어 있어 잠재적인 폐고혈압의 가능성을 평가할 수 있었다. 연구 대상자 중 폐동맥 고혈압의 증거가 있는 피검자는 없었다. 기준은 pulmonary artery acceleration time < 120 msec, 삼첨판의 역류가 있다면, 유속의 최대 속도 < 2.5m/sec 또는 심장 기능 이상 징후)의 증거는 없었다. 다른 제외 기준은 다음과 같다.

- 감압 질환 진단의 불확실성
- 신뢰할 수 없거나 일치하지 않는 다이빙 프로필 : 사례의 20% 를 제외
- 조사 참여를 원하지 않음 : 6명의 다이버는 경식도 식도 초음파 검사(TEE)를 원하지 않았고 연구에서 배제되었다.
- 조사 당시 심장 또는 폐 질환의 증거 : 간헐적인 다이빙 활동이나 이전 DCI의 기록은 제외의 근거로 간주되지 않았다.

  최종적으로 신경학적 감압질환을 가진 37명의 다이버가 포함되었다. 호소하는 증상에 따라 2가지로 분류되었다.

- "척추" 감압질환 - 편측 또는 양측 하지 감각 이상, 편마비 또는 하반신마비, 방광 또는/그리고 창자 기능 장애, 종종 첫 번째 증상 발현으로서 등중앙선(mid-dorsal)의 통증
- "뇌"DCI- 대뇌, 소뇌, 고위 척추, 전정 또는 달팽이관 증상

다음 다이빙 프로파일 특성이 기록되었다:

다이빙 깊이; 바닥 시간; 단일 또는 반복 다이빙; 사용된 컴퓨터 또는 다이브 테이블; 안전 또는 감압 정지의 포함 또는 생략; 빠른 상승의 존재

"경미한"위험 요소도 기록되었다:

다이빙 전 피로, 스트레스, 알코올 소비, 탈수(부적절한 수분 섭취), 신체 활동, 다이빙 중 추위 감각, 다이빙 후 운동

감압 질환 삽화의 분류는 상승 속도와 감압 정지에서 오류가 발생하지 않은 경우를 "설명할 수 없음 unexplained"으로 하였고, 최대 3개의 "경미한"위험 인자를 허용하였다.

참여한 조사 대상 각각에 대해 대조군을 선정하였다. 감압 질환을 한번도 경험하지 못했던 벨기에의 다이버가 선정되었으며 다음과 같은 일치 기준을 선정하였다:

나이 (= 5years); 성별; 체질량 지수 (BMI); 흡연 습관(pack-year에 따라 3 범주 : <5 PY, 5-10 PY, > 10 PY);

잠수부와 시험관이 판단한 신체 상태 (대략 악화, 중등도 또는 양호); 다이빙 경험 (다이빙 횟수, 총 다이빙 횟수, + 10%); 유스타키오관 개통여부 (즉 활발한 발살바 호흡 vs 다른 압평형의 필요성)

이에 따라 36명의 대조군 다이버가 최종 선정되었다.

모든 다이버에 대해서 흔들어 놓은 식염수를 조영제로 사용하여 경식도 초음파를 시행하였다. 경식도 초음파 방법(Van Camp 1994)은 다음과 같았다.

장비는 HP Sonos 2500를 사용하였다. 내시경 탐침은 깨어 있거나 약간 진정시킨 상태에서 삽입되었다. 검사자는 에코창에서 심방 중격을 위치시키고 초음파 탐침을 좌우 심방 양쪽을 명확하게 볼 수 있도록 배치하였다. 전완 정맥을 통해 흔들어 놓은 식염수를 주입하였다. 9.5 mL의 식염수와 0.5mL의 공기, 이중 시린지 시스템에서 앞뒤로 10회 주입하였다. 이를 통해 우심방의 불투명화(opacification)를 달성하였다. 우심방의 완전 불투명화 후 3 심주기 내에서 좌심방으로 버블의 이동이 확인되었다. 적어도 2회의 주사를 시행하였다. 심방내의 버블을 모두 소진시키기 위해 적어도 1분 정도 중간 간격을 두었다. 이후 환자에게 높은 강도의 발살바 호흡을 10초 이상 유지하게 하였다. 이 발살바 호흡 동안 흔들어 놓은 식염수를 다시 주입하였다. 우심방에 첫 번째 버블이 탐지 되었을 때, 환자에게 긴장을 풀도록 지시하였다. 이후 심방중격과 좌심방으로 버블이 지나가는지가 관찰되었다.

이와 같은 조영제 TEE (C-TEE) 방법은 경험이 풍부한 2명의 심장 전문의에 의해 엄격하게 표준화된 방식으로 시행되었다. 모든 에코 결과는 비디오 녹화되었으며 다른 심장 전문의가 맹검 검토 하였다. 버블 숫자 계측은 비디오 이미지 캡쳐에서 수기로 수행하였다. 난원공 개존증 등급은 3개로 분류(그림15-3 참고)하였다.

- 등급 0 : 발살바 긴장이나 휴식 시 조영제의 통과가 없다
- 등급 I : 발살바 긴장이나 휴식 시 적거나 작은(버블 수 < 20) 수 통과
- 등급 II : 발살바 긴장이나 휴식 시 적거나 중요한 숫자의 (버블 수 >= 20) 수 통과

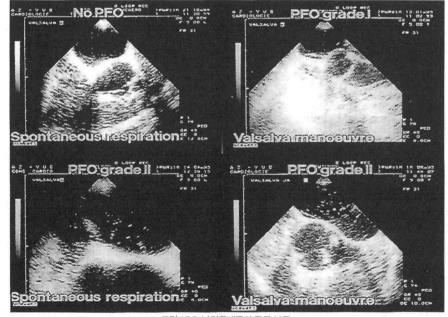

그림 15-3. 난원공개존의 등급 분류

조사 분석: 결과는 IBM PC (SPSS 6 for Windows)의 표준 통계 소프트웨어 패키지를 사용하여 분석되었다. 귀무 가설은 감압질환에 이환된 다이버와 대조군 사이에 동맥관개존유병률의 차이가 없다하였다. P값은 Fisher's exact test를 사용하여 계산되었다. 생체 측정 및 다이빙 데이터는 Student's unpaired t-test 또는 Fisher's exact test를 사용하여 분석하였다.

	PFO	%	Grade 2 PFO	%
All DCI	22/37	59.5%	19/37	51.3%
All Controls	13/36	36.1%	9/36	25%
P	0.06		0.03	
Cerebral DCI	16/20	80%	14/20	70%
Matched Controls	5/20	25%	3/20	15%
P	0.012		0.002	
Spinal DCI	6/17	35.2%	5/17	29.4%
Matched Control	8/16	50%	6/16	37.5%
P	0.49		0.29	

표 15-1. DCI와 다이버에서 PFO

결과: 감압질환을 가진 다이버에서 동맥관개존증의 전반적인 유병율은 22/37(59.5%)으로 대조군의 13/36(36.1%)보다 높았지만, 통계적으로 유의하지는 않았다(p=0.06) 감압 질환의 유형을 대뇌/척추 하위 집단으로 나누어서 보는 경우, 대뇌 감압질환이 나타난 다이버의 하위 집단에서는 동맥관개존증의 유병률은 대조군 (16/20 vs 5/20, p = 0.012)보다 유의하게 높았으나, 척추 감압질환을 가진 다이버의 하위 집단에서는 대조군과 비교하여 통계적으로 유의한 차이는 없었다(6/17 vs 8/16, p = 0.49). 동맥관개존증의 정도가 심할 수록 이러한 경향은 더 두드러진다. 등급 II 동맥관개존증의 경우 대뇌 감압질환 집단과 대조군의 차이가 더 컸다(14/20 vs 3/20, p = 0.002). 반면 척추 감압질환 집단은 대조군과 비교하여 여전히 통계적으로 유의하지 않았다(5/17 vs 6/16, p = 0.29).

다이빙 깊이와 관련된 교란 변수를 제거하기 위해 별도의 분석을 시행하였다. 대뇌 감압질환은 얕은 깊이에서 발생하는 경향이 있었지만 유의한 차이는 발견되지 않았다. "설명 할 수 없는" 감압 질환의 빈도는 척추 감압질환이(14/17) 대뇌 감압질환에 (12/20) 흔한 것으로 나타났다.(p=0.17)

다이브 컴퓨터를 사용과 다이빙 테이블 사용 여부는 통계적으로 차이가 없었다. 대뇌 감압질환과 하위 척추 감압질환에서 컴퓨터 다이버는 일반적으로 더 깊은 잠수를 수행했지만 이러한 차이는 통계적으로 유의하지 않았다.

척추 감압질환을 보인 다이버는 대뇌 감압질환이 나타난 다이버 보다 다이빙 깊이가 더 깊은 경향이 있으며, 출수 후 증상의 발현까지의 시간은 척추 감압 질환에서 더 길어지는 경향이 있다.

	N	Dive Depth (m)	Computer (mean depth, m)	Tables (mean depth, m)	Unexplained vs. All DCI	Symptom onset (min)
Cerebral	20	35±11	10/20 (37.4±10.2)	10/20 (31.4±10.1)	12/20	32±48
Spinal	17	41±8	6/17 (45.0±8.8)	11/17 (39.0±6.8)	14/17	79±187
P		0.07	0.15	0.06	0.17	0.33

표 15-2. 감압질환 빈도에 따른 분석

체질량 지수(BMI); 흡연 습관; 다이빙 경험은 척추 및 대뇌 감압 질환 집단간에 유의한 차이가 없었다.(표15-3).

	N	Age	BMI	Smokers >10 PY	Dive Years	Dives	ETP
Cerebral	20	37±9	26±4	8/20	8±6	327±282	0/20
Spinal	17	38±9	45±8.8	4/17	12±10	481±465	8/17
P		0.59	0.36	0.32	0.16	0.25	0.006

표 15-3. 감압질환의 변인 PY: pack-year, ETP : Eustachian Tube Patency

그러나 중이 압평형에 사용된 방법에는 두드러진 차이가 있었다. 척추 감압질환 집단에서 자발적 유스타키 오관의 개통(즉 약한 발살바 긴장이나 하품만으로도 쉽게 중이의 압평형이 가능)이 가능하다고 응답한 경우는 8/17 인 것과 비교하여 대뇌 감압 질환에서는 모든 다이버가 압평형을 위해 "힘들게 밀어 붙이거나", "정말로 세게 힘을 주어야 한다" 라고 응답했다(p = 0.006).

전체 감압질환 중에서 "설명 할 수 없는" 감압질환은 26/37으로 70.3% 정도를 차지한다. 이중 대뇌 감압질환 집단(n = 12)에서 등급 I은 1명이었고 등급 II는 10명이었다. (10/12, 83%) 척추 감압 질환 하위 집단(n = 14)에서 등급 1은 2명이었고 등급 II는 4명(6/14, 43%)이었다. "설명 할 수 없는" 감압질환과 동맥관개존의 연관성은 모든 등급의 동맥관개존증에서 통계적으로 경계선(p = 0.05)인 연관을 보였고 등급 XI 동맥관개존증에서는 (p = 0.047)에서 통계적으로 유의했다.

감압 질환을 겪은 모든 다이버에서, 동맥관개존증이 있는(4/15, 26%)는 다이버는 업(16/22, 73%)는 다이버에 비해 유병률이 유의하게 높았다 (p = 0.0084). 등급 II 의 동맥관개존증만을 대상으로 해도 여전히 통계적으로 의미가 있었다(14/19 vs. 6/18, p = 0.021). 동맥관개존이 있다면 대뇌 감압질환의 승산비(Odds Ratio)는 7.33 (모든 등급의 동맥관개존증), 5.6 (등급 2의 동맥관개존증)로 나타났다.

논의: 동맥관개존여부를 확인하기 위해서는 경식도에코가 더 민감하다고 알려져 있지만, 이러한 연구들에서

동맥관개존을 확인하기 위해 심장초음파(에코)가 사용된다. 가장 민감도가 높은 검사로 조영증강-경흉부에코가 사용(Siostrzonek 1991)된다. 경흉부에코는 비침습적이어서 순응도가 높다는 장점이 있다. 경두개 도플러(Transcranial Doppler, TCD)는 최근 몇 년 동안 점점 많이 사용되어 왔지만 동맥관개존과 폐경유션트를 구별할 수 없어 민감도가 낮다. 에코 방법에 따른 동맥관개존증 진단 민감도 및 특이도를 표 15-4에 제시하였다. 민감도와 특이도는 조영증강 경식도에코는 심장 도관법과 비교된 것이고 다른 방법은 조영증강-경식도에코와 비교한 것이다.

	c-Tee		c-TTe		Carotid Doppler		c-TCD	
	Sens.	Spec.	Sens.	Spec.	Sens.	Spec.	Sens.	Spec.
Blatteau, 1999					100%	88%		
Belkin, et al., 1994			50%	92%				
Schneider et al., 1996	89%	100%						
Di Tullio et al.,1993b			47%	100%			68%	100%
Job et al., 1994							89%	92%
Klotzsch et al., 1994							91.5%	93.8%
Chimowitz et al., 1991	100%	100%	54%	94%			100%	100%
Jauss et al., 1994	93%	100%						
Heckmann et al., 1999	92.3%	100%					84.6%	100%

표 15-4. 에코 방법에 따른 동맥관개존증 진단 민감도 및 특이도

기존 연구에서 경흉부에코를 사용하였을 때 몇몇의 동맥관개존증은 놓친 경우가 있을 수 있다. 또한 조영증강에 사용한 '흔들어 놓은 식염수'나 발살바 긴장이 진단율에 부정적인 영향을 미쳤을 수도 있다.

발살바 긴장은 일반적으로 조영 심초음파의 민감도를 높이기 위해 사용된다. 기전은 흉강 내 압력을 증대시킴으로써 일시적으로 정맥 유입을 막는 것이다. 흉강 내 압력이 풀리면, 모여 있던 혈액이 유입되면서 우심방 압력이 크게 상승한다. '이 순간 흔들어 놓은 식염수'의 버블이 동맥관을 통해 심방간 중격을 통과하는 것을 초음파로 검출하는 것이다. 이 검사에서 중요한 것은 조영제(버블) 생성, 주입 및 발살바 긴장이 시간을 맞추고 정확하게 수행되어야 한다는 것이다. 그렇지 않으면, 우심방은 우심방 압력 역전 시에 조영증강(버블이 심방을 채운다)되지 않고 따라서 심방 중격에 도달하지 않을 것이며 결과는 동맥관개존이 있음에도 없다고 나오는 위음성이 될 것이다. 우심방 내 혈류의 자연적인 흐름 패턴 때문에, 이상적으로는 큰 하체 정맥에 조영제가 주입되어야 하지만, 이는 일반적으로 비실용적이다. 결론적으로 우심방의 완전 조영증강은 동맥관개존의 심장 초음파 검사(stress echo)에서 중요한 질 관리 수단이 된다.

동맥관개존의 평가와 관련하여 흉강 내 압력의 세부 사항을 좀더 고려할 필요가 있다. 여기서 중요한 것은 흉강 내 압력 감소의 기울기가 사용된 기술과 독립적이라는 것을 입증(Marroni and Balestra 1996, Balestra 1998)되었다는 점이다. 반면에 경식도에코 민감도를 효과적으로 높이려면 흉강 내 압력 증가 기간이 중요하다. 예

를 들면 기침의 경우 증가되는 최고 흉강 내 압력은 높지만 압력 증가 기간이 짧아서(Stoddard 1993) 유효한 효과를 나타내기에는 부족하다. 발살바 긴장이 적절하게 수행된다면 기침보다 나은 효과를 보일 것이다.

위의 결과에서 대조군으로 설정된 다이버 집단의 동맥관개존증 유병률은 일반 인구를 대상으로 부검 사례에서 알려진 것(Hagen 1984, Vandenbogaerde 1992, Cambier 1993)보다 높았다. 통계적 우연일 수도 있으나 성장 후 성년으로 생활하면서 동맥관개존증의 크기와 개통성 여부가 변해가는지 정적으로 머물러 있는지는 아직 불확실하다. 나이가 들어감에 따라 동맥관개존증의 유병율이 점차 감소하는 것은 해부학적으로는 심방 중격의 두개의 판막(leaflet)이 이차적으로 결합 및 고착화된다는 것을 의미한다. 반면에 지속적인 션트의 크기는 나이에 따라 증가하는 경향(Hagen 1984 Sacco 1993)이 알려져있다. 이는 추후에 고려가 필요한 부분이다.

여전히 논쟁의 여지가 있지만, 동맥관개존관련 감압질환의 증상 발현은 수면으로 출수하고 30 분 미만에 나타나서 대부분 짧은 잠복기 (Wilmshurst 1989)를 보인다. 병태 생리를 고려하면 동맥관개존관련 감압 질환은 대뇌 또는 고위 척수 부위에 선택적으로 나타나야 하나 놀랍게도 이점은 아직 명확하게 확인(Wilmshurst 1994)되지 않았다. 조사에 참여한 집단에서 "설명 할 수 없는" 감압질환(26/37, 70.3%)의 비율은 예외적으로 높다. 일반적인 감압질환 환자 집단에서 "비 적합" 또는 "설명 할 수 없는" 감압질환은 전체 환자군의 40-50% 정도이다. 결과를 위해 잘 보고된 다이빙 프로필에 따른 명확한 감압 질환의 징후가 아닌 경우 모두 배제되었으며, 이러한 배제 기준이 비정형적이고 의심스러운 사례를 탈락시켜 결과에 영향을 미칠 수 있다. 그러나 결과를 위해서 가장 관심이 있는 분명하고 중대한 신경학적 증상이 있는 사례는 대부분 보존되었다.

결론: 결론적으로 동맥관개존증의 소인과 대뇌 감압병의 발현은 유의한 상관관계를 보인다. 척추 감압질환의 발현은 그렇지 않았다. 병태 생리학적 모델은 동맥관을 통과하여 동맥 순환으로 들어가는 질소 버블이 척추 동맥에 비해 경동맥 우위로 이동되는 것이다. 위 결과는 정의된 범위 내에서 사용된 방법론의 한계 내에서, 폐 압력 손상에 따른 동맥 기체 색전증은 배제 하고, 동맥관개존은 대뇌 감압질환의 원인으로 간주될 수 있다. 따라서 원인 불명의 감압질환을 나타낸 다이버, 특히 대뇌 또는 상위 척수의 병변이 존재할 경우 다이빙으로 돌아가거나 편두통이 재발할 경우 동맥관개존의 존재 여부를 검사할 것을 권장(Lechat 1989; Bogousslavsky 1996, Anzola 1999, Cujec 1999, Anzola 2000, Wahl 2001, Lamy 2002, Sztajzel 2002)한다.

등급 II 의 동맥관개존이 확인된 개인은 역설적인 질소 버블 색전이 더 많이 발생할 수 있다. 다이빙을 계속하고자 한다면 (1)다이빙 후 순환하는 정맥 가스 색전의 횟수를 줄이기 위한 모든 예방 조치를 취하고 (2) 상승하는 동안 그리고 표면에 도달한 후 적어도 2시간 동안 발살바 긴장을 피해야 한다.

또한, 동맥관개존증의 연구를 위해 다음을 권장한다.

- 조영-경식도 심장 초음파 기법의 표준화. 특히 발살바 호흡의 긴장도 및 기간
- 난원공 개존증에서 개존된 정도의 정량화

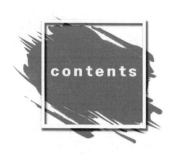

16. 감압 질환

약물 사용

예후

동맥 기체색전증

기체 색전의 원인

상업 및 스포츠 다이빙에서의 기체 색전

잠긴 차량에서 탈출시에 발생한 기체색전증

임신 및 기타 부인과 시술 중 질을 통한 공기 흡입

의인성 기체 색전증

색전 손상의 기전

대뇌 기체색전증의 병태 생리

관상동맥 기체색전의 병태 생리

임상 특징

진단

망막 혈관 조영술

기체 색전의 치료

기체 색전증에 대한 고압산소치료의 임상적 적용

트렌델렌버그(Trendelenburg) 체위

다이버의 재가압시 고려

단격실 챔버에서 프로필 6을 이용한 기체 색전증의 치료

보조적 치료

혈액 희석

발작 조절

대뇌 신진 대사를 향상시키는 대책

특수 상황에서의 고압산소치료

대뇌부종

심혈관 수술에 따른 기체색전

신경 외과 수술

폐 압력손상

16. 감압 질환

지난 수십 년간 많은 변화가 있었지만, 아직도 제1형 감압병, 대리석양증, 건식익수 같은 용어를 사용하는 것은 시대에 뒤떨어진 감이 있다. 감압 질환에는 많은 모호한 인식이 있고, 혹자는 수중과학회에서 '제1형'이나 '감압 병'같은 용어를 폐기하는 것에 반발하거나 혹은 분노할지도 모른다. 이러한 용어는 물론 앞으로도 사용될 것이다. 그러나, '초크벤즈가 왔다'라는 표현 보다는 '호흡곤란'이라는 표현이 더 적절하며, 임상의사는 관상동맥 기체색 전증을 의심하고 적절한 치료를 할 수 있어야 한다. "제1형 감압병적 증상" 이라고 표현할 수 있어도 진단이 "1형 감압병이다"라고 분류하는 것은 현재로서는 바람직하지 않다.

A. 감압질환 치료의 역사

여러 가지 형태의 감압병을 이해하고, 재가압치료의 변화를 파악하는 가장 빠른 방법은 그 역사를 공부하는 것이다. 일단 알렉산더 대왕님은 다이빙의 역사를 다루는 고고학에 의뢰 드리기로 하자. 감압병에 대한 최초의 보고서는 트리거(Triger)에 의해 1845년에 보고된 것이 최초이다. 그는 프랑스의 한 광산에서 일하는 압축 공기 작업자에 대한 사례를 보고 했으며, 환자는 왼쪽 팔에 날카로운 통증을 겪었으며 같이 일하던 다른 작업자는 무릎과 왼쪽 어깨에 비슷한 통증을 호소했다. 작업 시간은 7시간 이었으며 정확한 압력은 미상이나 아마도 2.4 에서 4.2 기압(240과 420 kPa) 에서 작업했던 것으로 추정된다. 환자들은 정상 압력으로 돌아온 후 30분 동안 영향을 받았다. 트리거(Triger)는 다음과 같이 썼다.

> 주정(酒精)을 바르고 문질러서 곧 통증이 호전되었다. 그들은 다음 날에도 계속 (광산) 노동을 계속했다.

벤즈의 첫 번째 치료는 바르는 파스였음을 알 수 있다. 이열치열에 입각한 치료방법의 문서화된 제안은 몇 년 후 폴(Pol)과 와텔(Watelle)에 의해 이루어졌다.

> 즉각적으로 재가압하는 것은 확실하고도 신속하게 통증을 경감시킨다. 이후 매우 신중하게 감압해야 한다.

그러나 그들을 실제로 이런 목적을 위해 다시 재가압하지는 않았다. 압축 공기의 사용은 1850년대와 1860년대에 걸쳐 급격히 증가했지만, 재압축으로 치료받는 프로젝트에는 감압병의 사례에 대한 기록이 명확하지 않다.

세인트루이스에 건설된 이즈 브릿지(Eads Bridge; 미국 일리노이주 이스트 세인트 루이스에 건설된 다리로 건축가 제임스 부캐넌 이즈가 맡았으며 1874년 완공되었다.) 건설계획 담당의사인 자민(Jaminet)박사는 29미터(97ft)의 물과 같은 압력에서 2시간 45분을 보냈고 3분 30초 만에 감압되었다. 그는 심한 척수 감압병을 앓았으나 결코 재가압되지 않았으며 느리게 회복되었다. 이 건설계획에 고용된 총 노동자 수는 352명이며, 그 중 30명은 중상을 입었고 12명은 사망했다. 디자이너인 John Augustus Roebling의 아들인 Washington A. Roebling는 브루클린 대교 건설계획의 수석 기술자이다. 그는 정상인으로 작업을 시작하였으나 공사과정에서 하지 마비의 불구가 된, "척수 벤즈"(이제는 이압성척수염) 희생자였으며 작업장을 내려다 보는 침대에서 나머지 다리 건설을 지시한 것은 유명한 일화이다.

브루클린 대교 건설계획에서 감압병에 대한 용어 "벤즈(bends)"가 탄생했다. 그 기원은 당시의 패션 유행과 연관이 있는데, 여성들은 하이힐을 신고 독특한 걸음 걸이 방법을 선호하였다. 그 걷는 방법은 "그레시안 벤즈(Grecian Bend)", "샌드 호그(Sandhogs)"라고 불리었다. 압축공기 케이슨 노동자는 심각한 고관절통증에 고통 받았으며, 아픈 엉덩이에 체중이 실리지 않도록 절름발이처럼 걸었다. 이러한 진통보행(鎭痛步行, antalgic gait) 양상은 케이슨 노동자의 특징이었다. 이런 저주받은 불치의 병으로 발생한 이상한 걸음걸이는 하이힐을 신는 여성들의 걸음걸이와의 유사성에 주목되었고, 그레시안 벤즈, 샌드 호그 라는 호칭이 사용되었으며, 곧 그것은 근골격계 감압병 환자를 부르는 "벤즈"라는 이름으로 단축되었고 이 용어는 구어체로 지금까지 사용되고 있다.

그 당시 많은 의사들은 감압 동안 감압 격실에서 경험된 극단적인 냉기가 어떤 식으로든 이 질환의 원인이 되었다고 생각하였다. 이러한 이유 때문에, 냉기를 방지하기 위해 브루클린 브릿지 건설계획의 감압 격실에는 스팀 열이 설치되었다. 하지만 재가압챔버는 설치되지 않았다. 이비인후과 전문의 인 앤드류 스미스 (Andrew Smith) 박사는 압축 공기로 일하는 남성들을 돌보며 그가 맡은 110명의 감압병 환자를 주의 깊게 관찰했다. 그는 또한 재가압 치료를 고려했다. 케이슨 (caisson) 근로자가 압력을 가했을 때 증상이 완화되었음을 관찰했다. 그러나 그는 이 치료법을 "영웅적 방식the heroic mode"이라고 명명했으며 실제로 사용하지는 않았다. 감압병의 원인은 폴 베르(Paul Bert 1878)에 의해 질소가 용해되었다가 나중에 이 기체가 다시 버블이 되면서 발생한다는 것이 밝혀졌다. 그리고 이 버블이 "벤즈"를 일으킨다는 사실이 나중에 증명되었다. 그는 동물 실험에서 빠르게 감압한 동물들이 표면에서 산소 치료를 받는다면 질식 사망이 나타나지 않는 다는 점을 지적했다. 그러나 가압하지 않고 해수면에서 시행하는 산소 호흡은 척수 마비를 치료하지 못했다.

감압병을 치료하기 위해 재가압을 가장 먼저 사용하였다는 영광은 영국 엔지니어인 에르네스트 모이어(Ernest W. Moir)(1889)에게 돌아가야 할 것이다. 허드슨 강 터널의 건설 감독관을 맡을 당시 감압병으로 인한 사망은 고용된 남성의 2.5%에서 발생했다. 당시의 추정 사망원인은 질식사였고 이를 히트(hit)라고 불렀다. 재가압실을 설치한 후 15개월 동안 고용 된 120명의 노동자 중 2명 (1.66%)만이 사망했다. 그 당시의 기록을 보자.

> "사태(즉, 심각한 사망률)를 해결하기 위해 근로자들을 동종 요법으로 치료할 수 있는 보일러와 같은 공기 구획이 만들어졌다. 우리는 그것을 벤즈 치료 또는 압축공기 재침수법이라고 불렀다. 이 시설은 샤프트의 꼭대기 근처에 세워졌다. 나는 마비된 근로자가 회복되는 것을 자주 보았다. 근로자들을 처음 보았을 때 그들은 완전히 의식을 잃었고 팔다리를 사용할 수 없었다. 그들은 챔버 안으로 들어갔고 압력은 작업 환경의 업무의 1/3에서 2/3 정도로 가해졌다. 증상은 즉각적으로 개선되었다. 감압은 1분당 1ft 또는 그 이하의 매우 느린 속도로 이루어 졌으며 3분에서 25분 정도에 걸쳐 이루어졌다. 심한 경우조차도 근로자들은 상당한 호전을 보였다."
>
> Moir, E. W. "Tunnelling by compressed air" Journal of the Society of Arts, Vol. XLIV:567-583, May 15, 1896.

이어지는 옛날 옛적에는 치료 프로필 개발의 역사(20장)에서 계속된다.

B. 감압질환의 분류

감압 질환은 변화된 환경 압력에 따라 발생하는 모든 병리학적 변화에 적용되는 일반적인 용어이다. 이압성 척수염은 대표적인 감압 질환으로 압축공기를 사용하여 수면기원활동을 하는 경우 발생한다. 과거에 사용되었던 명칭은 케이슨 병, "벤즈(관절 통증) the bends", "숨막힘 (호흡곤란) the chokes", "스태거, 감압현기증(전정 증상) the staggers", "히트(하지 마비)the hit" 등이며 아직도 사용된다. 이중 벤즈는 이압성 관절염으로 분류되며 나머지는 이압성 척수염의 신경학적, 신경 외 증상이다. 이와 달리 폐 압력손상(pulmonary barotrauma) 등은 선행하는 증상으로 다루어진다.

동맥 기체 색전증은 감압이나 이압환경에 전혀 노출되지 않고도 발생할 수 있으며, 사실 의인성(침습적인 의학적 시술이나 수술)원인이 흔하고 대부분이다. 수술이나 혈관 시술이 발전하면서 기체 색전에 대한 이해가 확립되기 전에, 미해군은 연례적인 잠수함 탈출 훈련에서 발생하는 중증의 이압성 질환을 치료하기 위해 가압치료를 시행했으며, 이는 당시로서는 제2형의 감압병으로 간주되었다.

긴 시간 동안(혹자에게는 앞으로도) 생체내의 버블은 이론상의 가설로 남아 있었다. 생체 내에서 감압하는 동안 색전성 기체가 순환하는 것을 도플러 초음파로 감지한 문헌 보고는 nature 지에 실렸다. 이 문헌은 1968년 3월 9일이 발행일이니 굳이 햇수를 세자면 50년 전의 일이다. 하지만 현 시점에도 '버블은 영상 검사로 확인할 수 없다'라는 예전 지침이 사용되는 것은 아쉬운 일이다. 최대값이라는 개념이 도입되고 초음파를 이용해서 무증상 버블이 간정맥에서 확인된 것은 오래 전의 일이다. 오늘날에는 가까운 일본국 자위대 병사들은 심해 잠수 임무 수행 시 다이빙벨에서 도플러 초음파를 필수 과정으로 사용하고 있으며, 초음파와 감압질환에 대한 이해가 증대함에 따라 폐동맥에서 특정 시그널이 증가와 임상 발현 정도의 연관성이 연구되고 있다. 즉 흔히 말하는 미소한 기포까지 영상검사에서 감지하려는 노력이 지속되고 있는 것이다. 현재로써는 급성기 영상검사(MR에서 artifact 확인까지 필요하겠지만)에서 버블이 확인되지 않으면 적어도 감압성 질환(이압성 x)은 배제가 가능하다고 말하고 싶다. 이압성질환의 역사와 감압의사를 위한 도플러의 사용은 각각 별도의 볼륨감 있는 책이 필요할 것이고 이 단락을 제외한 본서의 모든 부분은 현재에 주목하고 있다.

할데인 (Haldane, 1907)은 이압성 질환을 세가지 범주로 분류하였다: 유형 I, 관절통; 유형 II, 전신 증상 또는 징후 : 중추 신경계 또는 심폐 시스템의 침범으로 야기 됨; III 형은 경련과 사망이 특징이다. 분류의 처음 두 유형이 지금까지도 남아있는 제1형 감압병 제 2형감압병이라는 말의 근원이다. 할데인은 작업 수심과 시간에 대한 경험적 관찰에서, 절대압력이 2ATA에서 1ATA로 반감될 때 감압병이 드물다는 것을 관찰했고 그의 단계적 감압 이론을 정립했다. 무엇보다 할데인의 제1형, 제2형 분류는 두 가지 감압질환이 서로 다른 병태생리에서 기원했을 것을 가정하고 있다. 이러한 가정은 천해잠수와 심해 잠수에서 서로 나타나는 증상이 다르며, 천해 잠수를 아무리 길게 한다고 해도 심해 잠수의 증상으로 이어지지 않는다는 경험을 기반으로 한다. 고압산소치료 단원에서 다루어지겠지만 이러한 할데인의 제안을 기반으로 한 영국/미국 해군은 제1형/제2형에 따라 별도의 치료표를 적용하기 시작했다. 그러나 프랑스와 러시아의 치료표는 단지 증상의 심각도에 따라 단계적으로 치료표를 적용하는 차이점을 보인다. 제1형 감압병("단지 관절통만 있는")과 제 2형 감압병("심각한 증상")라는 전통적인 분류는 압축 공기 작업자들 사이에서 감압병의 절대적인 진단으로 받아들여지고 있다. 이전에 미해군 다이빙 매뉴얼에 발표된 치료 프로토콜에서도 비슷한 구별이 있었다. 의료 관계자가 없는 상태에서 즉시 재가압 치료를 받아야 하는 다이버들에게 이 단순함은 매우 매력적이었을 것이다. 그러나 이러한 분류방식은 제한적이다. "경미한" 증상발현으로 인한 심각한 통증은 "심각한" 신경학적 결함을 감출수 있기 때문이며, 또한 감압병와 동맥 기체색전증간의 진단상의 구별이 항상 명확하지 않기 때문이다. 전통적으로 이 구분은 치료 알고리즘이 다르기 때문에 중요했다. 골만(Gorman)의 연구[1]에 의하면 단지 통증만 있는 제 1 형 감압병에서 초기 정상적인 신경학적 검사와 피질유

---

1   Gorman DF "neurologic sequelae of decompression sickness" underwater and hyperbaric physiology IX 1987

발전위(cortical evoked potential) 결과가 정상이었음에도 불구하고 일주일 후 환자의 60%가 비정상 심리 검사를 받았고 40%는 비정상적인 뇌파가 있었고 10명% 에서 뇌 스캔상 병변이 발견되었다. 1 개월 후 심리 검사는 모두 정상으로 돌아 왔고 20% 에서 뇌파의 이상이 나타났다. 미해군 다이빙 매뉴얼의 일반적인 알고리즘과 전통적인 설명은 여전히 존중되어야 한다. 의사가 아닌 환자, 기타 관계자들은 '뻰즈'라는 단어를 여전히 사용하고 이를 구별하지 않는다. 그러나 정확한 병태생리의 이해를 위해서 그러나 감압 장애에 대한 더 넓은 관점과 추가 진단 옵션의 고려가 필요하다. 일반 용어(lay term)로써 벤즈, 제1형감압병같은 서술이 사용될 수 있으나 의학용어(medical term)으로 사용하는 것은 모호한 진단일 수 있다.

증상보다는 병태생리로 질병을 구별하는 것은 의학교육을 받은 사람들에게 익숙할 것이다. 감압 질환의 병인론은 먼저 순환하는 동맥에서 색전으로 기인하는 경우가 명확하게 분류된다. 문제를 일으키는 혈관은 경동맥, 즉 경동맥기체색전증과 관상동맥, 이에 따라 관상동맥기체색전증이다. 그 외에 버블이 순환하는 정맥에서 문제를 일으키는 혈관은 척수의 경막상 정맥계(epidural venous system)이다. 초음파로 확인되는 간정맥의 큰 버블은 팽창에 따른 문제를 일으키지 않는다. 그러나 척수의 혈류량은 대뇌에 비해 1/100 정도로 적으며, 정맥판막이 없어서 자주 혈류의 방향이 바뀌고, 정상 상태에서도 혈류의 속도가 느려 정맥의 정체가 잘 일어난다. 척수는 팽창이 어려운 단단한 뇌척수막으로 쌓여 있으므로 조직의 혈관 밖에서 기포가 형성되면 척수조직을 압박하여 혈관에 가해지는 압력이 조직관류압보다 커질 수 있다. 이 경우 버블은 정맥에 있지만 척수 동맥으로 공급되는 혈류가 차단되는 것이다. 이것이 이압성 척수염이며, 경막상 정맥 색전이라고 명명하기에는 어려움이 있다. 더욱 곤란하게 만드는 것은 브라운 세커드 증후군과 같이 신경학적 증상만 단독으로 나타나는 것은 소수의 사례 보고에 지나지 않으며, 대부분 면역학적 전신 증상이 나타나므로 정맥 기체 색전 증후군으로 불려야 한다는 주장이 있는 것이다.

순환하는 혈관의 버블로 인한 질환은 이 두 가지가 가장 흔하며, 순환하지 않는 조직에서 통증이 기원할 수 있다. 이압성 증후군의 일종인 이압성 관절염(아마도 제1형 감압병)이 가장 흔한 비순환 조직의 감압질환이다. 그러나 이압성 관절염의 병인은 면역학적인 부분이 크며, 원인을 뼈막(periosteum)의 버블이라고 말하기는 어렵다. 흥미로운 예로 뇌간의 자율신경계를 침범하여 혀나 피부의 특징적인 병변을 나타내는 리버메이스터 징후(Liebermeister's sign)나 대리석양증을 들 수 있고, 폐색전증(아마도 쵸크 벤즈)에 주목하는 경우도 있다. 그러나 매우 드문 사례들이며, 문헌적인 근거가 빈약하다. 이러한 것들은 하나의 질환이 아닌 나타나는 증상으로 다루어진다.

이어지는 나머지 부분은 각각 이압성 척수염, 기체색전증, 다른 이압성 증후군에 대해서 서술할것이다.

I. 이압성 척수염

A. 병태생리

감압 질환은 조직에 용해된 기체의 과포화를 유발하기 위해 환경 압력이 충분히 급격히 감소하여 형성된 버블(기체 상태, gas phase)에 의해 발생한다. 주 성분은 가장 일반적으로 질소이지만 헬리옥스(헬륨과 산소 혼합기체)를 사용하는 경우 헬륨이 된다. 감압병은 최소 6미터 이상의 깊이에서 상승한 다이버에서 볼 수 있으며, 일반적으로 주변압력이 감소한 후 24시간 이내에 발생하는 경우가 많고, 또한 케이슨 및 터널과 같이 압축 공기에서 작업하는 사람들에게도 발생한다. 또한 저기압 챔버에서 또는 산소 호흡 시에도 고도가 5000m를 초과하는 항공기에서의 상승과 같은 정상적인 기압의 감소로 인해 발생할 수 있다. 일부 높은 고도의 군용 항공기에서 비행을 복잡하게 하는 원인이며, 우주 비행사의 선외활동(extra-vehicular activity; EVA)에 따라 발생할 수 있다. 버블 형성은 또한 등반자가 급격한 상승을 하는 고산병의 병태생리일 수 있다. 감압 중에 버블을 형성할 수 있는 용해된 가스의 초과량은 다이브 프로필 및 감압 프로필을 비롯한 여러 요인에 따라 여러 신체 조직 중 하나 이상에서 발생할 수 있다. 버블은 혈관 외2 또는 혈관 내에서 형성될 수 있으며, 이후의 분포는 널리 퍼질 수 있다. 일반적으로 일시적인 급성 감압 질환의 병리를 실험 동물에서 정확하게 재현하기 어렵다. 또한 부검에서 발견된 많은 버블은 사후소견일 수 있어, 사람의 급성 감압병의 병리 현상은 완전히 알려지지 않았다.

버블은 단순한 기계적팽창 또는 혈액-가스 경계 면에서의 표면 활성에 의해 그 효과를 유발할 수 있다. 근골격계 삽입 부위의 버블은 신경 종말에 대한 압력에 의해 "팔다리 벤즈(관절통)" 이라고 불리는 국소적인 예리한 통증을 일으킬 수 있다. 혈소판 응집 및 방출의 자극은 혈관 내 버블의 표면에서 나타나는 대표적인 계면동전위(electrokinetic) 효과이다. 보체, 헤게만인자 및 다른 효소 그룹의 활성화는 각각 혹은 다른 경로에 의해 동학(rheological change)적 변화 및 심각한 감압병의 저혈장 쇼크와 같은 결과로 진행되는 메커니즘이다. 색전성 버블(감압병 or 동맥기체색전증)은 기계적 혈관 폐색의 결과로 신경 장애를 일으킬 수 있지만, 폐색이 없는 혈관을 통한 버블의 단순한 통과는 혈관 내피 및 후속 순환 장애를 일으킬 수 있다. 혈관 내에 버블이 있다고 해서 바로, 모든 버블이 질병으로 이어지는 것은 아니다. 버블의 일부는 정맥 내에서 도플러에 의해 감지될 수 있다. 버블의 부피가 너무 많지 않으면 이러한 정맥 가스 색전은 가스가 배출되는 폐로 돌아가는 동안 증상이 없다 (무증상 상태 이러한 버블을 무증상 기포, Silent Bubbles이라고 통상 부른다). 몇 가지 임상 증후군이 전형적인 감압병의 형태로 여겨지며, 독립적인 질명병으로 불리지만 병태생리는 서로 중복된다. 한 예로 동맥 기체색전증(동맥 기체 색전증, arterial gas embolism)을 들 수 있다. 이는 감압 동안 폐의 손상, 폐의 압력손상으로 인해 폐포내의 기체가 혈관 내에서 버블을 형성하고 이로 인해 이차적으로 발생하는 감압질환의 다른 형태이다.

때때로 동시에 감압병과 동맥 기체색전증이 겹쳐 있는 경우 감압 질환의 임상양상은 더 복잡해진다. 한 예로 이상성(二相性) 감압질환(biphasic decompression illness)를 들 수 있다. 가스색전 형태의 버블이 혈관 내에 있지만 크기가 작은 경우를 가정한다. 이 상태로는 질병의 임상 양상을 나타내지 않는다. 마찬가지로 무감압 다이빙이나 감압 다이빙 후 상당한 양의 기체가 조직에 용해되어 있는 상태이며, 이 상태 역시 마찬가지로 조직에 용해된 기체는 감압병을 일으키지 않으며 안전하다고 여겨질 수 있다. 이 때 어떤 버블이 기체가 용해된 조직을 지나면서 2차적으로 촉발되어 이상성 감압질환이 진행될 수 있다.

또 다른 예로, 인구의 3분의 1 정도에서 볼 수 있는 난원공 개존증(PFO, patent foramen ovale)을 들 수 있다. 난원공은 태생 시 심장중격에 작은 구멍으로 두 심방 사이를 연결한다. 난원공 개존증은 출생한 뒤에 심방중격에 있는 난원공이 닫히지 않은 채 그대로 있는 구조적 심장질환이다. 난원공 개존이 있는 다이버에서는 정맥혈

---

2   Hallenbeck JM Pathogenesis of the decompression disorder 3rd edition 1983;435-460

에 있는 무증상 버블의 일부가 난원공을 통해 동맥 순환으로 넘어갈 수 있는 위험이 있다. 이 동맥 가스 색전의 일부는 동맥 기체색전증의 발현으로 이어질 수 있고 마찬가지로 용존 가스가 채워진 조직을 통과 할 때 감압 질환 발현을 일으킬 수 있다. 이러한 병태 생리 기전은 복잡하며 발현은 모호하다.

a. 감압질환의 공통된 위험 인자

압력이 가해지는 동안 다이버 또는 압축 공기 작업자의 호흡 기체가 혈액과 조직에 용해되고 장기간 노출되면 기체의 용해는 평형 상태 (포화)가 될 때까지 계속된다. 이러한 포화에 걸리는 시간은 신체 조직마다 다르다. 실용적인 목적으로 간략화 하면, 조직에 따라 기체로 인한 포화가 단지 몇 분 만에 발생하는 조직부터 포화에 2 ~ 36 시간이 걸리는 조직 (속도가 느린 구획)까지 포화 속도는 다양하다. 다이버 또는 압축 공기 작업자가 최대 압력에 도달했을 때, 그는 상당한 버블 형성의 임상적 위험을 제공하기에 충분한 가스를 흡수할 만큼 충분히 오랫동안 있지 않았을 수 있으며, 따라서 "무감압 다이빙"으로부터 직접 안전하게 상승할 수 있다. 깊이와 지속 시간의 다양한 조합에 의해 결정된 임계점 너머에는 용해된 가스의 흡수가 더 크기 때문에 표면으로의 직접 상승은 더 이상 안전하지 않다. 이러한 상황에서는 일반적으로 용존 가스가 배출되는데 시간을 허용하기 위해 서서히 얕은 깊이로 점진적으로 상승하는 것이 필요하며 이것을 "정지 stop,"라고 부른다. 이러한 점진적인 상승은 다이빙 테이블로 규정되어 있다. 이러한 다이빙 테이블에는 많은 버전을 사용할 수 있으며 수학 모델을 기반으로 경험에 의해 수정되었다. 대부분의 다이버는 '다이빙 컴퓨터'를 휴대하는데, 다이빙 컴퓨터는 전자수심계를 이용하여 수심과 시간을 측정하고 다이빙 중에 유사한 모델을 사용하여 예상되는 감압 프로필을 실시간 무감압 한계와 상승 한계수심으로 표시하는 개인용 계산기이다.

개별 감수성에 기여할 수 있는 많은 요소가 있다. 개인 사이의 다양성을 설명하기 위해 감압 중심 수학적 모델 주위에 단순한 생물학적 변형보다 더 많은 것이 필요하다. 사실, 다트 포드 터널의 건설에서 "뻰즈"은 압축 공기 작업자의 약 4%만 경험했다. 어떤 정도의 적응은 압축 공기 작업자와 다이버의 정기적인 감압으로 인해 발생할 수 있으며, 예상되는 감압 시간을 안전하게 단축할 수 있다. 그러나 그러한 순응은 며칠간 정기적인 일과에서 휴식을 취하는 즉시 사라질 수 있다. 그런 다음 동일한 스타일의 다이빙 재개가 더 높은 감압질환의 발생을 가져오며, 이는 면역 반응으로 이해되고 있다.

압축 공기 작업자와 대조적으로, 스포츠 다이버는 일주일 가량의 휴가 기간 동안 하루에 여러 번 다이빙을 한다. 매일 다이빙을 해서 4일 혹은 5일 째 되는 날 증상이 발현되는 경향이 있는 것으로 보인다. 이에 대한 설명은 가장 느린 조직에서의 용존 가스 하중은 테이블이나 컴퓨터가 잔류 가스의 존재를 예측하지 않았더라도 다음 날 잠수 전에 완전히 제거되지 않았다는 것이다.

또 다른 당황스러운 관찰은 하루 종일 다이빙을 마치고 하루 일과가 끝날 때 잠깐 추가 다이빙을 하는 경우 가끔 부정적 효과가 있다는 것이다. 압축 공기 다이빙을 하고 적절한 감압을 마친 다이버가 작업 완료 후 수중에서 닻을 찾기 위해 해녀다이빙을 시도하다 돌연사로 사망한 사례가 다수 보고되어 있다. 이에 대한 설명은 마지막 프리다이빙에서의 가압이 침습성 정맥 가스 색전의 직경을 감소시켜 폐동맥 여과기를 통과하여 동맥혈 분포로 빠져나갈 수 있다는 것이다. 하지만 이론상의 추측에 그칠 뿐 부검에서는 모두 익사로 간주된다.

다양한 요인들이 감압질환에 위험인자가 될 수 있다. 탈수, 숙취, 깊은 수심에서 심한 육체적 운동, 깊은 수심에서 온수에 노출, 감압 동안의 차가운 노출 등을 들 수 있다. 최근에 입은 다른 손상 역시 증상이 있는 버블 형성의 원인이 될 수 있으며 표면에 상승 후 운동이나 뜨거운 샤워를 하는 것은 관례적으로 금기 시 된다. 따라서 안전한 감압 절차를 계산하기 위한 이론적 근거는 많은 다른 영향을 받을 수 있다. 감압 사고의 수는 적지만 피할 수 없는 것으로 인식되고 있다. 이러한 와중에 발표된 다이빙 테이블의 일반적인 성공은 놀라운 성과로 간주될 수 있다. 특정 감압 테이블의 명백한 성공 여부를 평가하는 것은 사고 없이 수행된 총 다이빙 수와 관련하여 감압병의 발생 건수를 파악한 것이다. 이러한 데이터에는 제한점이 있기 마련이다. 통상적인 제한점은:

- 개인별로 증상을 보고하는 역치가 다르다.
- 진단을 확인하기 위한 객관적인 기준이 없다.
- 재가압을 위해 다이버를 평가하는데 있어 그들의 해석이 서로 다르다.

감압병은 "안전한" 감압 프로필을 준수한 후에 발생할 수 있으며 감압 테이블을 따르지 않는 사람들에게만 국한되지는 않는다. 많은 설명은 감압병의 병인을 지나치게 단순화하는 경향이 있지만 그 원인과 발달에 가능한 경로가 많다. 간단한 설명이 모든 관측치를 설명할 수는 없다. 동시에 감압병과 동맥가스색전증의 병인을 염두에 둘 필요가 있다. 감압병은 2 미터의 수심과 동등한 환경압(6.56ft)에서 한번 호흡한 후에도 충분히 발생할 수 있는 것으로 보고되었다. 동맥 기체색전증과 감압병의 증상이 한 명의 환자에게 동시에 나타날 수 있다는 것은 기존의 제1형, 제2형 분류가 더 이상 무의미함을 의미한다.

b. 조직의 질소하중 증가

1ATA의 해수면에서는 거의 1L의 질소가 몸에 용해되어 있다. 이 중 절반만이 물에 녹고 절반 이상이 지방조직에 용해되어 있다. 이는 정상적인 성인 남성에서 체지방이 15%라고 가정하였을 경우에 해당한다. 질소의 용해도는 물보다 체지방에서 5배나 높다. 다이빙에서 몸에 녹는 질소의 추가적인 양은 다이빙의 깊이와 지속시간에 달려있다. 정상 상태 조건(steady-state condition)의 경우, 즉 환경압에서의 질소 분압과 조직 구획의 질소 분압이 평형을 이룬다고 계산하였을 때, 다시 상승한 후 몸에서 방출되는 질소의 양은 10 msw (2ATA)에서 정상 기압으로 돌아온다면 2L이다. 그러나 2ATA에서 80% 헬륨과 20% 산소에 노출 후 흡수되는 헬륨의 양은 1L이다. 이 차이는 주로 지방에서 기체의 용해도가 낮기 때문이다. 그러나 1ATA에서 공기 호흡을 재개하면 헬륨의 제거속도는 질소보다 더 빠르다. 포화 상태로 알려진 특정 압력에서 정상 상태를 유지하려면 헬륨보다 질소에 더 많은 시간이 필요하다.

할데인은 절대압력이 2ATA에서 1ATA로 반감될 때 감압병이 드물다는 것을 관찰했고, 그의 관찰에서 시작된 방법을 기반으로 감압테이블의 계산식이 이루어졌다. 그러나 그는 이 방법을 6ATA 이상의 압력에 외삽하지 말 것을 경고했다. 또한 감압비를 1.58:1 이 아닌 2:1로 계산하였다. (Haldane 1922). 할데인 원리(Haldane principle)에 따르면 환경압이 절반으로 감압된 조직에서 버블 형성이 시작될 것이다. 그러나, 이 방법은 경험적이며 감압테이블 형성을 개요를 파악하는 데만 사용해야한다.

아래 그림16-1은 다양한 조직에서 질소의 대략적인 반감기를 보여준다.

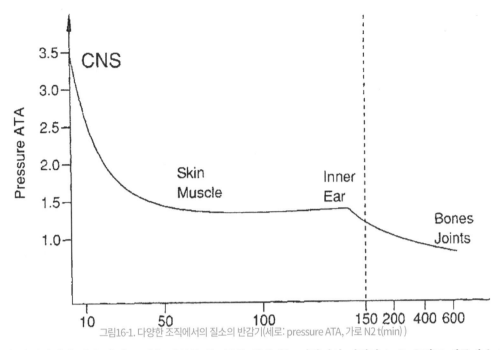

그림16-1. 다양한 조직에서의 질소의 반감기(세로: pressure ATA, 가로 N2 t(min))

공기 다이빙에서 정상 상태 조건을 달성한 후, 중추 신경계는 지질에서 기체의 높은 용해도 때문에 높은 질소 농도를 가진다. 헬륨을 사용하면 등가 정상 상태 조건에서 용해된 양은 지방에서 기체의 용해도가 낮기 때문에 훨씬 적다. 결과적으로, 헬륨 감압병은 헬륨 및 산소 다이빙에서 거의 발생하지 않는다. 해양 석유와 기체 탐사를 통해 상업다이빙이 크게 확장되었으며, 여기서 얻은 경험은 군대 및 아마추어 다이빙 모두에 영향을 미쳤다. 50msw를 초과하는 깊이의 경우 다이버가 헬륨과 산소환경 (헬리오스)에서 다이벵벨을 사용하여 일정한 압력으로 거주하고 물과 오가는 "포화"기술이 개발되었다. 포화 다이빙에 나이트록스를 사용하려는 시도는 성공적이지 못했다. 수소, 헬륨 및 산소 혼합물을 사용하여 450msw 까지 다이빙 운영이 수행되었고 실험 다이빙은 523msw까지 헬리옥스로 이루어졌다. 호흡기체에 수소를 함유하면 기체밀도와 호흡노력(work of breathing)이 감소되고 고압이 신경계 기능에 미치는 영향을 완화시킬 수 있다. 이러한 증상은 고압신경증후군으로 알려져 있다.

c. 기체 형성

다이빙 중에 흡수된 과도한 "불활성"기체의 제거는 궁극적으로 폐에서 호흡 기체로 호기되어야 한다. 따라서 호흡기체가 혈액을 통해 조직에서 폐로 이동되는 것에 달려있다. 모든 감압테이블은 폐를 통과하는 혈액이 호흡되는 기체의 분압으로 평형을 이룬다고 가정한다. 그러나, 폐에서의 환기/관류의 불일치 때문에 이것이 불가능할 수 있다. 일부 과포화 된 혈액이 감압 도중에 전신에 순환되는 것이다. 폐에서 압축된 공기의 질소 분압 상승이 혈장 및 조직 질소 함량의 증가에 반영되기 때문에, 감압병은 반복적인 무호흡 다이빙(지식호흡다이빙, 프리다이빙)에 의해 발생하게 된다. 여러 번의 무호흡 다이빙과 감압으로 인해 산소의 대사 사용과 관련된 산소 영역(oxygen window)을 넘어서는 감압은 과포화를 일으키고 용액으로부터 용해된 기체가 출현할 위험을 높인다. 이로 인한 중추신경계 증상이 알려져 있다. 버블(즉 질소의 기체 위상gas phase)의 형성은 초음파를 사용하여 조직 근막,

예를 들어 근육에서 영상화될 수 있다. 주성분은 존재하는 희석 기체이지만 산소, 이산화탄소 및 수증기도 기체량에 기여한다. 기체 형성의 초기에 매우 적은 양의 용해되지 않은 기체인 기체 나노버블 (Weijs 2012)이 생성되고 이어서 매우 빠르게 기포가 확장될 수 있다. DCS의 병인학에서 기체의 형성이 초기 사건이라는 데는 보편적인 동의가 있다. 기포 형성의 원리는 그림 16-2에 나와 있다.

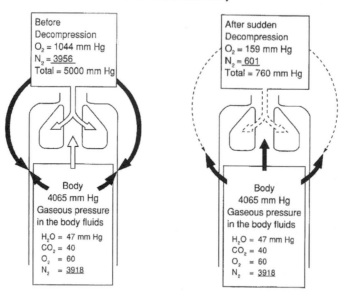

그림 16-2. 오른쪽에 표시된 인체 내부 압력의 과도한 초과로 인한 감압 후의 버블형성

힘줄의 단단한 결합 조직에서의 기체 형성은 "벤즈"라고 불리는 고전적인 관절 통증을 일으킨다는 상당한 증거가 있다. 높은 고도에 감압된 비행 조종사의 방사선 사진을 사용한 조사에서 무릎의 인대와 힘줄에 버블이 관찰되었다. 이러한 현상은 고압환경에 노출된 후 감압 과정에서 보이는 것과 관련이 있다. 순차적 관류가 결합 조직에서 관찰되었으며, 이러한 간헐적인 관류는 아마도 버블형성의 주요 인자일 것이다. 결합 조직뿐만이 아니라 기타 다른 조직에서도 혈액이 조직을 관류할 때 조직이 기체를 흡수하기 때문에 미세 순환이 감압 중에 닫히면 기체배출의 제한이 일어난다. 기체 교환은 확산을 통해 이루어지며, 관류가 제한되지 않을 경우에 이루어진다. 또한, 조직 내의 함유된 산소가 대사되기 때문에, 상대적으로 질소 기체의 비율이 증가되므로 산소영역(oxygen window)이 감소될 수 있다. 혈관 내 기포는 종종 감압 동안 또는 후에 폐동맥에서 검출될 수 있다. 기포가 존재하는 시간은 다이빙 종류에 달려있다. 예를 들어 순환하는 기포는 헬리옥스 포화다이빙에서 감압하는 동안 감지될 수 있지만 (그래서 다이빙벨에서는 항상 도플러를 사용한다), 에어 다이빙에서는 일반적으로 감압이 완료된 후에만 감지할 수 있다.

치명적인 감압병 증례에서 인체 조직에 대한 전자 현미경 연구 결과, 각 버블은 계면동전위 구역 활성 (electrokinetic zonal activity)과 관련된 오스뮴 친화 세포적(osmiophilic), 비균질적인 응집 물질로 덮여있는 것으로 나타났다. 이 표면 코팅은 기포가 폐모세혈관에 갇혀있을 때 혈액-폐 장벽을 통한 질소 제거의 속도를 감소시킨다. 버블은 혈관 투과성의 변화를 유도하고, 심한 감압병에서 저혈량쇼크 및 가역성 혈구 응집(blood sludging)을 유도한다. 조직 내 기포 형성 외에도, 기체 팽창으로 인한 2차적인 트라우마로 조직에서 체액성물질

(humoral agent)이 분비될 수 있다. 동맥 내 버블 형성은 높은 압력에서 매우 갑자기 감압이 발생하는 경우에만 발생한다. 감압병에서는 일반적으로 신체의 자유 기체가 풍부해짐에 따라 심각성이 증가한다. 운동은 기체의 제거를 증가시키지만 또한 조직 내 기체의 방출과 버블의 순환을 증가시킬 수 있다. 급속 감압 버블이 먼저 정맥 순환계에 형성되고, 그 다음에 일정 수치를 초과하면 폐순환을 통해 전신 순환계로 이동한다.

일반적으로 색전이 폐순환을 통과하는 데는 역치가 존재하며, 버블은 심방 중격 결손(atrial septal defect)을 통해 전신 순환계로 전달된다는 견해가 받아들여진다. 버블 형성의 위치 및 범위는 과포화의 정도 및 희석 기체의 용해도에 의존한다. 세포 내, 안구의 전방(anterior chamber) 또는 뇌척수액에서의 버블은 오직 매우 심한 실험실적 상황에서만 발견된다. 호흡 기체로 산소만을 사용하는 다이빙은 군대에서 사용되며 버블 형성과 관련이 없지만 급성 산소 독성의 증상으로 경련이 있을 수 있고, 이에 따라 익수의 위험이 있다. 산소가 풍부한 공기 혼합 기체(나이트록스)는 감압병의 위험을 줄이거나 바닥 시간을 연장시키는데 사용되며 아마추어 다이빙에서 인기를 얻고 있다. 나이트록스는 감압병의 위험을 감소시키지만 제거하지는 않으며 산소 독성으로 인한 경련 위험이 있으므로 다이버는 안면마스크 또는 헬멧을 착용해야 한다.

d. 폐 변화

초음파를 사용하여 버블을 발견하려는 첫 번째 시도는 6ATA의 압력에서 1시간 동안 고압 환경에 노출된 후 4ATA로 감압하는 동안 돼지의 하대 정맥에서 이루어졌다(Gillis 등, 1968). 인간 연구는 이식된 장치보다 훨씬 덜 민감한 경피 초음파 감지기를 사용했다. 상당한 다이빙 후에 대부분의 다이버에서 폐동맥에서 기포가 발견될 수 있지만 일반적으로 증상을 나타내지 않는다. 실험적 연구에 따르면, 다이빙 압력이 폐의 정상적인 여과 기능을 극복하기에 충분히 높을 때 정맥 버블이 마취된 개들의 폐를 통과할 수 있다는 것이 밝혀졌다. 폐에 갇힌 기포는 가압 시 크기가 줄어들어 폐 순환계를 통과할 수도 있다. 같은 병태 생리가 동물 실험에서 추적되었다. 폐 증상으로는 저산소 혈증, 폐 고혈압 및 호흡곤란이 동반된다. 이러한 증상은 예를 들어 지방 색전증과 같은 다른 미세색전 증후군(microembolic syndromes)에서도 나타나는 증상으로 따라서 기체색전증도 (성인) 호흡 곤란 증후군의 한 유형으로 볼 수 있다. 비심장 폐부종(noncardiac pulmonary edema)은 감압 스트레스에 대한 폐의 주된 반응으로 밝혀졌으며, 흉부방사선촬영에서 보이는 침윤의 원인은 폐에 도착하는 많은 수의 미세버블이다. 기관지주변 부종도 역시 알려져 있다. 이러한 이유로 과거에는 폐 감압병 혹은 쵸크chokes와 같은 명칭이 사용되었다. 현재는 이압성 척추염의 신경 외 증상으로 간주된다. 호흡곤란은 관상동맥 기체 색전증과의 감별을 요구하는데, 대증적인 치료와 보조치료, 무엇보다 고압산소치료의 수심이 다르기 때문이다.

폐 압력손상은 다이버에서 발생할 수 있는데, 이는 상승하는 동안 폐에 포집 된 기체의 부피가 증가하여 폐포 파열, 폐정맥을 통한 전신 순환계로의 버블 유입 및 전신성 기체색전증으로 이어진다. 기체는 혈관 주위에 축적(track around)될 수 있어 종격동 기종이 발생할 수 있다. 말초 폐포의 파열은 드물지만 기흉으로 이어질 수 있다. 폐 압력손상은 공황 또는 그들의 기체 공급의 고갈 때문에, 전문 다이버보다 자가 호흡 장치(self-contained breathing apparatus, 스쿠버)를 사용하는 아마추어 다이버에서 훨씬 더 빈도가 높다. 동맥 기체 색전증이 다이빙이 끝날 때 급격한 상승의 결과로 발생하면 조직 내 질소의 과잉으로 인해 합병증이 일어날 수 있다.

e. 버블 유발 중추신경계 손상

폐 압력손상이 동반된 동맥 기체 색전증에서 크고 대량의 버블이 뇌 순환계로 유입되면 관류와 허혈에 중대한 장애를 유발할 수 있다. 이러한 기체색전증과 대조적으로 이압성 척수염은 압축공기를 사용하고 감압하며 일어나며, 감압 시 형성된 기포는 작으며 일반적으로 해수면에서 약 25 micro-meter로 측정된다(Haldane 1922). 고형의 미세색전(solid microemboli)과 마찬가지로, 미세기포의 직경은 혈액순환에서의 행동에서 중요한 요소이며, 그러한 기체 색전의 크기는 절대 압력에 달려 있다. 이압성 척수염에서 허혈성 저산소증 (hypoxia)은 버블-유발 중추신경계 손상의 주된 요인이 된다. 표지 된 호중구(granulocytes)를 사용하는 실험에서, 화학주성 과정(chemotaxic process)으로서의 저산소증 신호가 초기 단계에서 발생하고 호중구가 전형적인 뇌실 주변 신경병변에 관여할 수 있다. 그것들은 MRI 상 백질에서 고밀도로 시각화될 수 있다. 허혈은 통상적으로 혈관 폐쇄와 연관된다. 그러나, 기체 색전증은 또한 내피 손상을 일으키고 중추 신경계에서는 혈액-뇌 장벽의 개방 및 부종이 발생한다. 이러한 손상에 의해 기존의 허혈을 일으키고 있지 않는 미세 기포의 이동을 유발(Hills and James 1991) 한다. 혈액-뇌 장벽의 개방으로 혈장 단백질이 유출되면 보체연쇄반응(complement cascade)의 방아쇠를 당길 수 있다. 국소적 부종이 단지 미세 순환의 압박만을 가져와도 이러한 기전에 의해 허혈과 함께 염증이 유발되는 것이다. 동물 실험 모델에서, 버블이 뇌 순환에서 관찰되었으며, 먼저 버블이 관찰되고 이어서 뇌피질에서 유발전위(Evoked Potentials, 자극에 대한 반응으로 일어나는 뇌 전기 활동) 의 변화가 일어났다. 혈액의 보체 (complement, 내피세포의 보체수용체와 함께 보체계를 형성하는 혈청의 단백질)는 생략된 감압과 관련된 쇼크에서 적혈구 응집을 유도할 수 있다. 혈액과 손상된 조직 사이의 이러한 상호 작용의 결과는 중추신경계에서 국소적 혈액 - 뇌장벽장애 및 허혈 후 이어지는 신경 회복 정도를 결정하는 주요 인자가 된다. 감압 시에도 지방 색전증 역시 발생할 수 있으며 급성 파종성 뇌염(acute disseminated encephalitis)으로 인한 사망으로 진행할 수 있다. 액체로 존재하는 지방색전 역시 폐 필터를 가로지를 수 있고 혈액-뇌장벽의 손상으로 인해 뇌부종을 유발한다. 단백질 누출과 부종은 국소적인 탈수초화를 일으키는데 축삭은 상대적으로 보존된다. 대뇌 수질(cerebral medulla)과 척수 모두 백질의 영양영역은 긴 출구 정맥(draining veins)에 의존적이며, 둘러 싸고 있는 모세혈관이 없는 것으로 밝혀져 있다. 중추 신경계 회백질의 미세 순환에서 높은 산소가 추출되기 때문에 정맥혈은 산소 함량이 낮다. 이 낮은 산소 함량이 색전증에 의해 더 감소될 때 조직 산소화는 매우 낮은 수준으로 떨어지게 되어 혈액- 뇌 장벽 기능 장애, 염증, 탈수초 그리고 결국 축삭 손상을 일으킨다. 이러한 병변은 다발성 경화증의 초기와 유사하다. 자기공명분광법(MR spectroscopy)는 또한 젖산의 존재를 보여준다. 정맥의 산소 분압을 의미 있게 상승시키려면, HBO 하에서 산소 공급이 필요하다. 동맥의 산소분압은 일반적으로 2ATA에서 10배 가량 증가하지만 뇌 정맥 산소 분압은 1.5배 증가에 그친다. 이러한 뇌실 주변 증후군 ("perivenous" syndrome) 에서 신경학적 기능을 회복하고 보존하는데 고압산소는 매우 효과적인 것이 입증되었고, 감압 질환 치료의 동물 및 임상 연구 모두에서 가치가 있었다.

버블이 중추 신경계 손상을 일으킬 수 있는 추가 기전은 백질 내에서 핵을 형성하는 것이다. 고압환경에서 실험 동물을 급속 감압한 경우와 해수면에서 높은 고도로 감압한 경우 모두 수초(myelin sheath)에서 버블을 관찰할 수 있었다. 자소성(원위치에서 형성된, autochthonous) 버블은 핵 형성 부위에서 신경조직에 손상을 주고 주변 부위를 압박하는 것으로 보인다. 이것은 갑작스런 증상의 시작을 설명할 수 있는 기전의 하나이다. 그러나 이 실험에서 사용된 조건은 대부분의 경우 다이버에서 볼 수 있는 것보다 훨씬 극단적이다. 신뢰할 수 있는 동물 모델의 필요성과 다이버의 잠수 조건과 특성이 유사한 예측불가능성의 회피를 위해 극단적인 조건과 종종 이중 노출이 사용된다.

이압성 척수염의 가장 명백한 장애는 척수의 침범으로 인한 하지부전(paraplegia) 이다. 이는 저압산소 감압 (hypo-baric decompression)으로는 드물게 발생한다. 이러한 감압에서는 버블크기과 조직 기체하중이 중요하게 제시된다. 척수 증상이 있는 대부분의 다이버는 실제로 질문을 받았을 때 뇌 기능 장애를 나타내는 증상을 보고하였다. 척수 병변의 병태 생리를 설명하기 위해 세 가지 메커니즘이 제시되었다:

- 동맥염 색전증
- 경색으로 이어지는 경막 외 정맥 폐쇄
- 자소성(autochthonous) 버블

이압성 척수염의 원인으로 다른 무엇보다 중요한 어려움은 (의사 또는 환자가) 경막 외 정맥총의 버블로 인한 척수질환의 특성임을 인지하지 못하는 것이다. 그러나 아급성 지방색전증으로 다발성 경화증(multiple sclerosis, MS)이 일어날 수 있다(James 1982)는 것이 알려져 있으며, 특히 망막변화가 감압질환과 MS 모두에서 발생한다는 점이 주목할 만 하다. 다발성 경화증에서 그러한 것처럼 감압질환에서도 임상 증상은 척수에 영향을 주는 증상에 의해 좌우되며, 감압질환은 횡단성 척수염의 원인 중 하나이다. 급성 이압성 척수염이 있고 13 년 지난 후 증상의 진행과 지연 손상이 보고된 적 있다. MS와 감압 질환 모두에서 시신경염과 안구 운동 마비와 같은 국소 뇌 신경 문제가 알려져 있으며, 전정 손상은 영구적인 안구진탕을 초래할 수 있다. 경막 외 정맥 폐쇄의 병리는 척수의 중심 경색이며 감압질환에서 나타나는 가장 특징적인 병태 생리이다. 기체 또는 부종은 연막(pia mater)의 비탄성으로 인한 내부 압력의 증가 때문에 척수에 허혈을 유발할 수 있다 (Hills and James 1982).

신경학적 감압질환의 기전에 대한 논쟁에서 섬유 연골성 색전증이 간과된 것은 불행한 일이다. 척추 원판의 핵에서 나온 물질은 신경계에 미세색전 손상을 일으킬 수 있으며, 최초의 인간 사례는 50년 전에 기술되었다 (Naiman 등 1961). 다시 정맥 역류가 기전으로 제시되었지만, 전신 순환에서 색전이 발생한다는 사례 보고가 제시되었다. 17세의 소녀의 부검소견은 중뇌동맥에서 200 pm 크기의 섬유연골성 색전이 사인(Toro-Gonzalez et al. 1993)으로 지목되었다. 시스템 색전이 드문 사례이며, 경폐 경로 또는 심방 중격 결손을 통해 전신 순환계에 색전이 유입된 것이다. 이 사례에서는 농구를 하다가 쓰러져있던 소녀는 심근 경색으로 사망하고 관상 동맥에서 색전증이 발견 되었다. 색전의 크기가 20에서 200pm 라는 점은 물질이 폐의 미세순환을 통과할 수 있는 크기라는 것을 시사한다. 감압 질환에서도 마찬가지의 병태생리를 보일 수 있다. 이 기전은 다른 포유 동물과 조류에서도 기술되어 왔으며 수의학에서 급성 신경 증상의 비교적 흔한 원인으로 여겨지고 있다.

심한 실험적 감압질환에 노출된 동물의 척수에서는 광학 및 전자 현미경 모두에서 보이는 변화가 관찰된다. 수초가 파괴된 줄무늬 패턴으로 보이는 수초가 확장된 소견은 자소성 버블과 양립할 수 있는 걸로 보이나, 유사한 패턴이 실험적 알레르기성 뇌척수염에서 부종으로 나타난다. 다이버, 압축 공기 작업자, 심지어 U2 조종사조차도 증상이 없는 고압 노출에 의한 중추 신경계 손상의 위험이 있다. 5 년간 여러 다이빙 프로필에 노출되고, 일부 감압 질환을 경험한 염소에 대해 중증의 통제된 고압 노출에 대한 영향이 조사되었다. (Blogg 외. 2004). MRI를 시행하고 두뇌와 척수의 신경병리학 검사를 위해 실험동물을 희생시켰다. 나이, 다이빙 년수, DCS, 노출된 깊이는 뇌의 MRI로 검출 가능한 병변과 유의미한 차이를 보이지 않았다. 또한 뇌와 척수의 신경병리 결과에서도 차이가 없었다. 그러나 이압성 척수염을 경험한 동물에서는 척수 반흔이 보고되었다.

f. 혈액학적 변화

무증상의 감압조차도 심각한 잠수 후 24시간 동안 순환하는 혈소판의 수를 1/3로 줄일 수 있다. 감압 동안 방출된 평활근 활성화 인자는 신속한 감압으로 인한 쇼크에 관여하는 것으로 알려진 브래디키닌 (bradykinin), 세로토닌 (serotonin) 및 히스타민 (histamine)과 같은 다른 생체 활성 아민을 강화시킬 수 있다. 혈소판의 과응집성은 중증 신경계 감압 질환의 발병 기전의 하나로 간주된다. 이 현상은 아라키돈산 대사 물질과 프로스타글란딘 유사 화합물의 생산에 기초한 것으로 알려져 있다. 버블의 표면에 혈소판이 결합하는 것과 혈소판 응집체의 형성은 주사 전자 현미경으로 입증되었다. 생체 내에 존재하는 ADP, 에피네프린 및 세로토닌 등의 다른 혈소판 작용제는 이러한 상호 작용을 촉진시키다. 반면에, 혈소판 길항제는 혈소판 응집을 억제하는 것으로 보인다. 이러한 요인은 재가압시 버블 해소를 지연시킬 수 있다. 이로 인해 혈소판 억제제(아스피린) 등을 자가 복용하는 다이버들이 있는 것이 알려져 있다. 이에 대해서는 적성검사에서 언급하였다.

g. 프리 라디칼의 역할

재관류 손상에서 산소-유도 자유 라디칼의 역할에 대한 인식이 증가하고 있으나 혈류의 폐색은 감압질환보다는 기체색전증의 특징이며, 후자는 뇌실주위 증후군(perivenous syndrome)에서 증가된 혈관 투과성 및 염증과 관련이 있다 (James 1982). 감압 질환의 병인론의 첫 번째 단계가 혈관내피에 버블의 기계적 작용에 의해 야기된다면, 두 번째 단계의 병인론은 저산소증에 의해 유도된 호중구 침윤이 산소-프리라디칼을 방출해서 나타(Martin and Thom 2002)날 수 있다. 2.8ATA에서 100% 산소를 사용하는 최소한의 재가압 표를 도입(US Navy Manual 1970)한 이래로 이러한 순산소 치료기체는 대뇌 산소의 독성으로 인한 악화 및 경련과 관련될 수 있음이 인정되었다. 그러나, 고압산소 치료 중의 경련은 신경학적 잔여 휴유증과 연관이 없었다. 또한 저혈당으로 인한 경련을 제외하면 경련의 위험이 더 높지 않았다. 재가압 치료는 가능한 한 빨리 수행되어야 하며 가압치료시 헤파린, 슈퍼옥사이드 디스뮤타아제 및 카탈라아제의 추가적인 사용은 실험 동물에서 심각한 감압질환의 결과를 개선시키지 않는다는 것이 널리 알려져있다. 이압성 척수염의 전신증상의 병태생리 개략도가 그림16-3에 나와 있다.

B. 감압질환의 위험 요소

해수다이빙을 대해 감압질환에 대한 다음 위험 요소가 알려져 있다:

1. 비만 : 비만은 감압질환의 위험을 증가시킨다. 정상 체중보다 20% 이상 과체중인 다이버는 표준표에 따라 체중을 감소시킬 때까지 다이빙에 적합하지 않다.

2. 성별 : 초기에 후향적으로 수행된 연구에서는 여성의 감압질환 감수성이 높았다는 보고가 있었다. 이는 고도(altitude) 노출 챔버 훈련 도중 발생한 고도 감압질환에 대한 것이었다. 그러나 이후에 연구에서는 성별에 따른 차이는 발견되지 않았다. 여성은 생리 기간 동안 고도 관련 감압질환에 더 취약하다.

3. 자가면역질환과 보체결합 : 보체 결합에 감수성이 있다. 대체 경로에 의해 보체 활성화에 민감한 개인은 감압질환에 더 취약하다.

4. 높은 혈청 콜레스테롤 수치와 탈수는 버블 형성을 촉진할 수 있다.

5. 난원공개존(patent foramen ovale) : 난원공 개존증은 감압질환의 위험 인자이다. 정맥의 색전은 난원공을 통해 전신순환계로 진입할 수 있기 때문에 위험하다. 마찬가지로 임신한 산모의 다이빙에서 태아는 감압질환에 취약하다. 폐-필터는 태아에게서 기능하지 않으며, 태아 또는 태반 조직에 의해 생성된 기포는 난원공을 통해 태아 동맥 순환으로 들어가고 뇌, 척수 및 기타 기관의 색전을 유발할 수 있다.

6. 오랜 압력 후 상대적으로 빠른 감압

7. 심한 운동이나 깊이에 대한 다른 스트레스.

8. 다이빙 후 비행과 높은 고도로의 빠른 상승.

9. 인산에스테르가수분해효소(phosphodiesterase)-5 차단제 : 비아그라를 어렵게 부르는 말이다. 실데나필(sildenafil citrate)은 발기 부전 치료제로 흔히 사용된다. 실데나필로 전처리 받은 생쥐에서 신경계 감압질환의 발병 및 중증도를 촉진된다는 것이 보고(Blatteau 2013)되었다. 이 효과는 증가된 대뇌 혈류, 혈관 확장과 관련이 있다.

다이빙 도중 심한 운동 후 숨가쁨(shortness of breath), 탈수, 수심 30 msw를 초과하는 딥 다이빙은 감압질환의 상대적인 위험인자로 알려(Suzuki 2014)졌다.

난원공 개존증이나 심장의 우-좌 션트를 가진 개인은 얕은 물에서 레크리에이션 스쿠버 다이빙을 한 후에도 신경학적 합병증이 발생할 위험이 증가한다. 담배 연기의 타르는 폐질환에 영향을 미치나 니코틴(패치, 전자)이 직접적으로 감압질환 발병 위험을 증가시키는지 여부는 확립되지 않았다.

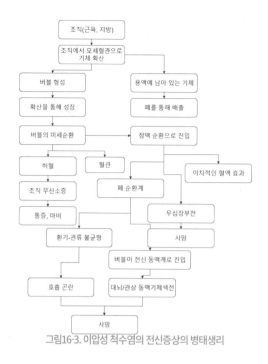

그림16-3. 이압성 척수염의 전신증상의 병태생리

a. 감압질환에 대한 예방 조치

1908년 할데인은 최초의 감압 스케줄을 고안하였다. 당시 압축공기병이라고 불리는 감압질환을 예방할 목적으로 개발된 것이다. 감압질환을 예방하기 위해서는 정상 압력으로 상승할 때 주의를 기울여야 한다. 해군과 상업용 다이빙 회사 모두 컴퓨터를 통해 다이버들에게 도움이 되는 상세한 감압 테이블을 가지고 있다. 이러한 감압표는 본질적으로 두 가지를 가정하고 있는데, 흡수된 추가 기체가 용액 상태로 유지되고 기체가 폐에서 주변 조건과 평형을 이룬다는 가정하에 모든 계산이 이루어진다. 이 두 가설 모두가 사실이 아닌 것으로 밝혀졌다. 버블은 생체 내에서 발생하고, 더구나 증상을 일으키지 않는 것이 입증되었다. 실제 감압테이블이 하는 일은 다이버가 감압 테이블의 계산대로 상승하도록 하여 버블 형성을 최소화하고 안전하게 제거되도록 하는 것이다.

다이빙 전 고압산소치료를 받으면, 혹은 규칙적으로 고압산소치료를 받으면 감압질환에 덜 걸릴까? 오래된 질문은 감압 동안 작은 버블이 점점 커질 것이고, 그전에 미세한 버블이 다이빙 하기 전에 생체 속에 있을 것이다 라는 가설에 기초하고 있다. 이 가설은 쥐에서 테스트되었다 (Katsenelson 2007). 고압산소 전처리는 304, 405 또는 507kPa에서 동등하게 효과적이었으며, 1013 kPa에서 감압시킨 쥐의 신경학적 이상 소견을 유의하게 감소시켰다. 추가 실험에서 면역기능이 제거된 쥐를 대상으로 했을 때, 이와 같은 차이는 나타나지 않았다. 정상면역을 가진 사람을 대상으로 하는 연구는 아직 문헌화되지 않았다.

따뜻한 환경에서의 지구력 운동, 구강 수분 및 고분율 산소 호흡과 같은 사전 다이빙 컨디셔닝 조치는 세포 보호 단백질의 상향 조절과 기포 형성 감소로 스쿠버 다이버에서 감압질환의 위험을 줄일 수 있다 (Gempp 2010). 30 msw (4ATA)를 초과하는 에어 다이빙은 감압질환의 위험이 크게 증가한다. 발표된 감압 테이블, 혹은 무감압 한계가 모든 감압질환의 위험을 제거하지는 않는다. 감압질환은 초기 평가 및 즉각적인 관리가 필요한 질환이며, 조기 재가압은 후기 합병증의 발생률을 감소시킨다. 첫 가압에서는 고분율 산소를 이용한 재가압이 권장되며 해수면 기원 다이빙에는 미해군 시간수심프로필 5와 6이 가장 널리 사용된다. 필요한 경우, 신경계 감압질환의 치료에 선호되는 헬리옥스를 사용하여 추가 재가압을 시행해야 한다. 좋은 다이빙 습관을 고수하고 감압질환의 위험 요소를 인지하는 것이 감압질환의 예방을 위해 중요하다.

C. 이압성 척수염의 임상발현

감압질환에서 신경학적 징후가 발현되는 경우는 대부분 충분한 기체 하중을 수반하는 다이빙과 연관이 있다. 그러나 많은 징후가 유의미한 용존 가스를 가지고 있지 않은 잠수함 탈출 훈련에서도 발견된다. 안전한 감압을 하는 도중이라 할지라도 작은 동맥가스 색전이 과포화 된 조직을 통과하며 감압질환의 침전(precipitating)을 일으킬 가능성은 항상 존재한다. 다른 가능성으로 정맥 가스 색전이 난원공을 통과하는 것을 생각할 수 있다. 그러므로 신경학적 증상이 있을 때는 감압질환과 동맥 기체색전증의 진단을 항상 확실하게 구분 짓는 것이 쉽지 않다. 다이빙 후에 발생한 신경학적 징후 또는 결손은 달리 증명될 때까지 감압질환의 징후로 간주되어야 하고 그에 따라 관리해야 한다. 폐압력손상으로 인한 동맥가스색전증의 전형적인 발현은 수면으로 상승 후 의식의 즉각적인 상실이고 종종 사망, 편 마비, 홑팔다리마비(monoplegia)또는 현훈인 것에 비해 이압성 척수염의 전형적 신경학적 발현 증상은 수면으로 상승 후 하반신 마비이다. 구어체의 표현인 척수 벤즈(spinal bend)라는 말은 혼동의 여지가 있는데, 신경학적 증상만 나타나는 경우는 드문 사례기 때문이다.

발목의 따끔거림이나 양털양말을 신은 듯한 감각이상(woolliness)이 상승 몇 분 만에 나타나고 한 시간 정도 지나면 완전한 하지마비로 진행된다. 이것이 이압성 척수염의 전형적인 임상 발현이다. 좀더 드문 발현 양상으로, 몸통에서 편측 혹은 양측 허리벨트 이하 통증이 갑작스럽게 발생하고 통증이 있는 척수 높이 아래로 하반신 마비가 동반되는 양상이 알려져 있다. 병리적 소견은 이 상태에서의 병변이 여러 곳에 걸쳐 있거나, 분리되어 있기도 하지만, 동시에 척수의 여러 높이에 분포하고 있음을 보여준다. 따라서 거의 모든 말초 신경학적 결손이 발생할 수 있다.

차가움과 따뜻한 감각을 역설적으로 느끼는 온도감각의 이상과 진동 감각의 감소는 이압성 척수염의 초기 단계에서 나타날 수 있다. 다른 조기 징후로는 회음부 반사'(bulbo-cavernous reflex)의 소실, 항문괄약근(anal sphincter) 근긴장도 소실, 소변 정체, 직장실금, 발기부전 등을 들 수 있다. 호흡 유지를 위한 횡경막 신경만 보존된 사지마비는 생존 가능한 감압 질환의 한계를 나타내는 지표일 수 있다. 많은 사소한 증례에서 진행되지 않았으며 더 많은 경우는 자연스럽게 회복되었음을 이해해야 한다. 감압질환과 동맥 기체 색전증의 대뇌 기능 장애는 공간 감각(spaciness)의 이상으로 나타날 수 있다. 현실에서 유리된 느낌, 구음 장애, 시각 장애, 드물게는 정신병 형태를 보인다. 감압질환에서의 현훈은 귀의 압력손상과 구별되어야 한다 압력손상은 대개 메스꺼움, 구토 및 동측 청각 장애를 동반한다. 뇌 감압 질환에서 급성기를 지나 지연 발현으로 불행증증후군(不行症症候群, dysexecutive syndrome)가 나타날 수 있음이 시사되었다.

D. 진단

chest X-ray

brain CT

spine CT

chest & abdomen & pelvis CT

경흉부 심장초음파

경식도 심장초음파

CT angio chest CT R/O PFO

골밀도검사 femur, hip

femur AP, shoulder AP, both

bone scan

폐기능검사

MRI, brain, diffusion, flare sagittal

표16-1. 고압산소센터에서 사용하는 검사

이압성 척수염은 압력이 2ATA보다 크지 않으면 잠수부 및 압축 공기 작업자에서는 드물다. 낮은 압력이라도 긴 시간 노출된 경우 발생한 증례가 알려져 있다. 진단은 병력 및 임상 특징을 바탕으로 한다. 의미 있는 다이빙을 수행했을 경우 비특이적인 증상이라도 다른 질병이 아닌 감압질환으로 간주해야 한다는 것이 중요하다. 특히 비정형적인 신경계 감압질환에서는 다발성 경화증을 감별진단해야한다.

재가압은 감압질환에 대한 최종진단검사로 옹호되어 왔으며, 즉각적으로 가치 있는 지침을 제공해줄 수 있다. 그러나 즉시 재가압이 가능한 경우는 챔버가 현장에 있는 상업용 다이빙 작업에서만 가능하다. 이압성 관절염에서 약간의 가압은 통증을 해결할 수 있으며, 감압 시 기계적 기원을 암시하는 동일한 부위에서 재발할 수 있다. 일반적으로 관절통이 시작된 압력이 높을수록 기체의 부피-압력 관계로 인해 더 높은 압력이 필요하다는 견해가 받아들여지고 있다. 중추신경계 증상이 있을때, 버블이 혈류를 방해하여 조직 저산소증을 유발하는 경우를 생각할 수 있다. 이때 증상의 개선이 압력에 의해 버블 부피가 감소하여 나타나는 것인지 아니면 높은 분압의 산소로 조직의 저산소증과 부종이 해결되어 나타나는 것인지를 구별하는 것이 어렵다. 일반적으로 감압질환에 진단-특이적인 실험실 검사는 없다.

a. 혈액 검사

혈액 검사에는 혈청 알부민 측정이 포함되어야 한다. 모세 혈관 누출로 인한 초기의 저 알부민 혈증은 희귀하기는 하지만 스쿠버 다이버에서 감압질환의 신경학적 징후를 정확하게 예측한다(Gempp 2014)는 보고가 있다. 그러나 바이오 마커로 혈청 알부민이 예후를 예측하거나 혹은 알부민 투여가 치료 지침이 될 수 있는지는 아직 검증되지 않았다. 섬유소원 분해산물(fibrinogen degradation product) 검사는 파종성 혈관 내 응고 또는 응집을 반영한다. 이 검사는 임상정보가 없는 한 진단적 가치가 낮다.

b. 초음파를 이용한 버블의 모니터링

현재 임상적으로 초음파를 이용해서 진단할 수는 없다. 즉 초음파로 관상동맥기체색전증과 이압성척수염을 감별할 수는 없다는 의미이다. 그럼에도 초음파는 병원 환경에서 필수적으로 사용된다. 첫 번째로 탈수 정도를 예민하게 파악하고 대정맥의 직경으로 정량화 할 수 있다. 두 번째로 간정맥과 하대정맥의 대량의 정맥색전증이 있다면, 다른 방법으로 진단된 감압질환의 특이도를 높일 수 있다. 심장초음파를 통해서 ASD를 확인할 수 있다. 물론 PFO를 확인하기 위해 정맥에 버블을 넣는 것은 어렵다. 그러나 폐동맥의 signal을 측정할 수는 있으나 참고치를 정하기는 어렵고 고압산소치료 후 변화를 추시 관찰할 수 있다. 무엇보다 심장 기능의 정확한 파악에 필수적이므로 중증의 감압질환에서는 필수적이다. 통상적인 레저나 산업 해수 다이빙에서 초음파 기기는 사용되지 않는다. 초음파기기는 감압 절차를 개발하고 모니터링 하는데 사용되며, 100M 이상의 헬리옥스 잠수 후 다이빙벨에서 수행된다. 이유는 알 수 없지만 한국의 직업다이버들은 초음파 검사에 심한 거부감을 가지고 있는 것으로 알려져 있다.

스펜서(Spencer)의 연구(1976)에서 다이버의 정맥 기체 색전증을 탐지하는 데 초음파를 사용하였으며 심첨부에서 버블이 검출되기 전에는 관절통이 발생하지 않았다고 보고하였다. 그러나 포웰(Powel)l의 연구(1983)에서는 나이트록스로 감압하는 동안 버블 검출은 관절통의 50%만 예측할 수 있었고, 70%의 다이버는 버블검출 없이도 관절통을 보고하였다. 그럼에도 불구하고 폐동맥의 혈류속도측정에서 도플러사운드 진폭의 증가가 확인되었다. 이것은 다수의 미세 기포의 존재를 시사하였다. 펄스-에코 초음파 이미지기법이 버블의 형성을 연구하기 위해 사용되었다. 이 방법으로 증상을 예측하는 관점에서 감압 동안 버블 형성 정도를 모니터 할 수 있었다. 실험적 감압 동안 버블의 초음파 모니터링은 감압질환의 신경계 관련 예측에 도움이 되지 못했다(Kayar 2008). 원래 초음파 검사는 검사자에 의존적인 검사이므로 MR이 사용되었고, 같은 연구에서 그러나 근골격계 감압질환 후에 골수의 버블이 MRI에서 검출되면 따라오는 이압성 골괴사를 예측할 수 있다 (Stephant 2008). 그러한 연구의 결과는 다음과 같은 결론을 내렸다.

- 버블 형성을 위한 과포화 임계값threshold이 존재한다.
- 가장 초기의 거품은 혈관 내 형성된다
- 심첨부에서 버블이 검출되고 중증의 감압질환의 증상이 나타나기 이전에 움직이지 않고 고정되어 있는 버블의 축적이 있다.

c. 이미징

컴퓨터 단층 촬영은 밀도 측정법이다. 유용한 정보를 밝혀 내는데 실패하는 이유는 첫째 해상도가 떨어지고, 이미 산소 호흡을 시작하며 버블의 크기가 감소하기 때문이며, 적절한 CT 프로토콜이 설정되지 않기 때문이다. 버블은 원래 artifact로 CT상에서 검출된다는 것을 이해해야 한다. 현재 사용되는 128채널 CT의 경우 공기 방울의 검출은 0.5 mm 정도의 버블을 검출할 수 있다. 다만 통상적인 흉복부 CT에서 사용되는 두께(thickness)로 재건(reconstruction) 하면 해상도가 떨어진다. 또한 경막 외에는 정상적으로 지방층이 있다. 가장 작은 크기의 버블을 확인하려면 3T 이상의 MR를 사용하면 민감성이 높다. 그러나 이러한 검사는 많은 시간을 소요하므로 현실적으로는 CTL spine 의 CT를 시행하며 목과 중격동, 폐 전체를 같이 스캔 하는 것이 가장 시간대비 합리적이다.

급성기를 지나서 척수의 병변을 확인하기 위해서는 물론 자기 공명 영상 (MRI)이 선택적이다. 급성 이압성 척수염 증상을 보인 다이버에서 척수와 대뇌의 병변이 MRI를 통해 확인되었다. MRI는 추적 관찰이나, 증상이 고전적인 예에 딱 들어맞지 않거나 수면으로 상승하는 도중 의식소실이 있는 경우 조기 진단에 유용하다. 대다수의 해녀에서 나이에 비해 많은 경계 영역(Watershed area)의 병변이 있으며, 신경학적 감압질환을 가지거나 가지지 않은 모든 U-2 파일럿에서 MRI 상 급성 피질 하 병변 및 고신호 백색질 병변을 밝혀(McGuire 2013; Jersey 2013)냈다. 따라서 압축 공기 작업자와 같은 조건에서 평소와 같은 임상적 상관관계를 확립하기는 어려울 것으로 사료된다(Fuerecdi 1991). 드문 경우지만 퇴행성 척수증과 이압성 척수염의 증상과 징후가 혼합된 경우 경추 MRI의 결과 해석에 있어 딜레마를 보여줄 수 있다. MRI 상 작은 저강도 신호와 부종은 버블을 나타낼 수도 있으나 임상적 판단이 필요하기 때문(Liow 2014)이다. 척수 손상은 고압산소치료를 통해 일부 회복을 보이기도 하나 대부분 신경학적 결손이 잔여 증상으로 남는다.

d. 전기 생리학 연구

뇌파는 실험 동물의 뇌 손상에서 재가압의 효과를 모니터링 하는 유용한 기술이었으며 이압성 척수염에서는 체감각 유발전위 (somatosensory evoked potential) 의 이상이 확인되었다.

e. 신경 심리적 평가

신경 심리적 평가는 상당한 시간과 전문 지식이 필요하기 때문에 급성 감압질환에서의 검사로 사용될 수 없다. 그러나 인지 기능 장애는 신경 징후가 없는 경우에도 신경 심리 검사로 감지 할 수 있다. 이 방법은 고압산소치료 후 신경학적 장애의 회복을 모니터링 하는데 사용될 수 있다.

E. 치료

a. 즉각적인 치료

어떤 챔버도 즉시 사용할 수 없는 경우 표면에서 즉시 시작해야 하는 여러 가지 조치가 있다.

- 최우선 과제는 리저브백이 있는 재호흡마스크를 정확히 피팅하여 100% 산소를 호흡하는 것이 필수적이다. 만일 산소가 있는 실린더와 스쿠버용 호흡기를 사용할 수 있다면 그렇게 한다. 모든 경우에 충분한 산소가 부상자가 챔버에 도착할 때까지 지속되어야 한다.
- 심각한 증상이 나타나면 정맥 라인이 필요하다. 뇌경색에 준하여 등장성 식염수 또는 링거 용액이 적절하다. 경미한 경우에는 경구로 수분 섭취를 시작한다. 병원 전 환경에서 확인할 수 있는 지표는 소변색이 희미해질 때까지 투여이다. IO amount 에 대한 의무기록을 작성하기 시작한다.
- 소변 도관 삽입이 필요할 수 있다. 마비된 환자에서 압력에 영향을 받는 사지의 상태 변화에 계속 주의를 기

울여야 한다. 규칙적으로 관절 운동 범위(full range of passive movement)를 수동 운동으로 확인한다.

- 드문 경우이지만, 폐 압력 손상으로 인한 기흉의 경우 흉막 천자가 필요할 수 있다.

심한 사지 통증이 있는 경우 일시적임에도 불구하고 산화 질소가 등압성 역확산에 의해 버블 크기를 확대시키는 것으로 알려져 있기 때문에 일부 구급차에서 사용할 수 있는 아산화질소 진통제 흡입치료는 권장되지 않는다. 가능한 한 빨리 환자를 재가압실에 옮겨야 하며, 항공 운송을 위해서는 후송 경로 혹은 선내 압력이 1,000ft (300m) 미만이어야 한다. 가능한 경우 가압된 항공기를 사용해야 하며 일부 항공기는 해발 2370ft (6970m)까지 해수면 압력을 유지할 수 있다. 산맥을 가로질러 이동하는 것은 증상을 악화시킬 수 있다. 그러한 지역에서는 후송용 챔버를 사용하여 이송하는 것이 권장된다.

b. 응급 관리 및 평가

아마추어 다이버들에게는 다이빙 프로필 병력에 따라 기체색전증과 감압질환의 감별에 문제가 있을 수 있다. 왜냐하면 기체가 고갈되어 급격한 상승을 할 수 있기 때문이다. 압력손상은 수면에서 호흡기체가 무제한 공급되는 파일럿 혹은 상업 다이버에서는 거의 볼 수 없다. 또한 깊이가 증가함에 따라 주어진 압력 변화에 대한 체적 변화가 적기 때문에 벨 다이빙과 같은 깊은 수심에서는 발생하기 어렵다. (단지 1미터라고 해도) 수면에 가까운 깊이에서 급상승하면 압력손상의 가능성이 있다는 것을 인지하는 것이 중요하다. 그러나, 기체색전증과 감압질환 모두 치료의 필수 요소는 동일하다. 즉, 기도를 확보하고 필요하면 심폐소생술을 사용하고, 가능한 한 빨리 100% 산소를 공급하고 다이버를 챔버가 있는 수준의 응급센터로 이송해야 한다.

c. 조기 치료의 중요성

과거 군사 및 상업다이빙 경험에서의 논란을 넘어 이제 감압질환 치료에서 조기 재가압의 중요성은 확고하다. 미해군 다이버를 대상으로 한 치료 검토에서 감압질환에 대한 재가압 치료는 사망률이나 명백한 이환율을 나타내지 않았다. 이 경우의 일반적인 요인은 다음과 같다.

     1. 다이빙 적성 검사 및 컨디셔닝을 엄격하게 한다.
     2. 의사와 다이버는 징후와 증상에 대해 잘 알고 있어야 한다.
     3. 증상 발현 시 짧은 시간 내 재가압을 시작한다.
     4. 적극적인 진단과 고압산소치료
     5. 정맥 주사 및 스테로이드와 같은 보조적 치료를 현명하게 사용한다

즉각적인 고압 산소 치료는 심각한 감압질환에서 완전한 회복을 보장하는 주요 요인이다. 현재의 가이드라인은 신경학적 증상이 있는 감압질환 치료 후 최소 6시간의 관찰 기간을 권장한다. 조사 결과 증상의 재발율은 38.5%로 높았으며, 재발의 절반 이상이 처음 24시간 이내에 발생했다. 이러한 환자군의 모니터링을 위해 단기 관찰 유닛(short-term observation unit)의 사용이 권장된다. 즉, 중환자실에 입실해야 한다. 주요 고압치료센터에서 고압산소치료를 받은 102명의 감압질환 환자에 대한 후향적인 연구가 조사(Tempel and Severance 2006)되었다. 42명 (41.2%)이 신경학적 후유증을 가지고 있었다. 불응성 증상이나 재발로 인해 한번 이상의 치료를 받은 경우

는 10명이었다. 단기 관찰 유닛을 사용하고 3회 이상 치료를 요하는 경우는 38명이었다. 연구자들은 고압산소치료를 받은 환자에게 안전하고 효율적인 치료 장소(disposition)는 단기 관찰 유닛이라는 결론을 내렸다.

d. 재가압 및 고압산소치료

재가압의 목표는 다음과 같다:

- 버블 부피의 감소
- 기체 재분배 및 재용해
- 조직 부종과 저산소증의 감소

해수면 기원 다이빙으로 인한 이압성 관절염의 관절 통증은 일반적으로 즉각적인 재가압으로 신속하게 해결된다. 매우 드문 경우로, "압착 squeeze"로 인한 것으로 생각되는 통증의 초기 증가가 있을 수 있다. 대부분의 증례에서 해수면에서 산소 공급을 받고 증상의 호전이 있을 것이다. 감압질환의 이러한 증상발현에서 합병증을 호소하지 않는다는 것을 꼭 기억해야 한다. 환자에게 신경학적 증상이 없는지를 확실하게 확인하는 것이 중요하다. 통증이 있을 때는 신경학적 검사가 어렵고 신뢰하기 힘들다. 환자가 그들의 증상을 호소하는데 의존해야 한다. 감압질환의 치료에 있어 정상 대기압에서 100% 산소를 공급하는 것도 가치가 있지만 마스크 맞춤이 잘 조절되지 않으면 공기에 의해 산소가 희석된다는 사실을 기억해야 한다. 구토와 메스꺼움을 호소하지 않는 환자에게는 경구 수액을 투여할 수 있지만, 그렇지 않다면 정맥으로 수액을 주어야 한다.

재가압은 감압질환의 결정적인 치료법으로 확립되었으며 전통적으로 (산소가 아닌 room air의) 공기가 사용되는 압축 공기 작업에서 처음 도입되었다. 그러나 재가압시 공기로 호흡하게 되면 질소 하중이 더 축적되는 문제가 있어, 2.8ATA 산소 호흡으로 재가압 하도록 개발되었다. 이 방법은 1970년 미해군이 시간수심프로필 5와 시간수심프로필 6을 개발한 후 표준 관행이 되었다. 2.8ATA 에서는 기존 버블의 부피를 거의 1/3로 줄이고, 감압질환의 저산소증과 허혈 효과를 역전시키는 이점이 있다. 산소 호흡의 제한점은 산소 독성 때문에 2.8ATA 이상의 압력에서 수행될 수 없다는 것이다. 드물긴 하지만 미해군 절차의 2.8ATA에서 경련이 실제로 발생한다. 자세한 것은 20.고압산소치료 장을 참고하라.

통상 다이버들은 관절통만 있으면 치료표 5번, 다른 증상이 있으면 치료표 6번이라고 이해하고 있다. 산업 현장에서 적용할 수 있는 정말 좋은 지침이라는 데는 여지가 없다. 무조건 깊고 길게 치료하는 것이 좋다는 인식에 유의하여야 한다. 그들이 정확하면 애초부터 병원에 올 이유가 없을 것이다. 다이버들은 5번은 보통 자장면, 6번은 삼선 자장면쯤으로 인식하고 있다. 의인성 문제에 익숙한 의료진들은 다행히 그렇지 않다. 다른 문제는 문제는 병원에 도착한 이상 기저 신경학적 문제에 충분한 주의를 기울여야 한다는 것이다. 또한 치료지시 자체가 치료표 몇 번 하는 식으로 시작하는 것은 적절하지 않다. 고전적인 미해군 다이빙 매뉴얼(USMD)을 그대로 따른다고 해도 첫 지시는 먼저 60ft로 가압하고 통증의 호전이나 신경학적 이상을 관찰하는 것이다. 이에 따라 치료표 연장이 결정된다. 기체색전증이 의심되는 상황에서도 165ft 로 가압하지 않는다는 것을 이해하는 것이 중요하다. 미해군의 알고리즘에 의하면 먼저 60ft로 가압하고 순산소를 호흡시킨다. 이어서 통증이 해소되는 시간을 기록하고 그 시간에 따라 가압 절차를 진행한다. 아마도 USDM이 영국어로 되어 있어서 전문을 읽어본 이가 드물고, 대부분의 기압조절실에서는 자의로 감기약 처방하듯 치료표를 남발하고 있다는 것이다. 안타깝지 않을 수 없다.

신경학적 검진은 가압 전, 60ft 에서 일주기 산소 호흡을 마치고 같은 검사자에 의해서 반복적으로 수행되는 것이 적절하다. 또한 증상의 재발과 잔여 증상을 명확하게 구별하여 치료 알고리즘을 사용하여야 한다.

이압성 관절염만 있고 통증이 해소되었다면 시간수심프로필 5로 치료받고 종료하게 된다. 운영시간은 135분이다. 60fsw (2.8ATA)에서 상승을 시작하기 전에 5분간 휴식을 취한다. 그러나 통증이 해결되지 않거나 신경학적 문제가 생기면 산소호흡주기가 연장된다. 만일 처음부터 프로필을 확정해서 5번으로 처방했다면, 챔버 밖에서는 (진단을) 잘못했다 생각할 것이고, 챔버 안에서는 문제(생겼다)라고 여길 것이다. 많은 고압 산소 치료 센터에서 시간수심프로필 5를 사용하다가 중지하게 되는데, 증상의 재발이나 기저의 신경학적 문제를 인지하지 못했기 때문이다. 관절통이 2.8ATA에서 산소 호흡 10분 이내에 반응하지 않으면 미해군 시간수심프로필 6을 사용해야한다. 2.8ATA에서 20분간의 산소 호흡을 3주기 가지며, 그 사이에 5분간의 공기 휴식기를 가진다. 30fsw (1.9ATA)에서 150분의 기간은 60분의 산소 호흡을 2주기 가지며, 그사이 2회의 15분간의 공기 휴식기가 삽입된다. 이 일정의 전체 길이는 285분이며 필요한 경우 100분이 추가로 연장될 수 있다. 미 공군은 고도 감압질환에 사용하기 위해 이 테이블을 수정하였다.

대안으로, 알고리즘 (20장)를 참고해야 한다. COMEX 30 프로필로 따라가게 되는 알고리즘 필요한 정보가 제시되어 있다. 이 프로필의 치료기체로는 50/50 나이트록스 (질소/산소 혼합 기체) 보다 50/50 헬리옥스가 더 효과적이다.

후향적 연구에서 이압선 관절염에서 발병 24시간 이내에 받는 고압산소치료는 단일 치료 후 증상의 신속한 완화와 관련이 있었다 (Lee 2015). 이 연구에서, 노련한 군사 다이버는 상업 및 레크리에이션 다이버와 비교하여 재가압 후 더 빠른 반응을 보이고 잔류증상이 적었다. 토끼를 이용한 감압질환 동물실험 (Geng 2015)에서 폐 조직의 현미경적/미세구조적 영향이 확인되었으며 고압산소치료는 폐포 기체 교환에 영향을 미치는 폐 손상을 완화시킬 수 있음이 확인되었다.

e. 단격실 챔버 vs 다격실 챔버

상처 치료에 있어서 단격실 챔버(Monoplace Chambers)가 매우 유용한 보조치료라는 것이 알려지면서, 단격실 챔버를 병원에서 쉽게 찾아볼 수 있게 되었다. 많은 병원에 (사실 숨겨 놓은) 챔버가 존재한다. 대표적으로 한 대형 병원은 일산화탄소 중독을 위한 챔버는 없지만, 성형외과 환자만을 위한 호텔과 챔버가 있다고 한다. 고압치료의 불모지인 서울-경기 지역에도 단격실 챔버는 있다.

대부분의 단격실챔버의 작동 압력은 2bar (3ATA, 66ft, 20m)로 제한된다. 이 챔버는 산소를 이용해여 가압된다. 따라서 환자에게 100% 산소를 공급하는 데는 문제가 없지만 일부는 표준적인 미해군 치료 프로필에서 사용되는 공기 휴식기 동안 별도의 room air를 공급할 마스크를 가지고 있지 않다. 즉 이 장비는 산소가 아닌 압축공기로는 해당 압력을 얻을 수 없는 것이다. 챔버에 마스크가 장착되어 있는 경우 의식이 있는 환자는 미해군 프로필 6에서 요구하는 공기 휴식기를 위해 밀착식 공기마스크를 사용할 수 있다. 압축공기를 담은 실린더가 있는 것이 표준 사양으로 실린더의 압축 공기는 챔버 도어 또는 엔드 프레임의 개조된 포트를 통해 감압 밸브를 지나 챔버로 유입된다. 대부분의 수요 마스크는 챔버 압력보다 50 psig (3.4Kg / cm2)에서 공기가 공급되어야 하므로 감압 밸브는 최소 80psig (5.2kg / cm2)로 설정해야 한다.

공기가 공급되는 수요 마스크가 없는 설비에서 치료해야 하는 경우나 환자가 자신의 치료에 협조 할 수 없는 경우 굿만(Goodman) 및 워크먼(Workman)에 의해 "최소의 적절한 치료"가 적용된 치료 일정을 사용할 수 있다. 환자를 격실에 넣고 환자가 견딜 수 있는 속도로 가압하여 60ft (18 m)에 30분 동안 체류한다. 그런 다음 30ft (9m)까지 감압을 30분에 걸쳐 수행한다. 30ft에서는 60분 동안 체류하고 이어서 30분 동안 표면으로 감압된다. 공기휴식기 없이 순산소를 치료기체로 사용한다. 이 프로필에 따르면 미해군 프로필 5와 동일한 양의 산소 (즉, 2시간)가 제공된다. 이러한 치료의 적응증은 물론 다중 격실 챔버로 후송이 불가능하거나 상당한 지연이 초래되는 경우이다. 적절한 의료진과 현장에서 단격실 챔버가 즉시 이용 가능하다면 이 프로필이 가장 바람직할 수 있다. 이 프로필 후에도 증상이 지속되면 환자를 더 큰 압력에서 치료를 위해 다격실 챔버로 옮길 수 없는 경우 30분의 표면 간격 후에 반복해서 같은 프로필로 치료한다. 디맨드 에어 마스크가 없는 단격실 챔버에서 미해군 프로필 6에 제공된 산소 시간 (4시간)은 산소 독성의 위험 때문에 권장되지 않는다. 챔버 내에서 발생할 수 있는 기흉, 호흡 또는 심정지, 구토 및 흡인와 같은 급한 응급 상황을 처리하는 능력 또한 문제의 신속한 완화를 위해 환자를 표면으로 감압해야 하기 때문에 더욱 어려워진다.

다이버 알림 네트워크 (Divers Alert Network)는 다격실 챔버와 단격실 챔버에서 치료받은 다이버를 비교하여 90일 예후를 조사하였다. 결과는 매우 놀라웠다. 이압성 관절염의 경우 90일 후 잔여 증상이 남은 환자의 비율은 다격실 챔버에서 5.9%, 단격실 챔버에서 7.7% 였다. 잔여 증상의 대부분은 첫 평가에서 확인하지 못한 신경학적 증상이거나 나중에 나타난 신경학적 증상이었다. 증증 감압질환의 조사는 "경미"와 "중증"으로 분류되었다. 심한 경우에는 운동 능력의 저하, 의식 상실, 언어 및 보행 장애, 방광 또는 장의 실금, 경련과 관련된 경우였다. 다른 모든 증상은 "경미"로 분류되었다. 중증 감압질환에서 경미한 잔여증상이 남는 경우는 다격실 챔버에서 16.2%, 단격실 챔버가 16.1%였다. 중증의 잔여증상이 남은 이압성 척수염은 다격실챔버에서 21.2%, 단격실 챔버에서 24.3%였다.

이러한 결과는 단격실 챔버로 일찍 환자가 의뢰된 점과 다격실 챔버를 가진 시설에 비해 적극적인 처치가 부족했기 때문인 것으로 생각된다. 양 치료군을 비교하였을 때 동맥 기체색전증, 정의되지 않은 용존 질소가 동일하지 않았을 것으로 추정된다. 다격실 챔버에서 치료한 19.4%와 비교하여 단격실 챔버에서 치료받은 58.3%에서 잔여 증상이 남았지만 동맥 기체 색전증으로 층화분석하였을 때, 다격실 챔버에서 치료받은 232명에 비해 단격실 챔버는 12명으로 통계적으로 유의성을 얻지 못했다.

다격실 챔버를 가지고 있지 않은 시설에서, 단격실 챔버에는 의사가 환자를 방문하기 위해 중간에 들어갈 수 없다. 의사가 내부에 없으면 감압 동안의 신경학적 악화 또는 긴장성 기흉의 관리가 매우 어려워진다. 치료 중에 그러한 의학적 문제가 발생한다면, 단격실 챔버 내 환자는 처치를 위해 급속으로 감압해야 할 것이며, 의학적 중재 후 다시 가압해야한다. 이러한 문제로 후송용 챔버가 항상 논의된다. 운반이 가능하고 다른 곳의 더 큰 압력 챔버에 결합될 수 있는 일인용 챔버는 세계의 일부 지역에서 성공적으로 사용된다. 이러한 챔버는 풍선 형태로 사용하지 않을 때는 접어서 적은 부피를 차지할 수 있으며 응급의료장비로써 다이빙 탐험 시 원격 프로젝트 현장으로 가져갈 수 있다. 환자를 165fsw (50m)의 동등한 압력으로 가져갈 수 있고 빌트인 호흡 시스템 (BIBS)을 통해 산소가 풍부한 혼합물 또는 순수 산소를 제공할 수 있는 이중 구획 재가압 챔버가 항상 선호된다.

실제로 다이버를 위 사용되는 대부분의 재가압 시설은 두 개의 격실을 가진 다격실 챔버이다. 감압질환의 치료로 단격실 챔버를 사용하는 것은 논란의 여지가 있다. 손상에 대한 검진이 불가능하고 대부분의 단격실 챔버는 3ATA 이상으로 가압하기 어렵기 때문이다. 그러나 예외적으로 치료가 지연되었을 경우를 제외하면, 해수면 기원 다이빙에 따른 감압질환에서 6ATA까지 가압하는 것은 불필요하고 심지어 위험하다고 볼 수 있다. 단격실 챔버는 다음과 같은 상황에서 감압질환의 치료에 사용될 수 있다 :

- 다이빙 사고 희생자가 도착한 고압산소시설에 단지 단격실 챔버만 있는 경우에는 치료를 위해 사용해야한다.
- (단격실 챔버는 순산소만을 사용하도록 설계되어 있기 때문에) 미해군 시간수심프로필 5 나 6을 따르기 위해 마스크나 외부 공기 공급원을 사용하여 공기 휴식기를 제공할 수 있어야 한다. 세크리스트(Sechrist, 고압산소장비를 제조 판매하는 회사이름) 2500-B 모델은 단격실챔버에서 공기 휴식기가 가능하며, 이 장비는 다른 단격실 설계에 쉽게 장착할 수 있다.

현재 국내에서 사용하는 일인승 챔버로는 거의 적용이 불가능하다.

f. 치료 기체로서 산소 vs 다른 혼합 기체

치료 기체로서 순산소를 사용하는 경우 재가압 압력을 2.8ATA 이상으로 가압할 수 없다는 단점을 가진다. 왜냐하면 산소독성이 있기 때문인데 그래서 이 압력에서 공기 휴식기를 가지는 것이다. 사실, 2.8ATA 까지 하강한다면 20분 이내 체류에서도 간대성 발작이 발생할 가능성은 존재한다. 산소 경련의 기전은 불명확하다. 망막에서 관찰할 수 있는 심한 혈관 수축의 기전과 유사할 것으로 생각된다. 작업현장에 액체 산소 기화기가 없는 경우에는 감압질환 치료를 위해 여전하게 공기가 많이 이용된다. 그러나 공기를 이용한 치료의 결과는 순산소를 사용한 경우보다 좋지 않다. 산소를 이용한 재가압은 다음과 같은 이점이 있다.

- 그라디언트 최대화로 더 빠른 속도로 질소 제거
- 더 이상 질소가 조직에 축적되지 않는다.
- 혈액 순환을 완전히 회복하지 않아도 조직의 산소 공급이 향상
- 적혈구 응집 감소
- 향상된 WBC 필터 성능

상업다이버, 특히 헬리옥스 다이버의 재가압치료에서는 room air(압축공기, 공기만 사용하는)를 치료가스로 사용해서는 안된다. 등압성 역확산(gas counter-transport, Isobaric Counter Diffusion)으로 조직 구획 내 질소 하중이 증가할 수 있고 이로 인한 증상 악화와 심지어 사망 사례도 보고(James 1981) 되어 있기 때문이다.

증상의 시작이 해수면 상승 후에 나타나는 경우 치료기체로 순산소를 이용할 수 있지만, 깊은 재가압치료를 위해서는 헬리옥스가 필요하다. 이 치료 절차는 1993년 발간된 미해군 다이빙 매뉴얼에 통합되었다. room air 와 헬리옥스 다이버 모두에게 있어 코멕스 30시간수심프로필을 50/50 헬리옥스 치료기체로 적용하는데 있어 고려

할만한 상업적 경험이 축적되었다. 재가압에서 다이버가 악화되는 사례는 2.8ATA에서 산소를 사용할 때와는 달리 헬리옥스를 사용하는 경우에는 나타나지 않았다. 이 치료 절차는 이제 조직에서 직접 버블을 관찰하는 동물실험에 의해 완전하게 뒷받침된다. 유일한 반대의 실험 데이터는 극심한 실험실적 모델에서 헬리옥스 사용 후 폐동맥압의 일시적인 변화가 나타난 것이다. 그러나 이것은 인간의 감압질환 치료에 문제가 되지 않았으며 1959년 미해군이 헬리옥스를 사용하기 위해 처음 제시한 조언은 현재까지 여전히 사용되고 있다 (James 1988). 헬리옥스는 미해군 공기 재가압 테이블에서 공기 대신에 사용할 수 있으며 2.8ATA 이상으로 재가압하는 경우 선호된다.

g. 감압질환의 재가압

재가압 계획을 선택할 때 고려해야 할 사항에는 다이브 프로필, 증상 및 징후의 본질, 증상 발현 시점, 치료 전 지연 기간 및 지속적인 악화 여부 등이 중요하다. 손상을 입은 다이버나 압축 공기 작업자의 경우 조기에 재가압이 가해지면 종종 감압질환이 즉각적이고 완벽하게 해결되는 경우가 있다. 이어지는 치료적 감압은 재발을 예방할 수 있도록 충분히 느리게 설계된다. 재가압에 따른 프로필과 알고리즘은 잘 정립되어 있다. 대부분의 챔버는 작업을 위해 훈련된 요원과 고압산소치료의 경험이 있는 다이빙의사의 지원을 받아 현장에서 운영된다. 특히 반응이 없거나 악화되는 경우에 최적의 치료가 무엇인지에 관한 논란이 존재한다. 다음의 설명은 빠르고 효율적인 버블 압축과 결합된 이론적인 최대 질소 제거를 가능하게 하는 공격적인 알고리즘을 기술할 것이다. 이것은 상업 다이빙과 스포츠 다이버에 대한 임상 치료에서 얻은 경험과 출판된 작업을 기반으로 한다.

프로필의 선택은 증상과 징후, 치료 지연의 요소, 다이브 프로필과 깊이 등을 고려해야 하며 프로필은 알고리즘의 단순화를 위해 통합되어 제시된다. 고압산소치료에서는 재가압치료의 특성이 다음과 같은 몇 가지 요인에 의해 결정된다:

- 환자 평가
- 챔버의 압축 능력
- 산소 및 기타 치료기체의 이용 가능성
- 의료 관계자가 환자에게 접근할 수 있는 격실
- 직원의 교육, 경험 및 가용성
- 필요한 경우 ICU 지원의 가용성

모든 챔버 시스템에 공통적인 것은 과도한 지체 없이 재가압이 필요하다는 것이다. 즉각적인 재가압 및 심도 검사(examination at depth)는 잠수함 탈출 훈련으로 환자가 챔버에서 1분 이내에 있는 경우 허용되는 절차이다. 환자의 이동이 12시간 이상 걸릴 수 있는 다른 극단에서는 임상 검진, 혈액검사, 정맥 주사, 카테터 삽입, 영상검사 및 필요하다면 흉강천자가 적절하게 즉각적인 재압 전에 수행될 수 있다.

85%의 사례가 상대적으로 경미한 것으로 판명될 수 있고 잠잠한 회복을 보일 수 있지만 나머지 15%는 치료가 무엇이든 심각한 질병을 일으키고 급속하게 악화될 수 있으므로 신속하고 적극적인 치료가 필요하다. 초기 단계에서 어려움은 특정 사례가 어떻게 발전할 수 있는지 예측할 수 없다는 것이다. 잠재적으로 열악한 결과와 관

련된 특징으로는 깊은 수심의 다이빙 후 상승을 들 수 있으며 다음과 같은 나쁜 예후 인자가 알려져있다:

- 증상의 조기 발현
- 폐 증상의 존재
- 감각 변화의 객관적인 증거
- 운동 장애의 주관적 증상
- 모든 뇌신경 또는 대뇌 침범
- 재가압 전에 지연 혹은 악화

이 가이드 라인은 모든 경우를 포함하지는 않는다. 적절한 절차와 감압 프로필에서 실시된 명백한 "안전한"잠수를 따라 심한 경우가 발생할 수 있다.

치료 알고리즘에서 전통적인 결정 지점은 생명을 위협하는 징후 및 기타 심각한 징후의 존재 또는 부재에 근거한다는 것을 인식할 필요가 있다. 이것은 실제로 매우 중요하지만 더 이상 충분하지 않다. 기능 회복에 대해 긍정적으로 접근하기 위해서는 좀더 적극적이고 공격적인 치료가 필요하다. 아무리 경미한지에 관계없이 어떤 잔여 신경계 증상도 작업 다이버가 업무 복귀를 의학적으로 실격하기에 충분할 수 있다. 또한, 레크리에이션 다이버에게는 손가락 끝의 감각 이상으로 바이올리니스트의 경력이 끝날 수도 있다. 따라서 첫 번째 감압을 감독하는 동안 고압산소치료 의사는 경미한 신경학적 발현에도 최상의 결과를 얻는 것을 목표로 해야 한다.

때때로 환자는 마비와 같은 심각한 신경학적 징후를 보였으나 재가압치료를 결정하기 전 자발적인 회복을 보고하는 경우가 있다. 이때 치료를 주저하거나 쉽게 완치를 선언해서는 안된다. 자발적인 회복 후에 이어서 다시 증상이 나타나고 이 증상은 더 지연된 치료에 불응하는 경우가 드물지 않게 있다. 따라서 따라서 원래의 증상이 소실된 경우에도 반드시 재가압치료를 받아야 한다.

h. 감압질환 진단을 위한 압력 테스트

환자의 근골격계 통증이나 다른 증상이 감압질환 때문인 경우가 종종 명확하지 않을 때가 있다. 임시로 혈압을 재는 커프를 이용하여 통증이 심한 부위를 200 mmHg 이상으로 가압하고 5분간 유지한다. 통증이 드라마틱하게 바로 소실되거나 혹은 오히려 더 심해진다면 이압성 관절염의 가능성은 떨어진다. 대부분의 감압 질환에서는 약간 지연된 통증 감소가 보인다.

진단을 명확히 하기 위해 압력 테스트를 고려할 수 있다. 환자를 60ft (18m)까지 옮기고 20분 동안 100% 산소를 투여한다. 20분이 지나면 증상의 본질, 품질, 위치, 성격 또는 강도에 절대적인 변화가 없는 경우 경험이 풍부한 다이빙 의사는 감압질환이 아니라고 결론을 내릴 수 있다. 이에 따라 환자를 감압하고 다른 치료를 고려할 것이다. 재가압으로 증상이 호전되면 감압질환이 진단될 수 있으므로 그에 따라 치료를 계속해야 한다.

재가압시 통증이 악화되면 "뼈 버블 (bone bubble)"이라고도 하며 압력에 대한 긍정적인 테스트를 의미한다. 아무도 "뼈 버블"의 병인학을 아는 사람은 없지만 일부는 그것이 골막 아래의 버블 (bubble) 때문이라고 가정했다. 경험이 풍부한 다이빙 의사가 없거나 챔버를 가진 상업용 다이빙에서 현장에 의사가 없는 경우 압력 테스트는 미해군 프로필6 전체를 수행하여야 하며 중간에 감압해서는 안된다.

i. 치료 프로필의 선택

6ATA (50m) 이상의 가압 능력을 가진 이중 구획실이 있고 각각 혼합 가스와 산소를 사용할 수 있다고 가정하면 환자의 임상 평가에 기초한 적절한 치료 프로토콜을 선택할 수 있다. 그렇지만 감압질환은 일반적인 조건이 아니다. 이를 치료하기 위해 전 세계적으로 많은 알고리즘이 사용되고 있으며 각 시설마다 다양한 재가압 치료표를 사용할 수 있다. 광범위한 임상 발현과 관련된 증례의 상대적으로 얇은 분포와 함께 대다수의 치료 센터는 일련의 사례에서 경험한 것을 보고할 수 있지만 치료 효과의 증거가 전문가의 합의를 훨씬 뛰어 넘는 경우는 거의 드물다. 필자는 거의 모든 알려진 문헌을 리뷰 했지만 수중과학회의 프로필 역시 전향적인 이중맹검을 거치지 않았다. 우리는 각 독자가 먼저 자신의 치료 센터에서 채택한 알고리즘을 따르고 개선을 위한 모험을 시작하기를 기대한다. 전 세계적으로 기본적인 고압산소치료법은 CUS 프로필 자(미해군치료표 6)과 매우 유사하며, 이는 일반적으로 효과적이다. 끊임 없는 토론은 치료에 반응하지 않는 어려운 증례에 관한 것이다. 아마도 가장 유용한 진단 및 관리 도구 중 하나는 수중과학회 소속의 의사일 것이다. 여기에는 문제를 검토하고 그 중요한 시간에 조언을 제공할 능력이 있는 사람이 있기 때문이다.

감압질환은 역동적인 상태이다. 모든 사례를 관리하는데 있어 중요한 특징은 갑작스럽고 평가하기 어렵고 때로는 속는 것 같은 신경학적 악화 가능성에 대한 지속적인 인식이다. 치료 중 증상이 재발한 환자는 이러한 증상을 완화시키기 위해 즉각적으로 재가압 되어야 한다. 모든 치료 프로필의 깊이와 상승 단계에서 환자는 조심스럽게 검사되고 내부 관찰자에 의해 모니터링 되어야 한다. 주관적인 변화가 대개 신체적인 징후보다 먼저 나타나기 때문에 환자는 악화를 보고해야 한다.

더 짧은 산소 프로필인 CUS 프로필 마는 사지 통증의 경우에만 사용하기 위한 것이고, 이 프로필은 관절통에 효과적이라는 것을 의미한다. 팔다리 통증을 가진 30%의 사람들이 이미 비뇨기과 증상을 보이거나 단기간에 발병한다는 사실로 인해 신경학적 검사를 실시하는 의사가 없는 경우 사지 통증의 모든 사례가 최소한 CUS 프로필 자에서 치료되어야 한다는 실제적인 견해가 나타났다 . 이것은 현재 상업용 다이빙의 표준이다. CUS 프로필 마는 감압을 생략하고 표면에서 증상이 없는 다이버의 감압질환 예방을 위해서도 사용된다.

환자가 100ft (30미터) 미만의 깊이로 잠수하여 증상이 발병한 지 6시간 또는 8시간 이내에 나타나면 CUS 프로필 자가 해결 효과를 발휘할 수 있다. 내부 관찰자가 전체 프로필 동안 room air 만 사용하는 경우, 내부관찰자 자신에게 드물지만 마지막 30분 동안 감압질환이 나타나는 것이 보고되어 있다. 연장하지 않은 CUS 프로필 자을 사용하더라도, 내부 관찰자는 마지막 30분간 산소를 호흡하여야 한다.

다이빙 프로필이 100ft (30m)를 초과하는 깊은 깊이라면 50/50 헬리옥스를 사용하는 수정된 CUS 프로필 하가 더 나은 초기 선택이다. 132ft (40 m)의 감압질환을 유발한 동물 모델에서 CUS 프로필 자와 헬리옥스를 이용한 CUS 프로필 하를 비교하여 Doppler로 측정한 폐동맥 버블의 감소가 두 배나 빠르게 나타났다. Comex 30modify 는 상업용 다이빙에서는 정기적으로 사용되며 감압이 60ft (18m) 높이에 도달하면 CUS 프로필 자에서 계속된다.

마비와 같은 심각한 증상과 징후가 있고 몇 시간 가량치료가 지연되었을 때 사용하는 프로필 6A1M은 초기 가압을 165ft (50 m)를 이용한다. 치료기체인 40/60 헬리옥스는 60ft (18 m)에 도달할 때까지 계속 유지하는 것을 권장한다. 미국 상업용 다이빙 산업에서 6ATA의 높은 압력과 혼합 치료기체를 공격적으로 조기에 사용하는 것이 주장되고 있다. 이와 같은 주장은 처음에 과소 치료를 하게 되면 충분한 압력으로 일찍 개입할 기회가 다시 없다는데 그 근거를 두고 있다.

처음 CUS 프로필 자을 선택했지만 환자가 처음 20 분 산소 주기가 지나도 증상이 급격히 좋아지지 않는다면 가능한 옵션은 100ft (30m)로 압축하고 헬리옥스를 치료기체로 사용하여 CUS 프로필 하에서 계속하는 것이다 (20 장 참고). 증상의 호전이 60ft (18 미터)에서 20 분 동안 보이지 않고 100ft (30 미터)에서 10 분 후에도 없다면, 추가로 재가압을 고려하여야 한다. 다음 옵션은 165ft (50m)로 가압해서 프로필 카로 이어지는 것이다. 이 경우 치료 프로필은 20장 고압산소치료를 참고하라.

동맥 기체 색전증이 의심되는 경우도 비슷한 방식으로 접근한다. 먼저 60ft 에서 통증이 호전되는지를 지켜본다. 전혀 호전이 없다면 다른 문제일수도 있다. 치료기체가 산소와 공기만 있다면 60ft 이상으로 가압할 수 없다. 나이트록스가 준비되면 165ft로 짧은 기간 체류한다. 그러나 환자가 다이빙에서 조직에 상당한 질소 하중을 가질 수 있는 경우 CUS 프로필 타를 고려할 수 있다.

치료기체는 50/50 헬리옥스 또는 40/60 헬리옥스가 권장된다. 만일 헬리옥스를 사용할 수 없다면 같은 조성의 나이트록스를 사용할 수 있다. 165 ~ 60ft (50 ~ 18m)에서 35분 상승을 권장한다. 미해군 6A 프로필에서는 최대 깊이에서 호흡기체로 room air를 사용할 수 있다.

처음에는 프로필 자로 기체색전증 환자를 치료하고 첫 번째 산소 호흡 기간이 끝날 때까지 반응이 거의 없는 경우에만 165ft (50m)로 가압한다. 이것이 정확한 미 해군 절차이다. 그러나 헬리옥스가 가능하다면 첫 가압을 165ft로 할 수 있다. 공기만을 이용해서 165ft로 가압하는 것은 절대로 피해야 한다.

나이트록스와 헬리옥스의 사용을 비교한 결정적인 데이터는 아직 발표되지 않았다. 동물 연구 결과 헬륨은 에어 다이빙 후에 버블 크기에 유의한 영향을 미치는 것으로 나타났지만 이러한 등압성 역확산은 실제 경험에서는 큰 문제를 일으키지 않는다. 합의된 견해는 질소 대신에 헬륨이 해를 끼치지 않으며 적절한 헬리옥스를 호흡기체로 이용 가능한 경우 헬리옥스 버전의 프로필을 사용할 수 있는 옵션이 고려될 수 있다는 것이다.

제시한 프로필과 다른 재가압 프로필을 사용할 수 있으며 효과적이다. 예를 들어, 한 카리브해 섬에 있는 고압산소치료센터직원은 모두 자원 봉사자이다. 환자가 발생하면 하던 일을 접어두고 내부관찰자로 센터에 오게 된다. 이에 맞춰 이 센터의 프로필은 미리 결정된 지점에서 새로운 내부관찰자가 챔버로 들어오고 기존 내부 관찰자가 나갈 수 있도록 수정되어 있다.

재가압은 항상 성공적이지 않으며 생명을 위협하는 상태가 신속하게 발생할 수 있다. 신경계 감압질환의 장기 치료에서는 폐의 단위 독성 흡수량을 고려하여야 한다. 처음에는 경험에 근거하여 산소 분율을 줄이려고 하였고 이어서 듀크 대학에서 다양한 "포화"치료법이 치료를 위한 최종 선택 사항으로 제시되었다. 어려운 상황에서는 미해군 프로필 7을 사용하는 것이 더 간단하다. 이것은 room air를 이용하여 60ft (18m)에서 무기한 지속되므로 감압에 따른 가스 팽창의 위험 없이 의식 회복 및 휴식을 위한 시간을 제공한다. 그러나 공기 공급의 실패가 중대한 결과를 가져올 수 있기 때문에 환자와 내부 관찰자에게 위협이 될 수 있다. 또한 며칠씩 걸릴 수 있는 많은 시간 동안 챔버와 직원을 묶어 놓기 때문에 필요한 교대인원을 배치할 수 있는 인원이 필요하다.

j. 내부 관찰자의 감압

중단된 치료 계획, 인공 호흡(앰부 백 짜주기)과 관련된 장기간의 노출, 계획되지 않은 다단계 다이빙 또는 같은 날 안에 같은 내부관찰자의 반복적인 투입 등으로 인해 내부관찰자가 대기압으로 안전하게 복귀하는 것이 어려워지는 경우가 있다.

모든 고압산소치료시설의 레퍼런스는 미해군 다이빙 매뉴얼 및 캐나다군 환경의학연구소 (Canadian Forces Institute of Environment Medicine (CFIEM), Defence and Civil Institute of Environmental Medicine(DCIEM)) 다이빙 매뉴얼에 따르는 것이 권장된다. 한국에서라면 수중과학회에서 발간한 '챔버운영'의 내부 관찰자 감압 지침을 준수할 수 있다. 이들 지침은 내부관찰자의 감압을 안내할 수 있는 프로필을 제공하지만 관련 정보 안전 절차 및 예방 조치가 필요하다. 만일 내부 관찰자가 60ft 보다 낮은 수심에서 공기 휴식기 동안 요구형 마스크로 순산소를 호흡한다면 자동적으로 중요한 안전 계수를 추가하여야 한다.

내부 관찰자가 사용하는 호흡기체 역시 산소 독성 한계 내에서 나이트록스를 사용할 수 있다. 별도의 명시된 시간이 지정되지 않을 경우 내부 관찰자는 10ft(3미터, 가장 얕은 정지점) 에서 10분간 순산소 호흡을 하는 것을 권장한다.

많은 센터에서 내부 관찰자들이 의사의 지시를 무시하고 임의로 정지점을 추가한다. 어떤 센터는 한 명의 여성이 모든 내부관찰자를 전담해서 매일 출근하는 곳도 있다. 경험이 보장하는 것은 반복되는 문제의 예방일 뿐 안전이 아니다. 짧은 경험으로 예외적인 사고를 피했을 뿐이다. 인쇄되어 있는 프로필을 사용하는 경우 미해군 프로필은 완벽하지 않다. 해군 프로필은 5%미만의 벤즈 발생율을 보장하기 위해 작성되었다. 수정하지 않고 사용한다면 이론적으로 2 회의 챔버 다이빙을 내부 관찰자로 매일 수행한다고 하면 2 주에 한번씩 감압질환에 걸린다는 계산이 도출된다.

예를 들어, 전형적인 고압 산소 치료 프로필인 45ft (14m)에서 120 분 노출을 보자. 이에 대한 미해군 일정은 10ft (3m)에서 공기를 호흡하며 3분간 정지한다. 킨드웰은 바로 이러한 프로필을 사용하는 다이버에서 다중 관절, 이압성 척수염 및 전정 감압질환 등의 감압질환의 사례를 보고했다. 이 노출에 대한 킨드웰이 선호하는 감압 계획은 내부관찰자를 20ft(6m)에서 정지하여 2분간 치료기체로 순산소를 공급하고 다시 10ft (3m)를 마지막 정지점으로 하여 10분간 순산소를 공급한다. 전체 감압은 순산소를 사용한다. 혹은 20ft에서 순산소를 호흡하며 12분간 정지할 수 있다. 이러한 프로필을 통해 킨드웰은 20년간 내부관찰자의 감압질환이 단 1건 있었다고 보고했으며, 내부관찰자의 감압은 효과적이었다고 결론지었다.

고압 산소 치료에 있어 내부 관찰자는 60ft 미만의 지점에서는 항상 공기 대신에 산소를 사용할 수 있다. 이러한 순산소의 사용은 감압프로필에 일종의 '완충 재'를 덧댄 효과가 있을 것이다. 벤케(Behnke)와 킨드웰의 연구에 따르면, 질소 제거는 더 깊은 곳에서 보다 효율적이다. 내부 관찰자의 감압에 문제가 생기는 경우에는 외부 잠수 전문의사에게 즉시 도움을 요청하는 것이 합리적이다.

k. 재가압 중에 악화되는 관절통의 호소

챔버에서 가압이 진행되면서 종종 다이버는 통증이 더 악화된다고 호소하는 경우가 있다. 원인은 알려지지 않았지만 가설로 제기되는 것은 뼈의 골막 아래 작은 버블이 있는 경우이다. 압력손상에 의해 이러한 버블이 골막 아래 있는 것을 설명할 수 있다. 가압되면서 일종의 '쥐어짜기 squeezed'가 있어 통증이 악화된다. 이러한 경우에 가압 속도는 줄일 수 있지만 목표로 하는 치료 수심에 도달할 때까지 가압을 지속하여야 한다. 통증은 문제되는 버블이 흡수되면 결국 사라질 것으로 설명할 수 있다. 기전은 아직 확실치 않지만 의사가 치료할 때 이 증상이 나타나면 치료를 중단해서는 안된다.

l. 다이빙 현장에서의 수중 재가압

가장 큰 문제는 직업적 혹은 스포츠 다이버는 수중 재가압에 필요한 장비가 없다는 것이다. 온수 슈트, 후카호스, 풀페이스 헬멧을 가지고 레크리에이션 다이빙을 하는 사람은 거의 없다. 수중 재가압은 다음과 같은 명백한 어려움이 있다.

- 환자가 신체적으로 자신을 지탱할 수 없을 수도 있다.
- 진행이나 악화를 모니터 하기가 어렵다.
- 통신 불량
- 수분 공급이 어렵다.
- 필요한 경우 의료 개입을 위한 접근이 불가능하다.
- 기체 공급의 한계
- 열 균형을 유지해야 한다.
- 입증된 공기 압축 테이블을 준수하기 어렵다.

다이버를 다시 물 속에 깊이 빠져들게 함으로써 감압질환을 완화하려는 많은 '영웅'적인 시도는 성공하지 못했다. 사실은 이러한 행동으로 감압질환은 더 악화된다. 수중 재가압을 시작할 수 있는 유일한 시간은 다이버가 계획된 감압의 일부 또는 전부를 생략하고 표면으로 상승한 직후뿐이다. 표면 상승했을 때, 다이버에게 증상이 없어야 하며 미리 정해진 정지점을 완료하기 위해 5 분 이내에 정지 깊이에 복귀해야 한다. 압력으로 가압이 된다면 수중 재가압 프로필은 표면 감압의 일상적이고 안전한 감압 운영 절차와 유사하다고 간주할 수 있다. 증상이 있는 경우에는 사용하지 않아야 한다.

허용될 만한 수중 재가압은 이미 다이빙을 시작하기 전에 산소 호흡 과정을 하기로 합의된 경우 뿐이다. 이 기술은 에드몬드(Edmonds)에 의해 소개되었다. 신중한 위험 분석을 전제로 한다면 이 기술은 대피가 현실적인 선택이 아닌 원격 탐사에 대한 유일한 실용적인 해결책일 수 있다. 이 팀은 특수한 장비를 사용하기 위한 적절한 훈련을 받아야 한다. 전면 마스크 또는 바람직하게는 개방형 헬멧이 있는 것이 적절하다. 헬멧에는 최소 3 standard cubic feet a minute의 산소를 제공해야 하므로 적어도 산소(용접 산소도 사용할 수 있다)가 충전된 2 개의 대형 (240 입방 피트) "H"실린더나 이와 동급의 장비(후카호스, 리브리더), 헬멧이 필요하다. 치료 장소는 9ft (9 미터)의 물이며 조류나 다른 위험에서 보호된 만이나 늪을 신중하게 선택해야 한다. 이렇게 하면 30 ~ 60 분 동안 9ft (30ft)에서 산소를 이용한 재가압이 가능하다. 공기를 호흡하는 보조 다이버(내부관찰자)는 환자와 함께해야 하지만 9 미터 밖에 안되기 때문에 압축 공기를 사용할 수 있다. 추가 공기 탱크를 보조 다이버가 제공할 수 있다. 이 방식이 유명하고 성공하는 이유는 개입의 신속성 때문일 수 있다. 적절한 열 보호 기능을 갖춘 수중 산소 치료 프로필은 호주 남극 조사팀에서 사용했으며 킨드웰은 인도네시아 해군에 이를 지도한 적이 있다. 일반적으로 열 손실 고려 사항 때문에 따뜻한 열대 지방에서만 사용할 수 있다.

여러 해군에 의해 수용되는 또 다른 현장 옵션은 CUS 프로필 자를 완벽하게 갖춘 팽창식 단격실(monoplace) 챔버이다. 더 위험하지 않고 적절한 위험 분석 및 수용의 대상이 되며 수면에서도 사용할 수 있다.

m. 신경계 잔여증상의 치료

권장되는 최대한의 재가압치료를 완성한 다음에도 표면으로 돌아온 이후에 신경학적 증상이 지속된다면, 환경이 허용하는 한 매일 고압산소 치료를 반드시 받아야 한다. 호전이 계속되는 한 치료를 계속할 수 있다. 이에 대한 보편적인 절차는 없지만 미해군 프로필 9 (45ft (2.4 기압)에서 90 분의 치료를 q day, BID 혹은 미해군 프로필 5 q day 가 흔히 사용된다. 또한 산소 호흡 시 혈관 수축을 최소화할 목적으로 일부 환자들은 재관류를 위해 더 얕은 깊이를 사용하기도 한다. 어떤 프로필이 채택되더라도 환자가 주관적 개선을 보인 경우는 최소 5일에서 14일간 매일 재가압을 계속해야 한다. 하반신 마비 환자에게는 심부 정맥 혈전증 예방을 추가로 고려한다.

n. 헬리옥스의 사용

1958년에서 1973년까지 사용된 미해군 다이빙 매뉴얼은 모든 치료 프로필에서 언제든지 공기 대신 80%의 헬륨과 20%의 산소를 혼합하여 사용할 수 있는 옵션을 제공했다. 실제로 굿맨(Goodman)과 워크먼(Workman)의 프로필 5와 6의 개발에 대한 보고서에 따르면 "수면 출수 후 표면 휴식 간격 동안 공기 대신에 80/20 헬륨/산소가 호흡될 수 있다"고 밝혔다. 킨드웰은 헬륨이 큰 지역 사회 병원에서 사용할 수 있게 되었을 때 그는 더 많은 질소를 하중 하지 않기 위해 6 기압으로 가압할 때 공기를 대체하여 헬륨을 사용했다. 헬리옥스는 기체색전증의 치료에 성공적으로 사용되었으며 등압 역확산 문제는 없었다.

> 환자는 1.72ATA 압력에서 스플릿 시프트 작업을 하고 발생한 심한 어깨 통증을 호소했다. 환자는 치료로 공기 재가압을 시도하여 통증을 줄이려고 했다. 3차례의 감압 시도 후 통증은 더 심해져서 챔버 치료를 받기 위해 방문하였다.
>
> 환자는 60ft에서 2주기의 20분 산소 주기를 가졌으나 통증은 경감되지 않았다. 이어 165ft (50미터)로 압축되었다. 최대 깊이에 도달했을 때 환자는 통증이 어깨에서 왼쪽 팔꿈치로 옮겨 갔지만 완전히 사라지는 것은 아니라고 밝혔다. 환자는 최대 압력에서 90분 동안 체류하였고 통증은 계속 남아있었다. 노출 기간 때문에 환자는 미해군 프로필 4로 이동하였고 60ft까지 감압하였다. 치료기체는 140ft (42미터) 깊이에서 60ft (18m)까지 헬리옥스 (80/20 헬륨/산소)을 사용 하였다. 140ft에서 헬륨을 사용할 때까지 지연은 피할 수 없었다. 60ft에서 그는 확장된 프로필 6으로 이동했다. 환자는 11시간 동안 체류하고 잔여 통증이 있는 상태로 챔버치료를 종료했다.
>
> 이 사례는 깊이 60ft에서 프로필 4에서 프로필 6으로 이동한 첫 경우이다.
>
> 헬리옥스 치료기체는 최대 깊이가 아닌 감압 도중에 시작되었지만 등압 역확산 문제는 발생하지 않았다.

킨드웰의 1969년 감압질환에 처음으로 헬륨/산소를 사용한 증례

F. TT6a에 대한 논란

서로 다른 시간-깊이 프로필(시간수심프로필) 의 치료 효과가 실제 다이버를 대상으로 비교되는 것은 드물다. 기체색전증이 아닌 감압질환에서 프로필에 따른 치료효과를 비교하는 연구는 드물다. 그러나 중증의 감압질환을 치료할 때 최초의 높은 압력(initially high pressure)와 조기(early)의 순산소 호흡이 도움이 되지 않을까 하는 의문은 끊임없이 제기되는 레토릭이다. 일단 결론은 현재로서는 60ft 초기 가압을 지지한다.

흥미로운 연구 결과가 대만의 Tsoying Naval Hospital의 리(Lee)에 의해 제시되었다. 그들은 중국의 어부 잠수부에서 진단한 감압질환은 치료해야하는 심한 신경 증상을 호소했으며 종종 수 시간 또는 며칠 지연되는 경우가 많았다. 그들의 훈련은 미 해군이 제공했으며 미 해군 규정을 준수했다. 그들은 몇 가지 종류의 감압질환이 산소 치료에 쉽게 반응하지 않는다는 것을 알고 있었는데, 이는 1968년의 워크먼의 보고와 유사하게 34건의 민간 사례 (54 건)의 초기 치료에서 41.2%의 실패율을 보고했다. 프로필 6을 사용하는 것은 더 나빴다. 1982년 이전에 치료 된 제 2형 감압질환 36건의 연속 치료에서 표 6은 단지 8.3%의 치료율을 달성했다. 추가 조치가 필요하다는 것을 알고, 그들은 대안을 체계적으로 탐구하기 시작했다. 그들은 처음에 165ft (50 미터)에서 공기 호흡을 사용하여 표 6A를 선택했다. 1982년에서 1986년 사이에 6A를 사용하여 31 건의 치료율을 67.7%로 증가시켰다. 그러나 그 환자의 대부분은 165ft에서 60ft (50에서 18m)의 매우 빠른 상승 동안 재발을 경험했다. 결과적으로 그들은 그러한 경우 프로필 4로 이동했다. 니우(Niu)는 표 6A를 변형하여 165와 60ft 사이의 감압 시간을 연장하여 120, 80 및 70ft (36, 24 및 21m)에서 멈추게 하여 질소 부하를 환자에게 적합하게 만들었다. 165 ~ 60ft (50 ~ 18m) 사이의 시간은 4분에서 40분으로 10배 증가했다. 추가 수정 사항은 60ft (18m) 이상의 깊이에서 동일한 연장 된 테이블에 40% 산소가 포함 된 나이트록스를 사용하는 것이었다. 그들의 치료프로필은 폐 산소 독성 측면에서 UPTD 허용 한계치 이내로 설계된 것이다.

요약하면 이는 후향적 연구로 1986년에서 1989년 사이에 Tsoying Naval Hospital 에서 치료받은 환자를 대상으로 하는 것이다. 이들은 374사례의 환자를 의뢰 받았고 기존 미해군 6A와 비교하여 공기를 호흡하는 6A1, 나이트록스를 호흡하는 6A1M이라는 프로필을 개발했다. USnavyTT6a 에 3 번 더 정지 (1분간 120ft, 8 분간 80ft, 15분간 70ft)하면 치료율 59.9% (n = 177)를 보였다. 이 3번의 stop으로 확장된 시간수심프로필(시간-깊이 프로필)의 이름은 TT6A1이다. 6 기압에서 치료기체로 40% 산소를 사용하는 시간수심프로필을 조기에 적용하였을 경우 TT6A1M 70.7% (n = 99)의 치료율을 보였다.

놀라운 것은 치료율인데 최대 압력 2.8 기압에서 산소로 치료한 이전의 경우는 8.3%의 치료율을 나타낸 것에 비해 프로필 6A는 51%, 6A1은 60%, 혼합 가스를 사용하며 70.7%의 치료율을 보였다. 이 연구는 많은 제한점이 있다. 과거 병원에 단격실 챔버만 있을때 치료받았던 의무기록과 새롭게 큰 챔버와 나이트록스 블랜더가 도입된 이후에 치료받은 결과를 비교하였으며 치료의 종료점과 신경학적 검진이 명료하지 않다. 이 연구에서는 불활성 가스로 질소를 사용했으나 현재 질소 부하의 증가를 피하기 위해 헬륨이 선호된다. Gorman은 29명을 대상으로 감압 질환의 치료에 있어 통제 연구를 수행하였으며, 2.0ATA 와 2.8ATA 압력 하에서 산소 호흡의 상대 효능을 nitrox와 heliox 혼합물을 사용하여 비교했다.

352

G. DCS의 후기 후유증

(다이버가) 감압질환을 일단 앓고 나면 이후로는 더 병원 신세를 지기 쉬워진다. 다음과 같은 감압질환의 후기 후유증이 알려져 있다.

1. 지속적인 관절 및 사지 통증.

2. 뼈의 무균성 괴사. 감압질환의 늦은 징후인 뼈의 무균성 괴사의 원인은 알려져 있지 않다. 뼈에 혈액을 공급 하는 모세 혈관의 내피 손상으로 추정된다.

3. 운동 장애.

4. 말초 신경병증.

5. 감압질환을 앓은 환자는 혈관질환 발병률이 높다.

6. 신경심리적 결함

a. 지연 치료

감압질환의 잔여 증상을 가진 환자에게는 이압 환경에 노출 후 며칠 후에도 고압산소치료가 도움이 되며, 종종 완전한 해소가 가능하다. 최대 발병 2 주 경과 후에도 호전되는 사례가 알려져 있다.

중증의 스쿠버다이빙 사고 손상자에게 즉각적인 초기 치료와 대피를 위해 후송형 재압 구조 챔버(TRRC, transportable recompression rescue chamber)가 사용될 수 있다. 이는 지연치료의 대안이 될 수 있다. 이 챔버는 환자 후송을 위해 사용되며, 물론 격실이 2칸실 (희생자를 위한 하나의 수납 공간과 수납 공간을 위한 수납 공간)로 구성되는 것이 더 좋다. 항공기의 고도가 증가함에 따라 기포가 팽창하여 저산소증이 악화되기 때문에 여객기 탑승에는 위험이 따른다. 그러나 일부 항공기는 고도에서 해수면 상태 (1ATA)를 유지할 수 있으며 스위스 항공 구조 서비스는 헬리콥터에서 단격실 고압 챔버를 수송할 수 있다. 이상적인 후송용 고압 챔버는 격실이 2개 있어야 하고 부속 치료에 필요한 장비를 구비해야 한다. 일부 챔버는 표면 운송을 위해 사용할 수 있으며 환자를 정규 의료 시설로 이송하는 동안 치료가 진행되도록 보트나 헬리콥터에 개조하여 장착할 수 있다.

b. 잔여 신경계증상치료와 두부 단광자단층촬영

1993년 하치(Harch)에 의해 감압질환에 있어 단광자단층촬영(SPECT, Single photon emission computed tomography)의 사용이 보고되었다. 연구자는 통상적인 치료압력보다 낮은 환경에서 생체의 뇌 조직을 단광자 영상화하였고 고압산소치료에 대한 반응을 평가하였다. 총 13명의 제2형 감압질환 혹은 대뇌 동맥 기체 색전증 사례가 보고(Harch 1994)되었다.

HMPAO-SPECT 뇌 영상이 생존 가능한 뇌 조직을 확인하고 감압 질환의 치료를 위해 통상적으로 사용되는 것보다 낮은 압력에서 고압산소에 대한 응답을 기록하는데 사용된 최초의 감압 질환사례는 1993년에 있었다 (Harch 등, 1993). 이후, 이압성 척수염 또는 대뇌 동맥 기체 색전증을 앓은 총 13명의 다이버가 이 접근법에 의해 관리되었다(Harch 1994). 단광자 단층 스캔은 1.5 또는 1.7ATA에서 고압산소 노출 후 90분 동안 수행되었다. 모든 경우에 초기 스캔에서 병변이 확인되었다. 9 례에서는 초기 치료 후 잔여 증상에 대하여 4 ~ 86일 동안 4차례 추가적인 고압산소치료를 받았다. 단광자 스캔에서의 병변의 호전과 임상적 신경 증상의 개선은 연관성을 보였다. 이 접근법은 현재 미해군에 의해 채택되었다. 단광자 단층 스캔의 사용은 계속적으로 버블 상태에 있는 기체를 탐지하는 것을 목표로 하는 것이 아니라 산소의 혈관 수축성을 이용하여 부종으로 인해 허혈이 있는 해부학적 구조를 구체화 하는 것이 중요하다는 것을 인지하고 있어야 한다.

H. 감압질환의 약물치료

말할 필요도 없이 약물로서 이압성 관절통을 치료하지는 않는다. 약물은 대증적이며, 치료는 가압이 필요하다. 실제 고압산소치료센터에서 prn으로 적어 놓은 약물을 아래 표에 예시하였다.

O2 mask c reserve bag
nasal spray xylometazoline, mometasone
dexamethasone 20 mg iv, 4mg q 8hr
methylprednisolone 30mg/kg을 15분간 정주, 45분 후 23시간동안 5.4mg/kg/h 연속정주
pantoprazole 40mg steroid 병용
enoxaparin 1mg/kg q 12 hr
aspirin 600 mg, 100mg QD
clopidogrel 부하용량 300mg. 유지용량 1일 1회 75mg. 아스피린 75-325mg 병용
ticagrelor 부하용량 180mg, 이 후 1일 2회, 1회 90mg
리피토 40mg
lidocaine 1mg/kg over 1 hr
phenytoin 125mg
acamprosate 2664mg
naloxone 10mg

표 16-2. 고압산소의 보조적 치료(Adjuvant therapy)

당연하지만, (특히 산업) 다이버들은 통증을 약물로 조절하는 것을 원하지 않는다. 그보다는 혈압 커프를 통증 부위에 200mmHg 이상으로 감고, 5분 마다 풀어주며 통증 정도를 사정하도록 지시하는 것이 좋다. 심한 통증이 있을때 이성적인 태도를 유지하기는 어렵다. 아픈 사람이나 아픈 이야기를 듣는 사람이나 조금이나마 웃을 수 있는 마음의 여유가 있기를 소망한다.

이압성 관절통은 적극적으로 통증을 조절해도 문제가 없다. 모르핀과 같은 마약성 진통제를 투여한다고 해도 통증이 없어지지 않으며, 가압에 따른 반응을 확인하는데도 아무런 문제가 없다. 이후의 검사와 치료의 계획이 확실하다면 적극적인 통증 조절이 가능하다. 다만, 약물 치료가 재압 치료 대신에 행해져서는 안 된다. 또한 인체에서 어떤 약물 치료도 감압질환 치료에 안전하고 효과가 있다고 입증된 것은 없으며, 심각한 감압질환이 드물게 여러 군데서 발생하기 때문에 잘 조절된 약물 투여가 쉽게 이루어질 수 없다. 특정 약물의 장점에 대한 여러 보고들이 있지만 과학적으로 증명된 것은 없다. 감압질환 예방에 사용되는 약물이 감압질환 치료에도 효과가 있다고 할 수는 없다.

수분공급(Hydration): 수분 공급은 감압질환에서 가장 중요한 보조적인 치료법이다. 혈액 슬러지는 1937년에 스윈들(Swindle)에 의해 처음 기술된바 있다. 순환이 지연되면 감압질환의 예후를 악화시킬 수 있다. 감압질환에서 나타나는 혈액 농축 현상과 혈소판 응집에 대응하기 위해 환자에게 충분한 수분 공급을 하면 불활성 가스를 보다 신속하게 제거하고 챔버에 도달하기 전에 증상을 개선할 수 있다. 혈장액의 감소와 혈액농축(hemoconcentration)은 동물실험이나 감압질환 환자에서 잘 증명되어 있다. 저혈량증 (hypovolemia)은 감압질환에서 쇼크를 일으키는 원인이 될 수 있다. 또, 혈액농축으로 혈액의 점도가 증가하여 미세 혈관의 폐색이 쉽게 발생한다. 이러한 이유로 모든 중증의 감압질환에서는 정맥을 통한 수액 치료가 권장되고 있다. 환자는 할 수 있으면 물을 마셔야 하고, 바람직하게는 시간 당 50cc 이상의 소변량을 유지해야 한다. 쇼크가 없는 신경학적 감압질환에서는 4시간 동안 1~2리터의 수액을 공급한다. 환자의 혈역학적 상태, 혈색치(hematocrit), 그리고 소변량을 확인하여 계속되는 치료의 지표로 삼는다. 환자의 혈색치가 계속 혈액농축을 나타내거나 소변량이 감소(< 0.5 ml/kg/hr)하면 혈액량이 부족하다는 것을 의미하므로 수액 치료를 계속해야 한다.

정맥 주사액은 마실 수 없는 사람들을 위해 사용해야한다. 감압질환 환자에서 심한 쇼크가 나타나면 정맥 수액은 생존을 위한 절대적인 요구 사항이다. 수분 공급에 대한 UHMS(Undersea and Hyperbaric Medical Society) 지침은 젖산 링거 수액이나 다른 포도당이 없는 등장성 결정질용액을 신경계 감압질환에 우선적으로 권장하고 있다. 포도당 수액의 신경학적 악화는 뇌졸중에서만 입증되어 있다. 다만 관상 동맥 기체 색전증이 의심되거나, "쵸크" 호흡곤란의 증상을 호소한다면 먼저 심장의 기능 부전을 평가하고 수액 투여를 조절하여야 한다. 이뇨가 필요할 수 있다. 만약 쇼크 상태라면 정주 수액의 양과 속도는 환자의 임상 양상에 맞추어야 한다. 수액 치료의 속도(rate)는 임상 양상에 따라 조절해야 한다. 치료의 목표는 저혈압을 교정하고 적절한 소변 양(> 0.5 ml/kg/hr)을 유지하는 것이다. 이때 너무 많이 수액을 공급하면 폐부종이 발생할 수도 있으므로 주의해야 한다.

덱스트란(Dextran): 덱스트란은 감압질환의 치료에 있어서 심각한 부작용 없이 전반적으로 사용할 수 있다. 덱스트란을 사용하는 이론적 근거는 덱스트란의 혈장확장 작용과 항응고 작용에 있다. 덱스트란은 여러 가지 분자량을 가진 다당질(polysaccarides)이다. 덱스트란 40(레오마크로덱스 - RheomacrodexR)의 평균 분자량은 40,000이며 덱스트란 70의 평균 분자량은 70,000이다. 이론적으로나 실험상으로나 혈장확장제로서 덱스트란 40이 덱스트란 70보다 약간 빠르게 작용하나 분자량이 작아 신장에서의 배설이 빨라 작용 기간은 짧다. 일반적으로 두 덱스트란의 혈장확장 작용의 차이는 미세하다. 덱스트란 40과 덱스트란 70은 응고 작용에 있어서 다음과 같은 비슷한 작용을 한다:

(1) 혈소판 응집(platelet adhesiveness) 저하 작용

(2) 혈소판, 적혈구, 그리고 혈관 내피(vascular endothelium) 코팅(coating)

(3) 응고 억제 작용

(4) 3 번 혈소판 인자(platelet factor 3)의 저하 작용

덱스트란의 항응고 작용이 감압질환 치료에 효과가 있는지는 논란이 되고 있다. 감압질환의 동물 실험에서 덱스트란 치료가 일반 수액 치료보다 임상 결과가 우수하다는 것이 입증되지 않았다. 월스(Wells) 등은 개(dog)를 이용하여 감압질환 상태에서 링거액과 덱스트란의 미세혈관의 재관류 정도를 비교하였는데 덱스트

란이 링거액보다 우수하다고 볼 수 없었다. 덱스트란의 부작용으로는 과도한 수액 공급(fluid overload), 과민증(anaphylaxis), 신부전증, 혈액형 분석 방해 (cross matching), 그리고 출혈 등이 있다. 차일드(Childs) 등은 이러한 부작용의 출현 빈도는 적다고 지적했다. 여러 가지 투여 계획(dosage schedules)이 제안되었고 니우(Niew)가 이를 종합하였는데 10% 덱스트란 40이나 60% 덱스트란 70~500ml를 최초에 투여하고 24시간 동안 1리터를 넘지 않아야 한다. 파머(Farme)r 등(1976)은 출혈이 내이 감압질환의 중요한 병인이라고 제시하고 덱스트란을 포함한 항응고제를 사용해 서는 안된다고 권고하였다.

스테로이드: 스테로이드는 이압성 척수염에서 척수 부종이 있다고 의심되는 경우 효과가 있을 것으로 기대되어 왔다. 외상성 척수손상에서 스테로이드가 투여되기 때문이다. 효과적이기 위해서는 아마도 외상성 척수 손상 환자들과 비슷한 고용량 투여가 필요하겠지만, 통제된 임상 시험은 없다. 그러나 감압질환에서 고용량 스테로이드의 사용은 검증되지 않았으며, 스테로이드가 기체색전증의 치료에 효과가 없다는 것을 보여주는 부정적인 연구가 있어, 논란의 여지(Jallul 2007)가 있다. 감압질환에 대한 적절한 치료용량(regimen)은 아직 밝혀지지 않았다. 경험적인 사용은 덱사메타손(Dexamethasone) 10~20 mg을 즉시 정맥 주사하고 4 mg을 48 내지 72시간 동안 매 6시간마다 정맥 주사하거나 근육 주사하는 것이 뇌부종 환자에서 사용되는 일반적인 치료용량(regimen)이다. 어떤 연구에서는 두부 손상 환자에게 고용량의 덱사메타존이(매 6시간마다 2차례 100 mg 정주, 이후 4 mg qid) 저용량보다 효과가 좋다고 제안하였다.

글리세롤: 경구 투여된 글리세롤(glycerol)은 사람에서 척수 부종을 감소시키는데 효과적일 수 있으며, 만니톨 또는 요소보다 더 효과적인 것으로 밝혀졌다. 또한 치료의 효과가 나타나는 시간도 만니톨보다 빠른 것으로 알려져 있다. 이압성 척수염에 글리세롤의 사용은 사례보고적이다. 시간당 투약량은 체중 kg 당 1 그램 (0.8 ml)이며 물 또는 레모네이드와 1:1 비율로 섞어서 사용할 수 있다. 구토를 유발하거나 필요한 경우 비위관을 통해 투여할 수 있다.

리도카인: 감압질환에서 일상적인 사용이 뒷받침될만한 증거는 없으며, 몇 가지 중대한 부작용이 있다. 해군 의학 연구소(Naval Medical Research Institute)의 연구원은 고양이 모델에서 리도카인이 기체색전증에 상당한 보호 효과가 있다는 것을 발견했다. 그러나 그 효과는 아직 인간에서 입증되지 않았다. 감압질환에서 신경보호(neuroprotective) 효과의 근거는 증례서술적(anecdotal) 수준이다. 항부정맥제 용량으로 투여된다. 따라서 심근 경색 환자에서 우려할만한 부작용은 없을 것으로 생각된다.

혈소판 길항제: 아스피린과 같은 혈소판 길항제는 마이크로버블을 둘러싼 혈소판 응집을 감소시킬 수 있다. 세포 내 cAMP 을 증가시키는 약제가 이 관점에서 가장 유망한 것으로 보인다. 중추신경계통의 출혈 위험을 높이며, 내이 손상의 위험이 알려져 있다. 그럼에도 불구하고 그것은 프랑스 감압질환 알고리즘에서 정맥 주사 형태(알타질)로 권장된다. 이론적으로 항혈소판 제제(Antiplatlet agents)를 감압 질환의 병리에 직접적으로 작용한다. 대부분의 연구들은 약물의 혈소판 역학에 대한 효과나 감압질환 예방의 효과에 대하여 이루어졌다. 하지만 감압질환 치료에 대한 항혈소판제의 효과는 아직 입증되지 않았다. 이런 약제들로는 아스피린, 디피리다몰 (dypridamole), 아스피린과 디피리다몰의 복합제, 그리고 디피리다몰 유사체(dypridamole analogues)로 RA233, VK744, VK774 등이 있다.

아스피린: 필립(Philp) 등은 사람에서 감압 후에 혈소판 역학에 대한 예방적인 아스피린 사용 효과에 대하여 연구하였다. 아스피린은 혈소판 수치에는 별다른 영향을 미치지 않았다. 잠수 후 혈소판 생존 시간(playlet survival times)에 대해 위약군과 아스피린군을 비교하였는데 두 군에서 모두 평균 혈소판 생존 시간이 짧아졌다. (대조군 3.8 ± 0.11 일, ASA 예방군 4.0 ± .05 일) 비록 두 군이 통계학적 비교를 시행할만한 숫자는 되지 않았지만 혈소판 생존에 미치는 아스피린의 예방적 효과는 없었다. 감압질환의 발생과 중증도에 미치는 예방적 아스피린의 효과에 대해서는 감압질환에 걸린 토끼 모델을 사용하여 2 가지 연구가 발표되었지만 예방적 아스피린 사용은 효과가 없었다. 감압질환 치료에 경구용 아스피린 사용이 권장되었는데 치료 효과는 입증된 바 없다.

디피리다몰(Dypridamole) : 필(Philp) 등(1979)은 잠수사들에게 혈소판 역학에 관여하는 예방적 디피리다몰과 위약의 효과에 대해 비교하였다. 혈소판 생존율이나 수치에 있어서 아무런 효과도 입증되지 않았다. 감압질환 토끼 모델을 이용한 예방적 디피리다몰 사용을 연구하였지만 아무런 효과도 나타나지 않았다.

디피리다몰과 아스피린 병용: 실험용 돼지(miniature swine)에게 디피리다몰과 아스피린 복합체를 사용한 잠수 후 혈소판 역학에 대한 연구가 보고되었다. 돼지에서 이 약제의 예방적 사용으로 잠수 후 혈소판 생존 시간 저하를 예방하지는 못했다. 그러나 이 약제의 계속적인 사용으로 혈소판 생존이 정상화되는 기간이 치료하지 않는 동물이 4주 걸리는데 반하여 1주로 줄었다. 1주 후 약을 끊었더니 혈소판 생존의 이차적인 감소를 나타냈다. 이 결과는 돼지에서 혈소판 소비 촉진 자극이 잠수 후 4주까지 지속되지만 혈소판 소비 자체가 디피리다몰과 아스피린 복합제에 의해 조절된다는 것을 제시하였다. 같은 저자들이 사람에게서 예방적 디피리다몰과 아스피린 복합제 효과를 연구하였는데 잠수 후 즉각적인 혈소판 생존 시간 감소가 나타나지 않았다. (평균 혈소판 생존 시간 디피리다몰과 아스피린 복합제 7.3 ± 0.4 일 대 대조군 5.2 ± 0.5 일) 감압질환의 예방과 치료에 대한 이 복합제의 효과는 증명되지 않았다. 돼지에서 항응고제(헤파린, 또는 쿠마린)와 디피리다몰-아스피린 복합제를 같이 사용하였을 때 혈소판 역학에 미치는 영향을 연구하였다. 이 약제들의 복합 효과로 잠수 후 혈소판과 섬유원(fibrinogen) 소비가 완전히 예방되었다. 하지만 같은 약제를 사용하였을 때 잠수와 관련된 골괴사(osteonecrosis)의 발생이 증가한다는 중간 연구 발표가 제시되었다.

실험적 혈소판 기능 억제제(Platlet-function inhibitors) - RA233, VK744, VK774, 2574SE: 필립(Philp) 등은 잠수사들에게 RA233과 VK744를 예방적으로 사용한 결과를 보고하였다. (Philp 1974; Philp 1975) 이 연구자들은 자신들의 연구 결과를 토대로 RA233과 VK744가 잠수 후 순환 혈소판 수치의 감소를 억제한다고 해석하였다. 인우드(Inwood)(1973)는 잠수병의 토끼 모델에 VK774를 예방적으로 사용하여 감압 질환의 발생률과 중증도가 대조군과 비교하여 약물을 처치한 동물군이 통계학적으로 의미 있게 감소하였음을 보고하였다. 브로우솔리(Broussolle) 등은(1974) 실험적 항응집제(experimental anti-aggregating agent; 2574SE)를 쥐의 감압질환 치료에 사용한 것을 보고하였다. 치료군에서 사망률이 감소한 것을 확인하였으나 통계적 분석은 하지 못했다.

항혈소판제제의 자료들을 요약하면 다음과 같다:

(1) 경구용 아스피린은 안전하지만 감압질환의 예방이나 치료에 도움이 된다는 어떠한 증거도 나타나지 않았다.

(2) 예방적으로 사용할 경우 몇몇 항혈소판제들이 감압 후 혈소판의 동역학을 변화시킬 수 있음을 제시하는 유용 한 자료들이 있다. 하지만 이 제제들을 감압질환의 예방에 유용하게 사용할 수 있는지는 더 많은 연구가 필요하다.

(3) 동물을 이용한 중간 자료(preliminary data)에 의하면 항응고제와 항혈소판제의 복합제는 무균성 골괴사의 위 험도 증가와 관련성이 있다. 이러한 위험성과 약제들의 관련성은 보다 연구가 이루어져야 한다.

(4) 감압질환의 치료제로 항혈소판제제는 극소수의 연구만이 진행되었다.

(5) 현재까지는 사람에게 감압질환의 치료제로 항혈소판제를 통상적으로 사용하는 것이 유용하다는 연구 자료는 없다.

헤파린: 감압질환 치료에 있어서 헤파린의 사용은 아직 논란이 많다. 출혈을 오히려 조장할 수 있는 가능성이 있다. 사람의 감압질환에서 헤파린에 대한 유의미한 보고는 아직 없다. 사례보고와 동물 실험에서 좋은 결과가 있으나 통제된 임상 연구는 없는 상태이다. 개를 이용한 동물 모델에서는 경증에서 중등도의 벤즈에 부정적인 결론을 내린 연구가 있다.

헤파린의 부정적 연구: 리브스(Reeves)와 워크먼(Workman)(1971)은 개에서 헤파린을 감압질환 치료의 보조 약물 치료제로 사용하였다. 헤파린 치료의 어떠한 이점도 발견하지 못하였다.

헤파린의 긍정적인 연구: 필(Philp)(1964)은 감압질환 상태에 있는 토끼 모델을 이용, 헤파린의 항응고작용 용량(anticoagulant dose)을 예방적으로 사용하여 벤드(bends)의 발생률과 증상 정도가 의미 있게 감소하였음을 보고하였다. 인우드(Inwood)(1973)는 같은 토끼 모델을 이용, 같은 실험을 하였으나 통계적으로 의미 있는 차이가 발생하지 않았다고 보고하였다. 코켓(Cockett) 등(1970)은 개 모델에서 감압 3 시간 후에 헤파린만을 투여하여 감압질환의 사망률을 감소시키는데 100% 효과가 있었다고 보고하였다. 하지만 이 실험은 대조군과 실험군 간의 동물 숫자가 일치하지 않았고, 실험군은 실험용으로 준비된 동물들이었지만 대조군은 일반 동물을 사용하였으며, 실험 동물군의 관찰 기간과 신경학적 결과들이 일정하지 않은 제한점이 있다.

맥코믹(McCormick) 등(1975)은 예방적인 헤파린 처치를 통해 내이의 감압질환으로 인한 돼지(guinea pig)의 청력 손실을 의미 있게 감소시켰다고 보고하였다. (대조군 20 ~ 80 db 감소, 처치 동물 0 ~ 20 db 감소) 같은 저자는 다른 연구에서(1975)은내이의 감압질환으로 청력 손실이 발생한 돼지(guinea pig)를 헤파린 처치를 통해 일시적으로 청력 손실이 좋아진 것을 보고하였다.

바르텔레미(Barthelemy)(1963)는 공기전색증 1 예와 중증의 감압질환 4 예에서 헤파린 치료를 시도하였으며 "다른 치료가 실패했을 때 괄목할만한 호전을 보였다"고 보고하였다. 하지만 이러한 예들의 자세한 임상 치료 경과는 일정하지 않았다. 서로 다른 두 예에서 헤파린이 잠수병 치료에 유해한 효과를 일으키지 않는다는 것을 보고하였다. 소마레즈(Saumarez) 등 (1973)은 재압 치료가 가능하지 않은 상황에서 헤파린을 포함한 몇 가지 약물을 사용하였다. 환자는 발병한지 16시간이 지났으며 시력 장애, 안구 진탕, 우상지의 감각 손실과 운동 기능 저하, 그리고 질식의 증상을 보였다. 혼합 약물 치료로 의미 있게 호전되었는데, 안구 진탕 증상만 유일하게 남아있었다. 킨드월(Kindwall)과 마고리스(Margolis)(1975)는 골반 동통과 질식의 증상을 보인 환자를 보고하였다. 재압 치료로는 골반 동통의 증상만 호전되었다. 환자의 호흡 상태는 기관 삽관과 기계 호흡을 하면서 헤파린을 사용하여 수일 후에 호전되었다. 헤파린 치료의 어떠한 부작용도 발생하지 않았다.

감압질환에대한 헤파린 치료는 실험 결과나 견해가 모두 일정하지 않다. 일치하지 않는 부분은 실험 동물 모델이 다르기 때문인 것으로 생각된다. 헤파린 투여 시기도 서로 다르다. 심한 혈액농축이 동반된 질식 형태 등 특정 형태의 감압질환에서 헤파린 치료가 도움이 될 가능성은 있다. 하지만 헤파린이 감압질환 치료에 가치가 있다고 밝혀지려면 보다 주의 깊은 연구가 필요하다.

헤파린의 가장 중요한 부작용은 출혈이다. 헤파린이 척수나 내이 출혈의 원인이 된다면, 불가역적인 신경학적 손상을 초래할 수 있다. 이런 위험성을 정확히 추정하기에는 자료가 부족한 실정이다. 보다 안전하고 효과적인 결과들이 발표되기 전에는 신경학적 감압질환이나 내이 감압질환 치료에 헤파린을 사용하는 것을 권장할 수는 없다. 재압 치료에 전혀 반응하지 않는 전격성 폐 감압질환(fulminant pulmonary decompression sickness)인 경우 헤파린 사용을 고려해 볼 수는 있으나 그 효과는 증명되지 않았다.

쿠마린: 실험용 돼지(miniature swine)를 이용한 혈소판 역학(platelete kinetics) 연구에서 감압 후에 예방적 와파린 (warfarin) 사용이 혈소판이나 섬유소원 (fibrinogen)의 생존 기간 감소를 저지하지 못하는 것을 밝혀냈다. 하지만 예방적 와파린 사용으로 혈소판 생존 기간이 조기에 정상화되는 것을 보고하였다. (감압 후 1 주 - 와파린 치료 동물, 4주 - 대조 동물) 쥐모델에서 예방적인 쿠마린 (bishydroxycoumarin)을 사용한 감압질환에 대한 연구가 여러 차례 시행되었지만 두 연구에서 모두 약물 사용으로 인한 유의한 이점이 발견되지 않았다. 감압질환 치료에 대한 쿠마린 항응고제 사용의 유용성은 의문시된다.

스타틴(statin) 제제: 외인성 일산화질소의 투여 또는 일산화질소의 약리학적 상향조절은 버블 형성을 감소시킴으로써 감압질환의 위험을 줄이거나 중증도를 낮출 수 있을 것이라는 가설(Duplessis and Fothergill 2008)이 있다. 이러한 효과 중 일부는 고콜레스테롤혈증 치료제로 승인된 스타틴에 의해 달성될 수 있다. 스타틴 매개 리피드환원은 혈장의 유동학(rheology)적 변화 및 표면 장력의 변화를 통해 버블 생성을 감소시킬 수 있다. 질산이소소르비드(isosorbide mononitrate) 나 질산염(nitroglycerine)와 같은 다른 일산화질소 발생제를 감압질환 치료에 사용하려면 좀더 연구가 필요하다.

과불화탄소 유액: 과불화탄소 유액(perfluorocarbon emulsion) 정맥 정주가 실험적으로 제안되었다. (그래 맞다. 에반게리온에 나오던 그 LCL이다.) 그러나 현재 감압질환의 치료에 계속 사용되고 있지는 않다. 과불화탄소는 혈액대체물질을 연구하던 중에 개발된 성분으로 할로겐 치환된 탄소 비극성오일로 생체 내에서 적혈구를 대체하여 산소를 운반할 수 있다. 감압질환의 치료에 과불화탄소를 이용하는 연구가 수행(Spiess 2009)되었으며, 개선된 산소화는 감압 증후군에서 과불화탄소의 치료 효과를 부분적으로 설명한다 (Smith 2012). 한 가지 우려는 과불화탄소로 인한 혈소판 감소이며, 감압질환에서는 이미 혈소판 활성화로 혈소판 질환에 예민할 수 있다는 것이다. 돼지를 이용한 동물실험 모델에서는 과불화탄소유제인 옥시사이트(Oxycyte)를 사용(Cronin 2016)하였으며, 출혈이나 전혈구검사, 혈소판검사, 응고수치 검사 결과에는 이상이 없었다.

류코트리엔(Leukotriene) 조절제 : 생쥐를 이용한 동물실험에서 아콜레이트 (상표명, Zafirlukast)나 질레우톤(zileuton)과 같은 5-지방산산화효소(lipoxygenase) 억제제는 감압질환의 염증 반응을 감소시킨다는 연구 (Little and Butler 2008)가 보고되었다.

플루옥세틴(Fluoxetine) : 선택적 세로토닌 재흡수 저해제로 분류되는 항우울제로서 마우스에서 실험적인 감압질환의 발생률을 감소시키고 운동 회복을 향상시킨다는 보고(Blatteau 2012)가 있다. 연구자들은 염증의 지표로 인터류킨 -6의 감소를 확인하였으며 염증과정의 제한이 운동 회복을 향상시킨다는 결론을 내렸다.

디아제팜: 디아제팜(diazepam)의 사용은 전정감압질환에서 현훈, 메스꺼움, 구토 증상의 경감에 효과적일 수 있다. 현장에서 비의료진에 의해 약이 남용되는 것이 문제이다. 디아제팜은 전문약이며 항정으로 분류되기 때문이다. 따라서 다이빙 현장에서 비의료진에 의해 약이 투여되고 후송이나 재가압치료가 지연되거나 보류되어서는 안된다. 일종의 '겁을 주기 위한 거짓말'로 약제의 투여는 병리를 바꾼다는 둥, 치료에 영향을 미친다는 전래동화가 유포되어 있고, 상당한 효과를 거두고 있다. 일부 산업다이버들은 의사에 의한 약물 투여도 순응하지 않는다. 디아제팜의 투여는 진단과, 챔버 안팎에서의 신경학적 검진, 치료에 영향을 미치지 않으며, 병태 생리에 영향을 미치지 않는다. 최종적으로 병원 외에서의 사용은 권장되지 않는다.

디클로페낙: 비스테로이드 항염증제로 감압질환의 잔류통증을 완화시키는데 사용되어왔다.

기관지 확장제(Bronchodilators): 중증의 감압질환에서 폐의 반응은 완전하게 밝혀지지는 않았다. 특히 기관지 경련(bronchospasm)의 역할은 감압병의 동물 모델에서 완전하게 연구되지 않았다. 두 가지 연구에서 기관지 경련이 감압질환에서 기체 교환 장애 (impaired gas exchange)의 중요한 역할을 한다는 것을 제시하였다. 첫 번째 연구는 동물에서 폐공기전색증 (pulmonary air embolism) 후 폐의 저항이 증가한다는 사실을 관찰하였다. (Khan 1972) 두 번째로 사람의 감압질환에서 천명음(wheezing)과 기체 교환 장애가 발생한다는 사실이 관찰되었다. 수마레즈(Sumarez) 등은(1973) 이러한 증례를 발표하고 아미노필린(aminophylline) 투여 후에 천명음과 기체 교환이 호전되었다고 보고하였다. 아미노필린 치료로 아무런 부작용도 발견되지 않았다. 이러한 발견들로 기관지 확장제가 재압 치료로 완전히 그리고 즉각적으로 반응하지 않는 질식(chokes) 환자의 보조 치료제로 유용할 것으로 생각된다. 그러나 감압질환에서 기관지 확장제의 잠재적인 부작용으로 기포의 경폐 통과(transpulmonic passage)가 촉진될 수 있다는 이론상의 부작용이 존재한다. 버틀러(Butler)와 힐스(Hills) (1979)는 개에서 아미노필린이 우심실로 투여된 미세기포의 경폐 통과를 촉진시키는 것을 관찰하여 보고하였다. 또, 동맥 순환으로 들어간 기포로 인해 전신적인 저혈압이나 심전도에서 T 파의 변화가 나타나는 등의 중요한 생리학적 변화가 나타날 수도 있다. 이러한 결과들로 감압질환에서 폐혈관 확장제가 해로울 수도 있음을 알 수 있다. 그러므로 감압질환에서 기관지 확장제를 보다 안전하고 유용하게 사용하기 위해서는 더 많은 연구가 필요하다.

디기탈리스: 다른 심인성 쇼크와 마찬가지로 중재 조치를 취할 수 있다. 문제는 이러한 중증의 환자는 바로 가압하기 어렵다는 것이다. 킨드웰은 감압질환 쇼크에서 디기탈리스 사용의 증례를 보고한 적 있다. 해당 증례에서는 쇼크 상태였고 폐부종이 있었으며 산소화를 위해 10cmH2O의 PEEP이 필요한 상태였다. 저혈압과 수액 정주에도 140의 빈맥이 있었다. 디기탈리스 투여량은 0.4mg 를 부하용량으로 투여했고 이어 계속 유지 용량을 투여했다. 심박수와 혈압의 정상화를 보였다.

혈관확장제인 니트로글리세린(nitroglycerin)이나 나이트로프루사이드 (nitroprusside) 같은 혈관 확장제들은 감압질환 치료의 가능한 보조 약물로 제시되었다. (Broussolle 1978) 이런 종류의 약제들은 실험적으로 연구되지는 않았다. PGE1이 개에서 감압질환 치료제로 연구되었다. 이점은 전혀 없었으며 오히려 더욱 악화되는 양상을 보였다. 토끼에서 클로르프로마진 (chlorpromazine)이, 뚱뚱한 쥐에서 페노싸이아진(phenothiazine) 유도체인 다이메토싸이아진(dimethothiazine)이 감압질환에 유리한 효과가 보고되었다. 감압 후 하반신 마비 (paraplegia)된 토끼에서 매일 레보도파(levodopa)를 사용하였을 때 회복이 촉진되었다는 보고도 있다. 하지만 이러한 약제들은 감압질환에 걸린 사람에서 사용하기에는 적절한 자료가 확립되어 있지 못하다.

I. 예후

고압산소치료에 대한 이압성 척수염의 예후는 병변의 병태생리학에 따라 정해진다. 척수의 자기 공명 영상 (Magnetic resonance imaging, MRI)은 탈수초성 병변을 나타낼 수 있으며 정맥 경색에 전형적으로 나타나는 후각 백색질 병변 (dorsal white matter lesion)을 보여줄 수 있다 (Kei 2007). 잠복기가 짧은 경우에는 직접적인 신경 손상과 출혈이 있을 수 있다. 일반적으로 이러한 경우에는 더 많은 고압산소치료가 필요하며 늦게 발병한 감압질환보다 예후가 좋지 않다. 후자의 경우, 허혈은 신경학적 결손에 기여하며 고압산소치료에 반응한다. MRI 소견의 개선은 임상 상태의 개선과 관련이 없으므로 초기 척수 병변에 뒤따른 지연 손상이 임상 경과에 영향을 줄 수 있음을 시사한다 (Yoshiyama 2007). 미해군에서는 공기만을 이용한 재가압보다 고압산소치료가 더 효과적임을 보여주었고, 이는 이압성 척수염에서도 확인되었다.

헬리옥스 호흡기체(헬륨과 산소혼합물)은 상업다이빙에서 재가압치료에 광범위하게 사용된다. (James 1981). 2.8ATA 에서 순산소 20분 호흡을 3주기 반복한 후에도 신경학적 증상이 개선되지 않는 경우가 있다. 이러한 경우 이압성 척수염에서 헬륨 포화 치료는 유의한 장점이 있다. 헬륨은 조직에서 질소 제거 속도를 증가시키기 때문이다. 헬륨은 공기 다이빙에 따른 감압질환에서 척수 손상의 증례에서 사용되어 왔다. (Koi 1993). 이 사례보고는 처음부터 코멕스30 헬리옥스 시간수심프로필을 적용한 6 사례와 미해군 시간수심프로필6 이후 적용한 1 사례를 보고하였다. 이 환자들 중 5명은 완전한 회복을 하였고 2명은 경미한 신경학적 결손의 잔류를 보였다. 한 사례에서 미해군 시간수심프로필 6에서 반응을 보이지 않은 경우로 24시간 후 코멕스 30 에서 50/50 헬리옥스를 호흡하면서 30 msw에서 드라마틱한 회복을 보였다. 낮은 압력 (2ATA)에서의 고압산소치료는 중추 신경성 허혈의 급성 및 아급성기의 치료에 유용한 도구가 될 수 있으며, 미해군 역시 이어지는 치료로 권장하고 있다.

이스라엘 해군 의료 연구소는 16년간 이압성 척수염을 진단받은 68명의 스포츠다이버 치료 경험을 발표 (Aharon-Peretz 1993)하였다. 환자가 고압 챔버에 도착할 때까지 수액공급 및 순산소 기체가 투여되었다. 6명은 50/50 헬리옥스를 사용하는 코멕스 30 시간수심프로필을 받았고 나머지는 순산소를 사용하는 미해군 시간수심프로필을 받았다. 회복율은 79%에서 완전한 회복이 이루어졌다. 또 다른 검토(Ball 1993)에서, 미해군기지에서 산소로 재가압한 척수감압질환 환자를 중증도와 재가압까지 지연된 시간으로 분류하였다. 심한 손상을 입은 다이버에서 치료가 지연되면 나쁜 예후를 보였다. 잔여 증상의 심각도는 첫 치료 후 중증도와 상관 관계를 보였으며, 이 환자군에서 재치료는 결과를 바꾸지 못했다.

척수감압질환으로 유발된 완전 브라운 세커드 증후군이 고압산소치료 후 회복된 증례가 알려졌다. (Louge 2012) 이 경우는 후 척추동맥영역의 경색에 해당하는 MRI 병변이 확인된 경우이다. 같은 진단 6례에 대한 다른 보고 (Tseng 2015)에서는 MRI 가 아닌 주로 임상 소견으로 진단하였다.

대다수의 경우, 특히 증상 발현 직후 치료가 시작된 경우는 대다수의 환자가 즉시 회복되며 대부분 24시간 이내에 회복된다. 팔다리 통증이 있는 사람들은 완전 회복 후 약 24시간 이후 다이빙으로 돌아갈 수 있다. 일부의 경우는, 가장 좋은 치료를 받았음에도 불구하고 반응하지 않으며 영구적인 신경학적 잔류증상을 겪을 수 있다. 이압 손상으로 인한 사지 마비 후 근력의 자발적인 기능 향상은 이후 몇 주 및 몇 달 동안 발생하는 경향이 있다. 외상으로 인한 척수 손상에는 이러한 회복이 보이지 않는다. 척수 절단의 영구적인 속성과는 달리 척추 감압질환은 여러 개별 병변이 혼합된 형태인 점이 반영된 것으로 생각된다. 이어지는 신경학적 저하의 증거는 없다. 신경학적 잔여 증상이 보고 된다면, 해당 개인은 다이빙으로 돌아가지 않아야 한다. 이에 대한 주장은 기능 회복이 우수할 수는 있지만 척수의 원래 병변의 흉터가 남아 있고, 이미 손상된 부분은 신경 보호가 적다는 증거가 알려져 있다.

심한 대뇌 감압 질환의 성공적인 치료 이후, 지연된 기억상실의 발병과 결정 장애 (결정을 내리지 못한다) 등의 정신건강의학적인 "dysexecutive syndrome"이 추후 나타날 수 있다는 것을 고지해야 한다.

명백한 원인이 없는 주요 신경학적 감압질환의 병력을 가진 다이버에서는 난원공 개존증을 배제하기 위해 경식도 심초음파가 수행되어야 한다. 모든 다이버에서 난원공 개존에 대한 검사가 필요한지 여부는 계속 논의 중이다. 다만 심장에 션트가 있고 감압질환의 병력이 있다면 다이빙 적성 검사는 적합하지 않다.

군사 다이버의 감압질환에 관한 연구에 따르면, 나쁜 결과와 관련된 주요 독립 위험 인자는 발병 시 신경 징후의 중증도이며, 감압 치료의 신속한 관리로 회복이 현저히 개선되지는 않는다 (Blatteau 2011). 신경계 감압 질환에 대해 고압산소치료시설의 전향적 연구에 따르면, 표면에 상승하고 17시간 이후 발현된 증상은 일찍 나타난 증상보다 더 심한 증상을 나타내는 경향이 있다. (Mutzbauer and Staps 2013). 이 연구에서 증상의 발현이 늦게 나타난 경우라고 하더라도 예후가 더 나쁘거나 더 많은 횟수의 고압산소치료가 필요하거나 하는 연관성은 없었다. 치료의 초기 반응이 좋은 경우 전체 치료 과정에서 총 투여해야 하는 산소량은 더 낮았다. 상업 다이빙에서의 즉각적인 치료와 대조적으로 전정 및 내이 감압질환을 가진 아마추어 다이버에서는 치료에 대한 반응이 여전히 열악하며 전체의 68% 에서 불완전한 회복을 보였다. (Gempp and Louge 2013). 이 연구에서는 재가압까지의 시간은 예후에 영향을 미치지 않는 것으로 나왔다.

연구 노력과 임상 관찰에도 불구하고 감압질환의 메커니즘은 완전히 알려지지 않았다. 감압 병리학의 과정에 대한 많은 가상 경로가 있으며 상호 배타적인 경로는 없다. 이것은 여러 메커니즘이 동시에 작동하고 다양하고 불확실하게 영향을 미친다는 것을 의미한다. 많은 불확실성이 있다. 감압질환 발병 후 버블이 얼마나 오래 지속되는지는 알려져 있지 않지만, 질소 버블은 생체내의 산소영역에도 불구하고 며칠 동안 지속될 수 있다는 임상 증거가 있는 것으로 보인다. 오랜 지연 후에 가압에도 통증 호전을 일으킬 수 있다는 사실은 이 견해를 지지한다.

그러나, 척수에 영향을 미치는 급성 감압질환은 어떤 경우에 출혈로 진행되는 것으로 입증되었다. 이와 같은 경우 재가압에 반응하지 않는다. 척수의 버블 손상은 단일 레벨에서 절단이 발생할 수 있는 외상성 척수 손상의 형태와 달리 병변이 다중, 이산형 및 다중 레벨이며, 임상 발현은 놀라울 정도로 탄력적인 것처럼 보인다. 압력과 산소로 치료하면 마비가 있은 지 며칠 후에 반응이 나타난다. 이는 국소적인 병태생리가 뉴런에 대한 산소 공급을 크게 감소 시켰을지라도 비가역적 사멸이 아님을 암시한다. 순환 혈관의 버블 형성과 막힘이 다른 형태의 순환 정지에서 볼 수 있듯이 몇 분 안에 신경 세포 죽음을 일으킨다면, 재가압 후 혹은 수일 후에는 반응이 없어야 할 것이다. 다른 설명은 살아있는 뉴런이 있음을 의미하지만, 기능을 수행하기에 충분한 혈액 공급이 없다는 것이다. 이것은 뇌졸중의 병리에서 볼 수 있는 허혈성 반음영 부위(ischemic penumbra)의 개념과 일치한다. 물리치료사는 일반적으로 마비된 다이버와 일하기를 좋아한다. 자동차 또는 승마 사고의 외상을 입은 후 유사한 증상을 치료할 때보다 예후가 대단히 우수하기 때문이다.

신경학적 감압질환에 대한 재가압후 비행은 최소 5일 동안 피해야 하며 일부 시설은 더 긴 시간을 권장한다. 허혈성 반음영 부위(ischemic penumbra)에서 생존한 신경 조직은 고도 저산소증에 부작용을 일으키고, 재발을 촉진할 수 있다. 희망적으로 이러한 재발은 일시적인 경우가 많다. 일부 항공사 의료 부서는 요청에 따라 가압하지 않더라도 충분한 산소를 제공하여 산소 분율을 높게 유지할 수 있다.

또한, 재다이빙을 위해서는 잠수의사에게 다이빙 적합성 검사를 다시 평가 받을 필요가 있다. 전정 감압질환의 경우 전기안진도(electronystagmogram) 검사상 양측 간의 30% 이상의 차이가 있다면 다이빙 적성 검사에 적합하지 않다.

신경학적 이상을 호소한 다이버의 다이빙 적합성 검사에서는 심장 내 션트의 존재를 검사할 수 있는 스트레스 심 초음파, 혹은 심장조영 역동 단층촬영이 필요하다. 이러한 해부학적 특징이 일부 요인이 될 수 있으나 다이빙 인구에서의 난원공 개존증의 비율은 신경학적 이상이 있어 재가압을 받는 환자를 훨씬 능가한다.

폐의 압력 손상 이후 예후에 대한 결정도 마찬가지로 어렵다. 완전한 임상 회복이 필요하다는 것이 일반적인 견해이다. 압력 손상을 받았던 개인의 폐는 미래의 일부 감압 동안 손상될 위험이 더 큰 것으로 간주된다. 현재 전문 다이버들에게 잠수 의료 자문위원회는 다이빙을 재개하기 전에 폐 기압 운동 시술을 전문으로 검토하기 전에 최소 3개월을 권장한다. 스포츠 다이버에 대한 조언은 더욱 신중해야한다.

II. 동맥 기체색전증

기체는 동맥으로 들어갈 수 있다. (동맥 기체 색전증 arterial gas embolism, AGE) 예컨대 숨을 참고 상승하는 다이버에서 폐의 과도한 압력으로 인한 폐포-모세혈관 파열을 들 수 있다. 또한 정맥으로도 들어갈 수 있다. (정맥 기체 색전증 venous gas embolism, VGE) 감압(다이빙이나 고도노출)의 결과로 조직 내 버블이 형성되거나 외과적 시술에서 절개 부위의 모세혈관 정수압이 대기압 이하일 때, 정맥 기체 색전증이 발생한다. AGE나 VGE 모두 의인성 기체 주입이 가장 흔하다. 정맥 또는 동맥 시스템에 공기가 유입되면 뇌 기체색전증이 생겨 심각한 신경학적 결함을 일으킬 수 있다. 동맥 기체색전증에 대한 최초의 알려진 인식은 1769년 모르가니(Morgagni)에 의해 보고되었고, 1821년 마젠디(Magendie)는 폐 과잉 팽창이 동맥 기체 색전증으로 이어지는 결과에 대해 설명했다. 기체색전증이나 혈관 내 기체의 존재는 광범위하게 변한다. 그 결과는 탐지할 수 없는 무증상부터 즉각적이고 급속한 사망을 초래하는데 이르기까지 다양하다. 전형적으로 동맥 쪽 기체는 정맥 쪽 기체보다 중요하게 다루어진다. 또한, 정맥측에서 기원하는 기체는 동맥으로 이동할 수 있으며, 이른바 이른바 역설적인 색전증에는 크게 2가지 기전이 알려져 있다. 정맥 쪽으로 들어가는 기체는 일반적으로 증상을 일으키지 않고 폐 필터에 의해 제거된다. 일린(Ilyin)의 연구에서는 증상을 일으키지 않고 분당 30cc의 속도로 개에게 2 리터의 공기를 정맥 주사할 수 있다고 보고했다. 그러나, 예를 들어 1리터나 그 이상의 공기가 정맥에 덩이 주입되는 경우와 같이 폐로 전달되는 기체의 양이 매우 큰 경우 일부 기체는 폐내 션트를 통과하게 될 수 있다. 다른 기전으로는 폐동맥 압력이 상승하여 우심방의 압력이 일시적으로 좌심실 압력을 초과하는 경우가 있다. 이러한 상태는 정상적으로 닫혀있는 난원공, 심방중격결손을 열리게 할 수 있다.

미국 성인 인구의 약 30%는 심장의 오른쪽과 왼쪽 심방 사이에 난원공을 가지고 있으며, 이는 보통 닫혀 있다. 그러나 우심방의 압력이 상승한 상황에서는 우심방에 있는 기체 버블은 심장의 왼쪽으로 들어갈 수 있다. 이를 통해 버블이 동맥으로 퍼져나갈 수 있다. 즉각적인 사망이 아닌 경우 일반적으로 동맥 기체 색전증이 뇌를 표적으로 삼아 뇌졸중 증후군을 일으킨다. 즉각적인 사망은 관상 동맥 색전술의 결과일 수 있다.

고압산소치료는 신경학적 결손을 동반한 기체색전증 치료에 의심의 여지없이 적용된다. 고압산소치료를 받지 않는 한 어떤 방식으로 환자의 자세를 취하고, 공기를 흡입하고, 정상 산소를 공급하고, 비개흉적 흉부 압박을 하고, 스테로이드를 투여하는 것과 같은 일반적인 치료 방법은 이 문제를 관리하기에 적절하지 않다. 프로필에 대하여 합의된 내용은 공기를 이용하여 6ATA로 초기에 가압하는 것이 좀 더 유리하다. 환자의 상태가 이 고압에 노출되는 것을 허용하지 않거나 바로 사용할 수 있는 챔버가 이 압력을 제공 할 수 없는 경우, 2.8ATA에서 100% 산소를 치료기체로 사용하는 것이 대안이 될 수 있으며, 특히 단격실 챔버만 사용 가능한 경우에는 허용할 수 있다. 기체색전증의 진단은 언제나 확실하게 이루어질 수 없다. 기포의 조기 발견을 위한 기술을 개선할 필요가 있다. 기체색전증이 의심될 경우 진단 및 치료를 위해 재가압을 수행하여야 하며, 이 경우 가압에 대한 반응은 진단적일 수 있다. 조기 치료는 지연된 치료보다 더 나은 결과를 제공하지만 고압산소치료는 증상이 발현되는 모든 단계에서 고려되어야 한다. 기체색전증이 의학적 및 수술적 시술의 합병증이라는 점을 감안할 때, 그러한 절차를 수행하는 클리닉에서 고압 챔버를 가지고 있을 이유가 된다. 현대적 바이패스는 기체색전증이 매우 드물지만 개심 수술은 고압산소치료시설을 갖추는 것이 권장된다.

A. 기체 색전의 원인

문헌에서 보고된 가장 흔한 원인은 의인성 (침습적인 의학적 시술이나 수술)으로 발생하는 색전증이다. 그보다 드물게 기체색전증은 잠수함 탈출과 빠른 감압을 받는 다이버에서 발생하다. 기체색전증의 원인은 아래 표 1에 제시되어 있다. 미국에는 연간 2 만 건의 기체색전증이 보고된다. 물론 모든 원인이 문헌에 보고된 것은 아니므로 다양한 원인의 정확한 발생률을 결정하기는 어렵다. 일부 희생자는 자발적으로 회복된다. 심폐 바이패스 수술 중 기체색전증의 발생률은 0.1%이다. 그러한 합병증이 인식되어 보고되지 않기 때문에 실제 유병률은 더 높을 수 있다. 앉은 자세에서 신경 외과 수술을 받는 환자의 30 ~ 40%에서 공기가 정맥 시스템으로 들어간다. 요추 위치의 요추 절제술시 대뇌 기체 색전증이 보고되었다.

기체색전증은 동맥류 코일링 색전술 및 경동맥 스텐트 삽입술과 같은 신경 혈관 조영 중재 시술 과정에서 발생할 수 있지만 진단적 신경 혈관 조영술 시 전반적인 발병률은 0.08% 정도로 매우 낮다.

의인성(Iatrogenic)의 경우, 공기는 음압으로 정맥으로 흡입되거나 압박하에 정맥 또는 동맥으로 유입된다. 정맥 시스템으로 유입된 소량의 기체는 종종 용인된다. 폐는 공기가 천천히 주입될 때 일반적으로 지름이 22 pm를 초과하는 기포에 효과적인 필터이다. 1.5-3 mL/kg보다 큰 부피의 공기가 덩이로 주입되면 이는 폐의 필터 용량을 초과한다. 좌심장을 통해서 동맥 순환에서 직경이 30-60 마이크로미터인 소동맥을 차단하여 색전을 형성한다. 공기는 혈액-공기 경계면에서 큰 표면장력을 가지고 있다. 공기로 된 구체는 모세 혈관을 지나갈 만큼 충분히 변형될 수 없다.

난원공 개존증은 정상 성인의 20-35%에서 발생하며, 10명 중 1명은 공기가 정맥 시스템에 우연히 들어갈 때 이를 통해 동맥 기체색전증을 일으킬 위험이 있다. 그러나 건강한 성인 인구에서 우심방-좌심방 션트의 정확한 유병률은 알려져 있지 않다. 이러한 션트가 없다면, 정맥 공기는 먼저 뇌 혈관에 들어가기 위해 폐 혈관계를 횡단해야 한다.

폐 압력 손상에서, 폐의 부피는 급격한 상승 동안 팽창한다. 폐포 압력이 80-100 mmHg를 초과하면 공기가 폐 모세 혈관으로 강제 유입될 수 있다. 폐포는 늑막 공간으로 파열되어 기흉을 일으키거나 폐정맥으로 빠져나갈 수 있다. 색전은 좌심장을 거쳐 대동맥으로 들어간다. 다이버는 상승하는 동안 선 자세로 있기 때문에, 색전은 경동맥을 거쳐 대뇌 순환에 들어가게 된다.

가. 잠수 관련 : 다이빙에서의 갑작스런 감압 또는 잠수함 탈출 훈련
숨을 참고 상승하는 다이버
폐 압력 손상 - 다이버 "폐 파열 burst lung"
비행 훈련을 위한 고도(altitude) 챔버에서의 신속한 감압
나. 외상
탐지 불가능한 폐 손상을 가진 심폐 소생술을 받는 환자
머리와 목 부상
고지대(High-altitude)에서 입은 사고

다. 의인성

    1) 진단 및 시술(minor procedure)

        공기 나팔관조영술

        통기 이경(pneumatic otoscope)에서 기체 주입 시

        혈관 조영술 : 혈액의 진단 및 치료 혈관 카테터 삽입

        혈액 및 약물 주입을 위한 동맥혈 라인 사용

        위대장내시경 : 내시경 역행 췌담관 조영술 (Endoscopic retrograde cholangiopancreatography)

        투석

        정맥 주사액 및 중심 정맥압 CVP) 라인

        기계식 양압 환기

        폐의 바늘 생검

        흉막 세척

    2) 수술 중 합병증

        심장 수술 : 개심 수술에서 체외 순환

        제왕 절개

        네오디뮴 -YAG 레이저를 이용한 폐 종양의 기관지 내 절제술

        앉은 자세에서 신경 외과 수술 : 후부의 정맥 손상

        후궁 성형(posterior fossa surgery) 또는 경추관(cervical spinal canal) Trendelenburg 위치에서 골반 수술. 레이저를 이용한 수술자궁경검사(operative hysteroscopy)

        폐 수술 : 폐 이식

        척추 수술 : 과산화수소로 상처 세척

        흉부 수술 : 대기압 이하의 압력에서 폐정맥의 개방

        혈관 수술 : 션트가 있을때 경동맥 내막 절제술

라. 기타 및 드문 원인

        불완전 유산

        가압된 헬륨 탱크에서 직접 헬륨 흡입

        과산화수소 용액의 섭취

        임신 중에 중요부위-구강 성교(orogenital sex)

표 16-3. 기체색전증의 원인

a. 상업 및 스포츠 다이빙에서의 기체 색전

물속에서 작업하는 다이버는 일반적으로 압축 공기를 호흡 매체로 사용하지만, 매우 깊은 작업을 위해 헬륨과 같은 다른 불활성 기체와 산소의 혼합물을 사용할 수도 있다. (연구적으로 호흡매체로 액체를 사용하는 경우도 있으나 별도로 논의하겠다.) 다행스럽게도 다이빙에서 기체 색전증의 기전은 사용된 호흡 기체에 관계없이 동일하다. 잠수부가 폐를 정상적으로 확장시키기 위해서는 호흡 기체가 잠수부가 일하는 수압과 같은 압력으로 공급되어야 한다. 다이버가 상승하며 숨을 멈추면 폐 내부의 기체가 팽창하고 폐내 압력이 주변 수압보다 커진다. 이때 폐포는 약 80mmHg의 경폐압력(transpulmonary pressure)에서 파열된다. 이 압력변화를 다이버에게 익숙하도록 설명하면 바닷물 1.06 m(3.47ft)의 압력이다. 폐 압력손상, 버스트 렁(burst lung syndrome) 이라고 부른다.

폐 파열에 따라 기체는 기관기관지분지의 근막덮개(fascial covering) 밑으로 진행하여 종격종 폐기종을 유발하거나 늑막 내벽으로 파열되어 기흉을 야기할 수 있다. 폐 압력손상에 이어지는 결과 중 가장 심각한 것은 폐 정맥 시스템으로의 기체 유입에 따른 동맥 기체 색전증이다. 종격동 폐기종은 신경학적 징후가 없는 경우 대개 양성이다. 혈관 주위막(sheath)을 중앙으로 따라 분리된 공기는 기심낭증을 유발할 수 있지만 심장압전(Cardiac tamponade)으로 진행되지는 않는다. 종격동의 공기는 머리 쪽을 향하는 경향이 있다. 그래서 쇄골 위와 턱뼈 아래 사이에서 피하기종이 만져질 수 있다. 간혹 기체가 후두를 공급하는 신경을 압박할 수 있다. 이로 인해 목소리 톤이 변화하는 증상이 나타난다. 약 3분의 1에서, 종격동 폐기종은 스포츠 다이버에서 나타난 동맥 기체 색전증에 동반되는데, 이는 아마 챔버에서의 가압이 지연되기 때문일 수 있다. 잠수함 탈출 훈련과 관련된 기체색전증에서는 치료가 즉각적이기 때문에 종격동 폐기종이 드물다.

다이빙 사고에서의 환자 검진에서는 첫 접촉 시 이학적 검진에서 목을 촉진하여 피하기종의 존재를 확인하는 것이 중요하다. 만일 피하기종이 있다면 폐 압력손상이 있는 것이다. 피하 염발음(crepitus)의 존재는 파열된 폐에 대한 특징적 소견이지만, 염발음이 없다고 해서 압력 손상이 배제되지는 않는다. 대뇌 기능의 이상 또는 다른 신경학적 징후가 없는 경우, 치료는 100% 산소의 간헐적인 흡기 여부와 관계없이 단순히 휴식하는 것이다. 입원은 권유된다. 고압산소치료는 적응증이 되지 않는다. 생략한 감압이 있다면, 잠수의사의 판단에 따라야 한다. 기흉이 없는데도, 흉관을 삽입하고 가압할 것인지는 논란이 있다. 종격동 기체는 보통 3 ~ 4일 이내에 호전된다.

환자는 25세 남성이었으며 난파선에서 인공물을 제거하기 위해 120ft 깊이로 뛰어 들었다. 환자는 약 15분의 바닥 시간을 보냈다. 그는 상승선을 사용하지 않고 표면으로 올라왔다. 난파선에서 얻은 무거운 나무 도르래를 왼쪽 팔을 사용하여 가슴에 받치고 있었다. 환자는 물을 마신 지 약 30분 후에 가슴 통증이 시작되고 심호흡을 하면서 악화되었다고 말했다. 그는 메스꺼움과 구토를 일으켰다. 통증이 가슴의 중앙 부분에서 목으로 퍼졌다. 다음날 아침, 서울로 돌아간 그는 자신의 목소리가 변화했다는 사실을 알게 되었다.

목과 가슴의 통증이 지속되었기 때문에 그는 의사의 진찰을 받았고, 의사는 후두염을 진단하고 항생제를 처방하였다. 그날 오후 환자는 동료 다이버와 상의하여 고압 시설에 연락을 취했다. 잠수의사는 환자 지역에 있는 병원에 연락하여, 비관을 거치하고 산소치료를 받도록 의뢰하였다. 환자는 거부하였다. 잠수의사의 권고는 무시하였으나, 비행기 탑승 자제는 받아들인 환자와 동료는 챔버가 있는 섬에 오기 위해 배를 이용하는 1일의 여행을 하였다.

챔버에 도착했을 때 환자는 심각한 고통을 겪지 않았으나 깊은 숨을 들이쉴 때 흉통, 양쪽 전경부의 통증 및 주관적인 음성 변화를 호소했다. 흉부 단순 촬영에서 폐는 정상이었으며 종격동에서 공기 음영은 그러나 목 조직에서 연조직 공기가 확인되었다. 쇄골 위의 목에서 염발음이 만져졌다. 신경학적 검사는 완전히 음성이었고 환자는 감압질환의 증상이 없었다. 그러므로 환자는 챔버에서 치료하지 않기로 선택되었지만 관찰을 위해 입원치료를 권유 받았다.

입원 2일째, 환자의 목소리 변화가 현저하게 개선되었고 목의 통증이 완화되었지만 가슴 통증은 차이가 없다고 호소하였다. 입원 3일째, 가슴의 통증은 완전히 사라졌고 목소리에 관한 모든 증상이 사라졌다. X 선 촬영에서 그의 목의 연조직에서는 더 이상 공기가 보이지 않다. 촉진상 피하 염발음이 사라졌다. 환자는 최소 3 개월 동안 다이빙을 하지 말고 다이빙을 다시 시작하기 전에 다른 챔버에서 압력 테스트를 받도록 지시 받고 퇴원하였다.

사례: 종격동 기종, 피하 기종, 버블이 되돌이후두신경(recurrent laryngeal nerve)을 압박한 폐 압력손상

한국, 아니 전세계적으로 치료를 위해 환자는 대도시를 찾는다. 섬에서는 수 많은 환자가 상업용 비행기, 종종 헬기로 대도시로 후송된다. 전문 진료를 위해 대도시에서 섬을 찾는 것은 정말 드문 사례이다.

이 사고에서 중요한 요인은 환자가 상승 라인을 사용하지 않고 무거운 무게를 들고 상승했다는 것이다. 체중을 유지하는 데 필요한 긴장 때문에, 그는 때때로 상승 중에 성문을 닫을 수 있다. 이것은 그의 폐 파열의 가장 큰 원인일 것이다. 최종 진단은 종격동 기종, 피하 기종, 버블이 되돌이후두신경(recurrent laryngeal nerve)을 압박한 폐 압력손상이었다. 반년이 지나, 환자는 진단서를 원해 다시 방문하였다. 압력 검사나 스트레스 에코등은 모두 거부하였다. (다른 모든 사례와 마찬가지로) 모든 권고를 무시하였으나, 단 한가지 비행기 탑승 자제만은 수용하였다고 알려진다.

다행히도, 기흉은 드물다. 전형적인 경우는 늑막벽에 선천성 또는 후천성 흉막염이 있는 경우에만 발생하다. 이는 다이빙 적성 검사에서 중요한 병력일 수 있다. 공기는 파열된 폐포를 통해 흉막측 방향으로 이동하여 기흉을 일으킬 수 있다. 기흉이 유일한 결과인 경우 재가압은 필요하지 않다. 치료는 흉관 삽입 및 기흉에 대한 관리만으로 충분하다. 환자가 동시에 동맥 기체 색전증을 배제할 수 없을 경우, 재가압 전에 튜브를 삽입해야 한다. 긴장성 기흉이 아닌 한 기흉자체는 가압치료에 절대 금기는 아니다. 기흉이 있는 상태에서 재가압되면 보일의 법칙에 따라 기흉이 줄어들게 된다. 고압산소 하에서 고분율의 산소를 흡입하면, 기흉의 부피는 더 감소하게 될 것이다. 계속되는 감압 동안, 기흉은 다시 팽창할 것이나 이미 많은 량의 질소가 흉강에서 제거되었기 때문에 표면에 도달했을 때 기흉의 부피는 원래보다 작을 것이다. 그러나 위험은 긴장성 기흉이 발생하여 깊은 수심에서 기흉이 부피가 증가할 수 있다는 것이다. 그렇게 되면 생명을 위협하는 폐 및 심장의 스트레스 없이 환자를 감압하는 것은 불가능해질 수 있다. 흉관이 적절하게 삽입되어 있지 않으면 흉강 내 압력이 증가할 때, 심장의 회수 혈액(blood return) 유입 혈액이 치명적으로 감소하기 때문이다. 이러한 이유로 치료되지 않은 기흉은 재가압에 절대적인 금기 사항으로 간주된다. 이는 감압 전에 튜브를 삽입할 수 없는 단격실 챔버에서 특히 그렇다.

위에서 언급했듯이 기체가 팽창된 폐포에서 새어나 와 폐포 주위의 모세 혈관을 침범할 수 있다. 이어서 버블

은 폐정맥과 왼쪽 심장으로 옮겨진다. 왼쪽 심장을 떠난 버블이 뇌에 직접 주입된다. 수질로 전달되는 0.5 밀리리터의 혈액 공기 포말은 치명적일 수 있다. 환자가 사망하지 않으면, 보통 얼굴에서 발끝까지 연장되는 반쪽 마비 증세의 증상이 있는 뇌졸중과 유사한 증상을 나타낸다. 증상은 양측일 수 있다. 일반적으로 의식 상실이나 심각한 의식의 장애가 나타난다.

거의 모든 정상적인 다이빙에서 감압 동안 정맥 측면에 질소 기포가 형성되지만 이러한 기포는 폐 필터에 효율적으로 포착되어 증상을 유발하지 않는다. 정맥 질소 버블이 심방 중격 결손이나 폐 단락(shunt)통해 동맥 순환으로 빠져 나간다면 잠재적인 위험이 될 수 있다. 이러한 경우는 다행히도 비교적 드물다.

거의 모든 사례에서, 확실한 치료법은 버블 크기를 줄이고 순환을 회복시키기 위해 고압 챔버에서 재가압하는 것이다. 환자가 생존하여 챔버에 도달하면 예후는 대개 우수하다. 환자는 색전증 후 수 시간 치료를 하더라도 잔여 증상 없이 성공적 회복을 보였다.

b. 잠긴 차량에서 탈출 시에 발생한 기체색전증

자동차가 강이나 호수에 떨어지고 물이 점점 차 올라서 지붕 위까지 올라가는 경우를 생각해보자. 차량 내부의 공기는 주변 수압까지 압축된다. 다르게 생각해보면 내부의 공기가 압축되어 주변 수압과 같아져야만 차량의 문이나 창문을 열 수 있다. 즉, 작은 규모의 잠수함 탈출이 되는 것이다. 희생자는 계속 호흡을 할 것이고, 압축된 공기를 들이쉬고 차량 밖으로 탈출을 시도할 것이다. 탈출한 희생자는 그는 보통 표면에 도달 할 때까지 반사적으로 숨을 멈출 것이다. 가득 숨을 들이쉬고 차량 밖으로 나와서 숨을 참고 표면에 올라가는 것이다. 이것은 닫힌 성문으로 올라가는 다이버와 같은 결과를 만들어낸다. 환자는 이어서 물이나 강둑에서 의식을 잃을 수 있다. 환자가 살아있는 것으로 밝혀지면 가까운 익사의 진단에 그치고 기체 색전증은 쉽게 간과될 수 있다. 비대칭적인 동공과 같이 국소 대뇌 징후가 진단의 열쇠일 수 있다.

c. 임신 및 기타 부인과 시술 중 질을 통한 공기 흡입

임신 중에는 질이 상당히 팽창한다. 임신 중에 성관계로 질 내에 공기가 주입되어 발생한 대뇌 기체 색전증 12례가 알려져 있다[3]. 성관계를 통해 최대 1 ~ 1.5리터의 공기가 질 내에 주입된다. 공기는 자궁경관부(cervical os)를 통과하여 자궁내막(uterine lining)과 태반막(placental membrane) 사이를 박리하며 머물게 된다. 버블이 자궁정맥동(uterine sinusoid) 내에 들어가게 되면 이어서 대정맥에 의해 오른쪽 심장과 폐로 옮겨진다. 폐에 도달하는 1리터 이상의 큰 덩이 기체는 폐 필터를 압도하여 폐내 단락을 통해 일부 기체의 누설을 유발할 수 있다. 다른 경로로, 폐동맥 압력의 상승은 오른쪽 심장에 압력 상승을 유발하여 심방 결손을 통해 우심방의 버블을 좌심방으로 이동시킬 수 있다. 그 결과는 뇌 기체 색전증과 동일하다. 특이 과거력이 없는 건강한 임산부가 급격한 뇌졸중 증상으로 응급실에 도착했을 때, 이 진단을 내리는 데는 높은 의심이 필요하다. 환자의 파트너로부터 정확한 내역을 얻는 것은 종종 어렵다. 기록상 고압 챔버에서 치료를 받지 않은 환자는 모두 사망했다. 재압 치료를 받

---

3   Fyke EF, Kazmier FJ, Harms RW. Venous air embolism: life threatening complication of orogenital sex during pregnancy. American Journal of Medicine. 1985;78:333-336.

은 2명의 환자가 생존했다[4]. 기체 색전증의 다른 원인으로는 일반적으로 카테터를 사용하여 낙태를 유도하는 시도가 있다. 이것은 또한 역설적인 색전증을 초래할 수 있다.

d. 의인성 기체 색전증

이것은 병원에서 볼 수 있는 뇌 기체 색전증의 가장 흔한 원인이다. 전형적으로 동맥을 침습하는 모든 시술이 공기 버블을 유입되게 할 수 있다. 심장-폐 기계, 중심 정맥 도관 개방, 경피 폐 생검, 심장 카테터 삽입 및 신장 투석으로부터 동맥 측으로 도입된 기포로 인해 발생한다. 두부와 목의 수술은 목 정맥에 공기가 주입되어 증상을 유발할 수도 있다. 처음에는 정맥에 기체가 주입되었지만, 나중에 동맥으로 전달된다면 역설적인 색전증으로 생각할 수 있다. 확실한 치료법은 고압 챔버에서 재가압하는 것이다 스토니(Stoney)는 미국에서 매년 약 400건의 기체 색전증이 발생하며 인구 1,000명당 1건의 발생이 있다고 추정했다[5]. 진단된 색전증에서 사망률은 33%에 달한다. 불행히도 색전증은 흔히 인식할 수 없거나, 치료를 받지 못했거나 늦게 언급되어 종종 생존자에게 심각한 영구적인 결손을 가져온다.

B. 색전 손상의 기전

뇌 기체색전증에서 고전적인 생각은 모든 증상의 병태 생리가 단순히 버블의 부피에 의해 동맥 혈관이 기계적으로 폐색되어 발생한다는 것이다. 버블의 존재로 인한 막힘이 간단한 재가압으로 개선될 수 있다면, 이것은 문제의 끝이 될 것이다.

그러나 더 최근의 연구는 버블에 의한 혈관의 단순한 기계적 차단 이외의 요인이 작용할 수 있음을 시사해준다. 버블은 외상과 혈관 내피 세포의 미묘한 손상뿐만 아니라 혈소판의 활성화와 백혈구의 변화를 유발한다. 이로 인해 형성된 혈액의 슬러지는 혈관 폐색에 중요한 역할을 한다. 이것은 모두 대뇌 혈액의 재관류 부전(no-reflow phenomenon)에 기여할 수 있다. 헬프스(Helps)와 고먼(Gorman)은 토끼 경동맥 내로의 공기 주입으로 인한 대뇌 혈류의 예상되는 감소가 백혈구 감소 토끼 모델에서 재현되지 않음을 보여주었고 또한 혈소판의 활성화가 혈액을 슬러지화하는 가능성을 제시하였다.

증가된 압력의 기계적 효과가 기포 크기를 감소시키고 혈액 흐름을 회복시키는 것을 돕는다. 최대 효과는 처음 몇 파운드의 압력 내에서 나타난다. 레이치(Leitch)의 개를 이용한 동물 모델[6]에서는 실험동물을 18미터(60fsw)로 가압하였으며 버블의 부피를 줄이는 기계적 효과가 최대가 되는 것은 2.8기압 내에서 달성되는 것으로 나타났다. 가압 후에 최적의 기계적 효과가 나타나는데 필요한 시간은 8분 이내로 나타났다. 이 실험의 결과로 미해군의 치료 알고리즘이 정해졌으므로, 이 연구는 고압산소 치료에서 대단히 중요하다. 또한, 산소의 분율도 중

---

4   Bernhardt TL, Goldmann RW, Thombs PA, Kindwall EP. Hyperbaric oxygen treatment of cerebral air embolism from oro-genital sex during pregnancy. Critical Care Medicine. 1988;16(7):729-730.

5   Stoney WS. Alford WC. Burrs GR Gasford DM, Jr., Thomas S. Jr. Air embolism and other accidents in pump Orygentom. Annak of Thoracic Surgery. 1980;29(4):335-340

6   Litch DR. Grec Llallenbeck M.Cerebral air embolism I II III IV Underwca Biomedical Research, 19:11 (5) 221-274.

요한 역할을 하는 것으로 보인다 스윈들(Swindle)[7]과 앤드(End)[8]는 각각 혈액의 산소 분압이 높아지면 슬러지 형성이 감소하는 것을 보고하였다. 잠보니(Zamboni)는 고압산소처리가 허혈성 근육의 모세혈관에서 백혈구의 부착력을 급격하게 감소시키는 것을 보여주었다. 연구 결과는 재관류 부전 현상에서 백혈구가 중요한 역할을 하며 고압산소처리로 이를 역전시킬 수 있음을 시사한다.

a. 대뇌 기체색전증의 병태 생리

공기 색전은 뇌의 작은 동맥과 세동맥을 틀어막고 혈액의 흐름을 방해한다. 결과는 허혈, 저산소증, 뇌부종이다. 버블이 해소되더라도 손상된 조직에는 '리플로우 없음' 현상이 생길 수 있으며 또한 버블 자체가 이물질로 작용하여 혈액에서 여러 가지 생화학 반응이 나타난다.

프로스타글란딘을 포함하여 혈관 활성 물질이 활성화되거나 또는 방출된다. 버블은 직접 접촉하여 혈관벽의 내피 세포를 손상시킬 수 있다. 백혈구의 변연추향(margination)과 활성화가 뒤따르고 2차 허혈이 일어난다. 버블이 지속되면 혈소판과 섬유소 침전물에 둘러싸여 안정화되고 이것은 버블이 제거되는 것을 어렵게 한다. 뇌손상을 유발할 수 있는 큰 버블의 가능성은 논쟁의 여지가 없다. 그렇지만 예컨대 심장 수술에서 작은 버블에 대한 노출의 중요성에는 논란이 있다. 수술 후 환자의 신경 심리적 결함은 그에게 노출된 색전양과 상관 관계가 있는 것으로 알려져있다. 지금까지 기체 및 미립자 색전을 구별하기 위한 기술 또는 색전의 크기를 정확하게 측정하는 기술은 쉽게 이용할 수 없었다.

실험 동물의 대뇌 순환에 직접 주입되는 기포는 혈액 뇌 장벽(blood-brain barrier, BBB)을 통과할 수 있다. 그러나 장벽은 몇 시간 내에 스스로 복구된다. 공기 색전에 의해 생성된 허혈성 저산소증은 심한 뇌경색을 일으킬 정도로 심각하지는 않지만 대뇌의 백질-회색질 경계에서 심부 피질층의 괴사를 일으킨다. 분절성 동맥 혈관 경련(segmental arterial vasospasm)이 있을 수 있으며, 버블 중 일부는 동맥에서 모세 혈관을 통해 정맥으로 빠져나갈 수 있다. 동맥 장애로 인해 국소뇌혈류(rCBF)가 감소하고 영향을 받는 부위에서 뇌파 활동이 중단될 수 있다. 대뇌 허혈로 인한 변화는 매우 극적이다. 다른 원인으로부터 혈관 폐색은 발현이 지연되는 것과 대조적으로 혈액 뇌 장벽의 투과성은 공기 색전 직후에 증가한다. 단기간의 국소 허혈은 세포 손실을 유발하지 않으며, 악화를 야기하는 과정은 그래서 잠재적으로 가역적일 수 있다. 조직에서 일어날 수 있는 다른 잠재적인 가역 과정은 뇌부종이다. 뇌가 동맥 색전증의 주요 관심사이지만 관상 동맥이 때때로 관련될 수 있다.

대뇌 동맥 기체 색전증의 동물 두뇌 모델은 중추 신경계 (CNS) 손상의 병리 생리학의 신경 생리학 연구 및 다양한 재가압 프로필의 효과를 비교하는데 유용하다. 그러한 연구의 대부분은 대뇌 혈관계에 공기를 주입하는 것을 포함한다. 이차성 중추 신경계의 손상은 버블의 기계적 작용보다는 내피 손상이나 혈액 성분의 변화로 인한 것일 수 있으며 그러한 경우 재가압 치료의 실패를 설명할 수 있다. 이 동물 연구의 결과는 사람에게 직접적으로 적용하기 어렵다.

---

7   Swindle PF. Och of blood vessels by aunted red cells 25 CM in tadpoles and very young ago American Journal of Physiology 1997.120:59-74.

8   End E. The use of new equipment and helium gas in a world record dive. Journal of Industrial Hygiene. 1938:20:511.

b. 관상동맥 기체색전의 병태 생리

호흡기 발현 증상 ("쵸크"(chokes))은 심한 형태의 감압질환이다. 폐순환 내에서 정맥 가스 색전이 점점 커지고 버블의 표면활성과 혈관 활성 생성물로 인한 것으로 보여진다. 심폐 감압질환은 단기간의 깊은 잠수와 압축 공기 작업자의 느린 감압과 관련이 있다. 직업적인 잠수에서는 상대적으로 드물다. 그러나 주요 훈련기관의 권고를 초과하는 레크리에이션 다이버에서 일어나는 경향이 있다. 유병률은 리베라(Rivera)에 의해 미해군 다이버에서 2%, 킨드월(Kindwall)의 조사에서는 압축 공기 작업자에서 6%정도로 조사되었다. 잠수함 탈출 훈련에서는 보고된바 없다. 탈출 훈련에서는 폐의 압력손상 증상이 흔하다.

깊게 숨을 들이마시는 것을 제한하는 복부나 흉부의 통증, 특히 흉골하 통증은 쵸크의 첫 징후일 수 있다. 마른 기침과 얕고 빠른 호흡은 순환기 부전을 시사할 수 있다. 처음 증상 발현이 경미하더라도 치명적으로 진행할 수 있다는 점을 항상 염두에 두어야 한다. 가능한 감별진단은 소금물 흡입으로 인한 급성호흡곤란증후군이며 두 가지 조건은 동시적일 수 있다.

드물지만 급격하게 악화되는 벤즈 쇼크에 대한 사례보고가 있다. 치료의 관건은 iv 수액에 달려 있다. 킨드월(Kindwall)의 사례에서 6시간 동안 5 리터의 덱스트란 40, 덱스 트란 80 및 교질성 수액을 투여 했지만, 적혈구 용적은 51%에서 62%로 계속 상승했다. 쇼크의 병태 생리와 증상을 보였으며, 디지탈리스가 투여되었다. ++++의 함요부종이 관찰되었다. 10일간의 집중 치료 후 소변 배출량이 회복되었으며 환자는 생존했다.

C. 임상 특징

신경학적 질환과 심혈관 질환의 임상 양상은 본질적으로 다르다. 기체색전증의 임상 특징은 환자의 자세, 공기의 유입 경로, 공기의 양, 버블의 크기 및 공기의 유입 속도에 따라 다르다. 환자가 기대고 있다면, 공기는 관상 동맥에 들어가기 쉽다. 반면에 환자가 똑바로 있으면 대뇌 동맥에 들어가기 쉽다. 신경학적인 후유증은 대뇌 기체색전증 환자의 19-50%에서 발생하는 것으로 추측된다. 다이버에서 기체색전증의 징후와 증상이 명확하지 않을 수 있다. 감압질환을 포함한 이압성 증후군의 절반에서 이압성 기체 색전증이 발견되었다.

감각의 급격한 변화가 가장 일반적인 증상이며 섬망 상태에서 혼수 상태에 이른다. 병변의 위치에 따라 편마비 또는 단마비과 같은 국소 신경학적 결손이 발생할 수 있다. 호흡 정지와 발작은 덜 일반적이다. 색전의 크기가 크다면 쇼크와 유사한 임상 상태로 진행될 수 있다. 동반된 증상은 기흉(폐 압력손상) 또는 심근 허혈의 증상일 수 있다. 기체색전증에서 창백해진 혀가 동반되는 것은 리버메이스터 징후 (Liebermeister's sign)라고 불린다. 혀의 얼룩덜룩한 발진(Mottling)으로 피부대리석양증 보다 드물다. 대리석양증과 마찬가지로 뇌간을 침범하여 자율신경계에 영향을 주는 것이 병태생리로 알려져 있으며, 혀의 모세혈관에 갇혀 있는 버블은 이러한 증상을 유발하지 않는다.

D. 진단

기체색전증의 진단은 주의 깊은 병력과 신경학적 소견을 기반으로 한다. 갑작스런 감압에 이은 신경학적 결손이 있는 경우 진단은 쉽다. 도플러 초음파로 모니터링 되는 수술 과정에서 기체색전증이 조기 발견되고 혈관에 공기가 더 들어가는 것을 막기 위한 적절한 조치가 취해질 수 있다. 경두개 도플러를 이용한 연구는 심장 수술을 받는 거의 모든 환자에서 미세한 대뇌 동맥 기체색전증이 있음을 보여준다. 미세버블(Microbubbles)는 2차원 심초음파 검사로 감지할 수 있는데, 이는 개심 수술 및 우회 수술 중에 종종 이러한 목적으로 사용된다. 뇌파 모니터링은 급성 뇌 기능장애의 조기 발견에도 유용하다.

정신 기능의 미묘한 변화는 다른 객관적인 신경 징후가 없는 경우에도 주요 증상일 수 있다. 안저경(Fundiopopic) 검사에서도 기포가 보일 수 있다. 신경 외과 수술 중 대뇌 동맥에서 공기가 보이거나 동맥혈 표본에서 공기가 나타날 수 있다. 이러한 진단은 의사가 가능성을 매우 높게 의심하고 있어야 가능하다. 의심스러운 상황에서 다른 방법으로 입증되지 않는 한 기체색전증이 존재한다고 가정해야 한다. 어떤 경우에는 고압 산소 치료에 성공적으로 반응한 후에만 진단이 입증된다. 다이빙과 관련된 기체색전증에서는 근육 손상이 동반된다. 혈청 크레아틴 키나아제 상승이 이 합병증의 중증도를 나타내는 바이오 마커이다

CT와 MRI는 뇌의 무증상 병변의 진단 가능성을 제공한다. CT와 MRI 검사에서 대뇌 기체색전증을 쉽게 확인할 수 있다. 그러나 두개 내 공기는 즉각적으로 흡수될 수 있고 공기에 의한 뇌 경색은 확산 강조 영상에서 명확하게 시각화되지만 공기는 artifact로 인식된다. 검사시점에는 이미 이미지에서 빠르게 사라져서 나타나지 않을 수 있다. 특히 대뇌 기체색전증이 수술 중 발생하고 진단을 제외하기 위해 영상검사에 의존할 수 없는 경우에는 CT는 실용적이지 않다.

다이버가 표면에서 의식을 잃었다면, 그에게 잘못된 것이 무엇인지 즉시 알 수는 없지만 감별 진단 목록에서 기체 색전증을 첫 번째로 고려해야 한다는 것은 자명하다. 표면으로 상승한 후 수초 이내의 즉각적이고 갑작스러운 무력화(incapacitation)는 기체 색전증의 특징이며, 극히 깊은 수심에서 폭발적으로 감압한 경우를 제외하고는 감압질환에서 거의 볼 수 없다. 기체 색전증에서는 피부 감각의 검사에서 장애가 나타나거나 혹은 아예 의식이 없어 검사를 수행하기 어렵다. 반면에 감압질환에서는 감각 결손이 흔하지 않다. 다이버에서 감압질환의 전형적인 표적은 척수증상이 발현되는 것으로 즉시 나타나는 대뇌 증상은 매우 드물다. 다만 프리다이버(지식다이버, 숨참기다이버, 해녀, 아마) 등에서는 대뇌 증상이 더 흔한 특징을 보인다. 또한 감압질환에서의 마비는 대부분 양측으로 나타나는 반신마비(paraplegia)이며 대조적으로 기체 색전증에서 볼 수 있는 마비는 몸의 한쪽 면(hemiplegia)에 나타난다. 그리고 기체색전증에서는 양쪽 동공 크기의 차이나 반맹(hemianopsia)과 같은 안면 신경의 장애가 매우 흔하다. 드물지만 기체색전증은 수면 상승 후 증상 발현까지 20분에서 30분 동안 지연될 수 있다. 이러한 비전형적인 발현에 대한 설명으로 먼저 심장에 포착(entrapment)되어 있던 버블이 빠져나가는 경우가 제시되어 있다.

수술 후 환자의 경우, 기체 색전증의 초기 징후와 증상은 종종 마취 후유증에 의해 가려진다. 심방 세동 및 내막 절제술(endarterectomy)에서 볼 수 있듯이 고형 색전의 가능성이 있다면 혈전에 의한 뇌졸중의 가능성을 반드시 배제해야 한다.

그러한 환자가 고압 산소 치료를 받아야 하는지는 판단이 필요하다. 기체 색전증이 의심되는 경우, 가압 테스트가 필요할 것이다. 검안경을 이용하여 망막 혈관계에서 기체 버블이 보이는 경우가 드물지만 종종 있으며, 이러한 "박스카(boxcars)" 소견이 도움이 될 수 있다. 다이버에서는 즉시 목의 염발음(crepitus)을 촉지해볼 수 있다. 모

든 카테터 시술 후에도 그렇지만, 특히 동맥 카테터 시술에서 시술 직후 갑자기 발생한 의식저하와 신경학적 국소 징후 발현 시 더 의심할 수 있다. 간혹 기체 색전증에서 회복한 후에 유일하게 발현되는 증상이 미묘한 성격 변화일 수 있다. 성격 변화는 환자의 동반자나 가족에 의해 확인될 수 있다. 특히 발병 전의 건강 상태가 양호하였다면, 이것은 재가압의 적응증이 된다. 기체 색전증이 의심된다면 다음 검사를 포함한 완벽한 신경학적 검사가 필요하다. 자발적인 언어의 유창성, 이해력, 반복, 명명, 읽기, 쓰기, 즉각적인, 최근의 그리고 원격의 3가지 기억의 회상과 등록, 인지 구성 능력 검사(constructional ability), 계산 검사, 실행증 검사(행위상실증 숙련운동 수행장애, apraxia), 좌우 지남력장애 등의 검사가 필요하다.

a. 망막 혈관 조영술

실험동물로 양을 사용한 연구(Parsons 2009)가 수행되었다. 공기로 호흡하며 6ATA까지 가압하고 해수면으로 빠르게 감압하는 모델에서 25%의 양에서 망막 순환 동맥의 버블이 안 저 사진을 통해 가시화되었다. 이 연구는 망막 혈관 조영술이 망막 순환에서 실시간으로 비침습적으로 버블을 탐지할 수 있는 실용적인 도구임을 보여준다. 특히 망막 순환은 대뇌순환의 투명한 창문이라는 관점에서 의미를 가진다. 플루오레신(fluorescein) 혈관 조영술은 동맥 기체 색전에 의한 폐색된 혈류를 보여주었고 동물 모델의 대뇌 순환에서 동맥 기체 색전의 조기 발견에 중요성을 가진다.

E. 기체 색전의 치료

기체색전증의 치료는 감압질환의 치료와 유사하다. 응급 조치에는 100% 산소 투여, 밀착 마스크 사용, 환자를 고압 시설로 이송하는 것이 포함된다. 항공 운송이 불가피한 경우, 환자는 가압된 객실에서 여행해야 하며 항공기는 낮은 고도에 있어야 한다. 뇌부종을 예방하기 위해 덱사메사손 (10mg)을 투여할 수 있다. 산소 투여는 질소 확산 촉진에 의한 기포의 크기를 줄이는 역할을 하며 주변 뇌 조직의 저산소증과 허혈을 막아준다.

대뇌 기체색전증의 치료에서 중요한 고려 사항은 준비와 예방이다. 기체색전증의 위험이 알려진 절차(예컨대 수술, 다이빙)는 고압 시설에서 멀리 떨어져서 시행되어서는 안되며, 고압산소챔버는 개심 수술을 시행하는 기관에서 이용할 수 있어야 한다. 관리에 있어서는 시간이 더 중요한 요소이다. 지연이 짧을수록 결과가 좋다. 증상을 일으킬 정도로 큰 색전은 우심장의 순환 부전으로 이어지는 '기체 잠김 gas lock'의 위험이 있어 즉각적인 치료(Jorgensen 2008)가 필요하다.

일반적으로 받아들여지는 기체색전증의 치료는 30분 이하의 기간 동안 6ATA 공기로 즉시 압축한 다음 2.8ATA로 상승하여 산소를 공급하는 것이다. 이 접근법의 이론적 근거는 다음과 같다.

1. 버블의 압축은 크기를 줄인다. 보일의 법칙에 따르면, 기체의 부피는 기체에 가해지는 압력에 반비례한다. 6ATA로 압축하면 기포 크기가 원래 크기의 1/6 또는 -17%로 감소한다(표 16-4). 기포의 표면적을 30%로 감소시키면 기포 - 혈액 계면의 염증 효과가 감소한다.

2. 높은 수준의 산소 전달은 혈관 막힘의 허혈 및 저산소 영향을 막는 데 중요하다. 2.8ATA에서 순산소(100% 산소)를 공급하면 1800mmHg의 동맥 pO2 수준을 유도할 수 있다. 쉽게 설명하면 이 압력에서는 6mL의

산소가 100mL의 혈장에 용해된다.

3. 픽(Fick)의 법칙은 질소 확산 속도를 버블과 주변 조직 사이의 농도 그라디언트와 연관시키는 데 적용할 수 있다. 100% 농도의 산소는 기포로부터 질소의 확산을 향상시킨다.

4. 뇌 기체색전증과 관련된 뇌부종은 고압환경에 의해 두개내 압력이 증가하면서 더 심해질 수 있다.

5. 고압산소치료에 의해 유도된 혈관 수축은 공기 색전 재분포를 억제한다. 이는 대뇌 기체색전증에서 대뇌 동맥의 반응성이 손상되지 않기 때문에 가능하다.

Pressure (ATA)	Relative volume (%)	Relative surface area (%)
1	100	100
2.8	35	50
6	17	30

표 16-4. 압축된 기포의 상대적인 체적 및 표면적

고압 산소 요법을 사용하는 첫 번째 실험에서 토끼의 경동맥에 공기를 주입하였고, 고압산소로 치료한 동물의 생존율은 현저하게 향상되었다 (Meijne 1963). 20 년 후, 기체색전증의 고압 산소 치료법을 재평가하기 위해 일련의 실험 연구가 수행되었다 (Leitch 1984). 그들은 다양한 압력으로 치료된 기체색전증의 개 모델에서 "첫 치료 시작 시 6ATA로 가압하면 이점이 있습니까?"라는 질문을 테스트했다. 치료의 효과는 대뇌피질의 감각 유발 전위 (SEP)와 뇌혈류(CBF)에 의해 평가되었다. 이 연구에서 2.8ATA에서 산소로 치료하기 전에 6ATA에서 공기를 사용하는 것에 이점이 없다고 결론지었다. 데이터는 공기의 제거가 아마도 2ATA의 임계값을 넘은 압력과 무관하며 확실하게 산소에 의해 촉진된다는 것을 보여주었다. 색전증을 없애는데 약 8 분이 소요되었다. 압축공기로 6ATA로 가압하고 이어서 2.8ATA로 감압한 경우 다수의 실험동물인 개에서 초기 감압과 동시에 뇌동맥 혈류의 감소와 기체색전증의 재분배를 보였다. 나중에 고양이를 이용한 동물실험에서 동맥 기체색전증에서의 다양한 압력 스케줄에 대한 연구가 대뇌 피질 감각 유발 전위에 의한 심각성의 평가와 함께 수행(McDermott 1992)되었고, 2.8ATA에 비해 6ATA에서의 초기 치료의 추가 이득은 발견되지 않았다.

심장 수술을 받고 있는 거의 모든 환자에서 경두개 도플러상에 미세한 대뇌 동맥 공기 색전 (microscopic cerebral artery air emboli)을 탐지할 수 있음이 알려졌지만. 대뇌 동맥 기체색전증은 드물다. 수술을 마치고 고압산소치료를 처방하는 것이 권장된다. 임상적으로 관련된 공기 색전의 부피가 10 ~ 7mL에서 10mL까지 다양하다고 가정하면 수학적 모델을 사용하여 기체색전증의 흡수 시간을 예측할 수 있다. 흡수 시간은 흡기 산소 분율이 대략 40% 인 나이트록스를 사용하여 산소 공급 중 최소 40시간으로 예측된다. 공기 색전이 CT로 검출되기에 충분히 큰 경우, 흡수 시간은 최소 15시간으로 계산된다. 공기 색전에 의한 대뇌 혈류의 감소는 흡수를 더욱 느리게 만든다. 다량의 CAEG 진단이 의심되면 CT를 시행해야 하며, 고압시설로의 환자 이송에 몇 시간이 걸리더라도 색전이 충분히 가시화될 경우 후송을 고려해야 한다.

일부 저자(Fukaya and Hopf 2007)는 정맥 기체 색전증의 일차 치료법으로 보존적 치료를 추천하고, 동맥 기체 색전증의 치료는 고압산소치료를 권장했으며, 다른 치료는 보조적 치료로서만 인정했다. 고압산소치료의 기준은 임상 양상, 특히 신경학적 검사 결과로 결정해야 하며 기체색전증의 원인을 기준으로 해서는 안된다.

a. 기체 색전증에 대한 고압산소치료의 임상적 적용

고압산소치료가 없는 기체색전증의 전체 사망률은 30% 가량으로 알려져 있다. 의인성 색전증을 즉시 가압하면 이러한 결과는 현저하게 개선된다. 통제된 전향적 연구에 따르면 HBO 요법이 사고 12시간 이내에 주어지면 사망률을 15% 미만으로 줄일 수 있다. 돌이킬 수 없는 손상이 이미 발생한 후에는 치료가 효과적이지 않은 것처럼 보인다. 돼지에 대한 실험적 연구에서 대뇌 기체색전증 유도 후 2시간 또는 4시간 지연 후 고압산소치료는 뇌 기능에 대한 영향을 나타내지 못했다 (Weenink 2013). 1회의 고압산소치료가 효과를 나타내기에는 이 모델은 너무 심하게 손상을 준 것으로 보인다. 더 적은 손상을 반영한 모델에서 고압산소치료로 인한 효과를 조사할 필요가 있다. 이 연구 결과만으로 지금의 적응증을 수정하기에는 무리가 있으며 고압산소치료의 지연 치료 효과를 밝히기 위해서는 더 많은 연구가 필요하다.

고압산소치료는 열린 심장 수술, 내시경 검사 및 경흉부 바늘조직 생검의 합병증으로 발생한 기체색전증의 치료에 성공적으로 사용되었다. 이 경우 사용된 프로필은 미 공군 수정 미해군 프로필 6이다. 초기 접근법은 환자를 6ATA로 가압하고 30 분 후 2.8ATA로 감압을 실시한다.

32세 / 백인 남자로 직업은 학교 교사이다. 심근경색을 진단 받은 지 5 개월 후 좌전 하행 관상 동맥의 정맥 우회로 이식편(vein bypass graft) 수술과 심방 중격 결손의 봉합 수술을 받았다. 우회시술(bypass)가 시작되고 심장을 세동시킨다음 우심방을 개방하였다. 우회시술이 시작된 지 3분이 지나서 우회시술 기계의 저수조(sump of the heart-lung machine)의 넘침(overflow)으로 다량의 공기가 동맥선(arterial line)에 나타났다. 뇌파 모니터링 장치에서 평평한(flat) 리듬이 출현하고 동공이 확장되고 고정되었다. 대동맥을 결찰(clamp)하였고 우심방을 봉합하였다. 대동맥을 2cm 가량 개방하고 심장 마사지를 수행하여 심장 내 공기를 제거하려고 시도하였다. 대동맥 개방 과정에서 공기가 발생했으며, 우측 대퇴동맥에 2차적인 동맥선을 확보하였다. 대퇴동맥절개를 통해서도 공기가 발생했다. 공기 색전이 발생하고 22분 후에 심폐 우회술을 재개 하였다. 환자의 혈액을 체외 순환 시키며 저온으로 냉각한 혈액을 주입하고, 피부를 통해서도 저체온을 유도하였다. 우회술 시행 도중 환자의 동공이 천천히 수축하고 빛에 반응하기 시작하였다. 뇌파 모니터에 다시 활동이 나타났다.

중격 결손이 복구하고 관상 동맥이 문합된 정맥 이식편으로으로 개방되면 공기 기포가 관상동맥 절개술에서 발생할 수 있다. 환자는 단일 제세동으로 바이패스에서 내려왔(off)으며, 이 이벤트가 일어난 지 3시간 17분 후에 고압산소챔버로 이동되었다.

환자를 165ft (50 m)까지 재가압하는 동안 Mark 7 Bird 호흡기를 통해 80% / 20% 헬리옥스를 전달하고 흉관에는 20cm 의 일정한 흡입력을 가했다. 프로필은 헬리옥스를 사용하여 6ATA에서 9분간 체류하고 7분 동안 60ft (2.8ATA)로 감압 후 이후 프로필은 미 해군 프로필 6을 적용하였다. 총 운영시간은 5시간 13분이었다. 치료 후 환자는 눈을 떴으며 양측 팔다리의 침통각 검사(superficial pin prick)에 반응을 보였다. 동공은 규칙적이고 평등하며 빛에 반응했다. 건반사는 2+ 이상이었고 양측이 같았다. 양측 바빈스키 양성을 보였다. 그는 혼수 상태에 머물렀다.

고압산소치료 10시간 후 환자는 전신 경련을 보였다. 체온은 39.4 C까지 상승했다. 저체온 유도와 딜란틴(Dilantin)이 투여되었다. 항경련제가 유지되었음에도 다음날에도 경련 발작이 있었다. 체온은 40.7C까지 상승했다. 발작 양상은 운동중추손상성간질(jacksonian epilepsy) 이었으며 양측성이었다. 6일 후 환자는 구두 지시로 4지를 모두 움직였고 지남력이 회복되었다. 7일 후에는 설수 있었으며 12일 후 일반병실로 전동되었다. 18일 후 시행된 신경학적 평가에서 기억 상 2년의 간격과 회음부 신경의 문제로 진단된 경미한 오른발 떨림을 제외하고 신경학적으로 손상되지 않은 것으로 밝혀졌다. 대화에 어려움이 없는 것으로 평가되었다. 병원에서 퇴원하고 9개월후 이루어진 경과 관찰에서 그는 일주일에 5일, 하루 6시간 학교 관리인으로 일하고 있었다. 그는 종종 발생하는 사소한 기억장애를 호소하였다.

사례: 우회수술 중의 기체색전증

헬리옥스는 압축 도중에 환자의 조직에서 불활성 기체 하중을 늘리지 않기 위해 사용되었다. (최대한의 산소를 전달하기 위해서는 60/40 헬리옥스가 권장된다.) 이러한 기체 색전증에서 혈액이 헤파린화된 것이 아마도 생존을 위한 주된 기여로 생각된다. 본질적으로 펌프 오작동 때문에 그는 (혈액 대신) 공기로 교환 수혈을 받은 셈이다.

기체 색전증 치료를 165ft(50 미터)에서 시작하여, 환자가 최고 수심에서 증상 호전을 기대하면서 30분 에서 2시간 동안 체류한다면, 미해군 프로필 4를 사용해야 하는 함정을 피할 수 있다. 감압은 미해군의 예외적인 노출에 대한 공기감압프로필을 이용하여 18 미터 수심까지 진행할 수 있다. 보통 분당 30ft (9 m)를 초과하지 않는 속도로 감압하고, 80ft (24 m)에서 2 내지 4분 동안 정지하고, 이어서 70ft (21m)에서 10분간 정지한다. 이어서 60ft 까지 감압이 계속된다. 이 이후 단계에서는 미해군 프로필 6으로 넘어가면서 순산소 호흡을 시작하게 되는데, 프로필 6의 목적은 의인성으로 유도된, 즉 기체 색전증이 아닌 이전 단계의 가압치료로 유도된, 질소를 제거하기 위한 것이다. 이 방법을 사용하는 경우, 60ft (18 미터)에서 20 분 연장을 사용하고 30ft (9 미터)에서 1시간 가량 산소호흡주기를 연장하는 것이 권장된다. 전체 치료 프로필로 단지 미해군의 예외적인 노출에 대한 공기감압프로필 (U.S. Navy Exceptional Exposure Air Schedules)만을 사용하는 것은 적절하지 않지만, 깊은 수심으로부터의 감압에 사용하고 60ft 부터는 순산소를 사용하는 프로필을 적용하면 의인성 감압질환의 위험을 최소화 할 수 있다. 마틴 네미로프(Martin Nemiroff)가 보고한 사례에서는 165ft (6ATA)에 101 분 동안 체류를 포함하여 이러한 프로필로 성공적으로 기체 색전증이 치료되었다. 환자는 우측 반맹(right hemianopsia)을 호소하였으며 이 증상은 가압만으로 해소되지 않았다. 증상은 50 미터에서 감압한 후 2.8ATA에서 산소 호흡이 시작된 5 분 이내에 완화가 보고되었다. 환자와 내부 관찰자 모두 확장을 포함한 산소 프로필로 치료받았으며, 증상의 재발이나 악화는 없었다.

어떤 이유로 60ft부터 표면까지 천천히 감압해야 하는 경우에는 포화다이빙 프로필인 매해군 프로필 7이 권장된다. 가압과 감압을 매일 반복하는 방법과 비교하여 공기/산소 포화치료는 증상이 완화될 때까지 고압 환경에 체류하고 표면까지 서서히 감압하는 것이다. 이러한 포화프로필의 유용성에 관한 많은 논란이 있다. 포화프로필이 매일 반복되는 가압 치료에 비해 임상적으로 유의한 우월성을 확립하기 위한 연구는 수행되지 않았다. 현재로서는 포화 치료의 상당한 비용과 잠재적인 위험성을 보증하기에는 데이터와 생리학적 근거가 아직 부족한 상황이다. 해소되지 않은 분명한 증상이 있거나, 60ft (18m)에서 증상의 악화가 발생하는 경우 혼합기체를 사용하여 6ATA로 압축하는 것에는 컨센서스가 확립되어 있다.

만일 다격실 챔버가 없고 단격실 챔버만 사용할 수 있다면 하트(Hart)의 프로필 을 사용해 볼 수 있다. 이 프로필[9]은 20 미터의 수심에서 순산소 호흡주기를 3회 가지고 15미터로 감압되어 다시 한 시간 동안 산소호흡을 하고 표면으로 감압된다. 첫 번째 치료로 모든 증상이 해소되지 않으면 1시간 간격으로 다시 프로필을 반복할 수 있으며, 치료는 처음 24시간 동안 3회까지 주어질 수 있다.

b. 트렌델렌버그(Trendelenburg) 체위

다이버 이송 도중 체위에 대한 가장 일반적인 고려는 우선 수평을 유지하고, 트렌델렌버그 자세는 뇌부종을 유발할 수 있으니 피하되, 절대 머리를 올리거나 앉은 자세를 유지하지 않게 하는 것이다. 트렌델렌버그 체위는 계속적인 논란과 연구가 필요한 부분이다. 예를 들어 개심 수술 도중 (기체 색전증 의심 하에) 수술의사나 마취의사에 판단에 따라 즉시 트렌델렌버그를 지시할 수 있고, 경험적으로 좋은 반응을 보이는 것은 알려져 있다. 과거에는 기체 색전증이 의심되면 환자의 포지션은 즉시 가파른 트렌델렌버그(Trendelenburg) 자세로 두었다. 그 이전에는 왼쪽측와위로 두었고 이는 일차성 정맥 색전증을 염두에 둔 자세이다. 1963년 크루스(Kruse)는 헤드 다운으로 기울어진 자세를 취한 스쿠버 다이버가 순간적으로 회복하는 것처럼 보였고 반복적으로 머리를 아래쪽으로 흔들어대면 증상이 없어지는 것을 보고[10]했다. 두 시간 만에 회복이 완료되었다. 이 관찰은 아킨손(Atkinson)에 의해 고양이 모델을 이용한 기체 색전증 실험적 연구[11]로 이어졌다. 아킨손(Atkinson)은 뇌의 표면을 관찰할 수 있는 커다란 두개골 창을 만들었다. 실험동물의 폐에서 과압을 만들어 동맥 내 기체색전증을 일으켰다. 대뇌 순환이 버블에 의해 막히게 되었을 때, 그는 동물을 가파르게 30-60도 사이에서 머리를 아래로 기울였다. 그는 5분 이내에 혈류가 회복되고 공기가 동맥 흐름 방향으로 동맥 밖으로 빠져 나간 것을 관찰하였다. 그는 추가 14시간 동안 우리에서 이 고양이들을 관찰하였고 추가적인 뇌손상이 없음을 보고하였다.

다른 한편으로 색전 발생에 이어 한 시간 이상 머리를 아래쪽으로 유지하는 자세를 유지하면 수평자세를 유지하는 경우와 비교하여 실험동물의 상태가 악화되는 것을 보여주는 연구가 듀카(Dutka)에 의해 수행[12]되었다. 이러한 악화는 뇌부종의 증가로 인한 것이다. 이런 이유 때문에 피해자를 트렌델렌버그 자세로 두는 것은 최대한 10분을 초과하지 않는 것이 중요하다.

가장 중요한 것은 ABC 중에서 A(기도 확보)임을 잊어서는 안된다. 의식이 낮은 상태에서 트렌델렌버그로 인한 복압의 증가로 구토와 흡인이 유발될 수 있다. 분명한 것은, 환자가 맥박이 없거나 무호흡 상태인 경우, 심폐 소생술이 포지셔닝보다 우선한다. 두부 아래 위치의 사용은 논란의 여지가 있다. 회의론자들은 자발적인 회복이 종종 발생하며, 피해자가 회복할 때 트렌델렌버그 자세는 인과관계가 아닐 수도 있다고 지적했다.

그러나 현장에서 적어도 세 건의 잘 문서화된 사례에서 트렌델렌버그 자세에 따라 빠른 회복이 알려졌다. 비평가들은 많은 다이버들 (의사들뿐 아니라)이 감압질환과 기체 색전증을 구별하여 확실한 진단을 내리지 못하거나 이 두 가지를 구별 할 수 없기 때문에 트렌델렌버그 자세가 실수로 감압질환 환자에게도 적용될 수 있다고 지적한

9   Edmonds C., Lowry C., Pennefather J. and Walker R. "Diving and subaquatic medicine." 4th Edition. Hodder Arnold: London. 2002

10   Kruse CA. Air embolism and other skin diving problems. Northwest Medicine. July, 1963;62:525-529

11   Atkinson JR. Experimental air embolism. Northwest Medicine. Sept. 1963;62:699-703.

12   Dutka AJ, Polychronidis J. Mink RB, Hallenbeck JM. Head-down position after air embolism impairs recovery of brain function as measured by the somatosensory evoked response in canines. Undersea Biomedical Research. 1990;17(Suppl):64-65.36.

다. 다행히 이러한 경우에도 짧은 시간 동안의 두부 아래 위치는 감압질환 환자에게 해를 끼치지 않는다. 트렌델렌버그 자세가 적용되지 않을 때는 환자는 반드시 수평으로 누운 자세를 취해야한다. 고압산소 치료를 완료하기 전에는 어떠한 경우에도, 설령 완벽한 회복을 보인다고 해도 절대로 앉도록 허용해서는 안된다. 결론적으로 감압질환에서는 수평을 유지하고 기체 색전증이 확실하다면 간헐적인 트렌델렌버그를 적용하되, 의식이 저하될 경우 기도를 확보하여야 한다.

26세의 남자로 스포츠 다이버이다. 그는 난파선 사이트를 다이빙하였으며, 사이트의 수심은 80ft(25 미터) 였다. 물속에 가라 앉아 있는 화물선의 잔해를 탐색하였다. 그의 부력조절기에는 수면에서 부력을 확보하기 위해 사용되는 CO_2 카트리지가 장착되어 있었다. 이 카트리지는 줄을 당기면 내장된 폭약이 터지며 공기가 충전되는 방식으로 작동한다. 다이빙 중 부주의하게 난파선 케이블과 CO_2 카트리지 트리거 줄이 엉켰으며 BCD가 팽창하는 사고가 발생했다. 그는 통제할 수 없는 상승을 시작했다. 물론 상승을 멈추거나 속도를 늦추려고 했지만 수심이 위로 올라올 수록 부력은 더 커져서 상승 속도는 더 빨라졌다. 수면에 상승하고 그는 고함을 지르고 의식을 잃었다. 선박의 다이빙 지원 요원 2명이 즉시 입수하여 그의 신병을 확보했다. 구출 당시 그는 의식을 잃은 상태였으며 물에서 건져 올렸을 때도 스스로를 도울 수 없는 상태였다. 그는 건져 올리자마자 즉시 가파른 트렌델렌버그 자세로 놓여졌다. 라디오 주파수를 통해 경찰 보트가 요청되었다. 그 몇 분 동안 그는 천천히 정상으로 돌아왔다. 경찰 보트는 그를 해변으로 후송하였고 대기하던 앰블란스에 의해 그는 1시간 이내에 고압산소치료 시설에 도착할 수 있었다. 병원에 도착 당시 그는 완벽히 정상으로 보였다. 주의 깊은 신경학적 검진에서 어떠한 이상도 보고되지 않았다. 의식 소실의 병력이 주목되었으며, 그는 미해군 프로필 6으로 치료받기로 결정되었다. 순환계에 남아 있는 잔류 버블이 제거되었을 것으로 기대하며 그는 퇴원하였다. 퇴원 후 4시간이내 그는 양쪽 측복부의 심한 통증을 호소하며 병원으로 재방문 하였다. 소변 검사에서 4+ 단백뇨가 확인되었다. 환자는 진단을 위해 입원하였다. 추가적인 검사에서 신장 병리는 밝혀지지 않았다. 3일 이내에 측복부 통증과 단백뇨가 소실되었으며 환자는 더 이상의 후유증 없이 퇴원하였다. 후향적으로 검토하였을 때 극단적인 두부 하향 자세가 환자의 뇌에서 버블을 제거하는데 도움이 될 수 있었을 것이다. 그러나 그러한 자세에서 심장보다는 콩팥이 위에 위치하게 된다. 버블을 신피질의 허혈과 색전의 원인으로 고려할 수 있다.

증례: 기체색전증 다이버

c. 다이버의 재가압시 고려

기체 색전증의 진단이 확실하게 확립되었거나 배제될 수 없는 경우, 재가압치료만이 유일한 치료법이다. 전통적으로, 6ATA 가압 능력을 갖는 다중 격실 챔버가 이용 가능하다면 이를 사용해서 치료되어 왔다. 현대적 고압산소치료시설에서 공기만을 이용하여 6ATA를 가압하는 경우는 드물다. 의료진이 처방한 경우 6 기압을 사용할 수 있다. 미해군 역시 초기 6ATA 공기 가압은 위임하고 있지 않다. 단격실 챔버만 있는 경우 2.8ATA에서 치료가 가능하다.

환자가 프로필 6A에서 치료를 받으면 환자는 최대 깊이에서 공기를 흡입하지 말고 혼합 기체를 호흡하는 것을 권장한다. 수용 가능한 치료기체는 40이나 60 헬리옥스나 50 나이트록스가 사용된다. 챔버가 있는 시설에서 이러한 치료기체를 사용하는 것은 어렵지 않다. 나이트록스 블렌더를 구매할 수 없더라도, 근처 다이빙 샵에서 나이트록스나, 트라이믹스 실린더를 가져와서 치료기체 인입동관에 연결하는 것이다. 통상 CUS프로필 자를 사용하기 위해서 100큐빅 실린더 2개가 필요하다. 혼합 기체를 사용하는 이점은 치료하는 동안 환자의 조직에 추가적으로 하중되는 의원성 질소 기체의 양을 낮추거나 하중 하지 않을 수 있다는 점이다. 대부분의 경우 문제를 일으키는 버블의 약 79%가 질소로 이루어져 있다. 가능한 한 적은 질소를 조직에 추가하는 것은 명백한 이점을 가진다. 혼합 기체는 버블과 혈액 사이에서 높은 질소 그라디언트를 제공하여 질소 제거 속도를 높이고 2.4 ~ 3ATA의 산소를 제공하여 뇌부종 및 산소 공급 허혈을 개선할 수 있다.

헬리옥스의 사용에 있어 항상 등압 역확산을 통한 버블의 팽창이 우려되어 왔다. 체외 실험에서의 부정적인 결과에도 불구하고 실제 임상에 있어 80/20, 50/50 의 헬리옥스를 사용하였을 때의 결과는 우수하다. 헬리옥스를 사용하였을 때 버블과 혈액 사이의 질소 그라디언트에 저항은 없으며, 질소가 버블에서 혈액으로 확산하는 것보다. 헬륨이 혈액에서 버블로 더 빠르게 확산된다 하더라도, 재가압 직후에 헬리옥스를 사용한다면 기포의 크기가 기계적으로 크게 감소하기 때문에 등압 역확산은 임상적 부작용을 초래하지 않았다. 헬리옥스는 165ft에서 매우 성공적으로 사용되고 있다. 상업 다이빙에서 누적된 경험으로 에어 다이빙을 한 후에 헬리옥스를 치료기체로 사용되어 악화되지 않음이 알려져 있다. 그러나 역으로 헬리옥스 다이빙 이후 공기만을 이용한 치료는 위험할 수 있다.

환자가 165ft (50 미터) 압력으로 가압되는 경우, 그 깊이에서의 체류는 약 10분 이내로 제한되어야 한다. 8분 이상의 체류시간에서, 재 압축의 최대한의 기계적 효과가 실현될 것이다. 명백한 임상 증상이 없더라도 10분 후에 감압은 시작되어야 한다. 이것은 특히 마취의 영향을 받을 수 있는 수술 후 환자에게 특히 해당된다. 환자는 4 ~ 40분 동안 (환자가 다이버 인 경우 기체 부하에 따라 다름) 18미터에 상응하는 압력 (2.8ATA)으로 감압되고 CUS 프로필 자에 따라 산소가 제공된다. 환자가 18미터에서 3회의 산소 기간 내에 완전히 반응하지 않은 경우, 4번째 또는 5번째 산소 기간이 추가 될 수 있다. 1.9ATA (9미터)에서 추가 1시간 산소 호흡 연장을 할 수 있다. 또한 프로필의 연장시는 내부 관찰자의 바닥시간을 계산하여 추가적인 산소 주기를 제공하여야 한다.

드물지만 프로필을 연장하지 않은 경우에도 표준적인 CUS 프로필 자에 참여한 내부 관찰자의 감압질환 발병 사례가 알려졌다. 이러한 이유 때문에 프로필이 연장된 경우 30분 마다 내부 관찰자에게 산소 호흡을 제공하는 것을 고려하여야 한다.

d. 단격실 챔버에서 프로필 자를 이용한 기체 색전증의 치료

표준 단격실 챔버에서, 환자는 챔버 내 대기로부터 직접 100% 산소를 흡입하고 마스크를 착용하지 않는다. 개조되지 않는 한 이러한 상황에서 CUS 프로필 마와 자를 사용하는데 필요한 공기 휴식기를 제공할 수가 없다. Sechrist 챔버를 기준으로 설명하면, 순산소를 이용하여 가압하고 있는 상황에서 호흡기체를 압축 공기로 전환하여 챔버 내 대기에서 산소를 완전히 제거하는데 필요한 시간은 15 분 가량이 소요된다. 환자가 의식이 있고 협조가 가능한 경우, 챔버 내부에 공기를 호흡할 수 있는 마스크 나 마우스 피스에 부착된 디맨드 레귤레이터를 설치하여 챔버를 쉽게 개조[13]할 수 있다. 이러한 시스템의 구조는 압축 공기 실린더가 챔버 외부에 설치되고 압력 조

---

13   Raleigh GW. Air breaks in the Sechrist Model 2500-B monoplace hyperbaric chamber Journal of Hyperbare Medicine. 1X11-

절기가 실린더에 연결되어 공기 압력을 수요 조절기가 수용할 수 있는 수준으로 조절하게 된다. 이를 통해 환자는 순산소 대기에 있지만 치료기체로 압축공기를 호흡할 수 있게 된다. 챔버 도어의 포트에는 조절기의 호스가 삽입될 수 있는 포트가 있어야 한다.

프로필에서 5분 또는 15분간의 휴식을 취할 시간이 되면 환자 자신이 안면마스크를 그의 얼굴에 대고 요구형 조정기(디맨트 레귤레이터)를 통해 공기를 호흡한다. 실제 단격실 챔버의 임상 환경에서 이러한 방법으로 CUS 프로필 자는 성공적으로 사용되어왔다. 킨드웰(kindwell)의 연구에 따르면 공기 휴식기 종료 후에는 매우 짧은 시간 내에 챔버의 산소 수준이 거의 100% 수준으로 회복되었다는 사실이 밝혀졌다. 문제는 이러한 방법은 환자의 의식이 있고 협조가 가능해야 하는데 증상이 심각한 경우 스스로 마스크를 사용하기가 어렵다는 점이다. 심각한 증상에서는 기관 삽관이 되어 있을 것이며 이러한 환자를 단격실 챔버에서 치료하기 위해서 Sechrist 인공 호흡기가 시판되고 있다. 자세한 사항은 아래 문헌을 참조하라

Kindwall EP, Goldmann RW, Thombs PA. The use of the monoplace vs multiplace chamber in the treatment of diving diseases. Journal of Hyperbaric Medicine. 1988;3(1):5-10.

치료 중 환자를 관리하는 의사의 훈련 및 경험은 챔버의 선택보다 훨씬 중요하다 어떤 종류의 챔버에서 치료하더라도 환자가 치료 첫 날 이후에 잔류 증상을 나타내면 증상이 개선되거나 사라질 때까지 2.4 또는 2.5ATA 에서 90분간 재가압하는 것이 좋다. 매일 치료를 반복하여 최대 14일 동안 계속할 수 있다.

F. 보조적 치료

다음 치료법은 고압 산소 요법과 함께 사용되었다

항혈소판제: 이들은 기체색전증과 관련된 혈소판 응집을 중화시키는데 사용되었다. 헤파린을 항응고제로 사용하는 것은 경색 부위의 출혈의 위험 때문에 위험한 것으로 간주된다. 이미 헤파린을 복용중인 환자는 항응고제를 사용하지 않은 환자보다 기체색전증 환자에서 더 나은 예후를 보인다. 이것은 특히 심폐 바이패스 동안 주목된다

스테로이드: 이들은 뇌 부종을 예방하는데 사용되었다. 지연된 뇌부종은 초기 기체색전증의 치료로 재가압하고 좋은 호전 결과 후에 지연되어 발생할 수 있다. 고압산소에 의한 산소 독성의 발달을 촉진시킬 수 있으므로 스테로이드를 조심스럽게 투여해야 한다.

과거, 뇌 팽창(swelling)과 부종이 감소되기를 바라는 시각에서 색전 이후 환자에게 스테로이드를 투여하는 것이 일반적이었다. 그러나 듀칸(Dutka)의 연구[14]는 기체 색전증 이벤트 이후에 투여되는 덱사메타손은 치료적 가치가 없다는 것을 보여주었다. 그는 오른쪽 내경동맥에 공기를 주입하여 유발하는 개를 이용한 기체 색전증 모델을 사용하였으며 37마리의 실험동을 사용한 연구에서 덱사메타손 투여군은 대조군과 뇌부종의 차이를 보이지 않았다. 연구진은 덱사메타손이 뇌부종을 예방하지 못하고, 최소한 색전 발생 3시간 이전에 투여되어야 효과를 나타낼 수 있음을 결론지었다. 이것은 물론 실제적으로 가능하지 않으며, 특히 비의료진 다이버에 의한 오남용

---

14   Dutka AJ, Mink R, Hallenbeck JM. Dexamethasone prevents secondary deterioration only when given three hours prior to cerebral air embolism. Undersea Biomedical Research. June, 1988;15(Suppl):14.

을 경계하여야 한다. 이러한 일부의 연구 결과의 간단한 문구만 인터넷을 통해 기사나 칼럼의 형태로 와전되는데 결론은 다수의 다이버들이 스테로이드와 아스피린등을 남용하는 것으로 이어졌다.

리도카인: 반면 에반스(Evans)[15]와 맥더모트(McDermott)[16]는 항부정맥 용량으로 투여한 리도카인이 기체 색전증에 의한 급성 뇌 허혈에서 보호 효과를 나타내는 것을 보고하였다. 이러한 효과는 스테로이드와 달리 색전 이벤트 이후에 투여되어도 유의한 차이를 나타내었다.

헤파린: 헤파린의 사용은 논란의 여지가 있다. 색전 이벤트 전에 투여되는 헤파린은 매우 유용하게 사용되고 있다. 색전 이벤트 이후 투여하는 것이 유용하다는 것을 입증하는 연구는 수행되지 않았다. 하트(Hart)는 색전 증 환자에게 일상적으로 헤파린을 투여하였고 명백한 부작용은 발견하지 않았음을 보고[17]하였다. 그러나 웨이트 (Waite)는 개를 이용한 색전증 실험에서 두개 내 출혈을 기록하였으며 이는 헤파린에 의해 악화될 수 있다. 킨드 웰(Kindwell) 은 기체 색전증 다이버에서 미소한 두개내 출혈에 대한 사례를 보고하였으며, 이 사례에서는 컴퓨 터 단층 촬영으로 출혈이 확인되었다. 이 사례에서는 다행스럽게도 두통과 국소 신경 징후가 나타나지 않았다.

a. 혈액 희석

적혈구 용적은 혈관 폐색에서 경색 크기와 관련이 있고, 기체색전증에서 많은 경우 혈청 농축이 나타난다. 흔 한 사용은 덱스트란-40을 투여 하여 혈액을 희석하는 것이다. 적혈구 용적률의 저하는 산소 운반 능력의 감소를 가져 오지만 고압산소에 의해 그 이상 보상된다.

b. 발작 조절

발작 조절을 위해 항경련제가 필요할 수 있다. 리도카인의 예방적 사용은 발작을 조절할 뿐만 아니라 경색 크기 를 감소시키고 기체색전증과 관련된 부정맥을 예방할 수 있다.

c. 대뇌 신진 대사를 향상시키는 대책

혈액 공급의 손실은 신경 풀 (neuronal pools)의 즉각적인 감소를 초래하고 젖산 생성을 증가시킨다. 전체 사 용 가능한 에너지가 감소한다. 증가된 혈당 수준은 허혈성 뇌에 의한 젖산 생성 증가 및 경색의 증가와 관련된다. 그러므로 기체색전증 후에는 혈당의 조절하고 당이 없는 수액을 사용하는 것이 중요하다. 고압산소치료가 대뇌 신진 대사를 정상화하고 혈당을 낮추는 증거가 있다.

G. 특수 상황에서의 고압산소치료

고압산소치료는 여러 상황에서 대뇌 기체색전증 관리에 사용되었다.

---

15   Evans DE, Kobrine AI, LeGrys DC, Bradley ME. Protective effect of lidocaine in acute cerebral ischemia induced by air embolism. Journal of Neurosurgery. 1984;60:257-263

16   McDermol. Dutka AJ. Evans DE, Flynn ET. Effects of treatment with Lidocaine and hyperbaric oxygen in experimental cerebral ischemia induced by air combo Undera Biomedical Research. 1990;17(Suppl) 35-36.

17   Hart GB. Treatment of decompression illness and air embolism with hyperbaric oxygen. Aerospace Medicine. 1974;45(10):1190-1193.

a. 대뇌부종

다음 사례 예는 뇌부종에서 HBO의 특별한 사용을 설명하기 위해 제공된다.

> 기체색전증이 있는 환자로 초기 압박 6ATA에 반응했지만 혼수 상태로 악화되어 1.9ATA에서 감압 중에 혼수 상태가 되면서 제뇌자세(decerebrate posture)를 보였다. 뇌부종을 나타내는 두개 내압이 증가하였다. 환자는 2.8ATA에서 매일 두 번 반복 고압산소치료를 받았다 이후 신경학적 결손 없이 완전히 회복되었다.

이 사례에서 고압산소치료는 대뇌 부종뿐만 아니라 기체색전증에서도 이중으로 적응증이 된다.

b. 심혈관 수술에 따른 기체색전

심실 중격 결손이 있는 영아에서 심장 도관 삽입시술 중 우심실에 공기가 주입되며 기체색전증이 발생할 수 있다. 이러한 사건이 생기면 최선의 치료는 마취를 종료 하고, 가능한 빨리, 사건 수시간 이내에 6ATA까지 재가압을 하여야 한다. 산소 투여는 필요하지 않다. 유아는 이 접근법으로 좋은 회복을 이루고 계획된 심장 수술을 수행할 수 있다. 아산화질소 (nitrous oxide) 마취 중에 기체색전증이 발생하면 아산화질소가 밀폐된 기체 포켓으로 빠르게 확산되어 압력이 증가한다 (혹은 주변 조직이 허용하는 한도 까지 그 부피가 증가한다). 따라서 기체색전증이 발생하면 아산화질소 마취를 중단해야 한다.

고압산소치료는 개심술시 기체색전증으로 인한 광범위한 신경학적 장애가 있는 환자를 치료하는 데 사용되었다. 치료는 대개 수술이 끝날 때까지 시작하지 않지만 여전히 효과적이다. 심장 수술과 신경 외과 수술의 복잡한 과정은 기체색전증으로 인해 중단하기 어려운 경우가 많다. 이러한 경우 재가압은 수술 완료 후에 시작할 수 있다. 20시간 이상 지연된 기체색전증을 고압산소치료 후 성공한 증례가 보고되었다. 가능한 한 빨리 고압산소치료를 시작하는 것이 좋으며, 대량의 기체색전증의 경우 48시간 이내에 재가압 해야 한다.

영아의 심방 중격 결손의 외과적 수술 시 대량의 입증된 동맥 기체색전증은 성공적으로 치료될 수 있었다. 수술 중에는 역행성 대뇌 관류를 사용하고 수술후의 절차로 깊은 바비츄레이트 진정과 고압산소치료를 시행하였다.

저체온증은 뇌 보호를 위해 심장 수술에 사용되었다. 심폐 바이패스 중에 발생한 대량 기체색전증에서 저체온증과 고압산소치료의 병용으로 좋은 결과를 얻었다. 찰스의 법칙에 따르면 기체의 부피는 온도에 따라 달라진다. 이론적으로 저체온증은 기포의 크기를 감소시키고 기체색전증에 도움이 될 것으로 기대된다. 저체온증은 또한 신경 보호 효과가 있다.

c. 신경 외과 수술

앉은 자세에서 후궁 성형술(posterior fossa surgery) 후 발생한 기체색전증은 표준 프로필에 따라 재가압 하여 즉시 치료할 수 있다. 환자는 일반적으로 신경학적 결함 없이 회복한다. 그럼에도 불구하고, 그러한 에피소드가 발생하면 결정적인 수술이 중단될 수 있다. 따라서 이러한 합병증을 예방하기 위해 조치를 취해야한다. 신경외과의와 마취과의사를 포함한 수술팀에서 모든 필요한 모니터링을 포함하여 엄격한 팀 규약을 철저하게 준수한다면 앉은 자세에서의 신경외과 시술은 용인될 만 하다. 제안된 내용은 다음과 같다 (Gracia and Fabregas 2014)

- 다리 위 부분과 머리 아랫부분이 머리 꼭대기 위쪽에 위치하여 횡경막과 S 자 결절에 양압을 일으키는 것을 목표로 수정된 준앉기(라운지) 자세는 정맥 기체색전증의 발생률과 중증도를 감소시킨다.
- 앉은 자세에서 대뇌 혈류를 감소시키는 과환기는 피한다.
- 전흉부 도플러 또는 경식도 심장 에코모니터링은 작은 정맥 기체색전증의 조기 발견을 가능하게 하여 부작용을 감소시킨다.
- 알려진 난원공 개존증 환자는 엄격한 프로토콜 하에 앉아 있을 수 있으며 임상적 정맥 기체색전증은 거의 보고되지 않았으며 역설적인 기체색전증도 없었다.

d. 폐 압력손상

폐 압력 손상에서 이어진 기체색전증으로 고압산소치료를 받은 89 사례의 다이버에 대한 검토에서 치료 성공률은 65%로 나타났다(Leitch 1986 PMID: 3800823). 대부분의 사례에서 2.8ATA의 산소로 회복되었으며, 특히 2.8ATA 에서 산소 치료하기 전에 초기 6ATA로 가압해야 할 이유가 없었다. 고도(altitude) 챔버에서 급속 감압하는 동안 폐 압력손상과 관련된 기체색전증은 프로필 6A를 사용하여 관리할 수 있다. 발의 난치성 궤양의 치료를 위해 받은 고압산소치료의 합병증으로 발생한 기체색전증을 동반한 폐 압력 손상이 보고되었다. 기흉은 다이빙과 관련된 대뇌 동맥 기체 색전증의 재가압 치료의 합병증으로 보고되었다.

대뇌 기체색전증에서 흔하지 않은 증상이 발현된 사례(Wherrett 2002)가 있다.

> 환자가 의식이 소실되어 산소를 공급하던 중에 우측 중엽 기관지로부터 피하 기종이 발생하였다. 기관 내 튜브와 양쪽 흉강 튜브를 즉시 삽입하여 산소 포화도를 향상시켰다. 그러나 환자는 통증 반응에 신근과 굴근의 반응이 없었다. 임상 경과상 항경련제 치료가 필요한 발작 활동이 있었다. 뇌파가 비정상이지만 머리의 CT 스캔과 뇌 척수액 검사는 음성이었다. 가슴의 CT는 압력손상의 증거를 보여 주었다. 사건 52시간 후, 뇌 기체색전증으로 추정되는 진단이 내려졌고 환자는 수정된 CUS 프로필 자(미해군 프로필 6)를 사용하여 고압산소치료를 받았다. 12시간 후 그는 의식을 되찾아 기관 튜브를 제거하였다. 그는 HBO를 두 번 더 받았고 사건 발생 후 1주일 후에 병원에서 퇴원하여 완전히 회복되었다.

HBO가 상당한 지연 후에 시작되었지만, 환자는 좋은 회복을 보였다.

e. 침습성 의료 시술 중 기체색전증

고압산소치료는 침습적인 의료 시술로 인한 대뇌 기체색전증 환자를 치료하는데 사용되었다. 대부분의 환자는 진단이 일찍 이루어지고 치료가 시작되면 임상 검사와 자기공명영상에서 손상의 증거 없이 회복한다.

f. 산과 수술 중 대뇌 기체색전증

제왕 절개 수술 중 공기가 자궁 주름(uterine sinus)에 들어오면 정맥 기체색전증이 발생할 수 있다. 특히 태반 전치부의 경우처럼 태반이 분만 전에 분리되는 경우 더 위험성이 크다. 제왕 절개술 중 발생한 뇌 기체색전증의 사례는 고압산소로 성공적으로 치료되었다. 양수 내 과도 식염수 주입을 통한 유도 유산에 따른 환자에서 대뇌 피질의 기체색전증으로 인한 실명이 보고되었으며, 이 사례 (Weissman 1989)에서는 고압산소로 치료하여 완전히 회복되었다.

g. 내시경 역행 척추관 조영술에서 대뇌 기체색전증

간문맥의 정맥 기체색전증은 내시경 역행 담관 췌관 조영술(ERCP)과 내시경 담관 괄약근 절개술 (Endoscopic biliary sphincterotomy)의 드문 합병증이나 치명적일 수 있다. 내시경 검사 중 위장관은 2000 mL/min 의 속도로 공기가 주입된다. 이러한 기류는 내시경 스코프를 통해 다시 빠져 나갈 수 있지만 어떠한 경우는 최대 43 kPa의 압력이 장 내에서 형성될 수 있다. 시술 중 십이지장 정맥은 비틀리거나 찢어질 수 있으며, 이를 통해 주입된 공기는 문맥 정맥 시스템으로 들어갈 수 있다. 2009년까지 내시경 역행 담관 췌장 조영술 후 기체색전증이 13 예 보고되었다. 이 4 예에서는 전신적으로 파생되어 치명적인 손상을 가져왔으며 폐 기체색전증 2 예, 대뇌 색전증 2 예가 있었다. 내시경 역행성 담췌관 조영술에 따른 심장 또는 대뇌, 전신 기체색전증은 이제 점점 더 많이 인정되는 현상이다. 2010년 메드라인(Medline) 조사에서 ERCP 후 대뇌 기체색전증이 14 건에서 발생했으며 이 중 8 에서 6명은 치명적인 결과를, 1명은 편 마비로 생존했으며 1명만 생존했다 (Finsterer 2010). 이 중 단지 2 사례에서만 동맥관개존증이 존재하여 동맥으로의 공기 통과가 그에 의한 것으로 생각되었으며, 환자 중 어느 누구도 폐 또는 다른 조직 내의 동정맥류 (arteriovenous shunt)가 있거나, 좌심방에 직접적으로 중심 정맥이 삽입되어 있는 상태는 아니었다. 5명의 환자에서 난원공 개존증이 없는 상태에서 전신적인 동맥 기체 색전증이 발생하였다. 이 모든 경우에 있어서, 연구자들은 공기가 포털 또는 간정맥을 통해 혈관계로 들어간 것으로 결론지었다.

다른 ERCP 보고 사례가 알려져 있다. 내시경 역행 담관 췌장 조영술을 받던 환자 (Cha 2010) 로 치명적인 전신성 기체색전증으로 심정지가 발생하여 즉각적인 심폐소생술이 제공되었다. 다른 사례에서는 과거력상 담낭 절제술, 괄약근 절제술, 위 십이지장 절제술을 시행한 환자에서 담관결석에 의한 이차적인 담관염이 발생하였다. 담낭 결석 제거를 위한 세 번째 내시경 췌장 조영술 과정에서 갑작스러운 심정지가 발생했다. 사인은 대량의 폐 기체색전증과 대뇌 기체색전증으로 판명되었다. 부검에서는 자연성 십이지장-담도 누공 (spontaneous duodenobiliary fistula)이 발견되었으며, 이 통로로 십이지장내시경 검사 시 공기가 흡입된 것으로 생각되었다.

아산화질소를 사용하지 않는 일반적인 흡입마취 하에서 내시경 역행 담관 췌장 조영술 도중의 정맥 기체색전증에 의한 심정지에 대한 사례 보고(Di Pisa 2011)는 문맥해면혈관종(portal cavernoma)에 대해 비장간막문맥 단락술을 받은 환아에서 이루어졌다. 저자는 100% 산소제공 흉부압박에 이어진 ALS 로 환아가 회복하였다고 보고하였다.

ERCP 후 깨어나지 않는 환자에서는 기체색전증을 의심하여야 한다. 대뇌 및 흉부 단층 촬영을 시행하고 급성 폐동맥 카테터를 통해 우심실에서 공기를 흡입하거나 고압산소치료를 고려하는 등 적절한 조치를 취해야한다.

h. 과산화수소 중독으로 인한 대뇌색전증

과산화수소는 급성 기체색전증을 일으킬 수 있다. 농축된 과산화수소를 우발적으로 섭취한 직후에 뚜렷한 뇌졸중 발작을 겪은 성인의 사례보고가 있다 (Mullins 1998). 이 증상은 고압산소치료 후 신속하게 완전한 신경학적 회복이 일어났다. 또 다른 보고에서는 환자가 소량의 과산화수소 섭취 후 짧은 시간에 뇌 기체색전증을 일으켰다. 토혈, 왼쪽 반 마비와 동측 반맹, 혼동의 증상이 나타났다. 초기 실험실 결과, 흉부 엑스레이 및 두부 단층 촬영은 정상이었다. 내원 18시간 후의 자기공명영상에서는 허혈 부위가 확인되었다. 고압산소치료 하에서 증상은 완전히 회복되었다. (Rider 2008). 이와 비교하여 고압산소치료가 시행 되지 않은 경우 과산화수소로 인한 기체색전증 7 예 중 한 명만이 증상의 호전을 보고했다. 고압산소치료는 급성 기체 색전증의 다른 모든 원인과 마찬가지로 과산화수소 섭취로 인한 기체색전증에서도 역시 최종 치료로 간주될 수 있다.

H. 자발적인 회복 후 재발

공기 버블이 자발성(spontaneous) 재분배되는 병태생리는 임상 발현에서는 뚜렷한 회복 기간이 있은 후에 재발되는 경우로 이해된다. 재발의 병인은 다요인적으로 보이며 주로 재관류 실패의 결과이다. 재발될 환자에 대한 예측은 불가능하며 어떠한 형태든 재발은 불량한 예후를 가져온다. 그러므로 자발적인 회복을 보였다 하더라도 기체색전증 증상이 발현되었던 환자는 산소 호흡을 하는 동안 즉시 재가압 치료를 시작하는 것이 바람직하다. 단지 압력에 의한 효과만 있는 것이 아니고, 치료적 재가압은 백혈구 - 매개 허혈 - 재관류 손상을 길항하는 역할을 한다.

또한 다음과 같은 효과를 기대할 수 있다. 뇌 혈류의 잠재적인 재색전을 제한하고 원래의 폐 병변으로부터의 추가 누출 또는 초기 폐색 사건으로부터의 기체의 재순환을 억제한다. 다른 기관에 대한 색전 손상을 예방한다. 병태생리의 한 부분인 대뇌 부종을 줄인다. 자발적인 임상 회복이 이루어진 환자에서 알려진 후기 뇌경색의 가능성을 줄인다. 많은 기체 하중을 가진 다이빙 후 단계적 감압을 하지 않고 가속된 상승을 한 경우 (기체색전증에 동반되는) 감압질환을 예방할 수 있다.

a. 지연 치료

기체색전증은 발견된 후에 가능한 빨리 치료되어야 한다. 이것은 항상 가능한 것은 아니며 여러 경우에 지연된 치료를 받게 된다. 고압산소치료는 24시간 동안 치료가 지연되는 심한 신경학적 결손을 동반한 기체색전증에서도 회복으로 이어졌다. 심폐 바이패스에 따른 이차적인 기체색전증 환자, 기계 환기 및 중심 정맥 도관 삽입으로 야기된 폐 압력손상이 발생한 환자의 경우, 15-60시간 후에 치료가 시작된 경우에도 상당한 회복이 확인되었다

I. 예후

예후는 기체 색전증 이벤트 이후 일찍 가압할수록 더 좋았다. 위스콘신 주 밀워키의 세인트 루크 병원 (St. Luke 's Hospital)에서 20년 동안 치료한 32건의 사례가 알려졌다[18]. 이중 11 사례는 다이빙에 따른 기체색전증으로 모두 평균 24시간 이내에 치료되었다. 가장 긴 지연은 6시간이었다. 이 그룹의 환자는 후유증 없이 모두 회복되었다. 20 사례의 의원성 증례는 진단과 가압 사이에 다소 긴 시간을 보였다. 32명의 환자 중 5명이 사망했다. 치료 지연 시간을 비교하면, 사망 군에서는 평균 9.1시간 이었지만, 생존 그룹은 색전 이벤트 후 평균 3.7시간 내

---

18   Kindwall EP, Johnson JP. Outcome of hyperbaric treatment in 32 cases of air embolism. Undersea Biomedical Research. 1990;17(Suppl):90.

에 치료를 받았다. 27명의 생존자 중 3명은 국소적인 마비 또는 지연 발생된 근력 약화가 있었다. 바이패스 수술로 인한 경우는 4명이 사망하고 7명이 생존했다. 생존군에서 챔버 운영시간인 평균은 8.6시간이었고 사망그룹의 가압 치료시간은 평균 14시간으로 길었다. 예외적으로 인공 호흡기 오작동으로 인해 색전증을 경험한 환자 1명은 사건 발생 후 14시간 후에 바이패스로 인한 색전증 1명은 24시간 후에 치료받았으며 후유증이 없는 것이 알려졌다[19].

환자가 색전술시 헤파린 처리되면 '리플로우 없음' 현상이 완화될 확률이 더 높다는 것이 알려져 있다 . 기체색전증의 치료를 위하여 미해군 프로필 4를 사용하는 것은 적절하지 않으며 킨드웰(Kindwell)에 의하면 명백한 금기로 간주된다.

의원성 기체색전증에서는 좀더 복잡한 문제를 고려하여야 한다. 외과적인 시술 혹은 수술에 뒤따른 기체색전증은 시술의 명백한 과실이나 사고로 인식되기 때문이다. 특히 헬조선의 의료-법적 환경에 있어서는 외과 의사가 외과 수술에 뒤이은 기체 색전증의 가능성이 있거나 가능한 치료를 환자에게 말하면 의료 과실 소송은 거의 불가피하다. 무식하게 이야기하면 기체색전증에 대해 가압치료를 받고 약간의 후유증이 남는 것보다, 원인을 알 수 없는 혹은 불가항력적인 문제로 사망 또는 불구가 되는 것이 더 단순해지는 것이다.

이는 의학적인 문제가 아니다. 반복해서 언급하지만 각 국민은 그 수준에 맞는 정부를 가질 수 있으며, 마찬가지로 국민 수준에 맞는 의학을 누릴 수 있다. 어떠한 수준의 시민들은 가압 치료를 받고 완전히 회복되는 치료를 받을 수 있지만 어떠한 수준의 국민들은 원인을 알 수 없이 사망하는 결과를 경험하게 된다. 상당한 이유로 의료진에서 기체 색전증의 명백하거나 미묘한 징후를 무의식적으로 무시할 수 있는 많은 사례가 있으며 법적 조치의 가능성 때문에 원인으로서 기체 색전증 보다 고형의 색전증을 우선적을 탐색하는 경향이 알려져 있다. 이 문제에 대한 가능한 해결 방법은 의료진이 사전에 심폐 우회 또는 카테터 삽입에서 기체 색전증이 위험요소 임을 충분히 고지하는 것이다. 경험 있는 의사는 기체 색전증이 잠재적인 피할 수 없는 희귀한 위험이라는 사실을 강조하기 위해, 시술에 대한 동의서의 일부로서 치료 후 고압산소치료에 대한 설명과 동의를 동시에 받는다. 이러한 상황에서, 챔버 치료는 사고 발생시 환자에게 놀랄만한 일이 아니며 더 안전한 치료를 보장하는 다양한 옵션의 하나로 인식된다.

III. 이압 증후군

a. 비특이 증상의 발현

실제 활동에 비해 불균형한 피로, 불편감(malaise), 식욕부진은 감압질환의 조기 증상이다. 만일 이러한 증상만 단독으로 있다면 반드시 재가압이 필요한 것은 아니다. 그러나 곧바로 이루어진다면 환자에게 많은 도움을 줄 수 있다는 주장이 있다. 이러한 이야기는 회상오류일 수도 있지만, 실제적으로 신경학적 검진을 스스로 수행하기 어렵기 때문이다. 여러 가지 다양한 감압질환이 발현되기 전에 공통적으로 위와 같은 비특이적인 증상이 공통적으로 선행되는 것이 알려져 있다. 선행 증상의 발현은 곧이어 추가적인 증상의 발현이 있을 수 있다는 경고로 간

19   Crowell JW, Sharpe GP, Lambright RL, Read WL. The mechanism of death after resuscitation following acute circulatory failure. Surgery. 1955;38(4):696-702.

CHPATER 16. 감압질환

주되어야 한다. "무언가 이상하면, 정말로 잘못된 것이다."

A. 질소 마취

잠수 중 고압 하에서 불활성 기체(질소)로 호흡하여 야기되는 지각마비와 무의식 상태를 말한다. 가장 흔한 형태 인 질소 마취는 어떤 심도의 수심에서 고압 공기로 호흡해서 생긴다. 벤케(Behnke)는 1935년에 5ATA 이상의 압축 공기를 호흡하는 사람에서 알코올 중독과 비슷한 증상을 나타난다는 기록을 남겼다. 이러한 증상은 즉각적으로 일어나고 헬리옥스를 호흡기체로 사용하였을 때 발생하지 않았기 때문에 벤케(Behnke)는 질소가 원인 인자라고 결론을 내렸다. 이 '질소 마취'라는 현상은 가장 널리 알려져 있으며 그만큼 부정확하게 이해되고 있기도 하다. 쿠스토 (Jacques Cousteau)는 "l' ivresse des grandes profondeurs"(영어 : The drunkenness of the great depths) 또는 심해 황홀경(rapture of the depths)이라는 표현을 사용하였다. 질소 마취의 증상은 황홀감(euphoria)으로 묘사된다. 동시에 정신 기능이 저하되고 상황 이해 능력의 저하와 의사 결정의 지연으로 마치 술에 취한 듯 정신이 몽롱해지는 마취 효과가 나타나는 것으로 알려져 있다.

불활성 가스가 나타내는 이러한 마취 효과를 설명하기 위한 많은 제안이 있었지만, 가장 만족스러운 설명은 지질 용해도에 미치는 영향으로 보인다. 청각 유발 뇌파 전위(potential)에 대한 연구가 잠수에 의해 유발된 마취의 정도를 평가하기 위해 사용되었다. 질소가 압축 공기 마취의 주요 원인이고 산소는 질소와 상승 효과가 없음이 나타났다. 질소를 대체하여 일부 드문 기체를 사용하였을 경우에도 마취 경향은 있었지만 영향은 그보다 경미하였다. 마취 효과가 나타나는 원인으로 질소와 함께 환기 저하에 따른 이산화탄소 제거의 감소와 이로 인한 조직의 이산화탄소 분압의 상승을 들 수 있다. 이러한 기전은 일반적으로 사용되는 기체 마취제의 작용 기전과 같다. 유력한 한가지 가설은 임계 용적 가설 (critical volume hypothesis)로 불활성 기체가 세포막의 지질 성분에 녹아들어가 세포막의 용적을 크게 하여, 전기적 성질과 투과성을 변화시켜 마취 현상을 유발한다는 설이다. 그리고 질소와 같이 지질 용해도가 낮은 기체는 이 농도에 도달하기 위해서 높은 분압이 필요하지만 아산화질소와 같이 지질 용해도가 큰 기체는 낮은 분압에도 가능하다. 따라서 아산화질소는 대기압에서 마취제로 사용된다는 것이 이에 따른 설명이다. 이러한 연구의 대부분은 고압 산소 조건 하에서 수행되었지만 아산화 질소(nitrous oxide)는 대기압에서도 마취 유도제로 알려져있다. 따라서 동물 실험에서 아산화질소의 사용은 고압산소성 마취의 정상압 모델로 사용된다.

이러한 점에서 (정상압에서의)마취제와 고압환경에서의 질소의 효과가 비교될 수 있다. 크세논(xenon) 및 아산화 질소 등은 불활성 기체로 흡입 기체로 사용되는 통상적인 마취제이다. 이러한 마취 기체는 이온 채널 신경 전달 물질(neurotransmitter) 수용체와 직접 상호 작용한다. 그러나, 증가된 압력에서 유사한 기전으로 마취성 효과를 나타낸다는 증거는 없다. 그보다 증가된 압력에서의 질소는 GABAA 수용체와 직접 상호 작용한다. 질소 마취에 대한 반복적인 노출은 도파민성 세포에서 시냅스 후 N- 메틸 D- 아스파테이트 수용체의 민감성을 일으키며, 흑질 간질 세포의 글루탐산 수치의 감소를 일으키는 것이 알려져(Lavoute 2008)있다. 지속적인 질소 마취 노출은 이온 채널 수용체의 활성저하를 통해 지속적인 질소 유도 신경 화학적 변화로 이어지는 병리적 과정을 초래한다. 6ATA 이상의 압력에서 흡기 기체에 포함된 질소는 마취성 효과를 나타내기 때문에 100M 보다 깊은 수심에서의 잠수에는 공기가 사용되지 않는다. 질소 마취를 피하기 위해 헬리옥스(헬륨과 산소의 혼합물)이 사용되며 이러한 호흡 기체를 통해 100M 를 초과하는 다이빙이 허용된다.

불활성 기체의 마취 현상의 강도는 기체의 정도에 따라 다르게 나타난다. 질소는 보통 100fsw 이상의 수심에서 증 상이 나타나기 시작하며, 150fsw에서는 현저하게 나타난다. 그러나 개인에 따라 감수성의 차이가 있으며, 어떤 이는 200fsw에서도 증상이 잘 나타나지 않는 경우도 있다. 고이산화탄소혈증의 영향으로 다이버의 수행 능력 또한 저하될 수 있다. 산소 분압 및 호흡 기체의 밀도가 증가되는 경우 대뇌 조직에서 이산화탄소가 축적되고 질소 마취에는 시너지 효과가 발휘된다.

이산화탄소 중독과 감별이 필요하다. 이산화탄소는 호흡의 부산물로 나오는 기체로 이것이 호흡회로에 축적이 되면, 혼란, 사고력의 장애, 졸림, 의식 불명 등의 증상을 나타낸다. 그리고 저산소증의 증상과도 감별이 필요하다. 저산소증은 주로 수표면 가까운 곳에서 증상이 나타나지 해저에서 증상이 나타나지는 않는다.

경험이 많고, 자주 심해 잠수를 하는 잠수사나 잘 훈련된 다이버들이 질소 마취에 순응한다는 것은 잘못된 견해이다. 개개인의 선택편향과 함께 질소 마취 자체에 순응되는 것이 아니고, 매번 하던 작업과 진행하는 수중 경로에 익숙해지면, 질소 마취 상태에서도 익숙하게 할 수 있으로 이해하는 것이 보다 정확하다. 따라서 익숙한 절차는 180 ? 200fsw의 수심에서도 수행할 수 있다. 초심자나 질소 마취 현상에 민감한 사람은 압축공기로 제한 수심 이상의 심해 잠수를 해서는 안 된다. 180fsw 이상의 수심에서 압축 공기로 잠수를 하면 잠수의 성과나 효율이 떨어지고 300fsw 이상의 수심에서 하게 되면, 증상과 증후가 아주 심하게 나타나며, 환각 현상, 이상한 행동, 의식이 상실될 가능성이 많다. 더욱이 그 수심에서 산소의 분압이 증가하여 산소 중독에 의한 발작도 있을 수 있다. 가장 위험한 것은 잠수자 개인 안전에 대한 것이다. 수중에서 안전과 관계가 있는 레귤레이터를 제거한다거나 이와 유사한 비정상적인 행동을 하면, 동반 잠수자는 바로 이것의 원인이 질소 마취에 의한 것이 아닌지를 의심하여야 한다. 특별한 치료 방법은 없다. 바로 얕은 수심으로 환자를 끌어 올리는 것이 가장 확실한 치료이다.

불활성 기체에 의한 마취 현상은 마치 술을 먹고 취한 상태와 유사하다. 즉 혼란이 오고 판단에 장애가 있으며, 어떤 일을 수행하는데 장애가 있고, 집중력이 떨어지며, 사리 판단이 어렵고, 기억력이 저하되며, 수중에서 어떤 일을 하기로 하였던 것을 잊어버리고 계획하는 일을 할 수 없게 된다. 가장 흔한 예는 수중에서 선을 바꾸어 끼우는 작업을 하지 못하고 계속 같은 작업만 반복하는 것이다. 이러한 행위 불능증은 자각 증상이 없을 수 있다. 아주 간단한 작업도 할 수 없는 상태가 되면, 그물을 뒤집어 썼다거나, D-SMB에 호흡기가 걸린다거나 하는 일이 매우 위험해질 수 있다. 이러한 마취 효과는 2-3분내에 최고조로 나타나며, 시간이 경과하더라도 마취효과가 증가하지는 않는다. 그리고 대기압으로 돌아오면 사라진다. 개인에 따라 감수성에 차이가 있으며, 반복해서 자주 노출되면 적응을 보여 처음보다 증상이나 증후가 경미해지는 것이 알려져 있다.

- 징후
  - 판단과 능숙한 숙련도가 떨어짐
  - 좋다는 느낌을 가질 수가 없음
  - 수중에서 수행해야 할 일이나 안전에 관하여 전혀 무관심을 보임
  - 분명히 사람이 좀 멍청해 보임
  - 그리고 이유 없이 바보처럼 웃기 시작한다.
- 증상
  - 이유 없이 웃고, 입술, 잇몸, 그리고 다리 주위를 실룩거림
  - 마치 벌레가 기어가는 듯한 느낌을 받음

표 16-5.질소 마취의 증상과 증후

B. 다양한 피부증상 발현

가장 흔한 증상은 붉은 팽진이 동반된 소양감으로 두드러기처럼 체간의 피부에 발생한다. 다른 용어로 "les puces", "divers lice" 라는 증상은 압력 노출 시 건식/습식 슈트 모두에서 있을 수 있다. 이 흔하지 않은 증상은 심각한 상태는 아니지만 압축 공기 노출의 안전 한계와 관련이 있다. 일반적으로 20 ~ 30분 내에 소실되며 특별한 치료는 필요하지 않다. 더 이상 다이빙하지 않는다면 문제가 되지 않지만 이어서 새로운 증상이 발현되는지 관찰하여야 한다.

피부대리석양증: 붉은색이나 자주색 발진이 흔히 상체의 위쪽에 있다. 진성 대리석양증은 만져지는 발진으로, 두드러기와 같이 국소적으로 작용하는 직접적인 압력하에 희미해진다. 발진과 소양증을 동반한다. 이러한 피부대리석양증(Cutis marmorata) (아래 그림 16-4)은 중추 신경계 침범에 선행할 수 있다(Kalentzos 2010). 때때로, 대리석양증에는 시각적인 왜곡, 현기증 또는 경미한 대뇌 기능 장애와 같은 다른 증상이 동반된다. 한 가지 가설에 따르면, 이러한 신경증상의 발병기전은 기체 버블에 의한 뇌간의 색전으로 피부 혈관 확장의 조절을 방해하고 자율 신경계에 의한 수축을 일으킨다는 것이다. (Germonpre et al., 2015). 그러나, 실험 동물에서 감압 후에 피부에서 관찰된 기체 버블은 전신적인 미세 버블 침범이 있었음을 시사하며, 신경학적 증상의 존재를 배제하기 위한 감시가 필요함을 의미한다. 흔히 피부대리석양증으로 오인되는 것은 다이빙 후 피부 홍반이다. 피부홍반은 건식 슈트에서는 드물다. 또한 대리석양증은 만져지는 피부 병변으로 뇌간의 색전에 의한 것으로 피부의 모세혈관의 버블과는 무관하다. 이 발진은 이 자체로는 가벼운 증상이나 뒤따르는 더 심각한 증상의 발병과 관련이 있을 수 있으므로, 피부대리석양증은 재가압치료의 적응증이 된다. 가압은 피부대리석양증의 해결할 뿐만 아니라 이어서 나타날 증상을 예방할 수도 있다. 예후 역시 대리석양증은 순산소를 호흡하는 재가압에서 완전히 소실되는 경우가 드물다. 재가압 즉시 소실되었다면 진성 대리석양증의 가능성은 낮다.

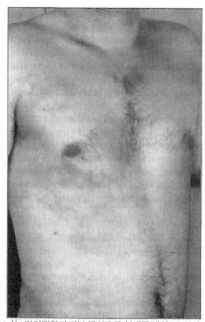

그림16-4. 피부대리석양증(Cutis marmorata)는 감압질환의 피부 증상으로 청색증 패치cyanotic patch로 둘러싸인 창백부위가 얼룩덜룩한 mottled 양상을 보인다. 재가압 후 바로 사라지지 않는다.

감압질환의 림프형태인 "오렌지 피부발진 (peau d' orange)"는 피부자체의 문제는 아니며 림프관과 림프샘을 막고 있는 버블으로 인한 것으로 생각된다. 사지의 부종이 흔하나 이하선과 유선에도 부종이 나타난다. 그 자체로 심각한 문제는 아니며, 다른 증상을 위해 재가압되면 부종도 사라진다.

C. 이압성 관절염

벤즈(bend)라는 용어는 가장 처음 사용되었고 감압질환의 발현증상인 사지의 통증으로 널리 알려졌으며 일반적으로 받아들여진다. 근골격계 통증과 비교하여 둔한 느낌, 관절이나 근육의 움직임과 무관하게 지속적인 통증이 특징이다. 벤즈라는 어휘는 일부 논문에서는 신경학적 증상과 사망 증례의 서술에도 사용되었으나 이와 같은 용례는 피해야 한다. 흥미롭게도 관절 통증은 심각한 기체 하중이 없는 경우에는 거의 발생하지 않는다. 잠수함 탈출 훈련 등에서는 벤즈가 보고된 적이 없으며, 대부분 동맥 기체색전증을 진단받는다. 레크리에이션 다이버나 산업다이버에서는 관절 통증이 어깨에서 더 흔하게 발생하는 반면 압축 공기 작업자 및 포화 다이버에서는 무릎이나 아래 다리에서 관절통이 더 흔히 발견된다.   그러나 근골격계 통증은 거의 모든 활액 관절에서 발생할 수 있다. 다만 측두-하악관절은 면역인 것으로 보인다. 감압질환을 진단받은 경우, 압축 공기 작업자와 해군 잠수부의 90%가 관절 통증을 호소하지만 레크리에이션 다이버에서는 25%에 그친다. 확실한 것은 모든 감압질환에서 관절 통증을 호소하지는 않는다는 것이다.

통증은 불규칙하거나 확산되거나 경미하거나 강렬하거나 일정하거나 변동될 수 있다. 날카로운, 국소화된 통증이 있는 경우와 더 둔하고 통증이 심한 통증을 구분할 수 있다. 통증은 단일 관절에 있을 수도 있고, 이동할 수도 있고 여러 부위에 있을 수 있다. 때로는 발적, 부종 또는 일부 운동 제한이 있을 수 있다. 경증의 경우 재가압 치료를 받지 않으면 통증이 급격하게 완만해지거나 보통 며칠 또는 몇 주에 걸쳐 서서히 해소되는 경과를 거친다. 한 가지 중요한 특징은 팔다리 통증이 덜 명백하지만 더 심각한, 신경학적 발현과 관련이 있다는 것이다.

a. 본 스캔

Tc 99 본 스캔은 이압성 관절염에서 외상성 수상 이후 72시간이 지나면 양성으로 나타났다. 그러나 이 검사는 역학 연구와 마찬가지로 감압질환의 증상과 골 병변 부위와의 관계를 보여주지 못했다.

b. 엑스레이

방사선학적 변화가 나타나기까지 시간이 걸리기 때문에 감압으로 인한 뼈의 괴사가 X-ray 상 나타나려면 수개월 이상 걸릴 수 있다. 12년 이상 깊은 공기 잠수를 한 남성의 10% 이상이 뼈 괴사를 가지고 있으며 그 비율은 압축 공기 작업자에서 훨씬 높다. 가장 빈번한 부위는 상완골의 두부, 대퇴골의 아래 부분, 경골의 상단부이다.

D. 고압 신경 증후군

100 M 를 초과하는 깊은 수심에서 헬리옥스와 같은 특별한 호흡기체를 사용할 때, 고압 신경 증후군 (High-pressure neurological syndrome, HPNS)과 같은 문제에 직면하게 된다. 고압신경증후군은 신경학적, 정신의학적, 뇌전도의 특징적인 이상 소견을 나타낸다. 임상 특징은 다음과 같다.

a. 증상

- 두통
- 현기증
- 메스꺼움
- 피로
- 행복감

b. 신경학적 징후

- 진전
- 자세 동요(Postural sway)
- 눈간대경련(opsoclonus)
- 근육간대경련(myoclonus)
- 운동측정장애(dysmetria)
- 반사항진(hyperreflexia)
- 수면 장애
- 졸음(drowsiness)
- 경련 (동물 실험 조건하에서)

c. 정신의학적 증상

- 기억 능력 손상
- 인지적 결손
- 정신병 증상(psychoses)

d. 고압신경증후군의 병태 생리

고압신경증후군은 과도한 기체 압력이 중추신경계의 서로 다른 구조물에 가해지면서 나타난다. 가압의 속도는 고압신경증후군의 발현에 영향을 준다. 더 빠른 가압 속도는 고압신경증후군의 강도를 증가시키고 증상의 시작되는 임계 수심을 감소시킨다. 고압신경증후군의 특징은 증상이 일정한 깊이에 머무르는 동안 지속되고 감압 중에 감소한다는 점이다. 압력이 정상화된 후 대개 증상이 사라지지만, 기면(lethargy)등의 일부 증상은 수 일간 지속될 수 있다. 경우에 따라 기억 장애와 같은 호소가 모두 사라지는데 수 개월이 걸렸던 경우가 알려져 있다. 최종적으로는 고압신경증후군을 겪은 다이버 모두가 회복된다. 이로 인한 뇌의 영구적인 신경학적 후유증이나 조직 병리학적 변화의 증거는 없다.

고압신경증후군의 발병에는 종내 및 종간 변이가 존재하며, 증상이 발현되지 않도록 적응하는데 있어 유전적 기반이 있는 것으로 보인다. 일부 개인에서 증후군 발현에 대한 감수성이 다른 사람들보다 높다는 점과 서로 다른 수심에서 다양한 증상이 나타내는 것이 이러한 결론을 지지한다. 생쥐에 대한 연구에서 혈통(strain)에 따라 경련 감수성이 높은 그룹과 낮은 그룹이 알려져 있다. 유전적 변이 중에서 공포성 단백질(vacuolar protein) 유전자 서열 52 (Vps52)의 변이에 대한 연구(McCall 2011)에서는 이 영역의 3'UTR(비전사영역, untranslated region)의 단일 변이는 경련 위험 차이를 60% 정도 증가시키는 것으로 나타났다. 인간 VPS52와의 유전자 상동성에 의해 이 돌연변이는 고압에 노출되었을 때 발작의 위험 인자로 간주될 수 있다.

사람의 몸이 높은 환경압에 노출되는 상황에서, 그러한 압력은 세포막의 이온 채널에 흐르는 전류에 각기 다른 영향을 미친다. GluN1-1a 또는 GluN1-1b와 4 개의 GluN2 (A-D) 소단위 중 1개가 동시 발현되어 생성된 8 개의 특정 Ar-methyl- D-aspartate 수용체 아형에 서로 다른 영향이 나타난다. 추가 연구(Bliznyuk 2015)는 GiuN2A와 함께 발현 될 때 8 개의 GluN1 분리된 변이체가 정상압과 45 atm의 고압 환경에서 상이한 이온 전류를 매개한다는 사실과 GluN1 및 GluN2 서브 유니트 모두 N- 메틸-D-아스파테이트 수용체 전류에 결정적인 역할을 한다는 것을 보여주었다. 중추신경계는 다양한 N-메틸- D-아스파테이트 수용체 아형을 가지고 있다. 이들 아형의 공간적 분포 역시 일정하지 않다. 이러한 자료는 고압 신경 증후군의 복잡한 징후 및 증상뿐만 아니라 직업 다이버들의 반복적인 깊은 잠수에 따른 장기간의 후유증의 병태생리에 설명을 제공한다.

고압에 대한 신경계의 민감도는 생리적 적응 반응에 의해 보상될 수 있다. 효소와 세포막 펌프 활성이 고압 하에서 느려지는 경우, 이러한 시냅스 저하는 신경전달(transmitter) 회전율의 감소를 요구하게 된다. 이는 마치 에너지 절약 기전과 유사하며, 고압환경에서 나타나는 인체의 영향으로 알려져 있는 기면, 피로, 인지기능, 기억력 감소가 이러한 기전으로 설명된다. 고압에 노출된 다이버에서 알려진 정신병 삽화(psychotic-like episode)에는 여러 인자가 기여할 수 있다. 고압신경증후군, 기압조절실에서의 격리 경험, 대상자의 인격 등이 고려된다. 또한 심해 잠수에 사용되는 헬리옥스에 추가된 질소, 수소와 같은 혼합 호흡기체의 영양일 수 있다. 대안적 설명이 제시된다. 이러한 장애는 사실상 발작적인 마취(paroxysmal narcotic) 상태에 있는 것이라는 설명이다. 혼합된 호흡 기체를 구성하는 각 불활성 기체의 마취 효과의 총합이 이러한 마취를 일으킨다. 이 가설은 마취의 다양한 지질 용해 이론으로 검증되며, 결과는 압력 그 자체와 고압에서의 불활성 기체가 세포 상호 작용을 나타낸다는 가설을 분명히 뒷받침한다.

높은 환경압에 대한 인체의 부적절한 적응이 고압신경증후군이며, 이는 병적인 것으로 간주된다. 발현되는 신경 징후 중 일부는 이전의 감압질환으로 손상된 무증상의 대뇌 병변이 가면을 벗는 것일 수 있다. 다양한 신경 증상이 다른 깊이에서 나타난다. 진전은 200-300m, 근경련(myoclonus)은 300-500m, 뇌파 이상은 200-400m 에서 보고되었다.

e. 고압신경증후군 발병학에서 신경 전달 물질의 역할

GABA, 도파민, 세로토닌 (5-HT), 아세틸콜린 및 글루탐산과 같은 다양한 신경 전달 물질과 아미노산이 고압 신경증후군의 발병학에 관여한다. 이 주제에 관한 여러 연구의 결론은 다음과 같다.

- 고압신경증후군의 다양한 신경 및 행동 장애는 뇌의 동일한 영역에서 다른 메커니즘에 의해 조절된다.
- 고압신경증후군의 신경 전달 물질 상호 작용은 뇌의 여러 부분에서 서로 다르다.
- 뇌전증과 고압신경증후군에서 나타나는 경련의 생화학적 기질은 다르다. 예를 들어, 아데노신 화합물은 뇌 전증에서 보호효과를 나타내나 고압신경증후군의 경련에서는 그렇지 않다.

고압신경증후군의 운동 신경 증상은 척수 및 중뇌 수준에서 신경 흥분성 (excitability)의 변화에 기인한다. 세 로토닌은 고압 척수 과흥분성 (hyperexcitability)과 연관이 있다. 세로토닌은 내인성 경련제로 제안되고 있으 며 대사 산물로 퀴놀린산(Quinolinic acid)과 카이뉴레닌 (kynurenine)이 알려져 있다. 이 두 대사 산물의 정 확한 균형이 고압신경증후군 발병의 중요한 결정인자가 된다.

프로작이나 폭세틴과 같은 세로토닌 약물 복용의 부작용으로 세로토닌 증후군이 알려져 있다. 이 세로토닌 증 후군의 임상 특징은 정신 상태의 변호, 정동불안상태 (restlessness), 근경련(myoclonus), 건반사 항진, 오한, 진 전이 특징이다. 압력에 노출된 쥐의 행동 변화는 세로토닌 증후군과 유사하며 5-HT 수용체 아형 1A의 활성화와 일치한다.

f. 고압신경증후군의 예방 및 관리

고압신경증후군의 예방 및 관리 방법은 다음과 같다.

- 가압 속도 감소
- 호흡기체 변경 특히 다른 불활성 기체 추가 : 헬리옥스에 질소 또는 수소를 첨가
- 마취제
- 바비튜레이트
- 항 경련제
- 비 마취 물질

고압신경증후군과 세로토닌 증후군의 유사성에 근거한 약리학적 접근이 제시되고 있으며 5-HT 1A 수용체 길 항제는 고압신경증후군을 예방하기 위한 잠재적인 약제로 연구되고 있다.

E. 등압 역확산

등압 역확산의 처음 보고는 1972년에 램버트슨(Lambertsen)과 이디큘라(Idicula)에 의해 이루어졌다. 피험자는 고압환경에서 헬륨을 호흡하고 있었고 마스크를 통해 네온 기체를 호흡하는 과정에서 버블이 형성된 것이다.

1974년 리차드 스트라우스(Richard Strauss)는 젤라틴 블록에서의 등압 버블 형성(isobaric bubble formation)을 보고하였다. 젤라틴을 둘러싼 가스의 구성은 질소에서 헬륨으로 바뀌게 되며, 그 의미는 헬륨이 기존의 질소보다 더 빨리 젤라틴으로 확산되었고 시간이 지남에 따라 분압의 합이 주변 압력을 초과하여 버블이 형성된다는 것이다. 이러한 관찰로 인해 헬륨을 치료 가스로 사용하려는 노력은 중단되었으며 미 해군은 다이빙 매뉴얼에서 그 사용법을 제거했다. 모든 의료환경이 그렇듯이 의약품의 부작용에 대한 의료분쟁-법적 환경에 마주치자 헬륨이 과거에 임상적으로 사용되어 왔음에도 불구하고 더욱 꺼리게 되었다.

그러나 상업용 다이버들은 큰 문제없이 헬륨을 호흡기체로 사용하였고, 이에 따라 재압치료할때도 헬륨을 사용하였다. 치료 기제로서의 헬륨은 우수했다. 헬리옥스는 업계의 표준이 되었다. Comex 30 프로필을 사용할 때 치료기체로 50/50 나이트록스 대신 50/50 헬리옥스를 사용하기 시작하였으며 이제는 헬리옥스를 사용하는 것이 표준이 되었다. 이스라엘 해군은 이제 18m (60ft) 이상의 치료 압력에서 헬륨 산소를 일상적으로 사용한다. 미 해군 매뉴얼은 공기 처리 프로필에서 공기 대신에 79% 헬륨 / 21% 산소를 사용하는 옵션을 복원했으나 자세한 지시 사항은 제시하지 않았다. 프로필 8은 165ft (50m) (50)를 넘는 재가압에서 헬륨/산소 사용을 제시한다.

1994년 필립 제임스 (Philip James)는 압축 공기 치료 중 악화된 다이버들에서 헬리옥스를 사용하여 생명을 구한 것처럼 보이는 사례를 검토하였다. 헬륨이 혈액 속에서 더 빨리 확산되지만, 질소보다 용해성이 적다. 그는 헬륨 확산 물리학을 토대로 헬륨의 사용이 버블의 부피를 감소시킨다는 결론을 내렸다. 가장 중요한 것은 에어 다이빙 후에 이루어지는 치료과정에서 헬리옥스를 호흡하더라도 임상적으로 악영향이 없었다는 것이다. 기존의 입장은 카트론(Catron)에 의해 연구된 것으로 폐순환에서 버블이 성장하는 것이 알려져 있었다.

조직이 질소로 과포화 된 후 헬륨이 호흡되는 경우는 환경압이 60ft (18m) 이상으로 깊이 내려가는 경우이다. 따라서 버블이 초기에 성장하더라도 급격하게 사라지며 표면에서의 부피에 도달하지는 않는다. 향후의 치료에 있어 높은 압력은 더 자주 사용될 것이다. 특히 치료가 지연된 공기 다이빙의 경우 희석 가스로 헬륨을 사용하는 것은 논리적으로 유일한 결론이 될 것이다. 압력은 많은 문제를 해결할 수 있다. 특히 치료가 지연된 경우에는 더 높은 가압이 요구된다. 그러나 질소 하중을 증가시키는 재가압이 된다면 적절하지 않다. 의사는 어려운 경우를 치료하기 위해 미리 준비가 되어 있어야 한다는 점을 강조한다. 감압질환 환자에게 최선의 치료를 제공하고 싶다면, 미리 치료기체를 준비하고 계획을 세워두는 것이 필요할 것이다.

F. 고도 감압질환

고도감압질환은 일반적으로 고도 6098m (20,000ft)이상을 비행하는 파일럿에서 볼 수 있지만 이보다 낮은 고도에서도 감압질환의 위험 요소가 있는 경우 발생할 수 있다. 빠른 가압치료를 받고 좋은 호전을 보인 감압질환의 한 예가 2439 m (8000ft) 에서 러지(Rudge)에 의해 보고(1990)되었다. 윌조세미토(Wirjosemito)는 미공군에서 133의 증례를 검토하였다.(1989) 호소하는 증상은 관절통 (43.6%), 두통 (42.1%), 시각 장애 (30.1%), 사지 감퇴 (27.8%), 정신 혼란(confusion) (24.8%)으로 나타났다. 척수 발현, 쵸크(chokes), 의식상실은 드물었다. 고압산소치료는 97.7%에서 성공적이었고, 잔여 증상은 2.3%에서만 나타났다. 고도 관련 감압질환은 동일한 환자에서도 메스꺼움, 두통, 피로 및 호흡 곤란과 같은 다양한 증상을 나타낼 수 있는데, 이는 상기도 감염, 즉 감기로 오인될 수 있다. 이러한 경우 러지(Rudge)는 고압산소치료 후 증상이 호전된 2명의 환자를 보고(1991)하여 감압질환의 진단을 확인했다.

대뇌 저산소증은 일반적으로 다이빙에 연관된 감압질환의 특징은 아니지만 높은 고도에서의 뇌 증상 발현의 중증도를 반영해줄 수 있다. 고압산소치료가 753 hPa (2348m)에서 148 hPa 까지 급격하게 감압된 파일럿 치료에 사용(Sheffield and Davis 1976)되었다. 파일럿은 5-8초 내에 의식을 잃었고, 6-8분의 지연 후에 산소가 공급되었다. 지상에서 조종사는 시력장애와 혼수 상태였으며 고압산소치료가 시작될 때까지 6.5시간 동안 증상은 지속되었으며, 최종적으로 신경학적 결손 없이 회복되었다. 데이비스(Davis)는 고도감압질환 145 증례를 검토하여 다음의 권고안(1977)을 제시하였다. 가능한 빠르게 2.8ATA까지 가압하라. 공기 휴식기를 둔 산소호흡주기로 치료하라. 이후로 천천히 상승하라. 미 공군은 미해군의 감압절차인 시간수심프로필 6을 수정하였다. 반복적인 저압노출을 받은 낙하산사용자에서 고압산소치료와 재가압으로 시신경 위축이 회복된 증례가 보고(Butler 1991)되었다.

USAF 항공우주 의학대학교(USAF School of Aerospace Medicine)에서 치료된 233 건의 사례를 검토한 결과, 다이빙과 마찬가지로 고도감압질환 역시 가능한 조기에 재가압을 하는 것이 예후에 도움이 된다고 결론지었다. (Rudge and Shafer 1991). 치료 지연이 길수록 고도 감압질환의 증상이 오래 지속되고 잔류 증상의 비율이 더 커진다.

고도의 또 다른 증상은 급성 고산병 (AMS, acute mountain sickness)으로, 적절한 순응과정 없이 3000m가 넘는(등산을 하는) 개인에서 발생한다. 고산병의 임상 증상 및 증상에는 두통, 메스꺼움, 과민성, 불면증, 현기증 및 구토가 포함된다. 일부 환자에서는 AMS가 뇌부종 및/ 또는 폐부종으로 진행될 수 있다. 뇌부종은 저산소성 대뇌혈관 확장 및 증가된 모세혈관 정수압에 따른 2차적인 결과로 간주된다. 그러나 버블이 기여 인자가 될 수 있다는 것을 배제할 수는 없다. 이러한 병리는 폐 모세혈관 스트레스 장애와 함께 호흡 부종을 유발할 수 있는 말초 교감신경 활동을 증가시킨다. 그러나 다시 강조하지만, 버블이 폐포에 가두어지는 건 또 다른 설명을 제공할 수 있다. 산소 호흡과 고도에서의 강하는 고산병에 효과적인 방법으로 입증되었으며 휴대형 고압 챔버의 유용성이 알려져 있다. 알프스와 같은 고산지대를 빠르게 등반하는 경우에서, 비순응 대상자를 공기를 이용하여 초기 3시간동안 가압하는 것은 고산병의 발병을 약간 지연시키는 것으로 나타났지만, 발병을 막거나 경련의 심각성을 약화시키지 못했다 (Kayser et al., 1993).

우주정거장에서의 임무 중 우주유영(선외활동;EVA, extravehicular activity)시 우주 슈트를 입고 활동한다.

우주 슈트를 사용하거나 달 또는 화성에 영구기지 활동을 위해서는 정상 대기압의 3분의 1까지 압력을 감소시키기 때문에 감압질환의 리스크가 존재한다. 우주 슈트를 사용하기 위해 요구되는 우주복의 압력 손실은 긴급 재가압이 필요하며 국제 우주 정거장은 고압 산소 시설을 갖추고 있다.

고도 감압질환의 치료는 대부분 다이빙 감압질환과 같은 방식으로 고압 산소 치료이다. 군사용 작전 영역이 더 높게 더 넓은 영역에서 운용되고 군용기는 더 멀리 비치되는 것이 이 패러다임을 재검토하게 하였다. (미 공군의 시간수심프로필은 USnavy TT~ 가 아닌 USAF TT 라고 명명된다.) USAF Treatment Table 8 (TT8) 은 2ATA로 가압하여 100% 산소를 치료기체로 사용한다. 30분 동안의 산소 호흡이 4주기 사용되며 각 주기마다 10분간의 공기 휴식기가 주어진다. 10 증례의 제1형 고도감압질환의 치료에서 9례가 성공적이다. (Butler 2002) 한 경우는 팔꿈치 통증이 재발하여 추가 치료를 필요로 하였다. 2명의 제 2형 고도감압질환 치료에서 1예가 치료에 실패하였다. 이 경우는 어깨의 감각 결손과 근력 저하가 남아 있어 추가 치료를 받았던 경우이다. USAF TT8에는 두 가지 재발 예가 있었다. 그 성공은 고도 감압질환 치료에 TT8을 사용하는 새로운 프로토콜이 실행가능하며, 추가 임상 시험이 필요하다는 것을 시사한다. 곧 출판되는 '항공우주의학'에서 독자들을 만날 것을 기대한다.

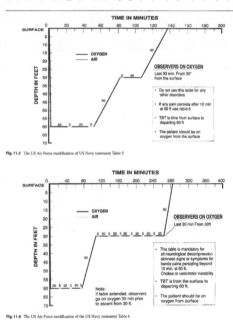

Fig. 11.5 The US Air Force modification of US Navy treatment Table 5

Fig. 11.6 The US Air Force modification of the US Navy treatment Table 6

G. 이압성골괴사

이압성골괴사(dysbaric osteonecrosis)는 산업다이버, 케이슨 노동자, 챔버 내부관찰자와 같은 직업 다이버에서 발생하는 것으로 알려져 있다. 이러한 고압에 노출된 잠수로부터 생기는 골질환을 이압성골괴사(dysbaric osteonecrosis: DON)라 한다. 이압성골괴사에 이환된 다이버들에서 공통적으로 발견할 수 있는 점은 비교적 같은 수심에서 장기간 잠수하였다는 점이다. 이압성골괴사로 이환되는 전형적인 고압노출은 60에서 100ft 정도 수심에서 수시간 동안의 잠수를 며칠 동안 연속적으로 하는 것이다. 다시 말하면 케이슨 작업이다. 고압에 장기간 노출된 숙련된 상업 다이버들에서 특히 (고)관절 부위의 골괴사로 인한 후유증이 발생한다는 것은 오래 전부터 알려져 있었다. 대표적인 것이 고관절 손상에 의한 '그라시안 벤즈 워킹'에서 나온 벤즈라는 단어이다. 장기간의 포화잠수를 하는 고압의 수중공사 인부와 다이버들에만 국한되지 않고, 비교적 잠수 시간이 길고 의무감압을 자주 생략하는 압축공기잠수에서도 골괴사의 확률이 높아진다. 심지어 단 한번 고압산소치료를 받았던 사례에서도 이의 진행이 알려져 있다. 사례는 잠수함 탈출 훈련 후 치료를 받았던 경우였으며, 다만 부적절한 감압을 받았던 경우이다. 따라서 일산화탄소 중독이나, 다른 부가적 치료로 고압산소치료를 받는 경우에 반드시 3년 동안 매년 장골 단순 사진과 골밀도를 확인하여야 한다.

이압성 골괴사(dysbaric osteonecrosis, DON)는 일반적으로 뼈의 말단 동맥에 들어가는 기체 버블의 결과로 간주되지만, 다른 가설에 따르면, DON은 골성 혈관에서 질소 버블의 일차적인 색전 또는 압축 효과로 인해 발생하지 않는다 (Jones 1993). 이 저자들은 대퇴골과 상완골 부위의 지방성 골수에 버블이 있고 골수 버블 표면에서 지질과 혈소판 응집체가 발견되었다고 보고하였다. 전신 혈관에서 섬유소 혈소판 혈전(Fibrin platelet thrombi)이 발견되었는데 이는 손상된 골수 지방 세포가 액체 지방을 분비할 수 있음을 시사한다. 이 지방 색전증은 트롬보플라스틴 및 전신 혈관 내 응고 및 DON을 유발할 수 있는 다른 혈관 작용 물질의 방출을 유발한다.

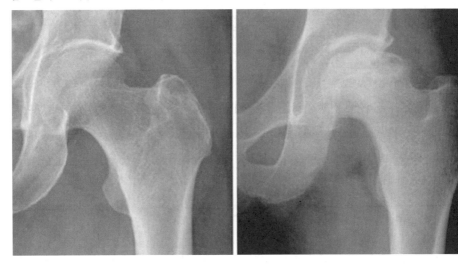

그림 16-5. 이압성 골괴사의 장골 단순 사진

전업 다이버에게 이압성 골괴사의 빈도는 미 해군 다이버의 경우 2% 정도이며, 일부 다이버 집단에서는 60-80%에 이르기도 한다. 해녀다이버의 경우 서로 상반된 보고가 아마 해녀들에 대한 연구에서 나와 있다. 좀더 전향적인 코호트가 필요하다. 이미 변형이 초래된 골괴사는 비가역적으로 치료는 대증적인데 그친다. 따라서 연례적인 선별검사와 위험군의 조기 색출이 중요하다. 이압성골괴사는 장골에서 관절근처의 골간(骨幹)에서 발견되며 이러한 관절과 골간의 손상은 증상 출현 전에 X-선 에서 발견할 수 있다. 자기 공명 영상이나 99mTc를 이용한 골주사 검사는 골 괴사를 민감하게 진단할 수 있다. 골괴사는 지방대사질환이나 다른 질환과 동반되므로 다음 표에 열거한 질환이 있는 경우에는 잠수를 금하여야 한다.

Polyarteritis nodosa, Gout and hyperuricemia, Hyperlipemia, Legg-Calve-Perthes syndrome, Freiberg's disease,Gaucher's disease, Diabetes melitus, Pancreatitis, Cirhosis, Ethanol abuse, Chronic phenylbutazone use, Sickle cell anernia, Chronic steroid use, Alcaptonuria, Syphilis, Kienbock's disease, and Kohler's disease, High radiation exposure, Hepatitis, Rheumatoid arthritis, Arteriosclerosis, Gonorrhea

표 16-6.골 괴사와 동반될 수 있는 질환

장골 x-선 촬영의 권장 간격은 다이버들의 잠수 깊이와 한번 잠수 시 체류 시간에 따라 다르다. 혼합기체 잠수, 잠수 수심이 30m 이상인 잠수, 그리고 체류시간이 4시간 이상인 잠수를 하는 다이버들은 처음 검사에 반드시 장골 x-선 촬영이 포함되어야 한다.

잠수 깊이, m	잠수 시간, hr	장골 x-선 촬영 빈도
< 30	< 4	매년
	> 4	매년
30 - 50	< 4	3년에 1회
	> 5	매년
> 50		매년

표 16-7.장골 x-선 촬영의 권장 간격

골괴사가 있는 경우에도 골괴사의 진행 여부를 확인하기 위하여 매년 x-선 촬영을 실시하여야 한다. 잠수의학에 관심이 없는 의사는 이압성 골괴사를 알지 못하며, 검사의 필요성도 이해하지 못한다. "세트오더에서 잘못 내신거죠?" 라며 방사선사와 의사가 취소를 종용하는 경험도 있다. 따라서 장골영상의 판독은 이압성 골괴사에 대한 경험이 많은 의사가 해야 한다.

H. 감압질환의 안구합병증

감압질환에서 안구 합병증은 극히 드물다. 다른 기저질환이 없는 건강한 레크리에이션 다이버에서 감압질환과 함께 편측의 후방유리체 박리의 증례가 보고 (Dan-Goor 2012) 되었다. 질소 버블 형성이 망막으로부터 유리체 박리에 기여했을 가능성이 있다. 시력 장애를 동반한 망막 정맥 폐쇄도 보고되었다.

재가압과 순산소 호흡으로 시각 장애가 개선된 감압질환에 대한 보고가 몇 번 있었다. 시신경 유두 부종(optic disc swelling)은 사상판(Lamina Cribrosa) 위치에서 축색 돌기에 장애가 있을 때 발생한다. 고도감압질환이 의심되는 F-16 비행 2 일 후에 파일럿에서 편측의 시신경부종이 보고되었다 (Pokroy 2009). 영향을 받은 눈의 시력은 20/25로 감소했으며 시야 검사에서 사각 지대가 깊어지고 아치형 암점이 얕은 특징을 보였다. 전체 시신경 유두의 현저한 부종, 망막의 화염 출혈, 망막 정맥의 충혈이 관찰되었다. 미세 기포에 의한 시신경 혈관계의 폐쇄가 의심되는 사례였다. 예후는 고압 산소 치료 일주일 내에 완전한 시각 기능의 회복을 보였다.

감압질환과 함께 맥락막 허혈(choroidal ischemia)의 증례가 보고(Iordanidou 2010) 되었다. 저자는 맥락막 허혈의 원인을 부적절한 감압에 따른 혈관 내 기체 미세 색전으로 결론지었다. 저압챔버에서 모의비행을 마친 파일럿에서 중심성 장액성 맥락막망막병증 (central serous chorioretinopathy)이 발현된 증례가 보고(Idea 2014) 되었다. 원인은 저산소증 및 약물과 연관된 특발성으로 생각되나, 고도 감압 질환에 있어 유사한 문제의 가능성을 제기하고 추가적인 연구가 필요한 부분이다.

contents

17. 감압 질환의 진단적 접근

17. 감압 질환의 진단적 접근

감압 후 24시간 내에 발생하는 증상이나 징후는 다른 명백한 원인이 없는 경우 이압성 척수염으로 간주되어야 하며 그에 따라 관리해야 한다. 그렇지 않으면 적절한 치료 시기, 골든 타임을 놓칠 수 있다. 치료 지연으로 이어지면 질병 상태가 비가역적으로 진행되어 재가압 치료에 반응하지 않거나 잔여증상이 남게 된다. 진단은 흔히 다이빙 이력만으로도 이루어질 수 있으며 검진에서 신체적 징후를 나타낼 수도 있지만 항상 존재하는 것은 아니다.

각 개인은 저마다의 이유로 감압질환을 부인하거나 증상을 설명할 수 있는 다른 원인을 찾으려는 자연스러운 경향이 있다. 예를 들어 보트에 타는 동안 지속되는 무릎 부상은 관절통을 설명할 수 있다. 통증은 그 관절에서 버블에 대한 유일한 단서가 될 수 있다. 가장 중요한 것은 환자는 "단지 관절통만 호소"하는 경우였고, 이는 응급하지 않은 것으로 간주되지만 검진하게 되면 예기치 못한 신경학적 결손을 발견할 수 있다는 것이다. 의사는 재가압하기 전에 신경학적 결손을 세심하게 검사해야 한다. 사실 신경학적 검진을 시행할 의무는 의사에게 있지, 환자에게 있지 않다. 즉 가압은 응급이 아니더라도, 잠수의사에 의한 검진은 응급이며, 직업적인 가압현장에는 반드시 잠수의사가 있어야 한다.

가벼운 이압성 관절염도 치료하지 않거나 6시간 이내에 재가압하지 않을 경우 궁극적으로 이압성 골괴사 (dysbaric osteonecrosis)가 발생할 수 있다는 점을 기억해야 한다. 증상이 악화되어 즉각적인 치료가 필요하다면 경우에 따라 검사의 단축이 정당화될 것이다. 하지만 시간이 허락하는 한 빨리 전체 검사를 실시해야 한다. 압축 챔버가 현장에 있을 경우, 치료를 먼저 시작하고 치료 수심에서 신경학적 검사와 심폐질환에 대한 평가를 시행할 수 있다. 이는 효과적인 응급 처치이며 후속 진행 상황을 판단할 수 있는 잔여 증상의 기준이 되기도 한다. 현장에 챔버가 없는 경우 후송을 기다리는 동안 전체 검사 및 보충 조사가 이루어져야 한다. 모든 경우에 있어서, 검사 완료에 따른 시간 지연과 재가압 치료 지연을 최소화가 균형을 이루어야 한다. 부가적인 조사가 항상 이루어지지는 않는다. 아마도 즉각적인 치료가 필요하지만 병원이 먼 곳, 아마도 바다에 있을 때이다. 환자가 재가압실에 오기까지 수 시간의 지체가 있을 수 있다. 이러한 상황에서 영상검사와 검사실 검사가 정당화 된다.

a. 해수다이빙 이후의 감압 질환

이압성 척수염의 전신증상은 표 1에 정리되어 있다. 감압질환은 증상 그 자체를 드러내는 질병으로, 다양성이 각 장기 시스템에서 나타난다. 그러나 압축 공기 작업자와 다이버 모두에 대한 연구에 따르면 관절통(이압성 관절염, 구)제1형 감압병)이 가장 흔하게 발현되는 증상이며 다이빙에 따른 특성은 (생각이) 뿌리내리게 된 것이다. 예를 들어, 약한 관절 통증은 헬리옥스 포화 감압 동안 특이한 현상이 아니지만 위중한 증상은 매우 드물다. 표면 감압 절차에서는 이압성 척수염이 심층 잠수에서는 이압성 관절염이 더 자주 나타난다. 분명 다이버는 신경계 시스템의 영향을 주는 증상 보다 관절통을 인지하는게 쉬울 것이다. 그리고 가압치료를 받았던 그날, 피곤함이나 불쾌감 같은 증상이 있다는 것이 기억에 남을 것이다.

(다이빙 벨이나 고도다이빙을 하지 않고, 해수면에서 다이빙을 시작하고 다시 해수면으로 돌아오는) 해수면 기원 다이빙 (surface-orientated dive)을 한 다이버의 대다수는 증상의 시작이 표면에 도착하고 3시간 이내에 나

타난다. 증상의 시작은 35시간까지 지연될 수 있으며 만일 항공 여행을 하였다면 더 길어질 수 있다. 공기를 사용하는 다이빙에서 뇌손상 증례의 거의 절반이 수면에 상승 후 3분 이내에 나타나며 척수손상 증례 역시 비슷한 비율로 수면 상승 후 3분 이내에 증상이 분명해진다. 가장 심각한 후유증은 중추 신경계 관련 증상이다. 이압성 척수염의 신경 증상은 대뇌 반구, 척수 및 전정 장애의 증상을 포함한다.

▫ 신경학적
  대뇌
        시각장애
        실어증
        반신마비
        기억 장애
        경련
        혼수
  척수 (히트, hit)
        사지의 감각 장애 : 감각 마비
        근력저하, 보행장애
        방광기능장애
        하지마비, 사지마비
  전정계 장애 (스태거, staggers)
        안구 진탕
        현훈
▫ 호흡기계(쵸크 chokes)
    호흡곤란
    과환기
    흉통
    급성호흡곤란증후군
▫ 순환기계
    빈맥
    부정맥

표 17-1. 이압성 척수염의 전신증상

이어지는 다음 장에서 다루겠지만, 내이감압질환의 증상은 현훈 및 현훈과 동반하는 청력 상실로 나타난다. 분포는 지역 다이버에서 척수 증상에서 우세하지만 비행기 여행자(아마도 대부분의 해외 레크레이션 다이버들)에서는 대뇌 증상이 훨씬 흔하다 (Fryer 1967; McGuire 2013).

이압성 척수염의 가장 흔한 부위는 하부 흉부 척수이지만, 레벨은 C4에서 L1까지 다양하다. 공기를 이용해 (에어) 다이빙하고 수중 감압하는 경우 감압질환의 약 25%에서 CNS 증상이 발생한다. DCS의 초기 에피소드

후 몇 년 후에 척수 기능의 저하가 보고되고 다른 신경학적 증후군도 발생할 수 있다. 일부 다이버에서 반신마비 (hemiparesis), 실어증, 반맹(hemianopsia), 기억 상실 및 발작과 같은 급성 대뇌 반구 기능 장애의 증거가 있는 증상이 발현된다.

반복적인 무호흡잠수(프리다이빙)는 혈액과 조직에 질소가 축적되어 감압질환을 유발할 수 있다. 다이빙 사고의 병력이 있는 일본의 해녀(Ama) 4명의 MRI에서 뇌경색이 경계영역 (watershed)에서 확인되었다(Kohshi 외. 2005). 해녀를 대상으로 지역사회에서 실시된 설문 조사에 따르면 많은 해녀는 뇌졸중과 유사한 증상을 경험했다. 무호흡 다이빙에서 감압질환의 임상 특징은 손상이 뇌에만 국한된다는 것이다. 뇌손상 기전은 분명하지 않지만, 폐 또는 심장을 통과하여 동맥화된 질소 버블이 원인일 가능성이 가장 크다.

부정맥, 호흡곤란, 쇼크와 같은 중증의 증상은 관상동맥의 기체색전이나 폐동맥 색전의 감별을 필요로 한다. 비심인성 폐부종은 이압성 척수염에서 드물다. 호흡곤란은 약 2%에서 발생한다. 쇼크 역시 드물며, 대개 다이빙 후 6시간 이내에 가장 심해지는 폐의 침윤이 나타난다.

b. 감압질환 증상의 지연 발현

상대적으로 빠르게 해수면까지 상승하고 나서 나타나는 의식 소실이나 뇌졸중 유사 증상 발현은 동맥 기체색전증의 전형적인 소견이다. 근력 소실이나 지남력 상실과 같은 신경학적 결손이 나타나기까지 몇 분의 지연이 발생할 수 있다. 하지만 충분한 기체 하중이 없고 고압에 노출이 짧았다는 병력이 증상의 지연 발현과 연관이 있지는 않다. 팔다리 통증의 발병 역시 짧은 노출과 관련이 없다. 관절통의 증상은 조직에 상당한 양의 기체를 용해시킬 수 있는 충분한 시간이 있었던 다이빙 후에만 발생한다.

압축 공기 작업자 및 산업다이버에서는 수면 상승 후 관절통 증상 발현까지 24시간 정도 잠복기가 알려져 있지만 대개는 더 빠르게 나타난다. 포화다이빙 후에는 수일까지 이어지는 표면 감압 기간 동안 관절통이나 다른 증상이 발현되기 때문에 지연이 없는 것처럼 보일 수 있다. 포화다이빙에서는 작업수심에서 다이빙 벨로 돌아온 후 저장(storage) 수심에서 발생할 수 있다.

표면 상승 후 잠복기가 24시간 넘어가는 경우는 다이버가 이전 증상을 인지하지 못하거나 보고하지 않았을 경우를 생각해야 한다. 일반적으로 신경학적 이상은 표면 상승 후 1시간 이내에 85% 에서 나타난다.

c. 다이버의 두통

다이버의 두통은 흔하지 않다. 원인으로 경증인 경우는 격렬한 신체운동, 차가운 물의 자극, 편두통, 긴장을 들 수 있다. 심각한 원인으로 감압질환, 기체색전증 및 귀 또는 부비동의 압력손상(barotrauma)이 있으며 좀 더 드물다. 어떤 원인에서든 다이빙 중 환기가 불충분한 경우 이산화탄소 축적으로 인한 대뇌 혈관 확장 및 두통이 발생할 수 있다. 압축 공기량의 제한이 있는 스쿠버 잠수의 경우 호흡량을 줄이기 위해 의도적으로 호흡을 줄이려는 노력이 있었는지를 확인해야 한다. 드물지만 압력손상과 관련되어 대뇌 동맥류 파열이 발생할 수 있다. 갇힌 공기의 부피 팽창, 기압 저하, 또는 기관 내 혈관 확장이 동맥류를 이 상태에서 파열시킬 수 있는지 여부는 분명하지 않다. 정확한 진단과 적절한 치료를 위해서는 신중한 병력 및 신경학적 검사와 아울러 해양 환경의 독특한 생리학적 스트레스에 대한 이해가 필요하다.

d. SANDHOG criteria

아래 기준으로 3점 이상을 만족하면 : sensitive 52.73%, specific 90.32% 로 감압 질환의 가능성이 있다.

샌드호그진단기준SANDHOG criteria for DCS	
3 point	1 point
1. 양측 감각 근력의 변화를 동반한 전각척수염의 증상 발현, 다이빙 2시간 이내 2. 감각변화와 병적인 반사를 동반한 근력의 저하, 다이빙 2시간 이내 3. 피부대리석양증(cutis marmorata)	1. 깊고 찌르는 듯한(관통하는 느낌, 통증이 몸 안 깊숙히 있는 듯한 느낌) 통증이 큰 관절에 발생, 다이빙 2-6시간 이내 2. 하나의 팔/다리나 하나의 척수 높이에 발생한 독립적인 감각 이상 이 척수과반사와 동반되어 있는 경우, 다이빙 2-6시간 이내 3. 재가압치료를 시작하면서, 10분 이내에 관절통증 증상이 완전히 해소된 경우 4. 치료적 재압치료로 40분 이내에 근력과 감각 변화가 완전히 해소된 경우 or 재압치료 첫 2시간 이내에 근력 감소가 5/5 로 완전히 해소된 경우 5. 편두통의 병력이 없는 다이버에서 다이빙을 마치고 섬광성암점(scintillating scotomata) 이 나타난 경우 6. 다이빙 프로필(감압정지가 필요하지 않은, 무감압)에서 질소 하중이 미해군55의 무감압한계(Thalmann algorithm) 50%를 초과(USN 55 acceptable risk)한 경우 or 단계적 감압(staged decompression)을 요구하는 단 회 다이빙을 적절하게 수행한 경우
2 point	
1. 미해군 무감압한계의 10% 이상 질소하중을 받거나(감압 없이) 5분 이상의 감압의무 미준수한 경우 2. 3point 의 증상이 다이빙 후 2-6시간에 나타난 경우 3. 기침, 흉골하 작열통, 호흡 곤란(shortness of breath) 4. 현훈(어지러움), 이명, 청력감소 와 같은 전정계(내이) DCS증상, 다이빙 2시간 이내 발생 5. 깊고 찌르는 듯한(관통하는 느낌, 통증이 몸 안 깊숙히 있는 느낌) 통증이 큰 관절에 발생, 다이빙 2시간 이내 6. 하나의 팔/다리나 하나의 척수 높이에 발생한 독립적인 감각 이상 이 척수과반사와 동반되어 있는 경우, 다이빙 2시간 이내 7. 림프부종, 다이빙 24시간 이내	
0.5 point	- 1 point
1. 다이빙 후 독립되어 있는 이상감각이나 저린 느낌(tinglies)이 발생 2. 피로, 어지러움, 두통, 오심, 구토	1. 발열 2. 건강염려증의 병력, 불안장애

A. 공기감압 프로필

장시간 공기 시간수심프로필의 예는 USN Table 4와 RN Table 71이다. 이 치료 table은 원래 공기를 사용하는 것으로 짜여 있었으나 감압과정 중 2.8기압이 되면 100% 산소를 사용하는 기간을 두고 있다. USN Table 4는 다른 프로필과 비교했을 때 감압과정이 빠르기 때문에 생체징후가 불안정한 환자에게 사용될 수 있다. 장시간에 걸친 공기 시간수심프로필의 문제점은 환자와 보조사가 6-12시간 이상 챔버에 있어야 하고 이를 뒷받침하기 위해서는 챔버의 시설이 복잡해지는 단점이 있다. 또한 환자가 오랜 시간 치료를 받아야 하기 때문에 피로를 호소하고 식사를 제공하는 문제, 수면을 취하는 문제, 오물의 처리 등 많은 문제를 해결해야만 한다.

짧은 시간의 공기 시간수심프로필에는 USN Table 5과 USN Table 6A이 있다. USN Table 5 (RN Table 61)은 통증만을 호소하는 환자의 치료를 위해 쓰여진다. 이 table은 2.8 기압의 100% 산소를 사용하는 기간과 1.9기압에서의 감압 과정으로 이루어진다. 이때 환자는 100% 의 산소를 마시고 짧은 기간 동안 공기를 마시게 되는데 이는 폐산소독성을 예방하기 위함이다. USN Table 5 (RN Table 61)가 연장된 형식인 USN Table 6 (RN Table 62)는 좀 더 심한 증상을 보이는 환자에게 적용된다. 이 table에서 60ft와 30ft에서 산소를 마시는 기간을 연장할 수 있는데 이는 잠수전문의의 판단에 따라 처방될 수 있다. USN Table 6에서는 각각 2회의 연장을 할 수 있도록 하고 있으나 Catalina Table에서는 이보다 더 많은 횟수의 연장도 가능하도록 되어 있다.

짧은 시간의 공기로 가압하고 이어서 순산소를 2.8ATA에서 사용하는 프로필이 있다. USN Table 6A가 이에 해당한다. 이 치료표는 본래 동맥가스전색증 환자의 치료를 위해 개발되었다. USN Table 6A는 6기압(165ft)의 공기로 치료하는 과정 뒤에 USN Table 6을 더한 것이다. 이러한 고압치료 과정을 넣는 이유는 6기압으로 가압함으로써 많은 양의 공기방울이 제거되거나 재분배되기를 기대할 수 있기 때문이다. Comex Table 30은 4기압(98ft)으로 가압하고 50/50 산소-헬륨 또는 질소가스를 이용하여 치료한다. 그러나, 6기압의 공기를 이용하는 장점을 뒷받침할 만한 충분한 자료가 제시되어 있지는 않다. 6기압의 공기를 이용할 경우 공기방울이 더 많이 축소되는 것을 기대할 수는 있을지 몰라도 그 시간 동안 다량의 질소가 체내로 새롭게 유입되는 것도 고려해야 하기 때문이다. 즉, 같은 동맥가스전색증을 가진 환자라 하더라도 장시간 깊은 수심에 있다가 발생한 환자는 잠수함 탈출 훈련장에서의 사고로 인한 환자보다 체내의 질소농도가 현저하게 높을 것이므로 똑같이 USN 6A를 적용할 경우 그 치료 결과는 차이가 날 것이다. 또한 폐 압력 손상에 의한 기흉의 경우 USN 6A는 긴장성 기흉을 악화시킬 수 있다. 한 연구에서는 USN Tabel 6A와 6를 비교한 결과 치료에 별 차이가 없음을 보고하였다. 따라서 잠수함 탈출 훈련과 같은 지연이 전혀 없는 명백한 기체색전증, 혹은 6시간 이상 지연된 감압질환이 아니면 6A는 고려되지 않는다. 결국 더 깊은 심도에서의 치료와 질소에 의한 영향을 배제할 수 있기 위해서는 USN Table 6A의 6기압에서 50/50 또는 40/60 산소-질소 혼합기체를 사용하던가 Comex Table 30을 사용하는 것이 가장 치료효과를 극대화시키는 방법이 될 것이다.

마지막으로 공기를 이용한 포화재가압을 고려할 수 있다. USN Table 6를 사용하여 2.8기압에서 치료한 후에도 신경학적 증상이 남아있는 환자에 대해서는 포화재가압(saturation recompression)을 고려해야 한다. USN Table 7이 이 방법을 취하고 있다. 환자는 2.8기압에서 최소한 12시간을 있어야 한다. 감압 시간을 고려해 볼 때 치료 시간이 적어도 2- 3일 소요 된다. 이러한 공기를 이용한 공기 재가압은 상당한 노력과 시간이 들어가게 된다. 이를 위해서는 챔버 내의 산소 및 이산화탄소의 농도를 모니터 할 수 있는 시설이 되어야 하고 2명의 보조사와 2명의 챔버 작동 수가 필요하다. 그러나 현실적으로는 더 많은 인력과 시간 그리고 경비가 소요된다. 따라서 환자가 다음의 적응증이 되는 경우, 제한적으로 사용하는 것을 권장한다.

가) 아주 심각한 허탈증세, 요관이나 항문괄약근 장애, 뇌피질 증상이나 의식에 변화가 심각할 때

나) 재가압을 해서 증상이 어느 정도 좋아졌으나 2.8ATA 시점에서 증상이 완전히 소실되지 않고 남아 있을 때

다) 감압 중에 중요한 운동 능력의 강도나 뇌피질 기능이 더 나빠질 때

B. 심해잠수의 치료

a. 극탄잠수를 위한 프로필

헬륨과 산소를 사용하는 극탄(bounce) 잠수 후에 나타난 감압질환의 치료는 기존의 산소치료 프로필을 그대로 사용하지 않는다. 일반적으로 헬륨-산소 혼합기체를 사용한 잠수사가 감압질환의 증상이 있을 경우에는 헬륨-산소 혼합기체를 이용해서 치료하는 것이 원칙이다. 이 경우 만약 공기를 이용해서 재가압을 하면 질소의 재확산으로 인해 환자의 상태가 갑자기 나빠지는 경우가 있기 때문이다. 그러나, USN이나 산업잠수 업계 등은 헬륨-산소 잠수 이후에 발생한 감압질환에 대해서도 기존의 USN 6, 6A, 7같은 table을 사용하기도 한다. 50m(165ft) 이상 잠수했을 경우에 사용할 수 있는 시간수심프로필은 Lambertsen/Solus Ocean Systems Table 7A이다. 또 다른 방법은 유럽 잠수 및 고압의학회와 영국 산업잠수회사에서 사용하는 표로서 산소-헬륨 혼합기체를 사용하여 환자를 증상이 해소되는 깊이까지 가압을 한다. 이때 최대한 최초 잠수했던 깊이만큼 가압할 수 있다. 최소한 2시간을 그 깊이에서 보낸 후 다음의 감압표에 따라 감압한다. 이때 챔버의 산소 분압은 PO2 0.4ATA를 유지해야 한다.

Depth(수심)	Decompression rate(가압율)
100m 이상	1.5m/h
100-10m까지	1.0m/h
10m-수표면까지	0.5m/h

헬륨과 산소를 이용한 극탄잠수를 치료하기 위한 시간수심프로필

b. 극탄잠수중 발생한 경미한 증상의 잠수병(관절통)

(1) 최소한 60피트(18미터)까지 증상이 없어질 때까지 감압한다.

(2) 6번의 산소(분압은 1.5-2.5기압)가 있는 혼합 치료기체를 주는 사이에 5분간의 챔버 기체로 호흡하게 한다.

(3) 치료 수심에서 6-12시간 유지한다.

(4) 표준 포화감압법에 따라 감압한다.

c. 극탄잠수중 발생한 위중한 증상의 감압질환(신경학적 증상)

(1) 최소한 100피트(30미터)까지 증상이 없어질 때까지 감압한다.

(2) 10번의 산소(분압은 1.5-2.5기압)가 있는 혼합 치료기체를 주는 사이에 5분간의 챔버 기체로 호흡하게 한다.

(3) 치료 수심에서 24시간 유지 한다.

(4) 표준 포화감압법에 따라 감압한다.

d. 포화잠수 후 치료를 위한 프로필

대부분의 포화잠수에서 감압질환의 증상은 통증만을 호소하는 경우이다. 잠수사가 증상을 호소한다면 다음 3가지 방법으로 대응하게 된다. 보통 이때의 치료는 다음의 방법들을 모두 이용할 수 있다:

(1) 산소가 풍부한 혼합기체(PO2 1.5-2.8ATA)를 주입하는 경우

(2) 챔버를 재가압하는 경우

(3) 감압과정을 잠시 멈추는 경우

이 중에서 산소가 풍부한 혼합기체를 주입하는 경우는 어떤 깊이에서도 사용할 수 있으며 대부분의 경미한 증상은 산소주입과 감압과정을 멈추는 것만으로도 회복된다고 한다. 아래 표는 북해의 상업다이빙에서의 치료절차로 한국 해군에서도 표준치료 방법으로 적용하고 있다.

포화감압 완료후에 발현	
	모든 증상은 공기보다는 헬륨과 산소를 사용한 혼합기체로 챔버를 가압한다는 점을 제외하고는 미해군 시간수심프로필 6 번의 프로필을 사용하여 표면에서 나타나는 감압질환과 같이 치료한다. 성공적인 치료 후 적어도 24시간, 그리고 관절통의 증상이 있는지를 확인하고 24시간은 비행을 금지시킨다.
포화감압 도중에 발현	
경미	최초의 증상이 나타난 수심보다 30피트 더 깊이 가압하고, 필요하다면 회복되는 깊이까지 10피트씩 더 증가 시킨다(최대 60피트). 치료 수심에서 신경학적 검사를 시행하고 1.5내지 2.5기압의 산소 분압(60피트 이하 수심에서는 100% 산소)을 제공하는 혼합 치료 기체를 마스크를 통해 공급한다. 6회에 걸쳐서 25분간의 치료 기체를 주고 그 사이에 5분씩 챔버기체를 호흡하는 휴식기를 준다. 포화감압을 시작하기 전에 6시간의 안정화기간 동안 치료 수심에서 챔버를 유지한다. 원래의 감압이 더 얕은 storage 수심이었다면, 잠수사는 최소한 24시간의 안정화 기간 동안 storage 수심에서 남아있어야 한다. 잠수사가 정상적인 잠수를 하기 위해서는 반드시 포화잠수 군의관의 승낙이 있어야 한다.
위중	증상이 시작된 수심보다 100피트 더 깊이 가압한다. 이 수심에서 1.5 내지 2.5기압의 산소 분압을 제공하는 혼합 치료기체를 10회에 걸쳐 25분간 투여하고 그 사이 사이에 5분씩 챔버 기체로 호흡 시킨다. 증상의 완화가 첫 번째 치료사이클에서 없다면 발병 수심보다 최대 150피트까지 10피트씩 증가시키면서 추가적인 재가압을 고려 한다. 성공적인 치료를 하고 나서 최소 24시간의 안정화 기간이 지나서 포화 감압을 재개 한다. 잠수사는 감압을 완료하고 나서 잠수를 다시 해도 되는가에 대해서는 포화잠수 군의관의 지시에 따르도록 한다.
하강 유람잠수 후에 발현	

경미	하강 유람잠수 깊이 또는 60피트까지 (어느 것이 더 깊은가에 상관없이) 재가압 한다. 1.5 내지 2.5 기압의 산소분압을 제공하는 혼합 치료 기체를 6회에 걸쳐 25분간씩 마스크를 통해 주고 그 사이 사이에 5분씩 챔버기체로 호흡하는 휴식기를 준다. 완전한 회복이 신속하게 없다면 유람 잠수 수심 이하로 최대 60피트까지 10피트씩 증가시키는 추가 적인 재가압 시행을 고려 한다. 성공적인 치료를 하고 나서 포화 감압을 개시하기 전에 최소 24시간의 안정화 기간을 갖는다. 다시 잠수를 하기 위해서는 포화잠수 군의관의 자문을 구한 뒤 승낙을 받아야 한다.
위중	유람잠수 수심 또는 100피트까지 어느 것이 더 깊은가에 상관없이 재가압 한다. 1.5 내지 2.5 기압 의 산소 분압을 제공하는 혼합 치료 기체를 투여하는데 10회에 걸쳐 25분간 치료 기체를 주고 그 사이 사이에 5분씩 챔버 기체를 호흡하는 휴식기를 준다. 신속하게 회복이 되지 않는다면 유람 잠수 수심이하로 최대 100피트까지 10피트씩 증가시키는 추가 적인 재가압 시행을 고려 한다. 성 공적인 치료를 하고 나서 최소 24시간의 안정화 기간이 지나야 포화 감압을 재개할 수 있다.
	상승 유람잠수 도중 또는 그 후에 발현
	상승 유람잠수 도중에 증상이 발현하면 첫 단계로 저장소 수심까지 재가압 시키고 나서 유람잠수의 완료후에 일어나는 사고의 경우와 같은 절차를 따른다. (예: 300피트의 저장소 수심으로부터 270피 트의 작업 수심까지의 상승 유람잠수 후에 경미한 증상들이 나타난다면 - 첫 단계는 저장소 수심까지 가압하고 나서 60피트를 추가 한다.
경미	저장소 수심 이하 60피트까지 재가압 한다. 1.5 내지 2.5기압의 산소분압을 제공하는 혼합 치료 기체를 투여하는데 10회에 걸쳐 25분간 치료 기체를 주고 그 사이 사이에 5분씩 챔버 기체를 호흡하는 휴식기를 준다. 완전한 회복이 되지 않을 경우 저장소 수심 이하로 최대 100피트까지 10피트씩 증가시키는 추가적인 재가압의 시행을 고려한다. 성공적인 치료를 하고 나서 포화 감압을 개시하기 전에 최소 24시간의 안정화 기간이 지나야 한다. 다시 잠수를 하기 위해서는 포화 잠수 군의관의 지시에 따른다.
위중	저장소 수심 이하 100피트까지 재가압 한다. 1.5 내지 2.5기압의 산소 분압을 제공하는 혼합 치료 기체를 투여하는데 10회에 걸쳐 25분간 치료 기체를 주고 그 사이 사이에 5분씩 챔버 기체를 호흡하는 휴식기를 준다. 포화잠수 군의관의 자문을 반드시 받아야 한다. 신속하게 회복되지 않는다면 저장소 수심 이하로 최대 150피트까지 10피트씩 증가시키는 추가적인 재가압을 고려 한다. 성공적인 치료를 하고 나서 최소 24- 48시간의 안정화 기간이 지나야 포화 감압을 재개할 수 있다.

잠수로 복귀 : 치료에 즉각적으로 반응하는 경미한 증상들의 단순한 경우(관절통)에는 24시간후에 잠수를 재개할 수 있다. 그러나 그 외의 경우에는 완전한 감압을 마치고 철저한 의학적인 검사를 시행하지 않고는 잠수를 해서는 안 된다. 이 치료는 반드시 포화잠수전문 의사의 전문적인 관찰과 지도하에 실시해야 한다.

치료의 선행조건 : 치료챔버 안에 각종 전문 의료장비가 구비되어 있어야 한다.

	경미 : 무릎관절 통증, 피부 발진 등
	위중 : 신경학적 증상, 전정기능 이상, 현저한 사지통 등
	포화 잠수의 치료절차

통증만을 호소하는 경우의 치료: EUBS나 AODC 등에서는 챔버를 2m/min(6.5ft/min)의 속도로 증상이 소

실될때까지 재가압하며, 이때 증상이 발생한 깊이보다 20m(66ft) 이상 재가압 해서는 안된다고 한다. 또한 증상이 더 심한 경우에는 증상이 발생한 깊이보다 30m(98ft) 이상 가압하는 것을 권장하고 있다. 이때 환자는 치료수심에서 2-6시간 머물면서 산소가 풍부한 혼합기체를 마셔야 하며, 그 이후 다시 본래의 포화잠수 감압과정을 거쳐 상승하게 된다. 그에 비해 USN에서 권장하는 방법은 관절통이 감압을 시작한지 60분 이후에 발생한 경우 챔버를 5ft/min 의 속도로 증상이 소실될 때까지 재가압하며, 이때 30ft 이상의 재가압은 필요하지 않다고 한다. 환자는 치료수심에서 산소가 풍부한 혼합기체를 20분간 마시고 5분간 챔버의 기체를 마시는 사이클을 증상이 완전히 없어질 때까지 계속 반복한다. 이후 그 치료수심에서 최소한 2시간을 머문 후 다시 본래의 포화잠수 감압과정을 거쳐 상승하게 된다.

위중한 증상의 치료: 위중한 증상은 상방 편위(upward excursion)시에 발생하는 경우가 대부분이다. 증상이 발견되면 즉시 30ft/min (9m/min)의 속도로 재가압 하여 상승이 시작된 본래의 깊이로 다시 내려간다. 이 깊이에서 증상이 5-10분 내에 좋아지지 않으면 증상이 좋아지는 수심까지 더 내려간다. 치료수심에 도달하면 환자는 산소가 풍부한 혼합 기체를 마시는 사이클을 최소한 2시간 동안 시행한다. 환자는 증상이 완전히 없어진 후 최소한 12시간 동안 머문 후 다시 본래의 감압과정을 시행하여 상승한다. 이때 감압질환의 증상이 있었던 환자는 또다시 상방 편위(upward excursion)를 해서는 안된다.

18. 이압 현훈의 감별진단

18. 이압 현훈의 감별진단

환자가 진성 현훈을 호소할 때 압력손상에 따른 전정계 압착과 내이의 감압 질환의 감별은 어렵다. 빈도는 내이와 무관한 다른 현훈이거나, 일산화탄소 중독일 수 있다. 환자가 의식이 있다고 가정하면 수심 변화 중 압평형에 문제가 있었는지 주의 깊게 문진이 필요하다. 전정 감압질환의 감별에는 어려움이 따른다. 내이 압력 손상은 즉시 증상이 발생하지만 전정 감압질환에 의한 현훈은 약간의 잠복기를 가진다. 또한 다이빙 최고 수심이 10m 미만이면 감압질환은 드물다. 먼저 해부 생리를 요약하고 어지러움의 가능한 원인을 제시한다.

I. 내이의 구조와 기능

미로(labyrinthine)와 전정(vestibule)은 균형과 평형을 담당한다. 고유 수용체로서 정위(orientation), 처한 환경에 대한 관계의 기능을 담당한다. 대기에서와 달리 수중에서는 특유의 정위환경에 놓이게 되며, 잠수 중에 어느 쪽 끝이 위쪽인가 하는 감각, 전정기관의 평형 감각은 매우 중요하다.

A. 전정기관

전정 기관의 수용체(receptor)는 내이의 일부를 구성하고 있으며, 두개골의 아주 단단한 뼈에 의해 둘러싸여 있다. 이 수용체는 전정과 세 개의 반고리관(semicircular canal) 속에 있다. 이 세 개의 반고리관의 세 가지 다른 평면에 대한 활동에 의해서 머리나 몸이 뒤집어지거나 좌우로 흔들리거나 구르는 것을 감지한다. 미로의 몸체 안에는 막형 미로(membranous labyrinth)가 자리잡고 있으며, 박형 미로의 모든 부분은 상호간에 연결되어 있고 전정의 낭들과 연결되어 있다. 외림프(perilymph)는 물과 같은 액체로서 전체의 막형 미로를 둘러싸고 있어서 미로의 몸체가 주위의 벽과 마찰하는 것을 방지한다. 안쪽에는 내림프(endolymph)가 있으며, 자극에 대해 반응하는 중요한 부분이다.

내림프는 신체의 운동에 의해 세반고리관 안에서 순환하거나 림프가 움직인다.

전정에 연결되어 있는 각각의 반고리관의 끝에는 확대된 부위가 있는데, 여기에는 8번째 뇌신경인 전정 신경의 분지가 연결 된다. 진정 안에 있는 신경 섬유는 매우 굵어서 자극의 진도 속도가 빨라서, 응급적인 상황에서 빠른 반사를 보일 수 있게 되어 있다. 직선 운동이튼 회전 운동이든 그 자체는 세반고리관을 자극하는 운동이 되지 못하고 오히려 운동률의 변화(가속, 변속)와 특히 운동 방향의 변화가 반고리판을 자극한다 따뜻한 물과 찬물은 물리적 압력과 탄력성과 마찬가지의 원리로 반고리관을 자극한다. 게으른 신경과 전공의가 온수/냉수 튜브를 이용해서 안진을 관찰하는 것을 빼먹는 광경을 떠올려보자. (분명 튜브를 본적은 없는데, 어쨌거나 (신경과에서 입원시킬 환자는) 아니라 카더라.) 마찬가지로 한쪽 귀만 차가운 물에 노출되었을때(후드 등에 의해), 생리적으로 어지러움을 일으킬 수 있다는 것을 알고 있어야 한다.

육상에서 그대로 멈추고 있을때, 전정의 감각은 몸의 균형과 평형을 유지하는데 필수적인 기관은 아니다. 왜냐하면, 시각이나 피부감각 기관, 운동감각, 청각 등이 평형을 유지하는 데 도움을 주고 있기 때문이다. 그러나 이러한 여러 감각들의 도움이 없거나 아주 민첩한 행동을 할 때 전정의 감각은 매우 중요한 역할을 한다. 수중에서는 상황이 달라진다. 수심에 따라 적절한 공기를 주입하여 부력을 맞추는 것과 별개로 신체의 좌우, 전후, 상하의 위치가 관성 모멘텀에 의해 회전하지 않고, 특정한 몸의 자세를 유지해야 하기 때문이다. 이러한 중성 모멘텀을 유지하기 위해서는 전정기관이 수중에 새롭게 적응하여야 한다. 어떠한 경우이든 아주 빨리 움직이거나 정교한 신체적 운동을 할 때, 평형과 균형을 유지하기위해 전정 감각은 다른 어떤 감각보다 중요하다. 특히 반고리관의 작용은 가장 기본적이다. 이석기(utricle)는 정상적으로 걸을 때는 별로 중요하지 않지만 특히 달리거나 계단을 오를 때 체위의 변화를 감지한다. 이 기관들은 가속이나 방향의 변화를 감지한다고 한다. 익숙한 육상(대기) 활동을 통해 이들 기관은 운동을 조율하는 기능을 수행한다. 걷거나 달리거나 움직일 때 신체는 머리의 각속력의 변화를 지시하는 감각이 반대로 움직여야 한다는 것을 배움으로써 넘어지는 것을 방지 한다. 예를 들어, 모퉁이를 돌 때 몸을 모퉁이 쪽으로 기울여야 한다. 그렇지 않으면 돌 수가 없는 것이다. 또한 달리다 갑자기 멈추고 싶을 때에는 관성을 중화하기 위하여 몸을 뒤쪽으로 젖혀야 한다. 이러한 반응은 "고양이는 떨어져도 항상 발부터 떨어진다"는 행동으로 요약할 수 있다.

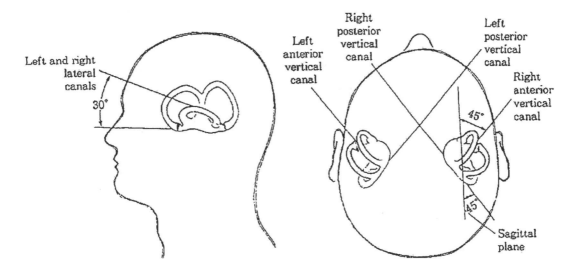

그림 18-1. 각 세반고리관의 평면도

B. 미로

일찍이 플로렌스(Florence)(1830), 메니어(Meniers)(1861) 및 에월드(Ewald)(1892) 등은 내이의 세반고리관 (semicircular canal)이 평형 기능을 유지하는 데 관여한다고 하였고, 바라니(Barany)와 할파이크(Hallpike)는 칼로리 반응(caloric response) 및 후방 회전성 현훈(post rotational vertigo)로 안구진탕(nystagmus)을 알아냈다. 평형조절에 관한 중추는 주로 뇌간의 망상체 및 전정 핵 부위에 있으며 대뇌피질 및 소뇌도 이에 관여한다. 우리 신체의 평형을 유지하려는 체방위반사(body orienting reflex)는 다음 세 가지로 구분된다.

첫째는 근육과 인대의 체성 고유수용기(somatic proprioceptor)이고, 둘째는 주변의 환경과 거리, 속도를 계속 모니터링 하는 시각 수용체(visual receptor)이고, 셋째는 내이의 전정기관에 있는 미로 수용체(labyrinthine receptor)이다.

위의 세 가지 체 방위반사 중에서 내이의 전정기관을 우선 논의해 본다면, 전정기관은 청각을 담당하고 있는 와우(cochlea)와 대조적으로 평형감각을 담당하고 있다.

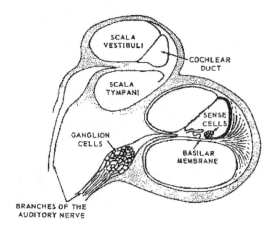

그림 18-2. 와우각의 횡단면

미로는 막성미로(membranous labyrinth)와 골성 미로(bony labyrinth)로 구성되어 있고, 막성 미로에는 내림프(endolymph), 막성미로와 골성미로 사이에는 외림프(perilymph)로 차 있다. 외림프는 Na+의 함량이 많고 내림프는 K+의 함량이 많다. 전정기관은 세반고리관과 난형낭(utricie) 및 구형낭(saccule)으로 구성되어 있고, 세반고리관은 수평반고리관(horizontal (lateral) semicircular canal)과 전방반고리관(superior (anterior) semicircular canal) 및 하방반고리관(posterior(inferior) semicircular canal)으로 구성되어 있으며, 이 세 개의 반고리관들이 각각 형성하는 면은 대체로 90도의 각도를 이루고 있다.

세반고리관의 천정 부위 부근에 확장되어 있는 부위가 있는데, 이곳을 팽대부 (ampula)라고 하며 이 안에는 팽대부릉(crista ampularis)가 있다. 또한 팽대정(cupula)은 달팽이관(cochlea)의 덮개막(tectorial membrane)과 같은 것으로 젤리 모양의 설포뮤코폴리사카라이드(sulphomucopolysaccharide)로 구성되어 있다.

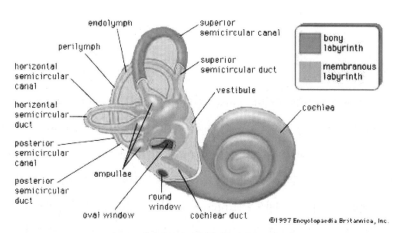

그림 18-3. 막성 미로의 해부학(사진 브리태니커백과)

난형낭 내부는 평형모래막(otolithic membrane)으로 구형낭은 평형사막(statoconial membrane)으로 덮혀 있다. 팽대부릉(crista ampularis)안에는 유모세포(hair cell)가 있는데 이는 수용기관(receptor organ)으로 털이 내림프의 흐름에 따라 구부러지는데(bending) 이에 따라 구심성신경(vestibular nerve)이 흥분하게 된다. 유모세포에는 보통 두 가지 모양의 세포가 존재한다. 제1형 유모세포는 병모양(bottle shape)으로 와우 내부의 유모세포와 유사하고 구심성 신경의 말단부가 이 세포를 둘러싸고 있다. 제2형 유모세포는 원통모양(cylindrical shape)으로 와우 외부의 유모세포와 유사하며, 이 세포의 기저부에 구심성 및 원심성 신경말단부가 있다.

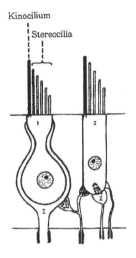

그림 18-4. Type1, Type2 유모세포

유모세포의 섬모를 관찰해 보면 한 개의 운동모(kinocilium)과 여러 개의 부동섬모(stereocilia)로 구성되어 있다. 운동모는 난형낭에서는 백선(linea alba) 쪽으로 향해 있고, 구형낭에서는 백선의 반대쪽으로 향해 있다. 수평반고리관의 운동모는 난형낭 쪽으로 수직반고리관에서는 난형낭의 반대로 운동모가 형성되어 있다. 이런 사실은 생리학적으로 대단히 중요한 의미를 갖는다. 세반고리관은 인체가 회전할 때(angular acceleration) 내림프의 움직임에 따라 유모세포의 털이 구부러져서 자극을 받는다.

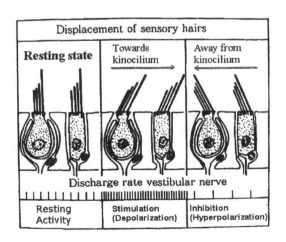

그림 18-5. Hair cell orientation 과 stimulation 과의 관계

내림프의 유동 방향에 따라 부동섬모가 운동모방향으로 구부러지면 구심성 신경이 자극을 받아 흥분(depolarization)하게 되며, 반대도 운동모에서 멀어지는 쪽으로 구부러지면 구심성 신경의 자극이 감소되어 흥분이 억제되며 결과적으로는 전기적인 재분극(repolarization) 현상이 일어나게 된다.

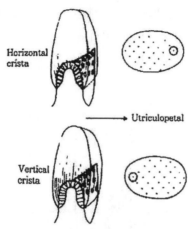

그림 18-6. 세반고리관 crista sensory epithelium에서 kinocilium과 stereocilia의 orientation

수평반고리관의 운동모는 난형낭 쪽으로 배열되어 있다는 것을 다시 기억해주기 바란다. 이에 따라 내림프가 난형낭 쪽으로 유동하게 되면 구심성 신경이 흥분하게 된다. 이것을 내이액의 구형낭쪽 흐름(ampulopetal flow) 또는 난형낭 쪽으로 휘어짐(utriculopetal) 이라고 한다. 반대로 수직반고리관의 운동모는 난형낭의 반대쪽에 배열되어 있어서 내림프의 유동이 반고리관 쪽으로 향하면 구심성 신경의 흥분이 억제된다. 이것을 내이액의 역류(ampulofugal flow) 또는 난형낭 반대로 휘어짐(utriculofuga)이라고 한다.

예를 들어서 머리가 우측 수평 방향으로 회전운동을 할 때 우측의 측면고리관은 우측으로 회전하는데 그 결과 반고리관 내의 내림프의 유동 방향이 구형낭 쪽으로 일어나(ampulopetal) 우측 전정 신경(vestibular fiber)은 흥분되나 좌측의 측면고리관 내에서는 이와 반대로 내림프의 유동 방향이 난형낭에서 멀어지므로 (ampulotugal) 좌측의 전정(vestibular fiber)는 억제된다. 즉, 한쪽의 난형낭 자극은 반대쪽의 난형낭 반자극과 매칭된다는 것으로 수직반고리관에서도 마찬가지로 적용이 된다.

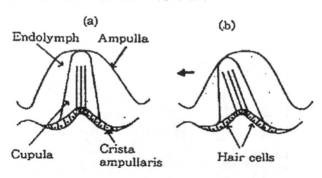

그림 18-7. 팽대부릉의 역학 (Cupula dynamics) a) 정지상태 b) 각가속으로 인한 swing door movement 가 일어난 상태

난형낭은 주로 중력효과에 작용하고, 구형낭은 주로 위치 혹은 자세 반응(positional response)에 작용한다. 또한 이들은 직가속(linear acceleration)을 감지하고 세반고리관은 각가속(angular acceleration)을 감지한다.

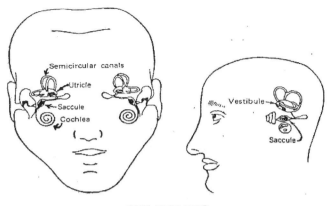

내이의 기본적 구조물

그림 18-8. 반고리관의 상대적 위치

II. 다이버의 현훈에 대한 진단적 접근

잠수와 관련된 전정계 이상은 세 가지로 분류된다. 1. 상승 또는 하잠 중 중이 내 압력평형 장애로 인한 현훈 2.전정계 감압질환 3.등압성 현훈 등이다. 이중 첫 번째 경우는 주위 기압변화에 따라 중이내압이 잘 조절되지 못해서 중이내에 음압 또는 양압이 야기된 것이다. 두 번째 경우는 감압 중이나 감압 후 발생한 기포에 의한 것이며, 세 번째는 기체교환에 따른 것으로, 전정계 내의 버블이라는 점은 두 번째와 같으나 감압에 의한 것이 아니라 압력변화 없이 일어난 것으로서 서로 다른 성질의 기체가 서로 다른 방향으로 역확산된 것이다.

A. 어지러움의 원인

청각 기관과 전정 기관은 해부학적으로 서로 밀접해있다. 이로 인해 어지럼증과 현기증과 같은 전정 장애는 종종 귀의 압력손상과 관련이 있다. 내이 압력손상 및 감압질환은 다이버에서 급성 전정계 증상을 일으킬 수 있으며, 전정 말단 기관 이나 전정 신경에 비가역적인 손상과 같은 결과를 가져올 수 있다. 다이버에서 어지러움증의 병인 분류를 표 18-1에 제시하였다.

전정 자극의 불균등(unequal)으로 인한 경우

       1. 온도안진적(caloric); 편측 외이도 폐쇄

(a) 귀지

(b) 외이염

(c) 고막 천공을 일으키는 드문 경우

(d) 충격파

(e) 하강 시 중이의 압력손상

(f) 무리한 압평형 시도

       2. 외이/중이의 압력손상

(a) 하강 시 외부 귀의 압력손상

(b) 하강 시 중이의 압력손상

(c) 상승 시 중이의 압력손상

(d) 무리한 압평형 시도

       3. 내이의 압력손상

(a) 정원창(round window)의 누공(fistula)

(b) 난원창의 누공

       4. 감압질환

(a) 말초성 감압질환

(b) 중심성 감압질환

       5. 기체색전증

       6. 드문 경우

전정 응답의 불균등(unequal)으로 인한 경우

       1. 온도안진적(caloric)

       2. 압력손상

       3. 비정상적인 기체 압력

       4. 감각 박탈

표 18-1. 다이빙에서 어지러움의 원인: 병인을 기준으로

B. 귀의 해부학적 문제

귀에 생길 수 있는 문제에 대해서 알아보겠다. 귀는 몇 개의 부분으로 나뉘는데, 각 부분에서는 잠수와 관련된 독특한 질병들이 생길 수 있다. 외이는 귀 자체와 고막에 이르는 외이도를 포함한다. 고막은 외이를 중이와 내이로부터 나눈다.

외이: 귀의 구조는 외상으로부터 손상을 받을 수 있다. 타이탄 트리거 피시 등이 종종 귀를 물 수도 있는데 치료를 필요로 할 만큼 상처가 심각할 수 있다. 종종 "수영가이 diver's ear"라 불리는 외이도 감염은 외이도에 축적된 수분이 세균이나 곰팡이가 자랄 만큼 오래 남아 있게 되면 생긴다. 일단 치료는 어렵다. 예방적인 사용은 논란

의 여지가 있다. 오틱 도메보로액(Otic Domeboro solution)을 물에 노출되기 전후 귀에 몇 방울 떨어뜨리는 방법이 있고 약산성의 용액을 외이도에 번갈아 5분씩 충전하기도 한다. 해군에서 선호된다. 이러한 약제는 국내에서는 유통되지 않으며, 동물용으로는 시판되고 있다.

중이: 중이는 고막 뒤에 있는 공간을 포함하는데, 소리를 청각기관으로 전달하는 이소골들이 있다. 중이에는 압력평형에 필요한 이관이 인후와 연결되어 있고 두개골에 위치한 유양돌기봉(mastoid cells)과 연결되어 있다. 중이는 압착 등 압력 손상을 받기 쉬우며, 감염에 민감하다. 이 압착으로 인한 고막 손상은 잠수와 관련하여 가장 흔한 질환이다. 귀의 압착을 피하기 위해 잠수할 때 코나 인후에 충혈이 없도록 해야 한다. 잠수 교본에는 "하강하기 전 표면에서 귀를 풀어 주고 1-2ft 내려갈 때마다 풀어 주는 것을 계속 하라. 압력평형을 이루기 전 이동이 발생하기를 기다리는 것은 나쁜 습관이다. 대개 이렇게 되면 막힌 귀를 풀어 줄 수가 없다."와 같은 내용이 있다. 고막에 직접적인 손상을 주는 것 외에도 중이 압착은 중이와 이관의 표면을 붓게 한다. 종종 부종이 가라앉고 이관이 정상적인 기능을 할 때까지 체액이 중이에 남아 있기도 한다. 압착이 생기면 중이에 약간의 손상을 남긴다. 손상이 심각하고 귀의 이상이 잠수를 한 후 며칠간 지속되면 의사의 검진을 받아야 한다. 대개의 중이 압착은 성공적으로 치료될 수 있지만 귀가 완전히 풀어지기 전까지 잠수를 해서는 안 된다.

내이: 내이는 청각(auditory) 및 전정(vestibular) 기관 그리고 이들이 뇌로 연결된 신경들로 이루어져 있다. 내이는 뇌척수액 공간과 이어져 있어 손상을 받으면 감염이 뇌로 퍼질 수 있다. 내이는 정원창과 난원창으로 중이와 분리되어 있다. 내이 손상은 정원창 파열, 내이 감압질환 그리고 전정 감압질환을 포함한다.

정원창 파열 : 잠수와 관련된 보다 심각한 압력 손상은 정원창 파열(round window rupture)이다. 하강하는 동안 과도하게 압력평형을 이루고자 할 때 발생할 수 있다. 압력평형을 위해 발살바법(Valsalva maneuver)을 시행함으로써, 내이의 압력이 대기압 이상으로 증가한다. 만약 이관이 막혀 있다면, 중이의 압력은 대기압 이하일 것이고 큰 압력차가 정원창을 파열시킬 것이다. 정원창이 찢어지면 내이의 체액이 중이로 샌다. 체액이 없어지면 청력이 손실되고 현훈이 일어나며 쉿하는 소리나 윙윙거리는 소리가 지속적으로 들린다. 정원창 열상은 저절로 치유될 수 있으나, 문제점을 교정하기 위해서는 수술을 필요로 하는 경우도 있다.

이손상을 방지하는 압평형: 귀를 풀어 주는 다양한 방법들을 배워야 한다. 만약 정확한 방법을 사용했음에도 여전히 문제가 있다면 잠수의학을 아는 의사에게서 이비인후과적 진찰을 받아라. 잠수하는 동안 귀를 보호하기 위해서 코와 인후의 건강 및 하강/상승하는 기술에 세심한 주의를 기울여야 한다.

C. 다이버의 평형 감각

어지러움의 증상은 다이빙 후에 호소하는 가장 흔한 증상이며, 의사를 찾거나 (대부분 찾지 않거나) 잠수에 제한을 초래하는 주된 원인이다. 전정계의 기능과 이상은 잠수 의사가 고려되어야 할 중요사항의 하나이다. 전정계 기능이상은 주로 현훈, 오심 및 구토 등으로 나타나는데, 적어도 개체로 하여금 무능하게 하거나 특히 수중의 다이버에게는 생명의 위험이 될 수 있다. 천해 스쿠버 잠수 시에는 현훈이 사고의 주된 원인이 될 수 있다. 연구목적이나 작전목적의 심해잠수 빈도가 증가함에 따라 전정계 기능이상 발현도 증가한다. 이러한 손상은 진단 및 치료가 어려워서 후유 장애가 남을 수 있다. 전정계 손상은 다이버의 작업수행에 심각한 장애 인자이다. 전정계 이상으로부터 부분적 또는 완전한 회복이 이루어져 다시 다이빙을 재개할 수 있으나 때로는 영구적 손상이 일어나기도 하며 그 발생 빈도는 정확히 알려져 있지 않다.

급성 전정계 손상은 통상 임상경과가 보상작용에 의하여 서서히 감소되는 경과를 밟는다. 불완전회복일 경우에는 손상전의 기능에까지 완전 회복되지 못하나 보상기전에 의해 중상이 나타나지 않고 몇 가지의 운동부전이 특별한 전정 기능검사 시 혹은 몇 가지 특수한 잠수상황에서만 나타나기도 한다. 따라서 다이버와 관련되어 전정 기능이상이 있는 경우는 증상이 없더라도 기능의 평가가 완전히 이루어져야 한다. 군사적, 상업적 또는 기타 심해 잠수 시 전정계 기능이상은 보다 확실히 규명되어야 할 필요가 있으며 진단, 치료 및 예방에 관한 정확한 지식이 있어야 되겠다.

평형감각은 전정계 이외에도 기타 감각세포의 수용체 작용에도 영향을 받는다. 즉

시각이나 장기로부터 또는 운동상태 및 청각으로부터의 정보가 중추신경계에서 통합되어 그 정보가 개체로 하여금 위치나 운동 변화 등을 판단하고 인지하게 한다. 이들 중 몇 가지가 없거나 감소되면 정상적으로 작동하는 다른 정보가 보상하게 된다. 정확한 평형기능, 특히 신속하고 복잡한 운동 중에는 다른 모든 정보를 차지하고 진 정계의 정보수용이 필수적인 것으로 생각되고 있다. 따라서 잠수 시 전정 감각의 의존도는 매우 높다. 특히 자가 호흡장치를 이용한 다이빙에서는 평형 감각이 절대적이다. 중성부력일 때에는 위치에 관한 피부감각 및 운동감각은 감소되거나 손실되어 있기 때문이다. 다이버는 수중환경에 있어 양측 귀에 도달하는 음파의 위상, 강도 및 시간이 다르므로 청각정보에 의존할 수는 없다. 위치성 정보가 중요한데 이는 계속적으로 작용하는 중력 때문에 내부 장기에 중력이 미치게 되기 때문이다. 그러나 포근한 습식잠수복, 스쿠버 탱크, 중력벨트 등에 의하여 그 효과가 감소되기도 한다.

시각정보는 다이버의 방향감각에 극히 중요한 것으로 간주된다. 가시영역 내에서는 해면, 해저상태 또는 해저의 물체 등을 볼 수 있으며, 개방식 호흡장구를 사용하면 내뱉은 공기 기포가 올라가는 방향으로 상방을 가늠할 수도 있다. 해상함으로부터 현수된 밧줄에 메어 달린 장구나 랜턴에 의하여 중력의 방향을 알 수도 있다. 짐수사가 수중에서 상승 또는 하잠을 판별하는 데에는 심도계를 보거나 귀에 느껴지는 압력의 증감으로 판단할 수도 있다. 그러나 시각정보 없이는 특히 어둡거나 탁한 수중에서는 오로지 전정계 정보에 의존할 수밖에 없다.

때때로 전정계 정보가 잘못 판단되어 방향감 상실이나 현훈을 야기할 수 있다 경할 때나 일시적일 때는 다이버는 해저에 잠시 쉬거나 움직이지 않는 물체를 붙잡음으로써 시간이 경과하면 회복되나 완전한 방향감 상실은 현훈, 오심, 공포 기타 위급한 상황에 놓이게 된다.

a. 현기증

현기증은 어지러운 느낌이나, 회전하는 것 같은 감각(현훈, vertigo)으로 표현할 수 있다. 어지러운 느낌은 보통 혈압이 감소하는 상황과 연관되어 있다. 혈압이 충분히 떨어지면 뇌로의 혈류는 감소되고 어지러운 느낌이 생기는 것이다. 산소가 부족한 혼합기체 또는 일산화탄소를 호흡하거나 전혀 숨을 쉬지 않는 것은 현기증을 유발할 수 있다. 멀미로 인한 어지러움이 잠수에서도 나타날 수 있다. 일반적으로 보트의 흔들림이 원인이 되며, 그 외에도 세 가지 발생가능성이 있다. 먼저 수중 감압정지점 예컨대 10ft 감압점에서 수직파도에 의해서 야기되는 경우

이다. 둘째는 수중에서 기복이 심한 해저상태 때문에 측방으로 움직이게 되는 경우이다. 셋째는 픽업 보트로부터 먼 곳으로 출수하여 수영하거나 예인대기 중 파도에 의해 동요될 수 있으며 이때는 추위나 피로가 영향을 미친다. 또한 수중에서나 보트에서 모두 저체온은 현기증을 잘 일으킬 소지가 되기도 한다.

현기증의 가장 흔한 원인은 다이버의 머리가 수직축으로 흔들리면서 직선가속의 반복을 받을 경우이다. 이때는 반고리관(semicircular canals)보다는 난형낭(utricle) 그리고 아마도 구형낭(saccule))이 관련되어 있다. 반고리관은 주로 각가속의 영향을 받기 때문이다. 연구자에 의하면 역시 현기증에 의하여 안구진탕이 일어나지 않는다고 하여 이러한 견해를 뒷받침하고 있다.

현훈은 내이에 위치한 평형기관의 비정상적 자극에 의해 유발된다. 잠수 동안에 일어나는 현기증은 위험할 수 있다. 현기증이 산소나 뇌로 가는 혈류의 부족에 의해 생길 때, 다이버는 일시적으로 의식을 상실하거나 잠시 방향을 잃어버릴 수 있다. 이런 결과는 사고로 이어질 수 있고, 수중에서 일어나는 사고는 사망을 불러올 수도 있다. 현기증에는 많은 원인들이 있지만, 잠수에서는 소수의 원인이 특별한 고려의 대상이 된다. 다이버는 자신이 과호흡을 하는지 모를 수 있지만 호흡조절기(regulator)에서 나오는 수많은 공기 방울들을 보고 상태를 파악할 수 있다. 현기증, 숨가쁨, 손가락 끝과 발가락 끝의 얼얼함, 그리고 손발의 경련은 과호흡에서 생길 수 있다. 심하게 과호흡을 하면 일시적으로 의식을 상실할 수 있다. 과호흡은 자각함으로써 방지할 수 있다. 숨이 가쁘더라도 의식적으로 호흡 속도와 깊이를 낮춤으로써 보통 문제가 해결 된다. 과호흡 문제를 가진 미숙한 다이버는 처음 몇 번은 경험이 많고 자신 있는 다이버와 같이 잠수를 함으로써 이런 문제를 극복할 수 있다. 잠수 중 일부 상황에 의하여 평형기관이 자극될 수 있다. 상승 시 중이가 감압될 때, 양쪽 중이의 압력이 서로 다를 수 있다. 이를 압력변화성 현훈(alternobaric vertigo) 이라 한다. 현기증과 현훈은 양쪽에 있는 전정기관이 불균등하게 자극되었을 때 생길 수 있다. 현훈은 상승 시 생긴다. 이런 증상은 천천히 상승하고 적절하게 양쪽 귀의 압력평형을 이룸으로써 사라지게 할 수 있다.

양쪽 귀를 불균등하게 냉수로 자극하는 것도 현훈을 발생시킨다. 만약 냉수에서 잠수를 하는 중 한 쪽 머리덮개 (hood)를 들어 올린다면, 냉수는 한 쪽 귀에 도달할 것이고 반대쪽 귀는 따뜻할 것 이다. 온도 차이는 불균등하게 평형기구를 자극해 현기증이나 현훈이 생길 것이다. 특히 딱 맞는 후드를 쓰고 냉수에서 잠수를 할 때 일어날 수 있다. 귀를 덮는 헬멧은 문제를 야기하지 않는다. 바이러스 감염은 평형기관을 침범할 수 있다. 감염(미로염, labyrinthitis)은 심각한 현훈을 일으키고, 멀미를 하는 것처럼 구토를 야기할 수 있다. 이 질병은 보통 며칠간 지속되지만, 어떤 잠수도 할 수 없다.

드물지만, 다른 원인이 없을 때 현기증을 유발할 가능성으로 부정맥을 고려해야만 한다. 심장이 너무 빨리 뛰면 (빈맥, tachycardia), 펌프 작용이 저하되고 혈압은 감소하며 현기증이 생길 것이다. 심장이 너무 천천히 뛰는 것 (서맥, bradycardia)도 현기증을 유발한다. 어떤 사람들은 물속에 들어가면 심박동이 매우 느려진다. 이는 드문 상황으로 잠수를 시작할 때 일시적으로 의식을 잃을 것이다. 과도한 고혈압이나 저혈압은 현기증을 유발할 수 있다. 항고혈압제를 복용하는 사람은 저혈압으로 인한 현기증을 경험할 수 있다. 현기증의 원인을 밝히는 것은 철저한 조사를 필요로 한다. 건강한 다이버에서 상승 시 가장 흔한 현기증의 원인은 압력변화성현훈이다. 보통 잠시 동안 발생하는데, 잠수 경험을 쌓으면서 이 문제를 피하기 위해 상승 시 중이 압력평형을 이루는 방법을 배울 수 있을 것이다.

현기증의 치료는

① 환경의 안정

② 머리부분의 수동운동 방지(단단한 물체에 머리를 고정)

③ 안구와 미로계간 불일치 예방(seeing a stable environment but feeling motion, as in the cabin of a ship, 함상 선실 내에서처럼 안정된 환경하에서 움직임을 느끼는 경우)

④ dramamine 등 약물의 사용

등이 경험적으로 사용된다. 현기증을 막는 약물(anti-motion-sickness drugs)의 사용은 예방효과가 있으나 그 효과는 아직 확실치 않다.

b. 현훈

현훈(vertigo)은 흔히 이상 환경에 있어서의 불쾌한 감각을 표현한 어지러움(dizziness)와 동의어로 사용하지만, 어지러움 만으로는 운동감각을 포함하지 않기도 한다. 용어의 혼용은 다이버들이 종종 두 가지를 혼동하여 쓰기 때문에 그러는 것이다. 현훈이란, 빙빙 도는 느낌을 나타내는 것으로 객관적 증상(외부 세계가 도는 느낌과 주관적 증상(환자 자신이 도는 느낌)을 포함한다.

현훈은 보통 전정계 이상에 기인한 것이다. 반고리관이나 전정신경계의 병변에 의한 말초성인 것과 전정핵이나 뇌간, 소뇌, 대뇌의 신경로 이상에 의한 중추성인 것이 있다. 말초성 현훈은 신속하고 산발적이며 체위 변동으로 악화되고 수분내지 수시간 지속되며 이명, 난청을 동반하거나 수평성이거나 회전성의 안구진탕을 반드시 수반한다. 중추성 현훈은 그 발생이 지연되며 지속적, 장기적이다. 동반 안구진탕은 수직적이며 동시에 수평적이다. 종종 다른 중추신경계 이상이 동반되기도 한다. 현훈의 방향과 안구진탕의 방향은 관계가 있다. 즉, 주관적 현훈방향은 안구진탕의 속상방향(the direction of the quick component)과 같으며 객관적 현훈방향은 완상방향(the direction of the slow component)과 같다. 말초성 현훈은 대체로 그 정도가 안구진탕의 강도에 비례한다.

현훈의 정도는 그 범위가 다양하여서 가벼운 현기증에서 모든 기능이 완전히 무능해지기도 한다. 특히 오심과 구토가 반복되어 일어날 때에는 기능의 제한이 심하다. 더 이상의 잠수 작업을 못하는 것은 물론, 수중에서 호흡기가 토사물로 막히는 경우도 생각할 수 있다. 소화기 장애는 종종 현훈과 동반되며 미주신경과 뇌간의 구토중추에 관련되어 반사작용으로서 나타나는 듯하다. 전정계의 자극은 종종 다른 자율신경성 기능장애 예컨대 안면 창백, 식은 땀, 혈압강하 등과 동반된다. 대부분의 전정성 현훈은 머리의 운동을 제한하거나 누움으로써 다양한 정도의 회복을 볼 수 있다.

현훈은 ① 말초성이건 중추성이건 전정계의 주된 질환이나 ② 저혈압, 전신감염, 당뇨병, 저혈당, 동맥부전 등의 전신질환 같은 신체적 원인으로부터 간접적으로 전정계에 영향을 미쳐 나타난 것이다.

c. 안구진탕

안구진탕(nystagmus) 이란 반복되며 불수의적인 안구의 신속한 운동을 말한다. 안구진탕의 기술은 빠른 방향이 수직, 수평, 혹은 회전성과 같은 방향, 강도, 유발운동을 했다면 잠복기, 자발적인지 등을 평가한다. 안구운동검사는 두위의 변화를 주는 검사를 하거나 온도에 의해 유발시키는 방법이 있다.

자발적 안구진탕에는 두 가지의 기본형이 있다. 제1형은 진자형 안구 진탕으로서

안구자체에서 발생하는 것이며 양측으로의 운동속도가 동일하고 안구가 반복적으로 움직이는 것이다. 일반적으로는 선천성이거나 뇌간의 다발성 경화증이나 기타 병변에 의해 나타나기도 한다. 제 2형은 전정성 안구진탕으로서 한쪽으로는 서서히 일어나나 역방향으로는 신속한 안구운동이 일어나는 것이다. 전정 종말기관의 이상이거나 뇌자체의 기능이상으로 나타나는 수가 많으며 가장 흔하게는 두개후측와(posterior fossa)의 전정-소뇌복합체(vestibular cerebellar complex)의 이상이 그 원인이다. 그러므로 안구진탕은 전정 종말계나 중추신경계의 손상을 의심할 수 있으며, 전정계 기능 평가의 중요한 기준이 된다. 전정손상 직후에는 반드시 안구진탕이 있게 마련이며 전정종말기관 기원인가 아니면 중추신경성 전정질환인가의 감별을 해야 한다.

d. 중이강 압력평형 이상에 의한 현훈

압력변화성현훈(alternobaric Vertigo)이라는 용어는 문헌상으로 룬드그렌(Lundgren)이 사용(1965)하였으며, 그는 어지러움을 호소하는 레저 다이버 수백명의 사례를 보고하였다. 그의 사례는 스쿠버 잠수나 호흡정지 잠수(해녀다이빙, 프리다이빙)시에 모두 나타날 수 있으나 대부분은 스쿠버 잠수 시에 야기된 것이었으며 하잠 시에 비해 상승 시에 3배가 더 많이 발생하였다. 그러나 하잠 시 유사한 증상을 보이는 것을 보고한 예도 많다. 주된 인자는 중이, 외부환경 및 내이 간의 압력 불균형이다.

현훈을 야기하는 정확한 압력차이가 수치로 표시될 수 없으나 강한 발살바(Valsalva) 법을 시행하거나 비강내 울혈로 이관이 막혔을 때는 잘 발생한다. 실제로 이러한 경우에 영구적인 내이손상이 일어난 예도 있다. 대체로 상승 시 현훈은 다시 더 깊이 하잠 하였다가 서서히 상승하면 소실된다. 하잠 또는 상승 중 현훈을 경험하였던 다이버 중 일부는 육상에서도 강력한 발살바법에 의하여 현훈을 일으킬 수 있다. 그러나 이런 현훈이 신속한 하잠 중 발생하기도 하며 특히 운동을 심하게하는 것과 연관이 있다. 많은 사례에서 환자는 초보자인 경우가 많고, 자신보다 능숙한 다이버를 따라가기 위해 수영하듯이 손을 가능한 대로 신속히 내저어가며 하강했다고 회고한다. 증상은 갑자기 주위가 뱅글뱅글 도는 듯한 느낌이었으며, 주변 다이버들의 "패닉"설에 불쾌감을 표시하는 사례가 많았다. 어지러움 그 자체로는 문제가 되지 않으며 같은 수심에서 줄등을 붙잡고 압평형을 시도하거나 천천히 호흡하며 약간 상승하는 방법이 권장된다. 현훈에 이어진 공포와 조급함이 급상승과 추가적인 손상을 초래할 수 있다.

하잠중의 현훈 치료는 하잠을 즉시 중지하고 만일 증상이 지속된다면 낮은 곳으로 다시 상승하여(해면까지라도 상승하여) 중이 압력평형을 회복한다. 그러나 이때 역현상 즉 압력이 급격히 낮아짐으로써 생기는 현훈을 발생시키지 않도록 유의해야 한다. 상승중의 현훈 치료의 주안점은 압력을 천천히 내려야 한다는 것이다. 중이 압력평형을 위해 해저로 다시 내려가야 하는 경우는 드물다.

압평형장애는 치료보다 예방이 효과적이다. 중이내의 압력평형을 계속 유지하면 되는 것이다. 따라서 몇 가지의 원칙에 입각하여야 한다. 먼저 "감기 걸렸으면 잠수하지 말라"는 것이다. 감기에 나은 직후에도 역시 압력평형

유지에 난점이 있으므로 잠수하지 않는 것이 좋다. 또한 반복잠수 시에는 동일한 이유로써 특별히 주의해야 한다. 비강 울혈치료제는 종종 도움이 되나 통상 반동효과(rebound effect)가 있으므로 장기간 연용하면 오히려 역효과를 내며 의사의 지시에 따라 사용한다. 다이버는 하잠 중 발살바법을 부드럽게 자주하여 점진적으로 중이내 압력평형을 이루도록 해야 하며 상승 중에는 침을 삼킨다. 또한 급격한 속도의 상승 또는 하잠은 좋지 않다(어떤 다이버들은 스스로 분당 20-40ft로 제한한다).

때로 한쪽 귀에 다른 쪽 귀보다 먼저 찬물이 들어가 열 자극(caloric stimulation)에 의하여 하잠 중 현훈이 발생할 수 있다. 이를 방지하기 위해서 찬물에 잠수할 때는 알맞은 후드를 써야 한다. 해면 상태가 후드사용의 필요를 인정치 않더라도 잠수는 서로 수온이 다른 층들을 지나기 때문에 수온약층을 통과하며 어지러움이 일어날 수 있다. 최근의 다이빙 컴퓨터는 시간에 따른 수온 변화를 기록하기 때문에 자세한 로그기록은 진단의 단서가 될 수 있다.

e. 전정계 감압질환

드물게 감압질환이 내이에 생겨 영구적인 청력손실이나 평형감각의 이상을 초래할 수 있다. 이 병의 특징은 잠수를 한 후, 한 쪽 귀에 갑작스럽고 완전한 청력손실이 나타나는 것이다. 내이 감압질환은 에어 다이빙에서는 드물지만 혼합 기체 다이빙에서 헬리옥스에서 공기로 기체교환 시 흔히 발생한다. 이 경우 문제는 내이, 뇌간 또는 소뇌에 있을 수 있다. 청력 상실은 또한 감압질환의 비정상적인 징후이며 감압질환의 다른 증상이 없는 경우 중이나 내이의 압력손상과 감별하기 어렵다.

감압중 전정계 기능 이상의 대부분은 비교적 깊은 수심(300ft 이상)에서 발생한다. 이에 반해 중이강 내 평형이상으로 인한 현훈은 비교적 낮은 수심에서 발생한다. 전정계 감압질환(vestibular decompression sickness, V.D.S)은 종종 "vestibular bends" 또는 "vestibular hit" 등으로 기술되어 있다. 이러한 범주에 드는 모든 전정계의 문제점은 감압 때문에 나타나는 것인데, 특히 감압이 적절치 못했을 때에 나타난 것이다. 흔히는 고전적인 감압질환의 다른 증상 없이 전정계 감압질환 증후만 나타날 수도 있다. 감압정지점에서 호흡기체를 교환하는 중이거나 또는 그 직후에 발생 했다면 V.D.S 인지 또는 호흡기체교환 그 자체에 의한 것(등압성 현훈)인지 구분하기 힘들다. 그러나 심해잠수의 감압 중에 발생하는 모든 현훈은 전정계 감압병으로 분류하여 가능한대로 신속히 치료를 시작하여야 한다 모든 중추신경계 중에서도 내이는 심해잠수 후 감압 중 가장 손상 받기 쉬운 부분이라는 점을 간과해서는 안된다.

대부분 심해포화잠수를 한 상업 다이버(commercial diver)에서 생긴다. 스포츠 다이버(sport diver)에서 내이 감압질환으로 의심되는 한 증례가 언급되었지만, 수많은 스포츠 다이버와 의심스러운 진단을 고려할 때 스포츠 잠수에서 내이 감압질환을 걱정할 염려는 없다. 만약 청력손실, 현훈, 현기증, 크게 잉잉거리거나 울리는 잡음이 들리는 것(이명)과 같은 다른 증상이 있으면, 가장 흔한 문제는 압력손상이다. 잠수의사와 상담하여야 한다. 감압 질환이 배제되지 않으면 즉시 고막 절개 후 재가압할 수 있다. 예후는 좋은 편으로, 청력의 완전한 회복을 기대할 수 있다. 고려할 수 있는 치료는 혈관 확장제, 항염증제 및 고압산소치료이다. 고압산소치료는 지연 후에도 유용하다.

도움이 되는 대증적인 약물로는 발륨과 보나링, 콤파진 등이 사용된다.

재가압 치료: 재가압이 명확한 선택적 치료법이다. 일단 증상이 확실시되면 다이버를 서서히 적어도 발현심도 보다 1기압정도 높여 준다. 연구자에 따라서는 잠수심도까지 재가압 하여야 한다고 주장하기도 한다. 아무튼 내 이에 기포형성이 명백한 사유라면 기포는 감압 시작 직후부터 생기기 시작한 것이므로 증상 발현 심도보다 1기압 뿐 아니라 훨씬 깊은 심도까지도 재가압하는 것이 타당할 것 같다. 단 공기로는 가압할 수 없다. 가압이 지연돼서 는 안된다. 치료기체가 공기인 경우 문제 해결 및 증상 호전을 위해서는 최소한 40-60분이 요구된다. 치료에 대한 반응을 보고 서서히 감압한다.

감압중 발생한 전정계 손상의 몇 례는 헬륨불활성 기체로부터 질소로 전환한 직후에 일어난 것으로서 다시 헬 륨으로 전환하며 증상이 호전되는 예도 있었다. 따라서 호흡기체 교환 시에는 등압 역확산의 가능성이 높고 특히 깊은 심도에서 그러하다. 산소호흡이 추천 되기도 하는데 발현 심도에서 허용 가능한 최대의 산소 분압으로 높여 주었을 때 치료효과가 매우 성공적이다. 전정 손상의 가능성을 염두에 두고 있더라도 조작상 호흡기체 교환의 급 격한 전환이 불가피할 때에는 미 해군 매뉴얼에 나온 산소 감압표에 보이는 분압개산편을 참조하는 것이 바람직 하다. 고압산소를 호흡하면서 75-100fsw 하잠 하는 것이 성공적인 것으로 판명되었다. 정례적 감압과정에서 불활 성 기체를 서서히 교환함으로써 진정계 이상의 빈도를 감소시키는 데 큰 도움이 된다.

약물요법: 약물은 재압치료를 대신할 수 없다. 잠수의사의 검진이 끝났다면 증상을 조절해도 치료효과의 판정 에는 문제가 없다. 그러나 이러한 치료의 경험이 쌓이면 약물의 오남용이 시작되므로 경계가 필요하다. 현훈이나 방향감 소실은 슬관절의 중등도 통증보다도 훨씬 다이버를 기진맥진하게 하는 것이므로 이러한 경우에는 제한된 범위 내에서 약물이 투여된다. 발륨(Valium)이 선호된다. 심한 증상은 챔버에 적합하지 못하다. 약간의 진정이 재압치료에 필수적일 수 있다. 잔여 증상의 치료로도 처방된다. 급성기에 모든 증상을 완전히 제거한다는 것은 불 가능하다. 많은 임상의들은 전정 종말기관의 병변을 호전시킬 수 있는 약물은 아직 없는 것으로 생각하고 있으며 다만 진정작용을 낼 뿐이라고 한다. 저분자량 dextran 및 heparin을 사용하는 것이 시도되고 있다. 그 외 부가 적 요법은 다음과 같다.

① 발을 약간 들어 올리며 눕게 한다.
② 머리를 움직이지 않고 가만 둔다.
③ 시선은 평소에 잘 알고 정지된 물체를 향하도록 한다.
④ 적절한 체액공급을 유지한다(소변양으로 감시)
⑤ 다이버 자신 또는 탑승 잠수종의 움직임에 의한 체위변동을 극소화시킨다. 예방은 잠수 및 다이버의 상대에 따라 적절한 감압을 실시하는 것이다.

D. 안면 압력성마비

유스타키오관 기능 부전으로 감압 도중에 중이에 과도한 압력이 지속되면 안면신경의 허혈성 신경차단 (neuropraxia)이 발생한다. 이 손상은 흔한 질환이 아니므로 간과하기 쉽다. 중추신경계 감압질환과의 감별이 필요한 질환의 하나로 장기적인 재가압치료를 피하기 위해서는 이러한 합병증이 있을 수 있다는 점을 인식하고 있는 것이 중요하다. 확실한 치료법은 없지만 벨마비 (Bell 's palsy)의 치료와 유사하게 고압산소치료가 도움이 될 수 있다.

E. 중이 및 내이의 압착 손상

다이빙에서 발생하는 압력 변화는 최소한 세 가지 다른 방법으로 귀에 손상을 줄 수 있다.

    1. 하강 시 중이의 압력손상

    2. 상승 시 폐압력 손상과 유사한 중이 압력 손상

    3. 내이 압력손상

중이의 압력손상(압착)은 하강 중에 발생하며, 유스타키오 관을 통에 중이의 압력과 환경압의 압평형에 실패한 결과로 생긴다. 압평형 실패로 인해 중이에 출혈이 생기거나 고막이 파열될 수 있다. 깊은 수심으로 하강 중 중이의 자기 팽창을 힘껏 시도하는 방법(세게 발살바를 하는 것)으로 인해 정원창의 파열과 외림프액(perilymph fluid)의 중이 누출을 유발할 수 있다. 제주 지역의 해녀 잠수 작업자들은 대부분 귀마개를 사용하여 압평형 없이 잠수를 시행한다. 수중에서 귀마개를 잃어버리는 경우, 정원창 파열이 일어날 수 있다.

감압질환, 즉 깊은 잠수에서 상승하는 동안 용해된 질소 기포의 방출로 인해 내이의 손상이 발생할 수 있다. 증상으로 청력 상실과 현기증이 나타난다. 내이 감압질환은 편측으로 나타나는 경우가 흔하다. 신속한 재가압으로 가역적 회복이 알려져 있다. 아래 그림은 다이버의 측두골 부검 소견이다. 피검자는 압력 손상의 병력이 있어 귀를 진찰받은 병력이 있고, 관련이 없는 다른 원인으로 사망하였다. 그림 18-9과 10a, 10b에 전형적인 소견을 도시하였으며 이는 원숭이 실험동물에서 압착손상의 소견과 매우 유사하다. 감압질환 후에 이어지는 내이의 새로운 뼈 형성은 청력 결손의 지연 발현을 설명할 수 있다.

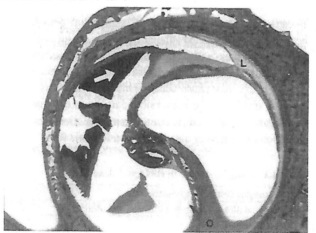

그림 18-9. 감압질환이 진단된 다이버의 부검 소견, 흰색 화살표는 달팽이관 중간부(middle turn)에 있는 혈액 L 나선형 인대(spiral ligament), O 골성 나선형 박편(osseous spiral lamina)

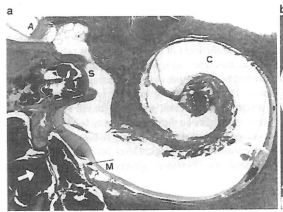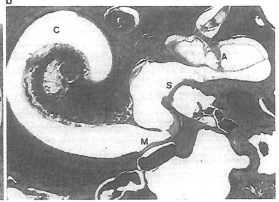

그림 18-10. 알 수 없는 원인으로 물속에서 사망한 다이버의 중이와 내이 소견

검은색 화살 : 파열된 정원창, 하얀색 화살 : 중이에 차 있는 혈성 삼출물

C 달팽이관(cochlea), A 외측 팽대부릉(lateral ampullary crista), S 등자뼈의 발판(footplate of stapes) 사진 제공 : K.E. Money 외, Money 외.(1985)

직업적인 다이빙에 종사하는 경우 일반 인구보다 고주파 난청이 더 빨리 악화 될 수 있다. 전복 잠수부에 대한 청력 측정 결과 전체의 60% 이상에서 고주파 청각 장애가 발견되었고 이는 호주의 표준보다 높은 수치였다. 청력 상실은 절반의 경우에는 편측에 있었고 나머지 경우에는 양측에 있었다.

돼지를 대상으로 한 실험 연구에서 압축 공기 작업자에게 안전한 것으로 간주되는 가압/감압 프로필을 적용하였을 때 모든 대상의 달팽이관에서 유모 손실(hair cell)뿐만 아니라 청력 상실이 있음이 나타났다.

III. 등압성 현훈

등압성 현훈이란 대기압의 변화와 크게 관련되지 않은 잠수일 때 오심, 구토 및 현훈 등의 전정계 이상 증상이 시작되는 특수한 상황을 가리키는 것이다. 이러한 경우는 실험실내에서 헬륨-산소 고압환경하에 침수된 상태에서 질소혼합기체 호흡 시에 기술된 바 있다. 이러한 상태에서는 피부소양증 및 기타 피부증상이 감압질환과 유사하게 나타나는 것이 보고된 바 있다. 동물실험에 있어서도 피부증상이 관찰되었다. 이 결과는 예컨대 신속히 확산하는 기체(He)의 고압환경 하에서 서서히 확산하는 질소나 아르곤 등을 호흡하였을 때 나타난다. 생체 외 실험결과에 의하면 지방과 수분간의 대면상에 기포가 형성되었음을 보여 주었으며 또한 동시에 기체는 각 기체에 따라 서로 다른 방향으로 확산이 일어나고 있었다. 이러한 현상은 국소적인 과포화영역과 관련이 있으리라 추측되며 종국적으로는 기포형성에 기여하게 된다.

등압성 현훈의 정확한 원인은 아직 확실치 않다. 중요한 인자는 다이버의 머리를 둘러싼 주위의 기체와 다른 기체를 호흡하고 있을 때 일어나는 확산이다. 비교적 깊은 심도에서 챔버 내 기체 또는 호흡기 체중 불활성 기체가 신속히 전환되는 것과 관련이 있는 듯하다. 따라서 작업 잠수로부터 감압중이거나 감압연구 중에 챔버 내 기체는 서서히 교환되어야 하며 마스크로 호흡기체를 공급하는 것이 바람직하다.

일단 등압성 현훈이 발생 하면 즉시 취해야 할 조치는 원래의 기체로 다시 바꾸는 것이다. 마스크에 의한 기체 공급일 때에는 이러한 조치는 매우 간단하고 신속히 이루어질 수 있다. 만일 원래의 기체로 전환하여도 증상이 호전되지 않는다면 챔버내압을 증가시키든지 호흡산소분압을 높인다든지 하는 다른 방법을 고려해 보아야 한다.

잠수의사의 신경학적 검진과 다이빙 프로필의 분석 없이 진정제를 투여하는 것은 권장되지 않는다.

19. 챔버 시설과 안전

19. 챔버 시설과 안전

I. 고압 산소 시설

특정 질병과 손상의 치료를 위한 고압산소치료 프로필(치료표, 스케줄)은 해당 손상과 질병을 다루는 부분에서 열거하고 있다. 여기서는 고압산소 챔버 운영 테크닉과 엔지니어링에 대한 일반적인 논의를 언급하려고 한다.

DMT/LST(diving medical technician/lift support technician) 혹은 챔버 작동수(chamber operator)는 수중과학의/잠수의사의 처방 지시에 따라 압력, 기간 및 치료 빈도를 준수하여 챔버를 운영한다. 이러한 처방 지시를 프로필(치료표, 스케줄)이라고 한다. 임상 병원에서 사용하는 프로필은 대부분 1.5에서 2.5ATA 사이의 압력에서 주어지며, 고압 세션의 일반적인 지속 시간은 45분이다. 이 중 1.5ATA의 압력을 사용하는 경우 가압시간은 10분, 감압시간은 5분이 된다. 결과적으로, 순산소를 호흡하는 시간(최대 산소 포화도)은 약 0.5시간 동안 유지된다. 클로스트리듐 감염을 포함한 연부 조직 문제의 경우 하루에 2회의 세션으로 처방되어 치료 시간은 두 배가 된다. 그 밖에도 다른 만성 질환의 경우 치료 세션은 주말을 포함하여 매일 제공된다. 다격실 배수 챔버의 경우, 다수의 환자가 적응증에 따라 그룹화되어 격실에 코호트 입실할 수 있다. 예를 들어, 모든 뇌졸중 환자는 동일한 세션에 참여하도록 그룹화되며, 특히 연구 프로젝트에 참여하는 경우, 물리 치료사 또는 의사와 동반하여 챔버에 입실 하게 된다. 작동수는 세션의 전체 로그를 유지하고 컴퓨터로 데이터를 기록하고 재현할 수 있다. 다수의 환자가 같은 압력에 적응해야 하므로 압축과 감압은 매우 부드럽고, 한 명이라도 귀 통증과 같은 불편함을 호소하면 가압을 중단하게 된다. 더 심각한 문제의 경우에, 영향을 받은 환자는 다격실 챔버의 다른 격실로 이동될 수 있고 나머지 환자의 처치는 2개의 챔버 사이의 격실문을 잠근 채로 주 챔버에서 계속된다.

단격실 챔버의 경우 가압을 순산소로 하게 되어 압력이 상승하는 동안 산소가 챔버에 도입된다. 다격실 챔버에서는 산소 마스크를 사용하고 챔버가 원하는 수준으로 가압되었을 때 산소 흡입이 시작된다. 산소 분압은 일상적으로 측정되는 것이 아니라 연구 목적이나 특수한 경우에만 측정되는데 paO2 측정 값의 대부분은 1.5ATA에서 약 1000 mmHg정도이다.

유형	최대 압력	유형	전형적인 적응증
I	1.5	가동형(mobile) and 다격실	허혈성 질환 : 대뇌, 심장,말초 혈관물리 치료, 스포츠의학의 보조 치료피부 피판(flap)플랩의 생존의 보조 치료음향 외상 (acoustic trauma)
II	2.5	단격실 and 이동형(portable)	가스 괴저화상
	3.0		사지의 압궤손상(crush injury)감압질환의 응급 처치
III	6.0	다격실	기체색전증감압질환

표 19-1. 적응증과 수심(압력)에 따른 고압 챔버의 분류

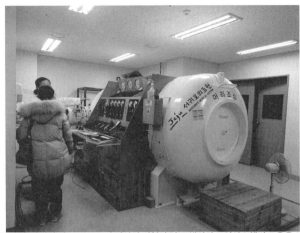

그림 19-1. 2017.12.20 날의 기록 사진. 사진의 작동수는 10년 이상의 경험이 있고 해외의 고압산소챔버 교육을 이수하고 계속 같은 기관에서 근무하고 있다. 치료 중인 산업다이버에 대해서 그랜드마스터님께 브리핑 중이다. 이 날짜는 특히 수중과학에서 의미가 있는 날짜이다. 이 날에 한 병원에 비치되어 있는 다격실 챔버를 그랜드마스터님이 시찰하셨기 때문이다. 이로부터 2년 후에 이 책이 세상에 나오게 되었다.

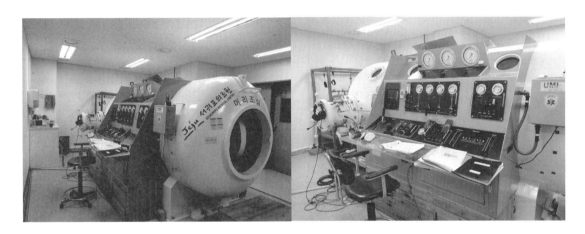

그림19-2. 미해군 표준 다인승 챔버 우측: 다인승 챔버의 통제반 (사진제공: 서귀포의료원)

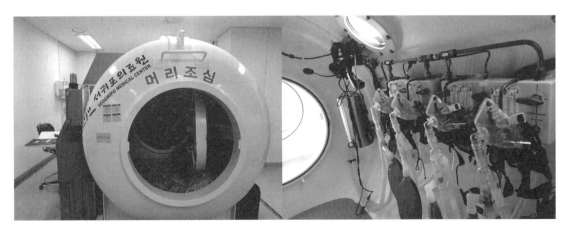

그림 19-3. 좌: 다격실 챔버는 주 치료실과 보조 격실로 나누어진다. 우측: 다인승 챔버에는 무전원 전화기와 함께 항상 복수의 통신시설, 관찰창이 있어야 한다. 그림의 금속 원통은 이산화탄소 제거를 위한 스크러버이다.

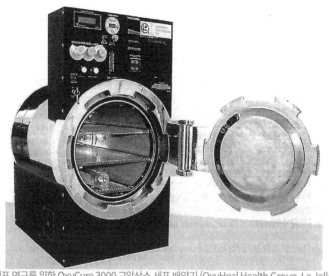

그림 19-4. 세포 연구를 위한 OxyCure 3000 고압산소 세포 배양기 (OxyHeal Health Group, La Jolla, 사진 제공)

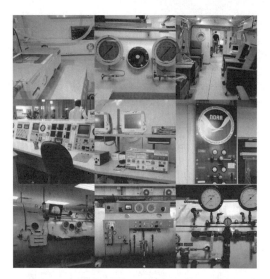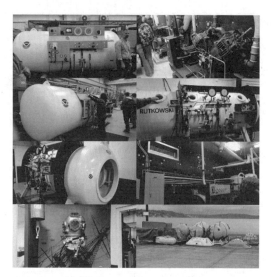

그림 19-5. 시애틀 국립해양대기청(NOAA)의 고압산소챔버와 그 시설이다. 우하단에 미해군 MK-5 헬멧이 보인다.

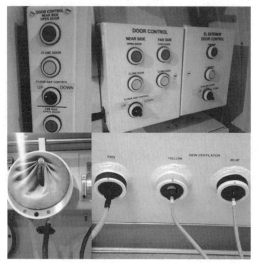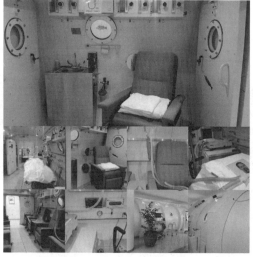

그림 19-6. 챔버 내부의 모습 심전도 감시를 위해 전선이 인입되며, 벤틸레이터 사용을 위한 기체도 공급된다.

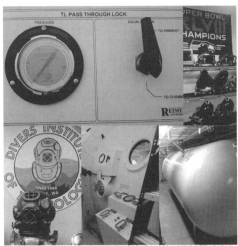
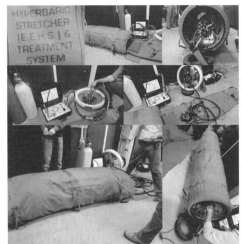

그림 19-7. 우측: 후송을 위한 이동형 챔버이다. 휴대용 산소실린더로 작동한다. (사진제공: 서귀포의료원)

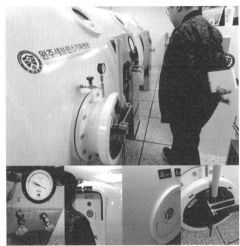
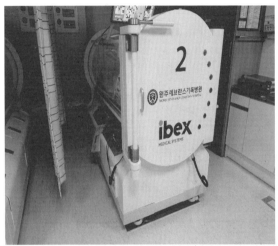

그림 19-8. 좌측 : 우하단의 메디락은 압력을 유지한 채로 검체, 음료, 약을 넣고 뺄 수 있도록 설계되어 있다. 우측: 1인승 챔버 (사진제공: 원주기독병원)

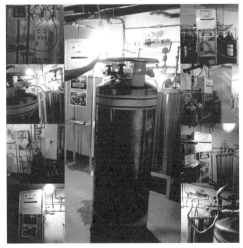
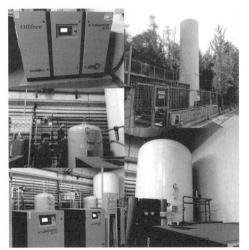

그림 19-9. 챔버 압축공기를 위한 압축기와 산소 기화기

좌측: 액체산소를 기화하는 장비와 안전변이다. 우측: 공기압축기 뒤쪽의 흰 봄베는 스토리지 실린더이다. 통상 7-9bar의 압력을 스토리지에 채워두고 이 압력으로 격실을 가압한다. 압축기는 특정 압력이하가 되면 자동으로 작동한다. 우상 측 옥외의 봄베는 액체 산소이다. (사진제공: 원주기독병원)

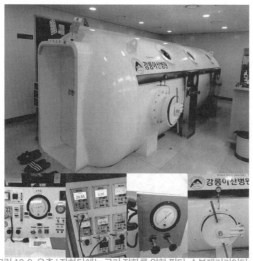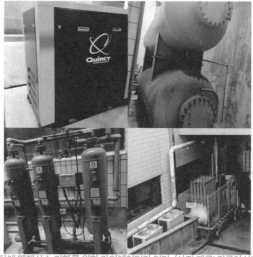

그림 19-9. 우측 : 좌하단에는 공기 정화를 위한 필터, 수분제거기이다. 우하단에 액체산소 기화를 위한 라디에이터가 있다. (사진 제공: 강릉아산병원)

II. 보조 장비

다양한 유형의 보조 장비를 표 19-2.에 제시하였다.

산소 마스크 및 후드
마스크 및 인공 호흡기
*기타 의료 장비
심폐소생술 기구
기관 삽관 튜브
흡인 장비
정맥 수액 장비
*진단을 위한 장비
기본 이학적 검진 트레이
경피적 산소 측정
뇌파
심전도
혈액 가스 혈액학 검사 장비
두개내압 및 뇌척수액 산소압력 모니터
혈압측정 커프
*신경계 평가 장비
검안경 검사
경직(spasticity)측정을 위한 인장계(dynamometer)
운동 장비 : 러닝 머신
경추 손상의 견인 장비

표19-2. 고압챔버에서 사용되는 보조 장비

A. 산소 마스크 및 후드

산소 마스크는 다격실 고압 챔버에서 사용된다. 마스크는 잘 들어맞게 착용되어야 하며 산소가 누출되지 않아야 한다. '미 공군 비행 조종사 마스크'와 같은 형식의 마스크가 사용된다. 이 마스크는 적절하게 장착된 경우 96.3-99%의 산소 농도를 유지할 수 있다. 2.4ATA 에서는 1640mmHg의 산소 분압에 도달할 수 있다. 아래 3 개의 그림에서 마스크 착용을 설명하였다. 마스크는 고무 또는 실리콘으로 만들어지며 쉽게 세척하고 소독할 수 있어야 하며 머리띠를 착용하는 것이 용이해야 한다. 산소 후드와 산소 텐트는 마스크의 대안으로 사용되어 왔고 두경부 병변이 있는 환자에게 특히 유용하다.

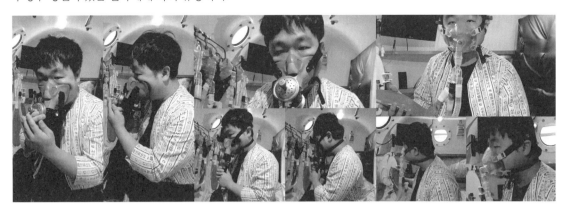

그림 19-10. 좌측: 내부 관찰자의 경우 산소 호흡 시 마스크를 항상 잡고 있어야 한다. 중간: 속칭 다이버용 마스크; 전투기 비행사 표준 규격이다. 60Ft 이상에서 주로 사용한다. 흔히 파일럿마스크라고 한다 수요밸브가 있다. 우측: 해녀용 마스크 45ft 이하에서 주로 사용한다. 저장낭이 있다.

B. 인공호흡기

챔버 내에서 사용하기 위한 인공 호흡기(ventilator)는 최대 6ATA의 고압 환경에서 검증되어야 한다.

▪ 아래 그림19-11.에 표시된 Sechrist 모델 500A 기계식 인공 호흡기. Sechrist 단격실 챔버와 함께 사용한다. 호흡 부전이 있는 환자는 그 안에서 치료할 수 있다. 벤틸레이터는 챔버 내부의 압력 변화를 보상한다. 그 사양은 아래 표19-3. 와 같다.

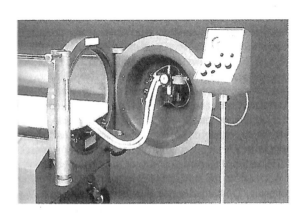
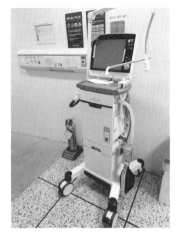

그림 19-11. 좌: Sechrist Model 500A Sechrist 용 기계식 인공 호흡기(사진 제공 : Sechrist Industries Znc., 애너하임, 캘리포니아) 우 : 원주기독병원 다인승 챔버에서 사용하고 있는 벤틸레이터

기능의 원리	고압 챔버의 압력 변화에 대한 환기 압력의 자동 조절
조절 시스템	두 가지 구성 요소 : 챔버의 호흡 회로 및 챔버 외부의 제어 모듈
호흡 빈도 RR	8~30 회 / 분
분당호흡량	0~15 L / 분, 3ATA
분시호흡량 TV	0~1.5 L, 3ATA
호흡 시간 관계 (들숨:날숨 비)	1 : 5 ~ 3.5 : 1
호흡유량범위 Respiratory flow range	0~100 L/min, 환경압에서 0~60 L/min, 3ATA
흡기압력 Inspiratory pressure	20~80 cmH2O

표 19-3. 고압챔버용 인공 호흡기의 사양 (모델 Sechrist 500A)

- Penlon Oxford 인공 호흡기 : 벨로스(bellows;주름 원통형), 볼륨 고정형, 시간 지정(timed-cycle)식 장치이며 일부 의료 시설에서 사용된다.

- Siemens Servo 인공 호흡기 : 중환자실에서 사용된다. 정교하고, 볼륨 고정형, 시간 지정(timed-cycle)식 장치

- Monaghan 225 인공 호흡기 : 산소가 아닌 압축 공기로 작동한다. 1ATA에서 이 인공 호흡기는 분당 35 ~ 40 L의 가스를 전달한다. 고압환경에서 가스 전달은 18 L / 분으로 떨어지나, 만족스럽게 작동해지며 대다수의 환자에게 여전히 적합하다.

고압 환경을 위한 인공 호흡기(ventilator)의 바람직한 특징은 다음과 같다.

- 전기적으로 구동되는 부품이 없다.

- 모든 압력 변화에 대응하여 호흡유량의 부피 및 속도가 안정적으로 유지된다.

- 호흡기체는 순산소로 이루어져 있고, 챔버 내의 공기는 압축 공기로 유지되고 있다. 호흡기체가 챔버 내 공기로 유출되지 않는다.

- 간헐 필수 환기(intermittent mandatory ventilation)의 지속적인 흐름은 흡입 밸브의 흡기 작업을 최소화하고 기도 압력을 일정하게 유지하기 때문에 수요 밸브(demand valve)보다 더 나은 성능을 보인다.

C. 진단 장비

반사 망치, 청진기, 검안경과 같은 기본적인 의료 진단 장비가 챔버에서 사용 가능해야 한다.

D. 심전도 및 뇌파

챔버 내에서 심전도와 뇌파의 모니터링이 가능해야 한다. 특히 심혈관계 및 뇌혈관장애 환자를 치료하기 위해서는 필수적인 장비이다. 높은 압력에서 심전도의 신호 품질(signal quality) 변화가 발생할 수 있다. EEG 파워 스펙트럼(EEG power spectrum) 기록은 고압 챔버에서 매우 만족스럽게 수행될 수 있다. 체성감각 유발전위 검사도 수행 가능하다.

E. 경피 산소 분압

경피 산소 분압(transcutaneous oxygen tension, tcpO2) 측정은 피부에 테이프로 고정된 전극을 통해 조직의 산소 장력을 측정하는 비침습적인 기술이다. 전극은 전기적으로 가열되어 화재의 위험이 있으므로 단격실 챔버에서 사용할 수 없다. 건강한 지원자를 대상으로 고압 챔버 내부에서 각각 공기와 순산소를 호흡하며 tcpO2와 동맥을 천자하여 얻은 혈액에서 pO2가 측정되었으며, 밀접한 상관 관계를 보였다. 말초 혈관 폐색이 존재하는 다양한 질환에서 tcpO2는 대조군보다 유의하게 낮았다.

혈액 샘플이 해수면 압력을 벗어나면 샘플 내의 기체가 방출되는 문제가 있다. 이상적으로는 혈액 가스 검사는 챔버 내부에서 측정되어야 한다. 이에 따라 몇 가지 혈액 가스 분석 시스템이 고압 챔버 내부에서 작동하도록 설계되었다. 해수면에서 샘플을 측정하기 위해서 특별히 보정된 장비로 챔버 외부에서 분석하는 센터도 있다. 결과를 해석하는 원칙에 있어서, 동맥과 폐포의 산소 분압 비율 (a / A ratio)는 흡기하는 기체의 산소 분압에 일정하다. 이는 환경압이 변화하거나 심폐기능에 제한이 있는 환자에서도 마찬가지다. 따라서 1ATA에서 얻어진 값으로부터 3ATA에서의 paO2를 계산할 수 있다.

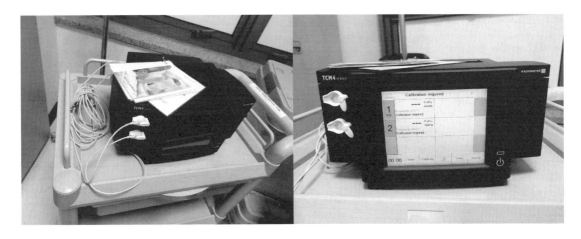

그림 19-12. 경피산소분압 측정기 (사진제공 : 원주기독병원)

F. 포도당 모니터링 장치

당뇨병 환자는 허혈성 비치유성 상처에 대한 고압산소치료 중 혈당 수치의 변동을 경험할 수 있다. 따라서 혈당 수치는 치료 중 모니터링 되어야 한다. 현재 판매되는 대부분의 포도당 모니터링 장치(glucometer)는 포도당 산화 효소 또는 포도당 탈수소 효소에 기초한 방법으로 혈당 수치를 측정한다. 포도당 탈수소 효소 방법은 산소를 사용하지 않지만 해수면과 2.36ATA에서 각기 측정하였을 때 부정확성이 보고되었다. 포도당 산화 효소가 들어 있는 시약 스트립은 산소를 이용하는 효소 반응을 방해하기 때문에 고압의 산소와 고압의 공기 모두에서 영향을 받는다.

G. 고압 챔버에서의 기타 의료 기기의 사용 심폐 소생술

기본 심폐 소생술 장비는 챔버에서 사용할 수 있어야 한다. 기관 내 튜브와 소변줄의 벌룬은 공기 대신 물 또는 식염수로 팽창시켜야 한다. 흡입은 압축 공기에 의해 챔버에서 생성되거나 감압 조절기를 통해 외부에서 사용 가능해야 한다. 정맥 내 주입용 특수 키트는 제조업체에서 생산된다. 단격실 챔버의 경우, 챔버 압력과 외부 압력의 차이 때문에 정맥 주사를 실행할 때 특별한 예방 조치가 필요하다.

H. 고압 챔버에서 제세동기 사용

전기 제세동은 심실 세동 또는 무맥 심실 빈맥으로 인한 심장 정지에 대한 유일한 효과적인 치료법이다. 고압 상태의 제세동은 본질적으로 화재의 위험이 있으나, 사전 예방 조치가 취해지면 안전하게 수행할 수 있다. 해수면에서의 제세동에서 스파크 및 화재는 드물다. 기술적인 절차 면에서 새로워진 고압챔버를 위한 새로운 제세동기가 도입되었다. 결론적으로 고압 환경에서 제세동 충격을 전달하는 것은 여전히 위험한 절차로 간주된다 (Kot 2014)(Ghim 2019).

I. 흉수 배액

흉막 흡입 배액 시스템은 압력 변화에 의해 크게 영향을 받을 수 있지만, 다음 예방 조치가 취해지면 고압 환경에서 안전하게 사용할 수 있다(Walker 외. 2006).
- 가압 중에는 흡입을 해서는 안된다.
- 가압은 10kPa/min 이하로 느려야 한다.
- 흉관으로 5ml/min 이상 공기 누출이 있는 경우 감압 중에 흡입해야 한다. 그렇지 않으면 흡입이 필수적인 것은 아니다.
- 챔버에서의 호환성은 사용하기 전에 테스트해야 한다.

J. 기관 내 튜브

흡기 기체의 가습은 고압 챔버에서 치료받는 인공 호흡기에서 중요하다. 이는 열 및 습기 교환 장치로 달성될 수 있다. 기관 내 튜브는 환기 저항을 증가시킨다. 높은 압력에서 증가된 기체 밀도는 특히 기관 내 튜브가 <8 mm 인 경우, 총기도 저항, 최고 압력, 고압 조건 하에서의 호흡 기계 일을 증가시킨다. (Arieli 2011) 가능한 가장 큰 기관 내 튜브를 사용하는 것이 챔버에서 호흡 일을 줄이는 데 좋다.

K. 기관지창냄술 후 치료

기관지 창냄술(tracheotomy) 후 기관지 수복술 이후에 문합부 합병증이 있을 수 있다. 고압산소는 이와 같은 손상의 치유를 촉진하는 것으로 나타났다. 기관지 창냄술을 시행한 환자는 기관 내경이 좁아지게 된다. 호흡 기체의 밀도가 증가하는 챔버 내부에서 호흡곤란이 문제가 될 수 있다. 기관지 창냄술 시행 상태에서는 안면 마스크를 통해서 산소 공급이 불가능하다. 다인승 혹은 다격실 챔버에서 치료받는 환자에게 산소를 전달할 수 있는 두 가지 옵션이 남아 있다. 첫 번째 옵션은 후드를 사용하는 것이다. 그러나 두건의 목 부위가 기관 절개 열림부에 해당하기 때문에 대부분의 후드는 이러한 환자에게 적합하지 않다. 두 번째 옵션은 두 개의 통로에서 흡기와 호기를 제공하는 T-튜브를 기관 절개 부위에 부착하는 것이다. 그러나 이 기술은 호흡 저항을 극적으로 증가시켜 환자의 호흡을 극도로 어렵게 만든다. 따라서 산소로 압축되고 환자가 주변 장치를 사용하지 않고 직접 숨을 쉬는 일인승 챔버가 이러한 환자에게 보다 적합하고 편안하다(Uzun and Mutluoglu 2015). 기관 절개술을 시행하는 환자는 압평형을 위해 중이를 효율적으로 자동 팽창시킬 수 없으므로 중이의 압력손상을 피하기 위해 고막 절개 또는 고막 절개관 배치가 필요할 수 있다. 마지막으로, 고압산소치료를 받는 환자의 기관 절개용 튜브 커프는 바람직하게는 공기가 아닌 물로 팽창되어야 한다. 공기가 채워진 커프스는 고압에서 수축하여 제대로 기능하지 못한다.

L. 지속적인 방광 자극 및 고압산소치료

방사선 유발 출혈성 방광염은 방사선 요법의 합병증이다. 고압산소는 치유 과정을 지원하기 위해 사용된다. 지속적인 방광 관류(bladder irrigation, CBI)는 출혈성 방광염에서 혈병 형성, 축적 및 장애를 예방하기 위해 필요하다. 고압산소치료 중에 CBI를 중단할 필요는 없다. 일인용 챔버에서도 환자의 협조가 가능하다면 CBI가 가능(Cooper 2015)하다는 사례가 알려져 있다. 이 사례에서는 수액 라인에 사용하는 카테터 어댑터를 사용하였으며, 수액 펌프를 이용해서 CBI 흐름을 조절할 수 있었다. 배액은 2-5L 크기의 대형 백에 모아졌으며 속도가 설정되어 있기 때문에 수집백이 넘치는 문제를 해결할 수 있다. 백은 누출을 방지하고 유출을 모니터링 할 수 있는 방식으로 배치되었다.

M. 경피 패치의 챔버 내 사용

경피 패치는 일반적으로 약물 전달에 사용된다. 고압산소 치료의 안전 프로토콜은 일반적으로 모든 경피 제품을 고압 챔버로 들어가기 전에 제거할 것을 명시하고 있다. 통상적으로 패치제제는 제거한 후 다시 붙이지 않는다. 당뇨발이나 골수염, 다른 난치성 상처의 경우 매일 고압산소치료를 받으므로 이러한 경우에는 펜타닐 패치를 매일 바꾸어야 하는 것이다. 패치의 권장 투여 간격은 72시간이지만 더 짧은 간격으로 투여 되는 경우도 있다. 고압산소치료를 받으며 매일매일 새로운 패치를 적용한 경우 통증의 관리나 다른 문제가 없었다(Pawasauskas and Perdrizet 2014)는 사례가 알려져 있다.

N. 이식된 장치를 가진 환자

이식장치를 가지고 있는 환자가 고압산소치료를 받는 경우, 높은 압력에 의해 장치가 오작동 되는 문제를 고려해야 한다. 예를 들어, 심뇌 자극기는 >203 kPa 이상의 압력을 받지 않아야 변형의 위험이 없다. 고압 챔버에서 다양한 장치를 사용하기 위한 표준 지침은 없다. 일부 제조업체는 자사의 장치가 높은 압력에서 어떻게 작동하는지에 대한 정보를 환자 및 의료 종사자에게 제공한다. 장치가 치료 압력과 시간에 안전하게 노출될 수 있는지 확인하기 위해서는 해당 업체에 연락해야 한다. 경우에 따라 환자의 임상 상태, 고압산소 치료 가능 표시, 챔버 내 모니터링, 다격실 및 특수 단격실 챔버에서의 인터벤션 역량 등을 고려하여 환자 및 특정 이식 장치에 대해 개별 위험 - 이익 분석을 실시해야 한다(Kot 2014).

O. 고압 챔버에서 환자 모니터링

챔버에 있는 환자 및 내부 관찰자는 아래 어느 방법으로도 모니터링 될 수 있다.

- 시각적. 단격실 챔버는 직접 볼 수 있으며, 다격실 챔버는 CCTV 가 설치되어 있다.
- 청각. 단격실/다격실 챔버 모두 몇 가지 2-way 통신 시스템이 사용된다.
- 챔버 내부/외부에 표시되는 진단 및 모니터링 장비 사용. 다격실에서는 내부 관찰자가 이들 장비를 일차적으로 사용하게 된다.

필요한 모니터링 수준은 질병의 심각성과 유형에 따라 다르다. 집중 치료 환자의 경우, 중환 실에서 받고 있는 정기적인 모니터링을 챔버에서 계속할 수 있다.

접촉으로 치료를 필요로 하지 않는 환자의 경우 단격실 챔버라도 적절한 장비가 있으면 필요한 모니터링에 문제가 없다. 시판되는 예로는 Drager HTK 1200 등이 있다. 단격실 챔버에서 두부 손상 환자를 모니터링할때의 문제 중 일부는 다음과 같다.

1. 흔히 말하는 'A-line'을 가진 환자, 즉 요골 동맥 카테터 유치로 동맥 혈압을 모니터링하고 있는 경우가 있다. 챔버 내에서 압력이 변하더라도 해파린 처리된 수액으로 계속 개방상태로 유지해야 한다. 압력변화는 대부분 문제되지 않는다. 고압환경에서 얻는 압력신호를 신뢰할 수 없더라도 플러싱하는 카테터를 폐쇄하면 A line을 잃어버릴 수 있다.

2. 중심 정맥압을 모니터링 모듈을 연결하여 측정하기 위해서는 별도로 설계된 변환기를 사용하여야 한다.

3. 스완 겐지(Swan-Ganz) 카테터. 폐동맥 압력은 고압치료 중에 모니터링 할 수 있다. 폐동맥 압력은 높은 압력에서도 유의한 변화가 없으며 만족스러운 파형이 얻어진다.

4. 뇌전도(EEG) 모니터링의 경우, 전극을 챔버에 넣기 전에 부착해야한다. 전극에 사용되는 약면(콜로디온; collodion)은 젖은 상태에서 가연성이므로 부착 후 콜로디온을 건조시켜야 한다. 적절히 배치된 전극은 최대 5일 동안 제 위치에 있을 수 있다.

5. 고압산소 치료 도중 기관 내 튜브의 벌룬은 멸균 증류수로 채워야 한다. 관례적으로 10cc의 공기로 팽창시키던 벌룬에는 4-6cc의 식염수를 사용한다. 치료 후에는 다시 증류수를 제거하고 공기로 대체한다.

6. 동맥혈 가스 분석. 챔버 내에서 동맥혈을 샘플링 하여 분석이 가능하다. 경피적 산소 모니터링(SpO2)의 경우 전극이 화재의 위험을 초래하기 때문에 단격실 챔버에서는 경피적 산소 모니터링을 수행할 수 없다.

7. 두부 손상 및 뇌부종 환자의 고압산소치료 도중 두개 내압 모니터링이 중요하다. 리치몬드 지주막 볼트 시스템(Richmond subarachnoid bolt system)은 챔버 내부에 있는 표준 동맥 압력 변환기에 연결되고 전기적 리드(electrical lead)는 챔버 벽을 통과하여 외부로 이어진다. 만족스러운 결과를 얻을 수 있다. 마이크로 전극 및 마이크로 조작기는 모두 유리(glass)로 이루어져 있으며 화재 위험 없이 고압 챔버 내에서 내부의 전류 회로를 구성하고 기록하는 기능을 수행한다. 뇌척수액(CSF)은 뇌의 산소 장력을 반영한다. 수조(cistern) 천자나 오야마 뇌척수액 리저브(Ommaya CSF reservoir)제거 후 얻은 CSF 검사에서 뇌 조직의 산소화 상태를 알 수 있다. 고압 챔버에서 대뇌 혈류를 측정하는 만족스러운 실제 방법이 없기 때문에 이것은 중요하다.

III. 고압 챔버의 안전성

A. 화재 예방

1970년 이전에는 미국의 임상 고압 챔버에 대한 국가 화재 안전 기준이 없었다. 화재 방지는 작동수의 상식에 맡겨진 문제였다. 고압 산소 요법의 광범위한 사용을 고려할 때, 고압 챔버의 화재 안전 기록은 훌륭했다. 최초의 고압 챔버 화재는 1923년 미국 커닝햄 챔버에서 발생했으며, 1923년에서 1996년 사이에 전세계의 고압 챔버에 25건의 화재가 발생했(Sheffield and Desautels 1998)다. 이 저자들의 리뷰는 문헌의 보고서뿐만 아니라 챔버 체험, 해저의 사고 데이터베이스, 고압산소치료 관련 의학회, 73년간 수행된 다이빙벨 기록, 상업적 기압조절실, 가압된 아폴로 수행 모듈을 포함한 모든 유형의 압력 관련 챔버에서 발생한 40건의 화재와 91명의 사망자에 대한 자료를 포함한다. 이중 치료를 목적으로 하는 임상 진료에서는 21건의 임상 고압 챔버 화재에서 60명이 사망했다. 미국의 임상 고압 챔버에서 사망은 발생하지 않았다. 1980년 이전의 대부분의 사망자는 챔버 내부의 전기적 점화와 관련이 있었지만, 이 기간 이후에 보고된 점화원은 일반적으로 챔버 내부의 환자가 가지고 들어간 금지된 점화원이었다. 모든 치명적인 화재는 풍부한 산소 환경에서 발생했으며 순산소 환경에 있던 대상자는 사망하였고 알려진 생존자는 산소가 아닌 공기로 가압된 챔버에 있었다.

임상 진료를 위한 1인승 챔버에서 최초의 화재 사고는 1967년에 일본에서 보고되었다. 그 다음 해에는 3건이 발생했다. 사고의 원인은 모두 손난로(hand warmer)였다. 방사선 치료를 받던 환자가 1인승 챔버에서 정전기로 인한 폭발을 경험하였다. 환자는 폭발적 감압으로 폐 파열이 발생했지만 생존했다. 1976년부터 1989년까지 정전기는 순수한 산소로 채워진 1인승 챔버에서 5건의 사망을 초래한 화재의 원인으로 알려졌다. 챔버의 소재로 사용되었던 섬유 유리(fiberglass)가 정전기의 원인으로 지목되었다. 이후 사용되는 챔버의 소재는 스테인리스 스틸로 격실과 트레이가 교체되었다. 챔버 소재가 변경되고 접지에 대한 엄격한 지침은 전미 화재 예방 협회(National Fire Protection Association)에 의해 정해졌으며 그 이후로 전세계적으로 그러한 사건은 보고된 바 없다. 그러나 한국의 일부 업체에서는 최근 들어 다시 섬유 유리를 사용한 일인승 챔버를 납품하기 시작했다. 안타깝다. 또 다른 사고는 나폴리에서 1987년에 일어났는데, 아이가 1인승 챔버에서 화재로 사망했을 때, 챔버 내에서 점화를 일으킬 수 있는 장난감 권총으로 놀고 있었다. 피해자가 챔버 내로 장난감을 가지고 가는 것을 제지하지 못한 의료진의 느슨함이 주목되었다. 이러한 폭발에서 피해자를 구하기 위해 할 수 있는 즉각적인 조치는 없었다.

다격실 챔버에서 발생한 최초의 화재의 원인은 안전 잠금 장치를 통해 챔버 내부로 들여온 외부 가열을 위한 전기 담요가 원인으로 지목되었다(Youn 1989). 실제 사고에서 이 화재는 홍수식(deluge) 소화 시스템의 작동으로 빠르게 소화되었다. 두 번째 사고는 1997년 이탈리아 밀라노에서 발생했다. 11명의 환자와 내부관찰자가 있던 다격실 챔버에서 폭발이 일어났다. 이 챔버는 산소가 아닌 공기로 가압되는 챔버였다. 사망 사고의 원인은 가스로 작동되는 손난로를 반입한 것이 원인으로 지목되었다.

고압산소치료는 시설적으로 안전한 것으로 인식된다. 안전해진 이유는 철저한 화재 안전 기준과 중환자 치료를 위한 다양한 장비가 개발되었기 때문이다. 한국의 경우 과거 대부분의 챔버는 소위 '연탄 가스 중독'에 대한 일인승 챔버였으며, 이에 따른 치료 기준은 협조가 가능한 환자군으로 제한이 있었다. 국내에도 다인승 챔버가 있으나 군사용 혹은 상업용 기압조절실로 사용되었기 때문에 과거에는 중환자실 치료를 필요한 환자를 치료하는 경우는 드물었다. 화재 안전 기준의 부재와 방폭하우징이 없는 전자기기의 사용은 큰 위험요소이다. 챔버납품업체의 문제가 크다. 먼저 언던이 해체되면서 전문성 있는 인력이 다수 유출되거나 이직한 것이 큰 문제다. 이후로 고압챔버의 납품을 영업하는 업체가 몇 개 있으나, 실상은 1인 기업 등이 휴대폰을 가지고 가정에서 영업하는 형태로 영세하다는 한계가 있다. 태생은 해외 상품을 마진을 붙여 판매하는 무역업체로 화재에 대한 인식이 없다는 것이 우려된다. 원가 절감을 위해서 인입전선을 설치하지 않고 전자기기를 버젓이 챔버 안으로 가져가거나, 기계식이 아닌 전자식 인공호흡기를 챔버용으로 납품하는 행위는 바람직하지 않다. 종합병원에도 다인승 챔버가 도입되고 중증 환자 치료를 시작하게 되면서 앞으로 많은 안전기준이나 인증기준이 도입될 것이다.

고압산소 치료 시설에서의 화재의 원인은 대개 가연성 물질의 풍부함, 높은 산소 수준, 불완전한 전기 구성 요소, 불충분한 화재 진압 장비, 금지 장비 실내 반입 통제 실패 등의 요인에 의해 발생한다. 폭발이 일어난 후의 대처는 힘들다. 당연히 예방, 탐지 및 제거에 중점을 두어야 한다. 고압 챔버에서 화재 위험이 있다고 알려졌거나 의심되는 경우, 격실이 100% 산소로 채워지기 때문에 화재는 1인승 챔버에서 더 위험하다. 1 인승 산소 챔버는 유럽 등에서는 사용이 이미 금지되어 있다. 국내에서 생명을 경시하는 풍조가 사라지기 위해서는 관련 기관의 규제가 필요하다. 1인승 챔버에서 화재를 예방하기 위해 다음 조치를 취해야 한다.

- 챔버 내부에는 전기 장비가 없어야 한다. 진단 장비의 모든 리드는 챔버 외부의 계측기에 연결해야 한다. 챔버 내부의 모든 점화원을 제거해야 한다.
- 챔버 내부에는 나일론 소재 의류 린넨이 없어야 한다.
- 환자는 고압 세션 전에 유성 또는 휘발성 화장품 (페이셜 크림, 바디 오일 또는 헤어 스프레이)을 사용하지 않아야 한다.
- 화재가 발생하면 환자의 생명을 구하기 위해 시행할 수 있는 어떠한 조치도 없다. 더 이상의 피해를 막기 위한 조치가 챔버 밖에서 계속되어야 한다.

다인승 챔버의 경우, 공기로 가압하여 화재의 위험성이 없다는 인식이 있다. 물리법칙을 뛰어넘는 주장이다. 증가된 질소의 압력이 압축 공기 내에서 인화성을 낮추는 효과가 있을지라도, 이 효과는 존재하는 산소의 분압 증가에 의해 상쇄된다. (5ATA까지) 전미 화재 예방 협회 (National Fire Protection Association)는 고압 산소 처리 시설을 다루는 NFPA-56D와 산소가 풍부한 환경에서 화재 위험을 다루는 NFPA53M을 규정하고 있다. 고압 산소 시설은 이 기준을 따라야 한다. 표준에는 다음과 같은 기본 사항이 포함된다.

- 가능하면 기계식 장비, 즉 전자제품이 아닌 장비를 사용한다.
- 방폭 인증을 받은 정자 장비라고 하더라도 반드시 접지가 되어 있어야 한다. 이러한 접지 설비는 반드시 공인된 엔지니어가 설계하여 설치하고 정기적인 점검을 받아야 한다.
- 모든 장비는 고압 조건에서 본질적으로 안전하도록 설계 및 시험되어야 한다. 즉, 압력 테스트 및 스파크 방지(접지)가 되어 있어야 한다.
- 포함 된 모든 장비는 방수 및 방폭이어야 한다. 방수가 되지 않으면 소화시설 작동과 같은 상황에서 혹은 의료 상황에서 감전의 위험이 있다.

- 모든 배선 및 고정 전기 설비는 NFPA-70, 전미 전기 규정 조항(National Electrical Code, Article 500, Class I, Division I)을 준수하는 것이 최소한의 조건이다. 특히 의료장비에 있어서, 수중과학회에서는 다인 승 챔버에 한해서 전미 의료기기 인증 기준인 NFPA 99 를 권장하고 있다. 또한 국내에서 고압 관련 행위를 하거나, 혹은 해외(예를 들면, 세종기지)에서도 한국 국적을 가진 자를 치료하기 위해서는 KS C IEC60079-0 기준을 통과한 방폭하우징을 적용하지 않으면 위법 소지가 있다. 다격실 챔버를 운영하는 데 있어서 화재 예방을 위해 다음과 같은 조치가 필요하다.

1. 챔버 내부에는 휘발성 또는 인화성 액체가 없어야 한다.
2. 챔버 내부에 사용되는 기계 장치용 윤활제는 할로겐화 고분자 탄화 수소 유형이어야 한다. 모든 가연성 윤활유는 피해야 하며, 정비시에 사용하는 고무 오링이나 실런트 또한 난연성 인증을 받은 제품이어야 한다.
3. 전기 모터는 공기 구동 또는 유압 모터로 교체해야 한다. 특히 혈압계나 점적계, 인공호흡기에서 공구 구동 형 모터를 사용해야한다.
4. 챔버의 산소 농도는 23% 이하로 유지되어야 한다. 25% 이상이 되면 누출원이 발견될 때까지 산소 공급을 차단해야 한다.
5. 수동 또는 자동으로 화재 감지 시스템을 설치해야 한다. 후자는 거짓 경보에 대한 보호 장치가 있어야 한다. 경보 시 스프링쿨러가 작동하는 경우 특히 그렇다.
6. 린렌이나 환자 아래의 매트리스의 산소를 모두 제거하는 것이 필요하다.
7. 소화 장치를 구비해야 한다. 가압된 물이 내장되어 있다가 추가적인 휴대용 호스가 달린 내장된 홍수식 (deluge) 소화 시스템(스프링쿨러)에 의해 공급되어야 한다. 화재 훈련 및 탈출 절차가 주기적으로 시행되 어야 한다.

전미 소방 협회에서는 다인승챔버를 class A로 분류하며 소화 시스템에 대한 구체적인 지침(NFPA 99, Chap. 19, class A chambers 2013)을 명시하고 있다. 중요한 사항은 다음과 같다.

- 소화 장치는 챔버의 내부 또는 외부에서 작동할 수 있어야 한다.
- 일차적인 소화제로 물이 선호된다.
- 고압산소치료팀의 각 구성원은 챔버 소화 시스템을 작동시킬 때 교육을 받아야 한다.
- 순산소를 사용하는 1인승 챔버의 경우, 이 환경에서 생존자를 기대할 수 없다. NFPA는 1인승 챔버의 화재 진압을 위한 지침을 제시하지 않는다.

챔버의 역사에서 많은 사고와 사망이 있었으며, 이에 따른 안전 규정이 제시되었다. 고압산소챔버내의 격실은 온도변화를 동반한 압력변화가 있는 환경이다. 산소가 풍부한 환경, 가연 소재가 다수 있을 수 밖에 없고, 소화의 부적절성, 탈출의 어려움은 쉽게 예상할 수 있다. 따라서 가연재가 제한되어야 하고 발화 원인은 이격되어야 한다. 이동용 전력원은 반드시 배제되어야 한다. 화재 시 물이 사용되는데 챔버는 절연체이므로 접지가 필요하다.

대부분의 화재는 전기 장비에서 발생한다. 전기원과 충격이 겹치면 폭발과 화재로 이어지는 것이다. 화재가 발생하면 대부분 사망 사고로 이어진다. 따라서 예방이 우선이며, 전기 장치의 안정성과 소화장치의 안정성을 계속 점검하여야 한다. 다격실이 있을 경우 화재가 발생하면 어떻게 대피할 것인지 주기적으로 탈출 훈련을 실시해야 한다. 챔버 내 불필요하게 휴대폰 혹은 휴대용 전자기기의 사용은 제한된다. 환자 모니터에 필요한 ECG 장비나 제세동 장비를 어떻게 사용할 것인지가 중요한 쟁점이 될 수 있다.

챔버 내 전자기기 사용에서 고려할 점은 충전된 배터리, 혹은 배터리 충전 금지되며 조명등에 있어서 2amp 12volt 미만, 직접연결은 28 volt 이하, 2개 이상의 접지가 필요하다. 현장에서는 48볼트 방폭하우징이 통상 사용된다. 일반 장비의 경우 낮은 전압을 사용하더라도 휴대폰의 통신 모듈이나 장비의 모니터 모듈에서 전압을 다시 승압하는 경우가 있어 전자 기기의 아크 등이 발화 또는 점화원이 되므로 금지하여야 한다. 환자 모니터 장비의 경우 규격에 따른 방폭하우징과 해당 전선을 연결하는 penetrator가 필요하며 모니터링 선의 경우 분리 후 납땜 작업할 경우 저항값 상승으로 잘못된 값을 읽을 수 있으니 설치 시 주의를 요한다. 현재(2019년) 서귀포의료원에 설치된 챔버를 기준으로 설명하면 내부에 모니터가 설계되어 있다. 전원공급 장치인 SMPS가 외부에 있고 SMPS에서 출력된 12볼트가 챔버로 인입되는 형태이다.

현재 국내의 몇몇 다인용 의료 챔버에서 ZOLL PROPAQ MD 라는 제세동기를 챔버 내에 비치하고 가압하고 있다. ZOLL 사의 PROPAQ MD 기기는 KS C IEC60079-0이나 NFPA 99를 받지 않았다. 이는 해당 병원의 판단에 의한 것이고, 설계 엔지니어에게 문의한 결과 배터리 내장형 장비 사용은 해당 챔버를 설계한 엔지니어의 의도는 아니다. 이 장비는 잠수함 내에서 사용하도록 납품했다고 한다. 기압이 낮아지는 잠수함에서 장비가 정상 작동을 한다는 것은 화재예방과 무관하다. 잠수함의학은 저압의학이기 때문이다. 해당 장비는 방폭 인증(KS C IEC6007)을 받지 않았다. 또한 판매사에 시험 인증 서류를 요청하였으나 아직까지 도착하고 있지 않다. 즉 이 기기로 인한 화재 발생시 의료법이 아닌 형법으로 기소될 수 있다는 점을 유념해야 한다.

수중과학회에서는 챔버 내부 의료기기로 Health Care Facilities Code 미국화재예방협회 (national fire protection association) 의료기기 인증기준 NFPA 99을 획득한 기기만을 사용하는 것을 권장한다. 수중과학회는 hyperbaric 에서의 제세동[1]은 위험한 것으로 권장하지 않는다.

제311조(폭발위험장소에서 사용하는 전기 기계·기구의 선정 등) ① 사업주는 제230조제1항에 따른 가스폭발 위험장소 또는 분진폭발 위험장소에서 전기 기계·기구를 사용하는 경우에는 「산업표준화법」에 따른 한국 산업표준에서 정하는 기준으로 그 증기, 가스 또는 분진에 대하여 적합한 방폭성능을 가진 방폭구조 전기 기계·기구를 선정하여 사용하여야 한다.

IEC 60079-13 /표준번호	KS C IEC60079-0
IEC 60079-13 ICS Code	29.260.20 (폭발 환경용 전기장치) 13.220.00 (방화 및 방폭 일반)

산업안전보건기준에 관한 규칙

B. 작동 안전

안전은 고압 챔버의 제조에서 매우 중요한 고려 사항이다. 챔버의 구조적 완전성 상실로 인해 신속하게 감압될 수 있다. 미국의 경우, 대부분의 챔버는 ANSI-ASME PUHO 압력 선박 코드(ASME Boiler and Pressure Vessels Code, as amplified by ANSI-ASME PUHO (Sect. VIII, Div. 1, American Society of Mechanical Engineers, New York))의 기준에 맞게 제작된다. 이 표준에 따라 제작된 챔버는 제대로 유지 관

---

1   Kot J. medical devices and procedures in the hyperbaric chamber. Diving hyperb Med. 2014;44:223-7

리되면 오랜 기간 안정적인 서비스를 제공 할 것으로 기대된다.

고압 챔버의 창은 일반적으로 아크릴 플라스틱으로 만들어진다. 제조가 쉽고 깨지거나 손상이 임박해지면 쉽게 경고를 알 수 있는 특징이 있다. 아크릴이라는 물질은 부식이 잘되며 특히 청소의 목적으로 알코올 기반 용액을 사용하면 안된다. 그 밖에도 아크릴은 열과 핵 방사선에 의해 손상될 수 있다.

고압 챔버에 사용되는 필수 제어 장치 및 모니터에는 전원이 끊어진 경우 비상 전원이 제공되어야 하며 정상 전원에서 비상 전원으로 자동 전환되어야 한다.

C. 공기 조절 제어

이는 챔버 내부의 호흡하는 대기(atmosphere) 기체를 안전하게 유지하는 것을 의미한다. 대기 오염은 챔버로 운반되는 기체에 의해 가능하다. 고압 챔버는 세 가지 방법 중 하나에 의해 가압된다.

- 압축기에서 직접 공급된 압축 가스
- 저장된 축압기(스토리지 탱크; storage tank, 누산기; accumulator)의 압축 가스
- 액체 산소 저장고에서 적절한 기화기를 통해 발생 시킨 가스

다인승 혹은 다격실 큰 배수 챔버는 스토리지 탱크(축압기, 누산기)를 이용해서 가압된다. 이러한 스토리지 시스템은 압축기가 고장 나거나 전력이 손실되는 경우 완충기 역할을 할 수 있지만 대부분의 기계적 사고와 오염의 원인이 된다는 점을 유념해야 한다. 실제 2017년도 제주도 강정동의 한 개인이 운영하는 스쿠버 다이빙업체에서 스토리지 탱크와 연관된 폭발 사고가 있었고 피해자는 중증의 뇌손상을 입었다. 또한 대부분의 공기 정화 수분제거 필터가 축압기 이전에만 설치되어 있다. 안타까울 정도로 전문성이 떨어지는 설비라고 하겠다.

공기 오염 사고를 피하기 위해서 구성 및 순도에 대해 주기적으로 검사를 시행하고 오염원으로부터 깨끗하게 공기 흡입구를 관리하며 오염 물질에 적합한 흡수 장치를 제공하여야 한다. 챔버 공기 구성에 대한 안전 표준은 표 19-4에 나와 있다.

오염물질	오염기준치
이산화탄소	1000 ppm by 부피 (0.1%) in 고압 하에서
5000 ppm by 부피 (0.5%) in 1ATA	
일산화탄소	5ppm(0.5%)
기체 탄화수소 (메탄, 에탄 등)	25ppm (0.0025%)
할로겐화 용제	0.2 ppm (0.00002%)
미립자	0.005 mg / L, 중량 / 부피
물	0.3 mg / L, 무게 / 부피
악취	불쾌하거나 이상한 냄새가 없어야 한다

표 19-4. 고압 챔버 공기 내 오염 물질의 기준치

D. 마스크 및 호흡 조절 시스템

호흡 조절 시스템은 다인승 챔버(multiplace chamber)에서 BIBS (내장형 호흡 시스템; built in breathing system)라고 흔히 부른다. 챔버 내부의 가압되는 공기(atmosphere)와 별개로 호흡 기체를 공급한다. 독성 기체 뿐만이 아니라 산소 분율의 오염에 있어서도 안전한 호흡 기체 공급이 가능하다. 산소 공급을 위한 마스크에는 내

쉬는 호기 기체가 챔버 밖으로 유도되는 간접 배출 시스템(오버 헤드 덤핑 시스템; overhead dumping system)이 장착되어 있다. 단격실 챔버에서 내쉬는 기체는 소위 "외부 덤핑 시스템overboard dumping system"에 의해 직접 제거된다.

마스크는 잘 맞아야 한다. 마스크로부터 산소가 누출되면 치료의 효과가 감소된다. 또한 챔버 내부 공기의 산소 농도가 허용치 이상으로 증가하게 된다. 다인승 챔버 내부의 산소 분율은 23%이내로 유지되어야 한다. 후드를 사용하는 경우 이산화탄소 제거 및 과도한 습도 방지에 특별한 주의가 필요하다. 산소를 마스크를 통해 공급할 때 기도가 건조해지지 않도록 가습해야한다.

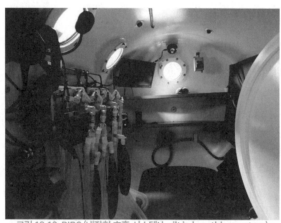

그림 19-13. BIBS (내장형 호흡 시스템; built in breathing system)

E. 병실에서 사용하는 이동형 고압 챔버

병원의 환자실에서 고압산소치료를 수행하기 위해서는 이동형(portable) 챔버가 필요하다. 안전한 치료를 위해 산소가 풍부한 환경에 대한 모든 예방 조치가 준수되고 적절한 기술 감독이 제공되어야 한다. 취할 수 있는 구체적인 조치는 다음과 같다.

1. 가연성 물질은 모두 방에서 제거해야 한다.
2. 전기를 사용하는 모든 기구는 산소 농도가 23.5% 이상인 지역에서 적어도 5ft (1.5 m) 이상 떨어져 있어야 한다.
3. 정전기 방전을 일으킬 수 있는 모든 개인 용품을 환자에게서 제거해야 한다.

F. 고압 산소 치료를 규제하는 법률과 기관

어느 나라에서나 고압산소 치료에 대한 명확한 단일 권한이 있는 것으로 보이지 않는다. 미국의 경우 소방 협회(National Fire Protection Association)의 안전 규정 집행의 책무는 지역 소방서(fire marshal's office)에 있다. 의약품 및 의료 기기의 주요 규제 당국인 FDA (Food and Drug Administration)는 주로 약물과 의료기기에 관여한다. FDA는 과거 고압산소치료에 다소 배경적인 역할을 했지만 지금은 중심적 역할을 한다. 산소는 FDA에 의해 약물로 분류된다. 따라서 FDA의 관할 하에 있는 의료기기와 이의 사용이 모두 FDA의 관할권에 속한다. 고압 챔버는 산소 투여에 사용되는 의료 기기로 1976년부터 사용이 시작된 모든 의료 기기에 적용되는 FDA 통제

권이 적용된다. 1976년 이전에 제조된 고압 챔버는 FDA가 관할하지 않는다. 한국의 경우 군사용 시설은 비군사 당국의 통제를 받지 않는다. 상업용 시설(산업다이버, 연구기관)에서 사용하는 기압조절실의 경우 산업안전보건 법규로 해석할 수 있으나 실제적으로 감독할 수 있는 능력과 경험이 있는 정부 당국은 존재하지 않는다. 일부 병원에 해양수산부에서 도입한 고압산소시설이 있으나 관리 감독은 하지 않는다. 지역 소방서의 경우 고압산소에 대한 인지가 없는 것으로 생각되며, 별도의 화재 진압 지침을 가지고 있지 않은 것이 확인되었다. 병원에서의 치료의 경우, 보건 당국은 치료 비용 산정을 위한 고시를 하는 것으로 알려져 있으나, 현 시점에서 시설의 안전을 규제·감독하고 있지 않다. 고압관련 커뮤니티나 임상 학회에서도 고압관련 시설에 대한 인증 기준을 제시하고 있지 않은 것이 확인되었다. 한국(2019년 현재)의 경우 중환자실과 다인승 챔버를 모두 가지고 있는 병원은 3곳이며, 이중 2 곳은 새롭게 신설되었고 1곳은 산맥으로 둘러 쌓인 내륙에 위치한다. 한반도에 위치한 고압산소치료시설을 아래 그림에 나타내었다. 한국은 남극 대륙과 킹조지 섬에도 고압산소챔버를 하나씩 가지고 있다. 미국과는 달리 한국은 산업이나 레저에서 이용하는 산소와 압축공기에 대해서 당국이 관리하지 않는다. 고압가스에 관한 법률 시행령 변경 시도가 있었다. 한국 국적의 경우 해외에서도 이의 적용을 받는다. 그러나 관련 업종에서는 법규의 준수를 거부하는 것이 알려져 있다. 또한 한국에서 시행되는 '수중레저······' 관련 법규 역시 고압산소에 대해서 인지하지 않고 입법된 것으로 생각된다. 특이하게도 한국에서 고압산소는 약사법의 통제를 받지 않으며, 기압조절실 또한 의료법의 규제를 받지 않고 시행되고 있다.

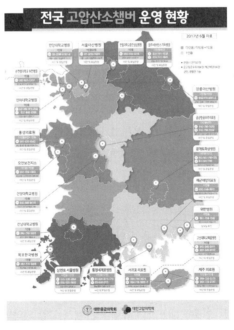

그림 19-14. 한반도와 부속도서에 위치한 고압산소치료시설, 중환자실과 다인승 챔버를 모두 가지고 있는 병원은 3곳이나, 이중 2곳은 새롭게 신설되었고 1곳은 산맥으로 둘러 쌓인 내륙에 위치한다. 한국은 남극 대륙과 킹조지 섬에도 고압산소챔버를 하나씩 가지고 있다. (제공: 대한응급의학회)

정리하면 2020년도 이전에 한국에서 설치 운영되는 고압산소시설에 대한 의미 있는 '무언가'는 없다. 2020년 이후의 변화에 대해서 개정판에서 언급할 수 있기를 희망한다.

다시 미국을 기준으로 설명하면, FDA에 의한 의료 기기의 분류는 FDA 관련 수준에 따라 세 가지 등급으로 나누어진다.

클래스 I : 일반 통제. 이 등급은 예를 들면 설압자(혀 누르개)와 같이 성능에 크게 구애 받지 않는 단순한 장치의 등급이다. 의료 기기 판매를 위한 표시는 해당 법규(Safe Medical Device Amendments, Section 510 (k) 1976)에 따라 요구된다. 의료 기기를 판매하거나 상업용으로 판매하기 전에 FDA 허가가 필요하며 이는 법률 (Section 510 (k))에서 규제하고 있다.

클래스 II : 특별 통제. 이 등급은 성능이 중요한 요소이지만 다소 일반적인 수준의 복잡한 장치에 부여된다. 클래스 II 장치는 일반 제어 및 일부 적용 가능한 표준 요구 사항을 준수해야 한다. 법률(510K)에 따라 FDA에 시판 전 신고가 필요하다. 판매하거나 상업적으로 배포하기 전에 FDA 허가를 받아야 사전 마케팅 또한 가능하다.

클래스 III : 사전 시장 승인. 이등급 일반적으로 오작동 발생시 심각한 부상 위험을 지니며 직접적인 환자 생활 지원과 관련된 장치이다. 한 예로 페이스 메이커를 들 수 있다. FDA의 시판 전 승인이 필요하다. 그 결과 설계 및 제조 관리가 매우 엄격하다.

고압 챔버는 클래스 II 장치로 간주된다. 관련 산업 표준은 NFPA 99, Chap. 19 와 함께 ASME 안전 코드위원회(Safety Code Committee)에서 발행한 "사람 거주용 압력 용기 안전 표준 (PVHO-1)"을 준수하여야 한다.

의료 기기의 모든 종류는 FDA의 GMP(Good Manufacturing Practice) 규정의 적용을 받는다. 이는 최근 몇 년 동안 널리 보급된 국제 품질 보증 규정 (ISO 9000, ISO 9001 등)과 유사하다. 주요 요구 사항은 다음과 같다.

- 합리적인 사람이 승인할만한 합리적인 제품 (예 : 도면) 아이디어.
- 디자인에 따른 생산
- 설계 요구 사항에 따라 성능을 확인하는 테스트
- 입고되는 재료의 영수증 관리 및 검사
- 문제 및 고객 불만 해결 절차 수립
- 책임을 지키고 위의 요구 사항이 충족되는지 확인하기에 충분한 생산 문서.
- 매년 제조 시설 및 제품을 FDA에 등록할 것

고압 챔버 제조에 적용할 때 FDA의 규칙을 준수하는 것은 일반적으로 기술적인 면에서 어렵지 않다. 그러나 유지 관리의 절차가 간단하지 않다.

FDA에서 말하는 "라벨링"은 기기의 용도와 사용 방법에 대해 제조업체가 말한 모든 것을 의미하는 것으로 해석된다. 산소의 경우 해저 및 고압 의학회 (Hyperbaric Medical Society)에서 권장사항이 인정된다.

고압 챔버의 규제는 나라에 따라서 다르다. 유럽 코드의 경우 고압 산소에 대한 우수한 사례로서 치료용 고압 시설의 안전에 대한 유럽의 조화 된 견해를 대표하며 유럽 국가에서 고압 의약의 지침, 규정 및 표준에 대한 참조 문서로 사용될 수 있다. 매우 엄격한 기술 규정이 적용되는 국가 중 하나는 고압 챔버가 승인을 받기 전에 TUV (Technischer uberwachungs verein)라는 기관의 인증서가 필요한 독일이다. 품질 관리 가이드 라인은 다이빙 및 고압 의학을 위한 조직인 GTUM (Gesellschaft fur Tauchund Uberdmckniedizin e.V.)에 의해 규정된다. 독일은 고압 산소의 안전에 대한 우수한 기록을 보유하고 있으며 최근 몇 년간 재난은 발생하지 않았다. 일례로 현재 독일에서 사용하도록 승인된 모든 고압 챔버는 다인승 챔버이다. 화재 위험은 물론 일산화탄소 초기 치료에 적절하지 않기 때문에 독일에서 1인승 챔버는 존재조차 허락되지 않는다.

G. 고압 시설의 직원 배치

고압 시설에 관련된 모든 직원은 적절한 훈련을 받아야 하며 관련된 안전 예방 조치 및 감압 절차를 숙지해야 한다. 인력은 대부분 3종류로 구성된다. 고압 의사, 작동수(엔지니어, 기술자), 간호사(잠수의학테크니션, 생명보조테크니션, 내부관찰자) 즉 파라메디슨은 고압 기술자 및 잠수의학테크니션인 것이다. 작동수는 주로 챔버의 작동 및 안전을 담당하지만 또한 고압 산소 치료에 대한 기초 지식을 가지고 있어야 한다. "라운드 더 클락round the clock"응급 서비스를 예로 들면 잠수 의학 테크니션과 잠수 의사는 안전한 치료 및 압축/감압 절차를 위해 고압산소치료의 물리학 및 생리학을 이해해야 한다. 테크니션은 주로 고압산소 치료 전, 도중 및 이후 환자의 치료에 관심이 있다. 고압산소에 의해 치료된 상태에 대한 의학적 지식이 있어야 할 것으로 예상되지만, 그들 또한 고압 챔버의 작동에 익숙해야 한다.

내부 관찰자의 직업 건강 및 안전은 고압 의학 직원에게 중요한 문제다. 내부 관찰자의 DCI 발병률은 0.01 ~ 1.3%다. 이것은 주로 압력 노출의 깊이와 관련이 있다. DCI는 산소 호흡과 내부관찰자의 수면 대기, 즉 회전 근무로 예방할 수 있다. 가장 흔한 호소는 귀의 압력 손상이나 경력이 낮은 경우에 주로 발생한다. 몇 주 동안 매일 1.5ATA의 환자 치료에 동행하는 물리 치료사들은 압평형에 익숙하다. 전미에서 내부관찰자의 사망 기록은 1명 있으며, 아직까지 양호한 것으로 평가된다.

IV. 안전관리

현대적인 고압산소치료 시설은 병원에 부속되어 있는 경우가 많으나, 압력이 모든 것을 달라지게 한다. 이미 병원의 업무에 익숙하더라도 특수한 환경이 통상적인 병원의 처치, 간호지시업무와 구별되게 한다. 감압질환 치료에서 고압산소치료 시설에 있는 의료인은 다음과 같은 사항을 검토하여야 한다.

A. 내부관찰자 관리

다이빙메딕, 보조사, 잠수의무사, 인사이드 텐더, 잠수의학테크니션(diving medical technician), 생명보조테크니션(life support technician) 등이 내부관찰자의 다른 이름이다. 내부관찰자는 챔버 운영수(operator)과 구별된다.

일단 치료가 시작되면 적어도 한 명의 내부관찰자가 챔버 안에 있어야 한다. 그리고 그 내부관찰자는 치료방법이나, 감압질환의 증상, 징후 등을 잘 알고 있어야 한다. 잠수군의관이나 내부관찰자는 치료에 꼭 필요하나, 그 필요성으로 인해 치료를 미루어서는 안된다. 복실 챔버라면 2차로 투입하면 된다. 잠수의무사가 없고 잠수군의관만이 현장에 있다면, 잠수군의관이 내부 관찰자(inside tender)로 챔버에 들어가는 경우가 있을 수 있다. 그러나 치료의 효율성을 위해서 챔버 내에서는 최소한의 시간만 있도록 한다. 그 밖에 필요에 의해 치료 도중에 챔버 내로 방문하게 되어도 최소한의 시간만 들어가 있도록 한다. 치료의 초기에 환자의 증상에 따라 시간수심프로필을 결정하므로, 가압 도중에 항상 잠수의사에게 환자의 증상을 보고 해야 하며, 잠수의사의 직접 진료 이전에 증상을 가릴 수 있는 약을 투입해서는 안 된다.

그 외의 내부 관찰자가 해야 할 일들은 다음과 같다.

가) 해치 손잡이는 완전 폐쇄 후에 놓는다.

나) 외부와 계속적인 통신을 유지한다.

다) 환자에 필요한 보조를 한다.

라) 산소치료 주기를 정확히 지키며, 투여 방법(마스크 고정)을 확인한다.

마) 환자의 일반적인 보조를 한다.

바) 챔버에서 발생하는 일반적인 소리(환기, 가압)에 주의를 한다.

B. 치료과정 중의 산소 호흡과 독성

시간수심프로필 4, 7, 8을 사용하는 경우에는 폐산소독성이 나타날 수 있다. 급성 중추신경계 산소독성은 산소를 이용하는 모든 시간수심프로필 사용 환경하에서는 발생할 수 있다.

산소를 이용한 시간수심프로필을 사용할 때에는 항상 중추신경계 산소독성의 전구증상인 VENTID(vision, ears, nause, twitching, irritability, dizziness)에 주의를 집중해야 한다. 중추신경계 산소독성의 증상이 발생하면 그 즉시 산소호흡을 중지하고, 챔버 내 공기로 호흡해야 한다. 모든 증상이 사라지고 나서 15분 경과 후 다시 산소호흡을 시작한다. 산소호흡 재시도 후 다시 산소독성이 나타나면, 다시 산소 호흡을 중단한다. 증상이 없어지면 다시 15분 후 산소호흡을 재개한다. 세 번째 산소호흡시도에도 산소독성이 나타나면 산소호흡을 중단하고 수중과학회 소속 의료진의 자문을 구하는 것이 좋다. 잠수의사는 산소투여를 계속할 것 인지와 시간수심프로필을 변경할지를 결정하여 치료를 완료한다.

C. 고압산소치료 후 Disposition

치료가 끝난 후 환자는 일정 시간 동안 가압챔버와 가까운 곳에 위치해 있어야 한다. 가능하면 입원하거나 수술 후 회복실과 같은 환경에서 단기 관찰한다. 증상이 없어 집에 가겠다고 하는 경우, 구체적으로 30분 이내에 도착할 수 있는 곳에 있어야 한다고 설명한다. 시간수심프로필 5를 사용한 경우에는 2시간, 시간수심프로필 6을 사용한 경우에는 6시간동안 가압챔버 주위에 있어야 한다. 이 대기 시간의 단축은 잠수의사의 명시된 지시가 없는 한 불가능하다. 모든 환자는 24시간 동안은 챔버에 도달할 수 있는 시간이 60분 이내인 곳에 있어야 한다.

시간수심프로필 5, 6, 6A, 1A, 2A, 3의 보조사는 다음 잠수 시 비감압잠수는 표면 간격으로 12시간이, 감압잠수는 표면 간격으로 24시간의 표면 간격이 필요하다. 시간수심프로필 4, 7, 8의 보조사는 다음 잠수에 적어도 48시간의 표면 간격이 필요하다. 치료가 완전히 끝난 후 보조사는 1시간 동안은 챔버가 있는 시설에 있어야 하며, 시간수심프로필 4, 7, 8의 보조사는 24시간 동안 챔버와 60분내의 거리에 있어야 한다.

D. 잔여증상의 Disposition

증상이 남아 있는 환자의 치료를 위해 지속되는 이압성 척수염은 매일 시간수심프로필 6을, 또는 격일로 시간

수심프로필 5를 사용할 수 있다. 시간수심프로필 4, 7, 8을 사용한 환자는 표면으로 상승 후 심한 폐산소독성이나 60ft에서 100% 산소호흡시의 불편감을 호소하는 경우가 있으며 이들은 매일 30ft에서 치료를 하는 방법을 사용할 수 있다. 이때 산소호흡은 25분 산소, 5분 공기의 방식으로 진행된다. UPTD의 계산은 보조적이므로 대부분의 치료는 당일 시행한 폐기능검사 결과에 따라 진행될 것이다. 매일 치료를 실시하는 경우에 5일 이상을 쉬지 않고 치료를 실시해서는 안 된다. 치료의 간격은 잠수의사가 결정하여야 한다. 처음 1, 2회의 치료에도 잔여 증상이 해소되지 않을 때 잠수의사는 시간수심프로필을 다시 선택해야 한다.

증상이 남았다면 당연히 입원 치료해야 하고, 잠수의사는 중환자실을 선택할 것이다. 당해 시설이 다이빙센터로 입원 병동을 가지고 있지 않은 경우, 혹은 중환자실이 없는 병원인 경우는 치료 후 인근 의료시설에 보내야 하며, 걸을 수 있는 환자는 집으로 가기를 원할 수 있다. 모든 형태의 귀가 시에는 보호자 관찰이 필요하며, 따라서 재발 증상을 인지할 수 있도록 교육되어야 한다.

E. 치료의 일반적인 주의사항

치료과정은 통증에서부터 생명을 위협하는 범위까지 넓은 범위에 적용되지만 실제치료에는 경험 있는 잠수전문의가 필요하다. 물론 응급상황에서는 의료요원이 없다고 해서 의료요원이 도착할 때까지 기다리지 말고 즉각적이고 적절하게 치료를 실시하고, 최대한 빨리 잠수전문의에게 연락하여야 한다. 시간수심프로필 중 일부는 잠수전문의에게 자문을 구하지 않고는 실시할 수 없는 것들이 있는데, 그 예가 시간수심프로필 4, 7, 8이다. 이들은 가압 시간이 길고, 가압 기간 동안 환자의 상태가 확실하게 확인되어야 하기 때문이다.

치료의 효과는 증상발현에서 치료까지의 시간이 길어질수록 감소한다. 증상이 언제든 심각해질 수 있기 때문에 가벼운 증상이라도 놓치지 말아야 한다. 감압질환과 동맥공기색전증의 감별이 잘되지 않을 때는 공기전색증에 준해 치료를 실시해야 한다. 일단 선택하여 실시하고 있는 시간수심프로필는 잠수전문의가 지시하지 않는 한 변경하여서는 안 된다. 만약에 한 증상 혹은 일련의 증상이 완화되었다 하더라도 치료가 끝난 것이 아니며, 표에 따라 끝까지 치료를 하고 만약의 사태에 대비하여 재압치료 후 최소한 6시간 동안은 챔버근처에, 24시간 동안에는 챔버까지 1시간 30분내에 도달할 수 있는 위치에 환자를 대기시켜야한다. 여러 가지 증상이 동시다발적으로 발생한 경우는 가장 심각한 것부터 치료를 실시한다.

1. 잠수전문의의 별도의 지시가 없는 한 시간수심프로필을 변경 없이 정확히 준수해야 한다.
2. 자격 있는 보조사는 필히 치료의 처음부터 끝까지 챔버 내에 있어야 한다.
3. 최대한 정상적인 상승률과 하강률을 지켜야 한다.
4. 증상제거수심(depth of relief) 혹은 치료수심(treatment depth)에서 환자는 철저히 감시되어야 한다.
5. 확실하게 공기전색증(AGE)이나 심각한 이압성 척수염이 아니라고 확인되지 않은 환자는 이에 해당하는 치료를 한다.
6. 산소가 없는 경우 공기 시간수심프로필을 사용한다.
7. 산소사용 시는 산소중독의 전구증상에 주의를 집중한다.
8. 산소경련(Oxygen convulsion)시엔 산소마스크를 제거하고 자해를 방지한다. 경련 중에는 강제로 입을 열

지 말아야 한다.

9. 시간수심프로필에 제시된 시간과 수심 한계 내에서만 산소를 사용한다.

10. 환자의 상태와 생체징후(vital sign)를 주기적으로 점검하고, 상태가 급속히 변화하고 생체징후가 불안정할 때에는 자주 확인한다.

11. 치료 후 증상재발이 있는지 관찰하고, 통증만 있는 경우에는 2시간, 심각한 증상이 있는 경우는 6시간동안 관찰한다.

12. 정확한 기간 준수와 기록유지를 해야 한다.

13. 필요한 품목의 잘 정리된 의료기기는 손쉽게 항상 사용할 수 있게 준비해둔다.

F. 치료 후의 비행과 다이빙 복귀

감압질환치료 후 증상이 완전히 해소되었다고 하더라도 1형 감압질환 환자는 24시간, 2형 감압질환 환자는 48시간 동안 비행이 금지된다. 시간수심프로필 4, 7, 8을 사용한 환자는 72시간동안 비행이 금지되며, 증상이 완전히 해소되지 않은 환자는 적어도 72시간 동안 비행이 금지된다. 1기압을 유지할 수 있는 비행수단이 있거나 1,000ft이하로 비행할 수 있을 경우에는 비행이 가능하며, 이때는 100% 산소로 호흡해야 한다. 치료의 보조사들은 시간수심프로필 5, 6, 6A, 1A, 2A, 3의 경우 12시간, 시간수심프로필 4, 7, 8의 경우 48시간동안 비행이 금지된다. 국내의 경우, 서해안과 남해안을 제외한 동해나 제주도의 서귀포 남쪽 해안선에서 다이빙과 고압산소치료가 이루어지는 경우가 있다. 비행금지는 단순 상승시간만을 고려한 것이 아니니 삼보 일배로 등산하더라도 백록담이나 권금성 등반은 권장되지 않는다.

증상에 따라서는 다음과 같이 설명할 수 있다.

시간수심프로필 5의 사용으로 증상이 완전해 해소된 경우에는 48시간 후에나 정상 잠수에 복귀할 수 있다.

이압성 척수염을 의심할 수 있는 어떠한 증상이라도 있었다면 이 환자는 잠수의사와 상의해서 잠수복귀시간을 결정해야 한다.

말초부위 저림, 찌릿찌릿한 증상이나 감각이 떨어진 이압성 척수염의 증상만을 가진 환자로 재가압 치료로 증상의 완전한 해소를 보인 경우는 14일 이후에나 정상잠수가 가능하며, 복귀시기는 잠수전문의와 상의해서 결정한다.

동맥 기체색전증이나 심혈관계, 신체 마비 외의 신경계의 증상을 가졌던 환자는 적어도 4주간은 잠수를 할 수 없으며, 잠수재개는 잠수전문의만이 결정할 수 있다. 이러한 경우 난원공개존이나 심장 션트등의 정밀검사가 필요하며 다이빙적성검사가 다시 평가되어야 한다.

중추신경계의 증상이나 심혈관계의 증상이 시간수심프로필 4, 7을 사용할 만큼 증상이 심하였다면 적어도 3개월간의 잠수금지가 필요하며, 충분한 안전이 확인된 후 정상잠수를 재개한다.

챔버 치료의 장비 관리

실제 챔버 치료에 참여하는 테크니션은 아래 사항을 고려할 필요가 있다.

1. 모든 사람들은 귀보호 기구(ear protective device)를 반드시 착용해야만 한다. 외이 압착증을 예방하기 위해 작은 구멍이 뚫린 귀마개가 없으면 일시적으로 한계를 벗어나도(temporary threshold shift) 청력 검사가 불가능하기 때문이다.

2. 감압 동안에 수액이 빠르게 주입되거나 공기가 주입되는 것을 피하기 위하여 가압실 안에서는 플라스틱 백(plastic bags)에 들어있는 수액으로 치료해야한다.

3. 약병(drug vial)은 165fsw로 가압되어도 파열되지는 않지만 사용하기 위해 깨서 열려고 하면 파열될 수 있다.

4. 수액 자동 점적기(Dial-a-flowR)가 가압실에서 정주 용량 조절에 적당하다.

5. 알코올은 휘발성과 인화성이 있기 때문에 재압실에서 사용해서는 안된다. 베타딘 용액(Betadine solution)이 피부 보호제로 적당하다.

6. 화재 위험을 최소로 줄이기 위해 약물이나 모든 장비를 포장한 종이류는 일체 벗겨놓는다.

7. 가압실 내에서도 병원 시설과 똑같은 용량의 흡인 장치(suction)가 되어있어야 한다.

8. 가압실에서 혈액 가스 분석기(IL Analyzer 등)도 사용이 가능해야 한다.

9. 기흉(pneumothorax)을 치료할 수 있는 몇 가지 의료 기구가 갖추어져야 한다. 즉, 곧은 바늘 흡인(straight needle aspiration), 플라스틱 바늘 흡인(intracath aspiration), 트로카를 통한 흉관 삽관(chest tube insertion via trochar), 또는 직접 절개를 통한 흉관 삽관(blunt dissection) 등이 가능해야 한다. 배액관(drainage tube)은 하임리히밤(Heimlich valve)에 연결되거나 물 속에 잠겨있어야 한다. (underwater seal) Plurovac이 무균적으로 손쉽게 물 속에 잠기게 한다.

10. 흉관은 하강(가압)하는 동안 겸자(clamp)해 놓아야 Plurovac에서 흉강으로 들어오는 물을 막을 수 있다. 겸자와 Plurovac 사이에 있는 관에 무균 바늘을 꽂아서 하강하는 동안 흉관 연결을 끊지 않고 Plurovac을 통기할 수 있다.

11. 일정 간격으로 흉관을 짜내서(stripped) 특히 상승(감압)하는 동안 흉관이 계속 개방되도록 유지하여야 한다.

12. 기관 내 삽관 튜브의 커프는 공기보다는 물로 채워야 하강할 때 밀폐가 계속 유지되고 상승할 때 과팽창이 되지 않는다. 만약 공기를 사용했다면, 커프 압력에 보다 많은 주의를 요한다.

13. Bird Mark XIV와 Emerson 호흡기는 모두 고압실에서 작동이 가능하다고 보고되어있다. 호흡기는 미리 준비가 철저하게 되어있어야 한다. 호흡기를 변경하려면 적절히 작동하기 위해서 제작자나 설계자의 도움을 받아야 한다.

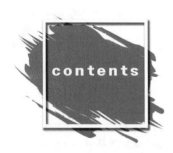
contents

20. 고압산소치료

비상종료절차 및 Tender 감압

내부관찰자의 100% 산소 사용 시간

내부관찰자의 재압 간격(시간), 최소 표면휴식 시간

Informed Consent

Depth/Time (Gas) Profile

Operation Hour

Treatment Algorithm

20. 고압산소치료

고압산소치료는 의료행위이고 감압질환은 질병이다. 의료법에 따라 자격을 갖추지 않은 자는 질병을 진단하고 치료를 처방할 수 없으며, 사망이나 불구가 초래되지 않더라도 관련 법규에 따라 처벌 받을 수 있다. 취미나 상업적 목적의 감압과는 달리 질병의 치료를 목적으로 재가압할 때는 현지 법규를 고려하여야 한다.

잠수 수심과 시간으로는 생체 내 (in vivo) 의 상태를 확인할 수 없다. 역사적 가치를 가지는 다이빙 이론들은 교육과 이해에 명백한 이점을 가진다. 이것으로 살아있는 사람에게 의료행위를 해서는 안된다. 일반적으로 60fsw(feet sea water: 수심 60ft에서와 같은 압력)가압 전에, 감압관련 질환의 완전한 진단은 내리기 어렵다.

고압산소치료를 위해서는 잠수의사에게 시간수심프로필을 처방받아야 한다. 노련한 다이빙 의학 테크니션이나 생명보조 테크니션(LST, Life Support Technician)이라면 모든 의사가 고압 산소 치료에 대해 충분히 이해하고 있지는 않다는 것을 알고 있을 것이다. 잠수의사는 사전에 규정된 Time Depth Gas Profile (Treatment table, 시간수심프로필)만을 처방하고 알고리즘대로 시간수심프로필 이동을 하는 것이 현명할 것이다. 설령 고압산소치료에 익숙한 의사라도 치료 도중 다른 시간수심프로필로 이동하는 것은 신중을 기해야 한다. 가능하면 수중과학회 교육을 이수한 의사의 지시와 감독하에 이루어지는 것을 권장한다. 수중과학회는 본회 소속의 의료진에게 시간수심프로필을 임의로 변경하거나, 시간수심프로필와 알고리즘 이외의 가압과 감압을 지시하는 것을 허가하지 않는다.

A. 치료 프로필 개발의 역사

감압질환 치료의 초기 역사에서 재가압치료가 확립되기까지 가장 큰 난관은 아마도 '동종요법(homeopathic treatment)에 대한 거부감' 이었던 것으로 생각된다. 그 시대의 사고방식으로 돌아가보면 '동종요법을 사용하는 의사'라는 것은 일종의 낙인으로 작용했으며 동종 요법은 일종의 정치적 신념적 장벽으로 작용했던 것으로 생각된다. 고압 환경으로 다시 돌아가는 것은 분명 감압질환의 증상을 호전시킨다는 경험적 증거는 충분했다. 그럼에도 의사가 재가압을 치료적 방법으로 사용하는 것을 꺼리는 이유는 이것을 지시하면 자신이 "동종 요법 치료자"로 비난 받는 다는 것이다.

동종 요법은 미세한 복용량의 약을 투여하는 것을 의미한다. 이 경우에서는 압축 공기가 동종의 약이 된다. 압축 공기는 건강한 사람들에게 치료할 질병과 비슷한 증상을 일으킬 수 있다. 압축공기로 인해 감압질환에 걸린 사람에서 다시 압축공기로 치료할 수 있다는 것은 과학적으로 보면 동종요법이라는 견해에도 불구하고, 케이슨 노동자들은 증상이 사라질 수 있다는 것을 인식했을 뿐만 아니라 증상이 다시 나타나지 않고도 종종 감압할 수 있었다. 결국 관건은 질소가 추가로 하중되는 것을 극복하고 다시 버블이 형성되지 않을 정도로 천천히 감압을 하는 것이었다. 엔지니어였던 모이어(Moir)는 감압질환의 희생자를 치료 목적으로 의도적으로 재가압한 첫 번째 환자가 되었다. 그는 스스로 자신의 치료법을 "동종 요법"이라고 불렀다. 아마도 그는 의사가 아니기 때문에 '동종요법의사'라고 동료들에게 낙인 찍히는 것에 대해 걱정할 필요가 없었을 것이며, 누구나 그렇듯이 압력으로 인한 버블의 기계적 축소 효과를 부정할 수 없었을 것이다.

추후에, 공기만을 이용한 재가압은 감압질환의 적절한 치료가 아닌 것으로 확고하게 정립되었다. 압축 공기는 분명히 효과가 있는 것이 알려졌지만 조직에 추가적인 질소를 용해시키는 것이 감당할만한지를 고려해야 했다. 이것은 현재는 미해군 시간깊이프로필 4에 의해 16ft (50m)에서 88시간 이상 감압된 상태로 예시된다.

감압질환의 특정 사례를 치료하는데 어떤 절차가 가장 성공적인지는 언제나 알기 어려웠다. 어느 지점에도 유효한 통계적 분석을 하기에는 사례가 충분하지 못하다. 때문에 감압질환의 관리는 증거 기반보다 기예(art)가 더 필요하다. 초기 의사들은 자신의 경험에 따라 벤즈를 치료했으며, 그 영향은 오늘날까지도 여전히 남아있다.

처음에 모이어(Moir)의 권고안은 환자가 일했던 압력의 1/2 에서 2/3 정도로 가압하는 것이었다. 그는 이에 따르면 너무 많은 의인성 질소기체를 하중 하게 되는 위험이 있음을 처음부터 알고 있었다. 터널을 떠날 때 즉시 괴로워하는 사람들을 위해, 이 신속한 재가압은 효과가 있는 것으로 보였다. 그런 다음 분당 1ft의 속도로 압력을 낮추거나 더 천천히 압력을 낮추는 방법을 사용했다. 이후의 경험으로, 특히 치료가 지연된 환자들은 통증의 해결을 위해 더 큰 압력이 필요하다는 것을 알 수 있었다. 그 다음 권고안은 환자가 일했던 압력으로 가압하는 것이며, 그 압력에서도 통증이 해결되지 않으면 통증이 해소되는 깊이까지 가압하는 것이었다. 따라서 재가압 깊이가 증가할수록 이후의 감압 시간은 길어졌다.

할데인에 의해 1908년 감압 테이블 개발에 대한 합리적 접근법이 도입되었지만, 감압질환 치료 절차를 체계화하기 위한 노력은 거의 이루어지지 않았다. 다이빙 감독관이나 터널 감독은 전반적으로 개인적인 경험을 바탕으로 치료에 대한 자신의 계획을 가지고 있었다. 1924년 미해군은 일련의 치료를 위한 시간-깊이 프로필(치료표_을 도입했으나 궁극적으로 50%의 실패율을 보였다. 1945년에 이르러서야 고압의사들은 통증이 해소되는 깊이를 더 이상 고려하지 않게 되었다. 왜냐하면 그 깊이에 도달한다고 해도 버블은 여전히 존재하기 때문이다. 챔버 내 압력을 증가시키면 구형 버블은 점점 작아지지만 부피가 접근선에 가까워질 뿐 결코 완전히 사라질 수는 없었다. 가압하는 깊이는 통증이 해소되는 깊이보다 적어도 1ATA 깊어야 한다는 인식이 형성되었다. 1945년에 시간수심 프로필 1에서 프로필 4는 미국 해군의 실험 잠수단(U.S. Navy's Experimental Diving Unit)에서 개발되었으며, 관절통이 해소되는 깊이 보다 1ATA 더 가압한다는 개념을 기초로 하였다. 최대 압력은 6ATA로 하여 내부 관찰자의 질소 마취 문제를 피했다. 이 절차는 문제가 되는 버블을 재가압하는 것과 이어지는 감압을 연장하는 것 사이의 절충안으로 간주되었다.

미 해군 시간수심 프로필 1~4는 발표 전에 감압질환의 실제 사례에 대하여 테스트된 적은 없었지만, 이전의 다이빙 후 사용하기에 안전하도록 설계되었다. 테스트에서 다이버는 한 시간 동안 130ft (39m)로 이동한 다음 표준 시간수심프로필에서 감압하였다. 30~60분의 표면 휴식을 가지고 이 실험인 치료 시간수심프로필 중 하나에 따라 재가압되었다. 단지 84 사람-다이빙이 이루어졌고 성공으로 간주되었다. 이러한 공기를 이용한 감압 프로필은 원시적이었지만, 개발 당시에는 이전의 모든 감압보다 9배 이상 향상된 결과를 나타냈다. 프로필 1에서 프로필 4까지는 그 긴 길이에도 불구하고 약 20년 동안 세계 표준이 되었으며, 약간의 수정으로 오늘날에도 여전히 특정 상황에서 사용할 수 있다.

1930년대 초반, 코네티컷 주 뉴 런던에는 잠수함 탈출 훈련 타워가 설립되었다. 기체 색전증은 주로 잠수함 탈출 훈련 과정에서 발생하였으며 감압질환과는 뚜렷하게 다른 양상을 보였다. 기체 색전증은 감압질환과 마찬가지로 재가압 치료를 받았다. 1945년 미해군 프로필 1~4가 발표 되었다. 이때 기체 색전증은 항상 프로필 3 또는 프로필 4를 이용하여 치료되었다. 운영 시간은 22시간에서 38시간이 소요된다. 프로필 3 과 4는 매우 높은 질소 하중을 가진 심각한 감압질환을 위해 설계되었다. 심각한 증상에는 이러한 장시간의 프로필을 사용하는 것이 권장되었다. 기체색전증은 항상 심각한 것으로 간주되었다. 따라서 환자의 질소 하중이 과중한지 적은지 여부는 거의 고려되지 않았으며 적용하는 프로필은 자동적으로 3 또는 4 가 되었던 것이다.

1966년에 코네티컷 주 뉴 해군 미 해군 잠수함 기지의 웨이트(Waite), 마조네(Mazzone) 및 동료들은 잠수함 탈출 훈련에서 발생하는 기체 색전증을 치료하기 위한 보다 합리적인 치료법을 조사[2]했다. 그들은 경동맥에 5ml의 공기를 주입하여 개에서 공기 색전을 일으키고 두부에 관찰을 위한 개방창을 만들어 뇌동맥에 거품이 퍼지는 것을 관찰했다. 즉각적으로 재가압되지 않은 개들은 모두 죽거나 심한 신경학적 결손이 잔여 증상으로 남았다. 나머지 실험군은 즉시 6ATA (50 미터)로 가압하여 그 깊이에서 10분간 노출시켰고 이후 표준 미해군 프로필에 따라 감압이 시행되었다. 실험군에서 1마리의 개는 뇌출혈을 일으켰으며, 나머지는 완전히 회복했다. 이러한 결과는 기존의 사용된 긴 감압치료가 불필요하다는 것을 시사한다.

웨이트(Waite)는 또한 개가 80ft (24미터)의 압력으로 가압되면 두개골 창을 통해 보이는 버블이 대뇌 순환에서 사라짐을 관찰했다. 그러나 다른 모든 혁신과 마찬가지로 그의 관찰도 시대를 앞서간 것이었다. (공은 프랑스로 넘어가 COMAX를 이룬다.) 당시의 미해군 의학 및 국장은 기체색전증을 치료하기 위해서는 6ATA 가 무조건 필요하다는 편견을 굽히지 않았다(Waite CL.Personal Communication, 1972). 혹은 다른 의미로 보수적인 입장일 수도 있다. 팩트는 6ATA 라는 최대(당시는 공기를 사용하였다. 즉 안전의 한도 내에서 가능한 한 깊이 압축하는 것이다.) 압력을 가하기 위한 명백한 생리학적 근거는 없었다는 것이다. (물론 2020년에도 계속 수심에 의존적인 전문가는 존재한다) 1967년 웨이트(Waite)는 구체적인 프로필을 제안했다. 초기에 6ATA 로 가압했으며 이 깊이에서는 공기만을 사용했다. 감압도중 2.8기압에서부터 표면까지 상대적으로 낮은 압력에서 순산소를 호흡기체로 사용하는 감압과정이 이어졌다. 그는 2개의 테이블을 만들었는데, 하나는 15분 이내에 증상의 호전이 확인된 경우를 위한 프로필이고 다른 하나는 증상 호전에 15분 이상 소요된 경우를 위한 프로필이다. 이 새로운 테이블은 5A와 6A로 분류되어 1967년 8월 22일에 발표되었다. 결과적으로 많은 재발이 보고되었기 때문에 6ATA에 15분간 체류 후 2시간동안 산소치료를 받는 프로필 5A는 너무 짧다고 생각되었다. 이런 이유로 해군의 치료 일정에서 제외되었다. 웨이트(Waite)의 실험모델을 생각해보면, 동물들은 모두 2분 안에 색전술을 받아 재가압되었기 때문에 체류시간이 짧더라도 양호한 반응을 보였다. 임상 상황에서, 환자는 보통 약간 지연된 후에 치료를 받게 된다. 이것이 프로필 6A 가 5A 보다 재발이 적은 이유를 설명해준다. 프로필 6A는 50미터에서 30분간 머무르고 4시간 가량 이어지는 고압 산소가 필요하다. 불행하게도 6ATA 에서 30분간 체류해도 증상의 호전이 없는 경우 미해군 다이빙 매뉴얼에 의한 다음 프로토콜은 프로필 4이다. 이는 38시간의 운영을 필요로 한다. 이 프로필

은 생리적인 근거가 빈약하고, 현재로서는 시대착오적이라고 생각된다. 현장에서 특히 저렴한 예산과 인원으로 이루어지는 다이빙 환경에서 단지 이 전통적인 기록을 읽어본 다이버들이 서로에게 이러한 재가압을 하는 것을 생각해볼 수 있다. 이 경우 위험하다.

한편, 하트 (Hart)는 기체 색전증 치료를 받은 30명의 사례에 대한 보고[3]를 1974년에 발표했다. 기체 색전증의 원인은 다이빙 사고로 인한 18 예, 의인성이 11 예, 범죄적 수단으로부터 1 경우가 있었다. 사망 사례는 의원성 (iatrogenic) 집단에서 한 경우, 다른 한 예는 다이빙 집단이었다. 생존한 그룹에서 4명의 사례에서 영구적인 신경학적 결손이 남았다. 모든 환자는 최대 깊이 3ATA (20 미터)에서 100% 산소로 치료되었다. 20미터에서 사용된 최대 시간은 30분이었고 각 치료의 최대 시간은 90분 (12간)이었다. 킨드월(Kindwall)은 1990년 6ATA의 최대 압력에서 치료된 기체 색전증 32 예[4]를 보고했으며 하트(Hart)가 3기압에서 달성한 결과와 통계적으로 차이가 없는 사망률 결과를 보였다. 그러나 치료 후 잔여 신경학적 결손의 신중한 비교는 이루어지지 않았다.

레이치(Leitch)는 우측 내경동맥에 0.4cc의 공기를 주입한 기체색전증 모델[5]을 통해서, 18미터 이상의 치료 깊이는 아무런 이점도 없다는 것을 보여주었다. 측정에는 체성 감각 피질 유발 전위 (somatosensory cortical evoked potentials), 뇌 척수액 압력, EEG, EKG 및 혈압 기록이 포함되었다. 대뇌 피질 유발 전위는 18미터에서 치료 한 동물에서 기저선의 63%로 회복되었지만 압축 공기로 50미터에서 치료한 동물은 기저선의 51%의 최종 값을 나타냈다. 연구진은 데이터를 통해 기체의 제거가 아마도 2.8기압의 임계값을 지나면 압력과는 독립적이라는 점에서 이론적인 산소 영역(oxygen window)의 생체 내에서 이점을 지지하였으며, 질소 제거는 산소에 의해 확실히 촉진됨을 시사했다. 색전 버블이 제거되기 위해 약 8분의 시간이 필요한 것으로 간주되었다. 공기 압력에 노출된 모든 개들은 뇌 색전 여부에 상관 없이 뇌척수액 압력이 상승했다. 이 압력 상승으로 인해 뇌 혈류가 감소한 것으로 보인다. 뇌척수액 압력이 정상으로 돌아온 산소 처리 그룹에서만 대뇌 혈류도 정상으로 돌아왔다. 8기압 이상의 매우 심하고 짧은 노출은 요추 척수에서 뇌척수액 흐름에 문제를 일으키는 것으로 밝혀졌다. 6기압에서 10분 이상 공기 처리한 후에도 덜 심각한 형태로 같은 경향이 발생하는 것이 알려졌다. 이러한 결과는 이차적인 이압성 척수염의 발생 가능성을 높이고 고압산소치료 중 악화에 대한 가능한 설명을 제공한다. 이 동물 실험 모델을 임상 영역으로 적용한다면 심한 동맥 기체 색전증 환자의 대다수가 산소를 호흡하면서 2.8기압으로 압축함으로써 최대 이익을 얻을 것이라고 말할 수 있다. 레이치(Leitch)의 연구의 결론은 프로필 6에 비해 표 6A (압축 공기만 사용할 경우)의 우월성을 입증할 수는 없다는 것이다.

실제로 상업다이빙을 감독하거나 잠수함 탈출 훈련의 환자를 치료하는데 있어 최고 수심을 60ft로 하는 경우는 많지 않다. 임상적으로는 대부분 최소 4 ATA 이나 6ATA를 선택하는 경우가 많다. 대부분 고압산소치료시설에서는 COMAX 를 선택한다. 웨이트(Waite)의 연구에서도 80ft에 도달하여 버블이 소멸되는 것이 알려져 있기 때문에 2.8ATA 이상으로 가압하거나 공기 이외의 치료기체를 사용하는 것은 근거가 있다. 다만 이압성 척수염을

---

3   Hart GB. Treatment of decompression illness and air embolism with hyperbaric oxygen. Aerospace Medicine. 1974;45(10):1190-1193. 13. Helps SC, Gorman DF. The effect of air emboli on brain blood flow and function of leukocytopenic rabbits. Undersea Biomedical Research. 1990;17(Suppl):71-72

4   Kindwall EP, Johnson JP. Outcome of hyperbaric treatment in 32 cases of air embolism. Undersea Biomedical Research. 1990;17(Suppl):90.

5   Litch DR. Grec Llallenbeck M.Cerebral area bolim Ll.111. IV. Underwca Biomedical Research, 19:11 (5) 221-274.

유발할 수 있기 때문에 6ATA에서는 공기 보다 헬리옥스가 선호된다.

레이치(Leitch)는 60ft에서 표 6으로 처리된 개와 165ft에서 표 6A에서 처리된 개에서 신경 기능을 측정하고 비교하기 위해 피질 유발 전위를 사용했다. 그러나 고만 (Gorman)의 연구 결과는 치료 결과를 평가하는데 있어서 피질 유발 전위를 사용하는 것이 제한적이며, 프로필 6 보다 더 깊은 수심의 가압이 필요하다는 것을 시사한다. 그의 자료에서 프로필 6을 사용하여 통증만 있는 다이버를 치료할 때 양호한 대뇌 피질의 유발전위와 임상 신경학적 검사를 나타냈다[6]. 그러나 환자의 60%는 비정상적인 심리 검사를 받았고 40%는 비정상적인 뇌파 검사를 받았다. 10%는 두부 단층 촬영상 비정상 소견이 있었다. 1개월 후 다시 시행한 추시 검사에서 모든 심리 검사는 정상이었다. 그러나 20%는 비정상적인 뇌파가 있었고 20%는 비정상적인 두부 단층 촬영 결과를 나타냈으며, 한 경우는 뇌 위축이 확인되었다. 모든 경우에서 대뇌 피질의 유발 전위는 정상이었던 경우이다.

해수 다이빙 후 감압질환에서 치료 실패가 증가하는 추세가 드러났다. 1946년에 프로필 1에서 프로필 4는 6%의 실패율을 보였으나 1963년에는 초기 재가압시 심각한 경우의 실패율이 46%로, 1964 년에서 47.1%로 증가했다. 이 시간수심프로필의 증가하는 실패에 대한 이유는 레크리에이션 스쿠버 다이버의 비중이 더 커졌다는 것이다. 이 다이버는 군사 다이버와 달리 확립된 감압 절차를 따르지 않았고 항상 여러 번 다이빙 하였으며, 고압산소 치료시설에 나타났을 때는 상당한 시간이 흐른 후였다. 현실은 마비된 다이버가 36시간 동안 통증이 해소되지 않은 채로 비좁은 실린더 내에 있으며 가망 없는 치료에 대한 상실감을 달래야 한다는 것이었다.

산소는 논리적인 선택이었다. 벤케(Behnke)와 쇼(Shaw)는 1937년에 처음으로 감압질환 환자를 짧은 기간 동안 165ft (50m, 6ATA)까지 가압하고 이어서 18ft (18m, 2.8bar)에서 산소를 치료기체로 사용하였다. 치료 결과는 우수했지만 미해군은 산소치료가 너무 위험하다고 생각했다. 산소 화재는 큰 위협이었으며 고압 하에서 산소 호흡이 가끔 발작을 일으키는 것으로 알려졌기 때문에 벤케(Behnke)와 쇼(Shaw)의 연구는 더 이상 진행되지 않았다.

1964년에 이르자 미해군은 산소 치료를 다시 검토하게 되었다. 미해군 실험 잠수단의 굿맨 (Goodman)과 워크먼 (Workman)은 치료 방법의 개선을 조사하기 시작했다. 산소 치료에는 하나 이상의 이점이 있다. 가장 중요한 것은 환자가 산소를 호흡 할 때 산소영역이 확대되고 질소배출에 장애를 초래하지 않는다는 것이다. 이것은 산소프로필이 공기프로필에 비해 운영시간이 짧은 이유를 설명해준다. 동종 요법으로써의 압축공기 치료는 최대 압력 혹은 증상이 경감된 압력까지 가압하고 치료를 종료하는 방법이었다. 산소치료에서는 치료기체를 사용하여 증상이 경감될 때까지 소요된 시간이 이전의 증상이 경감된 압력과 마찬가지로 중요하게 간주된다. 산소 치료의 다른 이점으로 감압질환에 의해 유발된 혈액 침전성(sludging)의 개선이다. 백혈구는 보다 유연 해지고, 고압산소 하에 백혈구점착(leukocyte stickiness) 및 리플로우 제로 현상(no-reflow phenomenon)을 일으키는 백혈구 부착 분자가 불활성화 된다.

굿맨과 워크먼은 압력이 2.0~2.8기압 (200 ~ 280 kPa) 범위의 다양한 산소 치료 프로필을 실험했다. 79명의 환자가 이 프로필에 따라 치료를 받은 후 50명의 환자가 호전을 경험했다. 프로필은 최대 깊이 60ft (18m)에서 적어

6   Gorman, DF, Edmunds CW et al. "Neurologic sequelae of decompression sickness: A clinical report. Underwater and Hyperbaric Physiology IX. Bove AA, Bachrach AJ and Greenbaum 1.J (Eds) Bethesda, Maryland, Undersea and Hyperbaric Medical Society 1987

도 30분 동안 산소 호흡을 하였으며 총 산소 호흡 시간 90분 중 나머지는 더 낮은 깊이에서 체류하는 형태를 사용했다. 이 "최소 적절한 치료법(Minimally adequate therapy)"라고 명명된 프로필은 당시 미해군 프로필 4의 47%의 실패율과 비교하여 3.6%의 실패율을 나타냈다. 그들의 보고서[7]를 좀더 읽어보자. 미해군의 공표 지시에 포함된 배경 진술은 다음과 같이 프로필 5, 6번을 소개한다.

> "증상의 발병 후 6시간 이내에 치료받는 사례의 84에서 만족스러운 성과를 보였다…… 프로필 5와 프로필 6은 특히 치료가 지연된 중상자를 위한 안전하고 효과적인 것으로 나타났다 ......"

새로운 치료 계획인 프로필 5와 프로필 6은 최소 적절한 치료 시간에 각각 약 1.5와 3의 비율을 곱하여 도출되었다. 표 5는 2시간의 산소 호흡을 제공했으며, 40분의 산소 시간은 2.8ATA에서 소비되었으며, 60ft (18m)에서 10분 이내에 증상이 경감된 감압질환을 위한 것이다. 표 6은 4시간의 산소 호흡을 제공하며, 1시간은 60ft (18 미터)에서 보냈고 심각한 증상, 10분 만에 완전히 통증이 경감되지 않는 통증 및 증상이 재발된 감압질환을 위한 것이다. 이 새로운 테이블은 1967년에 미해군에 공포되었다. 이것이 현재까지 사용되는 미해군 프로필 5와 프로필 6 의 시작이다.

같은 시기에, 미해군 잠수함 의료 센터의 웨이트(Waite)는 기체색전증에 대한 짧은 치료 테이블을 실험하고 있었다. 그 당시 기체색전증은 표 3 (22 h) 또는 표 4 (38h)에서 치료되었는데, 그 이유는 색전증이 항상 "심각한 증상"을 유발했기 때문이다. 경동맥을 통해 공기로 색전을 주입한 개들에서 웨이트는 165ft (52m)에서 10분간 가압한 후 이어서 표준적인 감압을 시행했다. 압력이 80ft를 지나는 도중 그는 실험동물에 만든 두개창에서 표면 버블이 모두 사라진 것을 관찰했다. 그는 버블을 제거하기 위해 80ft보다 더 깊이 가압할 생리학적 이유가 없음에도 불구하고 공기에서 30분 동안 165ft (50m)를 선택하고 4분 간 60ft (18m)로 상승해서 새로운 프로필 5 또는 6을 지속하는 치료를 선택했다. 당시 군 장성들은 최대 압력을 사용한 프로필이 전통주의자들에게 더 받아 들여질 것이라고 생각한 것이다.

따라서 새로운 동맥 가스 색전을 위한 프로필은 모이어(Moir)의 이전 동종 요법과 보다 현대적인 산소 세척 프로토콜의 조합인 것이다. 짧은 색전증 프로필 5A는 165ft에서 15 분 이내에 증상이 경감되는 사람들을 위해 처음에 채택되었다. 프로필 5A 및 6A (최대 깊이에서 30 분)는 프로필 5 및 6 과 동시에 발표되었으며 미 해군에 의해 받아들여졌다. 새 프로필의 성공률은 높았으며 진료실에서 보낸 시간이 38시간에서 5시간 미만으로 단축되었다. 경험이 쌓이면서 수정이 이루어졌다. 프로필 6에 즉시 응답하지 않은 경우, 60ft와 30ft (18ft와 9ft)에서의 확장이 제공되었다. 표 5A는 재발이 보고되어 지금은 사용되지 않는다.

기체색전증에 대한 표 6A 는 잠수함 탈출 훈련, 즉 기체색전증의 희생자가 중요한 질소 부하를 갖지 않는 경우에만 사용하기 위한 것이다. 이것이 웨이트가 60ft (18m)까지 신속하게 (4분) 감압을 지정할 수 있었던 이유이다. 나중에 개방된 바다에서 기체색전증이 발생한 다이버에게 사용되었고 때로는 폭넓은 양의 질소가 하중 된 다이빙을 경험한 다이버에게 사용되었다. 그 당시 깨닫지 못했던 것은 165ft에서 60ft (50m에서 18m)에서 4 분간의

---

7   Goodman MW, Workman RD, "Minimal recompression, oxygen breathing approach of treatment of decompression sickness in divers and aviators" BU-SHIPS project SF01110605, Task 11513-2, Reseach report 5-56, Bureau of medicine and surgery, Nov1965. PMID: 5295232

감압이 조직에 심각한 질소 부하가 없는 사람들에게는 거의 위험하지 않았지만, 이전의 가스 부하가 있었던 경우는 그렇지 않다는 것이다. 최근까지 나이트록스는 치료에 사용된 유일한 혼합 가스였다. 많은 고압산소치료센터에는 감압질환 치료에 사용할 수 있는 나이트록스가 없지만 표 6A에서 165ft (50 미터)의 공기를 계속 사용한다.

이 문제를 해결하기 위한 시도는 산소 분율 40 ~ 60%의 나이트록스을 사용하는 프랑스 해군의 30m 테이블에서 70 년대 초 프록투스(Fructus)가 개발한 Comex 30 프로필(Cx 30)에 의해 제공되었다. Cx 30은 초기 재가압을 30m (100ft)로 요구하고, 18m (60ft)보다 더 깊은 곳에서 50/50 나이트록스 또는 헬리오스 기체를 호흡한다. 전체 프로필은 약 7시간 30분에 걸쳐 운영된다. 50/50 나이트록스는 60ft (18m) 이상의 깊이에서 거의 두 시간 동안 치료기체로 사용된다. 이 프로필은 큰 성공을 거두었으며 북해 작업에서 광범위하게 사용되었다. 그런 다음 다른 사람들은 표 6A의 깊은 부분에 50/50의 나이트록스를 채택하여 3.0bar의 산소 분압의 치료기체를 흡입하였다. 이것은 상당한 가스 부하를 가진 다이버에서 기체색전증을 치료할 때 더 높은 압력에서의 체류를 가능하게 하였다.

킨드웰은 밀워키 압축 공기 터널 작업자에서 감압질환 140건을 치료하면서 미해군 프로필 5 와 6을 대부분 사용하였다. 당시 대부분의 다이빙 의학계에서는 저압에서 순산소를 치료기체로 사용하는 것이 공기로 고압으로 가압하는 것보다 우월하다는 인식이 있었다. 밀워키의 에드거 엔드(Edgar End) (1937년 최초의 헬리옥스 프로필과 420ft의 세계 기록 다이브 기록) 박사는 케이슨 작업자를 30psig (3ATA)의 산소로 처리하는 것이 6ATA 에서 압축 공기를 주어서 더 많은 질소 하중을 초래하는 것보다 훨씬 더 합리적이라고 생각하였다. 그는 1947년 이후 30psig 이하의 압력에서 산소만을 사용하여 200건 이상의 감압질환을 치료하는 큰 성공을 거두었으나 그 결과를 결코 공개하지 않았다. 저압 산소 치료에 좋은 반응을 보였던 케이슨 작업자의 특징은 작업 압력이 35 psig (80ft, 24 m, 3.4 bar) 였다는 점이다. 킨드웰의 대부분 증례에서는 발병 후 2~5시간 내에 치료되었으며 완전히 치료되었다. 지연된 신경계 질환도 발생하지 않았지만, 모든 환자는 작업 현장에 풀타임으로 복귀할 수 있었다.

다음과 같은 경우에서 볼 수 있듯이, 혼합된 치료기체를 사용할 수 있기 전에는 가압치료가 항상 한 방향으로만 이루어진 것은 아니었다.

환자는 압축 공기 작업자이다. 내원 전 24 psig (1.63 bar)에서 스플릿 시프트 작업에 3시간 노출 후 20 ~ 30분 정도 감압했다고 한다. 관절통으로 작업장에서 재가압 하였으며 75분 간 muck lock 에서 압축 공기로 자기 치료를 시도했다. 이후 30분간 감압하며 통증은 더 심해졌다.

내원하여 고관절의 통증만 있는 감압질환으로 진단, 미해군 프로필 6으로 치료를 시작했다. 60ft 에 20분 체류하였으나 통증은 호전되지 않았다. 치료기체를 에어로 전환하고 100ft까지 가압하여 통증은 드라마틱하게 해소되었다.

Kindwall EP Compressed air tunneling and caisson work decompression procedures: development, problems, and solutions. Undersea Hyperb Med. 1997 Winter;24(4):337-45. PMID: 9444066

담당 의사는 압축 공기에 비해 산소 치료의 우월성을 확신했기 때문에 환자는 다시 60ft (18m)까지 감압하였고 프로필 6을 재개하였다. 그러나 30ft (9m)로 감압하면 환자는 악화된 통증을 호소하였다. 미해군 프로필6을 확장하여 20ft (18m)에서 산소 20분을 추가로 투여한 후에도 통증은 완전히 해결되지 않았다. 증상이 100ft 까

지 가압하여 갑자기 완전히 완화되었다는 사실은 모든 경우에 60ft (18m 머물러 있는 것이 지혜로운지에 대한 재검토가 필요함을 시사한다.

킨드웰이 보고한 140건의 사례에서 영구적인 후유증이 남은 경우는 없었고 모든 압축 공기 작업자가 다시 근로에 복귀할 수 있었다. 그 사례에서의 프로필 5 와 6의 성공은 아마도 100ft (30m) 이상의 압력에 노출 된 사람이 없었기 때문일 수 있다. 게리 베리스타인 (Gary Beyerstein)은 "버블은 그 기원이 깊은 곳에서 기억이 있다 "(bubbles have a memory for the depths at which they originated)[8]고 제안했다. 이러한 이유 때문에, 30ft (100ft)를 초과 한 다이빙은 산소 호흡에도 불구하고 60ft (18 미터)에서의 치료에 덜 반응한다. 미해군 치료 알고리즘은 에어 다이빙의 기록을 무시하고 (블로우 업 치료 제외) 재가압 프로필을 선택할 때 치료 전 지연을 고려하지 않는다. 미해군 다이빙 매뉴얼 2005 개정판에서 동맥 기체 색전증 및 심각한 감압질환 치료는 프로필 6에서 시작하여 20분 이내에 환자의 평가가 필요하다. 변화가 없거나 악화된 경우 프로필 6a 로 이동하여 통증이 완화되거나 혹은 165ft까지 가압된다. 이때 치료기체는 압축 공기와 나이트록스를 선택할 수 있다. 프로필 4는 깊은 압력이 더 오래 필요하지만 치료기체로 압축 공기를 사용해야 할 때 사용할 수 있는 알고리즘이다. 증상 재발을 위한 알고리즘에서 프로필 6 에 대한 산소 확장(60 ~ 30ft)이 발견되었다.

초기 재가압 후에도 증상이 지속되면 프로필 6의 일련 치료 (프로필 5 Q day, 프로필 9 BID)를 최대 14일 동안 받을 수 있다. 그러나 근로자에 있어서는 다이빙 적성 검사의 통과가 필요하고 완전한 임상 회복을 달성하여야 한다. 실업 상태가 되지 않아야 후유증이 남지 않았다고 평가할 수 있다. 첫 번째 가압치료에서 완전한 회복을 얻기 위해서는 좀더 공격적인 접근이 필요할 수 있다. 다음과 같은 경우는 60ft 이상의 가압과 프로필을 더 일찍 고려할 수 있다.

환자가 100ft (30m)보다 깊은 곳에서 다이빙을 한 경우

증상 발현 후 치료가 지연되거나 증상이 악화되는 경우

군사 알고리즘이 아닌 다이빙을 한 경우

레이치(Leitch) 와 그린바움(Greenbaum)은 개의 대뇌피질에서 피질 유발 전위를 비교하는 4개의 논문을 연이어 발표했다[9]. 이 일련의 연구에서는 동맥 기체 색전증에서 초기에 6ATA까지 가압하는 것이 이점이 없다는 결론을 내렸다. 프로필 6 의 60ft (18m)에서 치료 한 개와 프로필 6A 의 165ft (50m)에서 치료 한 개 사이에 대뇌 피질 유발 전위의 유의한 차이는 없었으며, 부검소견에서 165ft에서 치료 된 개의 척수가 질소 버블에 의해 색전증이 일어났다는 사실을 발견했다. 또 다른 생리학적 단점으로 압축공기를 165ft (50m)에서 호흡하는 경우, 두개 내 압력이 상승하여 90분 이상 높은 상태를 유지하는 것이 발견되었다.

그들의 결과와 다른 데이터에 근거하여, 해군은 이제 60ft (18m에서 동맥 기체 색전증의 초기 치료를 허용한다. 이 연구는 많은 제한점이 있는데 첫 번째로 대뇌 피질 유발 전위는 임상적 감압질환 치료 성공의 적절한 지표가 아닐 수 있다. 그리고 해군 다이빙 사고가 대부분 일찍 처리되었다는 사실을 감안할 때, 지연되지 않은 군에서는 저압 산소가 대체로 유리한 경향이 있다. 군다이버들의 사례에서 60ft 이상으로 가압한 경우는 통계적 유의성

8   Association of diving contractors "guideline for treatment of decompression incidents" 1994, New Orleans

9   Leitch DR, Greenbaum LJ Jr, Hallenbeck JM. Cerebral arterial air embolism: I. Is there benefit in beginning HBO treatment at 6 bar? Undersea Biomed Res. 1984 Sep;11(3):221-35. PMID: 6506335

을 검증하기에는 매우 적은 사례이다.

베크만(Beckman)과 오버록(Overlock)은 감압질환의 치료를 위해 초기 가압 압력으로 230ft (70m) 깊이를 선택했고 치료를 위해 사용했다. 그들의 이론적 근거는 그 압력으로 버블의 핵을 분쇄할 수 있다는 것과 깊이가 60ft (18ft) 이상인 곳에서 35%의 산소로 나이트록스를 사용했다는 것이다. 그러나 발표된 임상 상태는 그들이 고안한 등급 시스템을 사용하여 한 등급에서 다른 등급으로의 임상 상태의 변화만이 알려져 있기 때문에 다른 치료법과 비교하는 데는 어려움이 있으며, 종료점, 신경학적 소견이 명확하지 않다. 이 치료법은 다른 곳에서 사용되지는 않았다.

B. Operator Installation

a. 치료기체

수심에 따라 다음과 같은 치료 기체를 사용한다.

수심(fsw)	혼합기체(HeO2, N2O2)	산소분압
~60	100% O2	1.00~2.82
61-165	50/50	1.42~3.0
166-225	64/36	2.17~3.8

해당 시설에 1인용 챔버 밖에 없는 경우 시간 수심 프로필을 수행하기 위해서는 치료기체를 압축 공기로 전환하는 장비가 있어야 한다. 다인용 챔버 시설이나 헬리옥스, 나이트록스 혼합기(블랜더)가 없고 순산소 기화기와 압축공기만 있다면 다이빙챔버로는 사용할 수 있으나 의료챔버로는 사용할 수 없다.

잠수 의사는 압축공기를 사용하여 225fsw 까지 가압을 지시할 수 있다. 또한 벤 추리 장치, 저장낭, 재호흡마스크와 산소유량을 조절하여 흡입산소 분율을 조절할 수 있다. 다른 방법으로 BIBS를 들고 1회 호흡, 에어로 2회 호흡을 반복하는 방법을 사용할 수 있다. 그러나 이와 같은 방법으로는 동등한 생리적 효과를 얻을 수는 없다. 반드시 잠수 의사에 지시에 따라야 한다. 또한 수중과학회의 프로필에 적용할 수 없다.

FiO2 (%)	24	28	31	35	40
O2 flow (l/min)	3	5	7	8	12*

* 저장낭을 사용하여야 한다.

b. 챔버의 환기

환기 최소 요구량은 성인 1명당 휴식 시 1 ACFM(actual cubic feet per minute), 활동 중 2 ACFM 이다. 챔버 내 산소는 19~25%, 이산화탄소는 1.5%SEV (surface equivalent value) 이하를 유지 한다.

산소 조절:

모든 치료표의 운용 시 챔버내의 공기는 1기압하의 공기와 동일한 구성으로 되어있다. 성공적인 치료를 위해서는 챔버 내 공기의 산소농도는 19%이하로 조절되어야만 한다. 만약 이동식 산소 농도 측정기가 있다면 챔버내의 산소농도를 측정하여 환기나 산소추가의 결정을 손쉽게 내릴 수 있다. 산소 농도 측정기가 없다면 적절한 환기로 산소농도를 적절히 유지 해야 한다. 챔버 내 산소농도의 최대 허용치는 25%이다. 기체 농도는 5분 마다 기록한다. 챔버 내 이산화탄소의 농도를 모니터 할 수 없을 경우 5분마다 1분 이상 환기를 시행하고 이를 기록한다.

이산화탄소 조절:

적절한 환기를 한다면 챔버내의 이산화탄소의 농도는 1기압 환경에서 1.5% SEV(11.4 mmHg) 를 넘지 않을 것이다. 1기압에서 1.5%를 넘지 않는다는 것은 30ft에서는 0.8, 60ft에서는 0.54%, 165ft에서는 0.25%를 넘지 않는다는 것이다.

챔버내의 온도:

챔버에 히터와 냉각기가 달려 있다면 외부의 어떤 환경하에서도 적절한 온도를 유지할 수 있다. 그러나 온도조절기가 없는 챔버는 외부의 온도에 영향을 받으며, 챔버의 온도가 올라 가면 환자가 견딜 수 있는 시간이 짧아지게 된다. 설치되어 있지 않은 수은 온도계를 가지고 들어가면 파손의 위험이, 전자 온도계는 화재의 위험이 있다. 아래 표에서는 온도에 따른 허용시간을 표시하고 있다.

챔버내부 온도	최대로 견딜 수 있는 시간	사용 가능한 치료표
40℃	–	–
34.4< <40 ℃	2 시간	5
29.4< <34.4℃	6 시간	5, 6, 6A, 1A
< 29.4℃	무한도	All

표 20-1. 챔버 내 온도에 따른 최대허용 시간과 사용 가능한 치료표

c. 압축공기 나 산소의 차단

15분 미만 : 치료수심을 유지, 치료 재개

15분 이상 2시간 미만 : 치료수심을 유지, TT5, 6, 6A는 최대 연장

2시간 이상 차단 시 :

2시간 이상 혹은 영구 차단 - 증상이 남아 있을 때

(1) 60fsw이하의 수심에 있을 때는 현재의 수심에서 치료표 7로 변환한다.

(2) 60fsw이상의 수심에 있을 때는 현재의 수심에서 치료표 8로 변환한다.

(3) 60fsw이상으로 수심을 증가시켜야 한다면, 치료표 8을 사용한다.

2시간 이상 혹은 영구 차단 - 증상이 소실되었을 때

(1) 100fsw이상의 수심에 있을 때는 현재 수심에서 치료표 4로 변환한다.

(2) 100fsw이하 60fsw이상의 수심에 있을 때는 현재 수심에서 치료표 2A로 변환한다.

(3) 60fsw이하의 수심에 있을 때는 현재수심에서 치료표 1A로 변환한다.

2시간 이상 혹은 영구 차단 - 감압 생략을 하였으나 증상이 없는 환자의 치료 시

(1) 100fsw이상의 수심에 있을 때는 현재 수심에서 치료표 2A로 변환한다.

(2) 100fsw이하의 수심에 있을 때는 현재 수심에서 치료표 1A로 변환한다.

d. 치료기체의 압축공기 전환

산소 독성이 반복되어 치료기체를 공기로 전환하기로 한 경우 통상 잔여 산소감압시간의 *3 이 공기를 사용할 때의 시간이며 전체 시간의 10%를 40fsw, 20%를 30fsw에서 70%를 20fsw에서 진행한다.

상승시간의 변동 관리

1. 20fsw/min ~ 40fsw/min : 보정하지 않는다

40fsw/min : 상승을 중단하고 계획한 시점에서 대기한 뒤 진행한다.

2. 정지점에 이르게 도착

정지점에서 이동시간을 보내고, 정지점의 감압시간을 계산한다.

이동시간 동안 예정된 치료기체를 우선 공급하며 동일한 시간 동안 적용한다.

3. 정지점에 늦게 도착

1분 이하 지체

50fsw 보다 깊은 지점에서 1분 이상 지연: 지체 시간만큼 체류시간을 더하여 US navy Thalmann algorithm dive planner 로 감압계획을 수립한다. 현재 수심 보다 깊은 감압지점이 있어도 하강하지 않고 현 정지점의 체류시간에 더한다.

50fsw 보다 얕은 지점에서 1분 이상 지연 : 지체 시간 만큼 정지점 체류 시간을 감소한다.

4. 60ft 에서 시간 지연 : 지체된 시간은 30ft 체류 시간에서 감하나, 30ft 산소시간은 줄이지 않음

5. 30ft 에서 시간 지연 : 무시할 수 있으나 공기 휴식시간을 지켜야 한다.

Checklist for operator, before HBO	
▫ 공기압축실 점검	
배전반, 공기압축기 전원스위치 on	☐예 ☐아니오
비상정지 버튼 off	☐예 ☐아니오
냉각기 밸브 open 및 수분 제거	☐예 ☐아니오
공기건조기, 공기저장고 밸브 open	☐예 ☐아니오
챔버와 연결된 밸브 open	☐예 ☐아니오
▫ 산소실 점검	
액체산소 압력 정상 확인	☐예 ☐아니오
액체산소-기화기-산소공급기 사이 누출 확인	☐예 ☐아니오

▫ 격실 점검	
배전반을 열어 분석기 전원, 제어콘솔 UPS전원 on	☐예 ☐아니오
컴프레서, 공조기, 팬 전원 on	☐예 ☐아니오
분석기, 휴대용 산소분석기, 모니터, 조명스위치 전원 on	☐예 ☐아니오
격실 내 산소 패널 close	☐예 ☐아니오
헤드셋 통신여부, 무전원 전화기 작동여부 확인	☐예 ☐아니오
산소공급밸브, 산소배출밸브 open	☐예 ☐아니오
소격실 close, 소격실 배출밸브 close	☐예 ☐아니오
분석기용 밸브/ 수심계밸브 open	☐예 ☐아니오
▫ 소화 설비 점검	
소화설비 주 전원 on	☐예 ☐아니오
수위표시기, 소화설비압력 확인	☐예 ☐아니오
차압밸브압력 확인 50 psi 이상인가?	☐예 ☐아니오
소화수 공급밸브 close	☐예 ☐아니오
공기공급밸브, 안전변밸브 open	☐예 ☐아니오

C. Tender installation

a. 비혈관수축 스프레이

챔버 내 입실 전 압평형이 가능한지 확인한다. 발살바법보다 프렌첼법으로 확인하고 교육하며 가능하면 이경을 사용하여 고막의 움직임을 보는 것이 좋다. 평형이 어렵거나 최근의 상기도감염, 만성 부비동염 등이 있는 경우 잠수의사와 상의 후 Xylometazoline 비강 스프레이를 사용한다.

오트리빈, 오트리빈멘톨, 콜대원코나나잘스프레이, 화이투벤나잘스프레이, 게로나살스프레이, 나리스타자일로점비액, 콜케어나잘스프레이
국내 시판 상표명

고압산소의 전처치로 12시간 이전부터 사용하도록, 잠수의사는 mometasone furoate 스프레이를 추가로 처방할 수 있다.

보령모메타손스프레이, 나코드린나잘스프레이, 모메트나잘스프레이, 모노넥스점비액, 모타넥스나잘스프레이, 라니넥스나잘스프레이, 라이넥스나잘스프레이, 안티런점비액, 화이트나잘스프레이, 나자케이나잘스프레이, 알러나잘스프레이, 비코넥스나잘스프레이, 네젤렉스나잘스프레이, 나조크린나잘스프레이, 잘코넥스나잘스프레이, 나조큐어나잘스프레이, 나자타손나잘스프레이
국내 시판 상표명

스프레이의 방향이 머리 위 방향이 아니라 뒤를 향하도록 수평으로 향하게 해서 분사하여야 하며 머리를 바닥을 보게 숙이고 분사하는 것이 필요하다. 호흡을 들이 쉬는 도중에 분사하여 비강 내 흡입하게 한다. 반대편 비강을

막고 흡입하는 것이 효과적이다.

치료 중 산소 중독 증상 호소

치료가스로 산소를 사용하는 경우 산소에 의한 중추신경계 증상이 나타날 수 있다.

가장 흔한 증상은 20ft 정도에서 오심이나 구토를 보이는 경우이다.

앞 글자를 따 C-VENTID로 기억하길 권한다. (Toxidrome : Convulsion경련, Vision시야 이상, Ear청각 이상, Nausea오심, Twitching근수축, Tingling감각이상, Irritability과민)

흡기, 특히 흡기 말기에 흉통이 심해지고 흉골하 작열통이 있는 경우 산소에 의한 폐독성을 의심할 수 있다. 고압산소로 인한 비가역적인 시야 장애가 발생할 수 있다. 시야에 어떠한 이상이 보인다면 좌안/우안을 번갈아 차폐하면서 가까운 거리도 잘 안 보이는 것인지 여부와, 글씨를 읽는데 장애가 생기는지 여부를 즉시 확인하여야 한다.

b. Frenzel Maneuver

처음으로 압평형을 배우는 경우 문제가 되지 않으나, 특히 다이버의 경우 발살바 등으로 압평형을 무리하게 하다 귀를 다치는 경우가 있다. 챔버 내에서는 프렌첼법(Frenzel maneuver를 사용하도록 설명한다. 배에 힘을 주고 복압을 올려서는 안되고 코를 막고 혀를 입천장으로 올려서 압평형이 되도록 교육한다. 입실 전에 양쪽 귀에 팽팽한 느낌이 오는지 확인하고 충분히 연습하는 것이 필요하다. 챔버 내에서도 소리가 들리면 미리 침을 삼키거나 프렌첼법을 하고 있도록 설명한다. 압평형 중 문제가 생겼다면 세게 바람을 부는 것이 아니고 손을 들어 신호해서 상승하는 절차로 진행하는 것임을 설명한다.

Checklist for in/outside tender, before HBO		
환자에게 설명하고 동의를 받아야 하는 사항들을 확인하였는가?	☐예	☐아니오
안전하지 못한 소지품을 환자 이름을 붙여 따로 보관하였는가?	☐예	☐아니오
발살바 교육을 하고 양쪽 고막 각각에 충분히 팽창감이 오는지 확인하였는가?	☐예	☐아니오
의식저하 환자 시 myringotomy 확인하였는가?	☐예	☐아니오
BIBS 산소마스크 상태 확인 및 착용방법 교육하였는가?	☐예	☐아니오
마스크, 호스, reserve bag, 패널의 연결상태가 정상인가?	☐예	☐아니오
산소패널의 프리플로우밸브, 배기밸브 위치는 정상인가?	☐예	☐아니오
전기와 전지를 사용하는 모든 전자제품(보청기, 휴대폰) 을 제거 되었는가?	☐예	☐아니오
종이로 되어 있는 신문/잡지/화장지가 제거 되었는가?	☐예	☐아니오
화재나 스파크가 우려되는 일체 의류 제거(inner wear포함)하였는가?	☐예	☐아니오
바셀린 등과 같은 오일성분이 포함된 피부관련 화장품 제거하였는가?	☐예	☐아니오
Chest X ray 시행 여부 및 판독 확인하였는가?	☐예	☐아니오
Vital sign, 당뇨 환자의 혈당 체크하였는가?	☐예	☐아니오
드레싱상태 확인, 화상 환자의 경우 메페드,설파론,설파마이론 사용 여부 확인하였는가?	☐예	☐아니오
ballooning catheter(Tracheal, Foley) 의 풍선, 증류수 충전 여부 확인 하였가?	☐예	☐아니오
의식저하 시 voiding pad 착용 확인 하였는가?	☐예	☐아니오
chest tube 경우 Heimlich valve 여부 확인, clamping forcep 준비 하였는가?	☐예	☐아니오
흡인기 세팅확인하였는가?	☐예	☐아니오
격실 내 비치물품 정비 및 준비 하였는가?	☐예	☐아니오
소음감소장치, 소변기, 청진기, 구토통, 담요, 타올, 음료수, 빨대를 저장할 용기	☐예	☐아니오

D. Complication of HBO

고압산소치료로 인하여 다음과 같은 합병증이 나타날 수 있다. 과거 다이빙이나 문제 없이 치료 받은 경험이 있더라도, 드문 합병증이더라도 사전 고지가 되어야 한다.

Barotrauma of Ear, Middle /Inner : HBO의 가장 흔한 합병증이다. WW2 당시 미해군 잠수의사였던 Wallace Teed 에 의해 고막의 모양에 따라 4 단계로 구분된다. 코인두에 위치해 있는 Fossae of Rosenmueller 은 Eustachian Tube 의 안쪽 끝으로 active 하게 열어주지 않으면 굳게 닫혀있다. 이 때문에 중이를 팽창시키는 것이 불가능해져 손상될 수 있다.

만일 환자가 귀의 압평형 없이 처음 1미터를 하강하게 되면 이미 닫혀진 Fossae of Rosenmueller는 침삼킴, 하품, 발살바로 열수 없게 된다. 이것이 "Locked Ear" 이며 압평형을 위해서는 수심을 상승해야 한다.

Round Window Blowout : 정상적으로, 예컨대 의식이 없는 환자에서 Round Window가 터지기 전에 고막이 손상되기 때문에 정원창 손상은 극히 드물다. 흉강압과 두강내압이 증가한 상태에서 endolymph를 통해서 전달되고, 강한 발살바를 통해 중이가 음압상태가 되면서 발생할 수 있다. 정원창 파열로 즉각적인 청력소실이 있게 되며, 어지러움과 안진 같은 전정계 증상이 발생하게 된다. 이러한 문제를 예방하기 위해서는 정확한 발살바 교육이 필요하다. 복압을 올리고 코에 바람을 넣는 방법은 부적합하며, 코를 막고 목과 입의 혀만 올리는 방법을 사용이 바람직하다. 환자에게 안전한 Frenzel Maneuver 를 숙지 시켜 이러한 합병증을 예방하도록 한다.

Sinus Squeeze : 어느 부비동의 입구라도 조직, 부종, 점액에 의해 막힐 수 있다. Maxillary Sinus Squeeze 는 치통과 구별하기 어려우며, Frontal Sinus에서의 통증은 심하고 비충혈제거제에 잘 반응하지 않는다. Sphenoid Sinus의 통증은 머리 뒤로 전해지는 것이 특징이다.

Visual Refractive Changes : Lens 내의 Uric Acid 의 축적으로 렌즈 모양의 변화로 인해 굴절률의 변화가 알려져 있다. Cornea의 변화는 알려져 있지 않다. 20회 이상의 HBO 후 일시적으로 먼 곳의 초점이 잘 맞지 않는 증상을 호소하게 되는데 근시가 악화된 것이며, 다시 말해 노안이 조금 개선되는 것이다. 가역적인 변화로 6주 이내에 회복된다. 만일 새로운 도수의 안경이 필요하다면 HBO 종료 후 8주 후에 시력을 맞추는 것을 권장한다.

이미 백내장이 있는 환자에서 반복적인 HBO 로 백내장이 악화되는 것이 알려져 있다. 이러한 증상은 HBO의 횟수에 연관이 있어서 150회 미만에서는 대부분 가역적이다. 850회 까지 시행하는 센터에서는 진행된 예가 있었다.

문헌적으로 영구적인 시력 손상이 보고된 예가 있으나 드물고 임상에서 거의 쓰이지 않는 높은 압력으로 가압했던 예외적인 경우이다.

Numbness of Finger : 20 회 이상 HBO를 받았던 환자군에서 손가락의 척골 신경이 분포하는 부위(4-5 지)의 무감각함(Numbness) 이나 따끔거림(Tingling) 을 호소하는 경우가 있다. 이와 같은 증상이 산소만을 사용하는 리브리더에서 보고된적이 있으나 6주 후에 잔여증상이 없이 모두 소실되었다. 기전은 아직 정확하게 알려져 있지 않다. 환자에게는 안심시키고 경과를 관찰해도 좋다.

Dental Problem, Tooth Squeeze : 드물 지만 가압/감압 중에 치통을 느끼는 경우가 있다. 전형적으로는 치과 치료 후 충전물 아래에 Air Space 가 있는 경우이다. 치료되지 않은 치아 우식은 문제가 되지 않는다. 통증은 매우 예민한 양상이며, 치료 방법은 치아를 다시 충전하는 것 이다. 종종 Maxillary Sinus 의 통증이 Tooth Squeeze로 오인되곤 한다.

Anxiety, Confinement (Claustophobia) : 다인 챔버에서는 2% 정도의 환자군에서 폐쇄공포증이 있다. 다른 한편으로 1인 챔버에서는 10% 에 가까운 환자군에서 폐쇄공포증으로 인해 적절한 치료를 할 수 없고 Sedation 이 필요하다. 한 번 시작된 통상치료를 중도에 멈출 수 없다는 것에 불안감을 느끼는 환자의 경우가 다소 있다. 챔버에서 나가고 싶다는 의사를 표현할 시 즉각적으로 대응하여 패닉을 줄이도록 한다. 환자에 충분한 Benzodiazepine을 전처치하고 다시 HBO를 시도한다.

Seizure (Oxygen Convulsion) : Oxygen Convulsion 의 빈도는 2.4ATA에서 10000 예당 1.3명으로 보고되고 있다. 이 프로토콜에서 20min의 산소호흡마다 5 분씩 공기휴지기를 가졌다. 이는 US Air Force School 의 자료이며 후향적으로 Hypoglycemia를 배제하면 빈도는 0.7명이 된다.

Pulmonary Oxygen Toxicity : 정상압에서는 24시간 지속적으로 순산소에 노출이 되어야 산소의 폐독성이 나타난다. 초기 증상은 흉골하 작열통, 마른 기침, 그리고 Vital Capacity의 감소가 있다. 2ATA 에서는 지속적으로 6시간 노출되어야 이와 같은 변화가 일어난다. 그러나 통상 HBO는 2시간 정도 진행된다. TT6로 치료 받는 경우에도 산소 호흡시간은 4시간이며 중간에 공기 휴식기가 있다. 통상적인 치료로 폐독성은 보고된 바가 없다. 그러나 환자가 HBO 사이에 FiO2 40% 이상의 산소를 계속 공급받는다면 폐손상은 가속화 될 수 있다.

E. Absolute/Relative Contraindication

다음과 같은 질환은 HBO 의 금기로 알려져 있으므로 DMT는 치료 환자에게 해당 병력이 있는지 확인하고, 반드시 잠수의사와 상의 한다.

a. 절대적 금기

Doxorubicin (Adriamycin)
항암제로 독소루비신이 투여된 상태로 고압산소에 노출되면 심각한 심장의 독성을 보인다. 동물 실험결과 80%이상의 개체가 사망하였으며 부검에서 심근 세포의 괴사가 밝혀졌다. 이 약제를 투여 받는 환자는 마지막 투여 72시간 이후 고압산소치료를 받는 것이 안전하다.
국내 유통약
에이디엠주, 일동아드리아마이신피에프에스주, 에디이마이신주, 독소신주, 케릭스, 독소루빈
Mafenide Acetate (Sulfamylon)
항생제이며, 특히 화상환자에서 국소 연고로 많이 사용된다. Carbonic Anhydrase Inhibitor 로써 CO2를 축적시켜 말초 혈관을 확장시키며, HBO와 같이 사용되면 중심혈관을 수축시키는 작용을 한다. 화상 환자의 HBO를 의뢰 받았을 때는 반드시 Mefenide Cream 을 제거한다.
국내 유통약
메페드크림, 설파론크림, 설파마이론5%탑피컬솔루션액, silvadene은 비교적 안전하다고 알려져 있다.
Pneumothorax, Untreated
고압산소 전 다음과 같은 경우에는 흉부 단순 사진을 시행하여야 한다.
모든 다이버와 해녀
기관삽관이나 중심정맥관 삽입을 하거나 시도한 경우
기저질환이 있는 Risk Group(호흡곤란이나 흉통을 호소하지 않더라도)

b. 상대적 금기

Cis-Platinum
항암제로써 HBO 와 병행하는 경우, 세포독성이 강화되어 상처 치료를 지연시킬 수 있다. 치료되지 않은 상처를 가지고 Cis-Platinum을 투여 받는 환자에게 HBO는 해로울 수 있다.
Seizure Disorder
산소 독성으로 인하여 발작의 역치가 낮아질 수 있다. 뇌전증이 있는 환자에게 HBO가 필요한 경우 추가적인 Anti-Convulsant 가 필요하며, 흔히 benzodiazepine 이 사용된다.

Emphysema with CO2 Retention
CO2 narcosis 로 인해 금기가 되며, HBO 가 필요한 경우 기관삽관 여부를 반드시 잠수의사와 상의 한다.
Fever, High
조절되지 않은 고열은 산소 경련의 원인이 될 수 있다. 반드시 해열제를 투여하고, Passive/Active 저체온 유도가 필요하다. Gas Gangrene 에 의한 발열과 같이 HBO 가 반드시 필요한 경우, 예방적인 Anti-Convulsant 를 잠수의사와 상의한다.
Chronic Sinusitis & Upper Respiratory Infection
압평형을 할 수 없어 문제가 된다. 비강스프레이를 분무하거나 고막천공이 필요할 수 있으며, 상기도 감염 시는 2-3일 후에 HBO를 진행하는 것을 고려하여야 한다.
Viral Infection
HBO에 의해 급성 바이러스 감염이 심해질 수 있다는 의견이 있다. 동물실험에 있어 HBO는 바이러스성 폐렴을 악화시키는 것이 알려져 있다. 다만 호흡기 감염에 국한되며 HBO는 면역시스템에는 영향을 미치지 않는다. Herpes Zoster T1, T2, AIDS 는 HBO에 영향을 받지 않는다.
선천적 구상적혈구증 (Congenital Spherocytosis)
정상 적혈구에 비해 구상적혈구는 고압산소 하에서 용혈이 증가하게 된다. 임상적인 고려가 있어야 하며, Gas Ganglion 과 같은 절대적 적응증은 Risk-Benefit에 따라 시행 여부를 결정한다.
History of Spontaneous Pneumothorax
자연 기흉의 병력이 다이버에게는 스쿠버활동에 있어 절대적 금기라 하더라도, 현재 치료목적으로 이루어지는 챔버에서는 문제가 되지 않는다. 그러나 챔버 내에서 기흉을 처치할 수 있는 준비는 필요하다. 자연기흉의 증상은 무의식적으로 기지개를 펴다 발생하기도 하므로 챔버에서 단순히 누워 쉬는 자세에서도 기흉이 발생할 수 있다.
History of Otosclerosis Surgery
Stapes 수술을 받은 경우 압평형의 문제가 될 수 있으므로 ENT의사의 자문이 필요하다. 고막의 천공이 있는 경우, Mastoid 수술을 받은 경우 등은 문제가 되지 않는다.
History of Optic Neuritis
단지 과거력만 있는 In-Active Optic Neuritis 에서 HBO 후 실명이 되었다는 보고가 있다. 그러나 매우 드문 합병증이다. 다발성 경화증이 있으나 안전하게 HBO를 마친 수백 예의 경험 역시 보고되어 있다. 한 케이스는 편측 시력변화가 HBO 종료 후 차츰 회복되었다. 다른 케이스는 다발성 경화증이 있는 경우로 비가역적 시력 손상이 보고 되었다. 다른 케이스에서는 시력의 변화를 호소하자 HBO를 중단하였다.
환자가 시야의 감소를 호소하는 경우, 가역적인 근시가 잘 알려져 있기 때문에 시야 변화를 놓치기 쉽다. 시야의 이상이 있는 환자는 먼 거리만 보이지 않는 것인지 확인하고, 글씨를 읽을 수 없는 경우 즉시 안과 의사의 검진이 필요하고 이후의 HBO는 중지되어야 한다.

c. 과거에는 금기로 여겨졌지만, 현재는 고려할 수 있는 질환

Bleomycin
블레오마이신은 항암제이다. 간질성 폐렴의 부작용이 원래 알려져 있다. 고압산소치료를 받은 증례에 대한 보고는 아직 없는 상태이다. 그러나 원래 Bleomycin 을 투여 받은 환자가 수술을 받았고 수술도중 기계 호흡을 하며 높은 산소분율의 기체를 공급하였다. 이 결과로 치명적인 폐렴이 마취합병증으로 발생한 증례가 보고되었다. 이러한 간질성 폐렴 유발 효과는 Bleomycin을 중지하고 수개월에서 수년이 지나도 계속된다고 알려져 있다. 따라서 과거 Bleomycin 을 투여 받은 적이 있으면 HBO의 금기로 여겨졌으나 이는 과장된 것이다. 호흡기 합병증 없이 많은 Bleomycin 투여력이 있는 환자가 성공적으로 HBO를 받았다.
Disulfiram
처음에는 Disulfiram 은 폐와 중추신경계의 산소독성을 차단하는 것으로 알려졌다. Disulfiram 을 투여하고 6기압, 4기압에서 순수 산소에 한 시간 노출한 생쥐와 개를 관찰한 결과 경련이 없었으며, 부검에서도 산소독성이 나타나지 않았다. 이와 같은 효과는 약물의 SH bonds 가 Free Radical Oxygen 과 경쟁 함으로 나타나는 것으로 생각되었다.   그러나 후속연구 결과, Disulfiram 은 생체 내에서 산소독성에 대한 보호역할을 하는 과산화불균등화효소 (SOD, Superoxide Dismutase) 역시 차단하는 것으로 알려져 있다. CO Poisoning 같이 HBO를 한번 하는 경우는 문제되지 않으나 연속해서 HBO가 필요할 때 Disulfiram의 투여는 적절하지 않을 것으로 생각된다.   하지만 Disulfiram 자체가 현재 국내에서 사용되지 않고 있으며, 통상 투여 용량은 경구 250mg 복용이다. 실험에서 사용된 생쥐에서의 용량은 복강 내 1400mg 주사이다. 이로써 Disulfiram 복용 시 HBO 에 큰 영향은 없을 것으로 판단된다.
Known Malignancies
Cancer 자체에 미치는 HBO 의 효과를 생각하여야 한다. HBO로 인해 암 자체의 전이와, 신행혈관발생 그리고 허혈상태에 있는 암조직의 생존 등이 문제로 제기되었으며, 이러한 점이 HBO를 꺼리게 만드는 요인이 되었다. 그러나 수많은 Radionecrosis 가 있는 환자가 HBO를 받았으나 문제가 되지 않았으며, 동물실험에서 HBO는 Tumor Growth 와 관련이 없다는 것이 입증되었다.
Pregnancy
과거에는 높은 농도의 산소에 의해 태아에게 Retrolental Fibroplasia 를 일으키거나 동맥관 폐색을 일으키는 것이 우려되어 금기가 되었다. 그러나 러시아에서 1979-83 년도 까지 700 여명의 산모에게 HBO를 시행한 결과 신생아에게 Retinopathy가 초래된 예는 없었다. 이 때 동맥관 폐색을 위해서는 12시간 이상 지속적으로 고농도 산소가 필요하다는 것이 알려졌다. 따라서 Full Term Baby 는 안전하게 HBO를 받을 수 있을 것으로 생각된다.   산모의 Scuba 다이빙은 79% 의 질소로 버블이 발생할 수 있으나 HBO 에서 사용하는 100% 산소는 불활성 기체가 아니므로 버블로 인한 태아의 손상 가능성은 낮을 것으로 생각된다.
Pacemakers, Implanted

초기의 Pacemaker 모델은 압력에 따라 이상 작동을 하는 예가 보고되고 있으나 최근에 사용되는 모델들은 챔버에서 안전하다. 그러나 해당 제조사에 165fsw 나 100 psig 에서 문제없이 작동하는지 내압 성능을 확인하는 것이 현명하다.
History of Thoracic Surgery
매우 드물지만 Surgical Scar 가 Air Trapping Lesion 될 가능성이 있다. 이는 Scuba Diving 시나 항공기 탑승 시 (8000ft, 6.5fsw)와 비슷하다. 최근에 Pneumonectomy를 받은 병력이 있다면 Chest Tube 삽입이 필요하며, 이미 경화된 이후의 Stage 에서는 문제가 되지 않는다.
Asthma
Active Asthma 는 Scuba Diving 하기에 적합하지 않은 것으로 인정되고 있다. 그러나 HBO의 감압은 10분 이상 천천히 이루어지기 때문에 (scuba에서와 달리) 폐에서 가스는 천천히 그리고 안전하게 배출될 수 있을 것이다. Aminophylline 과 다른 기관지 확장제가 가스 교환에 도움을 줄 수 있다.

F. Tender Protocol

a. 비상종료절차 및 Tender 감압

화재, 폭발, 침몰 이나 기계 고장의 경우 아래와 같이 시행한다.

1. 60ft 보다 깊을 경우 60ft 까지 즉시 감압한다.

2. 챔버 내 체류자는 모두 산소로 호흡한다.

감압표 수행이 불가능할 경우 10ft/min 보다 낮은 속도로 상승하여 감압을 종료한다. 체류자는 Supine Position 을 유지하고 100% 산소를 공급하여 인근 재압시설로 긴급 후송 한다. 증상이 없다면 TT6으로 치료한다.

3. 최대수심과 시간을 기준으로 공기감압표의 공기/산소 스케줄에 따른다.

4. 60ft 보다 낮을 경우 해당수심의 공기감압표의 스케줄에 따른다.

깊은 수심에서 경련 및 CPR 진행 등으로 장시간 체류하고 감압하는 경우가 있을 수 있다.

(1) 체류 수심 혹은 그보다 깊은 수심과 체류시간 그보다 긴 시간의 표준공기감압표대로 산소 감압한다. 치료 기체로 나이트록스, 헬리옥스를 사용했더라도 표준감압표대로 감압할 수 있다.

(2) TT6a 의 Profile 대로 Tender는 30ft/min 의 속도로 30ft까지 상승하고 이후 호흡기체를 100% 산소로 변경하여 1ft/min까지 수면으로 상승한다.

(3) Tender는 환자가 처방 받은 Profile 그대로 감압할 수 있다.

(4) 60ft 에서 90분간 30분-산소, 5분-공기 호흡 주기를 가진 후 30ft/min 의 속도로 4번 stop한다. 50ft, 40ft, 30ft, 20ft 이다. 50ft 정지에서는 30분-산소, 5분-공기 주기를 2회, 40, 30ft에서는 60분-산소, 15분-공기 주기를 1회, 20ft 에서는 60분-산소, 15분-공기 주기 2회로 정지한다.

b. 내부관찰자의 100% 산소 사용 시간

TT5_단일잠수 : 30fsw에서 표면으로 상승할 때

TT5_12시간 이내 잠수 : 상승 이전에 20분간 산소 호흡, 30fsw에서 표면으로 상승할 때

TT6_1회 이하 연장 : 30fsw에서 30분, 상승 시 산소호흡

TT6_1회 이상 연장 : 30fsw에서 60분, 상승 시 산소호흡

TT6_12시간 이내 잠수 : 30fsw에서 추가 60분, 상승 시 산소호흡

TT6A_1회 이하 연장 : 30fsw에서 60분, 상승 시 산소호흡

TT6A_1회 이상 연장 : 30fsw에서 90분, 상승 시 산소호흡

TT6A_12시간 이내 잠수 : 30fsw에서 추가 60분, 상승 시 산소호흡

TT4 : 30fsw 출발 전 2시간 동안 산소호흡

TT7 : 공기로만 호흡

TT9 : 45fsw에서 상승 전 15분, 표면까지 상승할 때 산소호흡

c. 내부관찰자의 재압 간격(시간), 최소 표면휴식 시간

TT5, TT6, TT6A, TT1A, TT2A, TT3운영 시 비감압 상승 : 12시간 이상

CO table, TT5, TT6, TT6A, TT1A, TT2A, TT3운영 시 감압 후 상승 : 24시간 이상

TT4, TT7, TT8 운영 시 : 48시간 이상

G. Informed Consent

HBO 체험자와 환자, inside tender 로 자원하려는 자는 모두 잠수의사의 처방을 받아야 하며 별지의 동의서를 작성하여야 한다.통상 국내에서 적용되는 의료법과 그 판례를 기준으로 소위 "주의의 의무"와 "고지의 의무"가 있다.

HBO에는 금기가 되는 병력이나 약물이 알려져 있다. 대상자에게 해당 사항이 있는지 충분하게 주의를 기울여 병력을 살펴야 하며, 이는 나열된 약물과 질병이 없음을 대상자가 자필로 확인하고 서명하는 것으로 흔히 이루어진다.

HBO에는 드물지만 불가피하게 초래되는 합병증, 사망이 있을 수 있다. 치료의 위험과 이익을 고려하여 치료하기로 결정하는 것이다. 대상자 혹은 관련법에 따른 정당한 대리인이 위험성을 충분히 이해하고 있어야 한다. 사려 깊은 DMT는 '대법원 전원합의체' 같은 곳은 국어사전 편집자 손가락 두 세 개는 너끈히 접어드린다는 것을 알고 있을 것이다. 관례적으로 시행 전에 이름 쓰는 것은 부족하며, 중요한 합병증에는 밑줄을 긋고 중요 표시를 해야 하며, 환자가 자필로

"이해하고 있다." "들었다"

라고 직접 기재하는 것이 필요한 경우가 있다. 이와 같은 절차가 현지법에 따른 고지의 의무로 이루어진다.

등록번호 :	성명
성별/나이 : /	진료과

고압산소치료 / 챔버체험 / 텐더 동의서

나(서명한 본인 혹은 정당한 대리인)는 의료진에게 모든 병력을 숨기지 않고 사실대로 이야기 하였습니다. 아래에 명시된 것과 같은 약물을 사용 중이 아니며 해당질환이 없거나 진단받은 적이 없다고 알고 있음을 확인합니다.

고압산소시 위험한 병력

아래와 같은 약제		
항암제 독소루비신(아드리아미아신), 시스플라티닌, 블레오마이신, 화상피부항생제 메페나이드(설파마이론), 디설피람		□예 □아니오
아래와 같은 질환		
내이수술, 흉부수술(폐절제), 자연기흉, 페이스메이커이식, 뇌전증(간질), 경련, 만성폐쇄성폐질환, 폐기종, 천식, 시신경염, 폐쇄공포증		□예 □아니오
아래와 같은 상태		
흉통(기흉),임신, 감기(코막힘, 부비동염), 고열, 바이러스감염, 정신과적 응급		□예 □아니오

고압산소의 알려진 합병증

귀의 압착손상Barotrauma of Ear	부비동 압착손상Sinus squeeze
고막파열Round window Blowout	치아 압착손상Tooth squeeze
장액성중이염, 외이도염Otitis, serous / external	실명, 시력변화Visual refractive changes
폐쇄공포증Claustrophobia	발작, 경련Seizure
손가락의 저림numbness of finger	호흡 곤란Pulmonary oxygen toxicity

나(아래 서명한 본인 혹은 정당한 대리인)는 위와 같은 고압산소치료의 위험성 보다 치료로 인한 이익이 더 높다는 의료진의 판단에 동의하며 치료를 신청합니다. 일산화탄소 중독의 경우, 적절한 치료에도 불구하고 1일~3주 후에 지연된 신경학적 후유증(무언증, 배뇨장애, 행동둔화) 이 나타나고, 이는 증상 발현 까지 진단 가능하지 않습니다. 본 치료로서 불가항력적으로 야기될 수 있는 합병증과 이에 따른 의학적 제반 문제를 의료진에게 위임합니다. 나는 위에 명시된 합병증이 드물지만 불가피하게 발생할 수 있음을 충분히 설명을 듣고 이해하고 있습니다._____설명을 들었다 이해하고 있다_____ (환자가 자필로 기재)

주치의(설명의사)		서명		일시	
환자명		서명		일시	
주 소					
대리인(환자의)		서명		일시	
주민등록번호					
주 소					

대리사유 □ 환자가 의사결정을 하기 힘든 신체적 정신적 장애가 있는 경우
　　　　□ 미성년자인 경우
　　　　□ 동의서에 포함된 내용을 설명했을 시 환자의 심신에 중대한 영향을 미칠 것이 우려되는 경우
　　　　□ 환자 본인이 특정인에게 동의권을 위임하는 경우

Jeju 서귀포의료원
SEOGWIPO MEDICAL CENTER

Depth/Time (Gas) Profile

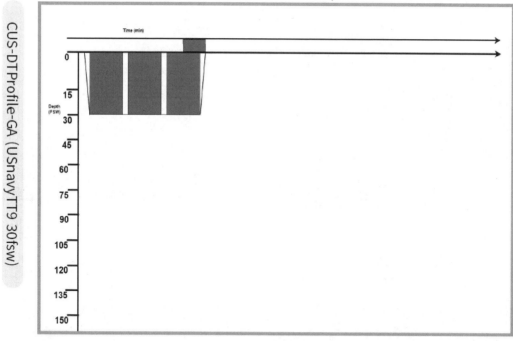

CUS-DTProfile-GA (USnavyTT9 30fsw)

깊이_시간 프로필 가 CUS Depth/Time Profile GA						
다른 이름			USnavy TreatmentTable 9 , 30fsw			
치료기체	O₂	최대 깊이 fsw(msw)	30(9.15)	운영시간		01 : 42

하강속도 (ft/min)		20		상승속도(ft/min)		20 ~ 1

깊이	0	30	30	30	30	30	0
정지시간	2:15	30	5	30	5	30	2:15
치료기체		O₂	air	O₂	air	O₂	air
관찰자기체		air	air	air	air	O₂	O₂
누적시간	N/C	30	35	65	70	100	102

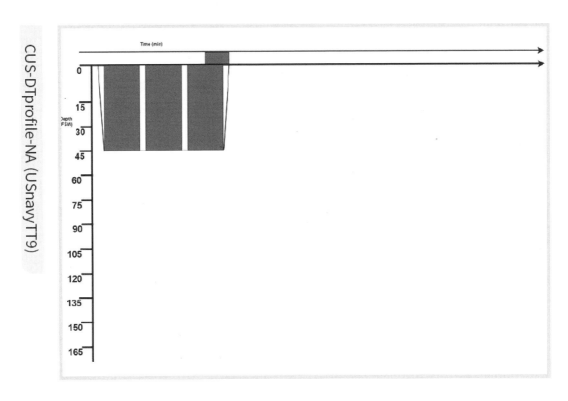

CUS-DTprofile-NA (USnavyTT9)

깊이_시간 프로필 나 CUS Depth/Time Profile NA						
다른 이름		USnavy TreatmentTable 9				
치료기체	O₂	최대 깊이 fsw(msw)	45(13.5)	운영시간		01 :42

하강속도 (ft/min)		20	상승속도(ft/min)		20 ~ 1

	0	45	45	45	45	45	0
정지시간	2:15	30	5	30	5	30	2;15
치료기체		O₂	air	O₂	air	O₂	air
관찰자기체		air	air	air	air	O₂	O₂
누적시간	N/C	30	35	65	70	100	102

하강시간은 첫 번째 치료시간에 포함되지 않는다. 45ft 에 도착한 후 시간측정을 시작한다.

산소독성으로 치료기체 중단 시, 증상이 완전히 사라진 후 15분 후에 중단지점부터 치료를 지속한다. Tender는 상승 전 15분+상승 동안 산소로 호흡한다. 환자는 상승 동안 에어/산소를 선택할 수 있다. 산소독성이 나타날 경우 DTProfile GA로 진행한다.

적응증은 이전의 치료 후에 남아 있는 잔여증상, 매일 치료를 장기간 반복하는 경우 등이다. 일산화탄소 중독의 첫 치료로 사용해서는 안된다.

CO/Cyanide 중독, smoke inhalation 등과 같은 심각한 손상을 입은 환자에서 기관 내 삽관이 필요할 수 있다.

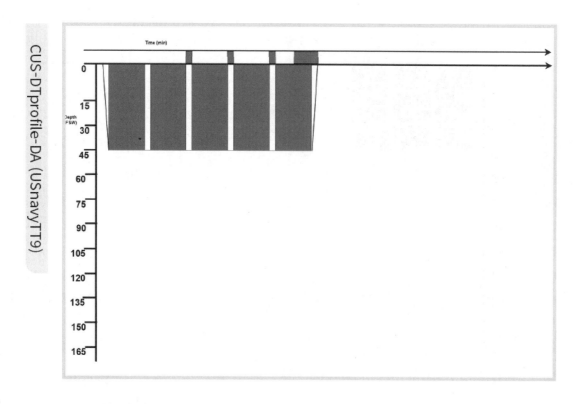

CUS-DTprofile-DA (USnavyTT9)

깊이_시간 프로필 다 CUS Depth/Time Profile DA					
다른 이름		USnavy TreatmentTable 9 extended			
치료기체	O₂	최대 깊이 fsw(msw)	45(13.5)	운영시간	02 : 53

하강속도 (ft/min)		20	상승속도(ft/min)		20 ~ 1

깊이	0	45	45	45	45	45	45	45	45	45	0
정지시간	2:15	30	5	30	5	30	5	30	5	30	2:15
치료기체		O₂	air	O₂	air	O₂	air	O₂	air	O₂	air
관찰자기체		air	air	air	O₂	air	O₂	air	O₂	air/O₂	O₂
누적시간	N/C	30	35	65	70	1:40	1:45	2:15	2;20	2:50	2:53

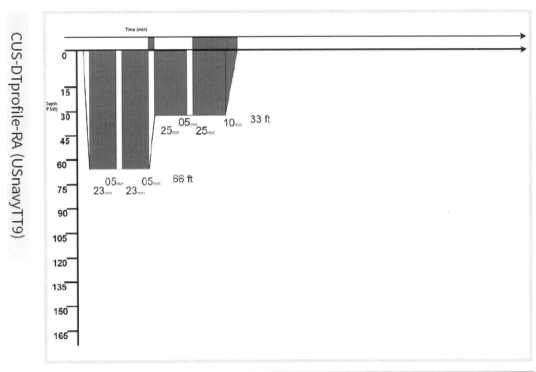

깊이_시간 프로필 라 CUS Depth/Time Profile RA				
다른 이름		Weaver protocol Jefferson CO table		
치료기체	O₂	최대 깊이 fsw(msw)	66(20.1)	운영시간	02 :11

하강속도 (ft/min)	20 ~ 6	상승속도(ft/min)	3 ~ 1

깊이	0	66	66	66	상승	33	33	33	하강
정지시간	10	23	5	23	5	25	5	25	10
치료기체	air	O₂	air	O₂	air	O₂	air	O₂	O₂
관찰자기체	air	air	air	air	O₂	air	air	O₂	O₂
누적시간	10	33	38	1:01	1:06	1:31	1:36	2:01	2:11

20ft 에서 압평형이 확인되면 최대한 20ft/min 의 속도로 하강하도록 한다. 상승은 환자 상태에 따라 1ft/min 까지 낮출 수 있다.

33ft 부터 Tender는 산소 호흡을 할 수 있으나 마스크를 손으로 잡고 하도록 한다.

Weaver protocol 은 0.85atm 에서 3.00atm으로 가압하기 때문에 70.5fsw까지 가압하여야 한다.

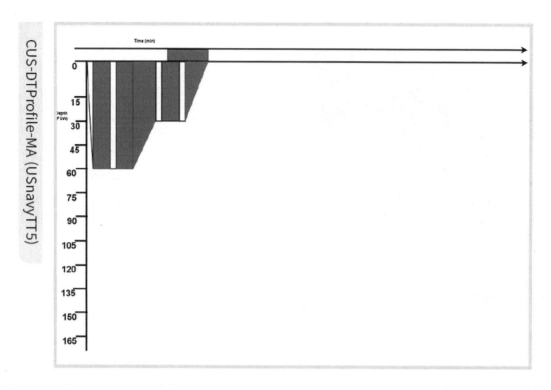

CUS-DTProfile-MA (USnavyTT5)

깊이	0	60	60	60	상승	30	30	30	상승
정지시간	3	20	5	20	30	5	20	5	30
치료기체	air	O₂	air	O₂	O₂	air	O₂	air	O₂
관찰자기체	air	air	air	air	air	air	air	O₂	O₂
누적시간		23	28	48	1:18	1:23	1:43	1:48	2:18

깊이_시간 프로필 마 CUS Depth/Time Profile MA						
다른 이름		USnavy TreatmentTable 5				
치료기체	O₂	최대 깊이 fsw(msw)	60(18)	운영시간		02 : 18

하강속도 (ft/min)	20	상승속도(ft/min)	1 이하

60ft에서 10분 이내에 증상이 호전된 신경학적으로 정상이며, 통증만 있는 감압질환의 치료에 쓰인다. 165ft에서 15분 이내에 증상이 호전된 경우에도 사용할 수 있다. 165ft에서는 24ft/min으로 상승한다. 30ft에서 연장이 필요한 경우 DTP_바로 진행한다.

상승은 1ft/min, 혹은 그보다 천천히 상승한다. 늦게 상승하였더라도 상승률을 유지한다. 빨리 상승했을 경우 정지하여 시간을 만회한다.

60ft에 도착하면 곧바로 산소를 사용할 수 있게 준비한다. 단 CO 중독에서는 압평형을 위한 경우를 제외하고 격실에 들어가면서 부터 산소를 사용한다.

산소독성으로 치료기체 중단 시, 증상이 완전히 사라진 후 15분 후에 중단지점 부터 치료를 지속한다. Tender는 상승전 20분+상승 동안 산소로 호흡한다.

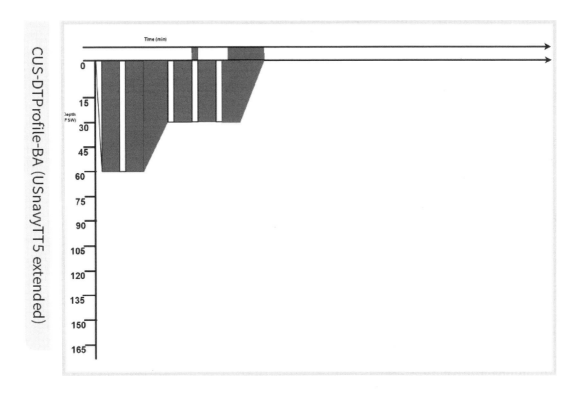

CUS-DTProfile-BA (USnavyTT5 extended)

깊이_시간 프로필 바 CUS Depth/Time Profile BA					
다른 이름		USnavy TreatmentTable 5 extended			
치료기체	O₂	최대 깊이 fsw(msw)	60(18)	운영시간	03 :28

하강속도 (ft/min)		20	상승속도(ft/min)		1 이하

깊이	0	60	60	60	상승	30	30	30	30	30	30
정지시간	3	20	5	20	30	5	20	5	20	5	20
치료기체	air	O₂	air	O₂	O₂	air	O₂	air	O₂	air	O₂
관찰자기체	air	air	air	air	air	air	O₂	air	air	air	O₂
누적시간		23	28	48	1:18	1:23	1:43	1:48	2:08	2:38	2:58
깊이	상승										
정지시간	30										
치료기체	O₂										
관찰자기체	O₂										
누적시간	3:28										

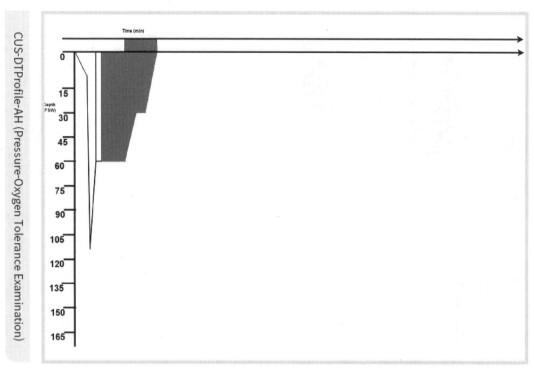

깊이_시간 프로필 아 CUS Depth/Time Profile AH					
다른 이름		Pressure-Oxygen tolerance examination			
치료기체	O₂	최대 깊이 fsw(msw)	112(34)	운영시간	1 : 31

하강속도 (ft/min)		fastest		상승속도(ft/min)		18 ~ 60

깊이	하강	10	하강	112	상승	60	하강	30	하강	0
정지시간	10	5	1	5	10	30	10	10	10	0
치료기체	Air	Air	Air	Air	Air	O₂	O₂	O₂	O₂	O₂
관찰자기체	Air	Air	Air	Air	Air	Air	O₂	O₂	O₂	O₂
누적시간	10	15	16	21	31	1:01	1:11	1:21	1:31	1:31

이 프로필은 112ft까지 급속도로 가압하는 압력검사와 60ft에서 30분간 순산소로 호흡하는 산소 내성검사로 이루어져 있다.

급속하강은 10ft에서 시작하며 실내 Tender가 인지/운동 검사를 마치고 압평형을 확인 후 실내 Tender의 시작 신호에 따라 하강을 개시한다. 실내에서 정지 신호를 보내지 않는한 하강시 가능한 높은 속도를 유지한다. 112ft에서 1분간 유지 후 18ft/min 속도로 60ft로 상승한다.

실내 Tender는 60ft에서 공기휴식 없이 바로 산소호흡을 개시할 수 있다.

시각 장애 오심 속상수축fasciculation 근육경련 감각이상 이명 흥분 등의 증상을 관찰한다. 경련을 제외한 산소 독성 관찰시 공기로 호흡하며 30ft로 18ft/min로 상승한다. 경련시는 알고리즘_무로 진행한다.

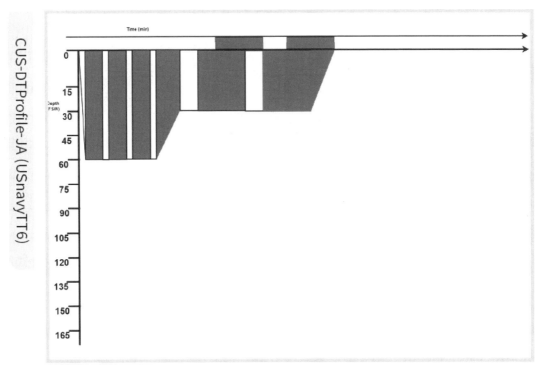

CUS-DTProfile-JA (USnavyTT6)

깊이_시간 프로필 자 CUS Depth/Time Profile JA					
다른 이름		USnavy TreatmentTable 6			
치료기체	O₂	최대 깊이 fsw(msw)	60(18)	운영시간	4 : 45

하강속도 (ft/min)		20	상승속도(ft/min)		1 이하

깊이	0	60	60	60	60	60	60	상승	30	30	30
정지시간	3	20	5	20	5	20	5	30	15	60	15
치료기체	air	O₂	air	O₂	air	O₂	air	O₂	air	O₂	air
관찰자기체	air	air	air	air	air	air	air	air	air	O₂	O₂
누적시간		23	28	48	53	1:13	1:18	1:48	2:03	3:03	3:18

깊이	30	상승
정지시간	60	30
치료기체	O₂	O₂
관찰자기체	O₂	O₂
누적시간	4:18	4:48

60ft에서 10분 이내에 증상이 호전되지 않은 신경학적으로 정상이며, 통증만 있는 감압질환의 치료에 쓰인다.

상승은 1ft/min, 혹은 그보다 천천히 상승한다 늦게 상승하였더라도 상승률을 유지한다. 빨리 상승했을 경우 정지하여 시간을 만회한다. 산소는 60ft에 도착하여 사용한다. 산소독성으로 치료기체 중단 시, 증상이 완전히 사라진 후 15분 후에 중단지점 부터 치료를 지속한다.

산소주기확장을 60/30ft에서 8~5/12, 4/9, 3/6 확장시 Catalina 시간수심프로필로 이동할 수 있다.

Tender는 1회 연장까지 30ft에서 30분+상승중 산소로 호흡, 2회 이상 연장시는 30ft에서 60분+상승중 산소로 호흡, 18hr 이전 잠수 이력시 30ft 120분+상승중 산소로 호흡 12시간 이내 재잠수가 금지된다.

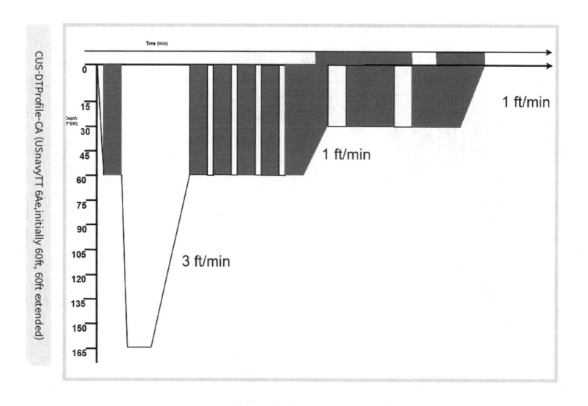

CUS-DTProfile-CA (USnavyTT 6Ae,initially 60ft, 60ft extended)

깊이_시간 프로필 카 CUS Depth/Time Profile CA							
다른 이름		USnavy TreatmentTable 6ae;initially 60ft, 60ft extended					
치료기체	O₂ 32 50	최대 깊이 fsw(msw)	165(50)		운영시간		7:07

하강속도 (ft/min)	20	상승속도(ft/min)	3 (165) . 1 (60/30)

깊이	0	60	하강	165	165	상승	60	60	60	60	60
정지시간	3	20	6	25	5	35	20	5	20	5	20
치료기체	O₂	O₂	air	air	air	air	O₂	air	O₂	air	O₂
관찰자기체	air	air	air	air	air	air	air	air	air	air	air
누적시간		23	29	54	59	1:34	1:54	1:59	2:19	2:24	2:44
깊이	60	60	60	60	상승	30	30	30	30	상승	
정지시간	5	20	5	20	30	15	60	15	60	30	
치료기체	air	O₂	air	O₂	O₂	air	O₂	air	O₂	O₂	
관찰자기체	air	air	air	air	O₂	O₂	O₂	O₂	O₂	O₂	
누적시간	2:49	3:09	3:14	3:34	4:04	4:19	5:19	5:34	6:34	7:07	

CUS-DTProfile-TA (USnavyTT 6Ae1,USnavyTT 6Ae1M)

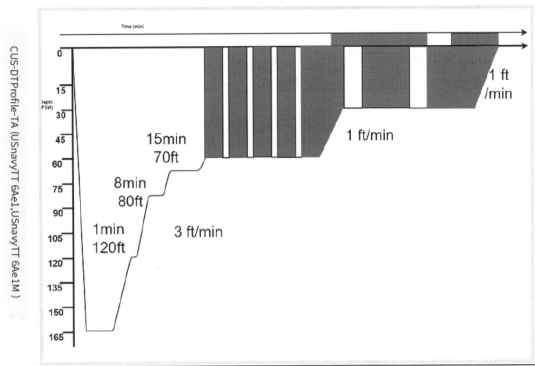

깊이_시간 프로필 타 CUS Depth/Time Profile TA					
다른 이름		CUSta. CUStam. TT6ae1. TT6a1. TT6a1M			
치료기체	O₂. 32. 40. 50	최대 깊이 fsw(msw)	165(50)	운영시간	7:30

하강속도 (ft/min)	20	상승속도(ft/min)	3 (165) . 1 (60/30)

깊이	0	60	하강	165	상승	120	상승	80	상승	70	상승
정지시간	3	20	6	30	15	1	14	8	4	15	4
치료기체	O₂	O₂	HeO₂	HeO₂	HeO₂	HeO₂	HeO₂	HeO₂	HeO₂	HeO₂	HeO₂
관찰자기체	air	air	air	air	air	air	air	air	air	air	air
누적시간		23	29	59	1:14	1:15	1:29	1:37	1:41	1:56	2:00
깊이	60	60	60	60	60	60	60	60	60	상승	30
정지시간	20	5	20	5	20	5	20	5	20	30	15
치료기체	O₂	air	O₂	air	O₂	air	O₂	air	O₂	O₂	air
관찰자기체	air	air	air	air	air	air	air	air	air	O₂	O₂
누적시간	2:20	2:25	2:45	2:50	3:10	3:15	3:35	3:40	4:00	4:30	4:45
깊이	30	30	30	상승							
정지시간	60	15	60	30							
치료기체	O₂	air	O₂	O₂							
관찰자기체	O₂	O₂	O₂	O₂							
누적시간	5:45	6:00	7:00	7:30							

수중과학회는 이 프로필의 운영을 권장하지 않는다. 이 프로필의 운영을 위해서는 다음의 최소 조건이 만족되어야 한다.

잠수의사 원격진료가 아닌 치료 현장에 참여, 내부 관찰자 제외

operator 를 제외한 2명 이상의 DMT(LST)

산소 분율 32, 40, 50 의 헬리옥스(나이트록스) 혹은 리브리더

챔버내 Vital sign, ECG monitoring

챔버내 LSS(온도유지, CO2, O2, CO, He, N2 sensor)

100ft/min 속도의 가압이 가능한 storage tank or 압축기

또한 치료기체로 room air 와 100% 산소만 사용할 수 있는 경우 이 프로필은 사용할 수 없다. 같은 격실내 내부 관찰자 없이 60ft 이상으로 가압하는 것은 권장되지 않는다. 참고로 single compressor 를 사용하는 국내 통상적인 고압산소치료 챔버 (서귀포의료원) 는 165ft 깊이까지 가압시 15분 이상이 소요된다. 이와 같은 시설에서는 질소로딩이 더 가중되므로 기존의 미해군 시간수심프로필을 그대로 적용하기 어렵다. 또한 15-30min 정도 165ft에 체류하기 위해 한시간 이상 치료기체를 연기하는 것은 예후에 영향을 미칠 수 있다.

- 시간수심프로필 개요

TT6 에 60 에서 산소호흡 1주기를 연장한 시간수심프로필가 TT6e 이다. TT6 에는 165ft 에서 30분간 체류하는 과정을 더할 수 있고 TT6ae 는 60ft 산소 호흡 후 165ft로 하강, 3ft/min 로 상승하는 프로필을 초반에 더해서 이루어진다. 165ft 에서 상승시 3번의 stop을 더할 수 있다. (120ft에서 1분, 80ft 에서 8분, 70ft 에서 15분) 이를 CUS_타 프로필 (TT6ae1) 이라고 한다. CUS_TA 에서 165 ~ 61ft에서 치료기체는 만일 리브리더가 사용 가능하면 산소분압은 3.0 으로 세팅한다. 개방식 치료기체를 사용할 경우 50/50 헬리옥스를 사용하거나, 헬리옥스가 없다면 50/50 나이트록스를 사용할 수 있다. CUS_타 프로필 (TT6ae1) 과 같은 Time-depth를 가지나 치료기체를 60/40 HeO2 를 사용하는 프로필은 CUS_타M(TT6ae1M, TT6a1M) 이다.

165ft 가압의 효과를 시간수심프로필(치료율)별로 비교하여 TT6(8.3%), TT6a(51%), TT6a1(59.9%), TT6a1m(70.7%) 의 결과가 1991년 'Therapeutic Effects of Different Tables on Type II Decompression Sickness' 라는 제목으로 중국의 한 군병원 연구진에 의해 보고 되었다. 많은 제한점이 있었으며, 현재까지 TT6 vs TT6a1m의 차이를 입증한 후속연구는 없는 상태이다. 현 시점의 컨센서스는 6hr 이상 가압이 지연된 경우에 고려할 수 있다.

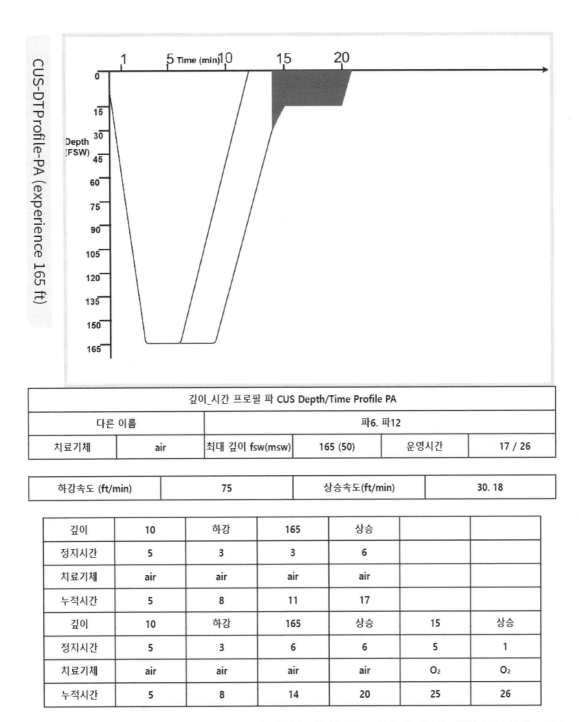

깊이_시간 프로필 파 CUS Depth/Time Profile PA					
다른 이름		파6. 파12			
치료기체	air	최대 깊이 fsw(msw)	165 (50)	운영시간	17 / 26

하강속도 (ft/min)	75	상승속도(ft/min)	30. 18

깊이	10	하강	165	상승		
정지시간	5	3	3	6		
치료기체	air	air	air	air		
누적시간	5	8	11	17		
깊이	10	하강	165	상승	15	상승
정지시간	5	3	6	6	5	1
치료기체	air	air	air	air	O_2	O_2
누적시간	5	8	14	20	25	26

10ft 에서 내부 출발신호에 따라 하강한다. 목표수심에 도달 못했더라도 하강후 6분, 12분 후에는 상승을 시작한다. 잠수의사는 18ft/min 상승속도를 지시할 수 있다. 상승을 시작하면 20ft 까지는 8분 이내에 도착하여야한다. Tender는 60ft 이후로 산소를 사용할 수 있다.

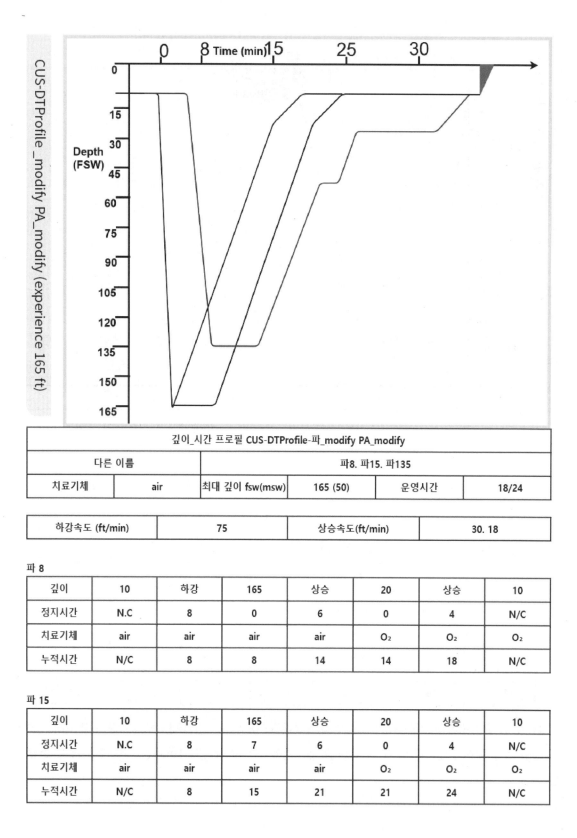

깊이_시간 프로필 CUS-DTProfile-파_modify PA_modify					
다른 이름			파8. 파15. 파135		
치료기체	air	최대 깊이 fsw(msw)	165 (50)	운영시간	18/24

하강속도 (ft/min)		75	상승속도(ft/min)		30. 18

파 8

깊이	10	하강	165	상승	20	상승	10
정지시간	N.C	8	0	6	0	4	N/C
치료기체	air	air	air	air	O_2	O_2	O_2
누적시간	N/C	8	8	14	14	18	N/C

파 15

깊이	10	하강	165	상승	20	상승	10
정지시간	N.C	8	7	6	0	4	N/C
치료기체	air	air	air	air	O_2	O_2	O_2
누적시간	N/C	8	15	21	21	24	N/C

이 DTP는 숙련된 다이버들을 위한 것이다. 가압과 감압은 모두 10fsw에서 시작하고 10fsw에서 종료한다. 10fsw 에서 체류하는 시간에는 추가적인 감압을 고려하지 않는다.

해당 시설이 80fsw/min 의 가압을 지원하면 CUS_파6, 파12 를 사용하고 그렇지 않을 경우 CUS_파_modify8 또는 CUS_파_modify15를 사용한다. 다이버의 숙련도에 따라 파_135를 사용할 수 있다. 파_135 에서는 가압 8분후 상승, 60fsw에서 1분간 정지하며 산소호흡을 시작한다. 이후 20fsw에서 5분간 정지하고 3ft/min 의 속도로 수면까지 상승한다.
감압을 시작하는 시간에 따라 시간수심프로필는 파8 파15 두가지로 정해지게 된다. 파8은 air 또는 산소를 사용할 수 있으며, 파 15는 60fsw나 20fsw 부터 산소를 사용하여야 한다.

10fsw 로 가압 후 내부관찰자 혹은 체험자의 유선 통화로 OK 신호를 보내면 시간을 측정하며 하강한다. 20fsw/min 혹은 가능한 빠른 속도로 하강한다. 165fsw 에 도착하면서 부터가 아니라 10fsw의 출발시점부터 시간을 계산하여 8분 혹은 15분 후에는 상승을 시작한다. 목표 수심인 165fsw 에 도착하지 못하였을 경우에도 8분 혹은 15분 뒤에는 상승을 시작한다.

20fsw 까지는 30-18fsw 의 속도로 상승한다. 수심 60fsw 에 도착하면 치료기체를 산소로 변경할 수 있도록 내부에 알려준다. 상승속도는 그대로 유지한다. 20fsw 부터는 3ft/min 의 속도로 상승한다. 감압은 10fsw에서 종료하고 시간을 기록한다. 체험자는 다이빙컴퓨터를 사용할 수 있으며, 감압완료가 될때 가지 10fsw에 정지할 수 있다. 내부관찰자 혹은 체험자가 유선 통화로 종료하겠다고 이야기 하면 수면으로 상승한다. 잠수의사 의 명시된 지시 없이 80fsw 나 40fsw 에서 추가적인 정지를 추가해서는 안된다. 또한 20fsw 에서 역시 정지를 추가해서는 안된다.

모든 증상이 있을 경우에는 DTP 자 (TT6) 으로 전환하여 재가압하고 산소 1주기 후 잠수의사의 지시에 따른다. 잠수의사의 즉각적인 지시를 받을 수 없는 경우 에는 알고리즘에 따른다.
이 프로필에 따른 체험자 중 시각 장애 오심 속상수축fasciculation 근육경련 감각이상 이명 흥분 등의 증상은 잠수의사의 지시 없이 산소중독으로 간주하지 않는다. 잠수의사의 지시를 따르거나 DTP 자 (TT6)로 전환한다.

어떠한 경우이던 60fsw에 21분 이상 체류하게 되는 경우, 즉 21분 이후에도 60fsw 까지 감압을 마치지 못한 경우는 DPT CUS_마 (TT5)로 전환한다. 무증상일 경우 CUS_마(TT5) 로 감압을 종료한다.

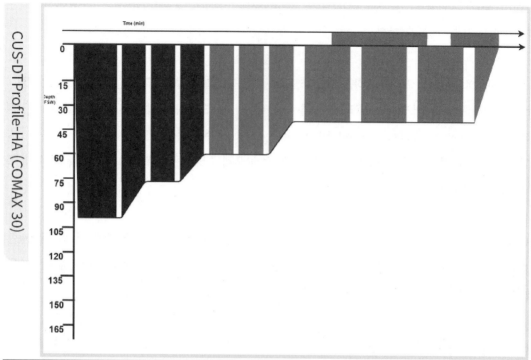

CUS-DTProfile-HA (COMAX 30)

깊이_시간 프로필 하 CUS Depth/Time Profile HA				
다른 이름		Comex Therapeutic Table CX 30		
치료기체	He₂O₂. N₂O₂	최대 깊이 fsw(msw)	98(30)	운영시간 7:02

하강속도(ft/min)	32.6	상승속도(ft/min)	16.4 / 6.6(39ft)

깊이	하강	98	상승	상승	78	78	상승	상승	59	59	59
정지시간	3	40	5	25	5	25	5	25	5	25	5
치료기체	He	He	air	He	air	He	air	He	air	O₂	air
관찰자기체	air	air	air	air	air	air	air	air	air	air	air
누적시간	3	43	48	1:13	1:18	1:43	1:48	2:13	2:18	2:43	2:48
깊이	59	상승	상승	39	39	39	39	39	39	39	상승
정지시간	25	5	25	10	45	10	45	10	45	10	24
치료기체	O₂	air	O₂	air	O₂	air	O₂	air	O₂	air	O₂
관찰자기체	air	air	air	air	O₂	O₂	O₂	O₂	O₂	O₂	O₂
누적시간	3:13	3:18	3:43	3:53	4:38	4:48	5:33	5:43	6:28	6:38	7:07

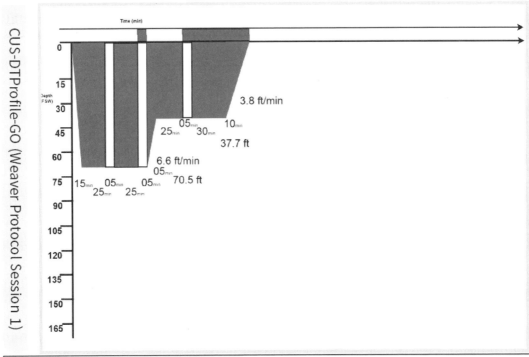

CUS-DTProfile-고 GO (Weaver Protocol Session 1)					
다른 이름		**Weaver Protocol Session 1**			
치료기체	O₂	최대 깊이 fsw(msw)	70.5(21.5)	운영시간	2:30

하강속도 (ft/min)	최소 4.7	상승속도(ft/min)	6.6 / 3.8

깊이msw	하강	21.5	21.5	21.5	21.5	상승	11.5	11.5	11.5	상승
깊이fsw		70.5	70.5	70.5	70.5		37.7	37.7	37.7	
정지시간	15	25	5	25	5	5	25	5	30	10
치료기체	O₂	O₂	air	O₂	air	O₂	O₂	air	O₂	O₂
관찰자기체	air	air	air	air	O₂	air	air	O₂	O₂	O₂
누적시간	15	40	45	1:10	1:15	1:20	1:45	1:50	2:20	2:30

이산화탄소 중독에 사용되는 weaver profile 이다. 산소마스크로 100% 순 산소를 호흡하는 상태로 챔버에 들어가며, 고압산소 치료 전부터 목표 수심까지 도달 가능한 계속 100% 산소를 호흡한다. 최소 5ft/min 으로 하강하나, 압평형에 문제가 없다면 20ft 부터는 가능한 빠르게 하강할 수 있다. 하강속도가 빨랐을 경우에는 가압 후 첫 40분 간 치료기체로 호흡한다. 하강속도가 느렸을 경우에는 목표 수심에 도착하고 25분간 치료기체로 호흡한다. 첫 치료 수심은 반드시 71(70.5)fsw 또는 이보다 깊어야 한다.

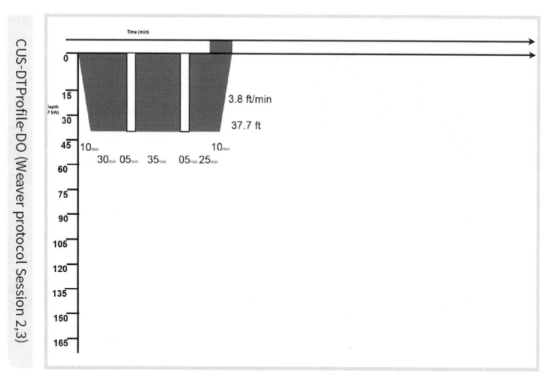

CUS-DTProfile-도 DO (Weaver Protocol Session 2,3)					
다른 이름		Weaver Protocol Session 2, Weaver protocol Session 3			
치료기체	O₂	최대 깊이 fsw(msw)	37.7(11.5)	운영시간	2:00

하강속도 (ft/min)	3.8	상승속도(ft/min)	3.8

깊이msw	하강	11.5	11.5	11.5	11.5	11.5	상승
깊이fsw		37.7	37.7	37.7	37.7	37.7	
정지시간	10	30	5	35	5	25	10
치료기체	O₂	O₂	air	O₂	air	O₂	O₂
관찰자기체	air	air	air	air	air	O₂	O₂
누적시간	10	40	45	1:20	1:25	1:50	2:00

수중과학회에서 사용하지 않는

Time_depth Profile

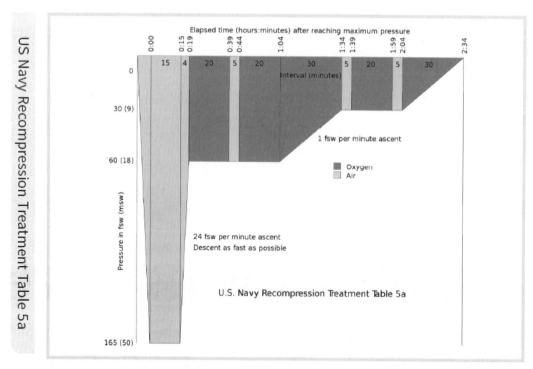

US Navy Recompression Treatment Table 5a

사용 : 산소가 사용될 수 있고 증상이 165fsw (50 msw)에서 15 분 이내에 완화 될 때 기체색전증 치료이다.

치료 표 5a는 현재 미국 해군 잠수 설명서(개정 7)에 포함되어 있지 않다.

산소 필요, 최대 압력 165fsw (50 msw), 필요시간: 2 시간 34 분

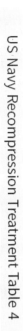
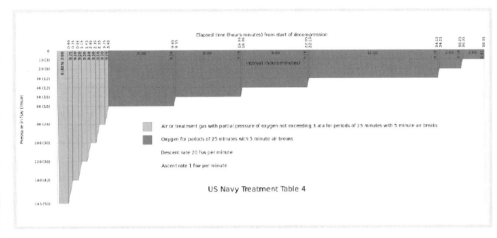

US Navy Treatment Table 4

US Navy Recompression Treatment Table 4

사용 : 산소를 사용할 수 있고 증상이 165fsw (50 msw)에서 30 분 이내에 완화되지 않는 심각한 증상의 치료이다.

산소의 부분압이 높은 치료 가스 및 순산소를 사용할 수 있다. 더 나은 것이없는 경우 공기를 사용할 수 있다. 산소 호흡이 중단되면 시간에 대한 보상이 불필요하다. 산소 분압은 3ATA (3 bar)를 초과 할 수 없다.

최대 깊이 165fsw (50 msw), 165fsw의 시간: 하강시간을 포함하여 30 분에서 2 시간

총 실행 시간 : 39 시간 6 분 ~ 40 시간 36 분

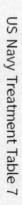

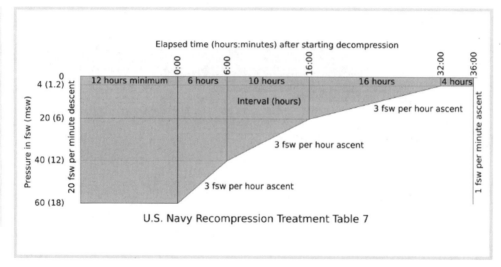

사용 : (기존의 HBO에) 반응하지 않는 심한 CAGE 또는 생명을 위협하는 감압질환 치료이다. 60fsw에서 감압시 사망이 예상되는 경우

이다. 60fsw에서 개선되지 않는 잔류 증상을 치료하거나 잔류 통증을 치료하는데 사용되지 않는다.

시간수심프로필 7은 US Navy Diving Manual Revision 6에 포함되어 있으며 현재 사용 승인을 받았다.

가능한 경우 산소를 사용한다.

최대 압력 : 60fsw (18 msw)

60fsw의 최소 시간은 12시간이다. 이 노출 시간 이후의 감압은 일반적으로 포화 상태에서의 감압으로 간주되므로 감압 프로필은

60fsw에서 더 긴 노출의 영향을받지 않는다. 이 시간수심프로필의 사용은 TT6, TT6A 또는 TT4 치료 후 알고리즘에 따라 이동되어 치

료될 수 있다. 시간수심프로필 7 적용은 60fsw에 도착시 시작된다.

감압 시간 : 최소 36시간

감압은 그래픽 프로필에 표시된대로 2fsw마다 정지가있는 대략적인 연속 상승을 포함하며, 4fsw에서 4시간 동안 정지하여 낮은 압력

차이에서의 실패로 인한 부주의 한 압력 손실을 방지한다.

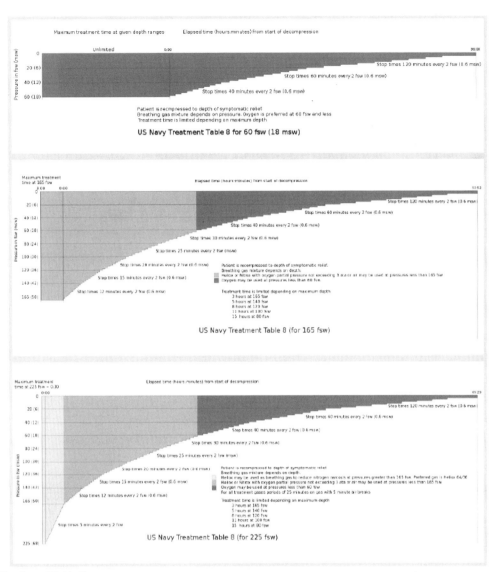

US Navy Treatment Table 8

사용 : 감압을 60분 이상 생략했을 때 주로 통제되지 않은 상승을 치료할 때 사용한다.

영국해군시간수심프로필 Royal Navy Treatment Table 65 에 해당한다.

이 시간수심프로필의 치료 개시 압력은 증상이 경감되는 수심에서 시행하되 시작 수심은 225fsw 이하에서 시작한다. 일단 시작되면 감압은 계속되지만 60fsw 이하에서 중단 될 수 있다.

치료 기체 : 헬리옥스가 질소 마취를 줄이기 위해 165fsw를 초과하는 압력에서 사용할 수 있다. Heliox 64/36이 선호되는 처리 가스이다. 3 기압을 초과하지 않는 부분 분압을 지닌 헬리오스 또는 나이트 록스는 165fsw 미만의 압력에서 처리 가스로 사용될 수있다. 100% 산소는 60fsw 미만의 압력에서 치료 가스로 사용될 수있다.

감압 속도 : 시작 깊이가 홀수인 경우는 첫 번째 정지는 3fsw 감소된다. 시작 깊이가 짝수인 경우와 이후의 정지는 2fsw의 압력 감소로 수행된다. 정지 시간은 정지의 깊이 범위에 따라 다르다. 더 짧은 압력은 더 큰 압력에서 이루어지며, 정지 시간은 정지 위치가 얕아 질수록 증가한다.

감압시간 : 225fsw에서의 총 상승 시간은 56시간 29분이다.

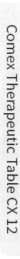

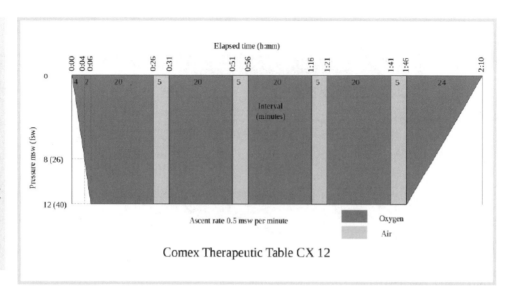

Comex Therapeutic Table CX 12

Comex Therapeutic Table CX 12

사용 : 증상이 4분 이내에 또는 8msw 미만에서 완화되면 정상 감압 후 근골격계 감압질환 치료.

치료 기체 : 산소 사용 가능

최대 깊이 : 12msw (40fsw)

필요 시간 : 2시간 10분

Comex Therapeutic Table CX 18C

사용 : 증상은 근골격계 감압질환. 가압에 대한 반응 : 8msw에서 4분 이내에 완화되지 않으면서 18msw 이하에서 15분 이내에 완화되는 경우. 프로필 : 감압시간이 단축된 경우 혹은 정상 감압을 마친 경우

치료 기체 : 산소 사용 가능

최대 수심 : 18msw (60fsw)

치료 시간 : 2시간 54분

Comex Therapeutic Table CX 18L

사용 : 증상은 근골격계 감압질환. 가압에 대한 반응 : 18msw 이하에서 15분 이내에 완화되지 않는 경우. 프로필 : 감압시간이 단축된 경우 혹은 정상 감압을 마친 경우

치료 기체 : 산소 사용 가능

최대 수심 : 18msw (60fsw)

치료 시간 : 4시간 59분

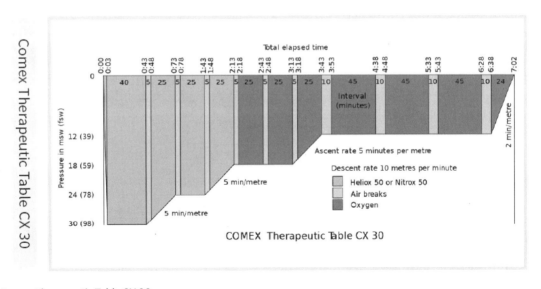

Comex Therapeutic Table CX 30

사용 : 증상은 전정계 이상, 신경학적 이상이 동반된 감압질환. 프로필 : 감압시간이 단축된 경우 혹은 정상 감압을 마친 경우

치료 기체 : 산소, Heliox 50, Nitrox 50

최대 수심 : 30 msw (100fsw)

치료 시간 : 7시간 2분

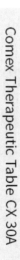

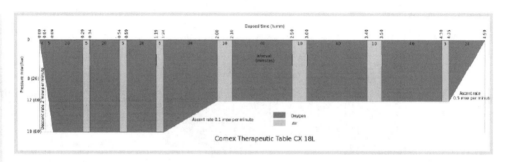

Comex Therapeutic Table CX 18L

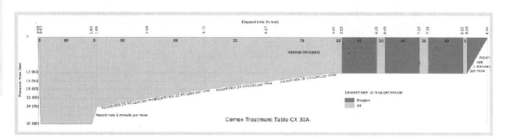

Comex Treatment Table CX 30A

Comex Therapeutic Table CX 30A

사용 : 산소 독성 징후가있을 때 근골격계 감압질환 치료.

치료 기체 : 산소, Heliox 50, Nitrox 50

최대 수심 : 30 msw (100fsw)

치료 시간 : 8시간 44분

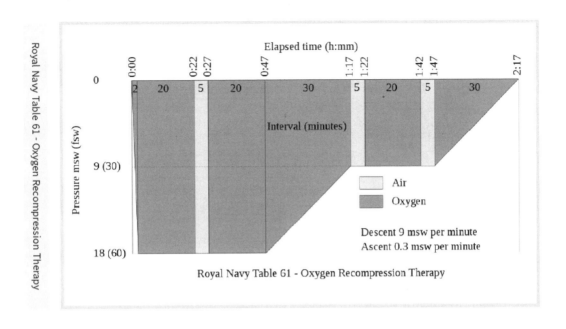

Royal Navy Table 61 - Oxygen Recompression Therapy

사용 : 통증만 있는 감압질환의 치료, 통증은 18msw 이하 깊이에서 완화되거나 가압하고 10분 이내에 사용되어야한다. 잠수의사의 대면 진찰하에 심각한 증상에서 사용될 수 있다.

치료 기체 : 산소, 최대 수심 : 18 msw (59fsw), 치료 시간 : 2시간 17 분

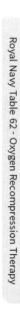

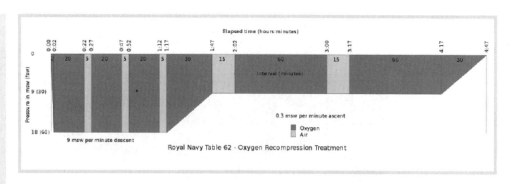

Royal Navy Table 62 - Oxygen Recompression Therapy

사용 : 통증만 있는 감압질환의 치료, 통증이 18msw 깊이에서 10분 내 완화되지 않는 경우 잠수의사의 대면 진찰하에 심각한 증상에서 사용될 수 있다.

치료 기체 : 산소, 최대 수심 : 18msw (59fsw), 치료 시간 : 4시간 47분

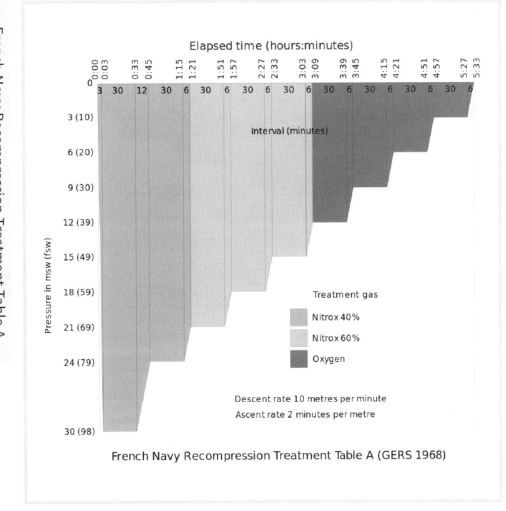

French Navy Recompression Treatment Table A

사용 : 40 m 이내의 깊이에서 다이빙 후 발생한 경증의 감압질환의 치료

치료 기체 : 산소, 최대 수심 : 30 msw (98fsw), 치료 시간 : 5시간 33분

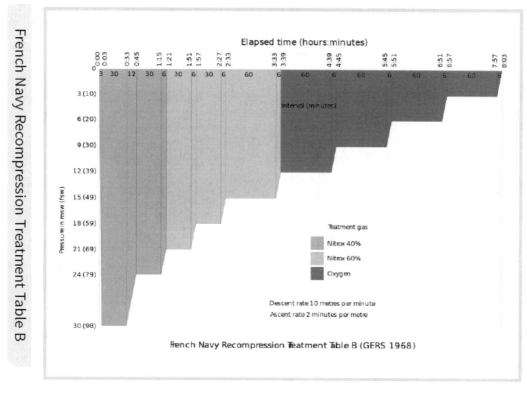

French Navy Recompression Treatment Table B

French Navy Recompression Treatment Table B

사용 : 40 m 이상의 깊이에서 다이빙 후 발생한 경증의 감압질환의 치료

치료 기체 : 산소, 최대 수심 : 30 msw (98fsw), 치료 시간 : 8시간 3분

DT Profile	Treatment gas	Maximum Depth (fsw)	Operation Hour	Ascent Speed
GA (USnavyTT9 30fsw)	O_2	30 fsw(9 msw)	1:42	20
NA (USnavyTT9)	O_2	45 fsw (13.5 msw)	1:42	20
DA (USnavyTT9 extended)	O_2	45 fsw (13.5 msw)	2: 53	20
RA (Jefferson table)	O_2	66 fsw(20.1msw)	2: 11	3
MA (USnavyTT5)	O_2	60 fsw(18 msw)	2:16	1
BA (USnavyTT5 extended)	O_2	60 fsw(18 msw)	3:28	1
AH (Pressure-Oxygen tolerance examination)	O_2	112 fsw(34 msw)	1:31	18
JA (USnavyTT6)	O_2	60 fsw(18 msw)	4:45	1
CA (USnavyTT 6A initially 60ft)	HeO_2 N_2O_2	165 fsw(50 msw)	7 :07	3 (165) 1 (60/30)
TA (USnavyTT 6A initially 60ft 60ft extended)	HeO_2 N_2O_2	165 fsw(50 msw)	7:30	3 (165) 1 (60/30)
PA(experience 165 ft)	Air	165 fsw(50 msw)	17 26	18 30
HA (COMAX 30)	HeO_2 N_2O_2	98 fsw(30 msw)	7: 02	16.4 / 6.6(39ft)
GO(Weaver protocol Session 1)	O_2	70.5 fsw(21.5 msw)	2:30	6.6 3.8
DO (Weaver protocol Session 2 , Session 3)	O_2	37.7 fsw(11.5 msw)	2:00	3.8

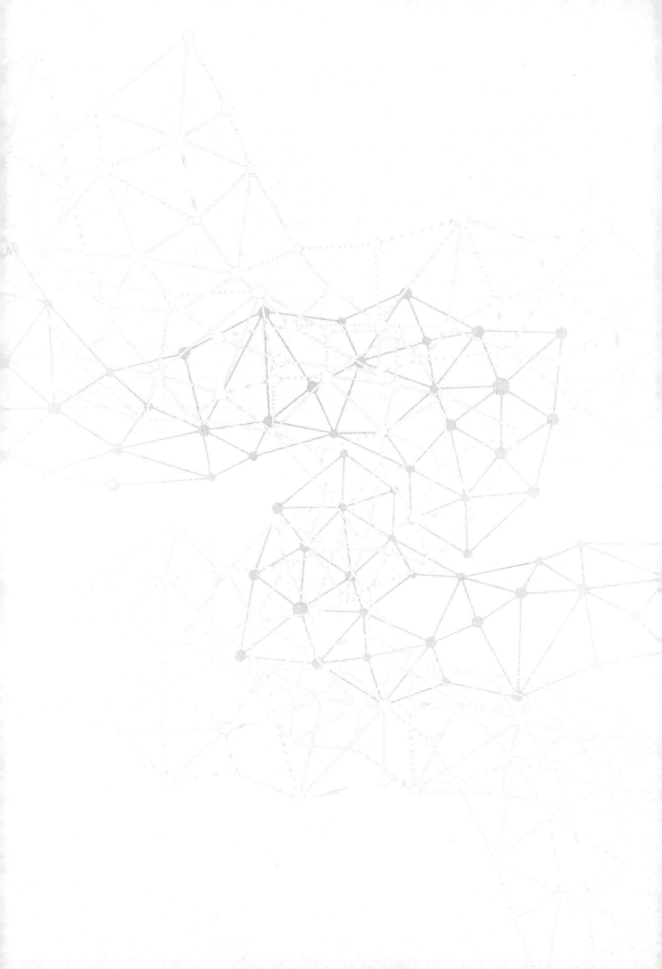

Treatment Algorithm

표준시간수심프로필준수와 시간수심프로필간 이동

알고리즘_갑 : 새로운 증상의 발현

알고리즘_을 : 신경학적 정상의 감압질환

알고리즘_병 : 신경학적 이상이 발현된 감압질환

알고리즘_정 : 치료중 진행되는 감압질환

알고리즘_무 : 치료중 간대성발작

알고리즘_기 : 수중 감압중 발현되는 증상

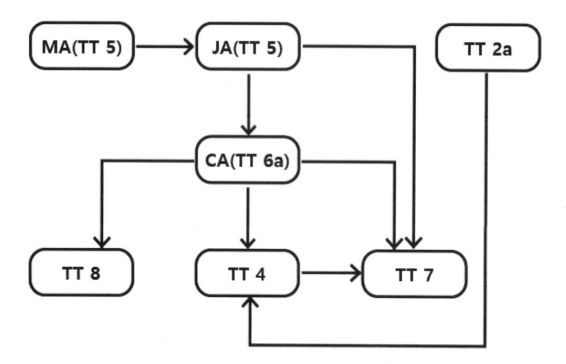

모든 치료는 규정된 시간, 깊이, 치료기체 프로필 (Time-Depth-Gas Profile, Treatment Table, 시간수심프로필) 을 이용해 시작한다. 알고리즘에 따라 프로필 간의 이동이 이루어진다. 반복되는 프로필이라 하더라도 반드시 챔버 치료에 정확한 지식이 있는 의사에게 처방을 받는다. 현재 프로필로 환자의 상태가 호전되지 않을 경우 잠수전문과정을 수료한 의사에게서 프로필 이동을 처방 받아야 한다. 임상전문의는 잠수질환 치료를 지원하거나 조언할 수 있으나, 프로필 변경은 불가능하다. 표준 프로필을 변경하거나 치료 절차를 변경하거나 프로필 이외의 가압과 감압을 지시하는 등은 특수한 절차에 해당한다. 알고리즘에 따른 프로필 이동은 특수한 절차가 아니다. 수중과학회는 특수한 절차를 권장하지 않는다. 미해군에서는 16U1 Code 를 가진 군의관(DMO)에게만 유사한 권한을 허가한다.

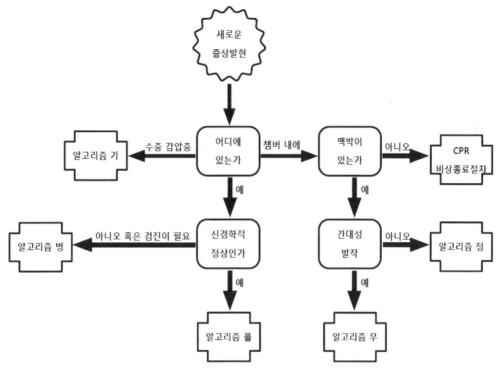

알고리즘_갑 : 새로운 증상의 발현

　심정지 발생시 무수축이던, 세동이던 산소분압을 높이는 것은 적절한 치료가 아니다. 즉, 맥박이 없다면 하강이나 HBO가 소생가능성을 높이지 않는다. 담당의사의 판단에 따라 가역적인 원인, 예컨데 기체색전, 긴장성 기흉을 고려할 수 있지만 가압도 하강도 소생에 도움이 된다는 증거가 없다. 현재 수심에서 ROSC나 사망선언을 고려해야 한다. 내부관찰자(Inside Tender)의 감압에 초점을 맞추고 현재 수심에서 CPR 을 시행한다. CPR을 시행할 수 있는 내부관찰자가 없는 경우에만 10ft/min 의 비상종료절차를 고려할 수 있다. HBO센터 마다 편차가 있지만 격실 내에서 ECG monitor가 가능한 수준의 시설에서 내부관찰자가 불가능한 상황은 생각하기 어려울 것이다. 심정지 상황에서 내부관찰자가 있는 경우 항상 내부관찰자의 감압이 우선이다. 제세동을 위해 절대, 비상종료 절차를 고려해서는 안된다. 시설의 수준에 따라 20ft 까지 상승하고 스파크를 줄이기 위해 패들를 사용하지 않고 외부에서 인입되는 방폭 처리된 라인에 패드를 결합한다면 제세동을 시도해볼 수 있을 것이다. 그러나 현재로써는 제세동이 가능하지 않다. 이는 공학적인 한계이며, 의학적인 판단의 수준이 되지 않는다. 새로운 공학적 장비가 도입된다면, 이는 변경될 수 있을 것이다. ROSC 가 되면 알고리즘 정으로 진행하고, 사망이 선언되면 내부관찰자의 감압을 진행한다.

　감압질환을 DCS1, DCS2 로 나누는 것은 치료상 이익이 없으며 불필요한 위험을 가중시킨다. 신경학적 이상이 동반되었느냐에 진단의 초점을 맞추어야 한다. 가장 흔한 프로필 변경의 이유는 이압성 관절염(관절통)에 동반된 하지의 감각 이상을 확인하지 못한 경우이다. '주소'(C.C)와 달리 신경학적 이상은 문진으로 배제하기 어렵다. 두 경우 모두 첫 가압수심과 산소주기가 동일하다. 따라서 첫치료는 신속한 신경학적 검진(가압 후 증상의 비교를 위해) 후 60ft 가압이 된다. 설령 기체색전증이 의심되는 상황이더라도 Cerebral Arterial Gas Embolism(CAGE)의 치료를 위해 165ft 까지 하잠하는 것은 치료상 이익이 없고 위험을 가중시킨다.　따라서 첫 접촉시 신경학적 검사를 하고 영상을 확인하며 6ATA 적응증이 되는지 고려하는 것보다, 일단 60ft 로 가압하고 순산소의 반응을 확인 후 헬리옥스가 사용가능하다면 추가적으로 가압하는 것이 현명하다. 60ft (2.8ATA)에서 정맥혈의 헤모글로빈이 산소로 포화되기 때문에 Oxygen Window에 의한 그라디언트를 최대로 유지할 수 있다. 건강한 자원자에서 60ft 에서 100 산소를 치료가스로 사용하는 것과 165ft에서 헬리옥스를 치료가스로 사용하는 경우 유량계에서 측정한 제거되는 질소 가스의 부피는 차이가 없었다. 잠수함 탈출 연습을 통해 미해군에서 보고된 치료효과 역시 유의한 차이가 없었다. 그럼에도 불구하고, 다이빙 벨이나 수면재압챔버를 가진 국내 산업다이버들은 6ATA 가압을 자주 하는 경향이 있다. 그러나 현재까지 공기만을 이용하여 165ft를 가압하여 60ft 와 비교 유의한 치료성과를 보인 사례조절연구(RCT) 는 없는 상태이다.

따라서 모든 경우에 대해 우선 60ft 로 가압- 치료기체를 20분간 투여- 신경학적 검진을 반복한다. 숙련된 신경학적 검진을 수행할 수 있는 의사, 혹은 보조자가 가압 전후로 신경학적 변화를 확인하는 것이 진단의 첫번째 과정이다. 검진의 내용은 시력의 변화를 유념하고 척추손상의 검진에 준해서 시행한다. 괄약근의 힘을 꼭 확인하여야 한다. 다격실 챔버의 경우 60ft 에서 대부분의 약물 투여가 가능하다. Stroke의 risk가 있는 group에서는 brain-spine의 영상을 확보하고 가압을 시작하는 것을 고려할 수 있다.

수중에서 cerebral hemorrhage로 편마비가 발생한 다이버를 생각해보자, 물론 뇌출혈은 감압질환의 감별진단이라기 보다 결과일 수 있다. 경동맥에 기포를 주입하는 동물실험모델에서 일부의 동물에서는 뇌출혈이 관찰된다. 뇌출혈은 재가압치료에 반응을 보이지 않는 그룹으로 설명할 수도 있고, 물론 다른 치료와 disposition 이 필요하지만, 적어도 감압질환이 아니라 뇌출혈로 인식하는 것은 문제가 있다. 영상에서 확인되는 뇌출혈이 있을 경우에 뇌척수압의 관리, 가압과 혈전치료에 새로운 전략이 필요한 것은 분명하다. 그렇지만 뇌출혈이 있다고 감압질환이 배재되지는 않는다. 감압질환, 특히 기체색전증의 드문(사실은 드물지 않다.) 합병증에 뇌출혈이 있다고 생각하거나 적어도 고압환경에 노출후 나타나는 연이은 현상으로 이해할 수 있다. 이러한 경우, 진단을 위한 영상검사가 생략되고 HBO를 위해 발살바를 수행하면서 임상 경과는 더욱 악화될 수 있다. 새롭게 진행되는 하지 마비는 epidural venous system의 bubble 때문일 수도 있으나, spinal hemorrhage 가 있다면 항혈전제는 상태를 더 악화시킬 것이다.

따라서 수중과학회는 가압전 brain~ whole spine CT의 확인과 60ft에서 증상 호전 확인 후 항혈소판제 투여를 권고한다. 영상검사 혹은 신경학적 검사에서 이상이 없다가 고압산소치료가 진행되는 도중에 신경학적 결손이 발생하거나 추시 관찰 단층촬영에서 두부, 특히 척수 출혈이 발생하는 경우가 있을 수 있다. 따라서 수중과학회는 혈전용해제의 사용은 먼저 60ft에서 증상의 호전을 확인할때까지 유보하는 것을 권장한다. 또한 환자에게는 치료 전/후로 영상검사가 반복되는 이유가 알려져야 한다.

폐압력손상은 대부분 있으나 기흉은 드물다. 압력손상은 병력을 확인하여야 한다. 후두개를 닫게할 수 있는 행동 예를 들면 망치로 힘든 작업을 한다던가 수중에 있는 무거운 물건을 부력백을 이용하지 않고 핀킥을 이용하여 가지고 상승한다던가 하는 행동은 항상 폐 압력손상을 동반할 수 있다. 압력손상시 생략된 감압이 있지 않은 한 재압치료는 이점이 없다.

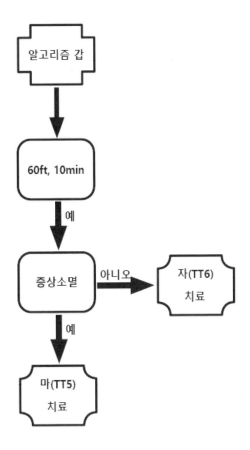

알고리즘_을 : 신경학적 정상의 감압질환

신경학적 검진을 수행할 수 없거나, 확인되지 않았다면 알고리즘_병으로 진행한다.

증상이 소멸되어도 잠수의사는 TDP 자(TT6)을 사용할 수 있다. 잠수의사의 판단 아래 TDP 마는 30ft 에서 산소호흡단계를 2주기 확장하여 TDP 바 로 시행 할 수 있다. 잠수의사의 판단 아래 TDP 자는 60ft에서 산소호흡단계를 2주기 확장하여 TDP 타 로 시행할 수 있다.

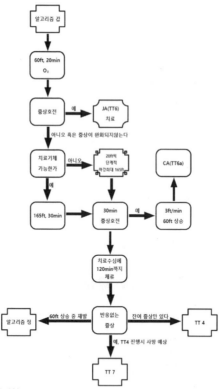

알고리즘_병 : 신경학적 이상이 발현된 감압질환

신경학적 이상이 확인되었을 때는 60ft 로 가압하고 산소로 호흡한다. 증상이 완화되는지 20분간 관찰할 수 있다. 그 이전이라도 증상이 완화되면 DTP 자(TT6)을 운영한다. 어떤 치료 도중에도 새로운 증상이 출현하면 다시 알고리즘_갑으로 돌아간다. 맥박이 만져지고 경련을 보인다면 알고리즘 무, 경련 이외의 다른 증상은 알고리즘_정으로 진행한다.

증상이 호전되었다는 것은 신경학적의 변화를 말하는 것으로 잔여 증상이 남아 있더라도 근력의 호전이나 의식 수준의 호전, 피부 발진의 소멸 등을 보인다면 증상이 호전되는 것으로 보고 치료를 결정할 수 있다.

20분간 60ft 에서 100% 산소로 호흡함에도 증상의 호전이 없거나 악화되었다면 잠수의사는 시간수심프로필간 이동을 고려할 수 있다. 하강을 시작하면 공기나 가능한 다른 치료기체로 변경한다. 산소 부분압이 3.0ATA 이하인 치료가스를 공급하되 25분 호흡후 5분간 공기 휴식을 한다.

헬리옥스를 사용할 수 있다면 165ft로 하강하여 25분간 치료기체를 호흡한다. 다른 치료기체가 없다면 공기로 호흡하고 1분씩 정지하며 하강은 20ft/min 의 속도로 진행하며 20ft 씩 단계적으로 하강한다. 하강 도중 증상 호전 수심이 있다면 그 수심에서 25분간 정지한다. 165ft 까지 하강하면 30 min 간 정지하여 증상의 호전을 기다려 볼 수 있다. 증상의 호전이 있다면 3ft/min 의 속도로 상승하며 60ft 에 도착하면 산소주기를 시작한다. 그대로 DTP_카(TT6a) 을 운영하여 치료를 종료한다.

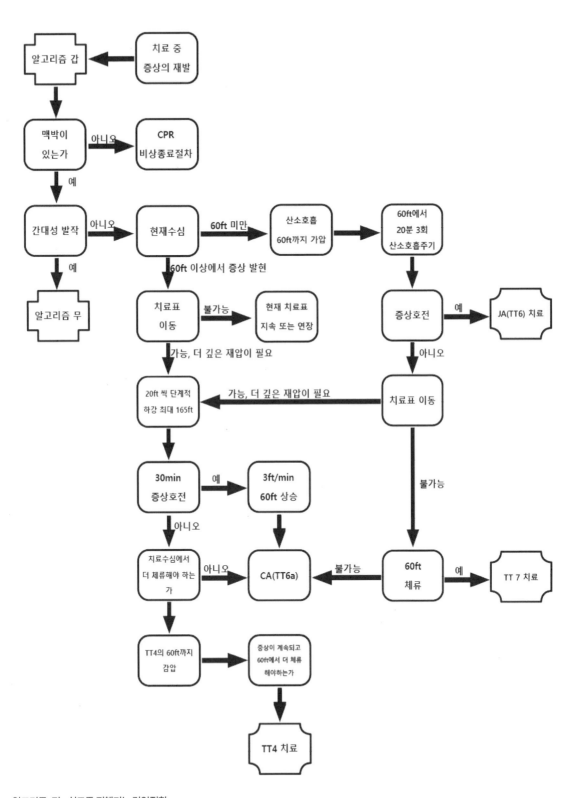

알고리즘_정 : 치료중 진행되는 감압질환

증상이 호전되지 않아 165ft 까지 하강하였으며 하강 후 30분간 정지해도 증상의 호전이 없다면 해당 수심에서 최대 120 min 까지 체류할 수 있다. 체류한다면 시간수심프로필 TT4로 이동되는 것이다. 이 전환은 반드시 잠수의사와 상의하여야 하며, 또한 해당시설의 시설적 여건이 뒷받침되는지 고려해야한다. 잠수의사의 즉각적인 지시를 받을 수 없는 경우 DTP 카 또는 DTP 타 로 진행 한다. 120 min 이후로는 TT4 대로 4번간 정지하며 60ft 로 상승하게 된다. 60ft 에 도착하게되면 2시간 동안 4주기의 산소호흡을 시행한다.

만일 미해군 프로필만을 사용하고 나이트록스가 없다면 이후 이동가능한 프로필에는 TT4, TT7 의 두가지 옵션이 남게 된다. 기체색전증에서는 이러한 이동을 수행하지 않는다. 수중과학회 소속 의사의 자문을 받아야 한다.

알고리즘_정 : 치료중 진행되는 감압질환

프로필 상 165ft(50m) 까지 가압되고 증상 호전이 없어 30분에서 2시간 동안 체류하고 이어서 감압하는 경우 프로필 4로 진행하는 것보다 미해군의 예외적인 노출에 대한 공기감압프로필을 이용하여 18 미터 수심까지 감압하는 것을 권장한다.

이 프로필은 보통 분당 30ft (9m)를 초과하지 않는 속도로 감압하고, 80ft (24m)에서 2 내지 4분 동안 정지하고, 이어서 70ft (21m)에서 10분간 정지한다. 이어서 60ft까지 감압이 계속된다. 이 이후 단계에서는 미해군 프로필 6으로 넘어가면서 순산소 호흡을 시작하게 되는데, 프로필 6의 목적은 의인성으로 유도된, 즉 기체 색전증이 아닌 이전 단계의 가압치료로 유도된, 질소를 제거하기 위한 것이다. 이 방법을 사용하는 경우, 60ft (18m)에서 20분 연장을 사용하고 30ft (9m)에서 1시간 가량 산소호흡주기를 연장하는 것이 권장된다.

상승시 환자가 사망하게 될거라고 예측될 경우에는 12시간 이상 체류를 선택할 수 있다. TT7은 치료에 전혀 반응하지 않는 불응의 CAGE를 위한 공격적인 치료로 호전되지 않는 잔여 증상이나 남아 있는 통증은 TT7의 적응증이 되지 않는다.

60ft 에서 12시간 동안 증상이 개선되지 않을 경우 체류에서 얻을 수 있는 이익은 더 적을 것이다. 60ft에서는 사실상 무제한으로 체류할 수 있다. 18시간 이상 체류시에는 장기 체류가 유익하다는 명확한 증거를 제시할 수 있어야 한다. 체류시간은 치료에 반응하는 환자의 상태에 근거하여 잠수의사가 판단한다. 의식을 회복하거나, 스스로 호흡할 수 있고, 사지를 움직일 수 있게 되면 감압을 시작하며, 호전이 지속된다면 체류를 유지할 수 있다.

이러한 이유로 60ft 부터 표면까지 천천히 감압해야 하는 경우에는 포화다이빙 프로필인 매해군 프로필 7 이 권장된다. 가압과 감압을 매일 반복하는 방법과 비교하여 공기/산소 포화치료는 증상이 완화될 때까지 고압 환경에 체류하고 표면까지 서서히 감압하는 것이다. 이러한 포화프로필의 유용성과 우월성을 확립하기 위한 연구는 현재로서는 데이터와 생리학적 근거가 아직 부족한 상황이다. 해소되지 않은 분명한 증상이 있거나, 60ft (18m)에서 증상의 악화가 발생하는 경우 포화 치료를 선택하기보다 혼합기체를 사용하여 6ATA로 압축하는 것이 권장된다.

만일 다격실 챔버가 없고 단격실 챔버만 사용할 수 있다면 하트(Hart) 프로토콜을 사용해 볼 수 있다. 이 프로필은 20m의 수심에서 순산소 호흡주기를 3회 가지고 15m로 감압되어 다시 한시간 동안 산소호흡을 하고 표면으로 감압된다. 첫번째 치료로 모든 증상이 해소되지 않으면 1시간 간격으로 다시 프로필을 반복할 수 있으며, 치료는 처음 24시간 동안 3회 까지 주어질 수 있다.

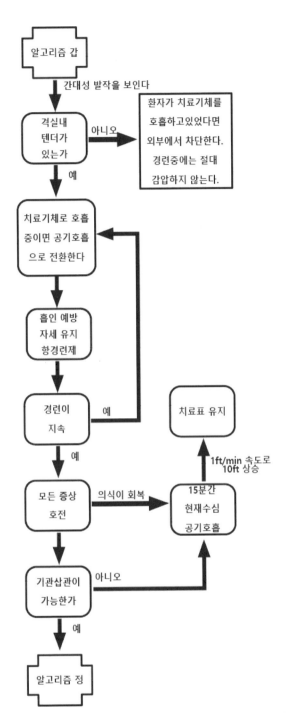

알고리즘_무 : 치료중 간대성발작

표준 단격실 챔버에서, 환자는 챔버내 대기로부터 직접 100% 산소를 흡입하고 마스크를 착용하지 않는다. 개조되지 않는 한 이러한 상황에서 미해군 프로필 5 와 6을 사용하는데 필요한 공기 휴식기를 제공할 수가 없다. Sechrist 챔버를 기준으로 설명하면, 순산소를 이용하여 가압하고 있는 상황에서 호흡기체를 압축 공기로 전환하여 챔버내 대기에서 산소를 완전히 제거하는데 필요한 시간은 15분 가량이 소요된다. 환자가 의식이 있고 협조가 가능한 경우, 챔버 내부에 공기를 호흡할 수 있는 마스크 나 마우스 피스에 부착된 디맨드 레귤레이터를 설치하여 챔버를 쉽게 개조할 수 있다. 이러한 시스템의 구조는 압축 공기 실린더가 챔버 외부에 설치되고 압력 조절기가 실린더에 연결되어 공기 압력을 수요 조절기가 수용할 수 있는 수준으로 조절하게 된다. 이를 통해 환자는 순산소 대기에 있지만 치료기체로 압축공기를 호흡할 수 있게 된다. 챔버 도어의 포트에는 조절기의 호스가 삽입될 수 있는 포트가 있어야 한다.

프로필에서 5분 또는 15분간의 휴식을 취할 시간이 되면 환자 자신이 안면마스크를 그의 얼굴에 대고 디맨트 레귤레이터를 통해 공기를 호흡한다. 실제 단격실 챔버의 임상 환경에서 이러한 방법으로 미해군 프로필 6은 성공적으로 사용되어왔다. kindwell의 연구에 따르면 공기 휴식기 종료 후에는 매우 짧은 시간 내에 챔버의 산소 수준이 거의 100% 수준으로 회복되었다는 사실이 밝혀졌다. 문제는 이러한 방법은 환자의 의식이 있고 협조가 가능해야 하는데 증상이 심각한 경우 스스로 마스크를 사용하기가 어렵다는 점이다. 심각한 증상에서는 기관 삽관이 되어 있을 것이며 이러한 환자를 단격실 챔버에서 치료하기 위해서 Sechrist 인공 호흡기가 시판되고 있다. 자세한 사항은 아래 문헌을 참조하라.

Kindwall EP, Goldmann RW, Thombs PA. The use of the monoplace vs multiplace chamber in the treatment of diving diseases. Journal of Hyperbaric Medicine. 1988;3(1):5-10.
Edmonds C., Lowry C., Pennefather J. and Walker R. "Diving and subaquatic medicine." 4th Edition. Hodder Arnold: London. 2002

알고리즘_무 : 치료 중 간대성발작

경련 발작 도중 감압하는 경우 폐의 압력손상(lung blast injury)의 가능성이 있기 때문에 절대적으로 피해야 한다. 간대성 발작 시에는 호흡이 정지되어 있는 상태이며, 이 상태로 감압을 위해 수심을 변경하는 것은 '숨을 멈추고 상승' 하는 것과 마찬가지로 극단적인 결과가 초래될 수 있다.

발작의 원인이 격실 내의 CO 농도의 상승이라고 판단되어 환기를 시행할 경우에도 일단 발작이 멈추고 정상 호흡이 돌아오는 것을 확인 후 환기를 시작하여야 한다. 내부 관찰자가 들어가야 하는 경우, CO_2 제거 등을 목적으로 환기가 필요한 경우에도 오히려 가압이 될지언정 감압이 되도록 환기해서는 안된다.

고압산소 하에서의 단기간의 경련 발작은 통상환경과는 달리 이미 동/정맥의 Hb가 산소로 포화되어 있는 상태이다. 따라서 brain hypoxia 나 mucosal cyanosis를 동반하지 않는 특징을 보인다. 통상과는 달리 Airway가 아니라 맥박 확인이 우선시 된다.

첫째, 산소를 공급할 필요가 없으며, 맥박을 확인하고 주기적으로 다시 체크해야 한다.

두 번째 조치로 공급되는 치료기체, 100% 산소를 차단한다. inside tender 가 없이 외부 현창을 통해 경련을 확인한 경우, 공급되는 산소는 차단하되 호기 배출은 유지해서 CO_2 제거는 그대로 되도록 하는 것이 필요하다.

입을 억지로 열거나 airway를 넣지 말고, 구토물이 흡인되지 않도록 고개를 돌리는 것은 정상 기압일 때와 동일하다. 그러나 Left decubitus position 은 뇌부종을 악화시킬 수 있어서 supine position 을 유지해야 한다. BIBS를 착용하고 있었을 경우는 마스크를 제거하고 호흡 여부를 보고 듣고 느낄 수 있도록 한다.

잠수의사가 치료기체로 100% O2를 다시 재개할 것을 지시하면, 모든 증상이 사라지고 15 분 동안은 압축공기로 호흡하고 다시 치료기체를 시작한다. Profile 에 따라 산소 중단시간의 보상이 있을 수 있다.

잠수의사의 즉각적인 지시를 받을 수 없는 경우 다음 순서대로 조치한다.

1. 맥박의 촉지

맥박이 촉지 되지 않는 모든 상황에서 흉부 압박이 가장 우선한다. 현재 수심에서 CPR을 시행하고 잠수의사에 의해 expire 가 선언되면 tender의 감압은 tender protocol을 참고한다.

2. 산소 마스크의 제거 혹은 산소 공급의 차단

3. Supine 자세 유지, 흡인 예방

격실 내부의 O2, CO sensor 를 다시 한번 확인한다. 가능하다면 압축 공기 공급원을 바꾼다. 격실 내에 항경련제가 준비되지 않았다면 반입해야 할 수 있다. diazepam 10mg, lorazepam 2mg phenytoin 100mg 를 준비하고 잠수의사의 처방을 받아야 한다. lorazepam은 근주가 가능하다.

4. 경련이 멈추고 의식이 돌아오는 것을 15분 까지 지켜본다. 경련이 멈추지 않는다면 경련이 멈출 때까지 현재 수심에서 air 로 호흡하여야 한다. 산소 중독에 의한 경련은 대개 1-2분 이내이다.

5. 내부관찰자가 들어와야 하는 경우 감압이 아닌 가압으로 진행하도록 한다.

6. 경련이 멈추고 환자의 의식이 회복되고 모든 증상이 사라졌다면, 증상이 사라진 후 15분 경과 후 1.0fsw/min 의 속도로 10ft 상승한다. 그 수심에서 치료기체 (100%산소)를 다시 시작하고 현재 수심으로 보정하여 시간수심프로필 대로 치료를 시작한다.

7. 경련은 없으나 의식소실이 지속되고 호흡 보조를 해야 하는 상황이라면 치료 중 증상이 악화된 CAGE에 준하여 치료해야 할 수 있다. 기관삽관과 시간수심프로필 변경을 준비하여야 한다.

경련을 하는 도중에는 상승할 수 없다. 청진기를 이용해 흉골 오목에서 E-공명음을 듣는 것이 기흉진단에 가장 민감도가 높은 방법이다. 미리 숙지 한다. 환자의 다이빙 프로필과 시간수심프로필을 합한 누적산소독성(Unit of Pulmonary Toxicity Dose, UPTD)의 최대/최소 범위를 계산하여야 한다. 치료기체와 압축기체의 공급원을 바꿀 수 있거나, 오염을 검사할 수 있거나 샘플을 보관할 수 있다면 시행해야 한다. 50/50 나이트록스나 헬리옥스 등의 치료기체를 준비하고 있는 것이 올바른 판단이다.

8. 의식은 회복하였으나 산소 독성 증상이 15분 이상 지속되는 경우는 드물다. 잠수의사는 공기시간수심프로필 전환을 고려할 수 있다. 잠수의사는 환자의 증상을 토대로 DCS의 악화인지, 산소의 독성인지, 기저질환의 악화인지 판단할 것이다. 잠수의사 의 지시 없이 시간수심프로필을 변경하거나 더 깊은 수심으로 가압하지 않는다.

잠수의사의 지시 없이 치료 중단하지 않는다. 모든 경련이 산소독성으로 인한 것이 아니며 고농도 산소에 의한 발작은 3/10000 예 정도로 드물다. 치료기체의 오염, 환기 불량으로 인한 CO2의 누적, 감압질환의 치료 도중 신경계통의 증상이 나타나는 CAGE case 일 수 있다.

잠수의사가 정확한 판단을 할 수 있도록 잠수프로필부터 CO scrub 교환주기까지 모든 정보를 수집하고, 기흉에 대한 공명음 소견, UPTD의 계산, 변경 가능한 가용시간수심프로필 여부 고려하는 것이 필요하다.

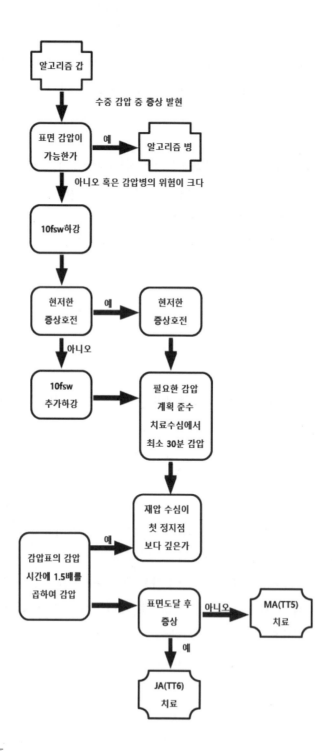

알고리즘_기 : 수중 감압중 발현되는 증상

　30ft 이하의 수심에서 잠수사가 헬멧, 혹은 풀페이스 마스크를 쓰고 있을 경우, 감압질환의 증상이 의심되면 순산소를 공급할 수 있다. 표면 감압이 가능할 경우, 잠수의사는 감압질환의 발병 위험을 판단하여 수중 10ft 재압치료 대신 잠수사를 상승시켜 재압챔버에서 치료할 수 있다. 상승 시는 항상 10ft 마다 정지를 수행한다.

21. 조직독성

21. 조직독성

조직독소의 대표적인 예는 일산화탄소이며, 일산화탄소 중독은 고압산소치료가 효과적이다. 고압산소로 치료할 수 있는 몇 가지 다른 조직 독소들도 논의된다. 이러한 조직독소들은 작용 방식에 따라 표 21.1에 분류하였다.

정상적인 다이빙으로는 일산화탄소 중독이 초래되지 않는다. 후카호스나 실린더에 연결되는 공기압축기가 노후 되거나, 인입하는 공기가 내연기관 배출가스에 오염되어 상당한 일산화탄소가 함유된 호흡기체가 사용될 수 있다. 따라서 다이버의 두통의 감별 진단 목록에 일산화탄소 중독이 고려된다. 실린더 충전에 사용되는 공기압축기는 대부분 전기로 구동하기 때문에 노후 되면 오일냄새가 나지만, 후카호스에 연결되는 저압압축기는 화석연료를 구동하여 공기를 충전한다. 영세한 업체가 제때 정비하지 않거나, 바람의 방향이 달라져서 보트 엔진의 매연이 유입될 수 있다. 여러 가지 이유로 이러한 오염은 드물지 않게 발생한다. 다이버와 연관이 있는 또 다른 일산화탄소 원천은 난방기구이다. 텐트에서 입수를 준비하는 해녀, 추운 바다에서 입수를 기다리는 다이버들도 일산화탄소의 위험에 노출되어 있다. 이러한 진단은 때로는 정황만으로 내려야 하는데, 오염원에서 벗어나고 8시간 이상 지나면 검사실 검사로 알기는 어렵기 때문이다. 전형적인 일산화탄소 중독의 상황은

> 추운 날씨 때문에 선장이 커피를 데우기 위해 알코올 스토브에 불을 붙였을 때 다이버들은 선실 안에 있었다. 그들은 알코올 증기가 나오는 것을 알고 있었으나, 크게 신경을 쓰지 않았다. 첫 번째 잠수 후 모두 두통과 오심이 발생해 그날 더 이상 잠수하지 못했다.

많은 전형적인 사례에서, 중독자들은 일산화탄소의 영향을 알지 못했고 중독은 부지불식간에 발생했다. 2019년 서귀포시 소재 고깃집에서 회식하던 4가족, 22명에게 집단 발병되어 17명이 동시에 고압산소치료를 받고 입원했던 사례가 있었다. 이때 일산화탄소가 진단된 것은 순전히 소아과에서 VBGA를 루틴 검사(routine lab)으로 시행했기 때문이다. 만일 성인이었다면 발견하지 못했을 것이다.

어떤 교육자들은 다이빙을 시작하기 전에 여러 가지 체크를 해야 한다면서 코로 실린더 공기의 냄새를 맡아보라는 지침을 사용한다. 하지만 일산화탄소는 무색 무취하다. 하지만 렌탈 업체에 이산화탄소 검출기를 요청하라는 조언은 결코 해주지 않는다. 따라서 사려 깊은 다이버들은 단지 코로 냄새를 맡아보지 않고 분석기(analyzer)를 이용하여 일산화탄소를 확인한다. 다행히도 다이빙 커뮤니티에서 호흡하는 공기의 안정성에 대한 경각심이 높아져 가는 것은 매우 다행스러운 현상이며, 국내 법규나 병원 인증 기준도 하루 속히 현실화되어야 한다. 다이버들처럼 고압산소치료를 받는 환자도 치료 기체의 일산화탄소 오염에 관심을 가져야 한다. 정작 병원의 고압산소치료 챔버가 일산화탄소에 오염될 수 있다는 것은 매우 부끄러운 일이다. 또한 2002년 NEJM에 이중맹검연구 결과가 발표되었음에도(Weaver) 고압산소 가압을 45Ft에 그치거나, 추시 재압(follow up HBO)을 24 시간 내에 시행하지 않고 결과적으로 DNS 사례가 있는 것은 매우 안타까운 일이다. 시설 안전에 대해서는 19장에서 언급되었다. 다음 단락부터는 이번 장에서는 주로 일산화탄소 (CO) 중독의 치료에 고압 산소의 역할에 초점을 맞추고 논의된다.

I. 일산화탄소 중독

A. 일산화탄소중독의 역사적 측면

아마도 최초의 일산화탄소 중독은 폐쇄된 동굴 안에서 일어난 화재에 따른 노출이었을 것이다. 기원전 300년에 아리스토텔레스는 "석탄 연무로 인해 머리가 무거워지고 죽음에 이르게 된다. "coal fumes lead to heavy head and death"고 밝힌 바 있다. 이것이 일산화탄소 중독에 대한 최초의 기록 중 하나라는 점은 분명하다. 1857년 클로드 버나드(Claude Bernard)는 CO가 헤모글로빈과 가역적으로 결합하여 저산소증을 일으킨다는 것을 보여 주었고(Bernard 1857), 1865년 클렙스(Klebs)는 CO에 노출된 쥐의 임상 및 병리학적 소견에 대해 설명했다(Klebs 1865). 병리적인 소견으로는 1924년에 두뇌의 담창구(globus pallidus)의 전형적인 변화가 대칭적으로 나타나는 것이 보고되었다. 조직학으로 미만성의 피질하 탈수초화 소견이 있었으며, 이러한 변화는 신경학적 무운동성과 연관성을 보여주었다(Pineas 1924). 파킨슨증과 CO 중독의 연관성은 나중에 알려졌다(Grinker 1926).

1895년에 할데인(Haldane)의 연구가 보고되었다. 그는 생쥐 모델을 사용하였으며, CO에 노출시킨 후 2기압 압력의 산소에서 치료하여 생쥐가 생존하는 것을 보여주었다(Haldane 1895). 이러한 고압산소치료의 효과는 이후에 개 모델과 기니피그에서도 입증되었다(End and Long 1942). 사람을 대상으로한 최초의 고압산소치료는 1960년에 CO에 노출된 환자를 대상으로 이루어졌다(Smith and Sharp 1960).

B. 일산화탄소의 생화학적 그리고 물리적 측면

신체 내에 침착 된 일산화탄소의 대부분은 헤모글로빈에 화학적으로 결합된 상태로 혈액 내에서 존재한다. 그러나 일산화탄소의 전체 체내 함량의 10-15%는 세포 외 공간에 존재하며 마이오글로빈 (myoglobin, Mb)과 결합된 상태로 있게 된다. Hb와 CO의 결합은 할데인(Haldane)의 법칙에 따라 계산된다. 따라서 Hb를 함유한 용액이 산소와 CO_2를 포함하는 기체 혼합물로 포화되면, 두 개의 기체와 결합하는 Hb의 상대 비율은 각각 기체의 상대 분압에 비례한다. (그림 21-1) 실제적으로 Hb에 대한 CO의 친화도는 O_2의 240 배이다. 이것은 다음 방정식으로 표현된다.

$$\frac{COHb}{O_2Hb} = K \times \frac{pC=_2}{pO_2}$$

여기서 K는 240이다.

색소단백 산화제(cytochrome oxidase) 와 P-450과의 조합에 의한 작용
일산화탄소(Carbon monoxide)
황화수소(Hydrogen sulfide)
P-450에 의해 매개되는 간 독성 자유 라디칼 형성
사염화탄소(Carbon tetrachloride)
약물 유도 메트헤모글로빈혈증(methemoglobinemia)
아질산염(Nitrites)
니트로 벤젠(Nitrobenzene)

표 21-1. 고압산소가 해독작용을 나타내는 조직 독소

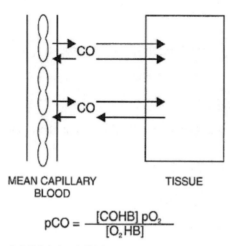

$$pCO = \frac{[COHB]\, pO_2}{[O_2HB]}$$

그림 21-1. 평균 조직 일산화탄소 분압은 모세관 혈액의 평균 일산화탄소 분압과 평형을 이룬다. 평균적인 모세관 혈액의 일산화탄소 분압은 이 그림에서 설명 된 할데인(Haldane) 방정식에 나열된 매개 변수에 따라 달라진다. (Cobum 1970 에서 수정됨)

일산화 마이오글로빈(COMb)의 형성 속도 역시 할데인(Haldane) 방정식으로 표현되며, 추정된 상수 K의 수치는 40 이다. 마이오글로빈이 산소 전달 기전에 일부라는 것은 분명하다. 마이오글로빈은 필요하다면 산소를 공급하도록 준비가 되어 있다. O2Hb 및 O2Mb 해리 곡선을 보면, 60mmHg 미만의 pO2에서 O2는 Hb보다 Mb에 더 큰 친화력을 가짐을 알 수 있다.

혈액에 미치는 영향
일산화탄소 헤모글로빈 수준의 증가
산소해리곡선의 좌측 이동
젖산 농도의 상승
세포 수준에서의 작용
색소단백 알파3 산화효소(cytochrome alpha3 oxidase)와 P-450

표 21-2. 일산화탄소의 생화학적 영향

C. 살아있는 유기체에 대한 일산화탄소의 생화학적 영향

일산화탄소가 산소에 미치는 영향은 세 가지이다. 산소 수송, 이용 가능성, 이용 그 자체이다. 일반적으로 첫 번째만 알려져 있다. 그 생화학적 효과는 표 21-2에 요약되어있다. CO는 COHb 농도에 직접 비례하여 산소 포화도를 낮추므로 폐에서 조직으로의 산소 전달을 차단한다. Hb에 하나 이상의 CO 분자가 결합하면 남아있는 혈색소 분자(heme) 그룹에서 입체적 변형이 유도되어 산소 해리 곡선을 왜곡시키고 왼쪽으로 이동시킨다. 조직 무산소의 영향은 산소 운반 능력의 손실로 인한 것보다 훨씬 더 크다.

공기 중에서 0.06%의 CO 농도는 산소 수송에 이용 가능한 Hb의 절반을 차단하는데 충분하다. Hb와의 CO 조합의 방식은 CO 포화 수준이 높으면 산소의 양과는 상당한 차이가 있지만 CO 포화 수준이 낮으면 거의 동일하다. COHb의 축적에 영향을 미치는 중요한 인자는 pH, pCO_2, 온도, 2,3-DPG (글리세린산 이삼이인산, diphosphoglycerate)이다. Hb에 대한 산소의 친화도는 적혈구 (RBC) 내부에 위치한 2,3-DPG에 크게 영향을 받는다. 예를 들어, 혐기성 분해, 저산소증, 빈혈 및 고지대에서 2,3-DPG 수준이 상승하면 Hb에 대한 산소의 친화력이 감소한다.

D. 일산화탄소에 의한 산소 사용(Utilization)의 억제

최근까지 일산화탄소의 유일한 효과는 세포로의 산소 전달을 차단하는 COHb라고 믿어졌다. 바르부르크(Warburg)는 1926년에 일산화탄소가 세포 호흡 연쇄의 말단 효소인 사이토크롬 알파3 산화효소(cytochrome alpha3 oxidase)의 환원된 형태에 대해 산소와 경쟁한다는 것을 이미 입증했다. 일산화탄소의 직접적인 세포 독성은 생체 외 실험에서 비-헤모글로빈 혈장과 일산화탄소의 상호작용에 대한 실험에서 뒷받침된다.

체외 실험 (in vitro)에 있어서 감소된 색소단백 알파3 산화효소(cytochrome alpha3 oxidase)와 색소단백 P-450은 일산화탄소와 결합하고 이 결합은 그들의 기능을 충분히 억제한다. 생체 내에서 보면, 일산화탄소가 미토콘드리아 전자 전달을 억제할 가능성은 호흡 사슬 기능과 세포 에너지 대사 사이의 밀접한 관계 때문에 흥미롭다(그림 21-2). 이에 대한 기본적인 기전은 알려져 있다. (Chance et al 1970).

일산화탄소는 사이토크롬 알파3 산화효소와 사이토크롬 P-450과 결합하여 세포 산화를 막아 세포 저산소를 유발한다. 심장과 뇌와 같이 신진대사율이 높은 기관은 일산화탄소의 영향을 받는다. 사이토크롬은 산소와 비교하여 일산화탄소와 친화율이 1:9 로 높다. 카복시사이토크롬으로 COHb 수치와 임상 효과의 불균형을 설명할 수 있다. 또한 고압산소치료의 유익한 효과를 설명한다. 일산화탄소는 COHb와 관련된 산소 운반 시스템과 독립적으로 생체 내에서 뇌 대사를 변화시킨다.

결론적으로, CO 중독은 매우 복잡하고 단순한 COHb 생산보다 더 많은 것이 관련되어 있다고 말할 수 있다. 일산화색소단백 산화 효소의 형성은 세포의 산소 사용을 막음으로써 독성을 나타내는 것으로 보인다. 색소단백 알파3 산화효소 결합한 일산화탄소의 반감기는 알려지지 않으며 이를 결정하기 위해서는 더 많은 연구가 필요하다. 이 반감기는 일산화탄소 중독에서 지연성 후유증을 설명하는데 있어 중요하다. 산소 치료 기간을 결정할 합리적 근거를 제공할 수 있다.

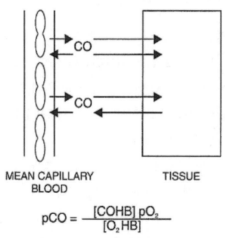

$$pCO = \frac{[COHB]\, pO_2}{[O_2HB]}$$

그림 21-2. 미토콘드리아 호흡 사슬 (mitochondrial respiratory chain) : 전자가 전달되는 일련의 순서, 에너지 커플링(산화적 인산화oxidative phosphorylation)이 일어나는 3개 부위, 일산화 탄소 작용의 위치

II. 일산화탄소 중독의 역학

미국 내 매년 50,000명의 사람들이 일산화탄소 중독에 의해 응급실을 방문한다. 매년 4,000명이 넘는 사람들이 일산화탄소 중독으로 사망하고 그 외에 일산화탄소 중독은 연간 12,000명이 넘는 화재 관련 사망자의 절반 이상을 차지한다. 과거 한국에서는 난방 및 요리에 연탄을 사용하는 가정에서 일산화탄소 중독의 발생률이 5.4-8.4% 로 조사되었다.(Cho 1986) 잠재적인 일산화탄소 중독은 더 많을 것으로 생각되지만 이에 대한 연구는 알려져 있지 않다.

A. 일산화탄소 중독의 원인

일산화탄소 자체는 어디 가나 존재한다. 그러나 임상적으로 발현되는 중독은 일산화탄소의 농도가 임계 수준을 초과할 때 나타난다. 이에 대한 다양한 원인은 아래 표 21-3에 나와 있다. 내인성 일산화탄소는 전체 COHb의 3% 이내기 때문에 중요하지 않다. 일산화탄소 중독의 원천은 대부분 외인성이다.

내인성(Endogenous)
용혈성 빈혈 (COHb가 4 ~ 6%로 상승)
외인성(Exogenous)
자연 환경
식물의 미생물 활동
인공적인 경우
자동차 배기
가열 및 조리용 가전 제품 결함
산업 공장에서 배출
화재

간접적인 경우
메틸렌 클로라이드(페인트 박리 용제) 중독에서 생체 내 CO 전환
흡연

표 21-3. 일산화탄소 중독의 원인

서구의 산업화된 도시 지역에서 일산화탄소의 가장 흔한 원천은 자동차 배기 가스이다. 자동차 배기 가스는 6-10%의 일산화탄소를 함유하고 있으며 도시 대기의 일산화탄소 원천의 90%를 차지한다. 종종 치명적인 중독은 자살의 일반적인 방법인 자동차 엔진이 작동하는 닫힌 차고에서 발생하며 미국 내 매년 2300건의 이러한 자살이 보고된다. 분주한 도시 교차로에서 0.03%의 높은 CO 농도가 측정된다. 자동차 교통량이 많은 거리의 보행자는 일산화탄소에 노출되어 있으며 20-40mg/mL의 농도는 1시간 이내에 혈중 COHb 농도를 1.5-2 배 올릴 수 있다. 이러한 환경에서 조깅하면 일산화탄소 섭취량이 증가하고 COHb가 추가로 상승한다. 자동차 교통량이 많은 거리에서 작업에 종사 사람은 COHb가 독성 수준으로 상승할 수 있다. 이러한 관점에서 보면 신사동 가로수 거리에서 조깅하는 것은 걷거나 방황하는 것보다 더 위험한 행동이 된다. 설령 이미 일산화탄소가 가득한 도시 대기라 하더라도 추가로 흡연을 하면 일산화탄소 중독은 더욱 악화되고 COHb 수치는 13%까지 증가할 수 있다.

차고(garage) 다음으로 가장 위험한 곳은 부엌이다. 가정의 부엌에서 일산화탄소 중독이 드물지 않게 발생한다. 조리용 가스에는 보통 4-14%의 일산화탄소가 포함되어 있다. 오븐이나 스토브의 결함과 같은 불완전 연소로 인하여 일산화탄소가 실내로 유출된다. 2019년 8월 11일 서귀포시 한 고깃집에서 식사를 하던 4가족 22명에게 일산화탄소 중독이 일어났고, 이중 17명은 입원 치료를 받았다. 이중 학령전기 아동은 8명이었다. 한국에서는 드물게도, 이 사례에서는 치료에 동의한 모든 환자가 동시에 고압산소챔버에서 가압할 수 있었고, 모든 사례에서 2차례 추가적인 치료를 받아서 지연성신경학적 장애의 가능성을 최소화하였다. 담당의사로 담담하게 보람을 느낀다.

위험의 다른 원천은 주거지의 공간을 난방 하기 위한 시스템 즉 가스보일러이다. 2018년 12월 18일 강릉시의 펜션에서 대성고등학교 학생 10명이 보일러 유독가스에 의해 사고를 당한 사건이 일어났다. 언론에 보도된 원인은 보일러 배기관이 어긋나 있었고 급기관에서는 벌집이 발견된 것 등이며, 일산화탄소 중독과 관련된 사건 사고로 알려져 있다. 과거 한국에서는 연탄을 이용한 보일러가 흔하게 사용되었다. 그 당시 석탄 연소로의 결함으로 인한 일산화탄소 중독은 응급실에서 흔하게 볼 수 있었다.

대부분의 석탄 가스의 사용이 천연 가스로 대체된 상황에서도, 천연가스에서 유래된 일산화탄소는 여전히 치명적 사고의 원인이 되고 있다. 잉글랜드와 웨일즈의 통계에서는 천연가스의 연소에 따른 중독으로 매년 1000명이 사망함을 보여준다. 천연 가스는 다른 연료보다 더 효율적으로 청결하게 연소되는 것으로 알려져 있다. 그러나 불완전연소로 인해 치명적인 중독이 발생할 수 있으며 미국의 통계에서는 가정 내 일산화탄소 중독으로 인한 사망의 대부분이 이에서 기원한다. 숯과 목재와 같은 다른 연료의 불완전 연소 역시 일산화탄소를 방출한다. 특히 굴뚝이 막히면 건물 내부에 일산화탄소가 갇혀서 축적된다. 에너지를 절약하기 위해 주택은 단열되고 밀폐되며 이로 인해 일산화탄소 중독의 가능성이 더 높아진다.

많은 산업 플랜트, 공장 및 작업장(workshop)의 배기 가스에는 일산화탄소가 포함되어 있으며 특히 고로 및 탄광에서 위험이 높다. 일산화탄소는 특히 폭발물에 의해 60% 나 많이 방출된다. 매연(smoke)에는 일산화탄소가 포함되어 있으며 매연 흡입 손상은 보통 일산화탄소 중독과 관련이 있다. 목재 및 종이 화재에서 연기는 12%의 일산화탄소를 포함하고 있으며, 소방관은 특히 일산화탄소 중독의 위험에 처해 있다. 화상을 입고 12시간 이내에 사망한 부검소견에서 50% 이상의 COHb 농도가 발견된 예가 있으며, 이 경우 주된 사인은 일산화탄소로 지목되었다. 50% 이상의 CO-Hb 농도는 드물지 않다. 작년에 제주시소재 한 권역응급센터에서 의뢰했던 두 남자는 밀폐된 공간에서 페인트칠 작업을 하고 있었으며, 페인트 박리제인 메틸렌클로라이드에 의한 CO 중독으로 진단되었다. COHb 수준은 50% 이상이었지만, 의식수준은 치료를 거부할 만큼 명료했다.

III. 일산화탄소 중독의 병태 생리

A. 마이오글로빈에 결합된 일산화탄소

지난 수 십 년간 일산화탄소 중독에서 사망하는 원인은 저산소증이며, 이는 헤모글로빈에 결합된 일산화탄소 때문인 것으로 알려져왔다. 그러나 이 기전은 간단하지 않다. 산소는 마이오글로빈에 저장되며 이것은 산소가 이 마이오글로빈이라는 단백질의 구부러진 구석에 결합하기 때문에 가능해진다. 비유하자면 일산화탄소는 똑바로 앉아 있는 것을 더 선호하기 때문에, 결국 일산화탄소는 이 분자 셔틀에서 산소와 공간을 두고 경쟁하게 된다. 마이오글로빈의 구조가 일산화탄소를 옆에 놓게 되면, 이 분자 셔틀은 경쟁에서 제외된다. 이 고전적 견해는 도전을 받고 있다. 분광 기술의 발전으로 나타나는 증거는 거의 수직인 일산화탄소가 마이오글로빈에 편안하게 들어가고 강제 굴곡이 일산화탄소 배제와 거의 관련이 없다는 것이며, 그 이유는 결합되지 않은 일산화탄소가 결합 부위 근처에서 고정되어 있고 거의 결합이 일어나지 않기 때문이다.

일산화탄소와 산소는 모두 헴(Heme) 그룹으로 알려진 마이오글로빈의 고리 모양 부분의 중간에 있는 철 원자에 결합한다. 헴은 실험에서 분리되었을 때 산소에 비해 일산화탄소와 10,000배나 강하게 결합하지만, 마이오글로빈에 끼워지면 산소와 20 ~ 30배의 강도로 결합하는 것이 알려졌다. 이와 같은 결과는 헴 단백질에 어떠한 조치를 하면 일산화탄소를 억제하고 산소를 결합시킬 수 있다는 가능성을 이끌어냈다.

B. 일산화탄소 유도 저산소증

일산화탄소의 독성 효과는 세포 내 수준에 있다고 상정되었음에도 불구하고, 일산화색소단백질 산화제(carboxycytochrome oxidase)의 형성에 의해, 일산화탄소 중독은 OHb를 COHb로 변화시켜 주로 저산소증을 유발한다.

0.5% 일산화탄소 환기와 산소 분율이 낮은 혼합기체를 각각 이용하여 두 그룹의 무산소 효과를 비교하기 연구가 수행되었다. 실험은 개를 이용한 동물모델로 수행되었으며 동등한 동맥 OHb의 감소를 겪은 두 그룹에서 비교하였고, 한 그룹은 일산화탄소 중독으로 인한 불포화상태였음에도 불구하고, 산소 소비 또는 산소 추출에서 유의미한 차이를 발견하지 못했다.

일산화탄소-저산소증 이라는 용어는 혈액을 통해 조직으로 산소가 전달되는 과정이 억제되는 경우에 적용된다. 조직의 산소 분압(oxygen tension)은 일산화헤모글로빈(COHb)의 존재뿐만 아니라 감소된 동맥 산소 분압에 의한 산소 함량의 감소를 통해 직접 감소될 수 있다. 산소 해리 곡선은 왼쪽으로 이동한다. 일산화탄소의 임상 효과는 대개 조직 저산소증에 기인하지만, 항상 일산화헤모글로빈 수준과 상관 관계가 있는 것은 아니다. 일산화탄소는 마이오글로빈(myoglobin)과 같은 혈관 외 단백질과 결합한다. 세포 내에서 색소단백질 C 산화제(cytochrome C-oxidase)와 색소단백질(cytochrome) P-450과의 결합은 미토콘드리아 호흡 사슬을 억제함으로써 세포 저산소를 일으키는 것으로 생각되어 왔다.

C. 신체의 여러 장기에 대한 일산화탄소의 영향

일산화탄소는 신체의 대부분의 장기에 영향을 준다. 가장 큰 영향을 받는 영역은 뇌 혈관 및 심장과 같이 높은 혈류량과 높은 산소 요구량을 가진 장기이다. 다양한 장기에 대한 일산화탄소의 영향은 표 21.4에 나와 있다.

심혈관 시스템
협심증 환자에서 심근 허혈의 촉발
심전도 이상
만성 효과로서 심비대cardiomegaly 급성 효과로서 심근증Cardiomyopathy
만성 영향으로서의 고혈압 및 죽상 동맥 경화
혈액 및 혈액유변학(hemorheology)
증가된 혈소판 응집
낮은 적혈구 변형통과능력(deformability)
증가된 혈장 점도 및 적혈구용적(hematocrit)
만성 효과로서 적혈구 증가
신경계
뇌 : 뇌부종, 국소 괴사
말초 신경 : 신경병증 및 운동 신경 전달 속도 지연
고유한 감각
시각 시스템 : 망막병증 및 시력 손상
청각 시스템 : 와우신경(cochlear nerve)의 저산소증에 의한 청력 손실
폐
폐부종
근육
근괴사(myonecrosis), 구획 증후군
운동 생리학
물리적 작업 용량(physical work capacity)과 V2 Max 의 감소
간
색소단백(cytochrome) P-450 억제에 따른 기능 부전

신장
신기능의 손상, 신부전(renal shutdown)
내분비(Endocrines)
뇌하수체(hypophysis), 시상하부(hypothalamus), 부신(suprarenal)의 부전
뼈와 관절
퇴행성 변화, 골수의 비대
피부
홍반과 물집
생식 시스템
여성에서 월경 장애와 불임
남성에서 발기부전
태아독성, 낮은 태아 체중 과 성장 지연

표 21-4. 신체의 다양한 시스템에 대한 일산화탄소의 영향

심장 혈관계(Cardiovascular System): 일산화탄소는 골격근에 비해 심장 근육에 3배 더 많이 결합하기 때문에 특히 심장은 일산화탄소 중독에 취약하다. 동물에서 심장을 분리해서 실험하는 모델에 의하면, CO는 COHb의 형성에 관계없이 심장에 직접적인 독성 영향을 미칠 수 있다. 1-4% COHb의 수준에서 심근 혈류는 더 높지만 부작용은 나타나지 않았다. 분리된 쥐 심장 근육에 10% 일산화탄소로 포화된 용액을 관류시켰을 때 관상 동맥 혈류가 40% 증가되는 것이 관찰되었다. 이는 무산소에 따른 이차적인 혈관 확장으로 생각된다. 심근 혈류의 증가는 주로 COHb 수준의 증가 없이 발생한다.

협심증 환자는 특히 CO 노출에 영향을 받는다. 신체 운동 중 협심증의 발병은 COHb 수준을 5-9% 범위로 올리면 가속화될 수 있다. 일산화탄소는 심근으로의 산소 전달을 감소시킴으로써 허혈을 유발한다. 만성적으로 일산화탄소에 노출되어 COHb 농도가 20-30%에 이르는 근로자에서는 심전도의 변화가 나타나는 것이 알려져 있다.

이러한 변화는 가역적인 것으로 더 이상 일산화탄소에 노출되지 않으면 심전도는 정상으로 돌아올 수 있다. 일산화탄소 중독에서 보고된 다양한 심전도의 이상은 표 21-5에 요약되어 있다. ST 분절의 하강은 이러한 경우에서 가장 흔한 심전도 이상이다. 일산화탄소에 노출되어 심근 경색이 발생할 수 있다. 전도 이상의 원인은 무산소증의 결과이거나 심장 전도 시스템에 일산화탄소가 직접적인 독성 효과를 나타내는 것일 수 있다.

일본의 한 문헌에서 일산화탄소에 의한 심장질환에서 타코쯔보 심근증(takotsubo cardiomyopathy)과 같은 심초음파소견이 보이고 예후는 양호하다는 보고가 있었지만, 다른 문헌에서는 상이한 결과가 나타났다. 이와 유사한 연구들은 사례 보고 수준이며, 대부분 생존편향이 있고 연구의 종결점(end point)이 모호하다는 한계를 보인다. 중요한 것은 일산화탄소에서 좌심실부전은 나쁜 예후를 보인다는 것을 기억해야 한다. 실제 임상에서 볼 수 있는 중증의 일산화탄소 중독에서 가역적인 좌심실의 수축기능 부전은 흔하지 않으며, 예후 역시 결코 양호하지 않다. 무엇보다 기존의 관상동맥질환이 있는 환자에서 일산화탄소가 관상동맥질환을 유발하는 것을 첫 번째

로 고려하여야 한다. 심장초음파에서 보여지는 좌심실벽의 운동장애는 일산화탄소 중독에서 종종 보여지며 치명적인 사망례에서 나타나는 유두근 병변과 유의한 관계를 보인다.

9046명의 일산화탄소 중독 환자와 36,183명의 대조군에 대한 연구에서, 말초 동맥 질환 발생에 대한 전체 위험은 일산화탄소 중독 환자에서 연령, 성별 및 합병증을 보정한 후 비교 코호트와 비교하여 1.85배 높았다(Chen 2015). 독성 자유 라디칼로 인한 산화 스트레스는 말초 동맥 순환 시스템에서 내피 세포 손상, 염증 반응 및 후속 죽상 경화 과정을 초래한다.

부정맥, 기외 수축(extrasystoles), 심방 세동
낮은 전압
ST 분절 하강
QSR복합체의 연장, 특히 QT 간격
전도 장애
PR 간격 증가
AV 차단
각 차단(Branch bundle block)

표 21-5. 일산화탄소 중독에서 비정상적인 심전도 소견

일산화탄소의 혈액유변학(hemorheology)적 효과: 400ppm 의 일산화탄소를 흡기한 후에는 혈장뿐만이 아니라 전혈의 점도(Viscosity) 역시 증가한다. COHb 수준의 증가는 또한 적혈구의 변형통과능력(deformability)을 감소시켜 미세 순환을 손상시킨다.

혈액 젖산에 대한 일산화탄소의 영향: 5% 이상의 COHb 농도는 혈중 젖산(lactate) 농도를 증가시키는 것으로 나타났다. 이것은 저산소증의 영향으로 추정된다. 일산화탄소 중독의 심각성은 COHb 농도 단독보다는 노출 기간에 따라 다르다. 장시간 노출과 관련된 심각한 중독에는 증가된 젖산과 초성포도산염(pyruvate) 수준이 동반된다.

폐에 대한 일산화탄소의 영향: 폐부종은 일산화탄소 중독 환자의 36%에서 나타나고 저산소증에 의한 것으로 간주된다. 폐의 X ray 영상은 특유의 간 유리 모양(ground-glass appearance)을 나타낸다. 폐문부 침윤(perihilar haze) 및 폐포 내 부종도 나타날 수 있다. 의식을 잃은 환자의 구토는 흡인성 폐렴으로 이어질 수 있다.

운동 능력: COHb 수준이 높아짐에 따라 지구력과 VO2 최대치가 감소한다. 피로와 운동 능력 감소는 또한 일산화탄소에 노출되었을 때 젖산염이 축적되어 나타나는 결과일 수 있다. 젖산염 수치가 4 밀리몰 이상인 경우 신체 활동에 지장을 초래할 수 있다.

수면: 일산화탄소는 호흡 주기 및 폐 환기에 감지 할 수 없을 정도의 영향에서도 수면에 심각한 지장을 초래한다. 순환 반사 신경을 중재하는 대동맥 신체 수용체(aortic body receptor)는 호흡 반사를 중재하는 경동맥 수용체보다 일산화탄소에 더 민감하다. 일산화탄소 또는 낮은 산소 분압에 대한 반응으로 대동맥 수용체로부터의 구심성 자극(afferent discharges)이 수면장애의 원인이 될 수 있다. 저산소증에서는 REM 수면이 나타나지 않

는 것이 알려져 있다.

임신에 미치는 영향: 임신한 생쥐에서 태아의 체중과 일산화탄소 흡기에 대한 연구는 다음과 같은 결론을 이끌어 낸다.

- 지속적인 일산화탄소 흡기는 임신 14일과 20일에 태아 무게를 낮췄다.
- 이 효과는 담배 연기에 노출 된 그룹 (일산화탄소와 니코틴)이 일산화탄소 단독에 노출 된 그룹보다 더 두드러졌다.
- 일산화탄소는 임신 마지막 삼분기(trimester)에 태아에게 더 나쁜 영향을 주는데 이는 빠른 성장 단계이다.

신생아기에 있는 동물을 대상으로한 실험적 연구에 따르면 일산화탄소에 대한 급성 노출은 뇌의 신경 전달 물질 기능을 변화시킬 수 있으며 이에 따른 효과는 수 주 동안 지속되는 것이 알려졌다. 일산화탄소에 노출된 신생아 쥐 역시 3개월까지 지속되는 과다활성이 나타났다.

근골격계: 괴사와 근육의 부종으로 인해 구획증후군이 유발될 수 있다.

피부: 일산화탄소 중독은 피부의 수포(blister)를 일으킨다. 한선(에크린땀샘, eccrine glands)의 괴사가 초기에 시작될 수 있는 것으로 보인다. 특히 유두층 상단(papillary apices)에 위치한 표피 기저 세포는 단지 일시적인 무산소 압력과 반응적 과관류(hyperemia)만으로도 동일한 변화를 겪을 수 있다.

위장 시스템: 일산화탄소 중독으로 인한 치명적인 증례에서 경색을 동반한 광범위한 장허혈이 보고되었다.

말초 신경계에 대한 영향: 말초 신경병(Peripheral neuropathy)은 일산화탄소 중독에 의해 유발될 수 있다. 가능한 원인으로는 저산소증, 신경에 대한 일산화탄소의 독성 효과 및 혼수 상태 동안 체위에 따른 신경 압박을 들 수 있다.

시각 시스템에 미치는 영향: 빛에 대한 민감도와 어둠에 대한 적응도가 측정 가능할 만큼 감소한다. 이러한 영향은 낮은 일산화탄소 노출에서도 보여진다. 또한 혈액으로부터 COHb가 제거된 후에도 지속된다. 이점은 흔히 말하는 일산화 색소단백질(carboxycytochrome), 상당한 양의 일산화탄소가 조직에 축적될 수 있음을 시사한다. 급성 일산화탄소 중독 환자의 검안경 검사에서 망막 출혈이 관찰되었다. 망막 정맥 충만과 유두 주위 출혈(peripupillary hemorrhage)은 저산소 상태에서 나타나는 것과 유사하다. 일산화탄소 망막병증은 일산화탄소 중독의 급한 효과로 기록되어 시각 장애로 이어진다.

청각 시스템에 미치는 영향: 일산화탄소 중독은 무산소증에 따른 중추유형의 청력소실을 초래할 수 있다. 이러한 청력 손실은 부분적으로만 가역적으로 알려져 있다. 청각 역치 활성의 손실은 청각 피질 수준에서 나타나서 중앙 청각 경로의 상대적 취약성이 보여진다 전정 기능은 청각 기능보다 더 자주 손상된다. 청력 상실에서 회복되는 경우는 드물다. 대부분 와우신경과 뇌간 핵의 저산소성 손상이 원인이다.

D. 신경 병리학

중추신경계의 세포 중에서 성상 교세포(astrocyte)는 일산화탄소의 효과에 신경 세포보다 더 민감하다. 일산화탄소 중독의 중요한 손상은 뇌손상이다. 뇌 병변의 진행은 다음 3단계로 구분할 수 있다:

1. 일산화탄소 중독 후 즉각적인 사망 시 뇌 전체에 점상 출혈(petechial hemorrhage)이 있지만 뇌부종은

없다.

2. 중독 후 수 시간 또는 수 일 이내에 사망하는 환자의 경우 뇌부종이 발견된다. 담창구(globus pallidus)와 흑체(substantia nigra)의 괴사가 종종 보인다.

3. 일산화탄소 중독의 후유증으로 며칠 또는 몇 주 후에 사망하는 환자에서 뇌부종은 대개 사라진 경우가 많다.

퇴행성 및 탈수초화 변화가 일반적으로 나타난다. 환자의 담창구(globus pallidus)의 괴사가 컴퓨터 단층 촬영 스캔에서 저밀도 영역으로 드러난다. 뇌량(corpus callosum), 해마(hippocampus) 및 흑체(substantia nigra) 등도 역시 영향을 받을 수 있다. 후기 단계에는 대뇌 위축이 있으며 단층 촬영 스캔에서 나타난다. 이러한 변화는 신경학적 회복이 불량한 것과 관련이 있다. 백질 손상은 일산화탄소 중독 환자에서 파킨슨증 병인 발생에 중요한 고려 요소이다.

E. 중추신경계 병인론

"담창구 globus pallidus"와 "흑체 substantia nigra"와 같은 뇌의 특정 영역에 미치는 영향은 일산화탄소의 저산소 효과로 인한 것으로 간주되는 경향이 있다. 임상에서 만나는 일산화탄소 중독 사례 중에 "순수 저산소증"은 드물다. 일산화탄소 중독이 다른 형태의 저산소증이나 국소 허혈에 의해 유도된 병변과 유사하기 때문에, 많은 연구자들은 일산화탄소 중독을 상대적 허혈에 의해 악화되는 대뇌 저산소증으로 간주한다. 이미 80년 전에 발표된 연구(Putnam 1931)에서, 일산화탄소는 혈액-뇌 장벽, 특히 대뇌 백색피질의 손상을 주며 다발성 경화증과 유사한 국소적인 부종이 정맥 배수(venous drainage)형태에서 보이는 것이 알려졌다. 이러한 손상은 저산소 상태를 초래할 수 있으며, 재관류로 인해 저산소증 - 부종 - 저산소증의 악화 주기를 밟게 된다. 일산화탄소가 아닌 다른 원인(COHb의 증가가 없는)에 의한 저산소증에 따른 지연성 신경학적 악화의 임상 양상과 일산화탄소 중독 후 나타나는 결과는 큰 차이가 없다.

지연성 신경 독성의 기전은 세포 내 칼슘 농도를 증가시키는 것으로 유발되는 여러 가지 반응을 기반으로 한다. 이러한 반응은 세포 기능의 변화를 일으키고 지연된 신경학적 손상을 일으키기에 충분할 정도로 오래 지속된다. 백질의 탈수초화는 지연된 신경 정신 증후군(delayed neuropsychiatric syndrome)의 원인으로 생각된다. 급성 비치명적 일산화탄소 노출의 유해한 영향은 COHb 농도가 감소되더라도 중단되지 않는다. 색소단백 산화효소(cytochrome oxidase) 활성의 감소는 단지 일산화탄소의 특이적 억제효과에만 영향을 받지 않는다. 즉, 혈중 일산화탄소-헤모글로빈 농도가 정상화되더라도 대뇌 손상은 계속해서 진행된다. 나중에는 지질 과산화(lipid peroxidation)로 인한 미토콘드리아의 손실에 의해 매개되기 때문이다. 24시간 이내의 재산소화에서 신경 교세포(glial cell) 분획의 산성 단백질 분해 효소 활성이 유사한 기전으로 설명될 수 있다.

일산화탄소는 COHb와 관련된 산소 공급 감소와 독립적으로 뇌의 산화 대사를 변화시킬 수 있다. 뇌 피질에서 색소단백 산화 효소에 일산화탄소가 결합되는 것이 비-저산소기전의 일산화탄소 독성을 설명해준다. 미토콘드리아는 심한 일산화탄소 중독 후에 재반응하는 동안 일산화탄소 매개 신경 손상에 기여할 수 있다. 일산화탄소 매개 뇌손상은 허혈 후 재관류 현상의 일종이며 크산틴 산화제 유도 활성 산소기 (xanthine-oxidase-derived reactive oxygen species)가 지질 과산화에 관여한다. 일산화탄소 중독에서 특히 5% 이하의 낮은 농도에서 신경 심리적 효과가 나타난다. 이러한 생화학적 기전은 임상적으로 이해가 쉽지 않은 관찰결과를 설명할 수 있다. 실험 동물에서 일산화탄소 노출에 의해 유도된 지연 기억 상실은 해마에서의 신경 세포 사멸 및 전두엽 피질, 줄무늬체(striatum), 해마에서의 아세틸 콜린성 뉴런의 기능 장애로 유발될 수 있다. 동물 연구에서, NMDA 수용체/이온 채널 복합체는 일산화탄소 유도 신경 퇴행의 기전에 관여하고, 글리신 결합 부위 길항제 및 NMDA-길항제는 신경 보호 성질을 가질 수 있다는 것이 밝혀졌다. 여러 가지 설명이 있지만, 일산화탄소 중독의 병역학에 대해서는 확실하게 알려진 바가 없다.

어쩌면 일산화탄소 그 자체를 구아닐릴 고리화효소(guanylyl cyclase)와 상호작용하는 자연상에 순수하게 존재하는 메신저로 인식하는 것이 독성 기전을 이해하는데 중요한 단서를 줄 수 있을지 모른다. 내인성으로 형성된 일산화탄소는 헴 산소 효소(heme oxygenase)의 효소 분해로부터 발생하며 생체 내에서 신경 조절제로서 작용한다. 이러한 내인성 일산화탄소의 생리학적 역할 이외에, 헴 산소 효소-1의 출현 이후에 발생하는 일산화탄소는 다양한 병리학적 상태를 뒷받침할 수 있다.

상대적인 대뇌 과다 관류가 일산화탄소 저산소증 기간 동안 관찰된다. 이는 일산화탄소에 의해서 직접적으로 조직에 미치는 효과보다는 P50에 대한 반동 효과로 이해되고 있다. (P50은 일산화탄소가 결합하지 않은 헤모글로빈의 포화도가 50%가 되는 지점이다) 마취된 동물이 1% 의 일산화탄소에 노출되었을 때, 평균 동맥 혈압의 감소에도 불구하고 뇌 혈류는 증가하는 것으로 나타났다. 혈장 산소분압이 유지되면서 조직이 저산소 상태에 놓이면 뇌혈관계는 더 큰 혈액 흐름을 허용하고 미세 혈관 구조는 산소의 확산 거리를 줄이는 방향으로 조절된다.

IV. 일산화탄소 중독의 임상 특징

일산화탄소 징후와 증상은 비특이적이며 신체의 대부분의 조직에 영향을 미친다. COHb 수준에 따라 다양한 영향이 표 21-6에 제시되었다. 임상적 징후와 증상은 CO 노출량과 노출 기간에 따라 다르나 COHb 농도가 임상 효과의 심각성과 반드시 관련이 있지 않다는데 주의해야 한다.

중증도	COHb 수준	임상적 특징
잠재적	<5%	나타나는 증상이 없다. 검사상 심리학적 결손
	5-10%	만성 폐쇄성 폐질환환자에서 운동 내성 감소 죽상 동맥 경화증 환자에서 협심증과 파행(claudication)에 대한 역치 감소 시각적 자극에 대한 임계값(threshold) 증가

가벼운	10-20	호흡곤란이 동반된 운동성 두통(vigorous exertion headache), 어지러움
		고위 대뇌 기능 손상
		시력 저하
보통	20-30	심한 두통, 과민, 판단력 결함
		장애 시각 장애, 메스꺼움, 현기증, 호흡 수 증가
		심장 장애, 근육 약화
	30-40	구토, 지남력(awareness) 감소 운동시 실신(Fainting) 정신혼란
심각한	40-50	쇼크(Collapse), 경련, 마비
	50-60	혼수
		수분 이내에 치명적 손상
	over	즉각적인 사망

표 21-6. 일산화탄소 중독의 COHb 수준에 따른 임상적특징과 중등도

A. 일산화탄소 중독의 신경심리적 후유증

일산화탄소 중독에서 알려진 신경학적 휴우증은 표 21-7에 요약되어 있다. 이 표에 요약된 연구 결과에는 약간의 불일치가 있지만, 2.5~5%의 COHb에 노출되었을 경우 심리학적 결손은 적절한 검사를 통해 감지할 수 있다. 급성기에 COHb가 높아지면 의식 소실, 혼수 상태 및 경련이 나타날 수 있다. 일산화탄소 중독의 신경학적 증상 (표 21-8에 나열된)의 대부분은 지연성 신경학적 후유증(delayed neurologic sequelae, DNS)이다. 이 후유증은 "이차성 증후군"이라고도 한다. DNS는 일산화탄소에 노출된 후 며칠에서 3주 후에 발생하며 급성 일산화탄소 중독에서 완전히 회복된 후 2년이 지나 발병하는 경우도 알려져 있다. 신경심리적 증상은 후기 후유증에서 두드러진다. 이차 증후군의 발병률은 10 ~ 40%이다. 정상기압산소(NBO)에서는 여전히 DNS가 보이지만 HBO 치료에서는 이러한 후유증이 드물다.

가장 많은 수의 사례를 보고한 발표(Choi 1983)에서, 전체 일산화탄소 중독 환자 2360명 중 2.75% 와 입원환자의 11.8%에서 지연 신경학적 후유증이 진단되었다. 신경 증상의 출현 전의 명료기(lucid interval)는 2-40일 (평균 22.4일)이었다. 가장 빈번한 증상은 의식 저하(mental deterioration), 요실금, 보행 장애, 그리고 무언증이었다. 가장 흔한 징후는 무표정증(masked face), 미간증후(glabellar sign), 파악 반사(grasp reflex), 근육 긴장, 짧은 걸음 걸음, 후퇴보행검사(retropulsion test) 가 있다. 이러한 대부분의 징후는 파킨슨증이 있음을 나타낸다. 무산소와 나이를 제외하고는 중요한 기여 인자는 나타나지 않았다. 이전의 과거력은 후유증의 진행을 촉진시키지 않았다. 2년 동안 추적 관찰된 36명의 환자 중 1년 이내에 75%가 회복되었다.

저자와 연도	대상	COHb 수준	효과
lilienthan 1946	사람	5-10%	FFT 검사상 결손

Trouton 1961	사람	5-10%	정교한 조작에 결손여러 사지의 협응 (coordination) 결손
schulte 1963	사람	2.5	인지, 심리운동(psychomotor)능력 감소
beard 1967	사람	90min 50 ppm short time 250ppm(4-5%)	심리운동(psychomotor)능력 감소
	생쥐	100 ppm 11min	정교한 조작에 결손
mikulka 1973	사람	125-250 ppm (6.6)	심리운동(psychomotor)능력 감소
Gliner 1983	사람	100 ppm 2.5hr	심리운동(psychomotor)능력 감소
Schrot 1984	생쥐90min	500 ppm(40%)	정교한 조작에 결손
		850 ppm(50%)	심리운동(psychomotor)능력 감소
		1200ppm(60%)	정교한 조작에 결손
Schaad 1983	사람	20%	심리운동(psychomotor)능력 감소
Yastrebov 1987	사람	10%	정교한 조작에 결손

표 21-7. 일산화탄소 중독의 신경심리학적 후유증

무운동함구증 (Akinetic mutism), 대뇌피질상실증후군 (실외투증후군, Apallic syndrome), 구성실행증 (constructional apraxia), 관념실행증(ideomotor apraxia)

운동실조 Ataxia, 경련장애 Convulsive disorder, 피질 실명 Cortical blindness, 신경성 난청 Deafness (neural), 섬망 Delirium, 치매 Dementia, 우울증 Depression, 지능감소 Diminished IQ, 필기불능증 Dysgraphia, 질레 드 라 뚜렛 증후군 (Gilles de la Tourette syndrome), 두통 Headache, 기억 장애 Memory disturbances, 운동장애Movement disorders, 파킨슨parkinsonism, 무도무정위운동 choreoathetosis, 시신경염Optic neuritis, 말초신경병증 Peripheral neuropathy, 인격 변화Personality change, 정신질환 Psychoses, 다발성 경화증 증상Symptoms resembling those of multiple sclerosis, 시간, 공간의 지남력 상실 (Temporospatial disorientation),

요실금 Urinary incontinence, 시각 실인 Visual agnosia

표 21-8. 일산화탄소 중독의 지연성 신경심리 후유증(DNS)

B. 일산화탄소 중독의 임상적 진단

일산화탄소 중독의 몇몇 증상은 10% 미만의 COHb 농도에서도 발생한다. 증상이 존재하며 환자가 발견된 상황에서 일산화탄소에 노출된 병력이 있다면 일산화탄소 중독을 강하게 의심할 수 있다. 치료는 실험실검사가 완료되기 전에 시작되어야 한다.

C. 일산화탄소 중독의 임상 진단에 있어서 함정

일산화탄소 중독의 진단을 위해서는 다음 사항을 고려해야 한다.

1. 임상 증상 및 징후가 항상 COHb 수준과 일치하지는 않는다.

2. 피부와 입술의 벚꽃 적색 증후(cherry red color)는 고전적인 징후로 간주되지만, COHb 농도가 40% 이하이거나 호흡 저하로 인한 청색증이 있는 경우에는 나타나지 않는다. 실제로 이 징후는 임상에서 거의 보기 힘들다.

3. 일부 증상은 기저 질환에 의해 악화될 수 있다. 예를 들면 간헐적인 파행 등을 들 수 있다.

4. 빈호흡(tachypnea)은 종종 나타나지 않는다. 왜냐하면 경동맥체(carotid body)는 산소 함량 보다는 산소의 부분압에 반응하는 것으로 추정되기 때문이다.

5. 일산화탄소 중독이 진단되지 않는 흔한 경우는 다음과 같은 다른 진단에 가려지는 경우이다. 정신병(psychiatric illness), 편두통, 뇌졸중, 급성 알코올 중독 또는 진전섬망(delirium tremen), 심장 질환 및 식중독

6. 유아(infant)에서의 일산화탄소 중독은 흔히 놓칠 수 있다. 자동차의 승객인 유아에게 설명할 수 없는 신경 증상이 나타나면 COHb 측정을 실시하고 감별 진단에서 일산화탄소 중독을 고려해야 한다.

7. 일산화탄소 중독의 원천을 찾기 위해 약간의 탐정 작업이 필요할 수 있다. 문진을 위하여 CHHOPD 라는 단어를 기억하면 간단한 환경 노출 기록을 얻는데 도움이 된다. CHHOPD (Community, Home, Hobbies, Occupation, Personal habits, Diet and Drugs) (지역 사회, 가정, 취미, 직업, 개인 습관, 다이어트 및 약물)

D. 잠재적인 일산화탄소 중독

이 증후군은 만성적 일산화탄소 노출과 관련되어 두통, 피로, 현기증, 감각 이상, 가슴 통증, 심계항진 및 시각 장애가 나타난다. 두통과 현기증은 일산화탄소 중독의 초기 증상이며 COHb 농도가 10% 이상일 때 발생한다. 계절상 난방기를 사용하는 시즌에 응급실로 후송된 두통과 현기증 환자의 3-5%에서 10% 를 초과하는 COHb 수치가 발견된다. 환자는 대개 응급실을 방문하기 전에 가정에서 일산화탄소의 독성 수준에 노출되는 것을 알지 못한다. 비특이적 증상으로 일산화탄소 노출의 병력이 없는 경우에서는 2명 이상의 환자가 비슷하거나 동시에 아플 때 일산화탄소 중독을 고려해야 한다.

E. 일산화탄소 중독의 진단검사

일산화탄소 중독 진단에는 다음과 같은 다양한 진단적 검사가 가능하다.

1. 혈중 CO 결정
   (a) COHb 수준을 직접 측정
   (b) 혈액으로부터 방출되는 CO 측정
   (c) 내쉬는 공기에서 CO 함량을 측정
2. 동맥혈 가스 및 젖산 수준
3. 약물 중독 및 알코올 중독에 대한 스크리닝 검사
4. 생화학

(a) 효소: 크레아틴 키나아제, 젖산 탈수소효소, SGOT, SGPT

(b) 혈청 포도당

5. 전혈검사(Complete blood count)

6. 뇌파

7. 심전도

8. 뇌 영상: CT 스캔, MRI, SPECT / PET

9. 자기 공명 분광(Magnetic resonance spectroscopy)

10. 신경 심리 검사

COHb 측정: 가장 흔하게 사용되는 검사이다. 측정은 분광 광도계로 수행되어 환자의 COHb 수준을 정확하고 신속하게 결정한다. CIBA Corning 2500-CO 산소측정기(oximeter)와 같은 장비는 520 ~ 640 nm의 다양한 선택된 파장을 결정하고 옥시 헤모글로빈 (O2Hb), 데옥시 헤모글로빈, 카복시 헤모글로빈 (COHb) 및 메트 헤모글로빈 (MetHb)과 같은 헤모글로빈 유도체를 측정한다.

혈액에서 유리된 CO의 측정. 혈액 샘플에서 CO를 방출시키기 위한 몇 가지 방법이 있다. CO는 가스 크로마토그래피로 측정된다. 혈액 샘플의 CO 양은 동일한 샘플의 전체 CO 용량에 대한 CO 함량의 비율로부터 계산된다.

호기 기체에서 CO (배출량) 측정. 가스 크로마토그래피로 측정할 수 있다. 호기 기체를 수집하기 위해 봉투가 사용될 수 있다. 일산화탄소의 양은 메탄으로 촉매 수화한 후 불꽃 이온화 검출기(flame ionization detector)에서 측정된다. 수치는 0-500 범위의 백만 분율 (ppm)로 표시된다.

혈액 COHb 모니터링의 임상적 중요성. 다음 권장 사항은 급성 CO 중독 환자에서 COHb 모니터링에 대한 다양한 연구를 기반으로 한다.

1. COHb 수치가 10% 이상인 경우는 진단적 중요성이 있으며 COHb> 30%는 심각한 것으로 간주되어야 한다.

2. 일산화탄소 중독의 중증도 판단은 임상증상을 주로 고려하고 COHb는 부차적인 기준으로 삼아야 한다.

3. 임상 증상이 아직 남아있는 경우에는 COHb 수치가 정상으로 회복된 경우에도 계속 치료를 받아야 한다.

4. 환자가 8시간 이상 전에 독성 환경을 벗어난 후라면, COHb 샘플링을 계속할 필요가 없다.

5.COHb의 모니터링은 감별 진단과 확진에 유용하며, 사망례에서도 그렇다.

COHb 검사에서부터 일산화탄소 중독을 진단하는 데에 따른 함정. COHb 수치는 처음으로 얻었을 때 정상일 수 있으며 환자가 입은 실제적인 손상을 반영하지 않을 수 있다. 특히 다음과 같은 경우는 검사 결과 해석에 주의를 기울여야 한다.

- 일산화탄소 노출이 중단된 후 채혈까지 지연이 있다.
- 산소는 혈액 샘플을 채취하기 전에 투여된다.
- COHb는 슬라이드 법칙 노모그램(slide rule nomogram)을 사용하여 산소 분압으로부터 계산된다.

동맥 pO2는 호흡곤란이 없을 때 일산화탄소가 있어도 정상으로 나타날 수 있다. 이 경우 계산된 옥시헤모글로빈 포화도는 크게 잘못될 수 있다.

혈액 화학검사 수치의 변화. 젖산염, 초성포도산(pyruvate) 및 포도당의 증가 수준은 일산화탄소 노출기간의 영향을 받으며 단기간 노출 후 보다 장기간 급성 노출 후에 더 두드러진다. 고혈당은 호르몬 스트레스 반응의 결과로 발생할 수 있다. 혈중 젖산염과 COHb 농도는 일산화탄소 중독의 의식 변화와 상관 관계가 있으며 고압산소 치료적응증을 정의하는데 유용하다 (Icme 2014).

뇌파 변화: 일산화탄소 중독에서 발견된 다양한 뇌파 이상은 연속적인 세타 또는 델타 파형의 미만성 이상과 느린 파형의 규칙적인 파열뿐만 아니라 주기적인 스파이크 또는 사일런스가 동반된 낮은 전압 파형이다. 뇌전도맵적 (Topographic) 정량적 뇌파 검사법은 일산화탄소 중독의 급성 및 장기 영향 연구에 도움이 될 수 있다. 급성 일산화탄소 중독 이후의 장기적이고 정량적인 뇌파 기록은 다음과 같은 결론을 시사한다.

1. 알파 - 세타 범위에서 발생하는 가장 현저한 전압 증가를 가진 모든 뇌파의 빈도 증가

2. 양측의 후방 측두-두정-후두 피질에서 델타 파형의 지역적 증가

3. 특히 전-전두엽 피질에서 알파 파형의 상대적인 증가

4. 특히 전-전두엽 피질에서 알파 파형의 상대적인 감소

5. 대부분의 주파수 대역에서 대뇌 반구 간의 일관성(interhemispheric coherence)이 현저하게 감소

다중양식 유도 전위: (multimodality evoked potential)는 뇌 기능 장애의 평가, 급성 일산화탄소 중독 예후, 지연성 뇌증의 발병에 민감한 지표로 입증되었다. 패턴 이동 시각 유발 전위(PSVEP, pattern shift visual evoked potential) N75 및 P100 지연은 급성 일산화탄소 중독 환자 그룹에서 치료 결정을 내리는 데 중요한 민감성 검사 도구는 아니다. 뇌파에 대해서는 이 책의 24장을 참고하라.

신경 심리 검사: 일산화탄소 중독은 인지 기능에 넓은 영향을 미친다는 것이 오래 전부터 알려져 왔다. 일산화탄소로 손상되는 피실험자의 신경 심리적 결손에는 기억력, 지능, 수행능력(executive) 및 시공간 장애가 있다. 여러 가지 심리 검사가 일산화탄소 중독을 평가하기 위해 고안되었다. 평가에 사용되는 신경 심리 검사 묶음은 일반적인 방향, 숫자 범위, 흔적 만들기, 숫자 기호, 실어증 및 블록 디자인 등 6 가지 테스트로 구성된다. 이러한 검사는 비심리학자가 응급 상황에서 시행할 수 있다. 심리 측정 테스트에서 발견된 이상 결과와 COHb 수준 간에는 강한 상관 관계가 알려져 있다. 심리검사는 실제 신경 장애를 측정하며 일산화탄소 중독의 중증도를 나타내는 지표인 것이다.

일산화탄소 중독은 텍스트 위주 기억(context-aided memory)의 장애와 관련이 있으며, 치료 전에 평가된 텍스트 위주 기억장애의 정도는 고압산소치료의 횟수를 예측할 수 있다. 중간 정도의 중증도를 가진 일산화탄소 중독 환자에서 첫 번째 고압산소치료를 받은 후 텍스트 위주 기억의 개선이 나타났다. 이 연구에서 사용된 기억 측정 방법은 일산화탄소 중독의 응급상황에서 중증도의 평가에 유용할 것으로 생각된다.

F. 대뇌 영상 검사

일산화탄소 중독에서의 뇌 손장 정도를 평가하는데 여러 가지 대뇌 영상 검사가 유용하다는 것이 밝혀졌다. 영상 기법에 대한 비교가 표 21-9에 나와 있다.

	CT	MR	SPECT/PET

기저핵	+	++	
백질	+	+++	
백질과 회백질	+	++	+++
대뇌부종	+	++	
대뇌 관류(perfusion)	+	+	+++
DNS 예측	+	++	+++
HBO 반응 평가	+	++	+++

표 21-9. 일산화탄소 중독에서 대뇌 영상의 가치

컴퓨터 단층촬영(CT) 스캔: CT 스캔은 일산화탄소 중독 환자에게 가장 널리 사용되는 신경 영상 방법이다. 흔한 CT 소견은 기저핵의 대칭적 저밀도 이상과 백질의 미만성 저밀도 병변이다. 담창구(globus pallidus)의 저음영은 편측에 잘 나타나며 백질 침범 역시 현저한 비대칭을 보일 수 있다. 조영증강 후 CT는 비조영 CT가 정상인 일산화탄소 중독에서 이점이 있다. 급성 일과성 수두증이 일산화탄소 중독에서 관찰되었지만 수주 이내에 정상화될 수 있다. 전두엽의 양측, 반란원중심(centrum semiovale), 담창구의 저밀도 병변은 일산화탄소 중독의 중간진행 형태로 부검소견에서 나타나는 백질의 탈수초화 소견과 상관 관계가 있다. 혼수 상태 환자에서 초기 CT 스캔의 정상 결과는 일산화탄소 중독을 배제할 수 없다. 일련의 CT 스캔에서 일산화탄소에 노출된 후 3일까지 전두엽과 기저핵의 저밀도 병변은 나타나지 않았다.

자기 공명 영상 (MRI): 일산화탄소 중독에서의 MRI 소견에 대한 대부분의 지식은 노출 후 아급성 또는 만성 단계의 환자 사례 연구를 기반으로 한다. 급성 일산화탄소 중독의 MRI 연구는 비록 담창구(globus pallidus)가 뇌에서 가장 흔한 병변 부위지만 효과는 널리 퍼져 있음을 보여준다.

일산화탄소 중독 환자에서 MRI상 담창구(globus pallidus)의 양측 부종성 병변을 보일 수 있으며 이는 급성기에서 연속 CT보다 민감한 검사로 간주된다. 백질 병변의 중증도는 급성 일산화탄소 중독의 예후와 상관 관계가 있다. 그러나 아급성기의 신경학적 결과와 항상 일치하지는 않는다.

DNS의 MRI 소견은 급성기 중독보다 덜 알려져 있다. DNS의 주된 MRI 소견은 대뇌 백질의 가역적 탈수초화 과정이다. CT에서 잘 나타나지 않은 전방 시상의 병변은 MRI 에서 나타날 수 있다. MRI 변화의 종류는 다양하여, 상대적으로 경미한 일산화탄소 중독에서도 MRI의 변화가 수 년 후에까지 나타날 수 있다. 심한 일산화탄소 중독은 만성 단계의 신경 심리적 결과와는 별개로 지속적인 대뇌 변화를 일으킬 수 있으며 특징적인 자기 공명 영상 소견이 나타난다. 디퓨전 텐서(diffusion tensor) MRI는 급성 일산화탄소 중독 후에 DNS 를 특성화하고 추적하는 유망한 기법이다.

양전자 방출 단층 촬영(PET, Positron Emission Tomography): 급성 일산화탄소 중독의 PET 소견은 선조체(striatum)와 시상(striatum)의 rCBF, rOER 및 rCMRO의 심각한 감소이며 이러한 소견은 고압산소치료를 받은 그룹에서도 보인다. 이러한 변화는 일시적이며 임상적 후유증이 없는 환자나 일시적인 신경 장애가 있는 환자의 경우 정상으로 돌아온다. 중증 및 영구적인 후유증이 있는 환자에서는 PET 소견은 비정상인 채로 남아있다.

단일 광자 방출 컴퓨터 단층 촬영 (SPECT, Single Photon Emission Computed Tomography): 이것은 뇌

관류 영상을 제공할 수 있다. 일산화탄소 중독의 SPECT 소견은 대뇌의 백질, 회백질 모두에서 보이는 미만성 저관류이다. 고압산소치료의 결과로 임상적 개선과 함께 뇌 관류의 증가가 동반된다. 임상 결과와 SPECT 소견은 서로 좋은 상관 관계가 있다. SPECT는 일산화탄소 중독 후 DNS를 예측하고 평가하는데 사용될 수 있다. 뇌 혈관 변화는 일산화탄소 중독 환자에서 저관류의 원인이 될 수 있다. 전통적인 뇌 영상 기법과 비교하여 표면 3D 디스플레이와 결합된 선형빔(fanbeam) SPECT가 포함된 99mTc-HMPAO 뇌 영상은 급성 일산화탄소 중독에서 국소적 뇌 손상의 조기 발견을 위한 더 나은 도구이다. HMPAO-SPECT는 일산화탄소 중독의 급성 및 지연성 신경 후유증 환자의 관리에 사용되어 잠재적으로 회복 가능한 뇌 조직 및 고압산소치료에 대한 반응을 확인하는데 도움이 된다.

자기 공명 분광법 (MRS, Magnetic Resonance Spectroscopy): MRS는 N-아세틸 아스파테이트, 콜린, 크레아틴과 같은 뇌 대사 산물에 대한 정보를 제공하는 비침습적인 기법이다. MRS는 DNS의 중증도를 정확히 반영할 수 있다. 전두엽의 콜린 증가는 진행성 탈수초화를 나타낸다. 젖산염의 출현과 N-아세틸 아스파테이트의 감소는 비가역적인 신경 세포의 손상을 반영한다. 이러한 소견은 MRI와 SPECT 소견과도 연관성이 있다. MRS는 일산화탄소 중독에서 신경세포의 생존력과 예후를 결정하는데 유용한 기법. 양성자(proton) MRS와 디퓨전 텐서 영상의 조합은 일산화탄소 중독과 고압산소치료 후 DNS의 뇌 손상 및 임상 증상의 변화를 모니터링 하는 데 유용하다.

G. 일산화탄소 중독의 일반적 관리

일산화탄소 중독 관리를 위한 일반적인 지침을 표 21.10에 제시하였다.

일단 환자가 일산화탄소 환경에서 제거되면, 일산화탄소는 천천히 해리되어 제거된다. 환경압과 산소 분율에 따른 COHb의 반감기를 표 21.11에 제시하였다.

더 이상의 일산화탄소 노출을 제거한다
즉시 산소를 투여한다, 가능하다면 COHb를 채혈한 후
혼수 상태라면 기관삽관을 시행한다
적응증이 된다면 고압산소치료 시설로 후송한다
금기가 되지 않으면 마그네슘, 하이드록시코발라민을 투여한다
일반적인 보존적 치료: 뇌부종, 산 - 염기 불균형 등
절대 안정, 환자를 평온하게 유지하고 환자의 육체적 운동을 피한다
구출 시간으로부터 24시간 내에 3ATA 이상으로 가압한다.
초치료 24시간 이내에 2 또는 3ATA에서 다시 가압한다.

표 21-10. 일산화탄소 관리의 지침

	압력	반감기
공기	1ATA	5시간 20분
100% 산소	1ATA	1시간 20분
100% 산소	3ATA	23분

표 21-11. COHb의 반감기

야외 공기의 대기압에서 CO의 순환 반감기는 5시간 20분이다. 이 시간은 3ATA의 HBO로 23분으로 감소한다. 이 반감기는 여러 변수에 의존하기 때문에 일정하지 않다. 특히 COHb 수치가 높으면 정확하지 않다. 일산화탄소 중독 치료의 목표는 다음과 같다:

- CO 제거를 촉진
- 저산소 대응
- CO 의 직접적 조직 독성 중화

CO 중독 환자를 치료하기 위한 지침서로서의 흐름도가 그림 21-3에 나와 있다.

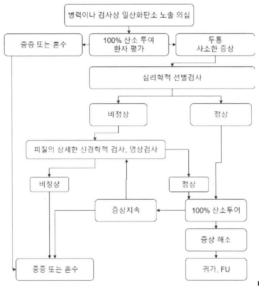

그림 21-3 일산화탄소 중독의 치료 흐름도

고압산소치료는 치료에서 가장 중요한 요소이지만 다음과 같은 보조적 조치가 고려되어야 한다.

- 뇌부종의 치료. HBO 자체가 뇌 부종에 효과적이지만 스테로이드와 만니톨의 사용이 도움이 될 수 있다.
- 세포 보호. Mg2+ 를 사용할 수 있다. 보통 투여량은 20-30mmol / day 이다.
- 수액과 전해질 균형은 조심스럽게 유지되어야 하며 뇌 부종의 악화와 폐 합병증 때문에 과도한 수액은 피해야 한다. 약한 산증(acidosis)은 산소 해리 곡선을 오른쪽으로 이동시켜 조직에 산소를 전달하는 것을 돕기 때문에 산증은 약물학적으로 교정하지 않는다. 고압산소환경에서 대개 일산화탄소 중독과 관련된 대사성 산증은 제한된다.
- 심장 부정맥 관리. 심장 부정맥은 일산화탄소 중독의 일반적인 합병증이다. 부정맥은 조직 저산소 상태가 호전되며 같이 좋아지지만 약리학적 관리가 필요할 수 있다.
- 전임상(preclinical) 연구지만 아스코르브산과 하이드록소코발라민 (hydroxocobalamin, Vit B12)은

CO 의 CO2 로의 전환을 촉진시켜 CO를 추출할 수 있는 가능성이 있으며, 이러한 효과는 고분율 산소나 고압 산소가 없이도 나타난다. (Roderique 2015) 연구 결과에 따르면 B12는 이산화탄소 배출 가스를 대조군 보다 5~8배 더 높게 하고, COHb 반감기를 줄이며 뇌 산소 공급을 증가시킨다. 환원된 Vit. B12는 잠정적인 CO 독성에 대한 해독제로 생각된다.

H. 일산화탄소 중독에서 산소 요법 (NBO 또는 HBO)의 이론적 근거

과산소화(Hyperoxygenation)는 무산소 조직으로의 산소 전달을 향상시킨다. 조직 내 산소 농도가 정상일 때 과산소화는 물리적으로 일산화탄소를 희석하고 일산화탄소가 Hb, Mb, 색소단백(cytochrome) 효소와 결합하는 것을 차단한다. 과산소화는 대기압(normobaric) 또는 고압 조건에서 100% 산소를 호흡하여 이루어질 수 있다. 물론 고압산소치료(HBO)가 정상압산소치료(NBO)보다 더 효과적이다. 고압산소치료는 일산화탄소 중독에서 다음과 같은 치료 목표를 가진다

- 즉각적으로 혈장을 산소로 포화시킨다. 높은 COHb 수치가 동반된 조직 저산소증에 반대작용을 해서 생명 유지에 충분할 만큼의 포화된 산소가 필요하다.
- O2의 대량 작용으로 혈액 내의 CO를 급격하게 감소시킨다. 항정식 "HbO2 + CO = HhCO + O2"으로 볼 수 있듯이 산소와 일산화탄소는 헤모글로빈을 두고 서로 경쟁한다.
- 색소단백 산화 효소로부터 CO를 분리하고 기능을 회복시키는 데 도움을 준다. 혈장 내 산소 장력의 증가는 단순히 용존 산소의 증가가 아니라 고압산소치료 효과의 원인이 된다.
- 고압산소치료는 뇌 부종을 감소시킨다.
- 일산화탄소로 인한 뇌 지질 과산화(lipid peroxidation)는 3ATA에서 100% 산소에 의해 예방된다.
- 고압산소치료는 면역 매개성 지연 신경 장애를 예방한다.

(고압산소치료가 아닌) 정상 대기압에서의 산소 호흡 역시 COHb의 제거를 촉진시킨다. 고압산소치료는 일산화탄소 중독으로 시작된 염증과정 역시 중지시킨다. 이러한 효과는 대기압에서 산소 호흡에서는 나타나지 않는다(Weaver 2014). 고압산소 하에서만 나타나는 염증과정의 예를 들어보면, 손상된 미세 혈관계에 대한 백혈구의 부착이 억제되는 것과 일산화탄소-유도 마이엘린 염기성 단백질의 부가물 형성에 의한 대뇌 염증의 감소를 들 수 있다. 인간에 대한 3가지 무작위 임상 시험과 동물 연구로부터 얻은 상당한 증거를 바탕으로, 고압산소치료는 증상이 발현된 급성 일산화탄소 중독의 모든 사례에 대해 고려되어야 한다. 고압산소치료는 연기 흡입에서 자주 볼 수 있는 시안화 중독이 동반된 일산화탄소 중독에도 적응증이 된다.

고압산소치료는 미토콘드리아 기능을 향상시킨다. COHb 유도 저산소증에 의한 미토콘드리아 복합체 IV(mtCIV) 저하는 급성 일산화탄소 중독에서 급성 임상 증상 및 결과에 영향을 준다.

치료 효과에 있어 미토콘드리아의 영향을 평가하기 위한 연구가 60명의 중독 환자들을 대상으로 수행되었다. 각각 대기압산소치료와 고압산소치료를 받고 3개월까지 경과 관찰이 이루어졌다. 독성의 중증도와 증상은 미토콘드리아 기능과 산화 스트레스(지질 과산화)와 연관성을 보이는 것으로 나타났다. (Garrabou 2011). 이러한 결과는 결과는 mtCIV가 급성 일산화탄소 중독, 치료의 효능, 지연 신경계 후유증의 발병 및 호르몬 치료 선택의 치

료로 좋은 생화학적 표지자임을 보여준다.

I. 일산화탄소 중독에서 고압산소치료의 적응증에 대한 논란

고압산소치료의 효과가 인정되더라도 일산화탄소 치료에서의 적응증에는 의문이 제기될 수 있다. 첫 번째 이유는 COHb 수준과 임상적 징후가 완벽하게 상관 관계를 보이지 않기 때문이다. 따라서 COHb 수준은 치료의 확실한 지침이 될 수 없다. 일산화헤모글로빈(COHb) 수준과 신경학적 발현간에는 특히 상관 관계가 빈약하다.

신경학적 효과는 조직이 일산화탄소를 흡수하는 것으로 나타나게 된다. 이 흡수 정도는 측정이 불가능하며, 다만 저산소증 동안에 흡수가 증가한다. 저산소증의 원인은 헴단백 (hemoprotein)의 산소 결합 부위에서 일산화탄소와 산소가 경쟁하기 때문이다. 고압산소치료는 단순히 일산화헤모글로빈의 급속 해리로만 설명할 수 없다. 동물 연구에서 발견된 고압산소치료의 추가 작용 기전은 다음과 같다 :

- 미토콘드리아 산화 대사(oxidative metabolism) 개선
- 지질과산화효소(lipid peroxidation) 억제
- 뇌 혈관계에 대한 호중구의 부착 억제.

급성 일산화탄소 중독에 대한 무작위 대조 임상 시험은 지연성 신경학적 후유증을 유의하게 감소하는 치료는 고압산소치료뿐임을 보여주었다. 만일 복수의 고압산소치료사이에 정상압산소치료를 하는 경우 산소독성의 우려가 있어 추천되지는 않는다.

가능한 모든 증거를 검토하였을 때 고압산소치료가 일산화탄소 중독 관리에 확실한 위치를 차지하고 있음을 알 수 있다. COHb 농도는 일산화탄소 중독의 임상적 중증도와 상관 관계가 없으므로 치료 지침으로 사용할 수 없다. 일산화탄소 중독에 대한 고압산소치료에는 다음과 같은 방법이 권장된다.

- 환자는 COHb 수준에 관계없이 고압산소치료를 받아야 한다.
- 임신한 환자는 증상과 증상에 관계없이 고압산소치료를 받아야 한다.
- 혼수 상태가 지속되는 경우에서 두 차례 이상의 고압산소치료가 필요한지는 논란이 남아있다.

고압산소치료의 프로필, 즉 적절한 압력에 관한 논쟁이 있다. 2.5 ~ 3ATA 사이의 치료 수심이 대부분 사용된다. 생리학적 칼슘 길항제인 Mg2 +는 세포 내 칼슘 유입을 막아 일산화탄소 중독의 후유증을 예방하는데 도움이 된다.

J. 고압산소치료

CO 중독에서의 HBO 사용에 대한 실험적 연구의 결과는 표 21-12.에 제시되어 있으며, 고압산소치료 대 대기압산소치료의 비교에 대한 지침은 표 21-13.에 나와 있다. 25% 이상의 COHb 수준을 보인다면 가능하다면 고압산소치료를 받아야 한다. 그러나 환자의 임상적은 증상과 일산화탄소 노출의 병력에 따라서 고압산소치료의 시작이 결정되어야 하며, COHb 수준은 항상 2차적인 참고에 그쳐야 한다. 고압 산소 시설의 비용과 제한된 가용성으로 인해 환자를 고압 산소 치료가 가능한 시설로 이송하는 것이 항상 쉽지는 않다. 특히 환자의 상태가 위중한 경우 특히 그렇다. 가능한 경우, 환자는 중환자 치료 및 적절한 시설을 갖춘 다격실 챔버로 이송되어야 한다. 이러한

시설로 이송하는 동안 환자는 마스크를 100% 산소를 받아야 한다. 특히 내쉰 공기를 다시 호흡하여 산소 분율이 떨어지지 않도록 비재호흡 마스크를 사용해야 한다.

중증의 일산화탄소 중독의 치료에 있어서, 고압산소치료 대신에 정상압산소치료로 충분하다는 주장은 이제는 받아들이기 어렵다. 고압산소치료에 의해 달성된 1800mmHg의 pO2는 정상압에서 100% 산소로 얻을 수 있는 760mmHg의 최대 pO2보다 확실히 효과적이다. 산소영역(12장 참고)을 고려하면 그 차이는 더 심해진다. 실제로, 600mmHg보다 높은 pO2를 달성하기 위해 산소를 투여하기에 적합한 산소 마스크가 거의 없기 때문에, 정상압산소치료에서 얻을 수 있는 산소 분압은 이보다 더 낮다.

일산화탄소 중독에 있어 고압산소치료에 대한 전미 해저 고압산소 의학회(Undersea and Hyperbaric Medical Society of USA)의 권고사항은 다음과 같다. 일시적이거나 지속적인 의식 소실, 비정상적인 신경학적 증상, 심혈 관계 장애, 심각한 산증, 36세 이상의 나이, 간헐적인 노출이더라도 24시간 이상의 노출 또는 25% 이상의 카르복시헤모글로빈 수치이다. 이 주제에 관한 최신 연구의 결과는 CO 중독에 대한 HBO 치료의 적응증이 여전히 보편적으로 인정되지 않는다는 것을 보여준다(Mutluoglu 2016). 유럽의 시설에서 사용되는 고압산소치료 프로토콜은 크게 다르므로 발표된 가이드 라인에 관한 더 많은 교육이 필요하다.

치료는 다격실 챔버 혹은 단격실 챔버에서 수행될 수 있다. 중증의 환자의 경우 중환자 치료가 가능한 대형 챔버가 필요하다. 다양한 기체-시간-수심 프로필(치료표, treatment table)이 일산화탄소 중독 치료에 사용되어 왔다. 사용되는 압력은 2에서 3ATA 사이이다. 가장 보편적으로 사용되는 프로토콜은 3ATA에서 초기 45분간 100% 산소를 호흡하고 이어서 2ATA에서 추가로 치료하는 것이다. 치료기간은 2시간 동안, 만일 챔버 내에서 검사가 가능하다면 COHb 수준이 10% 미만을 목표로 잡을 수 있다. 고압산소치료는 독성 노출을 유발하는 의식을 잃은 환자, 병원 입원 시 혼수 상태에 있고 신경학적 이상이 지속되는 환자에서 좋은 선택이다(Wattel 1996). 혼수 상태에 있는 환자에서 고압산소치료는 약 10%에서 고막 파열의 합병증을 수반한다. 300 사례의 연속적인 일산화탄소 중독 치료 도중에 발생한 경련 발작에 대한 보고(Hampson 1996) 에서, 발작은 2.45ATA (0.3%)에서 1, 2.80ATA (2%)에서 9, 3ATA에서 6이 보고되었다. 환경압에 따른 차이는 통계적으로 유의하였다. 따라서 일산화탄소 중독에 대한 HBO 치료 압력을 선택할 때 경련에 따른 위험성을 고려해야 한다. 삽관과 기계환기 중인 중증 일산화탄소 중독 환자는 다격실 대형 챔버를 사용하더라도 적절한 고압 산소 공급을 달성하지 못한다는 우려가 제기되었다. 85명의 환자를 대상으로 한 연구(Hampson 1998)에서 pO2 수치는 95% 이상의 환자에서 760mmHg 이상을 달성하는 것이 확인되었다. 적절한 산소 공급을 할 수 없다는 우려 때문에 이러한 중증의 사례를 고압산소치료에서 제외시켜서는 안된다.

저자 및 연도	대상	방법	결과
End and Long (1942)	개, 기니피그	고압산소 3ATA 100%	고압산소가 신체에서 일산화탄소를 제거하는데 있어 정상 산소보다 더 효과적임
Pace (1950)	자원자	고압산소 2ATA	일산화탄소 제거 속도의 가속화
Ogawa (1974)	개	고압산소	혈액농축, 고압산소에 의해 역전되어 혈액 용량의 20% 가량이 감소함

Koyama (1976)	개	실험군 2ATA 대조군 전통적방법	COHb 수준과 다른 생화학검사상 고압산소치료가 우월함
Sasaki (1975)	개	고압산소	COHb의 제거 반감기 중증의 중독 2.8ATA 20min + 1.9ATA 57min 중간의 중독 2.8ATA 20min + 1.9ATA 46min 경증의 중독 2.8ATA 20min + 1.9ATA 30min
Jiang and Tyssebotn (1997)	생쥐 좌측 경동맥 폐색	정상압산소 vs 고압산소 vs 정상압대기	대조군과 비교하여 고압산소군 뿐만 아니라 정상압산소 군에서도 사망률과 신경학적 이환율이 감소 고압산소군은 정상압산소군 보다 생존시간, 생존율에 유리 생쥐 모델에서 급성일산화탄소 중독의 단기결과는 고압산소가 유리하다

표 21.12 일산화탄소 중독의 고압산소치료에 대한 연구 결과

현 시설에서 고압산소치료가 가능한 경우	COHb >= 25%	고압산소치료
	COHb < 25%	정상압산소치료 단 증상 시는 고압산소치료
고압산소치료를 위해 이송해야 하는 경우	COHb >= 40% 무증상	정상압산소치료
	COHb < 40% or 증상	이송

표 21-13. 고압산소치료 vs 정상압산소치료

K. 고압산소치료 프로필

급성 일산화탄소 중독에 대한 정상압산소치료와 고압산소치료의 비교는 내원까지 평균 경과 시간 13시간이 지난 집에서 중독된 성인 629명을 대상으로 이루어졌다 (Raphael 1989). 초기에 의식 소실이 있었는지에 따라 분류된 무작위 연구였다. 의식 상실이 없는 사람들에서 고압산소치료는 정상압산소치료 (NBO)와 비교하여 회복률에 차이가 나타나지 않았다. 의식이 소실되는 증상이 나타난 군은 다음과 같이 세분화되어 치료 효과가 비교되었다.

2ATA에서 2시간 고압산소치료 후 4시간 동안 정상압산소치료

6시간에서 12시간의 간격을 둔 2차례의 고압산소치료와 4시간의 정상압산소치료

2차례의 고압산소치료 세션은 단일 치료에 비해 이점이 없는 것으로 나타났다. 저자들은 의식의 초기 상실을 지속하지 않는 사람들은 COHb 수준에 관계없이 정상압산소치료가 적절하다고 결론지었다. 또한 의식 소실이 발생한 중증도에서 고압산소치료는 유용하지만 두 차례의 고압산소치료 세션이 한번에 비해 이점이 없다는 결론을 내렸다. 이 연구에서의 방법론은 많은 제한점이 있지만 가장 큰 제한점은 내원까지의 평균 경과 시간을 통제하지 못했다는 점이 알려져 있다.

정상압산소치료와의 효과를 비교한 또 다른 무작위 연구가 있다 (Ducasse 1995). 중간 정도 중증도의 일산화탄소 중독 환자를 대상으로 하였다. 신경학적 손상이 없고 의식이 있는 경우 2.5ATA에서 30분간 고압산소치료가 입원 후 경과시간 2시간 이내에 이루어진다면 다음과 같은 이점이 있다:

- 두통과 메스꺼움과 같은 증상으로부터의 빠른 회복.
- 처음 2시간 동안 일산화탄소의 신속한 제거. 단, 12시간 후 두 그룹간의 혈중 COHb 수치는 차이가 없다.
- 고압산소 그룹에서 3주 후에 뇌파 이상이 적게 관찰된다.
- 아세타졸라마이드(acetazolamide)검사에서 대뇌 혈관 운동 반응의 회복은 고압산소 그룹에서 높았다.

100명의 환자에 대해 계속적으로 장기간 수행된 연구에서, 정상압산소치료 그룹의 신경 정신적 후유증의 빈도는 63%였다. 고압산소치료를 1회 받은 그룹은 46%, 2회의 고압산소치료를 받은 그룹에서는 13%의 후유증을 보였다. (Gorman 1992)

고압산소치료가 지연되면 후유증의 빈도가 더 높았다. 전향적 무작위 임상연구에서, 지연성 신경학적 합병증(DNS)은 정상압산소치료와 비교하여 고압산소치료에서 덜 빈번한 것으로 나타났다(Thom 1992). 이 저자들은 초기 임상 증상의 심각성에 관계없이 일산화탄소 중독 환자의 초기 치료에 고압산소치료를 사용해야한다고 권고한다. 환자의 상태가 크게 다르며 사용된 고압산소치료 프로파일도 다양하기 때문에 다른 보고된 연구 결과를 비교하기가 어렵다. 그러나 고압산소치료의 전반적인 결과는 정상압산소치료에 비해 유리하게 나타났다. 증증의 일부 환자는 다른 합병증으로 사망했으며, 또 다른 사례에서는 고압산소치료가 너무 늦게 시작되었다.

급성 일산화탄소 중독의 치료에 적용되는 선택 기준을 평가하기 위해 북미에 위치한 고압산소치료시설이 조사되었다 (Hampson 1995). 1992년에 시행된 치료가 대상이었으며, 응답자는 미국과 캐나다의 208개 시설 중 85%에서 총 2636명의 환자를 치료했다. 해당 시설에서 치료 받은 일산화탄소 노출 환자의 대부분에서 혼수 상태 (98%), 일시적인 의식 상실 (77%), 국소 신경학적 결손 (94%) 또는 비정상적인 심리 검사(91%)와 같은 소견이 나타났으며 이는 COHb (carboxyhemoglobin) 수준과 상관 관계가 없었다. 만일 환자의 증상이 비특이적인 두통, 메스꺼움이고 검사실 결과가 COHb 값이 40% 이라면 응답자의 92%가 고압산소치료를 사용한다고 답했다. 무증상 환자의 고압산소치료를 위한 유일한 기준으로 지정된 최소 COHb 수치를 사용하는 응답자는 전체의 62%에 불과하였다. 연구자는 COHb가 고압산소치료를 결정하기 위한 독립적인 기준으로 사용될 때, 이용되는 수준은 기관마다 광범위하게 다양하다는 결론을 내렸다. 일부 임상 시험의 한계는 장기 추적 관찰의 부족이었다. 고압산소치료와 정상압산소치료를 비교한 이러한 연구의 대부분은 방법론적 한계가 있어 고압산소치료의 효능에 대한 결론을 이끌어 내기가 어렵다.

고압산소치료에 따른 인지기능의 보존을 정상압과 비교하되, 일산화탄소 노출 후 고압산소치료를 받기까지 시간 지연이 있던 문제를 해결하도록 설계된 연구(Weaver 2002)가 이루어졌다. 460 사례에서 대상군과 대조군 각각 76 사례가 선정되었다. 치료는 일산화탄소 노출이 끝나고 23시간 이내에 고압산소치료가 미해군 프로필 5번을 수정한 3ATA(해수면을 보정하면 3.15ATA)에서 이루어졌으며, 첫 치료 후 24시간 이내에 2차례의 추시 재압이 이루어졌으며, 대조군은 해수면에서 순산소를 같은 시간 호흡하였다. 6주 후까지 관찰된 인지손상의 비율은 고압산소군에서 19(vs 35)로 적었으며 승산비로 5.71로 나타났다.

현시점에서 미국에서는 일산화탄소 중독에서 사용하는 고압산소치료에 대한 두 가지 임상 시험이 진행 중이다. 그 중 첫 번째는 적절한 고압산소치료 횟수를 결정하기 위한 것이다. (ClinicalTrials.gov Identifier : NCT00465855) 무작위로 추출된 급성 일산화탄소 중독 환자는 고압산소치료를 3차례 진행하는 그룹과 한번만 치료받는 그룹으로 나누어진다. 3회 세션 중 첫 번째 세션의 프로필은 다음과 같다. 3ATA 로 가압하여 25분간 산소 호흡, 이후 5분간 공기 휴식기를 가지고 다시 25분간 산소 호흡 이어서 5분간 공기 휴식기를 가진다. 이후 2ATA로 감압되며 5분의 공기휴식기를 가진 2차례의 30분간의 산소 주기가 이어진다. 나머지 두 차례의 세션은 2ATA 에서 90분간 산소 호흡을 하게 되며, 5분간의 공기 휴식기가 2차례 주어진다. 이 연구는 2007년 시작되었으며 2019년까지는 완료될 예정으로 있다. 두 번째 임상 연구는 일산화탄소 중독으로 고압산소치료를 받은 환자에게 SPECT 검사를 시행한 연구자의 경험적 원칙에 대한 후향적 검토로 이루어진다. (ClinicalTrials.gov Identifier : NCT00596180) 연구의 목적은 비 급성기에 시행한 SPECT 대뇌 영상 검사가 추후 지연성 신경 후유증(DNS)의 발생을 예측할 수 있는지 확인하는 것이며, 임상 상태 및 인지 검사와 일치하는지 여부를 평가한다. 연구는 2016년 말까지 완료 될 것으로 예상된다.

이상을 종합해보면 일산화탄소 중독의 첫 치료는 최소 3 ATA 이상으로 가압하는 것이 효과적이라는 결론을 내릴 수 있다. 웨버나 제퍼슨 치료표가 있음에도 프로필 9으로 치료를 받을 경우 DNS의 위험이 증가한다. 또한 내원 시 vit.C 를 투여하는 경우가 있는데, 아스코르빈산은 고압환경에서 과산화지질을 증가시키므로 피해야 한다.

L. 염화메틸렌에 의한 이차성 일산화탄소 중독에 대한 고압산소치료

염화메틸렌 (methylene chloride, dichloromethane)은 인체에 들어간 후 색소단백(cytochrome) P450에 의해 일산화탄소로 전환된다. 직업적인 이유로 빈번하게 염화메틸렌에 노출될 수 있으며, 중추 신경계에 직접적으로 또는 대사 산물인 일산화탄소를 통해 급성 및 만성 독성을 유발할 수 있다. 단일 노출로 인한 12의 염화메틸렌 중독에 대한 연구에서 9사례에서 고압산소치료가 필요하며 좋은 회복을 보였다 (Youn 1989). 저자들은 염화메틸렌으로부터 유래된 일산화탄소의 반감기가 외인성 흡입 일산화탄소에 비해 2.5배인 것을 관찰했다. 일산화탄소 중독에서는 (일산화탄소가 있는 대기의) 노출이 끝나면 조직의 일산화탄소 농도가 감소하는데 비하여 염화메틸렌 중독에서는 노출이 종료된 후에도 조직의 일산화탄소 농도가 계속 상승한다. 이 관찰의 실질적인 의미는 염화메틸렌 중독 환자는 적절한 고압산소치료를 받아야 하며 노출 후 12-24시간 동안 관찰이 필요하다는 것이다. 염화메틸렌에 우발적으로 노출된 후 발생한 양측 청력저하로 고압산소치료를 받고 치료 후 25일 경과 후에 청력이 개선되는 사례가 보고되었다 (Bonfiglioli 2014).

M. 임신 중 일산화탄소 중독의 치료

과거에는 태아에 대한 산소 독성 때문에 임신은 고압산소치료의 상대적 금기로 간주되었다. 태아에 대한 과산소 노출의 위험은 동물에서 시연된 바 있다. 그러나 이러한 실험 노출은 실제 고압산소치료에서 일상적으로 사용되는 시간과 압력을 초과한 것이었다. 일산화탄소 중독 산모에게 100% 산소를 주는 경우, 태아의 일산화탄소 반감기가 늦기 때문에 산소치료시간은 산모가 필요로 하는 시간의 5 배까지 연장해야 한다. 반 호센(Van Hoesen) 은 1989년 17세의 일산화탄소 중독 산모 증례를 보고하였다. 사례에서 산모는 재태 37주 였으며 COHb 수준은 47.2%보였다. 산모는 2.4ATA 에서 90분간 치료를 받았다. 이 사례에서는 산모와 아이 모두 건강하였고 정상적 으로 분만하였다.

이러한 경우 산모가 고압산소치료를 받지 않는다면 태아뿐만 아니라 산모에게도 상당한 병적 상태가 예상된다. 산모의 급성 일산화탄소 중독에 대한 고압산소치료의 첫 번째 지침은 일반적으로 산모가 견딜 수 있는 한도에서 는 태아에게도 안전하다는 것이다. 임신 초기 급성 일산화탄소 중독에 대한 첫 번째 전향적, 다기관 연구(Koren 1991)에 따르면, 산모에서의 일산화탄소 독성은 상대적으로 모체에 영향이 없을 경우에도 태아에서는 심각한 장 애를 초래한다는 것을 보여주었다. 태아에서는 일산화탄소 축적의 경향이 높고 모체 순환보다 제거가 느리다. 때 문에 고압산소치료는 정상압산소치료에 비해 태아에서 저산소증을 감소시키고 결과를 개선한다. 임신 중 일산화 탄소 중독의 치료를 위해 가능한 임상적 증거에 근거하여 다음과 같이 권고한다.

- 노출 후 경과시간에 상관 없이 언제든 산모 COHb 수치가 20% 이상이면 고압산소치료를 시행한다.
- COHb 수준에 관계 없이 산모에게 신경학적 증상이 있거나 나타난다면 고압산소치료를 시행한다.
- COHb 수치의 증거나 혹은 일산화탄소 노출의 병력과 함께 태아조짐이 나타나는 경우, 즉 태아 빈맥, 태아 모니터의 비트 - 비트 변동성 감소 또는 후기 감퇴(late deceleration)이 있으면 HBO 치료를 시행한다.
- 초기 치료 후 12시간 후에 산모에게 신경학적 징후나 태아 조짐 징후가 지속되는지 평가해야 하며, 추가적 인 고압산소치료를 고려한다.
- 산모에서는 태아의 일산화탄소 배출 반감기가 길기 때문에, 통상보다 긴 고압산소치료 세션이 필요하다. (Friedman 2015)

일반적으로 일산화탄소에 노출된 모든 산모에게 고압산소치료가 필요하다는데 컨센서스가 있으며, 특히 노 출 후 산모에게 증상이 있는 경우는 반드시 필요하다 (Bothuyne-Queste 2014). 노출 3주 후에 정기적인 검진 이 필요하다. 검사는 태아 초음파 검사에서 두극(cephalic pole)의 확인과 MRI가 추천된다. 25년 (1983-2008) 에 걸친 전향적 단일 센터 코호트 연구가 프랑스의 노르파스칼레 (Nord Pas de Calais) 지역에서 발표되었다 (Wattel 외 2013). 이 연구는 일산화탄소 중독으로 고압산소치료를 받은 후 분만한 산모와 아이들을 대상으로 하였다. 조사 결과 노출 후 고압산소치료를 받고 건강하게 분만한 아이들에게서는 추후 성장과정에서 의미 있는 정신 운동 장애 또는 신장/체중 성장 부전이 나타나지 않았다. 따라서 신생아 상태가 정상인 경우 특별한 후속 조 치가 필요하지 않을 것으로 생각된다.

N. 매연 흡기의 치료

매연 흡기(Smoke inhalation)은 다양한 독성을 수반하며, 화상 손상과 화학적 손상에 의한 폐 기능 부전을 유발한다. 이러한 손상 중에서 일산화탄소 중독은 가장 직접적으로 생명을 위협하는 장애이다. 구조 요원을 위한 현장 지침으로 다음과 같은 환자 그룹은 즉시 고압 시설이 있는 응급 서비스로 안내되도록 하는 것을 권장한다.

- 의식이 없는 사람

- 반응이 있지만 반대하는 사람

- 구두 지시나 고통스러운 자극에 반응하지 않는 사람 .

이러한 기준에 해당되는 화재 현장에서 구출된 환자는 100% 산소를 투여하며 고압치료가 가능한 응급센터로 후송되어야 한다. COHb가 20% 이상이고 표면 화상이 환자의 신체의 20% 미만인 경우, 화상 치료 서비스가 고압 시설 자체에 있지 않는 한 환자는 HBO로 처음 치료를 받은 후 화상 센터로 옮겨야 한다. 고압산소치료는 100% 산소를 사용하여 46분 동안 2.8ATA에서 제공된다. 화상 면적이 체표의 20%를 넘어서는 경우에는 처음에 화상 센터에서 치료하는 것을 고려할 수 있다.

매연 흡기에 의한 폐부종이 고압산소치료로 감소하는 것이 실험실적으로는 입증되었다. 이것은 매연 흡기가 동반된 일산화탄소 중독에서 나타나는 호흡 부전에 대한 고압산소치료의 근거로 제시될 수 있다. 또한 2.8ATA 에서의 고압산소치료를 45분간 시행한 생쥐에서 매연 흡기에 의한 순환 호중구의 부착이 억제되는 것이 알려져 있다. 이러한 효과는 매연 노출 직후에 치료적으로 시행하는 것뿐만이 아니라 예방적으로 고압산소치료 후에 매연에 노출되는 경우에도 나타난다. 따라서 고압산소치료의 유익한 효과는 일산화탄소의 제거 보다 면역학적인 반응(혈관계에 대한 호중구 부착의 억제)에 따른 것으로 생각된다.

O. 지연성 신경학적 후유증(DNS) 의 예방 및 치료

여러 보고에 따르면 일산화탄소 중독의 급성기에 적절한 고압산소치료를 받으면 지연성 신경학적 후유증(DNS)의 발병률이 감소하는 것으로 나타났다. 경험적으로 DNS의 예방을 위해 과다한 치료를 사용해 왔다. 이러한 DNS의 결정 인자인 색소단백(cytochrome) 알파3 산화제(oxidase)와 결합한 일산화탄소의 반감기는 아직 알려지지 않았다. 이를 조사하기 위해서는 더 많은 연구가 필요하므로 임상적으로 더 많은 치료가 수행되고 있는 것이다.

또한 DNS의 치료에도 고압산소치료가 사용되었다. 고압산소치료 후 시행한 대뇌 영상에 이상이 나타난 중증 일산화탄소 중독 환자는 DNS가 발병할 가능성이 크다. 일산화탄소 노출 후 상당한 지연이 있더라도 고압산소치료를 받은 환자에서는 평가로 입증된 인지적 손상이 성공적으로 치료되었다. 통제된 임상 시험에서 고압산소치료와 정상압산소치료가 비교되었으며, 고압산소치료에서 DNS 발병률의 감소가 유의하게 나타났다. 일산화탄소에 의한 무운동 함구증(akinetic mutism) 환자의 대뇌 영상에서 나타난 피질 및 피질하 병변의 rCBF의 개선은 고압산소치료 후에 기능 회복과 유의한 상관 관계를 보였다(Chen 2016).

V. 그 밖의 조직 독성

A. 시안(cyanide) 중독

시안(cyanide)은 알려진 가장 속효성, 치명적인 독극물 중 하나이다. 시안은 가스 또는 액화 수소 시안화물(liquid hydrogen cyanide, HCN) (청산(prussic acid)이라고도 함)으로 존재한다. 그것은 검출될 수 있는 가장 작은 유기 분자 중 하나이기도 하다. 가스 시안화물의 경우 적은 양인 100mg 의 흡기로도 즉각적인 사망을 유발할 수 있다. 경구용 나트륨 또는 칼륨염 (치사량 300mg)은 더 천천히 작용한다. 몇 분 동안 증상이 나타나지 않고 1시간 동안 사망하지 않을 수도 있다. 시안 중독은 대부분 자살이지만 전기 도금 산업, 실험실 절차 및 화재로 인한 연기 흡입을 통해 노출이 발생할 수 있다. 제조 업계에서 일반적으로 사용되는 치환된 지방족 니트릴인 프로피오니트릴(propionitrile)은 시안화물을 생성할 수 있다. 청산 글리코사이드(cyanogenic glycosides)는 살구씨(행인)과 고편도(bitter almond)를 포함한 여러 식물 종에서 발견된다. 시안 중독의 흔한 의인성 원인은 염화질산염(nitroprusside)이며, 이것은 혈관 확장제 및 강압제로 사용된다. 시안화물은 질산염(nitroprusside)의 대사 산물이며 독성은 급속 주입, 장기간 사용 또는 신부전으로 인해 발생한다.

병태생리: 시안은 색소단백(cytochrome) 알파3 산화제(oxidase)와 결합하여 산화된 철(Fe^{3+})에 큰 친화력을 보인다. 이 복합체는 산화적 인산화(oxidative phosphorylation)의 최종 단계를 억제하고 호기성 대사를 정지시킨다. 시안에 중독된 생체는 본질적으로 산소를 사용할 수 없기 때문에 질식하는 것이다.

시안 중독의 임상 특징: 급성 시안화 중독의 징후와 증상은 세포 저산소 상태를 반영하며 종종 비특이적이다. 중추 신경계는 가장 민감한 표적 기관으로 초기에는 자극효과를 나타내다가 이어서 억제를 나타낸다.

검사실 진단: 혈액 시안화물 농도는 독성 확인에 유용하지만, 이 검사 결과가 나오기 전에 치료를 시작해야 한다. 심전도 및 뇌파의 변화는 비특이적이다.

a. 치료

시안 중독의 기본적인 치료법은 킬레이트제(chelating agent)이다.(Cyanide Antidote Kit, Eli Lilly & Co). 목적은 염화 아질산염을 제공하여 시안을 안정적인 형태인 시안-메트헤모글로빈 형태로 결합시키는 것이다. 시안화물은 시안화 헤모글로빈의 해리에 의해 나중에 유리된다. 이것을 무독성 물질인 티오시안산염(thiocyanate)로 전환시키기 위해 티오황산나트륨을 정맥으로 정주한다. 국내에서는 각 지역별로 희귀의약품 센터에서 제독에 필요한 약제를 신청할 수 있다. 이론적으로 하이드록시코발라민(hydroxocobalamin, Vitamin B12)은 시안화물 중독에 대한 해독제로서 유망하다. 왜냐하면 코발트 화합물은 시안화물을 결합 및 해독하는 능력이 있기 때문이다. 제한적인 자료이나 시안의 인체 독성에 대한 연구에서 vit. B12는 효과적인 해독제임이 제시되었다. 자료는 매연 흡기에서 얻은 것으로 제한적이다. (Thompson 2012). 시안화수소(hydrogen cyanide)기체를 흡기하는 경우에는 흡수율이 매우 높을 수 있으며, 이러한 상황에서 Vit. B 12를 천천히 정주하는 치료는 적절한 해독 효과를 나타내기에 부족할 수 있다. 화학 요법의 한계는 보완적인 접근의 필요성을 시사하며 고압산소치료의 적응증이 조사(Hansen 2013)되었다. 쥐의 급성 시안화물 중독에서 vit. B 12 와 고압산소치료의 병용 투여는 시안화물 중독으로 인해 방해 받는 대뇌 대사에 유익하고 지속적인 영향을 미치는 것으로 나타났다. 다만 티오황산나트륨 투여 시 히드록소코발라민을 같이 투여하면 해독 작용이 억제된다.

b. 시안 중독에서 고압산소치료의 이론적 근거

고압산소치료의 효과가 나타나는 기전으로 색소단백(cytochrome) 알파3 산화제(oxidase)의 수용체 부위에서 고압의 산소가 시안화물과 경쟁하여 나타나는 치료적 효과는 기대하기 힘들다. 고압산소의 가능한 기전은 다음과 같이 설명된다.

- 항정식인 "색소단백 산화제(cytochrome oxidase) + 시안 = 색소단백 산화제 시안"의 반응은 높은 산소분 압에 의해 좌측으로 이동
- 높은 산소 압력에 의해 시안화 해독이 증가
- 과산소화는 시안에 비민감성 경로를 통해 세포 호흡을 계속하게 하고 저산소증에 대한 반대 작용을 수행

동물 실험 연구에서 고압산소치료는 시안 중독에 효과가 있음이 시사되었다. 시안 중독 환자에서 고압산소치료가 유용하였다는 여러 사례보고(anecdotal)가 있다.

B. 황화수소중독

황화수소(Hydrogen sulfide, H2S)는 독성이 강하고 가연성이며 무색의 가스로 "썩은 계란" 같은 특징적인 냄새로 인지할 수 있다. 독성 메커니즘은 시안이나 일산화탄소와 유사하다. 황화수소는 미토콘드리아 독소이며 세포의 호기성 신진 대사를 억제한다. 독성 노출에 대한 치료에는 오염된 환경에서의 제거, 100% 산소로 환기, 노출 직후 아질산염(nitrite)의 투여가 있다. 질산염은 헤모글로빈을 메트헤모글로빈으로 전환시킨다. 황화수소 중독에서 고압산소치료를 시행하는 이론적 근거는 고압산소가 이 전환 과정을 촉진시킨다는 것이다. 후자는 유리 황화물 이온과 결합하여 세포 내 색소단백(cytochrome) 산화제(oxidase)를 보존한다.

75% 치사율(LD75)의 황화수소로 중독된 쥐에서 1ATA의 순수 산소는 사망 예방에 효과적 이었지만 3ATA의 산소가 더 효과적이었다 (Bitterman 1986). 가장 우수한 치료는 3ATA의 산소와 아질산 나트륨의 조합이었다. 황화수소 중독에서의 고압산소치료의 임상적 유용성은 뇌부종의 완화와 저산소 상태에서 중요한 기관 보호에 기반을 두고 있다. 고압산소치료가 황화수소 중독 치료에 성공적이라는 몇몇 사례보고가 있었다. 질산염 투여와 함께 고압산소치료를 5명의 중증 황화수소 중독 환자에게 사용하여 성공적으로 치료한 사례(Hsu 1987)가 있으며, 지연된 신경 독성에 대하여 고압산소치료를 시행한 사례(Pontani 1998)도 알려졌다. 3ATA로 90분간 치료를 시작하였고, 2.4ATA에서 매일 치료를 계속한 결과 3일 후에는 신경학적 결손의 해결을 보고하였다. 정상압산소치료에 반응하지 않는 황화수소 독성에서 고압산소치료는 성공적인 반응을 보였다 (Belley 2005).

C. 사염화탄소중독

사염화탄소 (carbon tetrachloride, CCl4) 중독은 임상에서 흔치 않은 중독이다. 중간 정도의 중독에는 양호한 예후를 보이지만, 중증 간신장 손상이 발생하면 간부전으로 인해 심각한 예후를 보인다. 허혈성 무산소증으로 인한 간담도의 동양혈관(sinusoidal capillar) 손상의 가능성도 있지만, 사염화탄소에 의한 간 손상은 프리라디칼에 의한 것으로 알려져 있다. 사염화탄소는 프리라디칼인 CCl3 나 CCl300를 비롯한 대사 산물을 통해 독성을 나타낸다. 산소는 간 색소단백(hepatic cytochrome) P 450 매개로 사염화탄소가 CCl3로 전환되는 것을 강력하게 억제하며, CCl3를 CCl3OO로 전환을 촉진한다. 이 두 가지는 모두 프리라디칼이다. 지질과산화 및 세포 구조물과의 결합을 통해 간세포 독성을 나타낸다. 저산소 상태에서 대부분의 프리라디칼은 CCl3이며, 고산소 상태에서는 대부분 CCl3OO 의 형태로 존재한다. 감소된 글루타티온(GSH) 의존 메커니즘은 CCl3OO에 대해 보호할

수는 있지만 CCl3에 대해서는 보호할 수 없기 때문에, 사염화탄소 중독에서 고압산소치료가 효과를 나타낸다.

사염화탄소가 주입되고 6시간 지난 생쥐에서 고압산소치료는 생존율을 향상시키고 사염화탄소가 휘발성 대사 산물인 CHCl3와 CO2로 생체 내 전환되는 것을 억제하는 것으로 나타났다. 주된 효과는 CO2에 있으며, 이것은 정량적으로 더 중요한 대사 산물이다. 대부분의 동물 실험 연구에 따르면 고압산소치료를 받은 동물의 사망률이 낮아지고 간 기능 검사의 손상이 적은 것으로 나타났다. 사염화탄소로 중독된 쥐에서 고압산소치료의 영향에 대한 통제된 연구의 결론은 다음과 같다.

- 고압산소치료는 사염화탄소 중독에서 생존을 향상시킨다.
- 치료에 대한 반응은 경과 시간과 관련이 있다. 중독 1시간 이내에 치료받은 동물은 4시간 경과 후 치료받은 동물에 비해 생존율이 더 좋다.
- 고압산소치료의 생존율 향상은 간독성이 감소된 결과이다.

고압산소의 간 보호효과에 대한 기전은 명확하지 않다. 사염화탄소 중독에서 고압산소치료는 성공적으로 사용되었다. 현재의 산업 환경에서는 사염화탄소와 같은 독성 용제의 중독이 발생하는 경우는 드물다. 그러나 실제 중독이 발생하면 만족할만한 전통적인 치료법은 알려져 있지 않다. 고압산소는 유용하고, 비타민 E와 같은 자유 라디칼 제거제는 고압산소치료 전이나 또는 함께 제공된 경우에만 효과가 있는 것으로 보인다.

D. 메트헤모글로빈혈증

혈색소(hemoglobin)의 가역적인 산소화 및 탈산소화가 생리적인 산소 분압 하에서 이루어지기 위해서는 탈산소화된 혈색소(deoxyhemoglobin)의 헴 철이 Fe^{2+} 형태로 남아있어야 한다. 메트헤모글로빈혈증에서 철은 이미 Fe^{3+} 형태로 산화된 형태로 존재하며 따라서 더 이상 산소와 결합할 수 없게 된다. 호흡 과정에서 혈색소가 산화되면 전자가 $Fe+$ 원자에서 결합된 산소 분자로 이동한다. 따라서 산화헤모글로빈에서 철은 Fe^{3+} 상태의 특성 중 일부를 보유하고 산소는 프리라디칼인 초산화물(superoxide) (O_2-) 음이온의 특성을 가진다.

메트헤모글로빈혈증은 질산염 또는 아질산염과 같은 산화 물질에 노출된 결과이다. 많은 약물과 화학 물질이 혈색소 분자에 독성 영향을 미치고 메트헤모글로빈혈증(Methemoglobinemia) (예: 니트로벤젠과 아질산염)을 일으킨다. 메트헤모글로빈 혈증은 대개 무증상이며 수치가 증가함에 따라 모든 조직에서 세포 저산소증의 증거가 나타난다. 사망은 일반적으로 메트헤모글로빈 분획이 전체 헤모글로빈의 70%에 접근할 때 발생한다. 진단은 메트헤모글로빈과 원인 물질을 밝히는데 달려 있다.

a. 메트헤모글로빈혈증의 치료

메트헤모글로빈혈증에 효과적인 치료는 메틸렌 블루이지만, 고압산소치료는 유용한 보조 요법이다. 메틸렌 블루, 산소 및 고압산소치료의 다양한 조합에 의해 표시되는 아질산 나트륨 독성에 대한 길항 작용의 비교는 고압산소가 메틸렌 블루에 독립적으로 효과를 나타냄을 보여준다. 약물로 유발된 메트헤모글로빈혈증 (methemoglobin level 50-70%) 에서 환자는 혼수 상태에서 고압산소치료를 시작했으며 고압산소 하에 시간당 5-8%의 비율로 메트헤모글로빈이 감소함에 따라 2.2ATA에서 고압산소치료 후 의식을 회복한 사례가 있으며, 사고로 치사량의 3배에 달하는 질산 이소부틸(isobutyl nitrite)이 투여된 환자에서 고압산소치료와 혈액 교환 수혈을 시행하여 회복된 사례가 보고되었다 (Jansen 2003).

다른 사례(Lindenmann 2015)에서 젊은 남성은 상당한 에탄올 섭취량과 관련하여 아질산염(poppers)에 노출되어 metHb 68%가 측정되었으며, 톨루이딘 블루가 1차 해독제로 투여된 직후 고압산소치료가 시행되었다. 예후는 양호하였다.

E. 유기인 화합물

유기인 화합물(Organophosphorus Compound)은 살충제 및 소만 (soman) 및 사린 (sarin)과 같은 화학전 신경제로 사용되어 왔다. 유기인 화합물의 독성 기전은 아세틸콜린에스테라아제 저하로 아세틸콜린의 축적과 아세틸콜린 수용체의 지속적인 자극을 일으킨다. 유기인 화합물의 중독 관리는 아트로핀 황산염과 중탄산 나트륨, 황산 마그네슘, 혈액 알칼리화등이 보조적 치료가 된다. 신경 독성은 심각한 문제를 일으킬 수 있다. 토끼에 대한 실험에 따르면 파라옥손으로 중독 후 근육과 정맥혈의 산소 장력이 급속히 저하되고 산 - 염기 균형이 보상되지 않은 대사성 산증으로 진행되며 저산소증이 발생한다는 사실이 밝혀졌다. 3ATA에서 2~4시간 동안 고압산소치료는 생존율을 향상시켰다. 신경 독성과 유기인 중독의 관리에 고압산소치료의 잠재적인 역할은 추가 조사가 필요하다.

F. 일산화탄소 이외의 중독에서 고압산소

시안, 황화수소, 사염화탄소 중독 및 메트헤모글로빈 혈증의 경우 고압산소치료를 사용한 사례보고가 알려져 있다. 이런 상황에서는 통제된 연구를 하기가 어렵다. 중증의 사례에서 고압산소치료는 전통적 방법에 대한 보조적 치료로 간주되어야 한다. 약물 대사 효소에 의해 반응성 분자 중간체로 활성화되는 독소는 대부분 간을 표적 장기로 한다. 이 중간체는 세포 단백질, 핵산 및 지질과의 화학 결합을 형성하고 이들 분자의 생물학적 기능을 변경하여 세포 손상을 일으킨다. 간세포는 특히 독성 약물 손상에 의해 영향을 받는다. 간세포는 이러한 독성이 활성화되는 주요 조직이기 때문이다. 고압산소치료는 산화적 생체 변형에 의해 활성화된 독소로 인한 상해를 막음으로써 독성 간 손상에 현저한 영향을 미친다. 고압산소치료는 간 손상을 유도하기 위해 생체 변형을 필요로 하지 않는 독소로 인한 손상에는 효과가 없다. 역으로 산소에 의해 산화 biotransformation (예: thioacetamide, aflatoxin, dimethylnitrosamine)을 받는 화합물에 의해 유도된 간 괴사가 고압산소에 의해 증가될 수 있으나 이는 연장된 과산소에 의해 극복되고 억제될 수 있다.

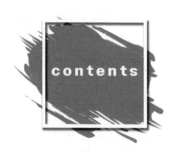

contents

22. 가압전 영상검사

22. 가압 전 영상검사

특히 다이버에서 볼 수 있는 폐압력 손상과 이에 따른 드문 합병증인 기흉, 특히 챔버에서 악화될 수 있는 긴장성 기흉에 대한 자세한 내용은 기체 색전증 단원에서 논의되었다. 기흉의 배제는 챔버 치료 전 필수적 절차로 여겨지고 있으며, 단순 흉부 사진은 기본적인 선별 검사로 사용되고 있다. 여기서는 이러한 기흉의 진단에 사용되는 이학적, 영상학적 검사와 특히 흉부 단순 사진에 대해서 설명하려고 한다. 먼저 아래 가슴 사진을 보자.

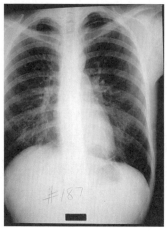

그림 22-1. 28/F

어떤가? 흔히 말하듯이 "특이 소견이 없는가?"(설명 : 영상의학과 의사는 흔히 no active lesion, 혹은 not specific finding 이라는 판독문을 사용하며, 그래서 '특이 소견 없음'은 일종의 전문용어가 되었다.) 그렇다면 매우 곤란하다. 다시 아래 그림을 보자.

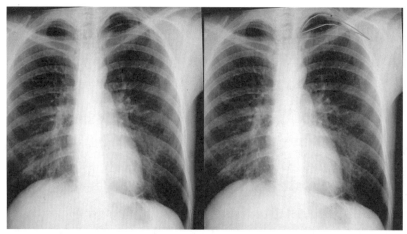

그림22-2. 호흡곤란을 주소로 내원한 28세 여성, 좌측 apex를 붉은색으로 마킹하였다.

위 흉부 단순 사진은 아침 조깅 후 갑자기 발생한 호흡곤란을 주소로 내원한 28세 여성의 것이다. 영상의학과 의사는 아래와 같은 판독을 기록하였다.

Well demarcated paucity of pulmonary vascular markings in right apex

그래서 진단은 Left spontaneous pneumothorax 가 된다. 새롭게 발생한 기흉이라면 대부분 증상이 있다. 호소하는 증상과 병력으로 의심해야 하고 이학적 검진과 영상 검사를 사용하는 것은 다른 의학적 진단 과정과 다르지 않다. 기흉의 소견을 알아보기 전에 먼저 흉부 단순 사진의 판독에 대해서 알아보자.

A. 흉부 단순 사진의 접근

흉부 X-ray (chest X-ray)는 모든 의사들이 일상적으로 하는 의료의 일부분이다. CXR 의 해석에는 상기도염 증례에서 Lt inguinal lobe의 patch consolidation 을 보지 못한 것부터, 색전에 의한 뇌경색 증례에서 중격동의 확장을 확인하지 못한 것, normal CAG 증례에서 rib angle 부위의 Fx, routine 검사에서 SPN을 인지하지 못한 것까지 다양한 스펙트럼이 존재한다. 다이빙을 마친 환자의 X-ray 라면 물론 기흉과 함께 중격동에 공기로 의심할 수 있는 음영이 있는지 확인하는 것이 필요하다.

a. lobal anatomy

CXR을 능숙하게 보기 위해서는 먼저 폐엽의 해부학을 먼저 이해하고 있는 것이 필요하다. lobal anatomy 가 중요한 이유는 폐질환을 국한시키기(localization) 때문이다. 대엽성 폐렴에서 감염은 하나의 엽을 침범하게 되는데 흔한 세균성 폐렴에서 볼 수 있다. 이 경우 침범된 엽의 허탈이 일어나며 엽간열의 위치가 변화하게 된다. 엽간열의 위치 변화와 주변 엽의 팽창은 가장 믿을 만한 대엽성 허탈의 소견이 된다.

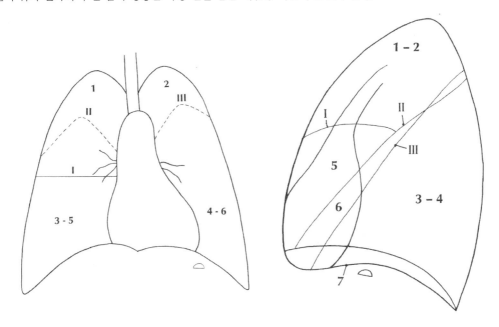

그림22-3. 흉부 단순 사진에서 보이는 폐엽은 다음과 같다; 1-2 : 상엽; 3-5 :우하엽과우중엽; 3-4 :하엽; 5 :우중엽; 6 : 설상엽; 7: 좌측 횡격막

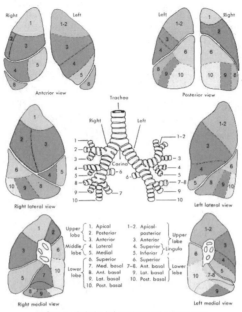

그림22-4. 각각의 폐의 분절은 위의 그림과 같다.

b. 좌우를 먼저 확인한다

현재는 대부분 PACS를 사용하지만 예전에 필름 사진에서는 좌우를 뒤집어서 보는 경우가 1/2 확률로 있었다. 그래서 판독의 첫 번째는 방사선 사진에서 좌/우를 먼저 구별하는 점이었다. 아무래도 헷갈리는 초보자를 위한 간편한 암기법은 의사가 환자를 마주보고 있다고 생각하는 것이다. 심장은 왼쪽에 있다. 만일 오른쪽에 있다면, 1. 필름을 거꾸로 끼웠거나 2. 방사선 기사가 실수를 했거나 3. Dextrocardia 일 것이다. 측면사진에서는 해부학적 구조물이 아래 그림 22-5와 같이 보인다.

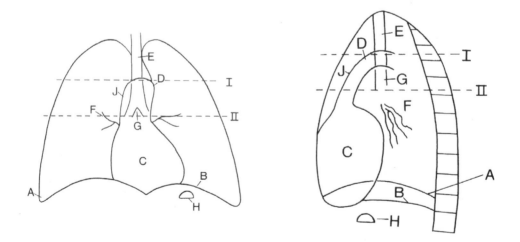

그림 22-5. A. 늑골횡격막각(costophrenic angle) B. 좌측 횡격막 C. 심장 D. 대동맥 융기 E. 기관 F. 폐문 G. 기관분기부 H.위장관 기포 J. 상행대동맥

c. 실루엣 징후 Silhouette sign

정상 방사선학적 실루엣(외연)이 사라지는 현상을 실루엣 징후 라고 한다. X-ray 사진은 3차원적 구조를 2차원에 투과 시켜 보며 필름 상에는 검은색과 흰색으로 나타난다. 밀도가 높을수록 구조물은 더 많은 X-ray를 흡수하기 때문에 더 하얀색(명암의 차이)으로 나타나게 되는 것이다. 여기서 검은색과 흰색인 무채색으로 나타난다는데 주목해 보자. 만일 필름이 총천연색으로 나타난다면 서로 밀도가 같은 구조물도 구분해서 인식할 수 있을 것이다. 그러나 단지 검은색과 흰색으로 나타나기 때문에 투과되는 구조물의 밀도의 합이 명암의 차이로 필름에 나타나게 된다. 여기서 인접한 구조물은 밀도가 같다면 구별할 수 없다. 밀도의 차이가 있게 되면 그것은 명암의 차이로 구별되게 된다. 예컨대, 공기 밀도를 가지는 기관지는 연부조직 밀도를 가지는 중격동과 구분될 수 있다. 반면 간과 횡격막은 분리될 수 없다. 왜냐하면 이것들은 같은 연부조직 밀도를 가지며, 직접 접해 있기 때문이다.

폐는 공기를 가지고 있기 때문에 낮은 밀도이고 검게 보인다. 폐 조직의 병변으로 인해 밀도가 상승(공기가 없는, 물의 밀도, 폐포성 패턴, 폐엽 경화)하게 되면 공기의 밀도에서 연부조직(물)의 밀도로 높아질 수 있다. 흉곽에서 뼈와 폐를 제외한 대부분의 구조물은 연부조직 밀도이다. 심장, 대동맥, 혈액, 간, 비장, 근육 등이 그렇다. 같은 밀도를 가진 두 구조물이 접하면 X-ray 상에서 구별되지 않는다. 우하엽의 대엽성 폐렴의 예를 들어보자

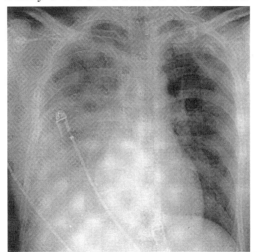

그림22-6. 우하엽의 대엽성 폐렴으로 진단된 40세 남성의 흉부 단순 사진

우하엽이 경화된 위 예에서 좌측 횡격막은 보이지만 우측 횡격막은 보이지 않는다. 우하엽이 경화됨에 따라 횡격막과 같은 밀도가 되었기 때문이다. 우측 횡격막 실루엣 증후 양성인 것이다. 우중엽은 계속 통기되고 있고 따라서 심장의 우측 경계면은 관찰된다. 우중엽과 설상엽은 심장과 접하는 해부학적 위치에 있고 모두 앞쪽의 구조물이다. 하엽은 주엽간열의 뒤쪽에 위치해 있기 때문에 앞쪽에 있는 심장과 직접적으로 접해 있지 않다. 동시에 아래쪽의 구조물인 횡격막과 접해 있다. 좌하엽은 좌측횡격막과 하행 대동맥에 접해 있다.

우상엽 경화는 상행대동맥과 우측 기관 폐경계의 실루엣 증후를 일으킨다.

좌상엽 경화는 좌심방, 대동맥 융기, 전종격동, 중종격동의 실루엣을 소실시킨다.

따라서 심장 실루엣 증후가 양상이면 각각 우중엽과 설상엽의 경화를 횡격막 실루엣 증후가 양성이면 각각 우하엽과 좌하엽의 경화를 생각할 수 있다. 우측 횡격막이 소실된다면 질환은 우하엽에 있는 것이고 우측 심장경계와 횡격막이 소실된다면 우중엽과 우하엽에 경화가 있는 것이다. 대조적으로 양하엽의 기강질환(airspace disease) 폐문과 심장 경계면과 중첩하지만 직접 접하고 있지 않기 때문에 실루엣을 소실시키지 않는다.

d. 무기폐 atelectasis 와 허탈 collapse

무기폐와 허탈 시 주변 엽의 용적은 증가하고 구조물과 엽간열은 그쪽으로 이동한다. 상엽/하엽의 허탈 시 폐문은 상승/하강 하며 중엽과 설상엽은 폐문을 이동 시키는 경우가 드물다. 정상적으로 좌폐문은 우폐문보다 조금 높다. 횡격막, 기관, 심장은 병변 쪽으로 이동한다. 공기가 없는 무기폐는 방사선 투과도가 더 낮아지며, 주변 옆들이 과팽창하게 되면 방사선 투과도가 더 높아진다.

그림22-7. 무기폐에서의 엽간열의 이동; A 우상엽 b 우중엽 c 우하엽 d 좌상엽 e 좌하엽

우중엽이나 설상엽의 허탈은 측면사진에서 심장의 삼각형 음영으로 나타난다. 아래 사진은 허탈 된 우중엽을 나타내며 심장에 삼각형의 음영이 있고 부엽간열의 위치는 아래에 있으며, 주엽간열의 위치는 앞에 있다. 우심장 경계의 실루엣 양성으로 우중엽 허탈을 알 수 있다.

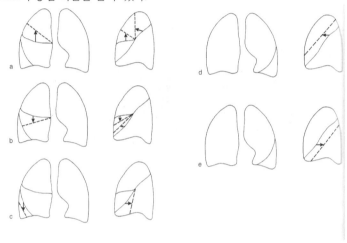

그림 22-8. 우중엽 허탈

e. PA vs AP

chest PA 사진과 chest AP 사진은 서로 다르다. CXR 검사를 받아 본 사람은 기억하겠지만 카세트 판넬에 가

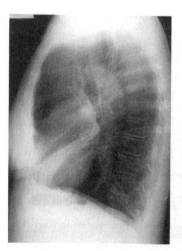
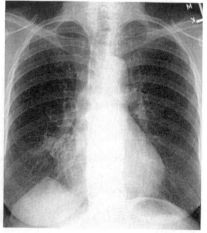

슴과 턱을 붙이고 양 손등을 허리에 붙이고 숨을 깊게 들이쉬고 참은 상태로 검사를 했을 것이다. 이때 등 뒤에서 X-ray 조사기의 불이 들어 왔던 것을 기억하는가? 필름은 앞에 있었다. 즉 PA 사진은 X-ray 가 뒤에서 앞으로 통과하는 사진이다. 또한 숨을 가능한 들이쉬고 찍는 사진이다. 일반적인 후전(PA) 사진은 X-선 튜브와 film이 1.8 m 정도 떨어져 있다. 이와 비교 하여 전후(AP) 사진은 X-선 튜브와 film 사이의 거리가 짧아진다. 따라서 더 확대 되고, 덜 선명하게 보이며, 심장이 커져 보인다.

f. 흉부사진 판독

Felson 에 의하면 흉부사진 판독의 순서는

복부(abdomen) ⇨ 흉곽의 연부조직과 뼈(thorax) ⇨ 종격동(mediastinum) ⇨ 각각의 폐(lung) ⇨ 양쪽 폐(lung, both)를 비교

를 추천하고 있다. 이를 암기하기 위해 다음과 같은 영문이니셜을 사용한다. (ATMLL)Are There Many Lung Lesions? 이 방법은 조직화된 탐색 패턴으로 가장 흥미롭지 않은 곳을 먼저 살펴보고 중요한 곳을 나중에 집중적으로 확인하는 방법으로, 실수를 줄이는 것이다.

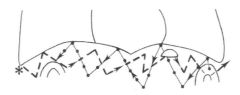

복부의 탐색은 위의 그림과 같이 시선을 두면서 비정상적인 음영을 찾는다. Air를 의미하는 저음영은 stomach bobble 과 대장의 좌/우 결장곡(hepatic and splenic flexures of colon)에서 정상이며 그 외는 복강내의 free air 를 시사한다. 상복부 질환(횡격막하 농양, 장천공, 췌장염, 담낭염)은 폐질환처럼 보일 수 있고 폐하부의 질환(폐렴, 흉막염)은 상복부 질환처럼 보일 수 있다.

우측 횡격막 아래에는 간이 있기 때문에 균질한 음영을 보이며, 정상적으로 좌측보다 높다.

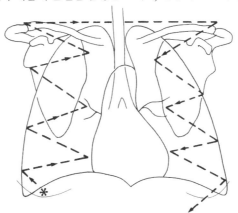

흉곽의 탐색은 우측 하부 * 에서 시작해서 흉벽의 연부 조직(근육, 유방), 늑골, 어깨 순서로 탐색하고 좌측은 이와 반대로 아래 방향으로 탐색한다. 늑골의 경우 anterior는 바깥쪽에서 안쪽으로 내려오는 경사를 가지고 있으며 posterior는 평행하다.

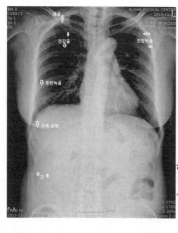

종격동의 경우 A: 기관과 기관분지, B: 대동맥과 심장, C: 폐문 순서로 탐색한다. 중격동에는 많은 구조물들이 있다. 외연의 이상(종격동의 확장)부터 탐색한다. 좌측 폐문이 우측보다 조금 높은 것은 정상이다.

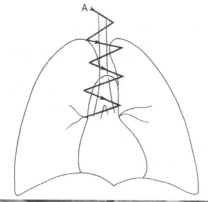

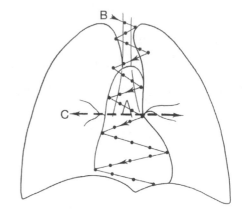

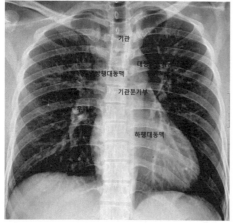

폐의 탐색은 Right CP angle에서 시작해서 우측 폐를 검사하고, 좌측 폐를 검사한다.

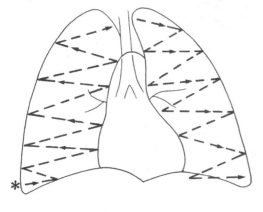

다음으로 양쪽 폐를 번갈아 가면서 비교한다. 폐는 두 번 탐색되는 것이고 양쪽 CP angle과 폐문도 두 번 관찰하는 것이다. 비정상적인 부분은 아주 미세하다. 병변을 놓치지 않기 위해서는

　1. 폐를 따로 탐색하라

　2. 양쪽을 번갈아 가면서 탐색하라

　3. 가능하면 과거 사진과 비교하라.

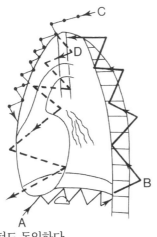 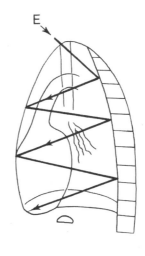

측면 사진의 탐색 패턴도 동일하다.

A 횡격막 아래 ⇨ B척추부터 뒤쪽의 연부조직과 뼈 ⇨ C 앞쪽 의 연부 조직과 뼈 ⇨ D 중격동과 기관 ⇨ E 중첩된 폐와 CP angle을 십자 형태로 탐색한다. 다음과 같이 암기할 수 있다. Are there many lung lesions? (그곳에 많은 폐질환이 있는가?)

g. Alveolar vs interstitial lung disease

Lung (폐) = 폐포(alveolar) + 간질(interstitial)(혈관, 임파선, 기관, 결합조직)

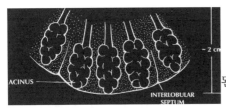 말단기도(terminal airway) 주위를 둘러싼 세엽(acini)으로 구성된 폐포의 모식도 폐포 주변이 간질 조직이다.

폐포: air 방사선 투과성(검은색) ⇨ 혈액, 점액, 종양, 부종으로 액체가 폐포를 채우면 비투과성, 간질의 흔적은 폐포 경화에서는 덜 보인다.

간질: 폐문 방사선 비투과성(흰색) ⇨ 간질 조직이 두꺼워지며 폐의 가장자리에서 더 많이 보인다.

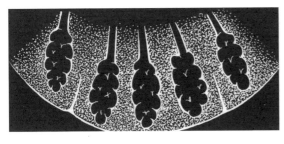 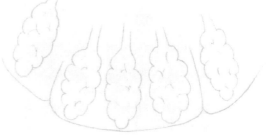

왼쪽이 간질 비후로 두꺼워진 간질 조직은 폐 가장자리에서 더 많이 볼 수 있게 되며, 폐포 안의 공기는 영향을 받지 않아 폐는 여전히 잘 통기되고 있는 것처럼 보인다. 오른쪽은 폐포 경화의 모식도로 폐는 방사선 불투과성으로 하얗게 보이며 간질의 흔적은 덜 보인다. 통기가 되지 않는 것이다.

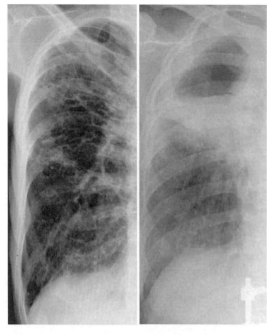

다소 과장되게 분류하자면 왼쪽 사진은 간질성 폐질환, 오른쪽 사진은 폐포성 폐질환의 패턴이다. 왼쪽의 간질성 폐질환에서는 두드러진 음영이 보이며 폐는 통기되기 때문에 검게 보인다. 폐포에는 공기가 있고(검은색) 간질은 보다 분명하게(하얀색)으로 보인다. 반면 오른쪽 폐포성 폐질환에서는 폐는 균질 하게 하얗게 보인다. 폐포에 공기가 없는 폐포경화(기강경화)는 결국 무기폐(공기가 없는 폐)를 보여준다.

h. 공기 기관지 조영 징후 air bronchogram sign

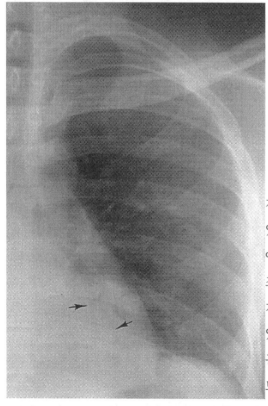

위 증례에서 기관지는 심장 뒤로 경화된 폐에서 나뭇가지 모양의 검은 튜브로 나타난다. 심장 음영을 통해 볼 수 있는 공기 기관지조영은 좌하엽 경화를 의미한다. 위 증례에서는 좌횡격막 내측의 실루엣 증후도 있다. 공기 기관지 조영 징후란 폐 내 기관지 안의 공기가 보이는 것을 말한다. 기관과 근위부 주 기관지는 종격동 연부조직에 둘러 쌓여 있으므로 관찰이 가능하다. 그러나 기관지는 정상적으로 공기 음영이며, 같은 공기 음영인 폐 조직에 둘러싸여 있으므로 X-ray 상 나타나지 않는다.

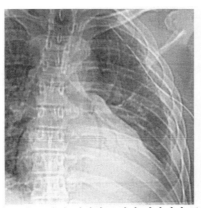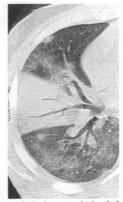

폐렴, 폐부종, 폐경색 그리고 만성 폐질환들에서 기관지가 공기로 채워지고 주위의 폐가 연부조직의 밀도를 보이면 공기 기관지 조영이 나타난다. 폐에서 볼 수 있는 선상 음영은 기본적으로 혈관들이며 이는 연부조직 밀도를 가지고 있다. 마찬가지로 폐혈관을 보기 위해서는 공기 밀도로 둘러 쌓여 있어야 한다. 폐혈관을 보지 못한다면 폐혈관 주위의 폐포가 연부조직 밀도의 병변이 있음을 나타내는 것이다.

B. 흉부 단순 사진에서 보이는 기흉의 소견

1. 물론 단층촬영(CT)에서 기흉의 진단은 더 용이할 수 있다. 아래는 같은 기흉으로 흉관을 삽입한 같은 환자의 CT 영상이다.

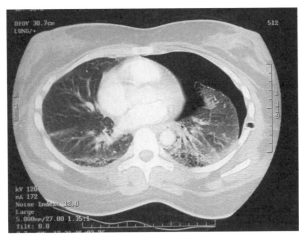

기흉 환자의 CT 영상

흉부 단순 사진은 가능하다면 PA 로 찍는 것이 좋으며, 기흉이 의심된다면 숨을 가득 들이쉰(흡기) 사진(기본 설정) 과 함께 숨을 모두 내쉰(호기) 후 찍는 사진을 같이 찍어서 비교해보면 더 쉽게 확인할 수 있다. 하지만 환자 상태에 따라 PA 사진을 시행할 수 없는 경우도 있다.

in erect position	in supine position
Air in apicolateral pleural space	Air in anteromedial pleural space

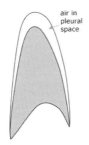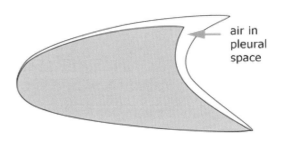

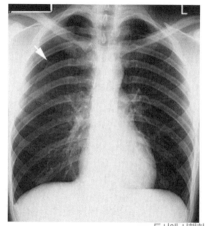
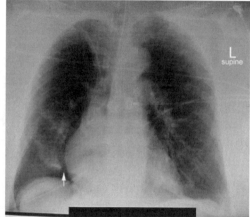

동시에 시행한 PA와 AP 사진에서 기흉의 비교

supine 자세에서 나타나는 기흉의 전형적인 소견은 다음과 같다.

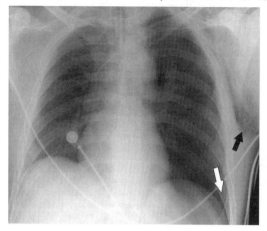
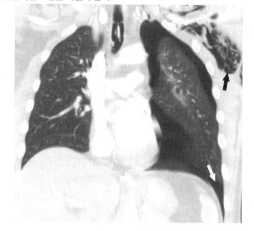

Deep costophrenic sulcus

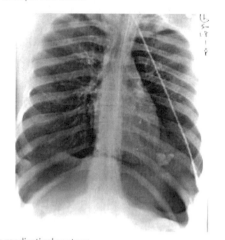
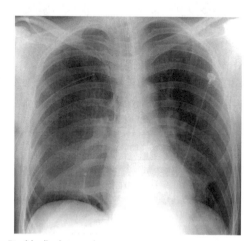

Sharp mediastinal contour

Double diaphragm sign

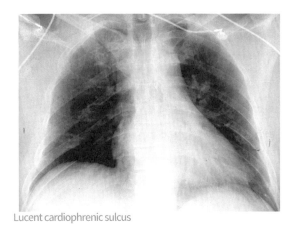

Lucent cardiophrenic sulcus

흔히 말하는 긴장성 기흉은 아래와 같은 영상이다

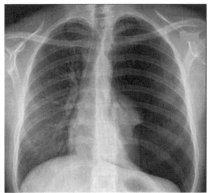 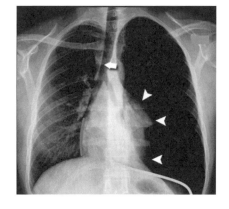

C. 기흉의 이학적 검사

기흉에서 가장 대표적인 검사 소견은 촉각 진탕음(tactile fremitus) 이며 가장 민감한 청진 소견은 공명음을 흉골 오목에서 청진하는 것이다. 또한 기본적인 소견은 호흡음의 감소이다.

a. 촉각진탕음의 증가

촉각진탕음(tactile fremitus)이란 환자에게 '99'(나인티나인) 등을 말하게 하고 양손을 등에 대어 기도에서 폐를 거쳐 등의 피부에서 검사자의 손에 느껴지는 진동(vibration)을 느끼는 것이다. 아래 그림은 이의 모식도이다.

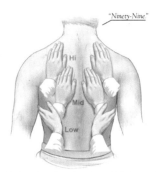

그림 22-8. 촉각진탕음 검사의 모식도. 정상적으로 하부로 갈수록 낮아진다.

다른 말로 촉각진동감, 진동촉감이라는 표현도 사용한다. 기흉과 폐기종에서는 증가하고 흉수가 있을 때는 감소한다.

b. 흉골오목에서 공명음의 증가

기흉이 있을 때는 공명음이 증가한다. 가장 예민한 부위는 아래 그림과 같이 양쪽 흉골 오목에서 공명음을 청진하고 이를 비교하는 것이다. 피검자에게 '하나 둘 셋' 혹은 "이----"라고 길게 발음하게 한다. 양명성음 (egophany)이라는 소견은 특히 폐경화에서 알려져 있고 피검자가 "이---"라고 길게 말하는 소리를 청진기를 통해 '아이----" 처럼 들리는데, 염소의 울음 소리 비슷하게 들린다고 해서 붙은 이름이다.

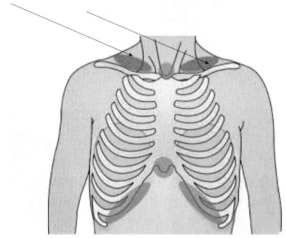

그림 22-9. 양쪽 흉골 오목에서 공명음을 각각 비교하는 것이 기흉의 가장 예민한 청진 소견이다.

c. 호흡음의 감소

청진 상으로는 호흡음이 감소하게 된다. 호흡음이 증가하는 경우는 폐경화가 있거나 흉곽 표면 근처에 큰 부피의 공간(cavity)이 있는 경우이고, 감소하는 소견은 COPD, 흉수, 기흉에서 나타난다. 호흡음은 vesicular 음과 bronchial 음으로 나누어지는데 정상적으로는 폐의 각 부위에서 다르게 분포한다. 편측의 기흉이 발생하면 이 균형이 깨지게 된다. 아래 표에 비교하였다.

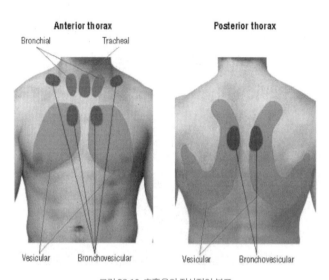

그림 22-10. 호흡음의 정상적인 분포

Vesicular	bronchial
정상적인 폐음	vesicular 음이 들려야 할 부위에서 bronchial 음이 들리는 것이 비정상이다.
흡기 기간이 호기에 비해 2배 가량 길다 중간에 정지(무음)기가 없다.	흡기 기간이 호기기간 보다 짧다 중간에 무음기가 있다.

표 22-1. 호흡음의 비교

D. 기흉의 초음파 검사

초음파의 유용성에 대한 언급은 생략한다. 과거(꽤 오래 전)에는 초음파로는 기흉을 알 수 없다. 라는 것이 교과서에 실려 있었으나, 이제 누구나 artifact를 이용해서 기흉을 확인하고 시술을 결정하거나 보조한다. CPR이나 이에 준하는 응급상황에서 기흉과 흉관 삽입의 결정은 초음파로 결정하기 때문에 응급 상황에서 초음파기기가 익숙하고 사용 가능할 것이다. 외상에서 FAST를 확인하는 것처럼, 감압질환이 의심되는 다이버라면, 먼저 기흉 여부를 확인하고 이어서 탈수의 정도, 간정맥의 에어 버블 유무, 그리고 구조적인 심장의 이상 여부를 검사하게 된다. 감압질환과 초음파에 대해서는 근간 예정인 '재압, 감압질환'에서 다시 독자와 만나는 걸 기대한다. 기흉에서 나타나는 초음파 소견은 lung slinding 과 comet tail 이 없어지고 M mode에서 seashore 징후가 없어지면서 bar code(Stratosphere) 징후가 나타나는 것이다. 아래 표에 제시하였다.

Signs exclude pneumothorax	Signs indicate pneumothorax
Lung sliding sign	barcode sign(Stratosphere)
seashore sign (M mode)	lung point
B line	
lung pulse	

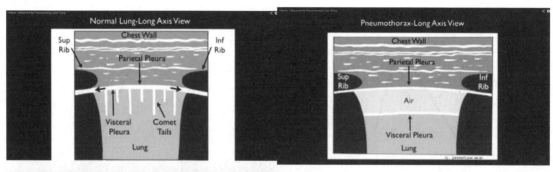

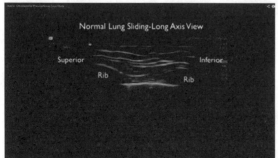

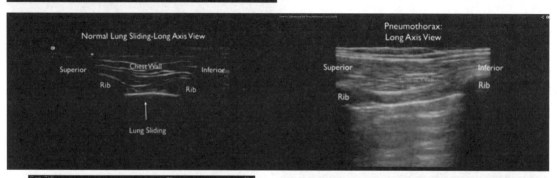

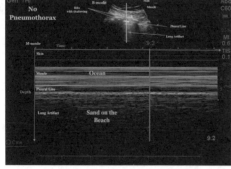

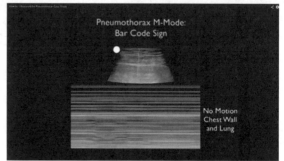

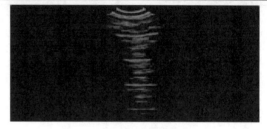

A lines: horizontal artifacts arising from the pleural line;
Motionless horizontal line

표 22-2. 기흉의 초음파 소견

CHPATER 23. 챔버 내 심전도 감지

contents

23. 챔버 내 심전도 감시

23. 챔버 내 심전도 감시

임상적인 심근경색이나 협심증은 심장의 관상동맥이 완전히 막힌 것을 병태 생리로 한다. 흉통을 호소하는 원인은 이보다 다양하다. 고압산소치료 영역에서 심전도가 문제가 되는 가장 큰 영역은 일산화탄소 중독이다. 일산화탄소는 혈중 헤모글로빈에 결합하는 것으로 알려져 있으나 근육의 마이오글로빈에도 친화성을 보이며, 심장 근육에서도 마찬가지이다. 중등도 이상 일산화탄소 중독에서 심전도의 변화, 심근 효소의 상승은 대부분 동반되며, 고압산소치료는 이러한 대사성 심근병증의 금기가 아닐뿐더러 즉각적인 가압의 적응증이 된다. 또한 장기적인 예후 역시 상향시킨다. 카르복시-마이오글로빈에 대한 자세한 설명은 일산화탄소 부분에서 논의한다.

일산화탄소와 같은 세포 독성뿐만 아니라, 모든 형태의 중환자실 치료가 필요한 중증도를 보이는 사례를 챔버에서 치료하기 위해서는 가압 전 심전도의 검사와 심전도 모니터링이 필요하다. 과산소화 자체는 심장에 보호효과를 나타낼 것으로 기대할 수 있으나, 가압에 의한 생리적 스트레스와 기저 질환의 악화를 고려해야 하기 때문이다. 여기서는 관상 동맥의 해부학적 국소화(localization)에 따른 표준 12-lead 심전도의 변화를 살펴 보고, 이러한 급성 변화는 시차를 두고 나타날 수 있음을 알아보겠다.

심장의 근육을 분포하는 혈관에 따라 구역화할 수 있고 해부학적으로 특정 혈관의 폐색이 일어나면 이에 따라 특정 부위의 심근의 혈류가 차단 된다. 전체 심장근육이 아닌 해부학적으로 한 구획의 심근의 전기적 활성만 변하게 된다. 심전도는 심장 근육이 수축하는 전기적 활성을 측정하는데 12lead, 15lead 와 같이 여러 전극(lead)이 있어 특정 심장근육의 전기적 활성이 변하면 특정 전극에서 감지되는 것이다. (엄밀히 말하면 틀린 설명으로 전기적 흐름의 벡터합을 측정하게 되는데 편의상 그렇게 이해할 수 있다.) 여기서는 폐색이 일어난 혈관 분지 별로 특징적인 ECG 변화를 설명한다. 과거에는 12lead를 주로 사용하였으며, reverse로 오른쪽 가슴에 흉부 lead를 붙이기도 하였으며 최근에는 posterior, inferior 쪽을 보기 위하여 V4 reverse를 보거나 routine ECG를 V7, V9 까지 check 하는 15-lead ECG가 사용되기도 한다. 전층폐색의 심전도 변화는 시간에 따라 3phase 로 알려져 있다.

		Q	R	ST	T
early	Phase1 (0-2hr)				
	Phase2 (2 ? 24hr)			elevation	
late	Phase3 (24-72hr)				

Phase2 에서 ST의 변화가 특징적이고 dramatic 하다. 흉통이 발생하고 검사가 진행 될 때까지 10-20가량 지연을 생각할 수 있다. 흔히 말하는 특징적인 변화는 심전도에서 2시간 정도 경과하여 발현된다는 것을 이해하여야 한다. Phase1 에서의 minimal change를 정상으로 간주하는 경우가 흔히 발생하기 때문에 처음 흉통이 발생하거나 흉통이 심해진 시간이 짧거나 계속해서 통증이 있을 경우, 심전도를 다시 시행하여 비교할 필요가 있다.

1. Left anterior descending diagonal branch occlusion

= "anterior infarction" or localized anterior 이라고도 부른다.

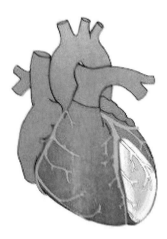

	V1	V2	V3	V4	V5	V6	II	III	aVF
1									
2									
3									

2. Left anterior descending septal perforator branch

= "septal" 이라고 부른다.

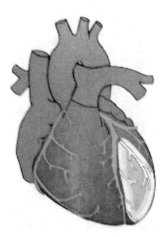

	V1	V2	V3	V4	V5	V6	II	III	aVF
1									
2									
3									

3. Left anterior descending

= anteroseptal 이라고 부른다. anteroseptal MI의 late phase 혹은 ischemia 와 Posterior MI의 early phase 를 혼동하지 않도록 유의해야 한다.

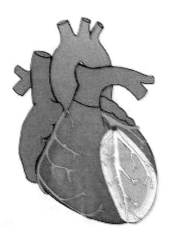

	V1	V2	V3	V4	V5	V6	II	III	aVF
1									
2									
3									

4. Left anterior descending diagonal branch or/and Left circumflex anterolateral marginal branch

= lateral 이라고 부른다

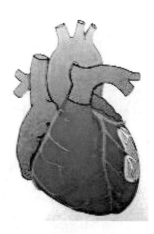

	V1	V2	V3	V4	V5	V6	II	III	aVF
1									
2									
3									

	I	II	III	aVR	aVL	aVF	V4R		
1									
2									
3									

5. Right coronary or Left circumflex posterior left ventricular branch
= inferior 라고 부른다

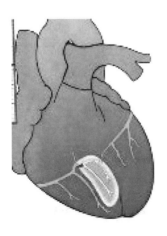

	V1	V2	V3	V4	V5	V6	II	III	aVF
1									
2									
3									

	I	II	III	aVR	aVL	aVF	V4R		
1									
2									
3									

6. Right coronary artery

= right ventricular infarction 이라고도 부르며 inferior 가 동반된다. 10% 정도에서 동반되지 않을 수 있다. 특징적으로 V4 reverse 에서 ST change가 있어서 구별된다. 따라서 inferior MI 에서는 reverse lead를 check 할 필요가 있다.

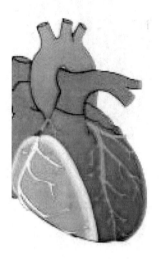

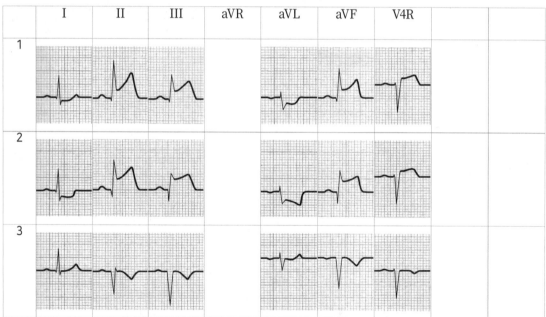

		I	II	III	aVR	aVL	aVF	V4R		
1										
2										
3										

		Q	R	ST	T
early	Phase1 (0-2hr)		Tall R II III aVF	↑ II III aVF V4r ↓I aVL	↑ II III aVF
	Phase2 (2 ? 24hr)		↓ II III aVF	Maximally progress	Invert V4r
late	Phase3 (24-72hr)	QS II III aVF	감소 하거나 없어진다	Return to baseline	Invert: II III aVF V4r, Tall T: I aVL

7. Posterior infarction

폐색되는 혈관은 variation 이 있다. 특징적인 ST levation 이 없을 수 있다. anteroseptal MI의 late phase 혹은 ischemia 와 Posterior MI의 early phase 를 혼동하지 않도록 유의해야 한다. Pure isolated posterior infarction 은 물론 심/폐 기능의 이상 으로 접근하겠지만 미리 주의를 기울이지 않으면 전층 심근 경색(transmural infarction)으로 즉시 intervention 해야 함을 알기 힘들다. 저혈압, 호흡곤란은 물론 직접 심음을 청진하는 것도 필요하다. Chordae tendinae 손상에 의한 valve incompetence가 있을 수 있다. 통상 hydration 과 vasopressor를 사용하겠지만 IABP(intra aortic balloon pump)나 ECMO 같은 외과적인 중재 역시 흔히 필요할 수 있다. (설마 phlebotomy를 하지는 않겠지. 그러나 조기에 ECMO를 apply 하는 것을 더 높은 의료 수준이라고 보는 견해도 있다.) 전도 시스템의 손상에 의한 VT는 물론 ventricular aneurysm 등도 많지만 무엇보다 전층심근경색임을 늦게 인 지하는 것이 합병증, 사망률을 높일 수 있다.

단순히 ST 분절의 상승이 있으면 바로 call 하고 ST depression 이나 non-specific change만 있으면 심근 효소 검사를 기다리 거나 통증이 호전되는 지 경과를 지켜보는 로드맵을 따를 때 간과할 수 있으므로 주의하여야 한다. ECG 진단 기준에 대해서는 많은 결과가 나오고 있지만, Coronary a. 의 해부학적 변이는 물론 다양한 원인으로 isolated 거나 extension 된 posterior wall 의 전 층 심근 경색에 predictive value 가 높은 진단 기준은 확실치 않으므로 항상 의심하는 것이 필요하다. 무식할수록 용감하다거나, 경 험이 많아질수록 비특이적인 증례에 대한 이해가 높아 짜증을 덜 낸다는 속설이 여기에 해당한다.

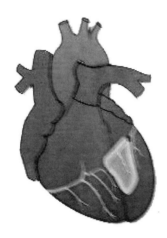

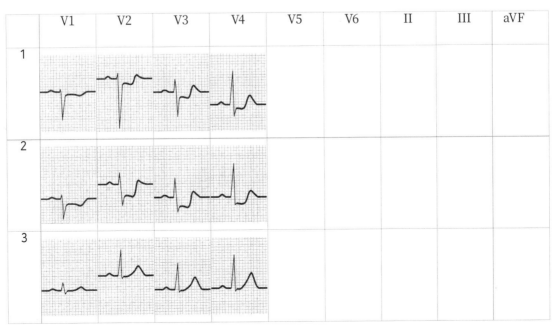

Posterior MI 에서 ECG change

		Q	R	ST	T
early	Phase1 (0-2hr)			↓V1-4	Invert V1
	Phase 2 (2 - 24hr)		↑V1-4	Maximally progress	
late	Phase3 (24-72hr)		Large R V1-4	Return to baseline	Tall T V1-4

8. extensive anterior MI

전 흉부 lead에서 ST elevation 이 보이는 경우도 있다.

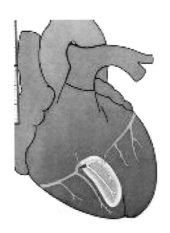

	V1	V2	V3	V4	V5	V6	II	III	aVF
1									
2									
3									

	I	II	III	aVR	aVL	aVF	V4R		
1									
2									
3									

9. Facing and opposite Lead in early transmural infarction

	Septal	Anterior	Anteroseptal	lateral	Anterolateral	Extensive anterior	Inferior	Posterior	Right ventricle
V1									
V2									
V3									
V4									
V5									
V6									
I									
II									
III									
aVR									
aVL									
aVF									
V4R									

24. 챔버 내 뇌파 감시

24. 챔버 내 뇌파 감시

A. 뇌파란

뇌파(腦波;brainwave) 또는 뇌전도(腦電圖;electroencephalography, EEG)는 신경계에서 뇌신경 사이에 신호가 전달될 때 생기는 전기의 흐름이다. 뇌의 전기적 활동에 대한 신경생리학적 측정방법으로 두피에 부착한 전극을 통해 기록한다. 경우에 따라 전극을 피질에 부착하기도 한다. 심신의 상태에 따라 각각 다르게 나타나며 뇌의 활동 상황을 측정하는 중요한 지표이다. 신경과학자와 생물정신의학자들은 사람이나 동물이 실험 중 통제된 행동을 수행하는 동안 뇌파를 측정하여 뇌의 기능을 연구하는 데 뇌전도를 사용해 왔다. 이 장치는 뇌 손상, 뇌전증 또는 여러 질환을 평가하는 거나, 법률적으로 뇌사를 진단하는 데 사용한다. 신경세포의 활동은 수 msec 단위로 발생 한다. 따라서 시간적인 면에서 신경세포의 변화를 추적하며 파악하는데 뇌파는 매우 효과적이다. 또한 뇌파의 신호를 디지털화하면서 다양한 방법으로 분석할 수 있게 되며, 동영상과의 비교 분석이 가능하게 되었다.

뇌파의 특징이자 고압산소치료 임상에서 뇌파를 모니터링 하는 이유는 뛰어난 시간 해상도(time resolution) 때문이다. 뇌파에서는 밀리초(milliseconds)단위를 사용하여 인체에 반응이 일어나는 즉시 이를 감지할 수 있다. 해수 다이빙과 에어 다이빙 모두에 있어 산소의 신경학적 독성은 경련성 발작이다. 고압의 산소에 노출되면서 뇌파가 모니터링 되면 발작이 일어나기 전에 이를 예측하고 산소 투여를 중단할 수 있다. 챔버 내에서 치료에 필수적인 것은 물론이고 잠수사의 경련을 예측하고 모니터링하고 기체를 미리 전환하여 예방할 수 있는 등 활용 가능성이 높다. 특히 수중에서 경련 발작은 사망에 이를 수 있는 중대한 문제이다. 뇌파를 모니터링 할 수 있는 원격 장치는 이미 실용화 되어 있으므로 가까운 시이 내에 간정맥의 버블을 모니터링 하듯이 수중에서 뇌파를 모니터링 하는 장비를 볼 수 있으리라고 기대된다.

B. 뇌파의 역사

영국 리버풀의 개업 내과의사 리처드 카튼(Richard Caton, 1842년~1926년)는 1875년 토끼와 원숭이의 노출된 대뇌 반구에서 발견한 전기적 현상을 보고하였다. 1913년, 러시아 생리학자 블라디미르 블라디미로비치 프라디치-레민스키(Vladimir Vladimirovich Pravdich-Neminsky)는 최초의 뇌전도와 포유류(개)의 유발 전위(evoked potential)를 보고하였다. 독일 생리학자 한스 베르거(Hans Berger) (1873년~1941년)는 1920년 인간 뇌전도에 대한 그의 연구를 시작하였다. 그는 '뇌전도'라는 말을 만들었으며, 다른 사람들도 비슷한 실험을 했지만 뇌전도의 창시자로 불린다. 그의 공적을 기려 뇌파를 '베르거 리듬' 이라고도 부른다. 그의 작업은 후에 에드가 더글라스 아드리안(Edgar Douglas Adrian)에 의해 확장된다. 1950년대 영국 내과의사 윌리엄 그레이 월터(William Grey Walter)는 뇌전도 지도(EEG topography)라는 장치를 만들어냈다. 이것은 뇌의 표면에 걸친 전기적 활동을 지도로 만들어준다. 뇌전도 지도는 1980년대 짧은 인기를 누렸으며, 정신의학을 위한 것처럼 보였다. 당시 신경학자들은 이것을 받아들이지 않았으나 현재는 신경학자, 심리학자, 신경과 의사 등 각계의 전문가들에 의해 중요한 연구 도구로 사용되고 있다.

장점	단점
fMRI를 비롯한 다른 뇌검사에 비해 비용이 저렴하고 센서가 작고 챔버 내에서 사용할 수 있다.	PET이나 MRS와 달리 다양한 신경전달물질이나 약물 등이 전달되는 경로 및 작용하는 특정 위치를 추적하기 어렵다. 다시 말해서, 신경생리학 및 약리학 연구로는 적합하지 않다.통계적 방법을 쓰지 않으면 얻어낸 결과를 일반화하기 어렵다. 즉, 뇌파 측정 실험을 통해 유용한 정보를 얻으려면 하나의 실험에 다수의 피험자(보통 25~30명)가 필요하다.
뛰어난 시간 해상도(time resolution)	
'머리만 가만히 있다면' 검사자의 움직임에 영향을 덜 받는 편이다.	
방사능에 노출되지 않는다.	전극이 신체와 직접 접촉하기 때문에 부식의 위험이 있다.
비침습적	fMRI 및 뇌자도에서는 별 문제 없이 가능하지만 뇌파에서는 할 수 없거나 효율이 매우 낮아지는 단점들은 다음과 같다.
피험자의 반응을 직접 관찰하지 않아도 측정값을 얻을 수 있다. 대부분 비디오 영상을 같이 모니터링 한다.	
운동 반응을 보이지 않는 환자에게도 사용 가능하다.	공간 분해능(spatial resolution), 즉 공간 해상도가 매우 낮기 때문에 뇌의 특정 활성 부위를 알 수 없어 입체 및 단층영상으로 만들기가 매우 어렵다
알파파, 베타파 같은 일부 ERP 성분은 특정 자극을 주지 않아도 관찰이 가능하다.	
인간 발달 단계를 에서의 두뇌 변화를 추적할 수 있다. 달리 말하자면 어린아이부터 노인까지 검사 가능한 대상이 폭넓다.	두피 및 대뇌 피질보다 깊은 곳에서 일어나는 파장은 측정이 사실상 불가능하다.
특히, 신경검사에 많이 이용되는 또 다른 방법인 기능적 자기공명영상(fMRI)에 비해 부각되는 장점은 다음과 같다.	검사에 사용하는 젤 때문에 머리카락을 제모 하거나 아니면 젤 제거를 위해 머리감기가 필요하다.
시간 해상도가 높아서 신경 반응 처리의 단계를 보여줄 수 있다.	신호가 매우 미약해서 잡음의 영향이 크다.
기능적 자기공명영상(fMRI)처럼 측정 시간 단위가 커질 경우는 뇌 네트워크 시스템에서의 순서를 결정짓지 못하는 반면, 뇌파는 이를 해결할 수 있다. 즉, fMRI 같은 경우 A와 B가 연결되어 있다는 것까지만 알 수 있지만(A-B), 뇌파는 그 순서까지 읽을 수 있다(A->B).	
이동하면서도 측정이 가능하다.	
통신 모듈을 이용해 장비를 무선으로 만들 수 있으며 이미 상용화 되어 있다. 다만 현재까지 수중에서 사용하도록 실용화 되어 있지는 않다.	
강력한 자기장에 노출되지 않으므로 체내에 금속 물질을 지닌 사람에서도 시행가능하다	
추위를 많이 타는 사람도 부담 없이 참여할 수 있다.	
비교적 단순하게 실시할 수 있다.	
검사시간이 짧다.	
피험자 입장에서도 검사 비용이 현저하게 저렴하다.	
대뇌 피질에서 일어나는 반응을 중점적으로 관찰할 수 있다.	
뇌자도에 비해서는 다음과 같은 장점이 존재한다:	
더 넓은 뇌 영역을 감지할 수 있다.	

표 24-1. 뇌파 검사의 장점과 단점

C. 뇌파의 측정

해부학적 구조로 보면 뇌에는 두개골 밑에 경질막, 거미막, 연질막과 같은 여러 막으로 되어 있는데, 각각 뇌막 사이사이에는 얇은 틈이 있다. 특히 거미막과 연질막 사이에 있는 거미막 밑 공간에는 뇌척수액이 지나가는 매우 중요한 공간이기 때문에 지주막하강이라는 용어가 따로 정해져 있다. 이러한 틈 때문에 뇌의 한 부위에서 뇌파가 방출되어도 틈을 통해 사방으로 퍼져나가기 때문에 뇌 전역에서 뇌 신호가 관찰될 수 있는 것이다. 그래서 뇌파를 측정하는 방법에서 사용되는 수학적 요소가 있는데, 한 전극쌍(채널이라 부르며, 채널은 보통 2의 배수로 증가한 다)에서 측정한 값으로만 뇌파를 결정하는 것이 아니라 뇌에서 발생하는 전기적 신호를 둘 이상의 채널에서 동시에 지속적으로 측정하여, 각 채널에서 측정되는 신호 값들의 평균을 분석해서 뇌파를 결정한다.

뇌파는 매우 복잡한 패턴으로 진동하는 파형형태로 보인다. 따라서 뇌파 파형 그대로를 시각적으로 관찰하는 것은 그다지 유용하지 않다. 흔히 뇌파를 관찰할 때 주파수에 따라 분류하는 파워 스펙트럼 분석을 이용한다. 파워 스펙트럼 분석은 뇌파가 특정 주파수로 진동하는 단순 진동들의 선형적 결합이라고 가정하고, 이 신호에서 각각의 주파수 성분을 분해하여 그 크기(또는 파워)를 표시한 것이다. 파워스펙트럼을 이용한 뇌파의 종류는 뇌파를 관찰할 때 그 주파수와 진폭에 따라 분류할 수 있다. 인간의 뇌에서 나오는 뇌파의 파장은 기본적으로 0~30Hz의 주파수가 나오며 약 20~200μV의 진폭을 보인다. 델타, 세타, 알파, 베타, 감마파는 편리상 임의적으로 분류한 뇌파의 주파수 영역이다. 어떤 연구자들은 Low 알파, Middle 알파, High 알파 등 더욱 세분화하여 분석하기도 한다. 보통 특정상태의 뇌파특징을 분석하고자 하는 연구자들은 0-50Hz의 각 주파수 성분에 대한 파워의 분포를 전체적으로 보여주는 파워스펙트럼 분포를 먼저 관찰한 후, 유의미하게 변하는 주파수 성분을 찾아 의미를 부여하기도 한다. 이러한 파워스펙트럼 분포는 머리표면의 각 측정부위마다 조금씩 다른 양상을 나타낸다.

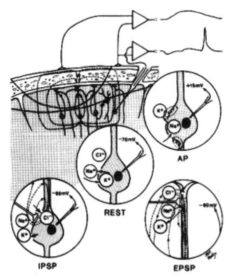

그림 24-1. 대뇌피질 발생하는 뇌파를 두피에 부착된 센서가 감지하는 모식도

머리표면 아래의 대뇌피질은 전두엽, 두정부엽, 측두엽, 후두엽 등으로 크게 나뉘며 담당 역할이 조금씩 다르다. 예를 들면 뒤통수에 해당하는 후두엽엔 일차시각피질이 있어 일차적인 시각정보 처리를 담당하며, 정수리근 처에 해당하는 두정부 옆엔 체성감각 피질이 있어 운동/감각관련 정보처리를 담당한다.

D. 뇌파 전극 이름

뇌파의 전극 이름은 [알파벳+숫자]로 구성되어 있다. 알파벳은 한자리가 기본이고 경우에 따라 두 자 리도 있다. 각각의 전극은 정해진 국제 10-20법(international 10-20 system)에 따라 부착하므로 전극 이름은 전극이 부착된 부위의 이름을 따르게 된다. 즉 frontal area에 부탁하는 전극은 " 로 명명한다. 이와 같이 F (frontal), C (central), P (parietal), T (temporal), O (occipital)로 정해진다. 숫자는 안팎 순서로 증가하여 가운데 부위(midline)를 "zero" 로 하고 양쪽 귀 쪽으로 내려가면서 좌측은 홀수 증가로 3", "7', 우측은 짝수 증가로 "4", "8'로 증가한다. 이 때 "0"은 "occipital" 의 이와 혼돈 할 수 있어서 "z"를 사용한다. 또한 Fz → F3 → F7, Cz → C3 → C7 로 되어야 하지만 C7은 없고 T7을 쓴다. Pz → P3 → P7으로 되어야 하지만 PT 부위는 실제 후 측두엽 부위(posterior temporal area)가 된다. Oz → 03로 되어야 하지만 후두엽 부위는 한 삼각형 모양이라 O3는 없고 01이 된다. 역시 맨 앞의 전두엽부위도 삼각형모양으로 Fpz → Fp1이 된다. 따라서 10-20법에 따라 전극을 부착해 보면 정중앙은 Fpz → Fz → Cz → Pz →→ Oz가 된다. 양 옆으로 좌측의 parasagittal 부위는 Fp1 → F3 → C3 - P3가 되며 그보다 더 옆의 측두엽 부위 는 FT → T7 → P7 → O1이 된다. 우측의 parasagittal 부위는 Fp2 → F4 → C4 →→ P4, 측두엽 부위는 F8 → T8 → P8 → O2가 된다(그림24-2). 따라서 각각의 부위는 midline chain, parasagittal chain, temporal chain으로 이해하면 좋다.

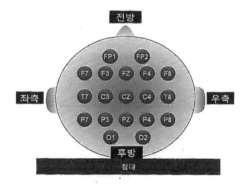

그림 24-2. 누워있는 환자에서 뇌파 전극을 붙여 머리 위에서 쳐다본 모양

각각의 전극은 nasion에서 inion까지의 둘레가 70 cm라면 35 cm가 반측반구가 되고, 20%는 7.0 cm 가 된다(그림 24-3).

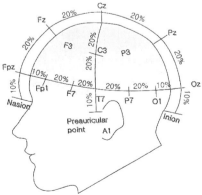

그림 24-3. 국제 10-20 계 전극 부착법

따라서 F7과 T7은 7.0cm정도 떨어지게 된다. 또한 preauricular point에서 Cz까지 28cm라면 C3와 T7은 5.6cm가 된다. 따라서 전극의 정확한 위치화는 매우 중요하다. 일반적으로 10-20법을 따르면 전극간 거리가 4.5cm 정도되며, 수직으로 배열된 피질(radially oriented cortex)부위의 약 6% 정도는 샘플링 할 수 없다고 한다(Wong, 1997). 물론 10-10법을 적용하면 전극간 거리는 2.0cm 정도되며 이러한 샘플링에러는 사라진다.

전극극의 위치와 대뇌부위와의 관계는 파형의 임상적 의미를 분석하는데 중요하다. 다음 그림과 같이 anterior temporal, inferior frontal, frontotemporal, anterior insular area를 반영하고, T7은 mid temporal area, P7은 posterior temporal area를 반영한다(그림 24-4).

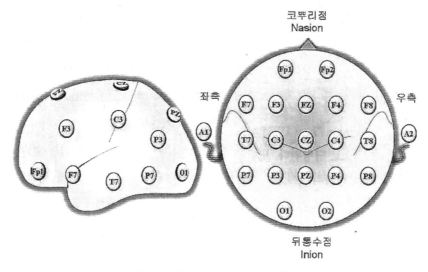

그림 24-4. 전극의 위치와 상대적인 대뇌피질에서의 위치

D. 정상 파형과 리듬

우리가 보는 파형은 단순한 전위의 크기만을 나타내지 않고 리듬을 타는 모양을 보여 준다. 즉 리듬 형태로 파형이 나타난다.

명칭	주파수	특징
감마파	30Hz 이상	극도의 각성과 흥분 시 - 전두엽과 두정(중심)엽에서 비교적 많이 발생한다. 감마파부터는 뇌파 측정 및 유지가 어렵기 때문에 연구가 활발히 진행되고 있지 않다. 때문에 알려진 사실이 다른 뇌파에 비해 적은 상태이며 일반적으로 집중 상태가 매우 깊을 때 나타나는 뇌파라고 알려져 있다.
베타파	13 - 30 Hz	"스트레스파"라고도 한다. 불안, 긴장 등의 활동파각성 상태의 뇌파 중 일상적인 인지작용 및 사고활동 시에 발생하는 뇌파이며 평소에 가장 강력하게 활동하는 뇌파이다. 높은 진동수에 비해 델타파와 비교하면 진폭 자체는 낮으며 주파수 대역에 따라 베타1, 베타2, 베타3 등으로 나누어진다.

알파파	8 - 12.99 Hz	심신이 안정을 취하고 있을 때의 뇌파. 안정파 사람 뇌파의 대표적인 성분으로, 뇌의 발달과 밀접한 관계가 있다. 델타파와 쎄타파가 비각성 상태에서 나오는 뇌파라면 알파파부터 본격적으로 각성 상태의 뇌파라고 할 수 있다. 각성 상태 중에서도 비교적 이완한 상태에서의 뇌파며 눈을 감았을 때 특히 두드러진다. 때문에 시각 영역과 매우 밀접한 관계가 있다. 알파파에 속하는 뇌파로는 뮤파(μ Wave)와 SMR파(Sensorimotor Wave)가 있다. 뇌 전역에서 관측이 가능하지만 주로 발생하는 곳은 후두엽 부분이다.
세타파	4 - 7.99 Hz	"졸음파" 또는 "서파수면파(徐波睡眠波)"라고 불림. 잠에 빠져들 때 통과하는 뇌파 최면 및 졸음상태에서 나오는 뇌파를 말한다. 특이하게도 설치류 같은 종에게는 세타파가 왕성하게 활동하고 있다. 인간의 경우에는 알파 및 베타파가 주로 활동하는 것과 비교된다. 뇌 구조 중 해마, 시상 같은 곳에서 주로 발생 하는 것으로 보면 변연계통. 즉, 포유류의 뇌에서 발생하는 것으로 알려져있다. 의학적으로는 성인보다 소아 및 유아기에 많이 발생한다고 한다.
델타파	0.2 - 3.99 Hz	"수면파"라고도 함. 수면 시 발생. 일반적으로 수면 상태에서 나오는 뇌파고 뇌 전역에서 전반적으로 나오는 신호다. 낮은 진동수에 비해서 진폭은 매우 높은 편이다. 주파수 대역이 0Hz에 가까워서 직류성분(DC)에 영향을 직접 영향을 받는 대역이라 수면 뇌파를 제외한 뇌파 측정 시에는 필터링을 취해 제거해주는 경우가 많다. 측정 시 인체의 움직임이나 기타 노이즈로 인해 영향을 받는 주파수 대역이며, 이를 흔히 델타파가 오염되었다는 표현을 쓴다.

표 24-2. 대표적인 뇌파의 종류

정상파형: 파형은 리드믹하게 나타날 때 각 파의 지속시간을 반영하는 주파수로 표현할 수 있다. 알파(alpha), 베타(beta), 세타(theta), 그리고 델타(delta) 파형으로 나눈다. 일반적으로 낮은 주파수부터 알파벳순 서로 알파, 베타, 세타, 델타로 구분하면 좋지만, 최초로 뇌파를 자기 아들에서 Hans Berg 박사가 찍었을 때는 각성 상태였으므로 후두부에서 규칙적으로 나타나는 파형과 전두부에서 나타나는 보다 빠른 두 가지 종류만 관찰할 수 있었다. 따라서 전자를 알파 파형, 후자를 베타 파형으로 명명했다. 이러한 명명법이 지속적으로 사용되면서 알파는 8-13Hz의 파형으로 정의되었고, 이보다 더욱 빠른 13Hz 초과하는 파형은 베타 파형으로 정의되었다. 그 후 수면상태에서 기록할 때 알파파형(alpha wave)보다 약간 느린 4-7Hz의 파형이 관찰되었고, 이것을 세타파형(theta wave)으로 하였다. 더욱 깊은 잠에 들 때 나타나는 4Hz 미만의 파형은 델타파형(delta wave)으로 하였다 (그림 24-5).

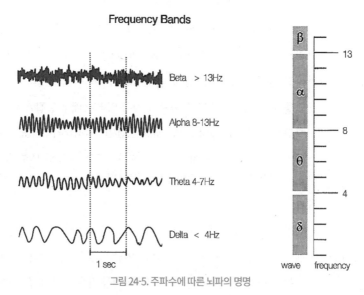

Frequency Bands

Beta > 13Hz

Alpha 8-13Hz

Theta 4-7Hz

Delta < 4Hz

1 sec

β

13

α

8

θ

4

δ

wave   frequency

그림 24-5. 주파수에 따른 뇌파의 명명

수면방추체(sleep spindle): 율동적인 파형의 대표적 파형은 수면 방추체(sleep spindle) 파형이다. 바비튜레이트-마취 고양이 실험을 보면 시상하부(hypothalamus) 아래를 절단해도 수면 방추체는 기록된다. 시상(thalamus)을 파괴하면 수면방추체는 소실된다. 시상과 대뇌 사이를 절단하면 대뇌에서는 수면방추체가 소실되지만, 시상에서는 기록된다. 이러한 결과는 시상이 율동적 파형을 만드는 발생원인임을 시사한다. 사람에서의 수면방추체도 같을 것으로 생각되며 thalamocortical relay cells와 reticular nucleus cells의 진동 발생 네트워크가 피질의 원추세포에 리듬을 부여하는 주 요인으로 볼 수 있다. 즉 시상 부위 중에서 nucleus reticularis의 신경세포가 박동기(pacemaker) 역할을 한다. Nucleus reticularis (RE)는 GABAergic neuron으로 구성된 시상의 전외측을 덮고 있는 얇은 층이다. 여기서 발생한 자발적 리듬은 rinalamocortical relay neuron을 흥분시키고, 결국 피질을 흥분시키게 된다. RE 신경세포는 매우 밀접하게 서로 연결되어 있으며 동기화되기쉽게 되어 있어 thalamocortical relay neuron을 과분극시키는 IPSP를 동기화되게 발생한다. 동기화된 과분극 후 동기화된 탈분극을 일으키게 된다. 이것을 rebound burst 라고 할 수 있고 결국 신피질 신경세포의 동기화된 흥분(EPSP)를 일으키게 된다. 즉 모든 감각이 대뇌로 전달되기 전에 거치는 시상과 피질의 시상-피질회로 (thalamocortical circuit, 피질) 의 동기화에 의해서 피질에서 형성된 전위는 율동적인 모양을 형성하게 된다고할 수 있다. 만일 시상의 율동적 파형이 일어나지 않거나 차단되면 뇌파에서는 비동기화된 비율동적인 파형이 기록되겠다. 즉 각성상태나 렘수면(REM sleep) 때와 같이 비동기화(nonsynchronization)가 일어나면서 불규칙적인 파형이 기록되게 된다. 뇌파에서 뇌간(brainstem), 전뇌 기저부(basal forebrain)의 콜린계, 뇌간 raphe nuclei의 세로토닌계와 locus ceruleus의 아드레날린계의 흥분자극에 의해서 비동기화가 촉진 되는 것으로 알려져 있다. Thalamo-relay neuron과 thalamo-reticular neuron의 GABAa, GABAb receptor를 통한 피질의 규칙적인 흥분과 억제가 이루어지고, T-type 칼슘 채널의 문제로 결신발작 (absence seizure)에서 나타나는 3Hz spike-wave complex가 관찰되는 것으로 생각되고 있다(그림 24-6).

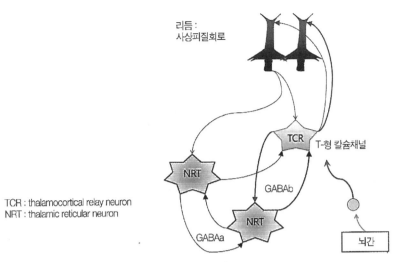

그림 24-6. 뇌파의 리듬

알파리듬(alpha rhythm): 알파리듬은 후두엽에 있는 추체세포에서 발생하여 주변으로 퍼지는 것으로 생각된다. 개와 원숭이에서 시행한 알파파형 연구에 의하면 thalamocortical connection보다 corticocortical connections의 수와 밀도는 20배 이상 된다. 또한 후두엽에서 발생하는 posterior background rhythm도 아직 확실하지는 않지만 아마 후두엽의 corticocortical coherence에 의해서 설명할 수 있다.

E. 이상 파형

비정상파는 간질파(epileptiform discharges)와 비간질파(non-epileptiform discharges)로 나눌 수 있다. 간질파는 발작 중 간질파(ictal epileptiform discharges)와 발작간 간질파(interictal epileptiform discharges)로 나눌 수 있다. 또한 국소 간질파와 전신 간질파로 나눌 수 있다. 이상 파형의 분류를 아래 그림에 도해하였다.

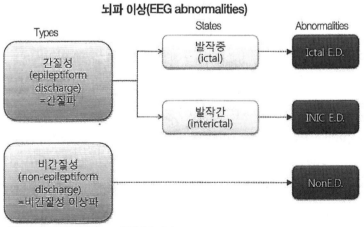

그림 24-7. 이상 뇌파의 구분

발작 중 간질파(ictal epileptiform discharges): 발작 중 간질파는 발작이 시작될 수 있으며, 주변으로 퍼질 수 있어야 한다. 따라서 발작 병소의 흥분도 증가와 주변의 억제(surround inhibition) 기능의 감소가 필요하다. 이렇게 발생한 간질파는 결국 뇌의 억제 기전에 의해서 종료된다. 그러나 이러한 종료 기전이 고장난 상태를 간질 지속증이라고 할 수 있다.

발작간 국소 간질파(interictal regional epileptiform discharges): 흔히 뇌파에서 관찰되는 발작파는 극파(spike), 예파(sharp wave) 같은 파형으로 국소 발작간 간질파라고 할 수 있다. 이에 대한 전기생리학적 연구를 보면 국소 간질파는 50~200msec 정도로 다양한 진폭을 나타내는 파형이다. 국소 발작파가 발생하는 부위에 wiring의 문제나 synapse 이상으로 인한 firing의 문제가 발생하면 40-400msec (보통, 50-100msec) 동안 20-30mV 정도의 slow membrane depolarization이 일어나면서 발작파가 발생한다. 이때 칼슘이온이 수상돌기에 위치한 채널로 유입된다. 그 후 세포 내에는 탈분극(depolarization)이 발생하고, 세포 외 돌발적 방출(burst unit firing)이 일어난다. 그 후 과분극(hyperpolarization)이 되고 서파를 형성하게 된다(Engel Jr. 1989). 이때 탈분극을 돌발적 탈분극 전위(paroxysmal depolarization shift: PDS)로 볼 수 있고, 그 후 1-2sec의 과분극(afterhyperpolarization)은 발작에 대한 국소적인 억제 현상이며, 발작파 이후의 서파(slow wave)를 설명해준다. 결국 국소적 부위에서 wiring과 firing의 문제가 있고 PDS가 발생하면서 발작파가 나타나며, 그 이후 주변의 억제에 의해서 서파가 따라오게 된다고 볼 수 있다. 이러한 PDS 동안 이온채널전위가 PDS위에 얹혀있다고 볼 때, 초기에는 강하고 촘촘히 얹혀 있다 점차 크기는 작아지며 간격도 길어지면서 소실된다. 이러한 현상을 신경전달과정과 이온통로 면에서 살펴보면 AMPA receptor를 통한 흥분이 먼저 일어나고, EPSP에 의한 voltage gated calcium current와 NMDA receptor가 활성화되면서 오래 지속되는 탈분극이 발생하게 된다. 그 후 GABA 수용체가 활성화되면서 음이온인 chloride의 유입이 일어나고, potassium channel에 의해서 양이온인 K+의 세포 밖 유출이 일어나며 세포 내는 음극을 띄게 되면서 과분극이 일어나 흥분을 억제하게 된다. 이와 같이 국소적인 발작파는 흔히 paroxysmal depolarizing shift (PDS)로 설명한다.

발작간 전반적 간질파(interictal generalized epileptiform discharges): 전반적 발작파의 예로 전반적 극서파 복합(generalized spike and wave complex)의 경우는 시상과 피질 신경세포의 고리(NRT-TCR-cortical neuron loop)의 이상으로 설명하고 있다. 즉 시상세포 중 TCR 세포의 T형 칼슘채널(T-type calcium channel)의 이상은 피질에서 EPSP를 형성하고 피질의 활동 전위를 발생하게 한다. 이것은 피질의 억제성 경로를 활성화시키고 200-300msec의 억제 기간을 갖게 된다. 따라서 3-5 Hz의 주기적인 파형을 나타내게 된다.

비간질성 이상(non epileptiform. abnormalities): 국소적 서파(regional slow waves)는 대뇌의 구조적 병변(cerebral structural lesion)에 의해서 나타나며 반응성(reactivity)과 지속성(persistence)이 뇌 손상 정도를 반영한다. 광범위 서파(widespread slow waves)는 광범위 불규칙 델타(diffuse polymorphic delta)와 양측성 일시적 규칙적 델타(bilateral intermittent rhythmic slow wave)가 있다. 광범위 불규칙 델타는 피질만의 병변으로는 나타나지 않으며 피질과 백질 또는 광범위 백질의 병변에 의해서 불규칙적인 델타파형으로 나타난다. 이것은 다양한 구심성 입력이 피질과 단절되는 일종의 시상과 피질의 해리(disconnection) 현상으로 볼 수 있다.

양측성 일시적 규칙적 델타는 과흥분된 시상피질회로가 피질의 병변과 만날 때 일어날 수 있다고 생각된다. 이러한 원리가 간성혼수에서 나타나는 삼상파(triphasic wave)에서도 나타난다. 배경파 이상은 위치에 따라 편측성 또는 양측성일 수 있고, 양상에 따라 서파의 혼합, 8 Hz 이하의 서파화, 반응성 소실, 진폭 감소로 다양하게 나타날 수 있다. 편측성 이상은 간뇌(diencephalon), 기저핵 (basal ganglia) 또는 거대한 뇌반구 (hemimegalencephaly) 병변에 의해서 나타난다. 양측성 병변의 서파화는 대사성, 독성, 기타 퇴행성질환에서 나타날 수 있다. 알파리듬은 피질의 작용(corticocortical connection)으로 주로 형성되지만, 국소회로에서 IPSP의 지속시간이 배경파의 주파수에 변화를 줄 수 있다고 알려져 있다. 따라서 광범위 피질 병변으로 시상피질 작용(thalamocortical connection)이 알파 리듬의 조율기(pacemaker)가 되면서 서파화가 일어날 수 있는 것으로 생각할 수 있다.

분출 억제 형태(burst-suppression pattern)는 일시적 고진폭의 예파(sharp waves)가 섞인 서파(slow waves)가 있은 후 일정기간 주위의 배경파가 가라 앉는 파형이 반복되는 경우다. 흔히 마취나 혼수 등에서 관찰되는데, 억제기(suppression) 동안 95% 이상의 거의 모든 피질 신경 뉴런은 활동을 하지 않게 된다. 이 때 피질 시냅스에서는 GABA 억제가 증가하면서 K+ 전도가 증가되어 과분극상태 (hyperpolarization)에 빠지고, 시상에서 오는 입력을 기능적으로 소화하지 못하는 상태(functional disconnection)가 된다. 그러나 이때도 시상에서는 내재적인 조율기(pacemaker) 역할에 의해서 30-40%의 시상세포들은 활동을 한다. 결국 이러한 시상피질 신경세포로부터 일제 사격과 같은 입력이 이루어지면서 분출기간이 기록되고 다시 과분극 상태의 억제형태로 빠지게 된다.

주기적 양상(periodic pattern)을 보이는 경우는 크로이츠펠트-야콥병(CJD) 등에서 관찰된다. CJD에서는 프리온 단백질에 감염된 신경세포의 시냅스 말단에서 변화와 융합이 일어나면서 전기적으로 합치된다(electronic coupling). 이러한 합치는 여러 신경세포를 같이 동기화된 흥분에 빠뜨릴 수 있게 한다. 이러한 흥분 후 동시에 과분극 상태로 오랫동안 유지되게 된다. 다시 피질하에서 발생하는 자극에 의해 과도하게 피질이 흥분하게 되는 주기성을 나타나게 된다. 따라서 피질의 동기화된 흥분도의 증가는 과도한 억제에 빠지게 되다가 다시 피질하 구조물에서 올라오는 흥분성 자극에 과도하게 반응하게 되고 이러한 현상이 주기적으로 반복되면서 주기적예파복합(periodic sharp wave complex PSWC)를 형성할 수 있다.

I. 뇌전도의 형성

뇌파의 디지털화는 아날로그 신호를 디지털화하는 과정을 거친 후 뇌파로 가공하게 된다. 결국 electroencephalogram은 입력된 신호를 가공하여 모니터에 그리는 것이다. 특히 디지털 뇌파에서는 다양한 방법이 동원된다. 이에 대해 설명하면 다음과 같다.

A. 디지털화

두피에 위치한 전극에서 모든 전위가 기록되는 것은 아니다. 또한 디지털 뇌파는 아날로그 신호를 적절히 샘플링(sampling)을 한 후 우리가 뇌파로 기록하기 좋은 파형만을 필터링한 후 적절한 크기로 화면에 보여주게 된다.

이것을 디지털화(digitalization)라고 한다.

샘플링(sampling): 뇌파의 아날로그 신호는 아날로그-디지털 변환기(analog-to-digital convertor)를 통해서 파형으로 기록된다. 이때 시간적면(X-축)에서의 샘플링과 크기면(Y-축)에서의 샘플링을 고려할 수 있다. 시간적인 면에서 고려할 때 컴퓨터는 규칙적인 간격으로 샘플링하여 파형의 진폭을 측정된다. Shannon의 샘플링 이론 (Shannon's sampling theorem)에 따르면 아날로그 신호를 디지털 파형으로 만들 때 신호 주파수의 최소 두 배 빈도로 샘플링 해야 파형을 재창출할 수 있다. 이러한 파형을 만들기 위한 샘플링 주파수의 역치(threshold sampling frequency)를 "니퀴스트 주파수(Nyquist frequency)" 라고 한다. 만일 샘플링 빈도가 부적절해서 나타나는 현상을 알리아싱(aliasing)"이라고 한다. 특히 시간 축에서 발생하는 현상이므로 "line aliasing" 이라고 할 수 있다. 예를 들면 어떤 파형이 2 Hz일 때 이것의 2배 즉 4 Hz보다는 크게 샘플링 해야 적절한 파형이 만들어질 수 있고, 파형의 모양을 나타내기 위한 상수인 Nyquist constant는 다음 수식과 같다

Nyquist constant = (파형의 주파수) x 2

따라서 Nyquist 상수는 "4" 가 되고, Nyquist 수는 "4Hz" 가 된다. 만일 이보다 적게 3 Hz로 sampling 하면 aliasing 현상이 나타나 파형의 모양을 놓칠 수 있다. 그러나 실제로 파형을 어느 정도 얻기 위해서는 Nyquist 상수의 2배는 되어야 한다.

Minimal acceptable sampling rate = (Nyquist constant) x 2

즉 Nyquist 빈도의 2배인 8 Hz로 샘플링 해야 어느 정도 받아들일 수 있는 파형이 만들어진다. (그림 24-8) Nyquist 빈도는 이론적인 내용이며 실제로는 적절한 파형을 만들기 위해서 입력신호의 4배 정도의 빈도로 샘플링하게 되며, 70Hz 정도의 파형도 관찰하기 위해서 256 Hz로 샘플링 하는 기계들이 일반적이다.

일반적인 아날로그 뇌파에서는 시간적인 면에서 종이 속도 cm/sec와 진폭의 크기에 대한 uv/cm로 표시하는데 디지털 뇌파에서는 시간적인 면에서 "dwell time" 이라고 할 수 있는 "msec/sample", 진폭의 크기에 대해서는 "uv/bin" 으로 표시하게 된다. 예를 들어, 70Hz 파형까지 포함하기 위한 256Hz의 샘플링 빈도와 500mV를 12비트로 구분해서 보는 소프트웨어를 장착한 기계는 1/256 [sec/sample]=3.9 [msec/sample], 500uV/212(=4096) bin = 0.12 uv/bin이라고 할 수 있다. 즉 시간축은 4msec, 전압축은 0.12uV로 샘플링하게 된다.

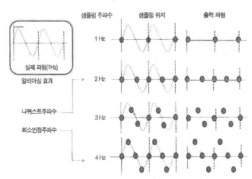

그림 24-8. 알리아싱 효과와 니퀴스트 주파수

필터링(filtering) : 필요 없는 주파수의 파형은 제거하고 우리가 원하는 파형만 보여주기 위해서 필터가 필요하다. 필터링의 경우 너무 주파수가 낮거나 높은 경우는 제거한다. 보통 저주파수 필터는 0.5-1Hz로 고주파수는 70-100Hz로 한다. 만일 너무 서파가 많으면 저주파수 필터를 높이면 서파들은 없어질 수 있다. 따라서 파형의 변형이 생기므로 이를 감안해야 한다. 같은 방식으로 근전도 잡파(EMG artifacts)를 줄이기 위해서 고주파수 필터를 35Hz 정도로 낮출 경우 근전도 잡파는 줄일 수 있어도, 파형의 변형이 이루어진다는 것을 고려해야 한다. 물론 전기를 타고 오는 60Hz 잡파는 선택적으로 60Hz만 제거하는 방식 쐐기 필터(notch filter) 방식으로 제거할 수 있다. 이러한 필터의 효과를 아래 그림 24-10에 도해하였다.

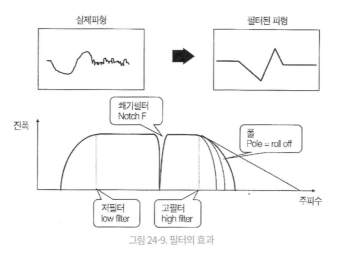

그림 24-9. 필터의 효과

만일 필터를 변경하면 파형이 변하고(wave distortion), 상이 변하고(phase shift), 이상소견이 소실되고(concealed abnormalities), 잡파 특성이 소실(concealed artifacts)될 수 있다. 즉 간질파가 정상파같이 보일 수도 있고, 근전도 잡파가 간질파 같이 보일 수도 있다. 따라서 필터의 설정은 주의를 요한다. 아래 그림 24-11. 에서 필터의 설정에 따른 파형의 변화를 보여준다. 좌측의 뇌파는 저주파수, 고주파수 필터를 모두 사용할 때로 파형의 왜곡이 심하다. 가운데는 저주파수만 설정할 때 근전도 잡파, 60 Hz 잡파는 물론 대부분 고주파수 파형은 관찰되는데 비해서 저주파수 파형은 관찰되지 않는다. 우측은 저주파수 파형만 관찰되며 고주파수 파형은 관찰되지 않는다.

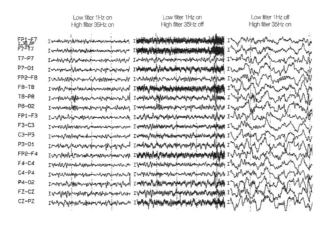

그림 24-10. 필터에 따른 뇌파도의 변화의 예

결국 저주파수, 고주파수, 쐐기 필터 및 적절한 pole을 거쳐서 파형을 가공하여 뇌파에 보여주게 되는데, 이때 증폭기를 거쳐서 진폭은 정상에서 10uV/mm로 vertical scale을 잡고 10초를 한 화면에 보여주도록 설정할 때 50-70uV 정도의 진폭으로 알파, 베타, 세타, 델타 파형이 기록된다.

II. 경련성 파형의 판독

A. 가성간질파

가성간질파(Pseudoepileptiform discharges)는 간질파형과 유사하나 정상 파형이다. 부위별로 다르므로 뇌의 부위에 따라 구분하여 알고 있는 것이 필요하다. 전두부는 6Hz spike and wave complex, 측두부는 psychomotor variant, wicket spikes, small sharp spike, 14and 6Hz positive spikes, 두정-후측두부의 subclinical rhythmic electrographic (theta) discharges in adult (SREDA), 정수리부근의 midline theta rhythm 이 대표적이다 아래 그림 24-12에 위치와 파형을 도해하였다. 또한 "rule of 5Hz"이라는 법칙으로 알려져 있듯 이 수면뇌파에서는 5Hz보다 빠른 파형으로는 간질파가 없고 양성의 규칙적인 파형 또는 가성간질파로 볼 수 있다. 결국 5Hz보다 작은 파형에서 이상이 있는 것으로 판단할 수 있다.

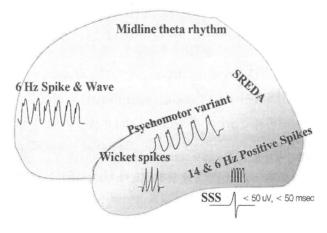

그림 24-12. 대뇌의 위치에 따른 대표적인 가성간질파

6Hz 극서파 복합(6Hz spike and wave complex): Phantom spike and wave라고도 하며, 사춘기 청소년과 성인에게 psychomotor variant보다 드물게 나타나며(정상인의 0.25%) 주로 졸리거나 잠에 들 때 나타난다. 주로 잠에 드는 과정에 나타나고 잠에 들어가면 소실된다. 작은 spike (30uV 이하, 30msec 이하)가 slow wave에 섞여서 극서파 복합 (Spike-wave complex)을 나타내어 phantom spike라고 한다. 대개 5-7Hz 정도로 짧게 나타나 보통 12초 지속되지만 3-4초 가량되는 경우도 있다. 대개 양측성으로 나타나기도 하고 넓게 퍼져 나타나지만, 앞쪽 또는 뒤쪽에서 크게 나타날 수 있다. 남자는 주로 각성 시에, 높은 진폭의, 앞쪽에 나타나 THAM (waking, high amplitude, anterior, male)의 형태를 띤다고 하고, 여자는 뒤쪽, 낮은 진폭의 기면 상태에서 나타난다고 하여 FOLD (female, occipital, low voltage, drowsiness)라고 한다. 특히 THAM은 FOLD보다 간질과 관련이 높다고 한다. (그림 24-13)

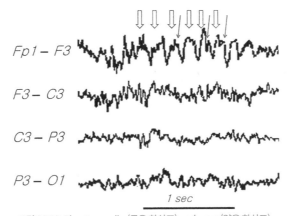

그림 24-13. Phantom spike(굵은 화살표) and wave(얇은 화살표)

정신운동성변이파(Psychomotor variant): Rhythmic midtemporal discharges (RMTD)라고도 하며, 주로 청소년과 성인에서 주로 관찰되며 정상인의 약 1-2%정도에서 관찰된다. 주로 졸릴 때 나타나지만 각성 상태에서도 볼 수 있다. 측두엽(mictemporal)에서 양측에 나타나며, 한 쪽에서 나타나다가 다른 쪽으로 이동하기도 한다. 율동적(rhythmical)인 파형으로 끝이 톱니모양(notched wave)을 나타내기도 하고 뾰쪽하기도 하고 (sharp contoured)하다. 주파수는 5-7Hz 정도로 세타파형으로 수초에서 30초까지 지속되기도 한다. 진폭은 서서히 증가하다 서서 감소하는 경향을 보인다. 그러나 간질파와 같이 점차 강화되는(build-up) 소견과는 달리 단극성 monophasic 형태를 취한다.

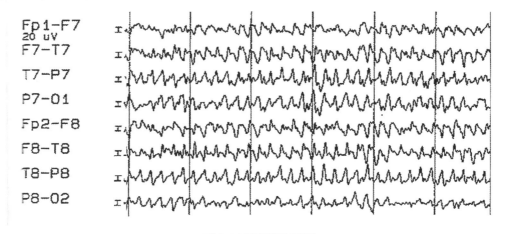

그림 24-14. 정신운동성 변이파

위켓극파(Wicket spikes): 측두엽 알파파(temporal alpha activity)라고도 할 수 있는데, 나이든 30세 이상의 성인에서 나타나며, 정상인의 약 1-3%에서 나타날 수 있다. 조용히 휴식을 하거나 얕은 잠에 들 때 측두엽(anterior to midtemporal)에서 주로 나타나며 잠이 깊어질수록 사라진다. 양측 동기성 또는 서로 독립적으로 관찰되거나 서로 교대로 나타나기도 한다. 주파수는 6-11Hz 정도며, 진폭은 50-200uV 가량되고 간헐적 혹은 군집성으로 수초간 반복되는 일련의 파형이다. 아치형태 모습이나 그리스 문자 u자 형태의 모습으로 간질파와의 감별이 중요하다. 특히 세타리듬의 출현(burst)은 방추체 형태의 전위(spindle-shaped voltage envelope)를 보이므로, 전체 기간의 중간부분에서는 고진폭의 예파모양을 띄기도 하여 간질파로 오인하기 쉽다. 그러나 간질파와는 달리 서파가 따라오거나 배경파를 변화시키지 않는다. 따라서 배경파의 일부분으로 볼 수 있다. 그러나 측두엽 간질파와 구분이 어렵기도 하다. 위치는 psychomotor variant와 같이 측두엽에서 나타나지만 파형의 주파수는 빠르고 키도 크며 보다 뾰족한 형태를 띠고 지속시간도 짧다. 청소년과 젊은 나이에 나타나는 psychomotor theta에 비해 보다 다소 나이 들어서 나타나는 temporal alpha라고 생각할 수 있다

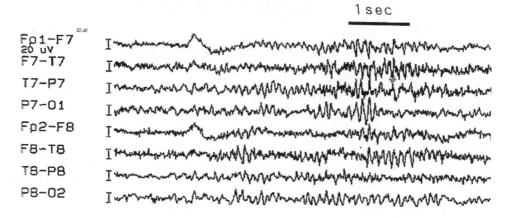

그림 24-15. 위켓극파

작은예극파(Small sharp spike): Benign epileptiform transients of sleep (BETS)라고도 한다. 소아나 고령보다는 성인에서 잘 관찰된다. (정상 성인의 10-25%정도), 졸리거나 stage 1-2 수면 단계에서 나타나며, 넓은 부위에서 나타나고 (large electrical field), 주로 측두부위(midtemporal)에서 최대치를 나타내서 T7,8과 A1,2에서 가장 잘 보인다. 양측에서 독립적으로 보일 수 있다. 파형은 50msec 미만으로 짧으며, 진폭은 5-130uV 정도로 다양하지만 50uV 이상일 때는 매우 드물며, 대부분 50uV 이하로 키도 작다. 파형은 이극성(diphasic shape)을 띠는데 abrupt ascending limb보다는 descending limbl second phase의 기울기가 더욱 가파른 특이한 모양을 하고 있다. 주변의 뇌파에 영향을 주지 않으며, 서파가 따라오지도 않고, 반복되지도 않는다.

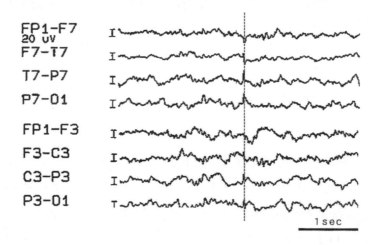

그림 24-16. 작은예극파(세로선: 위상 반전 지점)

14 & 6-Hz 양성 극파(14 and 6 Hz positive spikes): 그리스 어원으로 빗(comb)을 뜻하는 "ctenoid" 라고 한다. 소아(34세)부터 관찰되기 시작하고, 사춘기(13-14세) 경에 가장 잘 나타나고 그 이후에는 서서히 감소한다.

10대에서는 20-50% 정도에서 관찰된다고 한다. 대부분 낮은 수면상태에서 발생하며 0.5초에서 1초 정도의 아치 형태로 주로 양극의 날카로운 부분과 음극의 부드럽고 둥근 파형 모양의 파형이다. 75uV 이하의 진폭으로 일정한 주파수를 유지하는 특징이 있다. 14Hz또는 6MHz의 파형이 섞여서 나타나기도 하고, 독립적으로 나타나기도 한 다. 극성 역시 특징적으로 후측두엽 부위에서 양극의 최대값을 나타낸다. Cz를 기준전극으로 하는 기준몽타주에서 볼 때 빗으로 빗질한 듯 아래로 쳐지는 모양의 파형(그림에서 +)이 나타나는데 1초 이상 지속되지는 않는다.

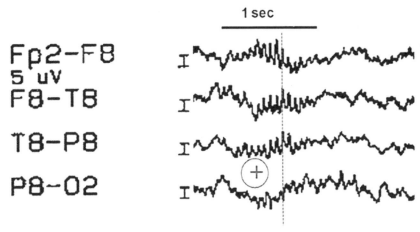

그림 24-17. 14 & 6-Hz 양성 극파(세로선: 위상 반전 지점)

성인비 간질성율동적 뇌파방전: [subclinical rhythmic electrographic (theta) discharges of adult (SREDA)] 주로 50세 이상의 성인에서 매우 드물게 관찰된다(성인의 0.02-0.05%), 주로 기면 상태, 과호흡 기간에 나타난다. 배경파와 구분되는 5-7Hz 의 극파가 먼저 나오고, 리드믹한 47Hz 의 세타 파형이 따라 온다. 세타 및 델타의 혼합주파수로 율동적이고 뾰쪽한 형태의 비교적 날카로운 파형이 점차 강화되어(build-up) 40-100uv의 크기까지 증가하기도 한다. 일반적으로 세타 주파수의 지속적인 파형으로 점차 빈도수가 증가되다 갑자기 소실된다. 주로 중심부(central), 두정엽(parietal)과 후측두엽 (posterior temporal)에서 최대치를 나타낸다. 광범위하게 나타나서 대부분 양측에서 동시에 관찰되지만, 국소적 또는 비대칭적인 경우도 있다. 20초에서 수 분까지 나타날 수 있지만 보통 40~80초 가량 지속된다. 약 절반에서는 갑자기 배경파가 사라지고, 반복적인 단극성 예파(monophaisc sharp wave)로 대치되며, 나머지는 고진폭의 단극성 첨파 또는 서파가 나타나고 이어서 첨파들이 계속 일어나면서 57Hz의 지속적이고 율동적인 형태로 이행한다. 발작 중 간질파와 유사하지만 임상적 발작은 동반되지 않는다.

정수리세타리듬(midline theta rhythm): 정수리부근(Cz)에 5-7Hz의 율동적인 파형이 반복적으로 나타나며, 안정 시 또는 기면 시 나타나며 증가와 감소(wax and wave)의 형태를 보인다. 아치형태의 리드믹한 파형으로 waxing and waning 형태를 띤다. 눈뜨기, 각성, 사지의 움직임에 다양한 반응을 보인다.

위의 7가지 가성간질파는 숙지하고 있어야 한다. 처음 뇌파 판독할 때는 보이지 않던 것이 자주 보면 점차 파형의 모양이 눈에 띄는데 가성간질파를 수학공식처럼 확실히 알고 있어야 간질파에 대한 판독에 자신이 있을 수 있다. 상호 비교내용을 표로 정리하였다.

	6Hz극서파	정신운동성 변이파	위켓극파	작은예극파	14/6 Hz 양성극파	SREDA	정수리 세타리듬
연령	청소년성인	젊은성인	성인	성인	사춘기성인	고연령	성인
각성상태	1단계수면	안정기, 1단계수면	각성기, 1단계수면	안정기, 1,2단계수면	각성기 1,2단계수면	각성기, 과호흡, 1단계수면	안정기, 1단계수면
위치	전반적	측두	측두	후측두	후측두	전반적	정수리
파형	이극성, 작은극파, 큰서파	쐐기형, 율동적	단극성, 뮤(u)형				
주파수	5-7	4-7	6-12	-	14, 6	5-6	5-7
지속시간	<1초	10초	0.5-2초	단발성	<1초	40-80 초	1-3 초

표 24-3. 대표적인 가성 간질파의 특징

B. 잡파(Artifacts)

뇌파는 매우 약한 대뇌의 전위를 증폭시켜서 뇌파로 보여주게 된다. 따라서 다른 미약한 신호도 증폭되어 나타난다. 따라서 대뇌 전위 이외의 증폭된 신호를 잡파(artifacts)라 할 수 있다. 결국 뇌파는 전극을 두피에 부착하여 기록하는 것이므로 가능한 대뇌에 잘 밀착해야 잡파를 줄일 수 있다. 그러나 모든 잡파를 제거할 수는 없으며 이에 대해 정확히 파악하고 있어야 뇌파를 판독할 수 있다. 아래 그림 24-18 및 표 24-4와 같이 잡파는 생리적요소(physiologic factor)와 비생리적요소(non physiological factor)로 나눌 수 있다.

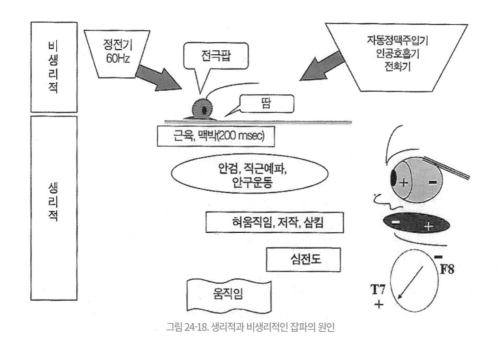

그림 24-18. 생리적과 비생리적인 잡파의 원인

생리적	비-생리적
▫ 두피 　땀 　맥박 　근육	▫ 도구 　60 Hz 　정전기적
▫ 눈 　안검떨림 　외안근 　안구운동	▫ 전극 　전극 팁 　전선
▫ 입 　혀 　저작근 　삼킴	▫ 환경 　정맥정주 　응고기
▫ 심장 　심전도	▫ 디지털 　알리아싱 　(aliasing)
▫ 사지 　진전 　움직임	

표 24-4. 잡파의 원인

비생리적 요소는 환경(environment), 전극(electrode), 도구(instrument), 디지털(digital) 잡파(artifacts)로 나눌 수 있다. 각각 대표적인 예를 들면, 주위의 전기적 이상인 60 Hz artifacts, cable artifacts, electrostatic artifacts, electrode pop, ringing artifacts, ventilator artifacts, IV drip artifact, bipolar artifacts, aliasing이 있을 수 있다.

생리적 요소는 신체에서 발생할 수 있는 모든 잡파들(artifacts)을 말한다. 두피, 눈, 입, 심장, 움직임에 의해 나타나는 잡파들이다. 각각 대표적인 예를 들면 땀에 의한 galvanic skin response, 근육의 근전도 잡파(electromyographic artifacts), 눈의 안구운동(eye movements; 나중에 설명되는 청개구리 법칙 참조), 입의 혀 움직임(tongue movement), 저작(mastication), 연하(swallowing) 같은 구강움직임 (oral movement), 기타 머리, 목, 팔다리의 움직임과 심전도 잡파(electrocardiographic artifacts)가 있다. 두피부터 보면 sweat artifacts, pulsation artifacts, muscle artifacts, 눈에 관해서는 eyelid artifacts, rectus spikes, eyeball movement artifacts(청개구리법칙에서 자세히 기술되어 있음)가 있고, 입의 glossokinetic artifacts, chewing artifacts, swallowing artifacts, 심장의 ECG artifacts, 기타 motion artifacts와 같이 환자가 움직일 때, 흔들어 깨울 때, 양치질할 때, hemifacial spasm이 있거나, parkinsonian tremor가 있을 때 뇌파에 그대로 반영되어 나타날 수 있다. 두개골 결손에 의한 breach rhythm 역시 있을 수 있다.

이러한 잡파들을 충분히 이해하는 것은 뇌파를 찍는 순간부터 시작된다. 미리 준비를 하여 잡파를 최대한 없애도록 하고, 발생하면 초기에 해결하도록 한다. 이러한 잡파의 조정이 뇌파를 찍는 기사의 수준이나 판독의 정확성에 매우 중요한 영향을 미친다. 교정 가능한 경우는 다음과 같다. 60Hz 잡파, 전극팁 잡파, 맥박 잡파들은 전극을 다시 잘 부착하고 교류저항(임피던스)을 5 kohm 이하로 줄이면 소실될 수 있다. 또한 근전도 잡파, 땀 잡파, 운동 잡파는 환자를 편안하고, 주의를 주어 감소시킬 수 있다. 또한 정전기 잡파는 환경을 바꾸면서 감소시킬 수 있다. 또한 잡파가 발생할 경우 기록을 남겨 판독에 고려하는 것이 필요하다. 위 표 24-4 에 잡파의 원인을 나열하였으며, 각각의 잡파를 살펴보면 다음과 같다.

60 Hz 잡파(60 Hz artifact): 이동형 장비는 직류 전지에 연결해서 사용하지만, 변전소에서 가정이나 산업체에 보내는 전류는 + - 극이 진동하는 교류 전지이다. 변전소는 일정한 주파수에 얹혀서 병원으로 전류를 보낸다. 주파수는 60Hz 이며, 뇌파기기는 주위 전원에서 발생하는 60 Hz artifacts를 포착하고 기록할 수 있다. 특히 두피와의 접촉이 느슨하면 더욱 증가하게 된다. 이 경우 다시 전극을 부착하는 것이 좋다. 물론 뇌파 판독 시 60 Hz만 선택적으로 제거하는 notch filter를 키고 뇌파를 분석할 수도 있지만, 전극의 위치를 안정되게 부착하는 것이 중요하겠다.

정전기잡파(electrostatic artifacts): 일시적인 전기적 이상이 모든 채널에 타고 들어와 단발성의 일직선을 그어 놓은 듯한 파형을 형성하게 된다.

전극팁(electrode pop): 전기적인 이상에 의해서 전극의 접촉면에서 저항이 갑자기 증가하면 단발성의 파형이 나타날 수도 있으며, 반복해서 지속되는 파형도 나타날 수 있다. 모양이 날카롭고, 다양한 모습을 나타낼 수 있지만 하나의 전극에서 발생한다는 점이 다른 생리적인 뇌파와 차이가 있다. 종종 얼핏 봐서 발작파로 오인 할 수도 있으며, 반복해서 주기적으로 나타날 경우 EEG seizure로 오인하기도 한다. 전극의 부착불량, 기록전극 내의 젤의 부족, 전선의 손상, jackbox에 접촉불량을 고려할 수 있으므로 원인을 교정해 주어야 한다. 즉 전극의 젤 보충(re-jelly), 재고정(re-fix), 재위치(re-place)를 시행한다.

a. 기타 비생리적 잡파

Ringing artifacts, 중환자실이면 ventilator artifacts, IV drip artifact, 수술실이면 bipolar artifacts, 또한 digital EEG에서는 aliasing 등이 있을 수 있다.

땀잡파(sweat artifact): 피부에 땀이 날 때 전극과 두피 접촉면의 저항이 변하면서 0.5~0.2 Hz의 매우 느린 파형이 하나의 전극 위에서 기록된다. 따라서 뇌파를 보고 땀이 나는 전극을 확인할 수 있으므로 전극 위치를 교정하거나 선풍기 부채 등을 이용해 시원하게 해주는 것도 도움이 될 수 있다.

맥박잡파(pulse artifacts): 두피에는 superficial temporal artery, occipital artery 등이 지나간다. 만일 전극의 위치가 바로 동맥 위에 위치한다면 완만한 삼각형 모양의 규칙적인 파형(마치 규칙적인 델타리듬 같이)이 동맥의 맥박에 따라 기록될 수 있다. 이 때는 심전도와 비교할 때 200 msec 간격을 두고 나타나게 된다. 이러한 간격은 심장이 수축한 후 뇌동맥까지 압력이 전달되는 시간이며, 순환시간(circulation time)이라고 한다. 즉 순환 시간 200 msec 를 지나서 심전도와 동조하여 나타나게 되는 것이다. 이 때 전극의 위치를 옮기면 이러한 파형은 사라진다. 종종 electrode pop이 연속적으로 나타날 때 pulse artifacts와 혼동할 수 있다. 그러나 pulse artifacts는 ECG와 비교하여 일정한 간격으로 발생하므로 쉽게 구분할 수 있다.

근육잡파(muscle artifacts) : 두피에서 저작근과 관련된 temporalis, masseter, 또는 frontalis, suboccipital muscle 등에서 근육의 긴장도가 풀리지 않으면, 지속적으로 30~40 Hz 파형이 나타날 수 있다. 물론 단발적인 운동단위전위 (MUP)가 반복해서 나타날 수도 있다. 모두 뇌파를 가리게 되므로 가능한 환자의 긴장을 풀게 하고 검사를 하는 것이 필요하며, 환자에게 가볍게 입을 벌리라고 하는 것도 도움이 될 수 있다.

안검잡파(eyelid artifacts): 눈을 반복해서 떨 경우 주기적인 파형이 전두엽 전극에서 관찰된다. 간혹 전두엽의 이상을 파악하기 어려울 수 있으며 발작 자체가 안구 떨림과 같이 나타날 경우 발작파를 관찰하기 어려울 수 있다. 따라서 기록 당시의 의식 소실 여부에 대한 평가가 이루어져야 한다.

직근극파(rectus spikes): 안구에는 medial, lateral, superior rectus 근육이 있다. 따라서 눈을 움직이기 전에 즉 안구에 의한 각막에 의한 양극의 파형이 형성되기 전에 rectus muscle의 MUP 가 기록될 수 있다. 환자에 따라 눈의 위치, 크기, 안구의 움직임 등이 다양하여 사람에 따라 차이를 나타낸다.

안구운동잡파(eyeball movement artifacts): 안구 앞쪽의 양극이 근처 전극에 반영되어 나타난다. 수직운동은 Fp1,2에서 수평운동은 F7,8에서 주로 반영된다.

혀움직임잡파(glossokinetic artifacts) : 혀는 안구와 달리 혀끝이 음극을 띈다. 따라서 말을 할 경우는 혀의 움직임에 따라 서파형태의 파형이 전반적으로 나타나게 된다. 최대값은 전두부에서 나타난다. 이 역시 혀의 위치, 크기, 말하는 정도에 따라 차이가 있을 수 있다. 대개 뇌파 도중 중요한 자극이 이루어지는 과자극, 과호흡기간이나 잠에서 깰 때 시키는 이름 대기, 연속해서 7 빼기를 할 때 환자는 말하게 되며 이때 관찰될 수 있다. 특히 발작파를 포함한 비정상적인 파형은 위의 세가지 자극 기간에 잘 관찰되므로 뇌파를 확인하면서 대화를 하는 것이 필요하다.

저작잡파(chewing artifacts), 삼킴잡파(swallowing artifacts): 음식물을 씹을 때 저작근인 temporalis, masseter, medial pterygoid 근육의 수축에 의해서 반복적으로 muscle artifacts가 나타나게 된다. 마찬가지로 음식을 삼킬 때 oral 및 pharyngeal cavity의 muscle 움직임에 따라 이상이 관찰될 수 있다.

심전도잡파(EKG artifacts): 대부분 R with negativity over right anterior Q 모양이며, 심전도의 QRS complex의 R 파가 기록될 때 심전도의 벡터 방향이 우측에서 좌측으로 앞쪽에서 뒤쪽으로 대각선 방향을 띄기 때문에 좌측 뒤(A1, P7)는 양극을 우측 앞은 (A2, F8)는 음극의 파형이 기록된다. 이러한 파형은 전극 사이의 거리가 먼 common reference montage에서 잘 나타난다. 특히 비만인 사람에서 잘 나타나는 경우가 있으며, 한 사람에서도 호흡에 의해 심장의 위치가 변할 수 있으므로 진폭과 분포가 변할 수도 있다. 또한 심장조기수축 (premature ventricular contraction)을 나타내는 경우는 후두부에서 최대값을 나타내는 예파모양을 띄기도 한다.

움직임잡파(motion artifacts): 환자가 움직일 때, 흔들어 깨울 때, 양치질할 때, hemifacial spasm이 있거나, parkinsonian tremor 가 있을 때 뇌파에 그대로 반영되어 나타날 수 있다. 파킨슨 진전증은 4-6 Hz로 나타난다.

두개골결손리듬(breach rhythm): 두개골의 결손이 있을 경우 두개골에 의한 파형의 감소효과 및 high filter 효과가 사라지면서 진폭이 증가하고 빠른 베타파형이 관찰된다. 이것을 breach rhythm 이라고 한다. 그러나 서파가 나타나게 되면 이 때는 뇌조직의 손상 또는 뇌기능의 저하가 있다고 볼 수 있다. 예를 들면 단순히 수막종만 수술로 제거하고 대뇌 피질에 영향을 주지 않고 완전히 두개골 결손이 없게 붙였다면 breach rhythm은 나타나지 않는다. 그러나 두개골에 결손이 있다면 breach rhythm이 관찰될 수 있다. 만일 대뇌피질도 침입하는 수막종으로 수막종의 제거와 함께 대뇌 피질의 절제가 같이 이루어졌다면, Breach rhythm과 함께 서파가 나타날 수 있다. 아울러 그 곳에서 발작이 나타났다면 breach rhythm, slow wave와 함께 epileptiform discharges 까지 나타날 수 있게 된다.

C. 일반적 정상뇌파

정상뇌파를 이해하는 것은 뇌파의 기본을 이해하는데 있어 가장 중요하다. 정상뇌파는 각성 상태에 보일 수 있는 파형과 수면 중에 보일 수 있는 변화를 이해하는 것이 필요하다. 파형과 리듬은 다른 의미다. 하나의 파는 각각의 주파수를 갖는 파형이다. 그러나 리듬은 특유의 규칙성을 내포하고 있다. 예를 들면 알파 파형은 정상에서도 이상에서도 나온다. 알파 파형들이 동기성 사인파의 진폭변화(sinusoidal voltage envelop)를 보이며 눈뜸에 반응성을 보인다면, 이러한 뇌파는 정상 각성상태에서 보이는 알파 리듬으로 볼 수 있다. 이에 반해 알파파형이 반응성을 보이지 않고 지속된다면 알파혼수 또는 발작 중 알파파형의 뇌파로 해석하게 된다. 따라서 파형과 리듬에 대한 의미를 이해하고 혼동해서 사용하지 말아야 한다. 배경파와 알파리듬은 다른 의미다. 배경파에는 작성중의 알파리듬은 물론, 베타리듬, 뮤리듬, 수면중의 세타리듬, 델타리듬을 모두 포함한다. 특히 각성 상태에서 후두부에 나타나는 일부의 배경파를 알파리듬이라고 할 수 있다. 그러나 일반적으로 후두부 배경파(posterior background rhythm)하면 알파 리듬을 언급하는 것으로 보면 된다.

각성상태뇌파: 각성 상태에서는 알파 및 베타파형이 수면 중에는 세타 및 델타 파형이 주로 관찰된다. 베타는 전두엽 부위에, 알파는 후두엽 부위에서 주로 관찰되며, 중앙부와 측두엽 부위에서는 베타, 알파, 세타파형이 섞이게 된다. 후부두에서 보이는 알파리듬은 나이에 따라 차이가 있다. 청소년기에는 후두엽부위에서도 간헐적으로 알파 리듬과 섞여서 델타 파형이 섞여 보일 수 있는데 이것을 "posterior slow waves of youth" 라 한다. 노인에서는 70세까지는 9-9.5Hz 정도로 감소하다 80세 이상에서는 8.5-9.0Hz 정도로 감소한다. 기타 중앙부 알파인 뮤리듬(mu rhythm), 후두부 람다파(lambda wave)가 있다. 아래 그림 24-19에 정상 각성 뇌파의 위치를 도해하였다.

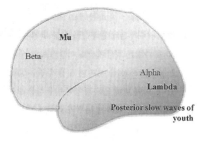

그림 24-19. 정상 각성뇌파의 위치

베타 리듬: 13Hz를 초과하는 빠른 파형으로 대개 20uV 이하의 저진폭 파형이다. 전반적으로 분포하나 주로 전두엽에서 나타난다. 수면 방추체의 베타1 파형과 그보다 빠른 베타2 파형이 있다. 불안함, 정신집중 등의 인지 활동에 의해 증가할 수 있으며, 바비튜레이드와 벤조디아제 약제에 의해서도 증가할 수 있다. 졸리면서 잠에 들 때도 증가할 수 있는데, 이 때는 특히 전두-중앙부 주위에서 증가하기도 한다. 또한 두개골 결손이 있을 경우 두개골의 고주파수 필터(high filter) 역할이 없어지면서 베타파형이 증가 할 수 있다(breach rhythm).

알파 리듬: 8-13Hz 정도로 보통 9-11Hz 율동성(sinusoidal) 리듬을 갖는 파형(sinusoidal voltage envelope)이며 2-50uV 정도의 진폭을 갖는다. 후두부에서 주로 나타나며 두정엽과 후측두엽까지 넓게 분포할 수 있다. 기록 동안 리듬의 규칙성은 +/- 0.5Hz 범위에서 조절되어, 좌우 0.5-1.0Hz 정도의 주파수 차이는 정상으로 간주한다. 진폭은 60% 정도에서 비대칭을 나타내며 대부분 우측이 큰 편이다. 그러나 25-50% 정도의 좌우차이는 정상으로 간주한다. 알파리듬은 눈뜨고 감기에 민감하게 반응한다. 눈을 감으면 나타나고 눈뜨면 없어지는 경향을 보인다. 아래 그림 24-20 에 눈을 뜨면서 없어지는 알파리듬을 나타낸다.

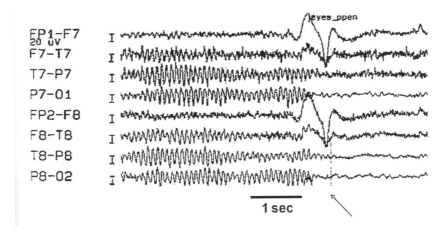

그림 24-20. 눈을 뜨면서 없어지는 알파리듬의 특성. 화살표; 눈을 뜬 후 안구가 떨어졌다 제자리로 오면서 알파리듬은 완전히 소실된다.

또한 자극에 반응하고 특히 광자극에 의한 시각유발전위 (visual evoked potentials)를 보일 수도 있으며 광유도 현상(photic driving)을 보이기도 한다. 정상적 알파리듬은 졸리면 점차 느려지다가 수면에 들면 소실되고, 긴장을 하거나 정신을 집중하면 진폭이 작아진다. 일반적으로 항간질약으로 카바마제핀, 페니토인, 바비튜레이트, 또는 페노티아진(Phenothiazine)을 복용하면 알파리듬의 주파수가 느려지지만 8Hz 미만이거나 13Hz 초과되면 비정상으로 볼 수 있다. 좌우의 주파수가 1.5Hz 이상 차이가 있을 때 이상이 있다고 할 수 있다. 진폭은 우측후두부 두개골이 좌측보다 얇아서 60%에서 우측 후두부에서 기록된 알파리들의 진폭이 크다. 좌우 진폭의 이상을 좌측이 50%이상 작을 때, 우측이 25% 이상 작을 때 알파리들 비대칭(asymmetry)으로 판정한다. 이러한 비대칭을 언급할 때는 기준몽타주에서 절대치를 비교해야 하며, 전극의 거리도 일정한 지 확인해야 한다. 또한 졸리면 느려지는데 이 때 눈을 떴다 감으면 일시적으로 빠른 주파수의 알파리듬이 나오다가 원래의 주파수로 돌아간다. 만일 1Hz 이상 증가할 때는 squeak phenomenon이라고 할 수 있다. 눈을 뜰 때 알파 리듬이 증가하는 경우를 역설적 알파(paradoxical alpha)라고 한다. 만일 눈을 뜰 때 한쪽 뇌에서 알파가 지속되고, 다른 한쪽 뇌에서는 알파가 소실되면 지속된 쪽이 이상을 나타내는 쪽으로 볼 수 있고 이러한 현상을 Bancaud' s phenomenon이라 한다. 나이에 따라 알파의 주파수가 차이가 있을 수 있는데, 그 기준은 1, 3, 5, 8세를 기준으로 각각 5, 6, 7, 8Hz로 한다. 특히 소아 청소년기에는 47Hz의 세타 파형이 보일 수 있지만 5세 이후에는 각성상태에서 델타파형을 보기는 어렵다.

항목	특성
주파수	8-13 Hz
진폭	개인차가 있으며, 10 - 100 uV 범위
분포	후두부(주로 후두엽), 두정엽, 후측두엽
규칙성	규칙적, 방추체 모양의 전위 테두리
지속성	상태에 따르며, 안정상태에서 주로 출현
반응성	눈을 뜨거나 계산(calculation) 검사 시 차단됨
동기성	대부분 상차이가 없으며 좌우 반구별로 약간 다를 수 있음
대칭	오른쪽 진폭이 크다, 25~50% 까지 정상
성숙	소아에서는 느리다. 1(5), 3(6), 5(7), 8(8)세(Hz)
	20세까지 성숙되며, 70세 이후에는 감소

표 24-5. 알파리듬의 특성

청소년후두부서파(Posterior slow waves of youth): 청소년기에 간헐적으로 알파 리듬과 섞여서 델타 파형이 섞여 보일 수 있는데 이것을 "posterior slow waves of youth" 라 한다. 8-14세에 주로 정상적으로 나타나며, 주변의 alpha 파형과 합치되는 delta wave를 말한다.

뮤 리듬(mu rhythm) : 중앙부(central area)인 C3 또는 C4에서 최대값을 나타내는 중앙부 알파(central alpha)라고 할 수 있다. 대칭적일 수도 있으며, 아치 형태며, 7-12 Hz (주로 8-10 Hz)정도로 후두부 알파보다는 진폭이 작다. 정상 성인의 20%에서 나타난다. 뮤리듬(mu rhythm)은 눈을 뜰 때 사라지는 후두엽의 알파 리듬과는 달리 반대편 주먹을 쥐게 하거나, 손을 건드리거나, 주먹을 쥔다는 생각에 의해서 소실된다. 또한 깜작 놀라게 하여서도 소실될 수 있었다. 종종 구개골 결손에 의한 breach rhythm에서 진측이 증가하며 간질파같이 보일 수 있어서 주의를 요한다. 뇌파는 아치 형태의 7-12Hz 파형으로 central 또는 centroparietal 부위에서 asynchronous 하게 나타날 수 있고, eye opening에 의해 소실되지 않으며, 자발적인 또는 수동적인 움직임에 의해서 소실된다.

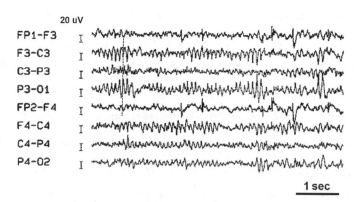

그림 24-21. 뮤 리듬

람다파형(Lambda wave): 소아와 청소년(12-15 세경)에서 잘 나타난다(정상인의 70% 정도), 진폭은 40-60 uV 정도(소아에서는 더욱 커짐)며 파형기간은 150-250 msec 정도로 예파 형태를 띤다. 후두부에서 관찰되는 파형이다. 물체를 보는 안구 운동에서 관찰되며, 눈 감거나 안구의 물체 주시를 중단하면 소실된다. 톱니 형태의 파형으로 후두엽에서 양측에서 함께 나타날 수 있다. 양극을 띄게 되는 이극파(diphasic wave)로 때로 비대칭적 예파 같이 나타날 수 있다. 때로는 대칭적으로 5-7 Hz 정도를 연속해서 나타날 수도 있다(positive polarity in the occipital regions).

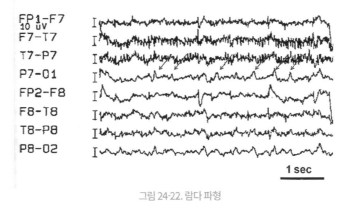

그림 24-22. 람다 파형

a. 수면상태뇌파

수면 중에 발생할 수 있는 파형은 여러 가지가 있다. 렘수면은 일반뇌파에서는 관찰되기 어려우며, 비렘수면 1,2단계를 주로 보게 된다. 비렘수면 1단계부터 서파가 증가하여 세타에서 델타파형이 관찰된다. 기타 수면 파형인 정수리준예파(vertex sharp transients), positive occipital sharp transients of sleep (POSTS)가 있을 수 있다. 비렘수면 2단계를 확인시켜 주는 파형은 수면방추제(sleep spindle)와 K-복합체(K-complex)가 있으며 정수리준예파 (vertex sharp transient)도 명확해 진다. 최소 0.5초 이상 지속되는 sleep spindle과 K-complex가 관찰 되면 수면 stage 2까지 내려갔다는 것을 말하고 적절한 수면 뇌파가 이루어졌다고 볼 수 있다. 중심부에서(C3-A1, CLA2) 75 uv 이상의 진폭을 가진 2Hz 미만의 서파가 뇌파의 20-50%를 차지하면 3단계 수면이고, 50% 이상이면 4단계 수면이라 할 수 있다. 일반 뇌파 검사에서 stage 3-4로 내려가는 경우는 드물다. 또한 각성에서 기면으로 빠지는 것은 수초간의 급격히 이루어지는데 비해서 3-4단계 수면으로 빠지는 경우는 수분에 걸쳐서 점차적으로 진행한다. 기타 수면 단계로 렘수면(REM sleep)이 있을 수 있다. 이 때 배경파는 진폭이 감소하고 베타파형은 증가하여 마치 각성상태 같이 나타난다. 그러나 근전도 잡파, 움직임 잡파, 순목반사잡파(blink reflex artifact)는 없다. 주로 수평안구 운동만 일어나며, 간질파 중 극파, 예파는 감소하지만 극예파, 극서파는 각성상태만큼 증가하게 된다.

기타 파형으로 수면에 들 때 일시적으로 서파가 증가하는 경우 hypnogogic hypersynchrony라고 하고 수면에서 깰 때는 hypnopompic hypersynchrony라고 한다. 기타 rhythmic midline theta와 frontal Trermittent rhythmic delta activity (FIRDA)가 있다. 연령에 따라 미숙아, 신생아, 유아에서의 뇌파는 미숙한 파형이 많이 나오게 된다. 또한 고령(65세 이상)에서도 뇌파는 변화한다. 특히 알파리듬의 진폭이 감소하고, 지속성도 떨어지고, 리듬성도 감소하고, 알파차단과 자극에 대한 반응도 감소한다. 측두부의 서파(3-8Hz)는 증가하고 좌우 비대칭성을 보여 종종 좌측으로 편향된다. 또한 wicket 파형이 잘 나타날 수 있다. 전두부의 델타파가 간헐적으로 규칙적으로 나타나기도 한다(frontal intermittent rhythmic delta activity: FIRDA), 각성상태에서 졸리면서 나타나는 변화를 보면 세타 범위의 서파가 나타나기 시작하고, 베타가 증가할 수 있으며, 근육 잡파가 감소하고, 눈 깜박임과 안구운동이 느려지고, 후드엽의 알파가 느려지면서 앞쪽으로 퍼진다. 이를 통해 기면상태를 결정하게 된다.

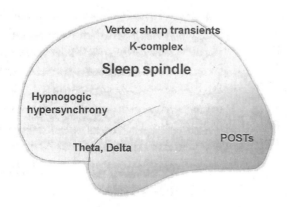

그림 24-23. 정상 수면 뇌파의 위치

세타리듬(theta rhythm): 4Hz 이상, 8Hz 미만의 뇌파이다. (4-7Hz 파형), 10대와 초기 20대에서 간헐적으로 중앙부에 6-7Hz, 10-25uV의 세타 리듬이 각성상태에서도 나타날 수 있다. 60대의 노인에서는 측두엽에 47Hz, 50-70uV 정도의 세타 리듬이 나타날 수 있다. 특히 과호흡과 졸린 상태에서 증가한다. 지나치게 증가하는 세파파형은 뇌병증(encephalopathy)의 초기 현상으로 볼 수 있다. 또한 비대칭, 국소적, 비반응성 세타가 지속될 때 비정상으로 볼 수 있다. 4-7Hz 정도의 세타가 4-20초 정도 중앙부(central) 또는 정중앙(midline) 전극에서 나타날 수도 있으며, 고령에서는 45Hz의 보다 느린 서파가 측두엽에서 졸리기 시작할 때 나타날 수 있다. 또한 대부분의 규칙적인 가성간질파는 세타범위의 파형으로 주로 측두엽부위에서 잘 나타난다.

델타리듬(delta rhythm): 4Hz 미만의 파형으로(0.5-3 Hz), 정상성인에서는 과호흡으로 유발하지 않으면 각성상태에서는 나타나지 않는다. 대개 깊은 3-4단계 수면에서 나타나며, 각성시 나타나는 것은 뇌병증(encephalopathy)에서 보이는 소견의 하나로 알려져 있다. 다형성(polymorphic) 또는 간헐적 규칙적(intermittent rhythmic) 형태를 보이기도 한다. 비대칭이거나 국소적일 때 이상소견으로 볼 수 있다. 그러나 노인에서 졸릴 때 측두엽에 느린 측두엽 세타(temporal theta)와 유사하게 일시적으로 나타날 수 있다.

정수리준예파(vertex sharp transients): 좌우 대칭적으로 vertex에서 음극의 최대값을 나타내며, 단독으로 불규칙적으로 나타난다. 연속적으로 나올 수도 있으나 2Hz 이상의 빈도로 나오지는 않는다. 잘 때 손이나 발을 tapping하면 유발될 수 있다. 생후 6개월부터 볼 수 있다.

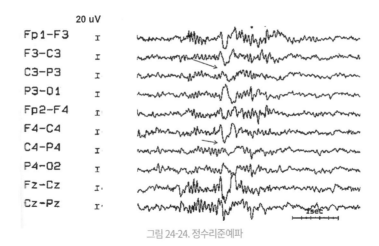

그림 24-24. 정수리준예파

수면 중 양극성 후두부 준예파[positive occipital sharp transients of sleep (POSTS)]: 수면뇌파에서 가장 흔히 보이는 발작파 모양의 파형이다. 극성이 양극성이라 후측두 후두부채널 (P7-01, P8-02)을 갖는 비교몽타주에서 위로 향하는 파형을 나타낸다. 그러나 상역전은 관찰되지 않는다. 기준전극으로 바뀌보면 실체 전위는 후두부 채널에서 아래로 향하는 양극성의 파형인 것을 확인할 수 있다. 단상(monophasic)의 삼각형모양의 파형(triangular wave)으로 양극의 극성을 가질 때 체크무늬 형태를 보인다. 만 5세 이후 발생하며 10대 중반 이후 소실된다. 진폭은 20-75uV 정도로 후두엽에서 최대값을 나타낸다. 모든 비렘수면에서 관찰되나 2-3기에 가장 잘 관찰된다. 흔히 비대칭적으로 나타난다. 보통 1초 이상의 간격으로 불규칙하게 일어나지만 초당 4-5회 반복하기도 한다. 람다 파형이 잘 나타난 환자에서는 POSTS와 광유도반응(photic driving)도 잘 나타난다.

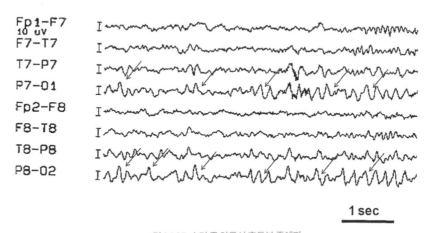

그림 24-25. 수면 중 양극성 후두부 준예파

K-복합체(K-complex): 분포, 촉각에 대한 반응과 극성이 V wave와 유사하다. 이/삼극성(di/tri-phasic)의 V자 형태를 띠는 파형으로 500msec 정도의 진폭이 큰 파형으로 전두-중심구 부위에서 관찰될 수 있으며, 종종 뒤에 1-2초 가량의 sleep spindle이 추가되어 나타날 수 있다. 생후 6개월 정도부터 관찰되지만 대개 2세 이후에 관찰된다.

렘수면(REM sleep) 뇌파: 정상 수면 뇌파에서는 REM sleep이 나타날 수 없다. 따라서 뇌파를 읽다가 REM sleepd을 발견하면 수면장애를 의심할 수 있다. 저진폭의 뇌파가 50% 이상을 자지하고 빠른 안구운동과 함께 세파파형이 주로 나타나고, 근전도의 긴장도가 저하된다. 비동기성의 다양한 주파수 파형들이 섞이면서 저진폭으로 나타나므로 1단계 수면과 유사하나 전두부와 중앙부에서 톱니모양 세타(sawtooth wave)가 짧게 나타난다. 이러한 램수면이 일반 뇌파 검사에서 나타나면 기면증(narcolepsy), 수면무호흡증, 수면주기장애(circadian rhythm disorder), 수면 박탈(sleep deprivation)과 같은 병적인 상태를 의심할 수 있다. 이 경우 확진을 위해서 수면검사(polysomnography)가 필요하다. 다음 그림 24-26은 REM sleep 뇌파이다.

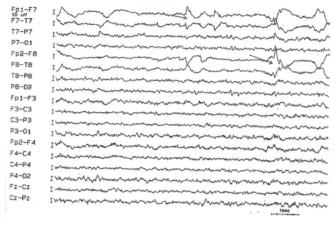

그림 24-26. 렘수면 뇌파

수면방추체(sleep spindle): 약 11에서 15Hz의 파형(보통 12-14Hz)의 0.5초에서 수초간 지속되는 파형으로 20~40uV 정도의 진폭을 나타내는데 중앙부에서 최대값을 나타낸다. 분포 부위가 넓고 좌우 대칭을 나타낸다. 생후 8주경 성숙한 형태로 나타난다. 2세 이후에는 좌우 대칭적으로 나타나야 한다. 성인에서 잠들 초기 무렵은 진폭이 크고, 불규칙적이며 느린 전두부에 최대치를 나타내는 파형이 나타나며, 잠에 안정적으로 들어 가면서 좀 더 규칙적인 리듬을 나타내며, 중심구 부위에서 최대치를 나타내는 파형이 나타난다.

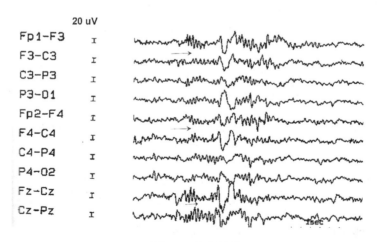

그림 24-27. 수면 방추체

Hypnagogic hypersynchrony: 소아기에 나타나며 45Hz의 중등도 또는 고진폭의 동조화 파형이 나타나는데 주로 정수리나 후두 부위에서 잘 나타난다. 생후 5개월 이후부터 관찰되며, 1-5세경 가장 특징적으로 나타나며, 10대 중반 이후 소실하게 된다. 수면에서 깰 때는 hypnopompic hypersynchrony라고 한다. 특히 hypnopompic hypersynchrony는 소아에서 잘 발생하며 발작 중 나타나는 리드믹 델타파형으로 오인할 수 있다.

Rhythmic midline theta: Cz에서 최대값을 나타내며 5-7Hz 정도의 주파수로 잠들거나 깨어 있을 때 나타날 수 있다. 또한 temporal slow of the elderly로 주로 고령에서 delta 파형이 측두엽에서 간헐적으로 나타날 수 있다.

D. 기면상태 결정

뇌파 판독의 가장 유용하고 중요한 정보를 많이 얻을 수 있는 시점은 기면상태(drowsiness)로 변화되는 시점으로 볼 수 있다. 이 때 간질파, 배경파비대칭 등의 이상소견이 명확해진다. 또한 다른 뇌병증 소견, 가성뇌파소견들이 나타날 수 있어 잘못 판단하기 쉬운 시점이다. 따라서 뇌파를 보면서 환자의 각성 상태를 파악하는 것은 매우 중요하다. 특히 각성 상태에서 수면에 빠지는 것을 충분히 간파해야 한다. 이에 대한 판단을 위해 초기 기면 상태의 뇌파 특성을 이해해야 한다. 각성 중에는 후두부 주요리듬 (posterior dominant rhythm)인 알파 리듬이 눈 감을 때 관찰 된다. 또한 눈을 깜박이면서 안구의 Bell 현상이 관찰되며, 좌우, 또는 상하 안구 움직이는 속도가 아주 빠르다. 또한 근육의 긴장도가 있어서 근육 잡파가 종종 낀다. 또한 전두부 쪽으로 베타 파형이 깔리게 된다. 뇌파를 찍으면서 환자가 졸리게 되면 다음의 다섯 가지 현상이 관찰된다. 우선 알파 리듬이 느려지면서 후두부에 국한되던 파형이 전두부로 퍼지기도 하고, 소실되기도 한다. 베타는 증가하기도 한다. 세타와 같은 서파들이 나타나기 시작한다. 안구운동은 느려지면서 좌우 측으로 느리게 움직이는 안구운동(slow lateral eyeball movement)이 관찰된다. 전반적인 근육 잡파는 소실된다. 이러한 기준으로 환자가 잠에 드는 상태를 파악할 수 있다.

E. 간질파

뇌파에서는 발작과의 관계에 따라 발작 중에 관찰된 발작 중(ictal) 간질파(Epileptiform discharges)와 발작이 없을 때 일어난 발작간 (interictal) 간질파로 나누어 구별한다. 여기서 중요한 점은 물론 챔버 내에서 피험자를 모니터링하며 간질파가 나타나는 것을 확인하는 것이다. 간질파의 모니터링은 뇌파검사에서 익숙한 분야이다. 보통 간질을 검사하기 위해 비디오-뇌파검사실에 입원하여 검사를 진행할 때 기록하기 때문이다. 그러나 일반 검사실에서도 종종 발작 중 간질파를 기록할 수 있으며, 이때 모든 경우에서 대경련을 보이는 것이 아니다. 따라서 발작 중, 발작간 간질파 모두 분석할 수 있어야 한다.

a. 발작 중 간질파(ictal epileptiform discharges)

모든 발작에서 간질파가 관찰되는 것은 아니며, 임상적 간질발작이 일어나지 않아도 간질의 뇌파만이 나타나는 경우(subclinical ictal epileptiform discharges)가 있다. 고압산소 챔버에서 뇌파를 모니터링 하는 이유는 바로 이러한 상태를 확인하기 위해서이다. 현재 수중에서 상용화된 장비를 사용하고 있지는 않지만, 테크니컬 다이빙, 상업 다이빙은 물론 잘 조절되는 뇌전증이 있거나 뇌수술 등의 과거력이 있는 피험자의 레저 다이빙에 있어 풀페이스 마스크와 함께 유용성에 대한 전망이 기대되는 부분이다.

간질파가 나타나더라도 또한 발작 때 힘도 주고 움직임도 있을 수 있어 근전도 잡파에 의해 간질파가 덮혀 버릴 수도 있다. 이러한 문제점이 있어도 발작시작부위를 알 수 있다는 점에서 가능한 자세히 분석하는 것이 필요하다. 발작 중에 나타난 간질파는 시간에 따른 구분으로 시작부분, 전파부분, 종료부분으로 나누어서 각각 구분하게 된다. 이 중 시작부분이 가장 중요하겠다. 그러나 시작부분을 결정하기가 쉽지 않다. 측두엽 간질에서는 시작했다 멈추었다 다시 시작하는 양상(start-stop-start pattern)을 보일 수도 있다. 일반적으로 3초 이상 지속적으로 나타나는 새로운 리듬이 있으면 발작 중 간질파라고 하고 시작부분으로 잡는다. 시작부분 이후 전파양상을 분석하게 된다. 측두엽 간질에서는 반대편 측두엽으로 전파되었는지, 또는 전파부분에서 어느 쪽 측두엽에서 강화되었는 지는 중요한 소견이 된다. 다소 임상적 의미는 떨어지지만 종료부분의 이상까지 분석하는 것이 필요하다.

시간	-->			
뇌파상 간질파	-->			
임상적 경련	-->			
	발작 직전	시작	강화	종료 발작 직후
	preictus	onset	build-up	postictus

표 24-6. 발작 중 간질파의 탐지는 발작 전에 가능하다. 발작 시에는 간질파의 주파수, 모양, 분포를 분석하여 편측화, 국소화 하여야 한다.

또한 파형에 따른 구분은 세가지 방식으로 기술할 수 있다. 첫째, 감소반응(decremental response)이 있다. 그 원인으로는 설정된 뇌파의 필터를 벗어난 높은 주파수의 속파(fast waves)가 있거나 아니면 전반적인 뇌파의 형성을 하지 못하는 경우로 나누어 볼 수 있다. 양상은 임상적으로 atonic seizure(탈력발작)이 관찰되며 뇌파에서는 갑자기 파형소실이 보인다. 둘째, 율동적 반응(rhythmic activity)으로 각각 알파, 베타, 세타, 델타 또는 세타 델타와 같은 혼합형이다. 가장 흔히 관찰되며 내측두엽에서 발생하는 경우에는 세타범위의 파형을 지속적으로(3초 이상) 형성하는 경향이 있다. 셋째, 주기적 반응(periodic discharges)이 있다. 내측두엽간질에서 발작간 간질파가 주기적 반응을 보이며 강화되다 간질발작으로 진행되는 경우를 볼 수 있다. 피질이형성증에서도 주기적인 파형을 관찰할 수 있다. 이러한 세가지 형태는 발작 중 간질파의 기본이 된다.

발작 양상과 같이 분석하면 더욱 많은 정보를 얻을 수 있어 발작분류를 함께 기술한다. 예를 들면, 입맛을 다시는 자동증(automatism)을 나타내며 반응이 없었던 발작 중 뇌파 검사에서 좌측 측두엽에서 시작된 간질파가 관찰되었다면 다음과 같이 표시한다.

1.   (a) EEG seizure, regional left temporal
        (b) Automotor seizure

b. 간질파의 정의

간질파는 몇 가지 특징을 보이고 있다. 우선 이전에 관찰되던 배경파(background wave)와는 확연히 다른 모양으로 구별되며 배경파를 억제한다. 200 msec 이하로 지속되는 파형으로 상승부분과 하강구분이 비대칭으로 상승 부분은 가파른 기울기로 올라가고, 첨단부분은 하나로 갈라져 있지 않고, 하강 부분은 기준(baseline) 이하로 내려가면서 기울기가 다소 완만해지면서, 뒤이은 서파가 동반될 수 있다. 극성은 음극을 띄게 되며, 주위 전극에 음극 전위의 분포를 형성해서 적어도 두 개 이상의 전극에서 나타난다. 종종 측두엽 세타(temporal theta) 또는 가성간질파(pseudoepileptiform discharges)를 간질파로 오인하기도 한다. 이를 극복하기 위해서는 간질파의 정의 중에 이전의 배경파와 현저히 다른 양상을 보인다는 점과 감별을 위해서 7가지 가성간질파의 양상에 익숙해져 있어야 한다.

c. 간질파의 모양

발작간 파형은 극파(spike), 예파(sharp wave), 준예파(sharp transient), 다극파(polyspikes), 속파(fast), 극서파 복합(spike and wave complex), 극서파 혼합(spike and wave mixture), 다극서파 복합(polyspikes and wave complex)이 있다. 극파와 예파를 구분하는 것은 큰 의미가 없다. 흔히 파형의 기간을 볼 때 70 msec 이하를 스파이크(극파)라고 하고, 70에서 200 msec까지 "예파"라 하고 그 이상은 "준예파(sharp transients)"로 명명한다. 200 msec 이상의 파형을 간질파로 진단하려면 매우 주의해야 한다. 파형이 3개 이상 겹쳐 있고 주파수가 11 HHz 이상 되면 다극파(polyspike)라고 할 수 있다. 그 이상의 빠른 파형이 지속되면 "fast activities(속파)" 라고 하는 것이 좋다. 이러한 간질파가 서파 (slow wave)와 섞이면서 극파와 서파복합체(spike and wave mixture)와 같이 다양한 복합체를 형성 수 있다. 그러나 일부는 극파는 예파와 섞이고 일부는 섞이지 않는 것과 같이 규칙성이 떨어지면, 극파서파 혼합(spike and wave mixture)와 같이 혼합체라는 표현을 쓸 수 있다. 기타 고부정파(hypsarrhythmia), 광돌발반응(photoparoxysmal response)도 이에 속한다.

d. 간질파의 위치

두피전극에서는 불가능하지만 (대뇌)피질전극 기록에 의하면 전극 한두개에 국한될 수 있다. 이 경우 초점성(focal)이라 한다. 이보다는 크지만 어느 지역에 국한될 경우 국소적(regional)이라 한다. 이보다 커서 한쪽 반구에 퍼질 경우는 편측적(lateralized)이라고 한다. 물론 전반적으로 퍼지면 전반적 (generalized), 또는 미만적(diffuse)이라고 할 수 있다. 이러한 간질파의 위치 규정은 간질의 발작 분류와 증후군의 진단에 중요한 기준이 된다. 1981년 발표된 ILAE 간질발작의 분류에는 뇌파소견이 포함되었다. 특히 결신발작(absence seizure)를 분류하기 위해서는 뇌파소견이 필수적이다. 1989년 발표 된 ILAE 간질증후군의 분류에서도 뇌파 소견은 고려된다. 우선 국소적인 간질파가 관찰되면 국소적 간질(focal epilepsy)로 전반적인 간질파가 관찰되면 간대성 간질(generalized epilepsy)로 생각할 수 있다. 특히 다초점성의 국소적인 간질파는 국소성간질파가 다발성인 경우도 생각할 수 있으나 간대성 간질에서도 나타날 수 있다. 또한 국소간질에서도 전반적인 간질파가 관찰될 수 있으며 심지어 3 Hz spit and wave도 관찰될 수 있다. 간대성 간질에서도 국소적인 간질이 나타날 수 있다. 또한 고유한 뇌파를 보이는 특수형태의 간질도 구분되어 있다.

e. 중앙부 간질파

중앙부에 위치한 발작파는 흔히 사용하는 이중바나나 몽타주로는 확인이 안될 수 있다. 따라서 중심부 채널을 포함하는 몽타주로 확인해야 한다. 또한 극성의 벡터에 따라 반대측에서 파형이 크게 나타나는 paradoxical lateralization이 나타날 수 있다. 이러한 점에 주의를 해야 한다. 다음 사례로 3개의 뇌파도에서 나타나 있으며, 다음 뇌파는 중심부에 간질파가 있었던 환자로 우측에 병변이 있었으나 뇌파는 좌측으로 편측화된 환자였다. 일반 이중바나나 몽타주에서는 이상 없다(그림 24-28). Fz-Cz, Cz-Pz의 midline channel을 포함할 때 Cz 최대의 극파가 관찰된다(그림 24-29). Transverse montage로 분석할 때 C3가 C4보다 등고선의 법칙에 의해서 더욱 큰 파형이다. 따라서 좌측으로 편측화된 간질파를 보였다(그림 24-30). 그러나 환자는 우측에 병변과 간질병소가 의심되었으므로 paradoxical lateralization의 예로 볼 수 있다.

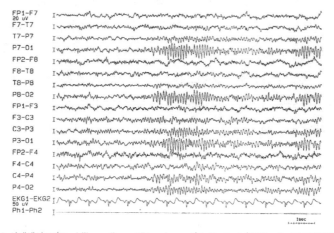

그림 24-28. 사례에서 #1/3; midline spike, midline channel(Fz-Cz, Cz-Pz)에서 spike 가 관찰되지 않는다.

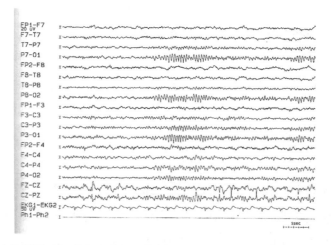

그림 24-29. 사례에서 #2/3; midline spike c midline channel, midline channel(Cz)에서 spike 가 관찰된다.

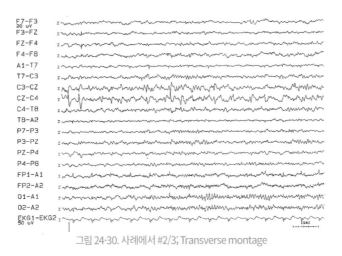

그림 24-30. 사례에서 #2/3; Transverse montage

F. 간질파와 다른 이상

의식이 있는 환자에서 나타나는 intermittent slowing, continuous slowing과 같이 서파(slow wave)들이 증가할 경우, posterior background rhythm인 알파파형이 느려지는 경우(background slowing), asymmetric alpha wave, asymmetric beta wave 같이 비대칭(asymmetry)이 관찰되는 경우, 의식이 나쁜 혼수 환자에서 나타나는 전반적인 파형의 진폭이 감소된 배경억제(background suppression). 분출 억제 형태(burst-suppression pattern), 그리고 기타 의식장애환자에서 나타나는 혼수파형이 이에 해당될 수 있다.

a. 서파(slow wave)

정상파형이 느려지는 경우 이상으로 볼 수 있다. 또한 세타와 델타 파형이 비대칭적으로 증가하는 경우도 이상으로 볼 수 있다. 흔히 배경파가 느려지는 경우를 배경서파화(background slowing)라 한다. 이 경우 기면상태가 아닌지 확인해야 한다. 대개 8Hz 미만의 알파리듬이 관찰될 경우 background slowing을 준다. 나이에 따라 알파의 알파리듬의 주파수가 차이가 있을 수 있는데, 그 기준은 1, 3, 5, 8세를 기준으로 각각 5, 6, 7, 8Hz로 한다. 각성상태에서 일시적으로 서파가 증가하는 경우를 일시적 서파화(intermittent slowing) 지속적으로 서파가 나타나는 경우를 지속적 서파화 (continuous slowing)라고 할 수 있다. 특히 서파가 나타나는 부위가 한 부위라면 지역적(regional), 한쪽 반구에서 나타나면 편측화(lateralized), 전체적으로 나타나면 미만성(diffuse)이라는 말이 추가 된다. 또한 서파의 규칙성에 따라 구분할 수 있다. 규칙적인 모양을 할 때는 양측에서 나타난다 해도 뇌 기능의 이상을 고려해야 한다. 특히 1.5-2.5Hz의 빈도로 2~5초간 지속되는 intermittent rhythmic delta Evity (IRDA)가 관찰될 수 있다. 물론 지역적 측두부에만 나타날 수도 있지만 전반적으로 나타나는 경우는 미만성 뇌증(diffuse encephalopathy)을 시사한다. 특히 전두엽에서 델타 형태의 큰 진폭의 파형이 나타날 때 frontal intermittent rhythmic delta activities (FIRDA)로 하고 전두엽의 기능 장애를 나타낸다. 후두엽에서도 같은 파형이 나타날 수 있는데 이것을 occipital intermittent rhythmic delta Livities (OIRDA)라고 할 수 있다. 또한 미만성 0.5-3 Hz의 불규칙적인 델타파형이 나타날 때 difuse arrhythmic delta activity라고 하고 다양한 원인(대상성, 독성, 시상 또는 중뇌 기능장애)에 의해서 나타날 수 있다. 서파의 임상적인 의미를 고려하면 서파의 정도, 지속시간, 반응성은 뇌기능 이상과 어느 정도 비례한다. 또한 규칙적인 서파는 전기생리학적 이상을 반영하고, 다형성 서파(polymorphic wing)은 구조적인 이상을 의미한다.

b. 비대칭(asymmetry)

각성상태의 알파나 베타, 기타 수면 파형인 수면방추체는 좌우 대칭적이어야 한다. 일반적으로 좌우 차이가 2배 이상 있을 때 "비대칭" 이라고 할 수 있지만, 알파의 경우는 좀더 엄격한 기준을 둔다. 통상 우측 후두부 두개골이 좌측보다 얇아서 60%에서 우측 후두부에서 기록된 알파리듬의 진폭이 크다. 좌우 진폭의 이상을 좌측이 50%이상 작을 때, 우측이 25% 이상 작을 때 알파리듬 비대칭(asymmetry)으로 판정한다. 또한 알파 리듬에서 좌우 주파수가 1.5 Hz 이상 차이가 있을 때 이상이 있다고 할 수 있다.

c. 진폭감소형태

배경 억제(background suppression)는 전반적으로 배경파 진폭이 20uV 이하로 나타나는 것을 말한다. 이러한 형태는 전반적인 전기생리학적 활동의 감소를 의미한다. 분출- 억제 형태(burs: suppression) 파형은 억제기간 상태에서 일시적 분출형태의 파형이 간헐적으로 나타나는 특징이 있다. 분출형태는 높은 진폭의 서파에 극파 또는 예파가 섞여서 극서파/극예파혼합의 형태가 일시적으로 나타나는 모습이다. 억제형태는 세타와 델타의 배경파가 10uV 미만으로 억제되는 모습이다. 마취 심도가 깊거나, 외상과 무산소증의 말기상태에 관찰된다. 전기생리적인 활동이 꺼져 가기 직전의 상태로 볼 수 있다. 억제기간이 길수록 환자는 상태는 나쁘게 된다. 상태가 더욱 나빠지면 분출도 작아지면서 소실되어 완전히 전기적 현상이 꺼지게 된다. 이러한 상태를 전기적 뇌침묵(electrocerebral silence)상태로 볼 수 있고, 전기적뇌불활성(electrocerebral inactivity)이라고 하고 뇌파는 평탄모양을 보여 평탄뇌파(flat EEG)라고 하고 뇌사에서 관찰될 수 있다.

d. 혼수뇌파(coma EEG)

의식수준이 떨어지는 환자에서는 다양한 주파수의 단조로운 파형들이 지속되어 나타날 수 있지만 임상적 의미는 떨어진다. 단조로운 지속 리듬으로는 알파혼수, 방추체혼수, 베타혼수, 세타/델타혼수가 있을 수 있다. 이러한 파형은 외부자극에 반응하지 않는다. 알파혼수는 10-15uv 정도의 사인파가 전압변동 없이 지속되며 세타와 델타가 종종 섞이게 된다. 분포 역시 미만적이며 오히려 전두부가 우세하다. 방추체혼수는 10-18Hz 정도의 방추체가 마루점예파(vertex sharp wave)나 K-복합체(Kcomplex)와 함께 나타나기도 한다. 두부손상에서 흔하며, 중뇌 상부의 병변에 의한 경우가 가장 흔하다. 베타 혼수는 30uV 이상의 파형이 전두부에 우세하게 나타난다. 벤조다이아제핀과 바비튜레이트계 약제 중독에 의한 혼수에서 관찰되며 대뇌 반응은 유지되므로 베타혼수의 예후는 좋다. 델타/세타 혼수는 다양한 뇌병증에서 발생할 수 있으며 알파 혼수에서 델타 혼수로 드물게 변할 수 있는데 이 경우 예후는 나쁘다.

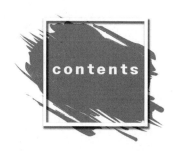

contents

25. 산소와 응급처치

25. 산소와 응급처치

효과적인 응급의료 중재는 종종 숙련된 기술로 산소를 투여하는 것을 필요로 한다. 따라서 의료 관계자는 산소의 치료적 투여량, 적응증, 위험을 숙지하고 있어야 하며, 산소 전달을 극대화하기 위한 기술에 익숙 해야 한다. 산소는 세포 대사와 생명유지에 필수적인 요소이다. 지구 대기의 21%를 차지하는 산소는 무색, 무취 및 무미의 가스이고, 가정에서 사용할 수 있는 의료용 산소 발생기를 통해 (산소 실린더를 교체하지 않아도)대기 중의 산소를 추출할 수 있다. 병원 전 단계에서 이미 산소 투여와 산소 시스템의 관리가 이루어진다. 산소는 인화성 기체는 아니나, 연소가 빠르게 발생할 수 있으므로 산소 사용 및 보관은 위험할 수 있다.

I. 적응증

산소 공급이 필요한 적응증은 아래와 같다.

- 쇼크
- 조직의 저산소증(hypoxia)
- 저산소혈증(Hypoxemia)
- 외상, 부종, 천식, 감염 또는 색전증으로 인한 폐가 환기 결손
- 급성 심근 경색 (MI), 뇌 혈관 사고 (CVA, 뇌졸중)
- 감압병 (DCS)과 동맥 기체색전증 (AGE)을 포함한 감압병 (DCI)
- 중등도에서 중증의 급성 고산병(AMS;acute mountain sickness)
- 고도 폐부종 (HAPE; High-altitude pulmonary edema)
- 고도 뇌부종 (HACE; High-altitude cerebral edema)
- 일산화탄소 (CO) 중독
- 호흡정지, 심정지
- 전신 마취

산소는 산소 또는 조직 관류를 감소시키는 모든 상태에서 고려되어야 한다. 저산소증과 저산소혈증을 역전시킴으로써 O2는 손상 부위 주변의 부종을 줄일 수 있다. 다이빙과 관련된 응급 상황에서 고농도의 산소를 흡입하면 흡입된 가스와 신체의 과도한 질소 사이에 큰 압력 그라디언트가 형성되어 하중 된 질소를 제거하고 감압병과 관련된 증상을 완화할 수 있다.

산소의 관리와 투여를 시행할 수 있는 인원에 대해서는 항상 논란이 있다. (한국에 대한 논의는 일단 배제한다. 2020년 현재 구조 요원에 의한 제세동기 논란은 어느 정도 마무리되었고, 산소 사용에 대한 논란은 앞으로 시작될 것이다. 수중과학회는 이러한 논란에 대하여 어떠한 입장도 표명하지 않는다.) 산소의 관리는 사용법을 훈련받은 의료기관과 의료인이 담당하는 것이 이상적이다. 미 식품의약국 (FDA)은 산소를 처방약으로 간주하며, 이것은 산소 실린더에 충전을 하기 위해서는 처방전이 필요하다는 것을 의미한다. 그럼에도 불구하고 FDA는 "의사의 감독하에서만 산소를 투여할 것을 주장하는 것이 비현실적인 면이 있"음을 인식하고 있다. 의료 응급 상황에

서 산소의 중요성은 폭넓게 인정되며, 이는 적절한 훈련을 받은 사람이 산소 결핍 및 소생술을 시행할 때에만 비상용으로 사용하는 것을 의미한다. 먼저 언급한대로 이러한 규제 또한 합리적이다. 예를 들면 다이빙 보트에 응급 산소가 있어야 하는가? 주민센터의 정수기처럼 누구던 자신이 필요하다고 생각하면 산소를 요청해서 사용할 수 있어야 하는가? 이상적인 경우는 응급의료시스템을 활성화시키고 구조대가 도착하기 전까지 산소를 사용하는 것은 적절하다. 그러나 증상을 호소하는 사람이나, 산소를 사용하겠다고 결정하는 사람이 어떤 자격이 있던, 무엇을 생각하던지 간에 두통이던 어지러움이던 객혈이던 특정 증상을 두고 아마도 특정질환을 염두에 두겠지만, 산소를 요청하던 사용하던 산소를 치료에 사용하는 것은 문제의 소지가 있다. 더 나아가 이러한 치료로 문제를 해결하려고 하는 것은 항상 더 큰 인명 손상을 야기한다. 응급 산소의 비치는 의무겠지만, 반드시 구조대가 도착하기 전까지 사용해야 하며, 산소를 마셔보고 구조대를 부르겠다는 생각이 도움이 될만한 병태생리적 조건은 생각하기 힘들다. 즉 가능한 모든 상황과 이론적인 가능성을 고려한다고 해도 산소로 해결될 수 있는 경증의 증상은 결국 산소가 없어도 해결될 것이다. 산소가 예후의 차이를 가져올만한 심각한 문제가 있다면, 혹은 아직 발현되지 않았더라도 산소 사용 결정은 응급의료시스템의 활성화를 늦출 것이다. 특히 영리 상품으로 다이빙을 판매하는 업자에게는 이해관계가 상충한다는 것을 염두에 두어야 한다.

II. 금기증

급성 저산소 환자에서 산소 투여의 절대적인 금기는 없다. 중증의 만성 폐색성 질환 (COPD) 환자에서 산소의 장기간 투여는 고탄산혈증을 유발할 수 있으므로 환기 여부를 계속 모니터링 하는 것이 필요하다.

A. 폐와 중추신경계 산소 독성

긴 시간 동안 고분율의 산소를 투여 받는 경우, 특히 감압 질환을 가진 다이버가 고압산소치료를 받는 도중에 산소를 보충 받는다면 폐 산소 독성이 누적될 수 있다. 또한 1기압 이상의 대기에서 순산소의 노출(고압산소) 에서는 중추 신경계 독성이 나타날 수 있다. 이에 대한 서술은 고압산소치료에 대한 장절에서 기술하였다.

III. 장비

A. 실린더

산소 실린더는 알루미늄 또는 강철로 만들어졌으며 다양한 크기가 있다. 강철로 제작된 실린더의 작동 압력은 2015psi이며, 알루미늄 실린더는 크기, 구조 및 디자인에 따라 2015psi/ 2216psi가 사용된다. 미국에서는 공공 도로에서 운송되는 압력 용기는 미국 교통부 (DOT)의 규정을 적용을 받는다. DOT는 실린더가 5년마다 시각 및 수압 시험을 받아야 한다는 것을 규정하며 통과하지 못한 실린더는 파괴되고, 통과한 실린더는 적절하게 스탬프로 찍히고 라벨이 붙여진다. 가스 공급 업체는 적절하게 테스트 되고 스탬프가 찍히지 않은 실린더를 채우지 않을 것이다. 미국의 산소 실린더는 일반적으로 녹색으로 칠해져 있거나 독특한 녹색 상단(실린더에서 밸브에 가까운 쪽에 녹색을 띤 색이 표시되어 있다.)띠를 가지고 있다. 유럽 연합 (EU) 표준은 모든 산소 실린더에 흰색 상단 띠가 있어야 하며, 실린더의 몸체는 녹색 또는 검정색일 수 있다. 현장에서 사용되는 실린더는 크기에 따라 D 또는

E의 두 가지 규격이 사용된다. D사이즈는 50cm 길이로 360L의 산소를 운반할 수 있으며 E사이즈는 75cm 길이로, 625L의 산소가 들어간다. 산소를 전달할 수 있는 시간은 탱크 용량을 유속으로 나누어 계산한다.

B. 밸브

미국에서 판매되는 의료용 O2 실린더용 밸브는 순산소가 아닌 다른 기체가 들어 있는 실린더와 혼용을 피하기 위해(예: 아세틸렌 실린더가 의료용 산소 조정기에 연결되는 경우) 의료용 산소 조정기에만 맞물리도록 설계되었다. 미국에서는 CGA-870과 CGA-540의 두 가지 유형의 밸브를 사용할 수 있다. CGA-870은 "핀 인덱스 (pin-index)"밸브 라고도 하며 소형의 휴대용 실린더 (예 : D, E)에 사용된다. CGA-540은 구급차에 장착된 것과 같이 대형의 비휴대용 실린더 (예 : H, M)에 주로 사용된다. 미국 이외의 국가에서는 여러 가지 산소 밸브 유형이 제조되고 사용된다. 미국의 핀 인덱스 조절기를 호주의 bull-nose valve에 장착할 수 있는 어댑터가 있다. 어댑터 사용은 미국 압축 가스 협회 (CGA)에 의해 권장되지 않는다. 한국에서는 기체의 종류를 구별하지 않고 표준 DIN 어댑터가 병원과 다이빙센터, 용접 공장, 구급차에서 두루 사용된다. 한국에서 활동하는 사려 깊은 다이버라면 산소분석기(어날라이져)를 가지고 있을 것이다. 물론 응급상황에서 산소 분석이 적절하지는 않지만, 호흡가스가 아닌 기체(예, 아르곤, 아세틸렌)등이 사용될 가능성을 항상 염두에 두어야 한다. 일부 산소 실린더에는 조정기가 내장되어 있다. 이러한 실린더는 단순성을 제공하지만 유량 옵션을 제한할 수 있다.

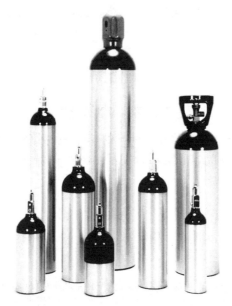

그림 25-1. 산소 실린더는 다양한 크기와 용량으로 제공된다. 실린더 결정은 부상당한 사람이 응급 치료를 받을 수 있을 때까지 환자가 치료를 제공해야 할 시간을 기준으로 해야 한다. (사진 제공: Courtesy Divers Alert Network).

C. 조정기(regulator)

조정기는 실린더 내의 높은 압력을 사용 가능한 산소 유량으로 줄이는 역할을 한다. 일반적으로 호환 밸브가 있는 실린더에 직접 장착되며, 압력 게이지, 감압 밸브 및 유량계로 구성된다. 조정기에 의해 2000psi 이상인 실린더 내부의 산소 압력은 약 50 psi까지 낮아지고 이어서 1~15 리터/분의 유속으로 전달된다. 압력 게이지를 통해 사용자는 산소의 잔량을 모니터링 할 수 있다. 최대 작동 압력이 2000 psi 인 실린더에서 500 psi의 수치는 산소의 1/4이 남아 있음을 나타낸다.

　조정기는 3가지 유형으로 구별된다. 유량이 일정한 경우(CF; constant flow only), 수요/유량 제한 산소 동력 환기 장치 (FROPV: demand/flow-restricted oxygen-powered ventilator), 그리고 CF와 FROPV 두 가지 기능을 모두 갖춘 다기능의 3가지 이다. (그림25-3의 A) 의도하지 않은 조정기에 시스템이 맞물리지 않도록 연결 라인의 직경이 서로 다르게 설계되어 있다. 이를 직경 참조 안전 시스템(DISS; diameter index safety system)이라고 하며 부적절한 전달 장치의 우연한 연결을 방지한다(그림25-3의 B).

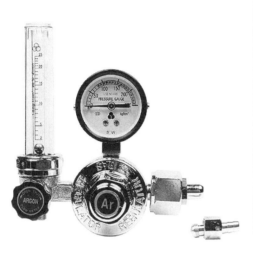
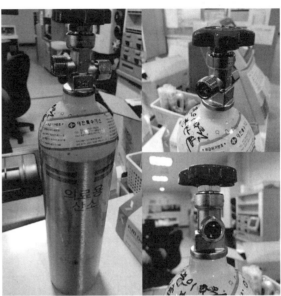

그림25-2. 한국에서 흔히 사용되는 실린더에 부착되는 조정기. 실린더에 직접 장착되며, 압력 게이지, 감압 밸브 및 유량계로 구성된다.

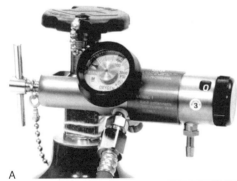

A

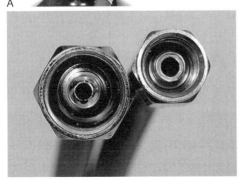

그림 25-3. 상단A: 다기능 조정기는 CF, FROPV, 혹은 두 가지를 동시에 사용하여 산소를 공급할 수 있다. 하단B: 직경 참조 안전 시스템(DISS)에 의해 연결되는 호스의 직경이 서로 다르다.

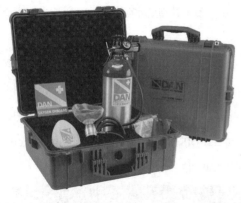

그림 25-4. 해양/수생 환경용으로 제작된 일반적인 산소 키트의 예. 산소 키트는 대부분 보호용 방수 케이스에 제공되며, 마스크, 실더와 함께 한 명 이상의 환자를 치료할 수 있는 다기능 조정기로 구성된다.

D. 환기 보조 장치

환기가 이루어지지 않거나 산소를 투여하였음에도 적절한 산소화의 반응이 보이지 않으면 보조 환기 장치를 사용할 수 있다. 기관 삽관이 이루어지지 않은 경우 환기 보조는 숙련된 마스크 밀폐(밀착) 술기를 필요로 하며, 이를 통해 최적의 산소 전달과 환기 지원이 가능해진다. 호흡기 관련 의료 시술은, 특히 응급상황에서도 적절한 장비를 사용하여 직접적인 접촉을 피해야 한다. 질병 전염은 물론 다른 환자에게로의 교차 감염을 예방하기 위해서 개인 보호 장비(예 : 장갑, 고글) 및 표준 예방 조치에 유의해야 한다. (2019년 기준으로 한국에서는 적절한 무균적 시술을 하였음에도 정맥 주사에 관한 오염 발생시 관련 의료진은 모두 유죄이며 특히, 구속 수사를 받았다는 점을 기억해야한다.)

a. 백 밸브 마스크 장치

백 밸브 마스크(BVM; bag-valve-mask) 장치는 마스크, 백, 밸브로 구성되며 공기와 산소의 흐름을 유도한다. 이는 FROPV와 마찬가지로 기관 튜브에 바로 부착하거나 얼굴 크기에 맞는 다양한 교체형 마스크와 결합되어 사용된다. 대부분의 시판용 모델에서 백의 부피는 1600mL이다. 성인 BVM 장치에는 다음과 같은 기능이 있어야 한다.

(1) 30L / min의 최대 O2 유입 유량을 허용하는 폐쇄-방지(non-jam) 유입밸브 시스템.

(2) 압력 해소 밸브가 없거나 혹은 밸브를 닫을 수 있어야 한다

(3) 표준 15mm / 22mm 결합부

(4) 고분율 산소 전달을 위한 저장 주머니

(5) 이물질에 의해 폐쇄되지 않는 비재호흡용 출구 밸브

(6) 일반적인 환경 조건뿐만 아니라 극단적인 온도에서 만족스럽게 기능할 수 있는 능력

BVM은 흔히 산소 보충하며 사용되지만 산소가 없거나 고갈될 경우에는 실내 공기에서도 사용한다. 삽관 환자의 경우 경험이 풍부한 의료 서비스 제공자는 BVM을 사용하며 폐 순응도 감소 여부를 느낄 수 있다. 과압 해소 밸브가 없는 BVM를 사용하는 것은 마스크 밀착 상태에서는 문제가 되지 않지만 기관 내 튜브로 전환하면서 문제가 될 수 있다. BVM을 효과적으로 사용하려면 교육 및 실습이 필요하다. 설령 알맞은 훈련을 받았더라도 구조

자가 1명일 때 적절한 마스크 밀착을 유지하고 기도의 개방성을 유지하며 충분한 환기 부피(600-1000 mL)를 유지하는 것은 어렵다. 초기 반응자에 대한 훈련 과정에서는 BVM을 위해서는 2명의 처치 요원이 필요하다고 인정하고 있으며, 한 명은 백을 짜게 되고 다른 한 명은 마스크 밀착과 기도 유지를 맡게 된다. (물론 기도 확보에 익숙한 의료진은 혼자서 수행할 수 있지만, 비의료진을 대상으로 한 응급 처치 과정에서) 한 명의 구조자가 있는 상황에서는 환자의 환기 보조를 위해 BVM을 사용하는 것은 마지막 선택으로 권고된다.

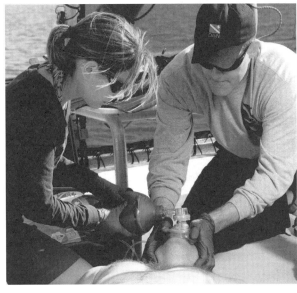

그림 25-5. 산소를 투여하며 백 밸브 마스크 (BVM) 장치를 사용하는 소생술. BVM 장치는 사용하기에 지칠 수 있고 특정 교육이 필요하지만 비교적 저렴하고 매우 효과적이다.

b. 소생술용 마스크

포켓 타입 소생술 마스크는 의사가 환자의 입과 코에 맞도록 설계된 투명하고 유연한 플라스틱 마스크로 구조자는 마스크에 형성된 통로를 입으로 불어서 환기를 시킨다. 이 통로는 일방향 밸브로 되어 있기 때문이 구조자의 호흡이 환자에게 전달되지만 환자가 내쉬는 공기는 구조자에게 전달되지 않는다. 이 간단한 장치는 최소한의 교육만으로도 사용할 수 있으며, 가볍고, 쉽게 포장되어 시판된다. 산소 보충을 위한 인입 호스가 있는 모델이 선호되나 산소가 없어도 사용할 수 있다. 또한 적절한 1회 호흡량 제공 측면에서는 BVM 장치보다 우월한 것으로 알려져 있다.

소생술용 마스크를 적절하게 밀폐시키기 위해서는 구조자가 환자의 머리 꼭대기에 위치하는 것이 적절하다. 구조 대원은 마스크의 커플링 어댑터 주위에 입술을 꼭 붙이고 양손으로 마스크를 제자리에 단단히 고정하고 머리 기울임으로 기도 개통을 유지한다. 이러한 자세는 구조자가 2명일 때 선호되는 위치이다. 구조자가 1명일 경우 구조 대원은 환자 옆에 있어야 한다.

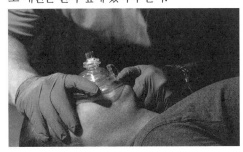

그림 25-6. 소생술 마스크는 구조자의 호흡이나 보충 산소를 이용할 수 있다.

c. FROPV / 양압 수요 밸브

국내에서는 auto-ambu 라는 상표명으로 가압 산소가 공급되는 도관과 연결되어 사용되었으며, 현재는 CPR demand valve 라는 명칭으로 병원 전 단계에서 폭넓게 사용되고 있다. 대부분의 모델은 양압 모드와 수요 모드를 전환할 수 있도록 설계되어 있다. 산소 조정기의 DISS 나사선에 연결하며, 별도로 산소 유량을 조절할 필요는 없다. 통상적인 설정은 기본 소생술에서 요구하는 환기 횟수에 맞춰져 있으며, 정압 모드에서 사용되는 동안 40L / min의 유량, 수요 모드에서 115L / min 을 지원하고 마스크 어댑터는 다양한 마스크에 맞는 표준 15mm 피팅이며 기관 내 튜브에도 직접 사용할 수 있다. 백 밸브 마스크와의 차이점은 구조자가 피로를 느끼지 않는다는 점과, 삽관 환자의 경우, 의료 제공자가 폐의 순응도를 느낄 수 없다는 점이다. 양압 수요 밸브(PPDV; positive-pressure demand valves)는 폐 과압 손상을 쉽게 유발한다는 오해로, 일부 의료진에게 기피되고 있으나 최신의 모델은 대부분 55~65cmH2O의 과압 해소 밸브를 가지고 있다.

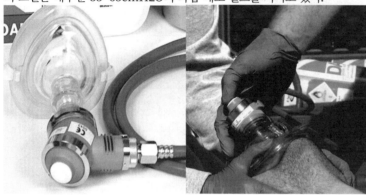

그림 25-7. 상단 A : 수요/유량 제한 산소 동력 환기 장치 (FROPV; flow-restricted oxygen-powered ventilator) 의 예, 산소 실린더에 연결되어 양압의 산소가 공급되며, 압력 해소 밸브가 있다. 이러한 인공 환기 장치는 비용이 많이 들고 추가 교육이 필요하지만 BVM 장치보다 구조자가 피곤하지 않다는 장점이 있다. 하단 B : 사용 예

d. 수요 모드/ 수요 모드의 FROPV

수요 모드를 사용하려면 환자의 자발적 호흡이 필요하다. 자발 호흡이 없는 경우에는 수요 모드를 사용할 수 없다. 고분율 산소가 중요하거나 산소 공급이 제한적일 때 첫 번째 선택이 된다. 수요 모드를 사용하려면 마스크를 환자의 얼굴에 밀착시키고 환자가 음압으로 흡입하면 밸브가 열리고 가스가 흐른다. 환자가 흡입을 멈추면 흐름이 중단된다. 이는 기본적으로 자크 구스토의 아쿠아렁과 같은 원리이다. 즉 스쿠버용 호흡기와 같으며, 따라서 호흡기를 산소 실린더에 연결하여 사용하게 되면 적어도 산소 분율과 소비량 측면에서는 동일하다. 따라서 가지고 있는 산소 실린더와 다이빙용 호흡기를 이용하여 스스로 혹은 자체적으로 산소를 사용하고자 하는 생각을 하게 되며, 실제로 광범위하게 이루어지고 있다. 문제는 이러한 조치로 상황을 종료하고 "그대로 덮으려고"한다는 점이다. 설령 경험이 있는 의사라고 해도 현장에서 시험적 혹은 진단적 산소를 투여하고 반응을 보는 식의 조치는 받아들여질 수 없다. 산소의 투여로 응급의료시스템의 활성화(119 신고)를 늦추는 것은 절대 용납될 수 없다. 결론부터 이야기 하자면 산소가 도움이 될 수 있는 경증의 증상은 없으며, 단지 구급대가 도착하기 전, 혹은 병원에 도착하기 전에 일시적으로 사용하는 것만이 적절하고 또한 받아들여진다.

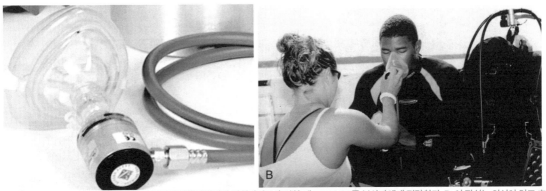

그림 25-8 A, 요구 모드(밸브)는 스쿠버 다이빙 레귤레이터와 마찬가지로 흡입할 때 100% O2를 부상자에게 전달한다. B, 이 장치는 의식이 있고 호흡하는 사람만 사용할 수 있다. 일정한 유량 장치와 비교하여 높은 농도의 가스를 공급하고 산소를 아낄 수 있다는 장점이 있다.

E. 적절히 호흡하는 환자를 위한 일정 흐름 장치

a. 비재호흡 마스크

비재호흡 마스크는 마스크, 저장 주머니 및 일련의 일방향 밸브로 구성된다. 일방향 밸브 하나는 마스크에서 저장 주머니를 분리하고 다른 하나는 마스크의 측면에 있다. 마스크의 측면에 있는 일방향 밸브는 주변 공기가 마스크 안으로 들어가서 O2를 희석시키는 것을 방지한다. 이 마스크에는 1개 또는 2개의 일방향 밸브가 달려 있다. 마스크에 밸브가 하나만 있는 경우 (밸브에는 "안전 출구safety outlet" 라는 이름표가 붙어 있다.) 이는 부분-비재호흡 마스크이며 사용할 수 있는 산소 분율이 낮다. 배출된 공기는 밸브를 통해 마스크 밖으로 나오며 저장 주머니로 다시 들어가지 않는다. 이 시스템에서 산소는 지속적으로 저장 주머니에 유입되어 흡입된다. 이 시스템의 효율성은 적절한 마스크의 선택, 마스크와 안면의 밀착, 밸브의 적절한 기능에 달려 있다. 이론상으로 이 마스크 (세 밸브 모두 장착 시)는 최대 0.95의 FiO2로 계산되지만 현장조사에서는 0.6 이상의 산소 분율이 제공되는 경우는 드물다. 그러나 여전히 가장 효과적인 일정 흐름 장치(수요 조절기 및 리브리더 제외)이다. 비재호흡 마스크는 일정한 흐름 장치에서 가장 높은 산소 분율을 제공하지만 산소를 낭비하는 경향이 있으며 이상적인 조건이 아니면 높은 산소 분율을 제공하지 못할 수 있다.

비재호흡 마스크에 사용되는 산소 유속은 10~15 L/min이며, 이보다 낮게는 사용하지 않는다. 프라이밍은 저장소 주머니(reserve bag)가 팽창하는 동안 리저버와 마스크 사이에 있는 밸브에 손가락을 대고 수행된다. 산소 조정기에 연결하여 저장 주머니가 팽창하는 것을 육안으로 확인하면 준비가 완료된 것이다. 일부 새로운 모델은 자체 프라이밍되도록 설계되었으며 산소 조정기에 연결될 때 자동으로 채워진다. 비재호흡 마스크를 착용한 환자에게서 눈을 떼서는 안된다. 지속적인 모니터링이 필요하다. 또한 산소가 떨어진 상태에서는 질식하게 된다는 것을 알고 있어야 한다.

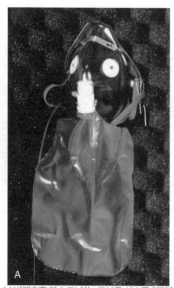
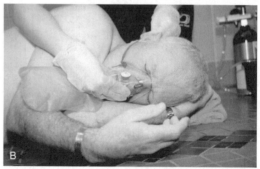

그림 25-9. A : 비재호흡 마스크; 이는 고분율 산소를 전달할 수 있는 간단한 장치이다. 이를 사용하기 위해서는 구조요원이 마스크 밀착이 잘되는지 계속 모니터링 하여야 하며, 환자가 숨을 내쉬거나 숨을 쉬지 않을 때도 계속 산소가 사용되는 것이 요구 모드와의 차이점이다. B: 사용 예

b. 코 거치관(비강용 캐뉼라)

코 거치관(Nasal Cannula)은 고분율 산소가 필요 없을 경우에 사용되며, 환자가 마스크를 견딜 수 없는 경우에도 선택된다는 점을 기억해야한다. 부분 비재호흡 마스크, 단순 안면 마스크와 벤츄리(venturi) 마스크와 같은 일정 흐름 장치는 낮은 수준의 산소 분율만을 제공하기 때문에 병원 전 사용에는 권장되지 않는다. 벤틸레이터 역시 원격 응급 치료에는 실용적이지 않다. 코 거치관을 착용하기 위해서 비강 내 삽입 부위를 콧구멍에 맞게 거치하고 관을 귓바퀴 안쪽으로 감아서 다시 목 앞으로 고정되게끔 당긴다. 이후 목의 조임을 편안한 수준으로 조절한다. 코 거치관에 의해 전달되는 산소의 분율은 24~29% 정도이다. 산소 조정기에는 1~6 L/min로 연결된다. 4L 이상을 사용하지 않는 임상가도 있다. 유속이 높아져도 해부학적 사강의 한계로 더 많은 산소를 전달할 수 없으며 코 점막이 건조되고 환자 불편감이 증가한다.

F. 산소 리브리더

원격지에서는 충분한 산소를 확보하기 어렵다. 위에서 논의된 모든 산소 공급 장치는 제한된 산소를 비효율적으로 사용한다. 즉시 후송하지 못하거나 후송 시간이 1시간을 초과하면 여러 휴대용 실린더가 필요하게 된다. 후송 도중 산소가 떨어지는 것은 재앙이다. 과대한 산소 실린더의 비축은 다시 원격 응급 의료 시스템 전체의 부담으로 돌아올 것이다. 따라서 산소 공급이 제한적인 경우 리브리더는 매우 중요하다. 실내 공기를 호흡할 때, 사람은 2% 산소를 흡입하고 16%의 산소가 함유된 공기를 내뱉는다. 이상적인 조건에서 산소를 보충하면 인체는 100% 산소를 들이 쉬고 95% 산소와 5% 이산화탄소를 내쉬게 된다. 리브리더 장치는 내쉰 공기에서 풍부한 산소를 재사용할 목적으로 날숨의 이산화탄소를 제거하고 추가 산소를 보충하도록 설계되었다. 리브리더 장치는 마스크, 호흡 회로(마취 장비와 유사) 및 흡수성 화학 물질(일반적으로 소다 석회)이 있는 용기 등으로 구성된다. 소다 석회는 호기 기체에서 이산화탄소를 화학적으로 제거하는 기능을 한다. 신진 대사에 소모되는 산소, 즉 리브

리더의 산소 사용량은 약 1 L/min이다. 계산해보면, 45분 동안 비재호흡 마스크나 다른 수요형 장치를 사용할 수 있는 한 개의 산소 실린더를 만일 리브리더에 연결하면 8시간 이상 0.85~0.99 분율의 산소를 제공할 수 있다.

호흡회로 및 흡수 캐니스터의 사용은 익숙지 않으므로 리브리더는 별도의 교육을 필요로 하며 이러한 교육은 임의단체(특히 다이빙 단체)에서 제공되어서는 안된다. 호흡회로와 캐니스터는 종종 일인 귀속(재사용할 수 있으나 같은 환자에게만 사용할 수 있다.)되도록 설계된다. 리브리더를 적용하기 전에 먼저 다른 장치로 산소를 투여하기 시작하는 것이 좋으며, 한번 사용한 리브리더 호흡 회로는 세척되고 다른 사람에게 적용되거나, 세척된 상태로 사용이 준비되어 있어야 한다. 이산화탄소와 소다 석회 사이의 화학 반응은 열과 물을 생산하여 따뜻하고 가습된 산소를 제공한다. 이 열은 추운 기후에서는 이점이 있다. 하지만 더운 기후에서는 기체를 식히기 위해 방열판이 필요할 수 있다. 방열판 내장식 리브리더는 시스템의 크기를 증가시킨다. 응급상황에서는 호흡회로 호스를 차가운 물이나 얼음물에 담그는 조치가 유용할 수 있다. 리브리더 역시 효과적으로 작동하려면 적절한 마스크 밀폐가 필요하다. 마스크가 밀착되지 않으면 흡입 기체가 공기로 희석되어 산소 분율이 낮아진다. 리브리더 호흡 회로는 다른 일정한 흐름 장치와 비교하여 호흡 저항이 높다. 대부분의 기종은 순산소를 사용하며, 익숙환 중환자실의 벤틸레이터처럼 산소 분율을 낮출 수 없다. 따라서 장시간 사용시 폐 산소 독성의 위험 때문에 공기 휴식기를 고려해야 한다.

G. 고지대에서의 비상 산소 투여

고도에 따라 대기압이 감소하며, 산소 분압(pO_2) 역시 이에 따라 감소한다. 산소는 고지대의 폐 또는 뇌부종을 치료하는데 사용할 수 있다. 근치적 치료는 더 낮은 고도로 하강하는 것이다. 산소 투여는 하강을 대신하거나 지연시킬 수 없으며, 즉각적인 하강이 가능하지 않은 경우 적응증이 된다. 일반적으로 8000m (26,247ft) 이상으로 등반 시 산소가 필요한 것으로 받아들여진다. 이러한 등산을 위한 산소 패키지로는 이동형 응급 산소 제공용으로 설계된 재호흡 마스크와 흐름 지속 개방회로가 선호된다. 간헐적 수요 모드나, 재호흡 회로는 극단적인 환경에서의 신뢰성에 대한 우려 때문에 제한적이다.

이용 가능한 산소 분압의 증가는 들숨의 산소 분율을 올리거나, 환경압을 증가시키는 것으로 얻을 수 있다. 양압지속마스크(CPAP;Continuous Positive Airway Pressure)나 그 밖에도 호기 저항을 증가시키는 마스크는 심각한 고도의 폐부종을 가진 등반가의 가스 교환을 향상시킬 것으로 기대되어왔다. 산소를 사용할 수 있는 휴대용 고압 챔버는 환경압과 산소 분율 모두를 증가시키며, 다양한 고도증후군을 치료하는데 사용된다. 가압을 위한 공기는 대부분 풋펌프를 이용하여 충전하며, 환자는 압력백 안에 들어가게 된다. 챔버의 프로필은 대부분 500~2000m 의 강하를 시뮬레이션 한다. 매우 높은 고도의 응급 상황을 위해 때때로 전신 마취가 필요할 수 있다. 숙련된 마취 전문의가 적응된 환자에게 전신 마취를 안전하게 시행할 수는 있지만, 일반적으로 더 낮은 지역으로 내려가는 것이 현명하다.

H. 산소발생기

현장에서 사용하는 산소 발생기(oxygen generator)는 일반적으로 화학 공정 산소 발생기가 사용된다. 산소

농축기는 일반적으로 전력을 사용하기 때문에 고산지대나 보트 위에서 사용하기는 어려울 수 있다. 대부분의 장비는 3~4 L/분의 산소를 토출하며, 최고 유량은 6L 정도이다. 일부 비상 요구 사항에는 충분하지 않지만 이러한 속도를 사용하여 산소 실린더를 작동 압력까지 채운다. 전기 공급이 있는 원격 진료소에서는 산소 농축기를 사용하여 원거리에서의 값비싼 재보급 없이도 충분하게 산소 실린더를 채울 수 있다.

I. 산소 실린더 사용 순서

1. 실린더를 똑바로 세운다. 렌치(손잡이)로 탱크 밸브를 천천히 열고 닫아 결합부에 남아 있는 녹이나 부스러기를 제거한다.

2. 탱크 밸브를 닫고 조정기를 탱크에 부착한다. 조정기를 손으로 단단히 조인다. 적절한 산소 와셔(oxygen washer)가 없는 조정기는 사용하지 않는다. 느슨한 조정기를 테이프로 고정하는 것은 위험하다.

   a. 이상적으로는 감압 조정기는 항상 탱크에 부착되어 있는 것이 바람직하다. 이렇게 하면 장비를 즉시 사용할 수 있고 파편을 제거할 필요가 없다.

3. 탱크 밸브를 천천히 돌려 완전히 연다.

4. 산소 장비를 조정기에 연결한다. 직경 참조 안전 시스템(DISS) 나사 포트나 조정이 끝에 있는 일정 흐름 꼭지에 한쪽 호스 끝을, 다른 끝은 마스크나 코 거치관(Nasal Cannula)에 연결한다.

5. 일정 흐름 장치 마스크를 사용하는 경우 일정 흐름 컨트롤러를 분당 리터 단위의 원하는 속도로 조정한다.

   a. DISS 나사 포트에 연결된 수요(demand) 대응 마스크를 사용할 때는 산소 속도를 조정할 필요가 없다.

   b. 3단계로 조절하는 조정기에서 "낮음"은 2~4 L/분을 나타내며 "중간"은 4~8 L/분을, "높음"은 10~15 L/분을 나타낸다. 비재호흡 마스크의 유속은 6L/min 이상이어야 한다. 코 거치관의 유속은 6 L/min 이하여야 한다.

   c. 적절한 산소 공급을 위해 가능하다면 고유량 산소 (10~15 L/분)를 받아야 한다.

6. 마스크 또는 코 거치관을 환자의 얼굴에 위치시킨다. 편안한 위치로 조절한다. 환자가 장치를 잘 견디고 있는지, 저장 주머니가 적절하게 팽창하는지 확인한다.

IV. 산소 취급 시 주의 사항

산소는 그 자체가 연소하는 기체, 인화성 기체는 아니지만 다른 물질의 연소를 촉진하므로 화재와 폭발의 원인이 된다. 즉 고분율(농축)의 산소와 스파크 또는 불씨(예 : 점화 된 담배)가 화재를 일으키는 것이다. 산소는 개방되어 환기가 잘되는 곳에서만 사용해야 하며 타는 물질이 있는 곳에서는 사용하지 않아야 한다. 또한 산소가 사용되는 호흡회로(실린더와 조정기의 오리피스)내에 석유제품과 같은 오염물이 있어서는 안된다. 실린더는 52℃ 이상의 온도에 노출되어서는 안된다.

- 산소 전달 시스템 근처에서 화염을 피한다.
- 산소 실린더를 과도한 열(52℃) 또는 추위에 노출시키지 않는다. 이는 산소 실린더가 산악 탐험에서 수행될 때 적용하기 어려울 수 있다.

- 조정기 체결 작업 시 탱크 밸브의 윗부분을 자신의 몸 혹은 다른 사람 쪽으로 향하게 하지 않는다. 느슨한 조정기가 엄청난 힘으로 실린더 상단에서 날아갈 수 있다.
  - 실린더를 떨어뜨리거나 구르게 하지 않는다.
  - 실린더를 사용하지 않을 때는 모든 밸브를 닫는다.

V. 호흡이 없거나 불충분하게 호흡하는 환자에 대한 특별 고려 사항

무호흡 환자에게 환기를 제공하는 경우에는 분당 환기 횟수뿐만이 아니라, 일회 호흡량, 산소 투여량, 압력 및 산소화를 고려해야 한다. 분당 환기 횟수는 성인(8세 이상)에서 분당 12회, 어린이와 유아는 분당 20회가 권고 된다. 보충용 산소가 없더라도 구조 호흡은 시행할 수 있으며, 시행 해야 한다. 최초 목격자(lay provider)는 호흡하지 않는 환자에게 (맥박을 확인하지 말고) 전체 심폐 소생술을 시작해야 한다.

심폐소생술 지침에 권장되는 일회 환기량은 산소 보충이 가능(최소 유량이 40%의 O2 농도에서 8~12 L/분)할 경우에는 6~7mL/kg, 1초에 약 400~600mL이며, 산소를 사용할 수 없을 때는 10mL/kg, 1초에 약 700~1000 mL(구강 대 구강 환기에 권장되는 일회 환기량과 동일)이다. 실제로 전달되는 일회 환기량을 결정하는 것이 불가능하므로, 구조자는 흉부 확장을 눈으로 확인하고 산소포화도를 유지하며 적절한 환기량을 맞춰야 한다. 투여되는 (일회) 환기량은 흉부확장을 일으키기에 충분해야 하며, 너무 적으면 고탄산혈증을 일으킬 수 있고 너무 많으면 압력 손상을 초래할 수 있다. 800mL 미만의 환기량은 폐포를 팽창시키기에 부족하며, 따라서 충분한 가스 교환이 이루어지지 않을 수 있다. 권장 일회 호흡량인 700-1000 mL는 압력 손상을 일으키기에 충분한 양이라는 점을 숙지해야 한다. 과압 해소 밸브가 없는 인공 호흡 장치를 사용하거나 너무 많은 양의 호흡량을 가하면 폐 압력 손상이 발생할 수 있다. 매 환기는 1초 동안 지속되어야 한다. (이는 40 L/분에 해당). 빠른 환기 속도는 식도가 열리고 공기가 위에 흡입되게 하며, 이에 따라 위 내용물 흡입의 위험을 크게 증가시킨다.

90-110 cmH2O만큼 낮은 차압이라도 폐포 격벽을 파열시키고 기체가 간질 공간으로 빠져 나가는데 충분한 것으로 알려져 있다. 환기시킬 때 이러한 압력을 초과하지 않도록 주의한다. 구조가 입으로 불어서 환기를 시키는 경우, 인체는 강제로 숨을 내쉬어 120cm H2O 이상의 압력을 쉽게 생성할 수 있다. 심폐소생술 지침에서는 다양한 폐활량의 환자를 수용하기 위해 "가슴이 부풀 때까지"를 권장하고 있다. 환기 장치 중에서는 PPDV / FROPV 장치에만 과압 해소 밸브가 있다. FROPV는 삽관 여부에 상관 없이 무호흡 환자의 환기의 최상의 선택으로 인정되고 있으며, 국내에서도 병원 전 단계에 실제로 활용되고 있다. FROPV는 100% 또는 그에 가까운 산소를 공급할 수 있다. 또한 과압 해소 밸브가 내장되어 있다. 고분율의 산소를 제공하며 1초의 지속시간과 40 L/분 으로 투여량을 조절할 수 있는 유일한 장치이다.

환기 보조의 목표는 환자에게 산소를 제공하는 것이다. 구강 대 구강, 구강 대 마스크로 직접 숨을 불어 넣는 경우 산소 분율은 16%이다. 포켓 마스크에 15 L/min의 산소를 보충하면 산소 분율은 50%까지 증가할 수 있다. 백 밸브 마스크(BVM)에서의 산소 분율은 실내 공기를 이용할 때는 21%이며, 벤틸레이터 장비 및 기술에 따라 15L/분의 산소를 보충할 때 최대 90%이다. 환기에 의해 전달되는 일회 호흡량과 산소 분율은 기도의 개통성과 마스크의 밀착 여부에 달려 있다. 기관 삽관이 이루어지지 않은 환자에서 환기 실패의 가장 흔한 원인은 마스크 밀착의 실패이다. 매번 환기할 때마다 기도 개통과 적절한 마스크 밀폐에 유의해야 한다. 구강인두, 코인두 또는 복합기도의 사용은 기도의 개통 가능성을 크게 향상시킬 수 있다.

26. 안전과 생존

26. 안전과 생존

"물 밖이 가장 위험하다." 바다와 육지 혹은 물과 공기가 만나는 곳. 그 경계선에 가장 큰 위험, 기회, 자원, 미지가 있다. 그 치열함과 역동 속에 가장 큰 미개척 영역이 기다린다. 다른 환경에서 발생하는 사고와 대조적으로 바다에서는 순식간에 죽음에 이를 수 있다. 사막의 열, 높은 고도의 저산소증, 극지방의 영하의 기온과 비교할 때 바닷물은 보호장비를 제대로 갖추지 못한 조난자에게는 가장 적대적이며 생명을 위협하는 자연 환경이다. 바다는 치명적인 적이 될 때가 있다. 즐거움을 위해 바다에 가는 사람들은 가장 심각한 위험에 부딪칠 수 있다는 것을 충분히 알고 있어야 한다.

I. 레저 보트 사고 통계

해상 승무원과 항해하는 승무원들에게 대부분의 비상 사태와 사고는 폭풍우에 의한 극심한 기상 조건에서 발생한다. 그러나 이와 대조적으로 레저(레크리에이션) 보트 사고는 30cm 이하의 파도, 가벼운 바람(0~10km/hr)이 부는 평온한 바다에서 주간 시야가 좋은 환경에서 발생한다. 사고의 대부분이 일어나는 장소는 쾌속정 보트가 사용되는 가장 보편적인 지역인 내륙 호수, 연못, 강 및 연안만에 가까운 곳이다. 미국의 통계를 살펴 보면, 해안 경비대의 연안 보고서 "Recreational Boating Statistics 2014"의 레크리에이션 보트 사고 통계에 따르면 610명의 보팅으로 인한 사망자가 있었다(2012년에서 2013년까지 14% 감소, 2013년부터 2014년까지 9% 증가). 이 보트 사고 보고 데이터베이스 (Boating Accident Reporting Database, BARD) 보고서는 전미의 각 지역의 사고 데이터를 종합한 것으로, 보트와 관련된 사망사고의 전모를 파악할 수 있게 한다.

개방형 모터 보트, 노 젓는 보트, 카누 및 카약의 전복 사고나 배 밖으로 추락이 사망자의 절반 이상을 차지한다. 사상자 수가 가장 많은 선박은 오픈 모터 보트 (47%), 개인용 선박 (17%), 캐빈 모터 보트 (15%), 카누 (13%) 및 카약 (10%)이다. 사망사고의 80% 가 길이가 21피트 미만인 소형 선박에서 일어났다. BARD 보고서는 매년 평균 5000건의 레크리에이션 보트 사고를 보고한다. 모든 사고의 60%는 운전자와 승객이 통제 할 수 있는 요인으로, 25%는 보트 또는 환경 요인으로 분류된다. 운전자의 부주의, 부적절한 경계, 운전자 경험 부족, 과도한 속도 및 기계 고장이 사고의 1차 기여 요인이다. 1차적 원인과 무관하게 알코올 사용은 치명적인 보트 사고의 원인으로 알려져 있는데, 주요 원인이 알려진 경우 알코올 사용이 사망자의 21%를 차지하는 주요 요인이다. 사망자의 80%는 운전자가 보트 관련 안전 교육을 받지 못한 보트에서 발생했다. 그러나 이 통계는 오해의 소지가 있다. 보트 타기 안전 훈련을 받은 보트의 전체 수가 알려지지 않았기 때문이다.

다른 선박과의 충돌은 일반적인 사고 유형으로, 범람이나 파도에 의한 경우, 고정 물체와의 충돌, 고정의 실패, 수상스키 등으로 분류되며 사망자의 30%를 차지한다. 선박 충돌 사고의 3분의 2는 개방형 모터 보트로 길이가 8m (26ft) 미만인 개인 소유의 보트였다. 사인으로 침수가 지적되는 경우는 개방 모터 보트 사망자의 63% (178/288)이지만 개인 소유 보트에서는 단지 35% (22/34) 이다. 이러한 불일치는 개인용 선박에서 구명조끼(때로

PFD)를 사용해서 사망률이 감소하기 때문이다. 레크리에이션 보트의 사고 사망자 중 69%는 침수에 의한 것이며 이중 84%는 구명 조끼를 착용하지 않았다.

　보고서는 이러한 가정용 보트 안전의 가장 큰 위협은 미숙하고 부주의한 운전자가 과속 운전을 하며, 근처에 다른 선박이나 사람에 주의를 기울이지 못하는 점이라고 지적한다. 충돌을 피하고 회피조치를 취하기 위해서는 끊임없이 경계해야 한다. 보트에서 가장 빈번하게 발생하는 부상은 골절, 열상, 타박상, 두부 손상 및 허리 염좌이며 그 다음으로 흔한 문제는 화상, 저체온증, 절단, 일산화탄소 중독, 탈구로 알려졌다. 개방형 모터 보트와 개인용 선박은 외상으로 인한 승객 부상에 가장 빈번히 관련된 선박이며, 카누와 노 젓기 보트는 저체온에 영향을 받는 보트의 33%를 차지한다. 나쁜 배기 시스템으로 인한 일산화탄소 중독과 프로판 가스 스토브 폭발은 2014년에 2명으로 전체 사망자의 1% 미만이었다.

II. 개인 안전 장비

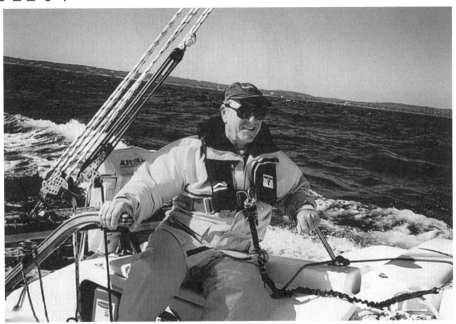

그림 26-1. 태양, 바람 및 물로부터의 보호, 눈 보호, 하네스 및 팽창식 구명 조끼는 근해 승조원에게 필수적인 보호장비이다.

A. 자켓

　해안 경비대 사고 연감은 보트 승객이 구명 조끼를 착용해야 한다는 것을 다시 말해준다. 예를 들어 2014년 보고된 610명의 레크리에이션 보트 사망사고 중 침수는 418(69%)명에 달한다. 침수 손상자 중 84%는 구명 조끼를 착용하지 않았다. 대부분의 침수 피해자는 개방형 모터 보트 (43%), 카누 (17%), 카약 (12%)을 포함하여 7m 미만의 보트에 있었다. 해안 경비대 사고 연감에 의하면 만일 구명 조끼를 입었다면 소형 선박 침수 사망의 최소 85~90%가 예방될 수 있었음을 시사한다. 익사의 가장 흔한 원인은 배의 전복, 배 밖으로 떨어지는 것, 범람이나 파도에 의한 경우, 고정 물체와의 충돌로 알려져 있다. 구명 조끼는 어떤 온도에서도 물에 빠져드는 것을 방지하고 냉수의 치명적인 영향에 대처하는데 결정적인 역할을 한다.

　차가운 물(<21 ℃)에서 발생하는 보트 사고의 경우 한랭 충격 반응이 침수 사망의 주요 원인이다. 높은 부력 구

명 조끼는 생존에 필수적이다. 구명 조끼는 물 위에 머리를 유지하고 기도 여유고(물에서 입까지의 거리)을 최대화하여 갑작스러운 침수 직후 흡인을 방지한다. 보트 탑승자에게는 일상적으로 구명 조끼를 착용하는 것이 권장된다. 바다상황이 나빠지거나 배가 전복되거나 물에 빠지는 상황에서 구명 조끼를 분배하고 착용하기가 어렵기 때문에, 구명 조끼를 미리 착용하고 있다면 지연 없이 보호를 받을 수 있다. 많은 선박 사고 당시 촬영된 CCTV와 증언은 다수의 승객이 구명 조끼를 입는데 지연이 발생한다는 것을 보여준다. 개방형 모터 보트의 이용률은 점점 증가하고 있으며, 수영을 하지 못하는 사람, 어린이 및 미숙한 승무원은 갑판이나 오픈 보트에서 항상 구명 조끼를 착용해야 한다. 갑판 위의 모든 사람들은 무거운 날씨, 밤, 시야가 감소되거나, 보트가 빨리 여행하거나 수온이 차가울 때 구명 조끼의 착용이 권장된다. 아래 그림 26-2 에 나타난 하네스 식 구명 조끼는 개인용 부양 도구(PFD)임과 동시에 등산용 장비의 기능을 같이 갖춘 모델이다.

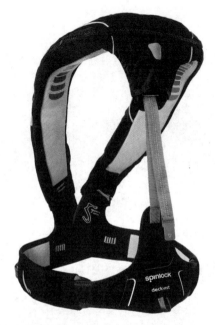

그림 26-2. 하네스 식 구명 조끼, 개인용 부양 도구(PFD)임과 동시에 등산용 장비의 기능을 같이 갖춘 모델이다.

따뜻한 물에서는 수영 거리가 긴 보트 승조원도 구명 조끼를 착용하지 않는다면 어느 정도 위험이 있다는 것은 명백하다. 추운 날씨에 보팅에서는 부양 코트(?oat coat)를 구명조끼와 같이 착용하거나 대신 착용할 수 있다. 부양 코트는 7kg(15.5 파운드) 이상의 부력을 제공한다. 부양 코트는 구명 조끼보다 편안하게 착용 가능하지만 전체 부력(15.5lb)이 낮고, 예비 부력(착용자가 침수되면 부력이 증가하지 않다. 왜냐하면 구명 조끼가 이미 잠기고 있기 때문)이 부족하다. 기도 여유고가 적고, 의식을 잃은 피해자를 위로 향하게(방향 능력)하지 못한다. 이러한 머리의 지탱은 기도 유지에 중요하다. 이러한 유형의 부유 코트는 잔잔한 물에 적합하고, 빠른 구출이 보장되는 상황에서 착용해야 한다. 구명 조끼는 적합성을 극대화하기 위해 편안함과 실용성에 따라 선택해야 하나, 부유 코트와 구명조끼의 결합이 좀 더 권장된다.

a. 자동팽창 조끼의 장점

자동팽창(inflatable) 방식은 인화성 재료를 이용하여, 입으로 공기를 불어 넣지 않아도 자동으로 공기가 팽창되는 방식의 조끼를 말한다. 만일 수상활동에 그다지 관심이 없었다면 가장 흔하게 자동팽창 조끼를 접하는 것은 아마도 상업 항공기를 탑승할 때 승무원이 착용 시범을 보여주는 것일 것이다. "끈을 당기면 팽창합니다. 미리 당기지 마시고 탈출 직전에 줄을 당겨 부풀리십시오. 충분히 부풀지 않으면 입으로 불어서 팽창시킬 수 있습니다." 자동팽창 조끼는 측면이 낮고 무게가 가볍게 고안되어 있다. 이런 디자인은 신체의 축에 평평하게 되어 있고 움직임을 제한하지 않는다. 그 결과 입고 벗기가 쉬우며 부력이 우수하다. 이러한 조끼 내부에 장착되는 인화성 물질 (33.7 파운드)은 대부분 장비와 일체형으로 장착되어 시판된다. 모든 조끼에는 전등, LED 안전등, 호루라기, 승무원 선상 위치 표지장치(crew overboard beacon)와 다른 주의 끌기 장치(얼러트, attention-attracting gear)가 장착될 수 있다.

팽창식 구명 조끼의 종류는 다양하다. 비-수영자에게 상시 착용이 권장되는 것은 물에 의해 활성화되는 팽창식 조끼이다. 이 장비는 입으로 불어서 팽창시키는 관이 없기 때문에 착용자가 당황할 수 있어 미리 설명되어야 한다. 어린이가 성인용 조끼를 착용할 수 있는 경우는 16세 이상, 체중이 36kg 이상일 경우이며, 아닌 경우에는 소아용 조끼를 준비하여야 한다. 수영에 익숙하더라도 자동 팽창(물에 의해 활성화 되는) 조끼는 권장된다. 사고는 대부분 물에 의도하지 않게 빠지는 경우이며, 갑작스러운 낙상으로 인한 머리 부상 또는 부주의로 인한 우발적인 머리 부상으로 인하여 의식을 잃을 수 있다. 이러한 상황에서는 수동 팽창 조끼가 있는 상태로 얼굴이 수면에 잠긴 상태로 바다에 방치될 수 있다. 의도하지 않은 침수에서 한랭 충격 반응과 의류, 신발 및 장비로 인해 수영 능력이 감소되어 혼란 상태가 된다는 것이 더 중요하다. 예상치 못한 빠른 침수와 관련된 보트 사고 생존자들의 면담에서 대부분의 피해자는 찬물에 빠졌으며, 혼란 때문에 '팽창 줄'을 찾지 못하고 활성화할 수 없었음을 일관되게 호소하였다. 침수에 자동으로 반응하는 팽창 조끼를 착용하면 이러한 '팽창 줄'을 찾아야 할 필요가 없다. 자동 팽창 조끼의 최신 모델은 1F (물에 의해 활성화) 및 3F (수동 작동) 팽창기(inflator)를 가지고 있으며, 팽창기에는 표지기(indicator)가 달려 있다. 이 표지기는 조끼내의 이산화탄소 (CO_2) 실린더가 사용되지 않은 새것, 실린더 밀봉 표시, 인지를 확인시켜주며 표지기를 통해 구명 조끼가 올바르게 준비되고 사용 준비가 되었는지 여부를 확인할 수 있다. 자동 팽창의 단점은 물보라나 비와 같은 우발적인 물 접촉에 의해 활성화되는 것이다.

연안 승조원에게는 33.7파운드 부력의 조끼가 권장된다. 참고로 제 1형 PFD 는 22.5파운드, 2형과 3형 PFD 는 15.5파운드의 부력을 가진다. 부력이 높은 조끼는 물에 빠졌을 때 수영에 도움이 되며, 숨을 들이쉬고 내쉬는 것을 편안하게 해주고, 특히 바다 환경이 거칠 때 흡인을 줄여준다. 익사를 예방하기 위해서는 입이 물에 잠기는 것을 피하는 것이 필요하다. 가능하다면, 물에 빠졌을 때는 바람에 직면하여 다가오는 파도에서 멀리 떨어져서 기도가 물에 잠기는 것을 피해야 한다. 물에서는 자연스럽게 얼굴이 물에 잠기는 자세로 놓이기 쉽다. 머리, 목 및 가슴을 물에서 더 높이 유지하는 것이 필요하다. 이러한 노력은 열 방출 감소 자세(heat escape lessening position, HELP)를 취하기 쉽게 해준다. 장비가 가슴에 더 높은 부력을 가질 경우 서 있는 자세를 유지하고 머리를 물위에 두기 더 쉬워진다.

b. 구명조끼 테스트하기

구명 조끼 착용 연습은 연못이나 수영장과 같은 설 수 없는 수심의 제한 수역에서 이루어지며, 구명 조끼의 착용 방법을 연습하고 몸에 맞는지 시험한다. 물위에서 조끼를 착용한 상태로 열 방출 감소 자세(heat escape lessening position, HELP)를 취하는 것으로 마무리된다.

착용자는 수면-기도 간격(freeboard)을 3~4인치 유지하며 수면에서 리클라이닝 자세를 유지할 수 있어야 한다. 구명 조끼의 크기는 팔 부위에서 딱 맞아야 하며, 수면 위에서 몸통을 잡고 제자리에 머물러 있어야 한다. 구명 조끼가 착용자의 가슴까지 올라가게 되면 피해자는 물속으로 더 가라 앉게 되며 수면-기도 간격이 감소된다. PFD는 지퍼를 닫고 끈을 단단히 조여서 테스트 한다. 소아에서는 착용한 후 머리위로 손을 들게 하고 어른이 어깨끈으로 들어올려서 테스트 할 수 있다. PFD가 위로 미끄러져 어린이의 코 위치까지 올라가면 조정이 필요하다. 성인은 PFD를 착용하고 물에 입수하거나 다른 사람이 위에서 어깨 끈을 힘껏 당겨 이 검사를 시행할 수 있다. 만일 물에 입수했을 때 수면 기도 간격이 떨어지고 PFD가 머리와 얼굴 위로 올라온다면 생명이 위협받을 수 있다.

아이들은 팔과 머리 위로 조끼가 미끄러지는 것을 막기 위해 크로치 스트랩(가랑이끈, 다리끈)이 있는 모델이 적절하며, 크로치 스트랩은 성인에서도 효과적이다. 시판되는 소아용 구명 조끼는 착용자의 체중 별로 30파운드 이하, 30~50파운드, 50~90파운드 짜리가 기제품으로 나와 있다. 23kg (50 lb) 이하의 어린이를 위한 최고의 구명 조끼는 두겹으로 머리를 지지하여 얼굴이 아래로 향한 경우에도 바르게 하는 기능이 있고 얼굴이 물 위에 유지될 수 있는 조끼이다. 선박의 데크에 있는 어린이들은 구명 조끼를 착용하여야 하며 추가적으로 안전 벨트(safety harness)를 착용시켜 배에서 떨어지지 않게 할 수 있다. 아이의 옷을 선택할 때 앞으로 성장하는 것을 생각하여 일부러 큰 사이즈를 고르는 경향이 있다. 구명 조끼에 있어 이러한 선택은 적절하지 않다. 부적절한 크기의 구명 조끼는 제 기능을 할 수 없고, 비극적인 결과를 초래할 수 있다.

B. 침수 (생존) 슈트

침수 슈트(immersion suit) 다른 말로 생존 슈트(survival)는 저체온증과 침수에서 궁극적인 보호장비이며, 구조작업이나 침몰하는 배에서 탈출할 때 사용된다. 침수 슈트는 건식 잠수복(dry suit), 구명조끼, 구명보트의 속성이 합쳐져 있다고 보면 된다. 대부분의 모델에는 방수용 전장 지퍼, 방수 후드, 바람 및 물 보호용 얼굴 밀폐(seal), 분리 가능한 벙어리 장갑, 네오프렌 손목 밀폐(seal), 일체형 부츠, 최적의 부양각을 위한 팽창식 머리 베개, 일체형 견인 라인, 물-활성 안전등(스트로브 또는 LED), 호루라기, 버디 라인 등이 구비되어 있다. 만일 슈트에 부력 머리 베개가 일체형으로 구비되어 있지 않다면 적절한 부력과 자세를 제공하기 위해 유형 III 구명 조끼를 추가로 착용하는 것이 권장된다.

침수 슈트를 상시 입고 있을 수는 없다. 슈트의 부피와 무게(개당 50-136kg)와 내장 장갑을 고려하면 선박에서 활발하게 작업하는 동안 착용한다는 것은 비현실적이다. 전미 해안 경비대의 경우 이제 해상 온도가 10℃미만일 때 건식 잠수복(침수 슈트는 아니다)를 착용하고 10~15℃ 사이로 온도가 높을 때 단열 내피(insulating underwear)와 노출 방지 복장(옷을 입는 부피가 큰)을 착용한다. 많은 전문가들은 고위도 지역(40도 이상, 수온이 낮은)을 항해하는 선박에는 탑승자 수만큼 생존 슈트를 탑재할 것을 권고하지만, 비용과 부피로 인해 잘 이루어지지 않는다. 생존 슈트의 착용에는 특별한 기술의 연습이 필요하다. 슈트 착용, 머리 위로 후드 당기기, 지퍼링, 안면 덮개 닫기와 같은 순서로 이루어지며, 사고 발생 전 슈트 사용 지침을 읽을 필요가 있다. 슈트 입기 실습에서는 60초 이내에 슈트를 착용하고 방수 처리를 완료해야 한다. 침수 슈트는 방수가 되어야 하므로 건식 잠수복에 준해서 유지 보수와 정기적인 검사가 필요하다. 슈트와 밀폐(seal)에 찢김이나 손상이 있는지 정기적으로 검사해야 하며, 방수지퍼는 윤활제로 방청해야 한다. 만일 침수 슈트의 기밀에 문제가 있어 물이 침수된다면 (침수 슈트지만 침수가 되면 안된다. 방수가 되어야 한다.) 물이 새는 침수 슈트를 착용한 생존자는 냉수 충격 반응, 저체온증, 침수로 사망할 수 있다. 배가 침몰할 때 침수 슈트로 탈출한 직업 어부에서 슈트의 손상으로 사망이 보고된 예가 알려져 있다.

침몰하는 선박에서 배위에서 탈출하는 것이 가장 이상적이지만 피해자는 종종 기내, 조종석 아래 또는 복수의 돛대 아래에 갇히게 될 수 있다. "부력에 의해 생존한다고 생각하지만, 돛대가 위에 있을 때, (부력은) 생존의 적이었다." 침수 슈트를 입은 채로 전복한 배에서 간신히 생존한 한 승조원의 면담에서 그는 이렇게 말했다. 따라서 갑판 아래나 조타실에서 (침수) 슈트의 상의까지 착용해서는 안되며, 배의 갑판에 나와서 슈트를 착용하고 침몰하며 불안정한 선박에서 빠르게 벗어나야 한다. 물로 작동되는 팽창식 구명 조끼 역시 역설적으로 구조물에 속박되는 원인이 될 수 있다. 예로 2012년 Chicago-Mackinac 경주에서 요트가 전복되었을 때 침수로 사망한 두 명의 선수는 팽창식 구명조끼를 입었음에도 수면으로 나올 수 없었다. 사고 보고서에서 생존자는 팽창 한 구명 조끼와 연결된 밧줄이 탈출을 방해하였음을 기술하였다. 사고 보고서는 모든 승조원은 안전 장비에 친숙해야 하며, PFD에서 공기를 배출하는 방법을 알고 있어야 하며, 신속 풀기 장치(quick-release clip) 부착 안전 벨트 사용, 장비에 수중 칼 부착 등을 권고하였다.

전문적인 슈트 등을 착용하지 않고 의도적으로 찬물에 입수하는 경우 (예: 프로펠러에 감긴 이물 제거) 냉수 충격 반응을 예상하여 차가운 물에 점차적으로 적응해야 하며 입수 시 관찰자(텐더)가 붙잡고 있는 안전 벨트를 착용하는 것과 호흡을 통제하는 안전 절차가 권장된다.

C. 안전하네스

안전띠(safety harness, 하네스)는 인장 강도 1450kg 이상의 나일론 웨빙이 흔히 사용되며, 양끝은 팽창식 구명 조끼와 선박에 부착된다. 거친 날씨, 야간, 갑판에 혼자 있을 때, 승조원의 시야에서 벗어날 때, 양손이 가득 차 있는 항해 환경에서 권장된다. 악천후에서는 조종석에서도 항상 하네스를 착용해야 한다. 하네스는 겨드랑이 밑 2인치 아래의 가슴에 꼭 맞게 착용하고 밧줄을 통해 전용 잭 라인에 연결된다. 수면 상태가 좋지 않고 해상 상태를 알지 못한 채로 깨어난 많은 승무원들이 안전띠 없이 선실에서 조종석으로 이동하는 동안 선상 사고를 당하는 경우가 많다. 팽창식 구명 조끼는 일체형 안전 장치와 함께 사용할 수 있으며 이러한 조합은 바다에서 가장 중요한 개인 안전 장비이다. 하네스는 사고 상황에서 승객이 배 밖으로 빠져 나갈 때 선박으로부터의 이탈을 방지하고, 전복된 선박에서도 탈출을 위한 방향을 제시해줄 수 있다.

III. 바다에서의 응급상황

A. 바다에서의 화재

a. 선박 화재의 원인

전미에서 연간 약 7500개의 유람선 화재와 폭발이 보고 되며, 이중 10%의 선박은 침몰한다. 육상에서도 그렇지만, 선박에서 화재를 소화하지 못하면 그 결과는 재앙이다. 선박의 목재와 유리 섬유(fiberglass)에 발생한 화재는 매 10초마다 두 배로 커진다. 매년 발생하는 2,700건의 화재와 관련된 상해 중 절반 이상이 작고 개방된 모터 보트에서 발생한다. 해상 보험사의 클레임 조사에 의해 수집된 통계에 따르면, 보트 화재의 주요 원인(55%)은 교류 (AC) 및 직류 (DC) 배선 오류이다. 가장 보편적인 전기적 문제는 전선의 고무 피복이 벗겨져서 단락 회로가 만들어지는 것으로 알려져 있다. 많은 화재는 배터리 케이블, 빌지 펌프 와이어 또는 진동 엔진이나 날카로운 격벽과 같은 단단한 물체에 전선의 피복이 긁혀서 벗겨지며 발생한다. 직류 전압 조정기(DC voltage regulator)는 전기 화재의 25%와 연관이 있다. 화재의 11%는 보트의 AC 시스템에 의해 시작되며, 종종 충전용 전원 인입 박스(shore power inlet box)에서 시작된다. 그에 비해 보트에 내장형으로 설계된 AC 히터 및 기타 가전 제품에서는 화재가 거의 발생하지 않는다.

24%의 화재는 선박의 추진 시스템이 과열되어 시작된다. 종종 흡기 또는 배기 냉각수 통로가 막혀 엔진이 과열되어 호스 및 날개바퀴(impeller)가 녹을 수 있다. 엔진에서 발생하는 화재는 전기 화재 보다 덜 심각한 경향이 있지만, 내뿜는 연기의 양이 많으며, 가연성 연료가 밀접해 있어 더 위협적이다. 신선한 공기가 계속 유입되는 한, 엔진 부위로 번질 때까지, 화재 초기에는 (문제의 인식이 화재가 아니라) 단순히 고무가 타는 냄새 정도로 인식될 수 있다.

플로리다에서는 낙뢰가 선착장에서 보트 화재의 주요 원인이다. 아래 표26-1.는 권장되는 선박에서의 화재 예방 방법을 나열한다.

1. 가솔린 엔진을 시동하기 전에 그리고 전기 덕트 팬을 작동시키기 전에 엔진 부위를 점검한다. 덕트 팬은 점화 방지 기능이 있지만, 여전히 점검은 필요하다. 엔진을 시동하기 전에 덕트 팬을 최소 4분 동안 가동시켜라.

2. 적절한 규격의 해양 등급 전선을 사용. 배선에 균열, 탄화 및 피복의 손상이 있는지 정기적으로 점검. 배선 커넥터와 단자는 단단히 설정하고 정기적으로 느슨한지 점검. 각 전기 회로에는 American Boat 및 Yacht Council Standard E-11 규정에 따른 퓨즈 또는 회로 차단기가 있어야 한다.

3. 배터리 부분은 완전히 밀폐되어서는 안되며, 배터리 박스의 뚜껑을 통해 수소 가스가 빠져나가도록 해야 한다. 밀봉된 AGM (흡수성 글라스 매트) 및 젤 배터리조차 과중전시 수소 가스를 생성할 수 있다.

4. 적절한 선박의 접지 시스템을 적용하려면 전문가에게 문의하라. 선박 접지의 복잡한 주제에 대한 최고의 문헌은 westmarine.com/WestAdvisor/ Marine-Grounding-Systems를 참조.

5. 연료를 충전할 때 모든 예방 조치를 준수. 탱크를 채우기 전에 모든 해치와 포트를 닫고 모든 화염을 정지시키며, 연료를 공급 후 보트의 환기가 필요하다.

6. 사용 중에는 난로를 방치하지 말 것.

7. 추가 연료 저장은 승인된 플라스틱 용기를 사용하고 저장고의 설계는 주 객실에서는 밀폐되어야 하며 선외로 버릴 수(drain) 있는 장치가 되어 있어야 한다.

8. 선외 모터와 연료 탱크는 선내가 아닌 갑판에 수납되어야 하며 연료 용기는 승인된 규격을 사용한다.

9. 휘발유 및 기타 가연성 액체를 한 컨테이너에서 다른 컨테이너로 옮기는 작업은 갑판 위나 보트 밖에서 수행하고 갑판 아래에서는 작업하지 않는다.

10. 선내 엔진(inboard engine)은 세심한 검사 및 유지 보수가 필요하다. 모든 작동 엔진 및 배기 시스템을 정기적으로 육안 검사. 엔진 냉각을 위해 해수 라디에이터(seawater strainer)를 사용하는 경우 항상 깨끗하게 유지. 연료 시스템의 모든 구성품을 검사하고 수리하는데 전문이 되어야 한다. 선박의 엔진실에서 만일 공기 중에 미세한 연료나 다른 액체가 살포되어 있는 것이 의심된다면 거울 마감된 스테인리스 스틸을 고려한다.

11. 연기 및 화염 감지기와 함께 엔진실에 열 활성화 자동 소화 시스템을 설치.

12. 연료, 용제(solvent), 페인트, 브러시 등의 가연물은 데크 보관함에 보관하라. 모든 천은 뚜껑을 단단히 닫은 금속 용기에 보관. 갑판 아래 나 엔진실에 기름기가 있는 천을 두지 않는다.

13. 소화기는 쉽게 사용할 수 있도록 의도된 위치에 비치하고, 정기적인 점검, 유지 보수가 필요하다. 소화기를 받침쇠에서 떼어서 내용물이 경화되지 않도록 여러 번 뒤집어 준다.

14. 소화기의 지시 사항을 주기적으로 읽고, 배에서 떨어진 통제된 불에 연습.

표 26-1. 권장되는 선박에서의 화재 예방 방법

b. 연료, 액체 및 가스로부터 발생하는 화재

연료의 폭발 위험성은 해당 액체의 화학적 성질과 통풍이 되지 않는 공간에 밀폐된 해당 증기가 축적되는 여부에 따라 정해진다. 위험한 액체는 인화점, 즉 액체가 연소를 유지하기에 충분한 증기를 방출하는 가장 낮은 온도에 따라 분류된다. 가솔린, 테레빈유, 래커용 시너 및 아세톤과 같은 "가연성 Flammable 액체"는 인화점이 38°C 미만으로 분류되며 따뜻한 온도에서 가연성 및 폭발성 혼합물을 형성하기 위해 충분한 증기를 방출한다. 그에 비해 디젤, 등유, 유압작동유(hydraulic fluid)와 같은 "인화성 액체 Combustible"는 인화점이 38 ℃ 이상으로 분류된다. 가솔린은 가장 위험한 연료로서 연료 관련 화재의 60%의 원인이 된다. 일반적인 문제 영역은 연료 라인, 엔진 연결부 및 누출 연료 탱크이다. 첫 번째 경고 신호는 흔히 누출 가솔린의 냄새이다. 가솔린 증기는 엔진실의 열과 뜨거운 엔진 부품 위의 액체 유출로 인해 점화될 수 있다. 단지 5mL 의 가솔린이 증발해도 폭팔을 일으킬 수 있으며, 237mL (1컵)의 가솔린은 여러 개의 다이나마이트와 같은 폭발력을 가진다.

기화된 가솔린 증기는 공기보다 무거우므로 밀폐된 공간의 가장 낮은 부분, 일반적으로 덕트(bilge)에 축적된다. 따라서 엔진을 시동하기 전에 덕트 팬(bilge blower)을 최소 4분 동안 작동시키는 것이 중요하다. 디젤 연료는 휘발유보다 훨씬 덜 폭발적이다. 그러나 손상된 연료 라인에서 분출되는 가압 디젤 연료가 배기 매니폴드와 같이 뜨거워진 부위에 닿으면 점화되어 화재가 발생할 수 있다.

배터리를 충전하면 수소가 생성되어 배터리 상자 또는 격실의 상층부에 축적될 수 있다. 수소 가스는 공기보다 가볍고, 가연성이 높으며, 폭발 가능성이 있다. 이러한 배터리 과충전으로 인한 수소가 근처의 전기 모터에서 발생하는 불꽃에 의해 점화되어 폭발이 일어날 수 있다.

흔히 사용되는 이동형 난로는 연료로 프로판과 부탄의 혼합물을 사용하며 이는 액화 석유 가스(LPG) 라고 불린다. 두 가스는 매우 폭발적이며 공기보다 무거우므로 덕트에 축적될 수 있다. 가솔린처럼 덕트 내의 자유 프로판은 폭발 가능성이 있다. 적절한 LPG 탱크는 설치하려면 완전히 독립적인 증기 기밀 로커에 설치되어야 하며 갑판위로만 개방되어야 한다. 프로판 증기의 배출 통로는 보트 내부의 모든 입구에서 최소 51cm (20인치) 떨어져 있어야 하며 보트가 진행되는 동안 물에 잠기지 않아야 한다. LPG 실린더 밸브에 연결된 압력 게이지는 흔히 탱크에 남아 있는 LPG의 양을 보여주기 위한 것으로 오인되나 그렇지 않다. 압력 게이지의 의미는 시스템의 어딘가에서 누출을 나타낸다. 완벽한 시스템은 누출이 감지되면 난로의 가스 라인의 압력을 전기 솔레노이드 밸브로 차단시키는 조절기를 내장하고 있다. American Boat and Yacht Council에서 권장하는 안전 기준은 난로에 LPG 탐지기를 내장하여 공기를 지속적으로 모니터링 하는 것이다. 탐지기는 가스가 누적될 수 있는 낮은 지점에 설치되며, 누출이 감지되면 알람이 울리고 솔레노이드 밸브가 가스 흐름을 차단한다. 최신 LPG 난로는 버너 불꽃이 바람이나 바람에 의해 꺼졌을 경우 가스 공급을 차단하는 온도 센서를 내장하고 있다. 가장 안전한 방법은 난로를 켜 놓은 채로 방치하고 떠나지 않는 것이다. 완전한 연료 공급 시스템을 설치하려면 전문적인 도움을 받아야 한다.

LPG 누출이 의심되는 경우 첫 번째 절차는 수동 밸브를 사용하여 프로판 탱크를 차단하고, 주 배터리 스위치를 사용해서 모든 전기 장치의 전기 공급을 차단하는 것이다. 이어서 보트를 환기시키기 위해 모든 해치와 포트를 열어야 하며 누출된 가스를 제거하기 위해 점화 보호용 덕트 또는 엔진 룸 배기 송풍기를 사용한다. 가스 관련 장비는 특히 거친 날씨 후에는 유지 보수와 압력 누출 검사, LPG 탐지기 검사 등이 필요하다.

B. 화재진압

엔진실에서 화재를 진압하는 가장 좋은 방법은 적절한 크기의 자동으로 작동하는 소화 시스템을 미리 설치해서 화학 물질 또는 가스의 연소를 방지하는 것이다. 과거에는 할론 가스가 사용되었지만, 현재는 대기 오존을 분해하기 때문에 사용이 금지되고 플루오로 프로판과 플루오로에탄(점유 공간의 경우 FM-200, 비어있는 공간의 경우 FE-241)으로 대체되었다. 이들 화재억제가스는 자외선 또는 79°C 이상의 온도를 감지하는 장치에 의해 소화기에서 자동으로 배출되도록 설계된다. 대부분의 자동 시스템에는 수동으로 작동하는 트리거가 구비된다. 엔진 구역의 화재 시 내장형 자동 소화기외에 휴대용 소화기를 사용하기 위해 엔진 구역에는 파이어-포트(아래 그림 26-3)가 설계되어 있어야 한다.

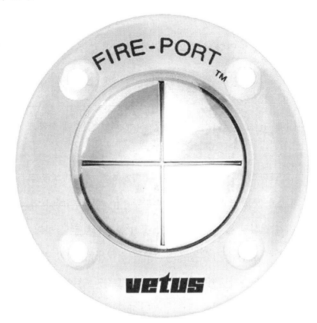

그림 26-3. 엔진 구역의 화재 시 내장형 자동 소화기외에 휴대용 소화기를 사용하기 위해 엔진 구역에는 그림과 같은 파이어-포트가 설계되어 있어야 한다.

파이어포트로 소화액을 분사한 후에는 화재가 발생한 구역으로 유입되는 신선한 공기의 양을 최소화한다. 화재 발생시 자동으로 엔진이 종료되지 않는다면, 직접 종료 버튼을 눌러야 하며, 소화액 분사 시에는 디젤 엔진, 발전기 및 엔진 룸 블로어를 자동으로 차단해야 한다. 디젤 엔진은 운전 중 다량의 공기를 소비하며 소화 약제를 빠르게 고갈시킬 수 있다. 소화제 농도를 희석하거나 산소를 도입하여 신선한 공기로 인해 화재가 다시 발생할 수 있기 때문에 해치 또는 점검 포트를 열기 전에 해당 구역을 식히는 시간이 필요하다.

일반적인 가연성 고체 물질과 관련된 화재는 다량의 물로 냉각시켜 진압할 수 있지만, 가연성 또는 가연성 액체와 관련된 화재(특히 요트)는 화재 소방포를 이용하여 산소를 제거하는 것이 필요하다. 전기 화재의 경우, 소화된 이후에도 열원(단선)이 화재를 다시 발생시켜서 진압이 어려울 수 있다. 전기 화재를 진압하기 위해서는 전원의 차단이 필요하며, 보트의 모든 전기 시스템을 끄기 위해 주 배터리 스위치 및/또는 AC 차단기에 접근해야 한다. 물은 전기 화재를 진압할 때 사용하지 않는 것으로 알려져 있으나, 먼저 전기 회로를 차단한 후에는 단선에 의해 2차적으로 발생한 화재를 진압하기 위해 사용할 수 있다.

1. 발화점에서 즉시 화재 진압을 시도한다. 화재가 통제 불능 상태가 되기 전에 탐지 및 초기 대응이 즉시 이루어져야 한다. 전체 승조원을 대상으로 화재 대응 계획을 준비하면 모든 사람이 자신의 책임과 장비 위치를 알 수 있다.

2. 지체 없이 메이데이 무선통신(MAYDAY call)을 시작한다. 선박을 포기해야 할 때 근처의 선박에 알리는 것이 목적이다. 항상 자신의 입장을 명확하게 말한다.

3. 화재 사실을 인지하면 모든 승조원은 구명 조끼와 소화기를 손에 들고 가능한 빨리 갑판에 도착해야 한다. 구명 보트가 화재원에서 떨어져 있는지 확인한다. 이것은 구명 보트를 갑판 또는 갑판에 접근 가능한 사물함에 보관하는 또 다른 좋은 이유이다.

4. 보트를 천천히 움직여 상대풍을 줄인다. 선박의 연기와 불꽃이 승조원에게 닿지 않도록 조향한다. 보트가 화염에 최소한으로 노출되도록 유지한다.

5. 승무원은 화재를 진압할 때 항상 안전한 탈출로를 확보한다.

6. 화재의 원인을 차단한다 (예 : 연료 공급, 전류 및 환기 시스템). 엔진실에 화재가 발생하면 송풍기를 끄고 엔진을 정지한다.

7. 화재로 공급되는 공기를 차단한다. 사람이 없는 모든 구획의 해치, 문 및 통풍구를 닫는다.

8. 휴대용 소화기를 이용해 소화액을 분사하기 위해 승강구(hatch)를 열어야 하는 경우 손이나 얼굴에 화상을 입지 않도록 주의한다. 공기가 격실로 들어가면 화재가 공기 공급원으로 올라와 화염 폭발이 발생할 수 있다. 승강구(hatch)를 여는 가장 안전한 방법은 장갑을 착용하고 승강구(hatch)가 열린 상태에서 경첩 쪽에 서 있는 것이다. 엔진실을 열지 않고 소화액을 분사할 수 있는 "파이어-포트"를 보트에 쉽게 장착할 수 있다.

9. 화재가 너무 크거나 통제 불능인 경우, 연료 탱크가 폭발하기 전에 배를 버려야 한다.

10. 연기/화재를 감지하기 위해 엔진실을 자주 점검한다.

표 26-2. 바다에서의 화재 대처 지침

C. 물 넘침(flooding)

물이 선박에 넘치게 되면 침몰 가능성이 있고, 탑승한 모든 인명이 위험해진다. 보트 미 해상 보험(Boat U.S. Marine Insurance)에 클레임 된 50 사례가 조사되었다. 사고 선박은 모두 레크리에이션용으로 작은 개인용 보트에서 16.5m (54ft) 크기의 항해용 범선까지 다양했다. 보트의 34%는 선체 의장의 누출, 선외기(outdrive boot; 소형 선박의 동력 전달 장치인 클러치, 프로펠러 따위가 추진축 외부에 장착된 것), 원수 냉각/배출 시스템으로 인해 침몰했다. 물 넘침(flooding)은 건조나 시스템의 결함, 충돌에 따른 구조적 손상, 극단적인 날씨로 발생한다.

선체 의장의 누출 : 헤드, 갤리, 세면기, 샤워 섬프, 빌지 펌프, 센터 보드의 핀 및 케이블, 엔진 배기, 엔진 냉각, 데크 및 조종석 배수구, 베이트 박스, 배수 플러그 (소형 보트용), 매듭 미터 센서, 깊이 측심기 센서, 프로펠러 샤프트 스터핑 박스, 샤프트 스트럿, 샤프트 로그, 방향타 포스트 및 용골 볼트
호스 연결부, 클램프, 파이프 및 피팅 고장
해치, 동반자석, 현창 및 환기창의 개방
해수 환류 사이펀 링 시스템 설계가 불량하거나 체크 밸브 고장으로 인한 침수
대형 부유물 또는 침수된 물체 (예: 선박, 컨테이너, 고래, 암석, 암초)와의 충돌
선체, 갑판 또는 장비의 구조적 결함
파손된 부품에서 발생하는 선체의 천공(폭풍 후와 같은 상황)
트랜섬 높이 이상으로 높은 파도

표 26-3. 물 넘침의 원인

작은 모터 보트가 개방 수역에서 물 넘침이 일어나는 결정적 이유는 트랜섬(큰 배에서는 갑판의 뒤쪽을 받치기 위하여 스턴 포스트(stern post)에 직각으로 붙인 빔(beam)을 말하고, 작은 배에서는 선미를 이루고 있는 판자) 높이가 낮아서인 것으로 알려져 있다. 단순히 파도의 높이가 엔진 트랜섬 높이보다 높다면 배에 물이 차게 된다. 또한 파도로부터 조종석을 보호하지 못하게 된다. 사고의 원인으로 승객과 장비의 중량 분포가 선미에 적절하게 이루어지지 않았음이 종종 지적된다. 중량 분배로 인한 침몰의 흔한 시나리오는 증분 중량으로 설계되지 않은 보트에 무거운 4 행정 선외기를 장착하는 것이다.

적시에 배에서 대피하기 위해서는, 배를 버리기 전에 신속하게 피해를 평가하는 것이 필요하다. 시간이 제한 요소가 된다. 적절한 도구 및 수리 보조품을 그림 26-4와 같은 파손 관리 키트에 보관해야 하며 승조원은 이를 효과적으로 사용하는 방법을 알아야 한다. 승조원에게는 비상 사태에 따른 의무가 지정된다. 누구든 물 넘침, COB, 화재, 그라운딩, 폭풍우를 인지하게 되면 대처 방법이 출항 전 교육된다. 의무는 파손 수리, 메이데이 라디오 송출(필요하다면 나중에 취소 할 수 있다) 및 선박 대피 준비 등이다.

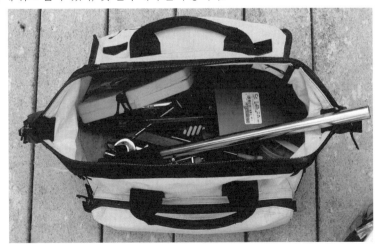

그림 26-4. 파손관리키트에 보관된 도구 및 수리 보조품 예시. 파손 관리 키트는 고급 가구를 만드는 도구와는 다르다. 실제로, 누출원에 도달하기 위해 선박의 실내에서 가구를 제거해야 하는 경우도 있을 수 있다. 톱, 해머, 리벳 공구, band-It 공구 및 충전식드릴 등이 포함된다.

a. 물 넘침 만회

효과적인 대응을 위해서는 물 넘침(침수, flooding)의 조기 인지가 중요하다. 항해 도중 빌지, 엔진 룸, 갤리 및 헤드의 육안 검사는 자주 수행되어야 하며 수밀성은 항상 유지해야 한다. 항만 조명, 선박 내 계단을 위한 개구부(hatch), 창고, 조종석 로커, 어획고 등의 방수 기밀이 잠재적으로 손상될 수 있다. 개스킷 및 적절한 도그 장치(잠금 장치)가 필요하다. 이 씰은 모두 항해 중일 때 닫아야 한다. 특히 갑판 아래의 온도와 상관없이 좋지 못한 날씨에는 닫혀야 한다. 원양 항해를 위해서는 이러한 해치에서의 침수를 막기 위해 스톰 보드(storm board)의 설치를 고려할 수 있다. 물 넘침은 범람은 위에서 아래로 또는 아래에서 위로 둘 다 발생할 수 있다. 파도가 운전석을 넘어가거나 녹다운되었을때, 계단 드롭 보드가 제자리에 있지 않으면 물이 갑판 아래로 그대로 넘어갈 수 있다. 통상 계단 드롭 보드는 양쪽에서 작동할 수 있는 고정 장치와 사다리꼴 보드를 위쪽으로 움직이지 않도록 단단히 묶을 수 있는 끈이 필요하다.

하향식 물 넘침은 심한 침수를 일으켜서 대부분 배터리, 전자 장치, 네비게이션 스테이션 및 엔진에 대한 손상이 동반된다. 전기 및 엔진에 장착된 빌지 펌프는 침수되는 물을 제거하는 기능을 한다. 이 빌지 펌프의 기능이 정지되면 승조원이 출처를 식별하고 유출을 줄이는데 주어지는 시간(침몰까지의 시간)이 감소한다.

배출 배관에는 선저판(해수콕)이 필요하다. 선체 피팅, 엔진 구동 샤프트 설치 상자, 클램프 및 호스는 정기적으로 검사 받아야 한다. 흘수선 아래의 선체 피팅을 폴리비닐 클로라이드나 다른 플라스틱 파이브로 하는 것은 적절하지 않다. 이런 소재는 항해 중 부딪쳐 쉽게 파손되기 때문이다. 권장되는 소재는 말런(Marelon; 강화 비부식성 플라스틱) 또는 실리콘-청동이며 강철 호스 클램프로 고정되는 것이 적절하다. 선내에는 선체 피팅의 모든 위치와 연결된 호스가 있는 선실의 위치를 보여주는 다이어그램이 게시되어야 한다. 선저판은 쉽게 접근할 수 있어야 하며 장애물이 없어야 하며 어둠이나 시야가 좁은 장소에서도 쉽게 찾을 수 있어야 한다.

U-자 모양의 안티 사이펀 루프는 가장 높은 흘수선 위에 설치된다. 보트는 적재량에 따라 흘수선이 변하기 때문에 이러한 사이폰 루프가 없다면 호스를 통과하여 빌지 안으로 빨려 들어갈 수 있기 때문이다. 아래 그림 26-5와 같은 수동 빌지 펌프는 가벼운 물 넘침에 도움이 될 수 있다.

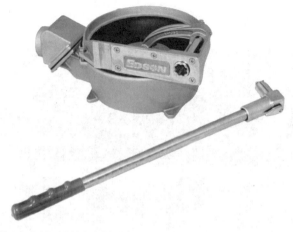

그림 26-5. 수동 빌지 펌프. 이러한 수동방식은 사용하려면 사용자가 오랫동안 펌프를 작동 시켜야 한다. 위기 상황에서 용량과 긴 손잡이와 편리한 위치는 엄청난 차이를 만든다.

대용량 펌프 또는 다중 펌프는 누출 위치를 확인하고 누출부위를 막는데 필요한 시간을 벌 수 있다. 물론 충분한 선체 파손을 만회할 수 있는 펌프는 없다. 보트에 자동 빌지 펌프가 장착되어있는 경우 펌프에 사이클 카운터를 설치하고 펌프가 작동하면 경고 표시등이 켜져서 승조원이 알 수 있게 하여야 한다. 별도의 플로트 스위치를 사용하여 첫 번째 펌프 위에 설치한 두 번째 비상 펌프는 첫 번째 펌프가 누출을 따라갈 수 없는 경우 추가 펌프 기능을 제공할 수 있다. 이 경우 회로에 설치된 알람으로 승무원에게 첫 번째 펌프가 허용량을 초과했음을 알려주도록 설계된다.

빌지는 펌프 스트레이너가 부스러기에 막히지 않도록 깨끗하게 관리되어야 한다. 특히 새 보트일수록 펌프를 막히게 할 수 있는 부스러기(톱밥, 마스킹 테이프, 와이어 타이)가 있다. 전체 펌핑 시스템을 정기적으로 점검하고 유지 보수하는 것이 좋다. 알루미늄으로 된 빌지 펌프는 특히 해수가 차 있을 때 내부에서 부식 될 수 있다. 이러한 상태는 외양은 완벽한 것으로 보이나 실제로 기능하지 않는다. 노화되면 호스는 균열이 발생한다. 고무 성분은 건조하고 부서지기 쉽고 밸브는 잼이 발생하며 움직이는 부품은 마모 및 부식으로 악화된다. 신뢰성을 보장하기 위해 수동 빌지 펌프는 해체, 점검 및 청소해야 한다. 선체가 충격을 받았을 때 빌지 펌프 핸들이 위치를 벗어날 수 있다. 핸들은 펌프 근처에 끈으로 쉽게 접근할 수 있게 고정되어야 한다. 근해 보트에는 적어도 2개의 수동 빌지 펌프가 필요하다. 하나는 갑판 위에 다른 하나는 갑판 아래에 설치된다. 선장은 보트의 칸막이 용량에 대한 지식과 침수시 배수 방법을 알고 있어야 한나. 의도적으로 빌시를 범람시키고 물을 펌프 하는 데 걸리는 시간을 계획하여 펌프의 성능을 테스트하는 것이 권장된다.

IV 바다에서의 건강 관리

5F: 건강에 최적의 신체적, 정신적 성능을 유지하기 위해 해결해야 할 문제의 영문 이니셜을 바다 건강 관리의 5F로 명명한다. 각각 음식 (food, 칼로리 소모), 수액 (fluid, 탈수), 체온 (Fahrenheit저체온증), 피로 (fatigue수면 부족), 그리고 피트니스 (fitness 부상, 질병, 감염)에 해당한다.

음식: 승조원이 잘 먹기 위해서는 긴 바다 항해에서의 식사는 간단하고, 높은 칼로리가 되어야 하며, 소화하기 쉬워야 한다. 갑판 밑에서 긴 시간을 보내기 때문에, 오히려 요리사가 탈진되어 뱃멀미를 일으키기 쉽다. 간편식이 미리 준비되어야 한다. 간식은 쉽게 이용할 수 있어야 한다. 에너지 바, 트레일 믹스, 크래커, 신선하거나 말린 과일이 좋은 선택이다. 물 한 모금은 간식의 흡수와 소화를 돕는다. 목표는 예비 근육과 간 글리코겐 저장 고갈로 저혈당을 예방하는 것이다.

수액: 탈수의 흔한 원인으로는 열이나 활발한 운동 (특히 더운 날씨), 대량의 설사를 오래하는 경우, 구토, 식수 사용 제한 등이 있다. 뱃멀미 및 위장염은 탈수를 유발한다. 열 중성 환경(28~30 ℃, 상대 습도 50%)에서도 신체는 피부, 폐 및 신장을 통해 수액의 손실을 가져온다. 이 기관들 각각은 하루에 약 500 mL씩 체액을 유식하므로, 그러므로 매일 최소한의 신체 수분 손실은 1.5 L이다. 탈수의 증상은 종종 뱃멀미나 열 탈진으로 오인된다. 전체 체액의 3~5%에 해당하는 1~2L의 수액 결핍은 두통, 메스꺼움, 혼수, 냉담, 가벼움, 저혈압과 같은 증상을 나타낸다. 보일러실, 기관실 등과 같이 선내에는 내내 따뜻하고 건조한 공기가 순환하는 지역이 있다. 이러한 환경에서 근무하는 승조원을 평가할 때는 따뜻한 바람에 의한 피부에서의 열 흡수 및 건조 효과를 고려하여야 한다. 지속

적인 땀의 증발은 눈에 보이지 않는 증발 손실을 두드러지게 하며, 빠른 건조 직물로 된 의복 또한 탈수를 가중시킨다. 마찬가지로 햇볕 아래서 일하는 승조원에서 나타나는 열사병의 증상 역시 갑판에서 바람을 맞으며 일하고 있을 경우 덜 분명하다. 폐에서의 수분 손실은 흡입하고 내뱉는 공기가 코와 기관지에서 가습 되면서 나타나게 된다. 직사광선하의, 덥고, 산들 바람이 불고, 건조한 환경에서 폐를 통한 수분 손실도 증가한다. 이러한 환경은 "뱃놀이 하기에 이상적인 날씨"로 간주되지만 보트 승조원은 이러한 날씨에 탈수에 더 취약할 수 있다.

평균적으로 여름철에 승조원은 최소 약 2리터의 물을 마셔야 한다. 목 마른 느낌이 항상 탈수증의 초기 증상은 아니다. 그러나 갈증의 감각은 무시되어서는 안되며, 갈증이 풀릴 때까지는 물을 마셔야 한다. 수분 수준을 결정하는 좋은 방법은 소변의 색을 모니터 하는 것이다. 맑은 황색의 소변은 충분한 수분 섭취량을 나타낸다. 진한 황색 또는 황갈색의 소변은 탈수를 의미한다. 승조원의 수분 섭취가 불충분할 경우 원인에 따라 적절히 대처해야 한다. 흔한 원인 중의 하나는 선박의 식수 저장고의 상태가 좋지 않아 물에서 냄새가 나는 것이다. 이에 따라 자발적인 수분 섭취량이 감소하여 탈수로 이어진다. 설령, 화물칸 우리의 호랑이(영화 라이프오브파이)와 타바꼬를 나눠피더라도 럼주같은 독한 술을 마시는 것으로 탈수를 해결하기는 어렵다. 사실 알코올은 탈수를 더 심화시킨다. 쓴 물에 대한 보다 현대적인 방법은 분말 음료 믹스를 물에 타서 먹거나 신선한 감귤류 과일을 제공하는 것이다.

뱃멀미는 종종 구역질과 구토가 반복되어 탈수로 이어진다. 멀미(seasick)로 고생하는 승조원에게 적절한 수화(hydration)방법은, 한 번에 많은 양을 마시는 것보다 소량의 물을 자주 마시는 것이 더 효과적이다. 선박의 근무 환경에서, 자주 화장실에 소변을 보려 가는 것이 어려운 경우가 있다. 이에 따라 승조원이 화장실을 회피하기 위해 자신도 모르게 수분 섭취를 기피하는 경우가 있으며, 특히 날씨가 거칠 경우 갑판 아래 화장실에 가기가 어려울 수 있다. 이러한 상황에서, 조타원이 코스를 잠깐 변경하면 승무원이 갑판 아래로 안전하게 이동할 수 있다. 여러 가지 상황이 화장실 이용에 압력을 가한다. 화장실이 위생적이지 않거나, 드라이슈트를 착용한 다이버의 경우를 생각할 수 있다. 전립선 비대증을 앓고 있는 남성도 자발적으로 소변 횟수를 줄이기 위해 체액을 제한할 수 있다. 뱃멀미를 위한 약물 중 일부는 전립선 비대증이 있는 경우 요폐를 악화시킬 수 있다. 이 약들은 잠재적인 부작용을 평가하기 위해 바다에 가기 전에 시도되어야 한다.

체온(Fahrenheit): 갑판 밖으로 떨어진 사람이 찬물(<25℃)에 침수된 채로 있게 되면 급격하게 저체온증을 겪는 것은 쉽게 예상할 수 있다. 그러나 갑판 위에서 일하는 승조원이 물에 빠지지 않더라도 바람, 비, 바닷물이 차가운 주변 온도에 노출됨에 따라 수 시간에서 수 일에 걸쳐 나타나는 저체온증이 간과될 수 있다. 건조하고 따뜻하게 유지하기 위해서, 현대적인 합성 섬유 (통기성, 흡습성 및 빠른 건조)로 만든 의류의 절연층과 결합된 우수한 기상 조건의 의류 (시 부츠, 모자 및 방수 장갑 포함)가 필수적이다.

경증 저체온증은 32℃ 이상의 중심 체온으로 정의되며 선박 내에서 치료할 수 있는 유일한 저체온 수준이다. 더 심한 저체온증은 의료 시설로의 피난을 필요로 한다. 통제할 수 없는 떨림(shivering)을 호소하는 것은 저체온증의 조기 증상으로 보통 35℃ 에서 본격적으로 시작된다. 현장에서 운동 능력의 변화와 정신 상태의 변화가 나타난다면 저체온증을 의심해야 한다. 혈액이 근육과 신경에서 우회하면서 맨손 기민성(manual dexterity)결여, 근력저하, 협응력 결손이 나타난다. 저체온 상태에 들어간 승조원의 능력 저하는 쌍안경 조정이나 네비게이션 도구 사용과 같은 간단한 작업이 불가능해지면서 흔히 인식된다. 이런 상태에서는 갑판에서 안전선을 이용하여 걷는 간단한 일도 위험해진다. 미묘한 정신 상태의 변화는 판단력 저하, 혼란 및 지남력의 상실을 초래한다는 것을 기억해야한다.

　의식이 있고 떨림을 호소하는 경도의 저체온증의 초기 치료는 추가 냉각 및 열 손실을 방지하는 것이다. 경증에서는 가온과 피난이 필요하지 않다. 피해자는 바람과 물로부터 보호되어야 하며, 젖은 옷을 입고 있다면 피부를 완전히 건조시키고 여러 층의 단열 의류를 갈아 입혀야 한다. 마른 의류를 구할 수 없는 경우 외부 수증기 장벽(실내 공간)이 대체할 수 있으며 단순히 바람만 차단한 경우에는 대류 및 증발에 의한 열손실이 계속될 수 있다. 사용할 수 있다면 담요뿐만 아니라 침낭, 돛, 항해 가방 등이 피해자에게 도움이 될 수 있다. 간단한 탄수화물 식품과 설탕을 기본으로 한 음료수는 떨림으로 인하여 열을 발생시키는데 필요한 칼로리를 제공한다. 이에 비해 단순히 따뜻한 액체는 심리적으로 유익하지만 재가온을 크게 증가시키지 못한다. 떨림이 멈추기 전에 성급하게 피부를 직접 가온하는 것을 피해야 한다. 피해자를 따뜻한 물로 샤워하게 하는 것은 중심 체온을 올릴 수 없다. 샤워는 오히려 말초의 혈관을 확장시킨다. 이는 잘못하면 순환 붕괴를 통해 심한 저혈압을 유발될 위험이 있다.

　피로: 수면 부족과 피로는 신체적, 정신적 수행능력을 저하시키고 인지 오류, 잘못된 판단, 기분 변화, 심지어 환각을 조장할 수 있다. 선박의 근로자에게는 종종 불규칙한 수면 일정, 장기간의 시계 근무(watch)및 어려운 수면 조건이 주어진다. 선박 승조원을 위한 잠자리는 대부분 열악하기 때문에 몸을 뒤척이기 어렵고 계속해서 맞서야 하는 경우가 많다. 수면의 효율이 문제기 된다. 충분한 휴식을 위해서는 가볍고 깊은 수면주기가 모두 충족되어야 한다. 1시간 정도 낮잠을 자면 수면을 더 잘 취할 수 있다. 정기적인 시계 근무와 수면 일정, 낮잠이 피로를 줄이기 위해 권장된다. 수면 부족은 뱃멀미에 대한 민감성을 증가시키며, 뱃멀미에 대한 많은 약물은 졸음을 유발하여 규칙적인 수면 일정과 패턴을 더 붕괴시킬 수 있다.

　피트니스: 뱃멀미, 일광 화상, 탈수는 승조원에게 빈번한 문제로 같이 나타나기 쉽다. 바다에서 선박 노동자들은 끊임없이 태양 복사에 노출된다. 잘 알려져 있지 않은 것은 햇빛은 특히 고르지 못한 바다에서 물로 반사되며, 반사 광선은 눈과 입, 코, 턱 밑면을 태울 수 있다는 점이다. 대부분의 태양열 복사가 안개와 높은 구름을 통해 전송되고 흩어지기 때문에 흐린 날은 거의 안심할 수 없다. 보트에서 입는 화상은 맑은 날 보다 오히려 흐린 날 흔하다. 맑은 날과는 달리 선크림을 사용하거나 보호복, 모자, 선글라스를 착용하는 등의 직사광선 보호 조치를 취하지 않기 때문이다. 특정 약물은 햇빛 노출에 대한 피부의 민감성을 증가시키며, 광예민성을 포함한 추가적인 주의사항이 처방약에 검토되어야 한다.

　항해를 위한 작업 도중 팔다리 끝의 연부 조직을 다치는 사고가 흔히 발생하며, 특히 거친 날씨에 많이 보고된다. 대부분의 손상은 시트, 블록, 밧줄, 작업도구 등의 물체에 부딪히거나 밧줄에 걸려서 발생한다. 손상 유형은 타박상, 열상(대부분 손에), 염좌 및 긴장이며, 골절, 뇌진탕 및 탈구와 같은 심한 부상은 흔하지 않다. 대부분의 사고는 조종석이나 전갑판(foredeck)에서 발생한다.

　보트의 밀폐된 좁은 구역에서 상부 호흡기 감염이 있는 승조원이 기침하거나 재채기할 때 비말이 쉽게 전염되게 한다. 콧물이나 기침이 있을 경우, 다른 일반적인 주의사항과 함께 주변 손잡이나 손을 오염시키지 않도록 주의해야 한다. 선박이라는 환경상 손 씻기가 어려울 수 있다. 음식을 준비하고 먹는 과정에서 바이러스성 및 세균성 위장염이 빠르게 전파될 수 있다. 불충분한 불쌍한 손 씻기는 조리기구, 요리, 기구 및 음식을 오염시킴으로써

장 질환의 확산을 촉진한다. 요리사뿐만 아니라 모든 승조원은 비누와 물로 조심스럽게 손을 씻은 다음 알코올 기반 손 소독제를 바르고 손을 일회용 타월이나 공기로 건조시켜야 한다.

A. 뱃멀미(SEASICKNESS)

뱃멀미(SEASICKNESS)는 해상에서 가장 흔한 의학적 문제이다. 이는 개인적인 적응의 문제가 아니다. 해상 구조를 요청하는 흔한 원인이기도 하며, 승조원 및 구조 요원을 불필요한 위험에 처하게 하는 원인이다. 폭풍우가 치는 날씨에 승무원은 뱃멀미를 의학적 응급 상황으로 간주하고 의료 대피를 정당화한다. 매년 피로하고 낙담한 승조원들이 더 이상 버티지 못하고 요트를 떠나게 된다. 전문 승조원의 말에 따르면, "그들은 젖었고, 뱃멀미가 있고, 무서워서 집에 가고 싶어 한다." 누구나 충분한 자극을 받게 되면 뱃멀미 증상이 나타나게 되나, 개인별 민감성은 다양하다. 예를 들면, 전정 기능이 완전히 손상된 사람은 배멀미에 면역이 되며, 반대로 제1삼분기의 산모는 매우 민감한 것을 들 수 있다.

뱃멀미가 일어나는 것은 신체 자세의 지남성에 대한 각 감각 기관의 신호가 서로 갈등(감각 충돌)을 일으키기 때문이다. 내이의 전정 시스템(세반고리관과 이석 기관)의 유체가 끊임없이 이동하면서 머리와 몸이 수직이 아님을 나타내는 신경 신호가 발생하지만 이와 동시에 객실의 바닥과 천장을 향한 눈은 수직으로 기울어지지 않는다. 평소에 목, 근육 및 관절의 위치 수용체 (자기수용기; proprioceptor)는 신체가 어떻게 움직이고, 특히 공간에서 몸이 중력에 따라 떨어지고 있는지 신경 신호를 보내는 기능을 한다. 눈, 내이 및 위치 수용체의 이러한 감각 데이터의 혼합은 복잡하고 상충되는 조합에 도달하여 뇌간에 있는 구심 센터를 활성화시키는 "감각 충돌"을 만든다. 이러한 감각 충돌은 내이 자신의 감지된 감각에 기초한 기대치가 동시에 시각적 또는 자기수용기 감각과 일치하지 않는다는 것을 의미한다. 뱃멀미에서 보트의 움직임으로 인해 이러한 감각 충돌이 발생하고 자율 신경계 중추 (autonomic and emetic center)가 활성화 되어 구토가 발생한다. 따라서 경험적인 뱃멀미 예방 방법이 시각적 불일치를 해소하는 것임은 쉽게 이해할 수 있다. "귀가 느끼는 것을 눈이 바라보게 하면 바다에서 좋은 하루를 경험할 것이다."

뱃멀미의 흔한 증상은 메스꺼움과 구토로 알려져 있다. 흔히 인지되지 못하는 뱃멀미의 또 다른 측면은 소파이트 증후군(sopite syndrome; 영화관이나 차 안에서 잠드는 증상)이다. 이 증상은 규칙적인 흔들림과 같은 움직임 자극 후에 심한 졸음과 지속적인 피로감으로 특징지어진다. 대표적인 증상은 하품(yawning)이며 추가 징후는 지루함(boredom), 한숨(sighing), 창백, 구강 건조나 침 흘림, 두통, 현기증, 기면 등이 알려져 있다. 신체가 규칙적인 흔들림에 지속적으로 노출되면 위 배출이 억제되고, 손과 얼굴이 땀을 흘리고 추워지고 칙칙해진다. 이어서 트림, 타액 분비, 메스꺼움, 구역질, 그리고 구토가 발생한다. 어떤 사람들은 두통, 냉담, 우울증을 호소하기도 한다. 뱃멀미 자체가 인지 기능을 손상시키므로, 선박에 근무 중인 근로자의 멀티 태스킹 능력은 현저하게 저하된다. 이로 인해 복잡한 데이터를 분석하고 통합하기가 어려워 추론이 잘못되거나 판단력이 떨어지며 의사결정이 어려울 수 있다. 심한 경우, 인지 장애는 단기 기억 상실의 형태로 나타날 수 있다. 더 심해지는 뱃멀미는 점진적 탈수, 맨손 기민성(manual dexterity)결여, 실조증(ataxia)등으로 진행될 수 있다.

B. 뱃멀미의 예방 및 치료

일단 뱃멀미 증상이 나타난 후 항구토제를 투약하는 것보다, 멀미 예방을 위해 미리 투약하는 것이 효과적이다. 경험이 있는 승조원은 멀미약을 사전에, 항구를 출발하기 전에, 또는 배를 타기 전날 밤부터 사용하는 것을 선호한다. 멀미약은 일반적으로 다음과 같이 권고된다.

모든 승조원은 충분한 수분을 섭취하여야 하며, 잘 쉬고, 체내에 알코올이 남아 있지 않은 상태로 항해를 시작해야 한다. 이는 전정 기관을 운동에 민감하게 하여 전정 기능을 손상시킨다. 과자, 과일, 땅콩 절임, 팝콘과 같은 간편식은 식사가 규칙적으로 허용될 때까지 에너지 레벨을 유지하기 위해 배고프지 않더라도 하루 종일 먹어야 (이러한 조치는 장기적으로 개인의 건강에는 적신호가 켜지겠으나, 업무 능력은 탁월하게 향상시킨다. 현명한 고용주라면 간식과 야식에 들어가는 비용만큼은 절감하지 않는 법이다.) 한다. 탈수를 피하기 위해 소량의 물을 자주 마신다.

많은 승조원들은 비타민 C가 많은 음료수가 뱃멀미를 예방한다고 생각한다. 그러나 이 개념을 뒷받침하는 임상 데이터는 없다.

생강(ginger)은 차나 과자 음료 등의 여러 가지 방법으로 섭취될 수 있으며, 항구의 상점이라면 250mg 캡슐로 판매되고 있다. 권장 용량은 4 ~6시간마다 1g이다. 이는 항해자의 선택 또는 비밀(Sailors' Secret)이라고 불릴 만 하다. 많은 배에서 생강 과자, 진정에일 또는 차 및 설탕 졸임 생강과 같은 생강의 더 낮은 농도를 포함하는 음식을 찾아볼 수 있다. 그러나 생강은 종종 담석이 있는 개인에서 흉부 작열감이나 담석으로 인한 산통의 원인으로 지적되기도 한다.

현장 및 실험실 연구 모두 뱃멀미 방지에 지압(acupressure)의 효능을 문서화했다. 그러나 일부 전문가들은 지압이 위약보다 우수한 점이 없다고 생각한다. 바다에서 이루어진 임상 검증에서 지압 자극이 멀미 증세를 억제한다는 사실이 입증되었다. 압력은 상완 정중신경의 네구안 P6 점(Neiguan point; 수궐음심포경)에 가해졌으며, 손목 관절에서 2-3 손가락길이만큼 떨어져 있는 두 개의 손가락 굴곡 건 사이 부위로 기술 되었다. 현재 상업적으로 시판되는 멀미 방지 손목 스트랩이 있으며, 원리는 P6 점에 압력을 가하는 플라스틱 스터드를 신축성 있는 손목 스트랩에 결합한 것이다. 동일한 부위를 자극하는 ReliefBand라는 전기 자극기도 판매된다.

항해가 시작된 후, 뱃멀미의 증상을 완화시키기 위해 여러 가지 접근법이 시도된다. 감각 충돌을 최소화하기 위해 항해 도중 갑판 아래에 머무는 시간을 제한해야 한다. 선박에서 비교적 움직임이 덜 심한 갑판 중앙부(중앙) 또는 후미(선미 방향)에 머물러 있는 것이 도움이 된다. 직접 및 주변 시야를 모두 사용하여 수평선에 대한 광범위한 시야를 유지해야 한다. 이는 안정되고 수준 높은 참조점을 제공한다. 장기간의 읽기 및 쓰기와 같은 집중적인 시각적 작업을 피해야 한다. 연기(특히 디젤) 및 악취에 노출되면 구역질이 유발될 수 있다. 수면 부족은 또한 뱃멀미에 대한 민감성을 증가시킨다. 약전에 명시된 간격으로 뱃멀미 약을 복용하고 첫 번째 또는 두 번째 날 이후에 복용량을 줄일 수 있다.

뱃멀미의 첫 증상이 나타나면, 많은 사람들에게 직접적인 구제 수단은 조종석을 타고 서서 파도를 느끼고, 구름, 지평선, 멀리 있는 흔적을 참고로 사용하여 "파도를 타고" 보트의 움직임을 예상하게 하는 것이다. 파도를 탄다고 표현하는 이러한 조치는 감각 입력 및 모션 기대치를 동기화한다. 조종석에 앉은 상태로, 머리와 어깨와 엉덩이가 균형을 유지하고 몸의 위치를 잘 조절할 수 있는 자세를 취하여야 한다. 이러한 '자세 예견(postural anticipation)'은 뱃멀미의 자연스러운 치료법이 된다. 폭풍이 닥친 상황에서 뱃멀미 증상이 진행되는 경우 '자세 예견'과 같은 치료는 하기 어렵다. 안전한 실내에 머물러야 한다면, 통풍이 잘되는 침대에서 얼굴을 위로 하고 눈을 감고 머리를 가리는 것이 필요하다.

뱃멀미가 있는 승무원은 쉽게 넘어지거나 물에 빠질 수 있다. 뱃멀미는 승조원에게 항상 안전띠를 착용하게 하고 면밀히 모니터링 하게 되는 원인 중의 하나이다. 뱃멀미 하는 승조원이 선상에서 구토하기 위해 라이프 라인으로 이동하는 것은 바람직하지 않다. 구토를 위한 양동이를 쉽게 이용할 수 있어야 한다.

Medication	Dose	Interval
Diphenhydramine	25- or 50 mg tablet	
(Benadryl) (OTC)	50- or 100 mg tablet	6 to 8 hr
	(maximum 400 mg/day)	4 to 6 hr
Dimenhydrinate (Dramamine)	12.5-or 25-mg tablet	6 to 8 hr
(OTC) Meclizine (OTC)	(maximum 100 mg/day)	6 to 8 hr
Bonine (Meclizine) (OTC)	25-mg chewable tablet	6 to 12 hr
Cinnarizine (Stugeron)	15-mg tablet (maximum 100	72 hr
Scopolamine (Transderm	mg/day) 1.5-mg skin patch	Variable intervals,
Scop) Promethazine	12.5. 25. or 50-mg	depending on
(Phenergan)	tablet, suppository, deep	dose/preparation
	intramuscular injection	

표 26-4. 뱃멀미에 상용되는 의약품

보나링(dimenhydrinate), 멀스토(meclizine), 멕소롱(metoclopramide) 등이 한국(물론 본서의 한국어판은 해외에서 외국인만을 대상으로 하지만)에서 멀미약으로 흔히 사용되며, 일반약으로 쉽게 구할 수 있다. 위의 표 26-4. 에 뱃멀미에 상용되는 의약품을 열거하였다. 인기 있는 항히스타민제 마이그리진(해외:Stugeron)은 한국에서는 전문의약품으로 분리된다. 필리핀, 태국 등의 다이빙 리조트 근처 약국에서 쉽게 구매할 수 있다. 인기의 비결은 다른 멀미약에 비해 덜 졸립다는 것이다. 졸음이 적은 항히스타민제로는 멀스토 (meclizine)나 혹은 슈도에페드린(pseudoephedrine) 30 에서 100mg을 사용할 수 있다. 빠른 약효를 원한다면 120mg 을 시럽 형태로 즉시 복용할 수 있으며(하지만 심평녀는 소아 약제라고 삭감하겠지), 저자는 이를 선호한다. 만일 링겔을 달고 있다면 맥페란/조프란을 정주할 수 있다. 카페인 200mg도 유용한데 이는 아메리카노 더블샷으로 간편하게 얻을 수 있다. 저자가 배를 타야 하는 경우, 드라이백에 넣어가는 약은 조프란 자이디스(ondansetron) 정이며 16mg을 설하로 투여한다. (심평녀가 동남아에 다이빙가는 경우에 같은 약을 넣어 가는지도 모르겠으나, 이것은 문헌으로 확인되지 않아서 제한점이 있다.)

항히스타민제의 부작용으로는 졸음, 구강 건조, 시각 흐림, 과민성, 요폐, 현기증, 두통 등이 알려져 있다. 또한 기관지 분비물을 유발할 수 있어 천식 환자 및 만성 폐색성 폐질환 환자에게 조심스럽게 사용해야한다. 최신 세대의 항염증 항히스타민제는 뱃멀미 예방에 효과적이지 않다.

프로메타진(Promethazine)은 뱃멀미의 예방 및 대증 치료에 유용하며 좌약, 근육 주사, 및 정제 또는 시럽으로서 경구 투여될 수 있다. 항콜린성 부작용으로는 변비, 구강 건조증(xerostomia), 흐린 시력, 요폐가 있다. 이는 위장 운동성, 요로 장애 또는 폐쇄, 양성전립선 비대증, 구강 건조증xerostomia 또는 시각 장애가 감소한 사람들에게 주의해서 사용해야한다. 드물지만 심각한 부작용에는 추체 외로 증상이 포함된다.

경피성 스코폴라민 패치(transdermal scopolamine hydrobromide)는 멀미 방지에 가장 많이 사용되는 항콜린제이다. 특히 약을 터부시하는 고령층에게 선호되나 부작용에 차이는 없다. 스코폴라민은 중추 신경계에 대한 전정 입력을 억제하여 구토 반사를 억제함으로써 운동 유발 구역을 예방한다. 이 약은 출발 4시간 전에 귀 뒤에 놓인 접착 패치를 통해 전달된다. 패치는 최소 3일간 지속되며, 건식 슈트를 착용할 경우 등이나 배에 붙이더라도 효과는 동일(약전과는 달리)하다. 스코폴라민 디스크의 무결성은 유지되어야 하며 잘리거나 찢어지지 않아야 한다. 한 번에 하나의 패치만 적용하며, 도포 후 관리인은 손을 철저히 씻고 눈을 만지지 않도록 주의해야 한다. 손에 약물 잔류 물이 눈에 닿으면 일시적으로 시각이 흐려지고 동공 확장이 일어날 수 있다. 이는 항콜린성 약물로 가장 흔한 부작용은 구강 건조(66%)와 졸음(17%)이다. 다른 바람직하지 않은 부작용으로는 흐린 시력 (몇 주 동안 지속될 수 있음), 건조한 점막, 단기 기억 상실 등이 있다. 금기는 어린이, 전립선 비대증 환자, 녹내장 등이 알려져 있다. 사용자가 갑자기 눈의 통증을 호소하면 즉시 패치를 제거하고 시력을 확인해야 한다. 장기간 사용하면 메스꺼움, 현기증, 두통 및 평형 장애와 같은 금단 증상이 나타날 수 있다. 알약 형태의 스코폴라민은 미국이나 캐나다에서는 시판 금지되었지만, 한국에서는 일반약으로 구매할 수 있다. 다만 비치된 약국은 드물다.

위에 명시한 저자의 선택(author's choice)인 경구용 붕괴 정제인 온단세트론 (Zofran)은 구토에 매우 효과적이나 뱃멀미의 다른 증상을 치료하거나 예방하지 않는다. 이는 다이빙을 목적으로 선박에 탑승하는 경우에 선호된다.

수중과학회는 선박에서 사용할 약물은 각 개인이 배를 타기 전 미리 복용하여 스스로 감수성을 확인하는 것을 권장한다. 한국의 의료진은 개별 약물에 대한 자문에 당황스러워할 수 있다. 약물에 대해서는 다이빙 적합성 편을 참고하라.

V. 퇴선과 구명보트

A. 퇴선의 결정

퇴선에는 여러 가지 이유가 있다. 물 넘침, 화재 또는 충돌 피해는 일반적으로 신속하게 통제되지 않으면 선박을 가라 앉힐 것이다. 승무원은 선박이 가라 앉거나 제어 불능 상태가 되면 배를 버려야 한다. '마린이 딱총 쏬았다고 배틀크루져가 배를 버려라 외치는 격'라는 신조어는 성급한 퇴선 결정의 위험성을 암시한다. 배틀크루져의 체력이 남았다면 야마토 건이 다 소진되었더라도 폭발 직전까지 강제 공격하는 것이 낫다. 배를 버리는 순간 파일럿은 지상 유닛의 먹이감이 될 것인데, 대부분의 팬픽에 의하면 '재사회화된 해병은 절대 포로 같은 걸 만들지 않'기 때문에 성급한 퇴선은 도움되지 않는다.(:StarCraft® Blizzard game) 마찬가지로 바다에서 구명 보트에 올라타는 것은 배가 전복되어 갑판이 뒤집어지기 직전이 가장 좋다. 모든 옵션을 고려해야 한다. 성급한 퇴선결정은 고장난 채로 본선에 있는 것보다 승조원을 더 큰 위험에 처하게 한다. 희소한 예외를 제외하고는, 고장난 선박이 항상 최고의 구명정이다. 모선은 생명 구명보트보다 강력하고 눈에 잘 띄는 구조 플랫폼을 제공하며, 의사 소통과 생존을 위한 설비와 장비가 더 잘 갖춰져 있다. 구명 보트에서 조건은 항상 더 가혹할 것이다.

a. 구명보트 분류

구명보트의 등급은 대양(ocean)/연안(offshore)/해안(coastal)급의 세 가지 등급으로 분류된다. 각각의 등급은 선박이 항해 할 지역을 가리키며 크기, 디자인, 설계, 생존 물자의 양, 포장된 장비에 차이가 있음을 나타낸다.

육지 근처의 작은 보트에서 항해하는 선박의 경우, 레스큐포드(ResQpod)와 같은 내륙 구조 플랫폼은 적절한 보호 수준을 제공한다. 이러한 플랫폼은 연안 생활 구명보트를 대신할 수 없지만 특히 보호된 만, 좁은 해협, 내륙의 수로, 특히 따뜻한 해역에서 사용하기에 적합하다. 팽창 튜브가 안정적인 견고한 소형 보트가 침몰선 근처에 있다면 승조원을 지원할 수 있다.

해안 등급 구명보트는 대부분 보호된 수역이나 해안선에서 20마일 이내에 있는 개방 수역에서 사용된다. 이 구명정에는 하나 또는 두 개의 부력 튜브와 수동 또는 자동으로 세워지는 덮개가 있다. 이러한 구명정은 잘 채워진 침선용 배낭(abandon-ship bag)이 같이 필요하다. 이것은 가볍고 컴팩트 한 구명정을 필요로 하는 연안 낚시배와 해안을 주행하는 선박에 이상적이다.

연안 등급 구명보트는 ISO 9650 규격에 맞게 설계되었으며 비교적 짧은 기간 동안 해상 상태에 직면하지만 대서양 항해를 하지 않는 보트에 가장 적합하다(그림 26-6).

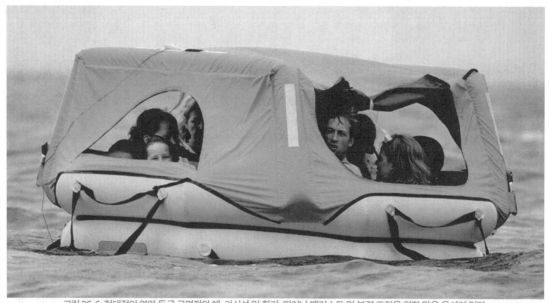

그림 26-6. 현대적인 연안 등급 구명정의 예. 가시성 및 환기, 뛰어난 밸러스트 및 부력 조정을 위한 많은 옵션이 있다.

대양 등급 구명정은 수온이 5 ℃미만인 가장 극한 조건을 위해 고안되었다. 이 구명보트는 가장 큰 장비이며, 자급 자족을 극대화하고 장기간 생존을 위해 가장 견고하게 제작되었다.

선택되는 구명보트에 관계 없이, 언제나 공급된 장비는 부족하기 마련이며, 적어도 침선에서 탈출한 사람들에게 충분할 수는 없다. 구명보트에서 생존할 가능성이 낮고, 보트에는 생존 장비의 보관에 할애할 수 있는 공간이 극히 제한되어 있고, 구명보트에서 손상/변질하기 쉬운 물건의 양을 제한된다. 따라서 구명정에는 침선용 배낭(abandon-ship bag)을 같이 추가하는 것이 필요하다. 이 배낭은 여러 가지 이름으로 불린다. 안에는 구조를 기다리는 동안 구조 가능성과 승무원의 안락함과 안전을 향상시키기 위한 장비와 물품이 들어 있다. 아래 표26-3. 에 침선 배낭 물품의 포괄적인 목록을 제시하였다. 가장 중요한 것은 이퍼브(EPIRB; Emergency Position-Indicating Radio Beacon)와 충분한 식수의 확보이다. 이퍼브는 일종의 위치 송출 장치로 비상시 조난자의 위치를 알리는 선박용 무선 장치를 말한다. 수색 작업에서 조난자의 위치를 찾을 수 있도록 121.5 메가헤르츠 (MHz) 및 243 메가헤르츠(MHz) 무선 신호를 자동으로 송신한다.

▫ 개인 장비 개인 약물, 승무원 여권 (또는 사본), 현금, 신용 카드, 시계, 안경 처방전, 선글라스, 노트, 연필 ▫ 신호 및 통신장비 406MHz 등록된(국내는 121.5/243) 이퍼브; 이퍼브는 예비 배터리가 필요하고, 통합형 GPS가 선호된다. 방수 및 수중 휴대용 VHF 소형 무선 송신기 통합 형태가 좋다. 옵션으로 방수 케이스에 들어있는 위성 전화기(RCC 및 CG 전화 번호)가 있다면 좋다. 검색 및 구조 트랜스 폰더(SART; Search and Rescue Transponder) SOLAS 플레어 키트, 연기 신호, 캐니스터 및 호루라기, 선박용 경적, 연, 염료 마커, 신호 거울, 구조 테이프 레이더 반사경 방수 쌍안경 사이륨 발광 스틱, 구조 레이저 추가 배터리가 장착된 방수 LED 손전등 예비 배터리가 장착된 스트로브 라이트	▫ 비상 식량 휴대용 역삼투 탈염기 정수기 (Katadyn Survivor 06 또는 동등) 낚시도구와 작살 나이프, 깡통 따개, 숫돌, 작은 도마, 가위, 저장 가방, 식기, 나일론 메쉬 가방, 드라이 백(방수 가방), 지퍼 잠금 냉동 백, 스펀지 고 탄수화물, 저 단백 에너지 바, 워터 패킷 접을 수 있는 버킷, 소변 병, 화장실 티슈, 여성 위생 용품 종합 생존 매뉴얼, 물고기 식별 서적, 카드, 판독 재료 접을 수 있는 물 용기 ▫ 보호 장구 생존 슈트, 생존 담요, 장갑, 여분의 선글라스, 모자 의약품 패키지, 샘 부목(SAM splint, 미군용 알루미늄 부목), 마취제, 선 스크린, 립밤, 피부 로션, 선박 수리 탐폰 백업 해상 앵커 및 라인 ▫ 도구 멀티 툴 장치 다이빙 마스크 보트 수리용 덕트 테이프 보트 패치 클램프

표 26-3. 침선용 배낭(abandon-ship bag) 대양등급 팩의 예

구명 보트는 공인된 서비스 기관에서 제조사가 권장하는 간격으로 정비해야한다. 선주와 소유자와 선원은 구명보트를 풀고 재포장할 때 출석을 요청할 수 있으며, 선주에게는 업무가 얼마나 잘 수행되는지에 대한 관심을 보여줄 수 있고 승조원은 구명보트의 서비스 임명은 모든 구성 요소에 익숙해 질 수 있는 귀중한 기회로 간주된다.

말할 것도 없이 모든 승조원은 구명정의 탑승 방법, 탑승 장비, 공급 만료 날짜 (예: 화염, 배터리) 및 팽창 방법에 대해 숙지하고 있어야 한다.

B. 침몰선에서의 대피

구명 보트에 탑승하기 전 모든 인원은 개인용 부양 장비를 착용해야 한다. 속건성 의류의 착용이 권장된다. 한 명의 승무원은 가능한 모든 라디오에 MAYDAY 방송을 송출해야 한다. 승무원의 상태와 구명선의 위치를 위해 위성 전화가 필요하다. 해당 지역 법규에 등록된 이퍼브를 활성화한다. 침선용 배낭을 찾은 후 구명 보트를 시동 한다. 중복되는 필수 통신 장비가 가방에 있는 경우가 있으며 통신 장비를 항해 중에 일상적으로 사용하기 때문에 이러한 장비가 가방이 없는 경우, 선박을 포기하기 전에 가방에 적재할 장비로 구성된 목록을 미리 작성해야 한다.

연례 오버홀에서 보트 컨테이너 안에 포장된 품목을 선택하여 대부분의 구명정에서 발견되는 적당한 양의 생 존 장비를 늘리는 것이 좋다(VHF 라디오, 이퍼브, 음식, 물 제조기, 의료 키트, 신호 팩, 날카로운 나이프 등). 그 러나 이러한 품목들을 개별적으로 구명보트에 넣어두는 것은 권장되지 않는다. 필요한 품목들은 구명정에 짧은 줄로 단단히 부착된 방수백에 포장될 수 있다. 광범위한 해양 및 해양 여행의 경우, 각 인원은 여분의 마른 의류, 개인 의약품, 여권, 여분의 안경 및 선글라스, 개인용 스트로보, 안전하네스와 띠, 지갑, 그 밖의 개인 귀중품 및 필수품을 넣을 수 있는 방수 가방에 쉽게 접근할 수 있어야 한다. 적절하게 준비된 침선용 배낭이 있다면 여분의 담요, 식수, 식량과 항해 도구를 제외하고는 침몰선에서 더 이상 필요한 물품이 없을 것이다. 식수 용기는 2/3 이 하로 채워져야 한다. 비상 장비가 가방이나 구명보트에 이미 배치되어 있어도 통신 및 신호 장비를 피해 선박에 서 수거해서 탑승해야 한다. 이러한 장비는 고장이 날 수 있기 때문에 백업이 필수적이다. 통신 장비에는 이퍼브, SART, PLB(s) 및 방수 소형 VHF 라디오가 포함된다.

a. 구명보트 보관

구명정은 크기에 따른 전단력을 견딜 수 있는 시설이 장착된 갑판 또는 객실에 단단하게 보관한다. 구명정을 성 공적으로 사용하려면 악조건 하에서도 신속하게 전개할(해상 경주 규칙은 15초 이하 필요)수 있어야 한다. 구명 정이 보관되는 갑판은 소금기 있고 젖은 혹독한 환경이다. 따라서 아래 그림 26-7과 같이 딱딱한 보관함(하드 케 이스)을 사용하는 것이 권장된다. 천 그물에 묶여서 갑판에 보관된 구명정은 보관함 버전보다 훨씬 방수가 적으며 내부에 갇힌 수증기, 빗물 또는 해수로 인해 이음새가 손상되고 누출이 발생할 수 있다. 일부 제조업체는 보관 중 에 물 침입으로부터 구명보트를 보호하기 위해 진공 포장 공정을 사용한다. 갑판 장착식 보관함 버전은 수압 감지 전개 장치가 내장되어 있어 사용자가 미처 수동으로 전개하지 못할 경우에도 가라앉는 배에서 수면으로 전개된 다. 구명정을 갑판 아래에 저장하는 경우 15초 이내에 데크 위에 올려서 전개할 수 있는지 확인하여야 한다. 근해 경주자의 경우, 아래에 적재한 구명정의 무게는 40kg 이내여야 한다.

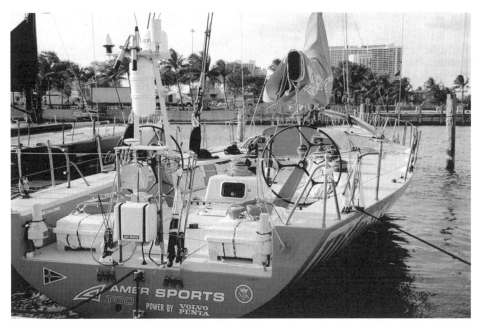

그림 26-7. 세계 일주용 볼보 60, 70 및 65 요트에서 안전장비의 보관. 장비는 비상시 신속하게 도달 할 수 있는 곳에 보관된다. 이중 백업과 최고 품질의 장비는 고립된 대양에서 생존을 위한 최고의 기회를 승조원에게 제공한다.

b. 구명정의 전개

구명 보트를 전개하기 전에 보관함에서 나오는 줄을 선박에 단단히 결속시킨다. 이후 보관통은 전개 전에 보트의 바람이 불어가는 쪽에 배 밖으로 던져져야 한다. 구명보트가 아직 선상에 있는 동안 구명보트를 팽창시키는 것은 위험하다. 왜냐하면 구명보트가 침몰하는 선박의 장비에 끼이거나 우연히 찔릴 수 있기 때문이다.

트리거를 당겨 CO_2 실린더의 공기로 구명정을 모두 팽창시키는데 일반적으로 30초 미만이 소요된다. 탑승 전에 덮개의 아치가 완전히 튀어나오도록 주의해야 한다. 전개 후 들리는 쉿 소리는 반드시 누출되거나 결함이 있는 구명보트를 의미하지 않으며 단순히 과도한 압력이 이완 밸브를 통해 방출되는 소리일 수 있다. 구명정이 물에서 팽창되지 않는 다면 다시 갑판으로 가져와 핸드 펌프를 이용하여 수동으로 부풀려야 한다. 구명정으로 들어가는 첫 번째 승무원은 강하고 뱃멀미가 없어야 한다. 침선용 배낭은 그가 직접 가지고 탑승하는 것이 좋다. 가능하다면 침선용 배낭은 배를 매는 밧줄에 제대로 부착되어 이송 중에 손실되지 않도록 해야 한다. 먼저 승선한 승무원은 구명보트에서 물을 제거하려고 노력하면서 나머지 승무원을 탑승시킬 수 있다. (그림 26-8).

가능한 경우 모든 인원은 가능한 한 건조한 상태로 유지해야 하며 물보다는 침몰 보트에서 직접 구명보트에 들어가는 것이 바람직하다. 입수가 불가피한 경우 차가운 충격을 피하기 위해 천천히 물 속으로 들어간다. 구명보트는 안정적이며 천천히 표류하도록 설계되어 있다. 따라서 구명정을 움직여 물 속에 있는 사람에게 다가가기가 어렵다. 그러므로 구명보트에 들어가는 첫 번째 사람은 떠돌아 다니는 사람들에게 무거운 밧줄을 던져야 한다. 이 밧줄에는 끝 부분에 고무 도넛 모양의 고리가 달려있어 사람이 제대로 잡을 수 있다. 의식이 소실된 사람이 구명보트에 도착하면 기도를 확보하여야 하며, 구조 대원이 다른 인원을 구출하기 위해 물에 들어가야 할 경우 안전 라인을 통해 구명보트에 고정해야한다.

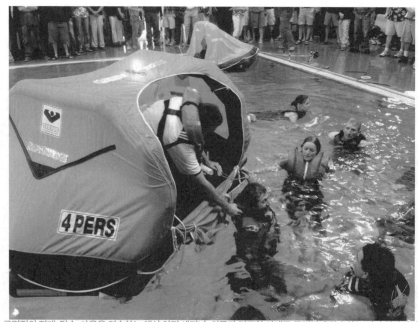

그림 26-8. 캡슐 구명정의 전개, 탑승, 사용을 연습하는 해상 안전 세미나. 의류가 건조한 상태로 구명정에 탑승하는 것이 권장되지만 그렇게 쉽지는 않다.

C. 구명보트 내에서 생존: 생존 시간 연장 및 예상 구조

성공적으로 퇴선 하였다면, 구명 보트에 승무원과 장비를 안전하게 확보한 후 구출 준비를 시작한다. 공황, 공포, 절망감은 가장 잘 갖추어져 있고 경험 많은 선원에게도 패배감을 안길 수 있지만, 낙관적인 승무원은 생존할 확률이 보다 높다. 이퍼브(EPIRB)가 활성화되어 있고 구명보트가 운행 항로 근처에 있다면 며칠 안에 구조될 확률이 높다.

모든 사람이 탑승한 후에는 구명보트를 가라 앉는 선박에서 분리하기 위해 라인을 빠르고 고르게 풀어야 한다. 선박이 돌이킬 수 없을 정도로 빠르게 가라 앉기 시작하면, 즉시 밧줄을 잘라야 하는 경우가 있을 수 있다. 굵은 밧줄을 자르기 위해 구명보트 입구 옆에 안전 나이프가 주머니에 있다. 그러나 배가 떠있는 상태라면 구명보트를 바로 분리하지 말고, 일단 모선에 퀵 릴리즈 라인으로 구명정을 부착하고 있어야 한다. 구조 도중 작은 구명보트보다 모선을 발견하기가 쉽고, 표류 중에는 주 선박은 추가 식량과 물품의 공급원으로 남아 있다. 구명정 팽창을 위해 사용했던 CO2 가스가 구명 보트 내부 공간에 있을 수 있기 때문에 구명 보트는 주기적으로 철저히 환기되어야 한다. 보트의 바닥은 별도로 분리되어 팽창된다. 충분한 공기로 팽창되어야 추운 바다에서 안정성과 단열이 제공된다. 추가적인 팽창을 위해 수동 펌프가 비치되어 있어야 한다.

구명정에 새로운 인원이 구출될 때마다, 파도 칠 때마다 상상한 물이 보트로 유입될 수 있다. 가능한 건조한 상태로 탑승하는 것이 좋고, 물에 빠졌을 경우 모든 옷을 짜내고 다시 입어야 한다. 구명보트에서 모든 장비의 재고는 조사되고 확보되어야 한다. 구조 완료 시까지 이퍼브의 활성화가 중요하다. 의사, 혹은 의료를 맡은 담당자가 첫 번째 취할 조치는 뱃멀미 약을 배급하는 것이다. 캡슐형 구명정에서는 모든 사람이 뱃멀미에 걸리기 쉽다. 특히 첫 24시간이 지나면 더욱 그렇다. 경험자에게는 이러한 구명정이 팽창형 구토상자(in?atable vomitorium)라는 자조적 별칭으로 불린다. 표류팀의 리더 또는 의사는 구명정 내부를 가능한 건조하게 만들어야 하며 구조 준비를 위해 신체의 열과 힘, 사기를 유지하고 보존하기 위해 모든 노력을 기울여야 한다.

캐노피 아래 공간에 충분한 공기가 있으므로 구명보트가 승무원과 함께 전복되더라도 즉시 물에 빠지지는 않는다. 구명정이 거꾸로 뒤집어진 경우 다시 바로 세우기 위해 물에 들어가야 하는 불행한 경우가 종종 있다. 이어지는 파도에 다시 한번 뒤집어지지 않는다면 저절로 바로 서지는 않기 때문이다. 구명정을 바로 뒤집기 위해서는 아래 그림 26-9에 표현한대로 보트를 비운 상태에서 바닥의 끈을 당겨야 한다. 한 명 이상의 선원이 발을 이산화탄소 실린더에 올려 놓고 바람을 맞으며 무릎을 붙인 상태로 뒤로 눕는다. 바람의 방향을 잘 맞출 수 있으면 구명정을 다시 뒤집는 것이 쉬워진다. 구명정 내에서 시도하는 것도 가능하다.

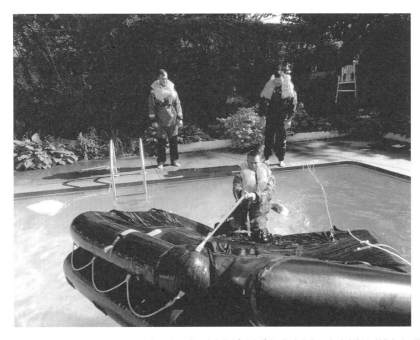

그림 26-9. 구명정을 바로 세우는 연습 사진. 보트를 뒤집을 때는 인플레이션병 (실린더)을 발 가까이 두어 머리에 부딪치지 않도록 주의해야 한다.

심한 바람으로 구명정이 계속 전복된다면 추가 조치가 필요하다. 모든 구명보트에는 원뿔 모양의 바다 돛이 장착되어 있다. 악천후에는 돛을 사용한다. 돛은 높은 풍속에서 안정성을 제공하고, 전복을 방지하고, 방향 제어를 돕고, 드리프트를 줄이는 데 도움이 된다. 폭풍 상태에서 드리프트를 감소시키는 것은 장단점이 있다. 바다 닻이 배치된 상태에서 구명정이 느릿느릿 움직일 수 있기 때문이다. 선박 조종 여지가 충분한 경우, 파도와 같은 속도로 드리프트 하는 것이 내부 승조원이 더 편안하고 구명보트가 뒤집힐 가능성이 적다.

전복을 피하기 위해 서는 중량 분배 또한 중요하다. 내부 탑승자 대부분은 바람이 불어오는 쪽에 자리를 잡고, 일종의 무게추(밸러스트, ballast) 역할을 해야 한다. 바다 닻은 반대쪽에 배치한다. 바람이 불어오는 쪽에 중심을 두게 되면 구명보트가 들어올려지거나 바람에 의해 뒤집히는 것이 감소한다. 파도가 높은 바다에서 구명정 내부 인원은 보트의 균형을 유지하고 거꾸로 뒤집히는 것을 막기 위해 필요에 따라 빠르게 이동하도록 준비해야 한다.

a. 신호 및 관측 일정

각 유형의 조난 신호를 검토하고, 현재 구명정에서 사용 가능한 신호 장치 목록과 순서를 합의한다. 구명정 선원의 가장 중요한 임무는 육지, 배, 구조 보트 및 항공기를 지속적으로 관측하는 것이다. 조난자가 한 명이 아닌 경우 서로 돌아가며 관측 임무를 맡는 것이 적절하다. 2시간 마다 직무를 순환시키기 위한 관측 일정을 만든다.

잔잔한 바다에서는, 구명보트에 서 있는 동안 간헐적인 관측이 이루어져야 한다. 관측자의 눈이 1.5m (5피트)에 있는 경우 눈으로 볼 수 있는 수평선은 2.6해리다. 눈을 3m (10피트)로 올리면 (구명정의 부풀어 오른 부분을 타고 선 상태의 높이) 더 멀리 내다볼 수 있다.

b. 구명정 유지 보수

구명보트를 구성하는 공기 튜브에는 찢김, 구멍남 및 쏠림으로 누설되어 공기 보유성을 잃을 수 있다. 따라서 칼, 공구 또는 각진 파편과 같이 날카롭고 뾰족하며 마찰성이 있는 물체로부터 보호되어야 한다. 손상이 없더라도 밤에 온도가 떨어지면 튜브는 수축하게 된다. 수동 펌프를 통해 공기 튜브를 팽팽하게 유지하여 바닥이 접히지 않고 구조적 강성과 지지력을 유지해야 한다. 반대로 한낮에는 가열된 팽창 공기를 방출하기 위해 압력 해소 밸브가 작동해야 한다.

구명정의 덮개에는 내부 또는 외부 돔 라이트가 부착되어 있다. 이 조명은 침몰선의 생존자가 밤에 구명정을 찾는데 도움이 되며, 구조용등으로 설계된 것은 아니다. 탑승자는 필요하지 않은 경우 에너지 절약을 위해 등을 끄는 것을 고려할 수 있다.

c. 건강 문제와 저체온증

바다 상태가 허락한다면, 내부 인원이 수평선을 볼 수 있도록, 신선한 공기가 순환되도록 구명정 문을 열어 두어야 한다. 뱃멀미 후, 만성 수면 박탈보다 더 사람을 쇠약하게 하는 것은 없다. 수면 부족은 각성을 약화시키고 주의력을 잃는 경우가 점점 길어지고 빈번해지게 한다. 몸을 가누지 못하고 부주의한 관측 임무는 지나가는 배를 관찰하고 신호를 보낼 기회를 쉽게 놓치게 한다. 반면에 어떤 이는 배나 비행기에 대한 환각을 나타낼 수 있다. 의사 결정을 빠르게 할 수 있는 능력이 없어진다면 이로 인해 구조가 더욱 어려워질 수 있다.

표류자는 휴식을 취해야한다. 구명보트에서 몸을 안정하게 유지하기 위해서는 쉴 틈이 없기 때문에, 더더욱 휴식은 중요하다. 스트레칭과 근육 이완이 장려되어야 한다. 차가운 보트 바닥은 열손실을 가져오기 때문에, 특히 휴식 공간은 바닥에서 절연되어야 한다. 저체온증은 대부분의 퇴선 시나리오에서 생존에 가장 큰 위협이며, 생존 실패의 기여도는 악천후보다 높은 것으로 나타난다. 마이라(Mylar) 담요는 신체 열 손실을 80~90% 감소시킨다고 알려져 있다. 그러나 구명보트 생존자의 주요 열 손실은 구명보트 바닥을 통한 전도에 의한 것이며, 열반사 담요(foil blanket)로 인한 보호 효과는 미비하다. 따라서 구명보트의 바닥은 돛, 방수포 및 여분의 의류로 보강해야 한다. 이중으로 설계된 바닥은 단열뿐만 아니라 상어, 황새치 그리고 다른 물고기들과의 충돌로부터 보호 역시 기대할 수 있다. 더위로 인해 몸을 식히기 위해서 피부나 옷을 적신 바닷물이 증발하는 잠열로 몸을 식히는 것은 권장되지 않는다. 바닷물이 마르면서 소금기가 남은 피부는 손상되어 감염될 가능성이 더 크다. 마른 옷은 동통성 해수 종기 및 기타 세균 감염으로부터 피부를 보호한다. 무릎, 손, 팔꿈치 및 둔부에 크림을 바르고 피부 찰과상을 주의한다. 피부 쇠약 부위는 무균성 또는 항생제 크림으로 처리하고 마른 드레싱으로 덮어야 한다.

d. 물

탈수되거나 온열 질환에 걸리지 않기 위해서는 시간을 정해서 계속 물을 마시는 규칙을 마련해야 한다. 최후의 수단으로 껌이나 천을 씹는 것은 입을 가볍게 하고 갈증을 줄이는 데 도움이 된다. 표류가 시작되고 조기 구조가 확실하지 않거나 역삼투 제조기가 없다면 처음 24시간 동안 물을 마시지 않아도 인체는 버틸 수 있다. 그 이후에 수분 섭취는 하루에 약 500 mL 로 제한해야 한다. 물이 충분하다면 매일 1L 을 마시도록 한다. 물자가 충분하지 않으면 대양 표류 시에서는 하루 수분 섭취량을 약 600mL 로 제한하는 것이 좋다. 제2차 세계 대전 중 구명보트에서 장시간 표류를 분석한 연구에서는, 생존을 위한 식수의 임계량은 하루 120-240mL로 나타났다.

해수는 마실 수 없다. 혹독한 환경에 지속적으로 노출된 후에는 견딜 수 없는 갈증으로 바닷물을 마시고 싶은 충동에 시달린다. 이 강력한 유혹에 굴복하는 것은 죽음의 주요 원인이며 죽음을 앞당긴다. 해수는 혈액보다 약 4 배나 염분이 많다. 마시는 해수는 대개 즉시 구토를 유발한다. 섭취되고 흡수되면 해수는 자유 수분이 세포 내 공간에서 혈액 및 기타 세포 외액으로 이동하여 평형을 회복시키는 삼투 과정을 유발한다. 체액 이동은 신체의 모든 세포를 탈수시킨다. 많은 양의 바닷물을 마신 사람에게서 보고된 착란 행동은 특히 뇌세포의 손상으로 간주된다.

수액 손실이 점차 증가하여 체중의 8~10%에 달하면 정신적, 육체적 수행 능력이 현저하게 저하된다. 고나트륨혈증(hypernatremia)으로 인한 환각과 섬망은 진행되는 탈수에서 드물지 않게 발생한다. 급성 수액 손실이 체중의 15~20%에 달하면 사망에 이를 수 있다. 대조적으로 충분한 식수가 주어지는 상황에서는 사람이 기아(complete starvation)로 사망하기까지 40~60일간 생존이 가능하다. 충분하게 수분을 섭취할 수 있는 상황에서는 실제 몸무게가 10% 이상 빠질 때까지 신체 및 인지 능력의 저하가 나타나는 경우는 드물다. 심각하게 제한된 식단에서 건강한 개인이 정상적인 작업 능력을 유지할 수 있는 기간(10일 미만)은 짧다. 활동을 최소한으로 줄이면 식량과 물 요구량이 감소한다. 수분 요구량은 운동, 발한, 식이 및 주변 환경에 따라 극적으로 변한다. 예를 들어 열대 지역에 개방형 구명정에 있는 경우, 휴식을 취하는 개인에서 햇빛에 의한 증발 손실은 하루 2.4L (5 파인트)에 달한다. 열대 기후에서는 역설적으로 옷을 입고 있는 경우가 수액 손실을 줄일 수 있는데, 햇볕에 대한 보호 효과를 제공하는 긴 팔 셔츠와 긴 바지, 모자는 착용하였을 때 증발에 의한 신체의 냉각 효과를 더 연장시켜, 결과적으로 수액의 손실을 줄여준다.

수동식 소형 역삼투 담수화 설비는 담수만을 통과시키는 반투막을 이용한 식수 제조기이다. 추가적으로 이 정수기는 박테리아, 바이러스, 원생 동물 및 기타 오염 물질을 제거한다. 수동 펌핑으로 작동하는 이 제조기의 무게는 1kg 정도이며 15분 안에 250mL (1컵)의 물을 생산한다. 즉 한 사람에게 필요한 식수를 생산하기 위해서는 1시간 정도 작동시켜야 함을 의미한다. 구명 보트는 인당 0.5~1L의 식수를 공급하도록 설계되어 있는데, 표류자 12인을 기준으로 1대가 할당되도록 주어진다. (영화는 좀 더 극적인 것을 보여주는데 비가 내리는 경우) 구명보트 덮개로 빗물을 수거할 수 있다. 덮개에 설치된 외부 홈통은 빗물을 저장용 컨테이너에 모을 수 있도록 설계되어 있다. 실제로 사용하려면 비오기 전에 해수로 매일 캐노피를 씻어내어 염분 퇴적물을 제거하여야 한다.

그 밖의 수분 공급원은 물고기 및 기타 바다 생물이다. 특히 눈, 근육 및 뇌척수액의 액체는 염분 함량이 매우 낮다. 근육에서 수분을 얻기 위해서는 천으로 생선 조각을 비틀어 나오는 액체를 음용할 수 있다. 대조적으로 물고기의 피는 높은 소금 농도를 가지고 있으므로 권장하지 않는다. 바다새와 거북이의 피는 유용한 수분 공급원이 될 수 있다.

고위도에서 오래된 해빙은 좋은 물 공급원이다. 바다 얼음을 빙산의 얼음과 혼동해서는 안된다. 담수가 빙하가 되기 때문에 빙산이 녹은 물은 마실 수 있다. 바다 얼음은 생성 후에는 염분이 있으나 만들어지고 나서 1년 후에는 소금 함량을 잃는다. 오래된 얼음은 부서지기 쉽고, 푸른 빛을 띠며, 가장자리가 둥글다. 새로운 바다 얼음은 회색에 짠맛이며 불투명하고 단단하다. 실용적인 방법은 얼음 덩어리 일부를 녹여서 시음하는 것이다. 주변 온도가 물이 얼어 붙을 만큼 낮다면 바닷물을 병에 모아 얼리는 방법으로 담수를 만들 수 있다. 신선한 물이 먼저 얼어 붙는다. 그러므로 얼기 시작한 병에서는 소금은 중심에 집중되어 소금이 거의 들어 있지 않은 얼음에 둘러싸인 슬러시가 된다. 소금물을 따라 버리고 남은 얼음을 녹이면 식수를 얻을 수 있다.

e. 음식

영양은 생존을 위한 마지막 우선순위가 된다. 구조가 며칠 또는 몇 주가 걸릴 것으로 예상되면 표류자는 처음 24시간 동안 거의 또는 전혀 먹지 않아야 한다. 그 후에, 구명정 탄수화물 식량(ration)을 섭취해야 한다. 탄수화물 식량의 일부는 추가적인 에너지가 필요한 순간을 위해 구출 시(직전)까지 남겨 두어야 한다. 생존 시간을 연장하기 위해서는 식량(ration)은 식사 보다는 의약품으로 간주되어야 한다. 식수가 없는 상황에서는 마른 음식을 섭취하지 않는다. 또한 단백질 역시 제한되어야 하는데, 체내의 물을 절약하기 위해서이다. 하루에 1리터 이상의 식수를 마실 수 있다면 정상적인 식사 패턴을 재개할 수 있다.

표류 일상과 식수 공급이 일단 확립되면 일반적으로 바다에서는 물고기 잡이로 식사를 충당한다. 구명보트는 표면 아래에 어두운 그림자를 드리우며 다양한 물고기, 특히 만새기(황새치자리)의 안전한 피난처로 나타난다. 연습과 인내심을 가지고 작살, 갈고리 또는 스피어 건으로 물고기를 잡을 수 있다. 이러한 장치로 구명보트를 뚫지 않도록 주의해야 한다. 밤에는 물고기가 밝은 빛에 끌린다. 손전등 대신 신호 거울이나 반짝이는 표면을 사용하여 달빛을 물 위에 반사시킬 수 있다. 구명보트에 물고기를 데려 올 때, 돌고래와 줄삼치, 고등어 류는 모두 톱니 모양의 이빨을 가지고 있으며 물에서 나올 때 격렬하게 튀는 경향이 있기 때문에 천이나 캔버스에 싸야 한다. 물고기에 물리거나 관통되거나 긁혀서 발생한 상처는 잘 낫지 않고 쉽게 감염된다. 도마를 준비하여 머리 뒤에서 척추를 절단하는 방법으로 물고기를 빨리 죽일 준비가 되어 있어야 한다. 큰 물고기는 눈높이에서 머리 꼭대기에 타격을 주어 기절시킬 수 있다. 익숙한 어부가 아니라면 먼저 물고기의 눈을 가리게 해야 망설이지 않고 도살에 성공할 수 있으며, 주변 동료가 물고기에 다치는 것을 막을 수 있다. 많은 바다 생물들이 구명보트를 따라 붙는다. 돌고래와 고래는 보트에 동반되지만 구명보트에서 생존자를 해칠 가능성은 없다. 상어는 며칠 또는 몇 주 동안 구명보트를 따라다닌다. 상어는 수영할 때 위협이 될 수 있으며 잠재적으로 식용 물고기를 멀리 내쫓는다. 또한 상어는 연마성 피부를 가지고 있고 보트에 몸을 부딪히는 습성이 있어 튜브의 마모를 일으킨다. 이러한 상어가 달라붙는 것을 피하기 위해서는 혈액이나 내장, 분변 등의 폐기물을 밤에 버리지 말고, 가급적 구명보트가 움직일 때

처리해야 한다. 구명보트 주변의 물이 사냥하는 물고기의 혈액에 오염되어 상어가 따라다닐 수 있다. 갈고리나 창으로 잡은 물고기는 가능한 한 빨리 건져 내야 한다.

먹고 난 후에 남은 고기는 1.5cm 정도로 얇고 넓게 잘라서 햇볕에 말린다. 이러한 생선 절편은 근섬유를 따라 길게 만들어지고 흔히 끈에 매달아 덮개 아래에서 바람에 건조시킨다. 물고기 고기는 수시간 동안 열에 노출되면 손상되기 때문에 건조 과정은 생선을 잡은 직후에 시작한다. 말린 거북이와 새 고기뿐만 아니라 참치를 제외한 물고기는 이렇게 건조시켜서 보관할 수 있다.

특정 물고기는 태생적으로 독성이 있다. 이들은 보통 얕은 바다에서 암초와 산호초 주변에 위치하고 있다. 참복(pufferfish), 가시복(porcupine fish), 개복치(mola)이 대표적이다. 비늘 대신에 등뼈 또는 강모가 있는 물고기는 먹지 않으며, 일반적으로 저장 후 냄새가 나쁜 물고기도 식용에 부적합하다. 물고기의 안전성에 대한 불확실성이 있는 경우에는 식용 여부를 테스트해야 한다. 고기가 육체가 혀끝에서 불타거나, 찌르거나, 맛이 나빠지면 소비해서는 안된다. 허용되는 맛이 나는 경우, 처음에는 3시간에서 4시간 동안 작은 조각을 매시간 먹어야 하며, 12시간 후에는 부작용이 없다면 먹을 수 있고 독성을 유추할 수 있다. 민물 고기의 기생충은 병원성이 높지만, 대부분의 바다 고기의 기생충은 병원성이 낮은 편이다. 매운 향신료가 없는 경우 회를 좋아하던 한국인이더라도 물고기 근육은 날로 먹기가 쉽지 않다.

해초에는 두 가지 장점이 있는데, 표류 중 떠다니는 해초 둥지를 만나면 그 곳에는 작은 물고기, 따개비류, 게 및 다른 갑각류를 포함하여 다양한 식용 생물을 같이 구할 수 있다. 해초 그 자체도 제한된 영양가가 있지만 모든 다시마와 거의 모든 갈색과 초록색 해초는 먹을 수 있다. 붉은 해조류는 독성이 강하고 쓴 맛이 나는 해초는 드물지만 유독할 수 있다.

손상되기 때문에 건조 과정은 생선을 잡은 직후에 시작한다. 말린 거북이와 새 고기뿐만 아니라 참치를 제외한 물고기는 이렇게 건조시켜서 보관할 수 있다.

특정 물고기는 태생적으로 독성이 있다. 이들은 보통 얕은 바다에서 암초와 산호초 주변에 위치하고 있다. 참복(pufferfish), 가시복(porcupine fish), 개복치(mola)이 대표적이다. 비늘 대신에 등뼈 또는 강모가 있는 물고기는 먹지 않으며, 일반적으로 저장 후 냄새가 나쁜 물고기도 식용에 부적합하다. 물고기의 안전성에 대한 불확실성이 있는 경우에는 식용 여부를 테스트해야한다. 고기가 육체가 혀끝에서 불타거나, 찌르거나, 맛이 나빠지면 소비해서는 안된다. 허용되는 맛이 나는 경우, 처음에는 3시간에서 4시간 동안 작은 조각을 매시간 먹어야 하며, 12시간 후에는 부작용이 없다면 먹을 수 있고 독성을 유추할 수 있다. 민물 고기의 기생충은 병원성이 높지만, 대부분의 바다 고기의 기생충은 병원성이 낮은편이다. 매운 향신료가 없는 경우 회를 좋아하던 한국인이더라도 물고기 근육은 날로 먹기가 쉽지 않다.

해초에는 두 가지 장점이 있는데, 표류중 떠다니는 해초 둥지를 만나면 그 곳에는 작은 물고기, 따개비류, 게 및 다른 갑각류를 포함하여 다양한 식용 생물을 같이 구할 수 있다. 해초 그 자체도 제한된 영양가가 있지만 모든 다시마와 거의 모든 갈색과 초록색 해초는 먹을 수 있다. 붉은 해조류는 독성이 강하고 쓴 맛이 나는 해초는 드물지만 유독할 수 있다.

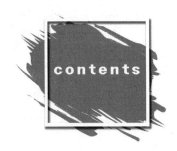

27. 침수

27. 침수

침수 손상은 전 연령에서 운수 사고를 제외하면 외상에 의한 사망의 흔한 원인 중 하나이다. 계곡과 호수, 바다 뿐만이 아니라 수영장과 공공목욕탕이나 개인 욕조에서도 침수 손상은 발생하며, 다이빙과 수영과 같은 입수활동 이외에도 낚시나 운수 사고에서도 물에 빠질 수 있다. 문헌 상에 최초로 기록된 침수 손상과 그 치료 중의 하나는 기원전 1237년 현재 시리아 지역에서, 2명의 군인이 오론테스 강(Orontes River)에서 알레포(Aleppo) 왕을 구출한 사례를 들 수 있다. 전해지는 바에 따르면, 왕을 익사 사고에서 살리려는 시도로 수천년동안 사용된 기술의 일환으로 거꾸로 드는 방식을 사용했다고 알려졌다. 수십에서 수백명의 대량의 익수 사고는 상업용 보트나 선적의 사고로 승객이 사망하면서 발생한다. 16 세기 후반부터 여객선 사고가 흔해지며, 이를 예방하고 규제하기 위한 여러 단체가 유럽에서 출범하였다. 침수 손상, 더 오래된 용어로 익사(drowning)는 상당한 공중 보건 문제가 되었고, 이에 대응하여 몇몇 국가적 단체가 형성되었다. 수영장의 확산과 레크리에이션용 수역 활동의 급속한 증가로 인해 익사는 산업 재해뿐만 아니라 레크리에이션 환경에서도 심각한 위험으로 나타난다. 인류는 물에 둘러싸여 있다. 지구 표면의 75%를 차지하며 우리의 생존과 발전에 필수적이다. 한반도는 삼면이 바다이며 제주도는 섬이며 동서남북으로 해수욕장이 많다. 반도와 비교하여 계곡의 숫자는 적으나 많은 숙박시설이 수영장과 같은 레크리에이션 설비를 가지고 있으며, 항상 안전 요원이 상주해 있지 않다. 수중과학 의사와 그 회원의 역할은 단순히 병원에서의 침수 손상과 준익사 환자의 치료뿐만이 아니라 안전 및 손상 예방을 위하여 안전한 사회를 구축하는데 있다. 여기서는 분류, 병리 생리학, 임상 증상, 치료 및 익사 예방에 대해 검토하고 안전 및 부상 예방의 중요성을 강조한다.

I. 침수 사고 및 익사 시나리오의 분류 및 유형

이 책에서는 '침수 손상'을 가장 넓은 범주를 가지는 용어로 지정했지만, 수 많은 하위 분류가 필요해지고 각 용어는 전통적이거나 사회 통념상의 어법과 상충된다. 침수는 획일화된 정의의 부재, 혼란스러운 하위 정의의 확산, 부적절한 역학 연구 및 상충되는 임상 관리 패러다임으로 인해 복잡해지는 사망원인이다. 침수(=익사)의 정의(WHO 2002)는: "익사는 액체에 잠기거나 침수하는 것으로 인한 호흡 장애를 경험하는 과정이다." 로 내려졌다. 이에 충실하게 따르자면 침수는 이제 3가지 결과로 분류되어야 한다. 각각 익사로 인한 사망, 익사로 인해 합병증이 남고 생존한 경우 그리고 익사 후에 합병증 없이 생존한 경우가 된다. 익사는 이제 과정이 아니라 결과로 간주되는 것이다. 예를 들어, 익사에 대한 이 정의는 특히 침수가 호흡기 시스템과 관련이 없는 침수를 제외한다. 주로 기도와 호흡기를 포함하지 않는 물 관련 조건은 익사보다는 침수 사고이다. 또한 이 WHO의 정의는 젖은 익사, 건식 익사, 능동 익사, 수동 익사, 침묵 익사, 준익사 및 2차 익사라는 용어가 익사 용어에서 더 이상 사용되어서는 안된다고 결론지었다. 그러나 이러한 용어는 의료 전문가와 일반인이 여전히 널리 사용하고 있기 때문에 용어에 익숙해져야 한다.

가장 일반적인 이전 분류 시스템 중 하나는 익사와 준익사(near drowning)라는 두 가지 용어로 구분하였다. 이 시스템은 익사라는 용어와 관련하여 20가지 다른 정의를 발표하고 종종 상충되기 때문에 문제가 있었다. 선호하는 명명법은 치명적이지 않은 익사이다. 익수라고도 하는 이 용어는 물에 잠겨 구조된 상태를 지칭하며 익수와 연관된 많은 용어와 유사 단어가 있었으나 이에 대해 최근에는 사망이나 소생 여부, 24시간 경과 여부 등의 기준을 적용하지 않고 일괄적으로 익수(Drowning)라고 통일하여 지칭하는 경우가 많다. 치명적이지 않은 사건에 대한 데이터는 희생자가 살아남았기 때문에 익사에 대한 역학 조사 연구에서 제외되었다. 익사 생존에 대한 정보가 공중 보건 사업 및 치료 프로토콜 최적화에 주요한 영향을 미칠 수 있기 때문에 이것은 해롭다. 익사 통계에 대한 치명적이지 않은 익사 사건을 제외하면 이러한 사건은 종종 과소 보고되었다.

역학 자료를 통해 생명을 위협하는 사건의 생존자에 관한 정보를 제외하는 것은 의학에선 드문 경우이다. 근근이 익사라는 용어는 더 이상 익사 용어로 사용되어서는 안된다. 그것은 익사의 하위 집합에 대해 2002년부터 선호되는 용어: (익사로 인한 죽음, 이환율 익사, 그리고 질병 없이 익사)로 대체 되어야한다.

이전 분류 체계에서는 또한 추측된 생리적 메커니즘에 의한 익사 사건을 구분했다 : 습식 또는 건식. 즉 건식 익사는 물에 빠져 사망하는 경우의 10~20%에 해당하며 사후에 부검에서 폐에 물이 발견되지 않고, 익사의 원인은 후두 강직이기 때문에 '건식'이라고 분류한다는 것이다. 이러한 구별로 이어지는 원래의 부검 연구를 재분석하면 이 분류가 의문시된다. 건식 익사의 실제 존재는 입증되지 않았다. 또한, 후두 경련이 발생한다고 해도 저산소증이 심해지면서 후두의 강직은 완화될 것이다. 이러한 반사의 존재는 예후 또는 치료의 중요성을 가지지 않으며, 치료는 마찬가지로 이뤄진다. 따라서 더 이상 습식 익사와 건식 익사라는 용어는 사용하지 않아야 한다.

익사의 메커니즘을 묘사하는 다른 분류로는 능동 익사, 수동 익사, 얕은 물 실신 또는 얕은 물 의식소실(black out)등이 있다. 능동적 익사와 수동적 익사는 각각 목격 사건과 발견 사건을 묘사한 역사용어이다. 이 용어는 익사에 대한 전염병학적 또는 임상적 이해에 유용하지 않다.

얕은 물 실신은 호흡 할 필요 없이 장기간 수중에 머물려고 노력하는 경쟁 수영, 프리 다이버 및 스피어 피셔에서 의식 소실을 설명하기 위해서 명명한 증후군이다. 이에 따르면, 침수되기 전에 과호흡을 한 다이버는 과호흡의 결과로 저탄산 호흡성 염기증 상태가 된다. 동맥혈에서 이산화탄소의 비율을 인위적으로 줄임으로써 호흡이 필요할 때까지의 시간이 길어진다.

동시에, 신체의 산소 소비는 사람이 의식을 잃을 정도로 낮은 수준의 혈액 산소로 이어질 수 있다. 저산소증으로 인한 호흡 강요가 산독증 또는 탄산과잉증에서 오는 욕구보다 덜 잠재적이기 때문에, 무리해서 금지된 과호흡을 한 사람은 고탄산증 수준에서 호흡을 자극하기 위해 적절하게 상승하기 전에 저산소증에서 의식을 잃을 수 있다. 특히 환경 압력이 높은 깊은 수심 보다 낮은 얕은 물에서 의식 소실이 발생한다는 것이다. 그러나 '환경압의 변화로 인한 상대적인 저산소증'이라는 개념은 아직 입증되지 않았다. 뿐만 아니라 이러한 다이빙으로 나타나는 일시적인 대뇌 감압병과의 구별도 이루어지지 않는다. 더욱이 얕은 물 실신은 결국 익사와 동일한 접근, 구조, 치료를 필요로 하며 역학적 구분도 의미를 가지지 않는다.

II. 발생율 및 역학

세계 보건기구 (WHO)의 세계 질병 부담 보고서에 따르면 2012년 전 세계적으로 372,000명의 사람들이 침수로 인해 사망한 것으로 추정된다. 이는 손상과 관련된 모든 사망자의 7% 에 해당한다. 통계 데이터에서 실제로 익사의 실제 발생률을 과소 평가되는데 이는 주로 과소보고에 기인한다. 특히 많은 익사 피해자가 결코 병원에 가지 않는 중저소득 국가에서 보고된다. 국제적 질병 분류 10 판 (ICD-10)의 코드는 익사와 하위 유형의 분류를 개선하기 위해 최근에 익사 사망에 관한 자료와 관련하여 세계 보건기구 (WHO)에 제출해야 하는 것으로 변경되었지만 많은 국가들이 여전히 구체적인 보고를 제출하지 못하고 있다. 더 복잡한 것은 홍수와 자연 재해로 인한 익사 사망이 이 수치에 반영되지 않는다는 것이다. 예를 들자면, 이러한 사건으로 2004년 12월의 큰 쓰나미로 10만 명이 익사한 사고와 2005년 미국 뉴올리언스에서 허리케인 카트리나에 의한 사망을 들 수 있다. 이러한 사고로 인한 사망자는 익사로 분류되지도 않는다. 또한 물에 침수되어 사망하더라도 폭행, 자살, 보트 사고로 인한 익사 사망 역시 익사로 분류되지 않으며, 대개 주요 사망 원인에 따라 분류되며 2차 진단 (예 : 익사)은 통계에서 포착되지 않는다.

전 세계적으로 저수준 및 중간 소득 국가에서 압도적으로 (> 91%) 익사가 발생하며, 한국도 이에 포함된다. 익사는 사고로 인한 부상으로 사망 한 세 번째 원인이다. 인도와 중국은 모두 익사 사망률이 특히 높았으며, 전세계에서 익사 한 사망자의 43%와 전 세계적으로 익사 한 것으로 밝혀진 장애인 총인구의 41%를 차지했다. 2001년 중국에서는 익사가 1세에서 14세 사이의 어린이들 사이의 부상으로 인한 사망 원인의 주요 원인이었다.

미국의 상해 예방 통제 센터는 2012년에 4308명의 사망자가 발생했으며, 10만명 당 1.37명이 사망한 것으로 보고했다. 배에 관련된 사건으로 651명이 사망했으며, 71%가 익사 한 것으로 집계되었다. 익사 (drowning)는 미국 전체에서 부상 사망의 주요 원인 10위이지만, 젊은 연령층에 압도적으로 영향을 미친다. 익사는 1-4세 사이의 어린이의 의도하지 않은 상해로 인한 사망의 가장 큰 원인이며, 5세에서 9세 사이의 어린이의 사망의 두 번째로 큰 원인이다. 15세에서 24세에 이르면 사망의 여섯 번째 원인이 된다. 지역적으로는 적도에 가까운 캘리포니아 주, 플로리다 주 및 텍사스주가 2006년에 가장 많은 수의 익사로 인한 사망자를 보고하였다. 전미에서 침수사고로 인해 20%가 사망하며 80%의 아이는 병원에 입원하게 되고, 이 어린이 중 상당수는 장기간 집중 치료가 필요하며 영구적인 신경 장애를 겪을 수 있다. 대부분의 중증 합병증과 대부분의 사망은 0세에서 15세 사이의 개인에서 발생하기 때문에 익사의 경제적 비용은 모든 부상 집단 중에서 가장 높다. 특히 낮은 연령으로 인해 이러한 손상은 미래 경제적 생산성에 큰 영향을 미친다. 2004년 전세계 조기 사망이나 장애로 인한 장애로 인해 약 1백만 건의 장애 조정 생명 수명이 손실되었다. 심각한 신경학적 손상을 가진 한 명의 치명적이지 않은 익사 생존자는 일생 동안 사회적 비용이 450만 달러 이상 초래될 수 있다.

1991년부터 2010년까지 한국 통계청 사망원인통계에 의하면 지난 20년간 익수에 의한 사망자는 총 38,267명으로 연평균 1,913명에 달하였으며 그 중 비의도적 사고에 의한 익수는 27,054명으로 약 70.7%를 차지하였다. 전체 익수 사망자는 1991년부터 꾸준히 감소하는 추세를 보였으나 자해, 자살로 인한 익수자는 점점 증가하는 추세를 나타냈다. 2010년 비의도적 익수로 인한 사망률은 인구 10만 명당 1.3명이었으며 남자는 2.0명, 여자는 0.6명으로 남자가 여자보다 약 3.3배 높았고 손상원인으로는 운수사고, 추락 다음 세 번째 흔한 원인으로 보고되었다. 월별 사망 비율을 살펴보면 다른 월별 구성 비율이 10% 미만인 것에 비하여 무더위가 가장 심한 여름에 해당하는 7, 8월에 각각 14.9%, 23.5%로 익수는 계절 특성과 깊은 관련을 보였다. 장소 별 익수사고 발생현황은 연구에 따라 조금씩 차이는 있지만, 학령전기 어린이에서 발생하는 익수는 대부분 주택이나 주택 주변의 수영장에서 발생하며, 성인이나 청소년에서는 강, 바다, 호수, 해변 등에서 흔히 발생하고, 영유아나 거동이 불편한 노인층에서는 주택 내 욕조에서도 발생이 보고되었다. 2002년에 세계적으로 익사의 지역적 분포를 그림 27-1에 나타내었다. 영토는 그 해에 물에 빠져 죽은 사람의 절대 수에 비례하여 크기가 정해진다.

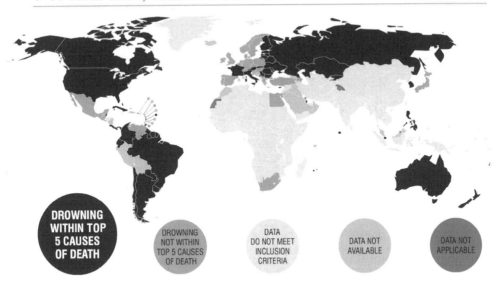

그림 27-1. 14세 이하 소아의 사망원인을 세계지도에 나타낸 것 (WHO 2014)

III. 위험 요소

익사 (drowning)는 특정 인구, 연령 그룹 및 위치를 포함하는 경향이 있다. 위험 요소를 이해하는 것은 익사의 발생을 줄이기 위한 예방 및 공중 보건 프로그램을 실행하는데 중요하다.

나이 : 유아(걸음마기), 십대 소년
위치 : 가정 내 풀장, 욕조, 양동이
성별 : 남성
인종 : 흑인
약물 : 알콜
외상 : 다이빙, 추락

표 27-1. 침수 사고의 발생에 공통적인 요소

나이: 젊은 사람들은 익사의 가능성이 가장 높다. 평균적 연령 분포는 유년기 익사를 특징으로 하며 4세 미만의 어린이와 청소년기 남아가 가장 높은 빈도를 차지한다. 나이가 들면서 65세 이상에서 더 작은 피크를 보인다. 2005년 미국에서 사망 한 1-4세 사이의 어린이 중 31%가 익사로 사망했다. 많은 사람들이 수영에 익숙하지 못하고, 수영장이나 욕조 주변에는 보호 시설이 부족하며, 어린이에 대한 보호감독에 실수가 생기기도 한다. 특히 유아들은 독립적으로 움직일 수는 있지만 물 위험을 인식하거나 자기 구조를 할 수 없기 때문에 위험에 처할 수 있다. 전미 소아 학회 (American Academy of Pediatrics, AAP)의 욕조에 아이를 맡기지 말라는 권고에도 불구

하고 한 연구에서 부모의 거의 33%가 이 환경에서 아이들을 방치하고 있다는 것이 알려졌다. 형제와 함께 목욕하는 2세 미만의 어린이가 짧은 시간 동안 부모의 감독에서 벗어나 발생하는 욕조 익사 사망이 전체의 22%에서 58%를 차지한다.

청소년과 십대는 위험을 감수하고 행동의 감독이 부족하며 마약과 술을 섭취하는 경우가 많다. 이 연령 집단에서 익사하는 장소는 호수, 연못 또는 강과 같은 자연환경이다. 사고는 종종 의료 지원에서 멀리 발생하며 구조가 어려운 곳에서 발생할 수 있다. 그러나 이러한 현상은 종종 목격되고 있다.

65세 이상인 사람들은 물에 빠진 익사와 욕조에 빠진 익사 사이에 사망자가 균등하게 나뉘어져 있으며 종종 병이 나거나 병이 심해지는 경우(예 : 심장 부정맥)가 익사의 선행 원인이 되는 점이 다르다. 스쿠버 다이버에서는 40세 이상에서 심장부정맥 등의 원인으로 사망하는 빈도가 높아지기 시작한다.

성별 : 2012년에 모든 미국 남성은 의도하지 않은 익사로 사망할 확률이 여성에 비해 3배나 높았다. 여성에서 익사 발생률은 만 1세가 되면 최고치에 도달하고 남은 생애 전체적으로 감소한다. 이러한 추세는 여성과 비교했을 때 남성의 위험 감수 행동 증가와 음주량 증가로 인한 것으로 생각된다. 전세계에서 남성은 모든 연령대와 지역에서 여성과 비교하여 익사로 인한 사망률이 더 높다.

인종: 미국에서 1999년과 2010년 사이에 흑인의 치명적인 익사율은 백인보다 1.4배 높았다. 알래스카 원주민과 아메리카 원주민의 경우 백인과 비교하여 두 배 이상 높았다. 알래스카에서는 백인과 흑인 어린이와 비교했을 때 아메리카 원주민 어린이의 익사율이 두 배 이상 높다. 10세에서 14세 사이의 어린이 그룹 흑인의 치명적인 익사율은 같은 나이의 백인 어린이의 3.7배이며, 알래스카 원주민과 아메리카 원주민 아이들은 2.6배 더 높다. 심지어는 복무중인 군인에서도 흑인 군인이 익사로 인한 사망이 62% 더 높다. 이러한 익사율의 인종간의 차이에 대한 이유는 분명하지 않다. 의심되는 요인으로는 일상적인 수영장 이용률 감소, 수영 강습에 대한 중요성 감소, 레크리에이션 물 관련 활동 참여 감소가 제시된다. 전반적으로 소수 인종에서 물 관련 활동에 참여하는 경우, 노출당 익사율은 보고된 것보다 훨씬 높을 수 있다.

A. 익사 예방이 필요한 상황

a. 익숙하거나 익숙하지 않은 장소

익사는 물이 얕거나, 수역이 작다고 하더라도 모두 발생할 수 있다. 흔히 "접시 물에 코 빠진"다는 표현이 적절하다. 집의 뒤뜰에 있는 수영장, 호수에서의 레크리에이션에서도 발생할 수 있으며 해양, 바다, 강보다 욕조와 물웅덩이에서의 익사가 더 많다.

미국에서 어린 아이들과 관련된 익사는 주로 담수에서 발생한다. 1세 미만의 어린이는 욕조, 양동이 또는 변기에서 가장 자주 빠지는 반면, 1세에서 4세 사이의 어린이는 풀장에서 가장 자주 익사한다. 이러한 통계에도 불구하고, 가정 수영장에서 아동의 안전이 고려되는 경우는 거의 없으며 대부분은 호기심 어린 어린이들이 쉽게 걸어서 접근할 수 있다. 한 연구에 따르면 주거 풀에서 익사한 대부분의 어린이가 단지 5분 미만 동안 성인의 시야에서 벗어났으며, 대부분 부모 모두가 돌보고 있었다고 한다.

5세에서 64세 사이의 사람들 중에서 익사는 일반적으로 호수, 강, 바다와 같은 레저 장소에서 발생한다. 연령 집단 당 욕조 익사율은 65세 이상의 사람들이 가장 높다. 국내외 방문객은 동일 지역의 원주민보다 익사 위험이 높다. 자동차 사고와 살인 사건 다음으로 익사는 해외로 여행하는 미국 시민에서 손상에 의한 사망의 주요 원인이다.

섬 지역에서는 익사가 상해 사고의 주요 원인이다. 손상에 의한 여행자 사망자의 63%를 차지한다. 환경에 대한 친숙성 부족, 해당 지역의 수역 환경 이해 부족, 능력 과대 평가, 휴가 중 알코올 섭취가 익사에 연관이 있을 것으로 제시된다.

b. 침수된 차량 사고

일부 연구에 따르면 익사 중 약 10%가 침수 차량을 통해 발생한다고 한다. 자연 재해 중에 물에 빠진 차량에서의 익사는 자동차 사고로 인한 사망자의 10%에 해당한다. 차량에서의 83명의 익사 사망자를 대상으로 한 분석에서 사고로 인한 외상과 침수가 동반되어 있었지만 92%에서 주요 사망 원인은 외상이 아니라 익사였다. 잠수함이나 잠수정 차량에서 함정을 관리하는 방법에 대한 대중 매체의 많은 제안은 부정확하며 역설적으로 사망 위험이 높아질 수 있다. 열악한 제안의 예를 들어보면, "탑승구가 물을 채울 수 있도록 허용할 것, 도어를 열기 쉽고 방향을 유지하기 위해 차량이 바닥에 닿을 때까지 기다릴 것, 바람막이 유리를 걷어차거나 도어를 열어 승객실 내의 갇힌 공기에 호흡을 의지할 수 있다." 등의 내용이 있다. 특정 버라이어티 프로그램에서는 이러한 사고를 극적으로 묘사하고 생존 방법이 있다고 설명한다. 캐나다에서 이루어진 일련의 연구에서는 침수 차량 상황 및 사망률을 낮추는 방법을 다루는 방법을 살펴 보았다. 이 데이터는 차량이 가라 앉기 30초에서 2분 동안 떠 다니는 것을 보여주었다. 이 단계에서는 차량 외부의 위험 (즉, 조류가 강하다. 비수영자가 깊은 물속으로 뛰어든다 등등)이 차량 내부의 위험보다 크지 않다고 가정하면 창을 쉽게 열어 빠져 나갈 수 있다. 한 연구에서, 3명의 성인은 어린 아이 마네킹을 뒷좌석 어린이 좌석에서 풀어 51초 이내에 차량 밖으로 나갈 수 있었다. 가라 앉는 단계 (2분 후) 동안 승무원은 차량 내부로 물이 들어올 때 숨을 쉴 수 있지만, 상승하는 수압 때문에 문과 창문을 통해 나가기가 더 어려워지기 때문에 탈출과 생존 가능성이 크게 떨어진다. 세 번째 단계인 잠수 단계에서는 차량에 물이 차 있으며 공기 주머니가 없어 생존 기회가 미미하다.

다음과 같은 탈출 절차가 권장된다. 모든 안전 벨트를 즉시 풀고 모든 창을 연다. 어린이가 있는 경우, 반드시 어른이 안전벨트를 풀어주도록 한다. 모든 승객이 안전벨트를 푼 뒤, 아이들은 먼저 열린 창문으로 내보내고 어른이 따라서 나가야 한다.

안전벨트 : 풀 것
창문 : 열것
어린이 : 어린이가 있다면, 보호 장구를 제거하고 어른은 어린이의 탈출을 도와야 한다.

표 27-2. 수몰되는 차량에서의 탈출

c. 스쿠버 다이빙 사고

댄(다이버 경보 네트워크; Divers Alert Network)은 스쿠버 다이빙 사고로 2006년에 전세계에서 138명의 사망자가 발생한 것을 보고했다 : 이중 미국은 58명의 사망자가 있었다. 지역별로는 플로리다 주가 가장 많았고 캘리포니아가 그 뒤를 이었다. 58명의 사망자 중에 가장 주요한 원인은 익사로 86%를 차지했다. 몇몇 환자는 심혈관 질환을 포함하여 기존의 의학적 상태가 알려져 있으며, 이는 익사에 기여했을 수 있다.

d. 수중 분만 사고

수중분만 (즉, 수중에서 진통과 분만)은 익사의 위험 요소가 될 수 있다. 수중 출생으로 인하여 초래되는 신생아 예후의 악화에는 설명되지 않는 사망, 익사, 질식, 물 중독, 경련으로 인한 저나트륨혈증, 호흡 곤란 및 부전으로 이어지는 물 흡인, 폐부종, 저산소성 허혈성 뇌증 및 슈도모나스 및 레지오넬라 감염을 비롯한 기타 감염이 포함된다. 일반분만과 수중분만 두 가지를 비교한 다른 관찰에서도 Apgar 점수, 신생아 소생률 및 합병증이 보고되었다.

수중 분만의 안전성에 관해 소아과 및 산부인과 커뮤니티에서 활발한 토론이 있었지만 2014년 전미 소아과 학회(AAP)와 산과 의사 및 부인과 학회(ACOG)는 "두 번째 단계의 수중분만"이라는 공동 입장 보고서에서 "(수중분만)은 정보에 입각한 동의 하에 적절히 설계된 임상 시험의 맥락에서만 수행되어야 하는 실험 절차로 간주되어야" 한다고 언급했다. 이에 대한 비판적인 입장에서는 전향적 연구에서 높은 수준의 증거를 얻지 못했고, 검토한 문헌이 오래되었으며, 연구에 대한 잘못된 해석이 있다고 지적하였다. 또한 위 공동 입장서의 저자들은 사례 연구에서 낮은 수준의 증거에 거의 독점적으로 의존하는 것으로 비난 받아 왔다. AAP-ACOG 입장 보고서와 대조적으로, 미국 간호사 조산사 대학, 미국 출생 협회, 조산사 국립대학(Royal College of Midwives)는 위의 입장과 반대하여 수중분만 안전에 대한 근거 기반 지원을 선언한 것이 알려져 있다.

B. 수영 능력과 익사 예방

어린 아이들에게 수영을 할 수 있게 하는 프로그램은 대중적이다. 이들 인기 있는 수영 프로그램이 익사를 완벽하게 예방하지는 못한다. 따라서 어린이가 수영을 할 때는 항상 감독을 해야 한다. 몇 가지 공식적인 수영 교육을 받은 1~4세 아동이 익사에 의해 사망할 확률이 대조군 (각각 3% 대 26%)보다 적을 것이라는 증거가 제시된다. AAP의 최신 권고안은 1살 미만의 어린이라도 공식 수영 코스에 등록이 권장된다. 그러나 이것이 어린이의 수영을 직접적으로 감독하는 것과 수영장의 벽과 경보장치를 대신할 수는 없다. 수영 레슨은 4세 이후 거의 모든 어린이에게 권장된다. 예방은 감독에 초점을 맞춰야 하며, 어린이가 가정 수영장에 접근할 수 없도록 제한하는 것이다. 또한 청소년에서는 마약과 술의 사용을 제한하여야 한다.

수영에 고도로 숙련된 사람 역시 익사로부터 면역되는 것은 아니다. 경쟁 수영 및 해녀다이버(지식 잠수)에서 익사가 알려져 있다. 국제 수영 연맹 (International Swimming Federation)에 따르면, 개방 수역(open-water) 수영은 호수, 강 또는 바다에서 이루어지는 경쟁으로 정의된다. 몇몇 연구들은 오픈 워터 수영 대회에서 저체온증의 위험을 보여 주었지만, 사용 된 온도 측정의 방식에 따라 위험의 정도가 다르며 명확하지 않은 채로 남아 있다. 미국의 사망사고의 절반 이상이 플로리다, 하와이, 캘리포니아, 텍사스에서 발생한다. 이것은 안전 및 예방 전략이 특정 지역에 초점을 두어야 한다고 제안한다.

해녀 다이빙은 자체 또는 표면 공급 호흡 가스가 없는 수중 활동으로 정의된다. 해녀 다이브 활동의 예로는 스노클링, 스피어 낚시, 기록 경쟁 해녀다이빙(프리 다이빙) 등이 있다. 댄에 의하면 2006년, 전 세계에서 34건의 치명적인 익사 사례가 있었다. 해녀 다이빙에서 익사는 의식 소실의 결과로 발생한다. 의식소실의 병태 생리는 아직 확실하게 밝혀져 있지 않다. '얕은 물 실신'이론은 호흡 정지 시간을 늘리기 위한 의도적인 과호흡으로 인해, 다이버가 견딜 수 있는 저산소증 한계 이상으로 다이빙을 하게 되는 결과라고 설명한다. '기체 색전증'에 기반한 병태 생리 역시 이론이다. 척수 감압 질환과는 달리 대뇌 감압질환이 일시적인 의식 소실을 주된 특징으로 하는 것은 잘 알려져 있지 않으며, 자기 공명 영상 등에서의 병변은 이를 지지한다. 이러한 경우 익수의 선행 요인이 기체 색전에 의한 것으로 분류되지 않으므로 과소 집계될 수 있다. 환경압의 변화에 의한 저산소증 역시 감압 질환의 정의에 포함되나 기체 색전은 전혀 다른 치료와 예후를 가지기 때문에 잠수의사는 이 두 가지를 구별할 필요가 있다.

C. 알코올 및 약물의 익수 사고 기여

알코올 및 약물의 사용은 레저 입수 활동 25~50%, 보트 관련 사망의 20%와 연관이 있다. 연구에 따르면 보행과 관련된 사망자의 25%에서 혈중 알코올 수치가 100mg/dL 이상으로 나타났다. 사춘기 익사 사망의 25%에서, 20세에서 34세 사이의 젊은 성인의 익사 사망의 33%에서도 혈중 알코올 수치가 확인되었다. 호주에서 이루어진 조사에서는 5년 동안 익사한 사람의 21%에서 혈중 알코올 농도를 확인할 수 있었다. 미국에서 성인을 대상으로 한 설문 조사에서 알코올 사용을 금지하는 연방법에도 불구하고 597명의 응답자 중 31%가 모터 보트를 음주 운전한다고 답했다. 이러한 운전수들 대부분은 25세에서 34세 사이의 남성이었다.

중독에 의한 판단력 저하는 신체 열의 손실, 후두 반사의 감소, 열망의 위험 증가, 어린이 감독 감퇴, 안전 기구(구명조끼 등)사용 감소로 이어질 수 있다. 기분 전환 약물의 사용은 알코올 관련 유무에 관계없이 물 관련 사망 요인으로 보고되었다. 판단에 영향을 미치는 모든 종류의 약물은 무모한 운전, 구명 조끼 미착용, 과도한 과속, 부주의한 결과를 초래할 수 있다.

D. 기저 질환의 영향

물에 빠졌을 때 부상이나 사망의 위험은 기저 질환이 자기 구출 및 생존 기회를 손상시킬 때 크게 증가한다. 이러한 기저질환으로 특히 심장 및 신경계 질환과 같은 예측할 수 없는 건강 상태의 경우 위험성이 더 높다. 관련되는 의학적 상황을 가진 개인은 절대로 물속에 혼자 있으면 안되며, 이는 다이빙 적합성에서 확인하는 영역이다. 또한 물 관련 활동에 참여하기 전에 근본적인 상태에 대한 치료를 최적화해야 한다.

발작 장애는 자연물과 가정에서 어른과 어린이들 사이에서 익사 위험을 증가시킨다. 발작은 발작 장애가 있는 환자에서 의도하지 않은 상해로 인한 가장 흔한 사망 원인이다. 한 연구에서 뇌전증 환자는 일반인보다 15-19배 더 익사 확률이 높다. 환자가 혼자 있는 경우 생존가능성이 미미하다. 다른 신경학적 상태(예: 뇌 혈관 사고, 동정맥 기형)역시 발작으로 발현되어 익사의 직접적인 원인이 될 수 있다.

부정맥과 관련된 심장 질환은 물에 침수되면 나타날 수 있다고 알려져 있다. 침수가 부정맥을 유발하는 구체적인 기전은 아직 명확하지 않다. 갑작스런 사망과 관련된 전도장애로 긴 QT 증후군이 알려져 있으며, 법의학적으로 유전자 검사로 확인된다. 익사 사망자를 대상으로 이 유전자 검사를 한 연구에서 수영 촉발 부정맥의 가능성이 이론적으로 제시되었다. 심근 경색으로 인한 불안정한 빈맥이나 의식 상실과 같은 이상 반응이 익사 사망에 기여할 수 있다.

E. 아동 학대, 가정 폭력 및 자살

의심스러운 학대 또는 방치는 치명적이던 치명적이지 않던 모든 경우에 조사해야한다. 이 경우에는 사회 서비스와 법적 조사가 필요하다. 한 연구는 5 세 미만의 환자의 욕조 익사 사망의 19%에서 학대 또는 방치를 발견했다. 성인 인구에서 익사에 의한 살인은 상대적으로 드문 경우이다. 자살로 인한 익사 역시 상대적으로 드물다. 익사 관련 자살에 대해 호주의 한 연구에 따르면 여성의 경우 욕조나 바다를 선택하는 반면 남성은 강, 도랑, 호수를 선택했다고 한다. 특히 응급실 영역의 임상 의사가 익사체를 검시하여, 익사와 다른 사인(다른 사망 기전 이후에 신체가 물에 침수되었음을 밝히는 것)을 구별하는 것은 불가능에 가깝다.

F. 보팅 관련 익사

레크리에이션 및 상업용 보트 사고는 의도하지 않은 익사의 주요 원인 중 하나이다. 선박이 전복되거나 배 밖으로 떨어져 사망이 발생한다. 익사의 위험요소는 수심과 온도, 해안으로부터의 거리, 바다에서는 조류/민물에서는 댐, 방수로에 따른 수류등을 들 수 있다. 보트 관련 익사 사건에는 알코올 사용, 개인 보호 장비 부재 및 안전하지 않은 보트 관행이 관련되어 있다.

2013년 미국 해안 경비대에서는 레크레이션 보트 타기 사고로 인해 2620건의 상해와 560건의 사망을 보고했으며, 이는 익사의 결과였다. 피해자 중 362명 (84%)이 개인용 부양 장비나 구명 조끼를 착용하지 않았다. 연구 결과에 따르면 레크리에이션 보트에는 부양 장비가 제대로 갖춘 경우가 상당히 부족한 것으로 나타났다. 2013년 미국에서 치명적인 보트 사고의 16%는 음주 수상 운전이 주요 요인이었고 그 다음으로 운전자의 미숙, 부주의하거나 무모한 운전이 원인으로 조사되었다. 대부분의 치명적인 사고는 열려있는 모터 보트와 카누와 카약에서 발생했다. 가장 높은 사망률을 기록한 지역은 알래스카, 하와이, 몬타나, 아이다 호, 유타, 텍사스, 루이지애나 및 버몬트였다.

국제 상업 낚시 산업은 또한 보트 관련 익사와 연관성이 깊다. 국제 노동기구 (International Labor Organization)는 2007년 전 세계적으로 4천 5백만 명의 사람들이 수산업에 종사하는 것으로 집계하였다. 이들 대부분은 아시아와 아프리카에 위치해 있다. 상업적으로 고용된 어부는 사망률이 가장 높은 직업 중 하나이다. 미국에서는 어부의 사망률이 경찰 및 소방관의 사망률보다 16배 높고 직업으로 배를 운전하는 경우는 생활을 위해 자동차를 운전하는 것보다 사망률이 8배 높다.

물 수송 및 익사에 의해 영향을 받는 또 다른 집단은 거친 날씨와 구명 조끼를 갖추지 못하고 과밀한 보트로 종종 망명을 하는 난민이 있다. 2004년 연구에 따르면 매년 4000명의 망명 신청자가 익사로 사망한 것으로 알려졌다. 2014년에는 중동국가의 전쟁으로 인해 난민 탈출로 수많은 익사가 발생했다. 유엔 난민 고등 판무관 (UNHCR)에 따르면 2015년의 첫 6주간에 지중해 동부를 횡단하는 80,000명 중 410명이 사망했으며, 이는 예년에 비해 35배 증가한 것이다.

IV. 침수의 병태생리

침수의 병태생리학은 동물 모델에서 광범위하게 연구되어 왔지만, 사람에서 익사가 일어날 때 정확하게 어떤 순서로 사건이 이어지는지에 대한 기전은 아직 모호하다. 포유류에 대한 침수 효과는 1800년대 후반에 과학 문헌에서 처음 보고되었으며 대부분의 초기 연구에는 동물 모델을 대상으로 하였다. 1965년의 고전 논문에서 그린 (Greene)은 "상부기도, 기관지 나무 및 폐포 공간의 침수가 폐에서 가스 교환을 차단하고 질식을 일으킨다"고 지적했다. 이후에 익사는 저혈압, 고칼슘 혈증 및 산증과 관련된 고혈압, 서맥, 무호흡 및 임종 헐떡임으로 급격하게 진행된다. 이러한 관찰은 사람에게 있어 대부분 들어맞지만, 익사를 시뮬레이션 하기 위해 고안된 포유 동물 실험을 기반으로 한다. 초기 동물 연구는 삼투압이 다른 두 가지 유형의 액체(즉, 바닷물 대 민물 익사)에서 일어난 익사의 혈역학적 및 전해질 영향을 비교하였다. 일부 연구는 두 모델간에 병리생리학적 차이를 강조하였지만, 이는 임상적인 진료에서 사람에게 적용 가능성이 제한적이라는 것이 입증되었다. 민물의 흡인으로 인한 혈량과다증 (hypervolemia)과 바닷물의 흡인으로 인한 고나트륨혈증은 사람에서 관찰되지 않았고, 대부분의 인간은 동물에서 관찰된 과정을 반복하지 못했다. 혈량과다증은 민물에 익수한 환자에서 나타나기 힘들다. 왜냐하면 총 액체 흡출량은 4mL/kg 을 넘어서기 힘들기 때문이다. 실험적으로 볼 때 혈액량의 변화를 주려면 2배 이상의 액체를 흡인해야 한다. 마찬가지로 바닷물 흡인으로 전신 전해질이 변화하려면 22mL/kg의 흡인량이 필요하다. 그러므로 바닷물과 민물 익사의 구분은 임상적으로 제한된 유용성을 갖는다. 이러한 구별은 역학적으로는 유용하지만, 치료에는 크게 영향이 없다. 익사 병태생리학의 특징인 저산소증, 폐 손상 및 다발성 장기 부전 등의 공통 경로에 초점을 맞춰야 한다.

A. 신체와 물

몸의 부력 (즉, 부력)은 폐의 공기량, 체지방, 그리고 옷의 종류와 분포에 따라 달라진다. 폐가 공기로 최대한 채워질 때 (총 폐 용량에 가깝다), 신체는 약 2.5kg (5.5lb)의 부력을 가지게 된다. 공기를 들이마셔 폐를 채우면 부력이 커지고, 내쉬면 부력은 감소한다. 의류는 열 절약과 부력에 모두 영향을 줄 수 있으며 야생의 물 환경에서 생존을 결정하는 요소가 된다. 구명조끼(표 27-10.)는 부력을 증가시키기 위해 특별히 설계되었다. 또 하나의 중요한 체온 유지 요소는 체지방 비율이다. 수중과학회의 한 의사회원은 상당히 비만한 몸을 가지고 있는데, 늘 자신의 복부 비만을 일컬어 '바이오 슈트'라 칭하는 것이 알려져 있다. 이 바이오슈트는 통상 드라이슈트를 필요로 하는 15°C 수온에서 30분간 다이빙을 견딜 수 있는 것으로 밝혀졌으나, 현대적인 슈트에 비해 많은 웨이트를 필요로 하며 다이빙 적합성에는 부적절하다.

B. 초기 발생 사건

환자의 기도가 (대부분 물인 경우가 많다) 액체 매질의 표면 아래에 있을 때, 익사는 시작되고, 환자는 호흡을 해야 하지만 물 속에서 그렇게 하기 어렵다. 물에 빠졌을 때 일반적으로 숨을 참으려고 시도하는 초기 투쟁 기간이 있다. 이러한 몸부림은 입수전이나 직후 외상 등으로 의식이 소실된다면 일어나지 않을 수 있다. 헐떡임 (gasping)이 발생한 후, 궁극적인 병태 생리학에 대한 이 구별의 보급과 관련성은 논쟁의 여지가 있지만, 초기 몸부림은 상기도의 액체로부터 하부기도를 보호하기 위해 후두 경련으로 이어질 수 있다. 지금은 모든 익사 환자에서 적어도 소량 (30mL 미만)의 액체는 흡인될 것이라고 인정되고 있다.

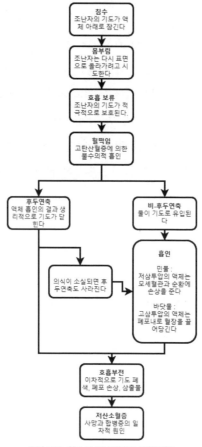

그림 27-2. 침수의 병태생리의 진행 과정

특히 냉수 침수 중, 초기 사건은 저산소증의 증가뿐만 아니라 열 피부 수용체의 자극으로 인한 호흡량 증가를 동반한다. 이 초기 시간 동안 환자는 종종 흡인을 피하기 위해 다량의 물을 삼키게 된다. 결국 호흡 정지의 결과 (그림 27-2)로 호흡 저하, 고칼슘 혈증, 호흡성 산증 및 저산소 혈증이 초래되고 의식 상실과 심폐 정지로 이어진다. 조직 저산소 혈증의 지속 기간, 구조의 시기, 효과적인 심폐 소생술 (CPR) 및 필드 소생술의 도입은 초기 침수 손상이 생존할 수 있는지 여부에 영향을 미치는 중요한 요소가 된다. 침수 기간, 수온 및 저산소 혈증에 대한 조직 감수성으로 인해 다른 장기 시스템에 침수가 미치는 영향과 생존 가능성이 결정된다.

C. 호흡기 기관

물 흡인은 흡인된 액체의 유형이나 양과 상관 없이 폐포 환기, 가스 교환 및 폐의 기계적 특성에 즉시 영향을 미친다. 익사의 폐 병태생리학의 가장 큰 특징은 저산소증이다. 호흡 정지 및 무호흡은 이산화탄소 분압의 상승과 폐포 및 동맥혈의 산소 분압 저하를 초래한다. 또한, 어떤 종류이던 액체가 흡인되면 계면 활성제가 파괴되고 폐포가 붕괴되어 환기/관류 (V/Q) 불일치, 션트 및 저산소증 악화로 이어진다. 폐 합병증은 흡인된 물의 양과 침수 기간에 따라 무증상에서 급성 호흡 곤란 증후군 (ARDS)까지 다양하다. 일반적으로 폐 침범의 증상은 흡인 즉시 나타나지만, 내원 직후 시행한 X-ray는 정상이며, ARDS는 시간이 지나서 나타난다는 보고가 있다.

폐포 가스 교환과 저산소증을 유발하기 위한 액체의 양은 1~3 mL/kg 정도로 충분하다. 감소된 폐기체 교환은 흡인의 결과로서 계면 활성제 파괴로 부분적으로 발생한다. 계면활성제는 제2유형 폐세포(type 2 pneumocytes)에 의해 생성된다. 폐 상피 세포의 기능은 폐포 표면 장력 유지, 폐 순응도 증가 및 무기폐 예방이며, 계면활성제의 파괴는 폐포 상피 내벽의 기능 상실 및 증가된 V/Q 불일치를 초래한다. 간질 및 미세 혈관 손상은 폐포 - 모세 혈관 기저막 파괴에 반응하여 염증성 캐스케이드를 방출하여 폐포로의 수액 유출, 기관지 경련, V/Q 불일치 악화 및 저산소 혈증에 따른 폐부종을 유발한다. 저산소 성 폐혈관 수축이 일어난 부위는 션트를 더욱 악화시키고 폐 고혈압을 증가시킨다. 이로 인해 폐포-모세관 기저막을 가로지르는 압력을 증가시키고 폐포로의 체액이 추가로 유출된다. 중증도가 심한 경우에는 ARDS, 심한 저산소증, 비 심장성 폐부종이 일어난다. 폐포-동맥의 산소 그라디언트는 극심하게 높아진다.

중증 환자의 경우 삽관 및 인공 호흡이 필요할 수 있으며 후속 인공 호흡기 관련 폐 손상 및 호흡기 관련 폐렴이 새로운 위험 요소가 된다. 심각한 신경학적 손상이 없는 익사 환자는 적절한 구조와 치료를 받는다면 초기에는 폐 기능 부전이 심각할 수 있으나 대부분 기저 폐 기능의 궁극적으로 회복된다.

석유 제품, 하수, 모래 및 유기 물질로 인한 파편에 의한 오염 사정은 바닷물과 기수(brackish water)에서 더 일반적이다. 이러한 파편들은 더 많은 염증과 폐 손상의 가능성을 강조하여 사망률을 증가시킨다. 진흙, 모래 및 기타 미립자를 흡입하면 기도를 정화하기 위해 광섬유 기관지 폐 세척이 필요할 수 있다.

a. 수영 유도 폐부종

수영 유도 폐부종(Swimming-Induced Pulmonary Edema)은 여러 사례 보고서를 통해서 알려져 있다. 스쿠버 다이버, 해군 특수부대 (Navy Seals) 및 철인 삼종 경기(트라이애슬론; triathletes)에서 알려져 있다. 수영 유발 폐부종의 사례정의는 수영하는 동안 또는 그 직후에 나타난 급성 저산소증으로 물을 흡인하거나 혹은 후두가 폐쇄되었으며, 근본적인 폐렴의 증거가 없어야 하며, 48시간 이내에 소실되는 흉부 방사선 사진상의 이상이 있는 것으로 구성된다. 이 질환의 중요성은 불분명하며 비교적 드문 것으로 보인다.

이 질환의 병태생리학은 불분명하다. 침수 및 격렬한 수영이 중심성 혈액 저류(central blood pooling)이 폐 동맥 압력을 높이고 심장의 이완기 기능 부전을 유발하는 기전이 제시되었다. 미출판된 구연 자료에서는 물에 침수되는 정도에 따라 다양한 우심실 및 폐동맥 압력의 증가가 나타났으며, 그 원인으로는 폐모세관의 손상이 지목되었다.

D. 중추신경계

중추 신경계(CNS)는 단기간의 저산소증에도 매우 민감하며 익사의 부작용에 가장 취약한 기관 기관이다. 익사로 인한 생존 및 장기 이환의 주요 결정 요인은 중추 신경계 손상의 정도이다. 대부분의 침수 환자는 대뇌 저산소증으로 인한 짧은 기간 만에 무의식이 되며, 정상체온에서 무산소가 10분 이상 이어지면 완전한 신경학적 회복이 거의 발생하지 않는다. 통제된 환경에서 저체온증은 이를 40분 이상 연장시킬 수 있다. 대부분의 경우 장기간 침수하면 신경학적 질식(neurologic asphyxia)으로 사망에 이른다. 적극적인 심폐 소생술과 자발적 순환 회복에도 불구하고 익사는 대부분 중증의 신경학적 합병증이 동반된다. 깨어있거나 정신 상태가 둔한 환자는 혼수 상태에 있는 환자보다 예후가 좋다. 한 연구에서 병원에 도착했을 때 혼수 상태에 빠진 환자의 사망률은 34%로 높았고, 생존한 환자 중 10%에서 23%가 심하고 지속적인 신경학적 후유증을 보였다. 오래 유지된 저산소증과 산증이 신경 세포 사멸과 탈수초화로 이어진다. 따라서 침수 시간이 길수록 CNS 손상이 더 심하게 나타났다. 대뇌에서 대사활동이 높은 부위가 저산소성 손상에 가장 민감하다. 손상되는 영역은 회백질(백질과 비교하여), 혈관 말단 영역, 대뇌 피질, 시상, 기저 신경절 및 해마 등이다. 침수 후 초기에 시행한 단층 촬영(CT)에서 부종의 비정상적인 패턴, 백질과 회백질 사이의 차이 소실 혹은 국소적인 경색이 보일 경우 나쁜 예후가 예측된다. 반대로 대뇌의 초기 단층 촬영(CT)이 정상이더라도 예후를 예측할 수 있는 가치는 거의 없다.

초기 저산소증 사건 후 이어서 손상된 신경 세포가 재관류되면 세포 사멸이 나타난다. 전신성 산증, 저혈압, 고혈당증, 경련(seizure activity)이 간질(interstitial)과 대뇌의 부종을 더 심화시킨다. 저체온증은 허혈과 저산소증에 대한 대뇌의 내성을 증가시킬 수 있다. 장기간 침수에도 불구하고 좋은 신경학적 결과를 보이는 여러 생존 사례, 특히 어린이들에게서, 가 알려져 있다. 이는 저체온 상태에서 대뇌 산소 요구량 감소로 인한 것으로 알려져 있다. 이를 위해서는 무산소 손상이 발병하기 전에 매우 차가운 물로 급속하게 저체온증이 유도되어야 한다. 심정지 사례에서 치료적 저체온은 개선된 신경학적 결과를 가져왔으며 익사 환자의 경우 치료적 저체온 이후에 완전한 신경학적 회복을 보인 사례가 알려져 있다. 물에 빠진 경우 종종 32~34℃ 이하의 체온으로 병원에 후송된다. 이 온도는 저체온 유도의 목표 체온이기도 하다. 치료적 저체온은 아직까지 활발한 연구 분야이다. 비-심실세동 심정지에서 치료적 저체온의 무작위 연구가 없을 경우, 치료적 저체온을 시작하기로 한 결정은 전문가의 합의와 이론적인 이익에 근거한다.

E. 순환기 기관

심장 리듬, 심박출량과 기능은 저산소증 및 산증의 영향을 받으며 침수가 장기간 지속될 경우 더 심한 증상이 나타난다. 부정맥은 산증과 저산소증의 결과로 발생할 수 있으며, 저산소증이 심근에 미치는 직접적인 영향으로 심박출량이 감소할 수 있다. 흡인된 액체에 의한 폐고혈압은 우심실 과부하를 유발할 수 있으며 심박출량을 더욱 감소시킨다. 기저 심장 질환이 있는 환자의 심근 기능은 저산소증의 영향에 더욱 취약하다. 갑작스런 심장 부정맥으로 인해 심장 질환이 있는 환자가 물에서 사망할 수 있지만 사후 분석에서는 침수 관련 손상을 구별하기가 어려울 수 있다.

F. 혈액학적 장애와 전해질 장애

과거의 문헌에서는 바닷물 흡인으로 인하여 전신적 전해질 장애가 발생할 수 있다고 설명되었으나 이러한 사례는 드물기 때문에 임상적 유용성은 많지 않다. 동물 모델에서 바닷물을 대량 주입 (즉, > 22mL/kg) 한 결과, 혈장 나트륨, 염화물, 마그네슘 및 칼슘이 교란되었으며, 이는 폐포 상피에 걸친 삼투압 그라디언트의 결과로 간주된다. 이에 비해, 익사에 의해 사망하는 사람은 4mL/kg 이하의 액체를 흡입하는 경우가 대부분이다. 마찬가지로 개를 이용한 동물 실험에서는 대량 주입하여 용혈, 고칼륨 혈증, 혈관 내 응고를 볼 수 있었다. 그러나 익수 환자의 치료에서는 임상적으로 적혈구 용적률과 헤모글로빈 수치의 변화가 거의 나타나지 않는다. 그러므로 병원 환경에서 치료할 때는 루틴 검사와 측정된 이상에 대한 치료로 충분하다.

G. 저체온증

물에 입수해서 즉시 익사가 진행되지 않는 사람에서, 저체온증은 치명적이거나 비치명적인 익사에 이르게 할 수 있다. 열 중립적인 수온은 33℃ 이며, 열 손실은 옷을 입지 않은 수영 선수의 열 생산량과 같다. 이보다 더 차가운 물은 지속적인 열 손실을 초래한다. 냉수의 열전도율은 공기의 25~30배에 달한다. 충분히 단열되지 않은 옷 (다이빙용 슈트)을 입고 있을 경우 대류를 통해 지속적으로 찬물에 노출된다. 충분하게 차갑지 않은 수온에서도 적당히 저체온증이 빠르게 진행되어 의식 상실과 익사가 발생할 수 있다. 특히 성인과 비교하여 피하 지방이 적고 신체 표면적이 비교적 큰 소아에서 저체온증에 예민하다. 0℃ 의 수온에서 60분이 지나면 생존 가능성은 낮다. 그러나 물에 잠기지 않은 사람들은 15℃의 수온에서 최대 6시간 동안 생존할 수 있다.

연장된 저체온증 이후의 극적인 회복은 소아 및 성인에서 알려져 있다. 이러한 사례 보고에서 볼 수 있는 생존율 증가는 차가운 얼음 물(< 6℃)이 포유류 다이빙 반사의 보호 효과를 빠르게 유도하는 것과 관련이 있다. 익사하는 동안 저체온증의 점진적인 발병은 결과를 악화시킨다. 치료적 저체온 유도 분야에서는 심정지 후 저체온이 대뇌 대사 요구를 줄이고 신경학적 결과를 향상시키는지에 대한 연구가 활발히 이루어지고 있다. 익수 환자에서 저체온을 적용하려고 한다면, 이에 따른 프로토콜은 병원 외 심정지 환자를 위해 2002년 American Heart Association과 2002년 European Resuscitation Council 제안을 적용할 수 있다. 냉수에 침수된 후 저체온이 발견되어 생존한 사례 보고는, 익수 환자에서 급속히 저체온이 유도되어 나타난 신경보호적 효과와 혼수 상태의 익수 환자의 낮은 중심 체온을 유지하는 것이 동등한 생리적인 효과가 있는지 의문을 제기되었다. 통제된 연구는 없으나 전문가 패널의 일치된 견해로써 "혼수 상태에 있으며 적절한 자발 순환 회복을 보인 익사 희생자는 32~34℃ 이상으로 적극적으로 재가온 해서는 안된다"는 결론을 내렸다. 중심 체온이 34℃를 초과하면 가능한 한 빨리 32~34℃의 저체온을 달성해야 하며 12시간에서 24시간 동안 지속되어야 한다. 침수에 이어 저체온 유도를 받고 완전한 신경학적 회복을 보인 몇 가지 사례가 알려져 있다. 침수 환자를 위한 최적의 온도 관리는 적극적인 토론의 영역으로 남아 있다.

냉수 침수에 대한 개인의 반응에는 여러 요소가 영향을 미친다. 저체온증에 대한 병태생리학적 반응은 떨림 (shivering), 신진 대사 속도의 증가, 혼수, 극심한 대사성 산증, 자발적인 심실 세동까지 다양하다. 경증 저체온증의 특징은 떨림, 신진 대사율 증가 및 빈맥이며, 이러한 경증 저체온증에 있는 환자가 심한 저체온증으로 진행되는 속도는 주위의 수온, 보호 및 의복, 노출 기간 및 수중의 위치에 따라 다양하다. 익사나 저체온증에만 특이적으로 나타나는 것은 아니지만, 일부 사례에서는 침수를 겪은 환자에서 즉각 사망(sudden death)이 나타나는 것이 알려져 있다. 이러한 경우에서는 차가운 물에 노출되고 전신적인 저체온증이 나타나기 전에 서맥, 빈맥, 심실 세동이 사망으로 이어진다. 차가운 물(< 5 ℃)에 침수되면 중심 체온은 급격히 떨어진다. 대류와 전도를 통한 열 손실은 수영과 몸부림으로 증가된 근육 활동에 의해 더욱 악화된다.

연장된 침수와 이어진 저체온에서 생존한 사례를 설명하기 위해 인간과 유사한 포유동물 중 잠수를 하는 동물 의 생리 기전이 '잠수 반사'라고 명명되었다. 이는 차가운 물로 유도되는 반사로 진화의 흔적으로 사람에게 있을 것으로 추정되지만, 아직 입증된 것은 아니다. 포유류 잠수 반사는 차가움이 피부 수용체를 거쳐 미주 신경성 자 극(vagal stimulation)에 의해 활성화된다. 이는 뇌 및 심장 근육과 떨어진 피부, 사지, 내장 혈관 영역의 혈류를 단락 시키고 이로 인해 서맥을 초래한다. 그러나 신체의 대사율은 증가한다. 서맥과 모든 혈관 영역(심장과 뇌에 작용하는 것을 제외하고)의 수축은 조직을 관류하는 평균 동맥압을 보존하면서 전반적인 심박출량의 감소를 이 룩할 수 있다. 이러한 반사는 15~30% 사람에서만 유도되며, 익사에서 생존한 사례의 기여 요인으로 제시되었으 나, 대부분의 연구자는 이러한 입장에 부정적이다.

아직 완전히 이해되는 기전은 아니지만, 차가운 물에 침수되었을 때 사망할 수 있는 추가적인 기전으로 '자율신 경계 충돌'이 제시되었다. 숨을 멈춘 상태로 차가운 물에 침수되는 동안, 차가움에 대한 반응으로 교감신경계가 활성화되며, 잠수 반사를 통해 부교감신경계가 활성화된다. 이러한 두 가지 자율신경계 시스템의 동시 활성화는 건강한 사람 지원자에게 부정맥을 일으키는 것이 알려졌다. 이를 통해 익사 환자의 치명적인 부정맥도 이와 유사 할 것이라고 추측되었다.

V. 치료를 위한 시간 전략

시간은 익사 환자에서 궁극적인 예후를 결정하는데 중요한 역할을 한다. 많은 사례에서 무산소 시간(anoxic time)은 다양한 이유로 알 수 없거나 신뢰할 수 없게 된다. 목격되지 않은 사건, 인지되지 못한 도움 요청이 그러 한 이유가 된다. 예컨대, 구조 요청을 하며 손을 흔드는 행위는 놀이 행위와 혼동될 수 있다. 목격자는 증인은 공 황과 미친듯한(panic) 행동을 보일 수 있으며 이는 효과적인 구조를 더욱 어렵게 만든다.

시간이 본질이다. 물속에서 호흡을 멈추고 의식을 유지하는 세계 기록은 17분 4초로 알려져 있다. 이러한 기록 은 광범위한 사전 산소화를 포함하여 고도로 통제된 상황에서 수개월의 훈련을 거친 후에 달성되었다. 대부분의 사람은 물속에서 몇 분이 지나면 의식을 잃고 물을 흡인하게 된다. 비가역적인 신경학적 결손은 대부분 4~5분 후 에 초래된다.

의식이 없는 환자의 생존 기간 중 가장 긴 기록 시간은 66분 24초로 냉수에 침수된 소아 환자에서 기록되었으 며, 저체온증이 보호 혜택을 제공하고 소생술이 성공적일 수 있는 시간을 연장시킨 것으로 간주된다. 완전한 신경 학적 회복을 보인 사례는 차가운 물에 40분간 침수된 경우였다.

찬물에서 생존과 신경 회복을 보인 사례에서 가장 낮은 체온은 추운 강에 갇힌 노르웨이 스키 선수에게서 기 록되었으며, 중심 체온은 13.7℃였다. 아래 표26-4는 다양한 수온에서 예상되는 생존 기간을 둘러싼 다양한 요 소들을 제시하였다. 어떤 상황에서는 극단적으로 빠른 대응이 요구되는 반면 상황에서는 즉각적인 대응이나 신체 회복이 필요하지 않다. 이러한 결정은 환자의 특성, 추정되는 침수 기간, 외상성 손상의 동반 가능성, 수온에 따라 내려야 한다. 생리학적으로 현실적인 생존이 기대되지 않는 익사 환자를 회수하기 위해 구조대원을 위험에 처하게 하는 것은 불필요하다. 초기 평가와 총 침수 시간은 잠재적으로 심각한 이환 또는 뇌사가 예견되는 익사 환자에 대한 소생술 노력의 적절한 기간을 의사가 결정하는데 도움이 된다.

VI. 임상 사례 : 증례 연구

이 증례는 익사 환자의 임상 특징 중 많은 부분을 보여준다. 집필 도중에 현재 저자 앞으로 입원해 있는 환자이다.

> 18세의 남자로 현역 군인의 신분이다. 환자는 원래 수영에 익숙했다고 하며, 군부대에서 잠수 훈련중이었다고 한다. 동반한 부대 지휘관에서 들은 설명에 의하면 핀(오리발)을 착용하지 않고 해녀다이빙(지식 잠수)을 하는 훈련이었다. 2명이 같이 수영했으며 수중과 수면에 안전요원이 있었다. 환자와 동료는 수면에서 2.5M 정도 하강하여 40m 정도 다이나모(수평으로 진행하는 훈련) 연습을 진행하는 중이었다. 수면에 올라와서 구토 증상을 보여 구조하여 건져 냈으며 호흡곤란과 핑크색 거품이 관찰되었다. 현장에 군의관이 있어 진찰하였으며 호흡곤란과 산소포화도 50%가 관찰되었다. 익수로 판단하여 병원으로 후송을 결정하였다.
>
> 환자는 마스크를 이용하여 10L의 산소를 투여하며 병원으로 후송되었다. 응급실에 내원하였을 때 생체 징후는 118/68 - 64 - 22 - 36.2 SpO2 80% 였다.

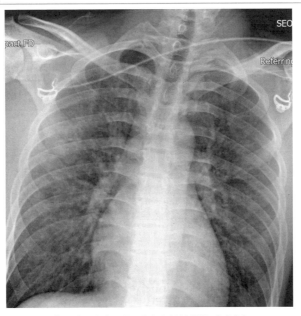

흉부 단순 사진은 양쪽 폐의 미만성 침윤을 나타냈다.

> 혈액검사에서 전해질 이상이나 염증 수치의 상승, 용혈의 증거는 없었다. 입원이 결정되었다. 담당 의사는 난파선을 다이빙하며 탐사 중이었다. 다시 이학적 검사와 병력이 청취되었다. 환자는 기존의 심장질환력을 부인하였다. 사건 당일 첫 번째 잠수였으며 3일째 훈련 중이었다. 하강 시 압평형 여부는 명료하게 답하지 않았다. 환자는 충분한 사전 산소화를 실패하였고, 부담감과 긴장으로 상당한 바닷물을 흡인한 채로 물에 하강하여 다이나모를 진행하였다고 하며, 더 이상 견딜 수 없어 상승했다고 했다. 안구와 양쪽 고막에 압착의 증거는 없었다. 담당 의사

는 고압산소치료의 적응증이 되지 않는다고 판단했다.

흉부 단층촬영은 유보되었다. 동반한 군의관은 oxygenation index를 질문하였다. 환자는 ICU로 입원하였다.

입원 2일째 아침까지 관찰하였으나 호흡곤란이 악화되거나 경과가 나빠지는 일은 없었다. 환자는 식사를 하며 일반 병실로 전동하였다.

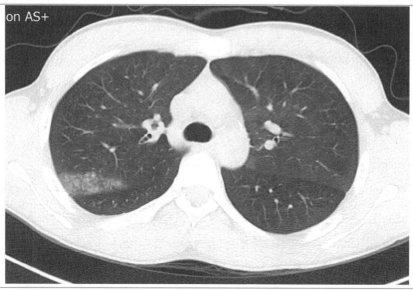

입원 2일에 시행한 흉부 단층 스캔에서는 국소적인 폐부종만 관찰되었다.

생체징후에서 발열은 없었다. 입원 3일째 혈액검사에서 CPR 6.27, ESR 18 로 입원 당시 보다 증가한 소견을 보였다. 미생물 도말검사에서는 Gram negative bacilli 가 나왔으며 pathogen 이 아닌 것으로 판단되었다. 환자는 경구 항생제로 전환되었고, 입원 4일날 퇴원하였다.

표 27-4.

VII. 침수 사고 현장 관리 전략

익사 사고 현장은 종종 혼란스럽다. 환자는 대개 수면에서 구조요청을 하는 상태로 발견되지 않는다. 흔하게는 그들은 표면 위에 떠 있거나 수면에 잠겨 움직이지 않는 상태로 신고된다. 추가적인 희생자를 만들지 않으려면, 언제나 반드시 구조자 자신의 안전을 고려하고 구조를 시도해야 한다. 가장 적절한 시도는 환자를 끌기 위해 시도할 수 있는 부력을 가진 안전 장치를 던지는 것이며, 인명 구조자가 물에 입수하기 전에 시도되어야 한다. 해당 조건에 특화(예 : 개방 수역, 빠른 수류, 얼음)된 수중 구조 테크닉에 대해 현재 교육을 받지 않은 인원은 절대로 익사 환자를 구출하기 위해 물에 들어가서는 안된다. 좋은 의도지만 잘못 조언된 영웅적인 시도는 추가적인 희생자를 만들고 더욱 비극적인 결과를 초래할 수 있다. 사고에 따른 인명의 구조는 국가와 이를 위임받은 지역사회의 행정 관리자의 책임이라고 여겨지고 있으며, 많은 인적 시설적 재원이 투입되어 이를 위한 시스템이 갖추어진다. 방재에 필요한 자원을 개인이나 특정 단체에서 부담하는 것은 불가능에 가깝다. 따라서 수중과학회의 회원은 해당 지역사회 방제시스템에 속해 있거나, 아니면 해당 시스템을 활성화시키는 목격자로서 활동하게 될 것이다. 방제시스템에 자문을 해주거나 설계하는 것은 다른 기회에 논의하기로 하겠다. 이후의 서술은 재난을 목격했을 경우에 한정된다. 목격자로서 예상되는 희생자에게 한국 국적이 있거나, 재난이 한국 영토에서 발생했을 경우 소생을 시도한 의과대학 졸업자는 법에 따라 처벌된다. 기이한 법으로 인해 구조자의 물리적인 안전뿐만 아니라 법적인 안전도 고려해야 하는 것이다. 2020년 현재 한국의 재난시스템은 실질적으로 사체를 유족에게 인도하는 정도의 기능을 유지하고 있으며, 의사는 별도의 법으로 처벌하고, 비의사이며 민간 신분의 구조 요원 역시 형사고발과 기소한 과거가 있다. 개입은 외국령에서 외국인에 한해서 한정하여 서술하며, 수중과학회는 한국국적 회원에게는 자중을 권고한다. 해외에서 물과 관련된 활동을 한다면, 해당 국가 방제 시스템으로 구조 받을 수 있다. 이후로 기술하는 모든 내용은 반드시 해외에서 외국인 피해자에 국한하여서 설명한 것이다.

현장에 도착하면 활력 징후, 임상 상태 및 환경 조건을 비롯한 사건 과정의 정확한 타이밍과 문서화가 시작되어야 한다. 현장 설명, 침수 시간의 예측, 물과 공기의 유형과 온도, 그리고 병원으로 이송하는 동안의 사건은 중요한 정보이다. 여러 명의 환자 또는 구조 대원이 있는 경우 사고 현장이 엉망이 될 수 있으므로 누군가가 지도적 역할을 맡아야 한다.

환자가 물에서 벗어난 후에는 기본적인 생명 유지가 이루어져야 하며, 수반되는 외상 및 관련 상해에 대한 평가는 환자가 물에서 벗어난 이후에 이루어져야 한다. 평가자는 아동 학대, 발작, 부정맥, 외상 및 기타 의학적 문제와 일치하는 결과 및 사안을 유념해야 한다. 저산소증은 침수의 가장 중요한 결과이므로 기도에 대한 즉각적인 주의와 산소 공급이 결과에 가장 중요하다. 적절한 소생 조치는 물에서 구조한 직후에 실시해야 하며 현장의 구조 대원이 계속해야 한다. 침수로 인한 심한 저체온증으로 인해 때때로 현장에서의 임상 결정이 어려울 때가 있다.

수중에서 구조 호흡은 다이빙벨과 같은 건식 환경에서만 가능하다. 심폐 소생술과 적절한 구조 호흡을 물에서 가능한 신속하게 건지는 것이 최우선 과제이다. 기본적인 원칙은 수중에서는 구조자의 감압을 첫 번째로 고려하고 수면으로 구조하여야 하며, 수상에서는 구조호흡을 실시하지 않고, 가능한 빠르게 구조를 요청하고 구조가 요청된 후에는 두 번째로 빠르게 물에서 꺼내는 것이다. 물에서 구조 호흡을 촉진시키기 위해 고안된 다양한 제품 및 교육 기술이 있다. 그러나 이러한 구조 기술의 유용성은 입증된 바가 없다. 최상의 상황을 가정하더라도 효과는 숙련된 구조대원이 수행하여야 하며, 물에서 건질 수 있는 인력과 시설이 없는 상황에서 수상 구조 호흡이 가능한 경우는 상상하기 어렵다. 즉 구조시스템과 팀이 구비된 상황이라면 가능한 빠르게 물에서 건져낼 것이며, 수면에 구조자 단 한 명만 있는 상황이고 재난을 인식한 사람이 그 한 명이라면, 혼자서 헤엄쳐 나와서 외부의 구조를 요청하는 것이 최선이다. 물에서 더 일찍 건지기 위해, 그만큼 구조 요청이 늦어진다면 예후는 나빠질 것이다. 수상에서 구조 호흡을 위해 낭비하는 시간과 체력만큼 소생 가능성은 떨어진다.

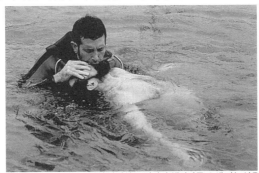

그림27-3. 수상에서 구조 호흡을 위해 낭비하는 시간과 체력만큼 소생 가능성은 떨어진다.

A. 무증상(0,1단계) 환자 관리 전략

무증상 침수 환자가 가장 딜레마일 수 있다. 무증상 침수는 물에서 구출되었고, 주의 깊게 청진하여 깨끗한 호흡음이 확인되고, 호흡곤란이 없으며 다른 합병증이 없는 경우로 알려져 있다. 기침과 같은 경미한 증상은 무증상 침수로 간주된다. 이러한 경우 앞으로 더 이상의 진료가 필요하지 않을 수 있다. 그러나 더 이상의 관찰과 감시가 필요 없다는 disposition은 항상 쉽지가 않다. 익사 환자의 경우 처음에는 증상이 가장 적었던 경우라도 합병증이 지연되어 나타난다고 알려져 있으나, 최근 이 사건에 대한 조사가 최근에 이루어졌다. 최근 연구에 따르면 최소한의 증상이 있던 환자는 향후 5~8시간 동안 점차 악화되는 것이 관찰되었으나, 정말로 증상이 없던 경우에는 지연된 합병증을 나타내지 않는 것이 확인되었다. 따라서 최소한의 증상이 있는 환자는 이후 8시간 동안 증상이 악화되는 것에 감시가 필요하다.

저체온증은 종종 현장에서 확인하기가 어렵기 때문에 잠시라도 의료기관에서 환자를 평가하게 하는 것이 현명하다. 의식적이고 협조적인 환자는 수동적인 가온방법으로 저체온으로부터 보호하여야 한다. 마른 옷과 담요가 제공된다면 바람으로부터 보호될 수 있다. 구출된 피해자가 정상적인 생체 징후를 보이고 산소 보충 없이 안정적인 동맥 산소 포화 상태(검사가 가능할 경우)이며, 10-15분 동안 증상이 없는 상태로 유지되면 추가 치료를 필요로 하지 않을 가능성이 있다.

B. 증상(2, 3, 4단계) 환자 관리 전략

현장에서 의료적 시술(intervention)이나 소생술(인공 호흡)을 필요로 하는 침수 환자 또는 스트레스를 의미하는 징후 (예 : 불안, 빈호흡, 호흡 곤란, 실신, 지속적인 기침, 입이나 코에 거품이 존재, 생체 징후의 변화)가 있는 경우이다. 이러한 환자는 현장에서 대피되어야 하고 평가를 위해 병원으로 이송해야 한다. 산소와 환기를 보장하기 위해 기도를 확보하는 것이 첫 번째이, 산증의 대사성 결과를 역전시키기 위해 재관류를 유지하는 것은 그 다음 목표가 된다. 가능하다면 환자를 측와위 (lateral recumbent) 자세(즉, 회복 자세)로 취하게 해서 흡인으로부터 보호해야 한다. 구토는 침수 후에 흔하게 있을 수 있고 흡인은 폐 손상을 악화시킬 수 있다. 저체온증과 떨림을 예방하기 위해 체온이 반드시 측정되어야 한다. 저산소 혈증의 결과로 부정맥이 발생할 수 있다. 구조자는 부정맥을 적시에 발견하기 위해 경계를 기울여야 한다. 다음 표27-5에 고려할 수 있는 관리 조치를 나열하였다. 모든 침수 환자에게 루틴으로 경추 고정은 필요하지 않다. 유의한 손상 기전이 의심되거나 임상 검사에서 의심되는 경우 적용한다.

등급	0	1
	무증상	
사망률	0	0
호흡기 검진	기침이나 호흡곤란 없음	정상 청진
기침		
심혈관 소견	요골동맥 촉진	요골동맥 촉진
현장 관리	주의사항 교육 후	
귀가	휴식, 가온, 안심	

이후 귀가		
이송	아니오	아니오
후송 중 관리		
병원 치료		

등급	2	3	4
	증상군		
사망률	0.6	5.2	19
호흡기 검진	수포음 소량의 거품	급성 폐부종	급성 폐부종
심혈관 소견	요골동맥 촉진	요골동맥 촉진	요골동맥 촉진
현장 관리	nasal cannula 통한 산소 투여 6-24 시간 관찰	비재호흡마스크 사용 산소투여 ACLS	비재호흡마스크 사용 산소투여ACLS
이송	이송 또는 관찰	예	긴급 후송
후송 중 관리	생체 징후	생체 징후	가능하면 기관삽관 혈압 관리
병원 치료	응급실 다음날 까지 관찰	입원	ICU

등급	5	6
	호흡정지, 심폐정지	
사망률	44	93
호흡기 검진	호흡 정지	심정지
심혈관 소견	저혈압	
현장 관리	연속 실행	
이송	긴급 후송	
후송 중 관리	ACLS	
병원 치료	ICU	ICU

표 27-5. 등급에 따른 침수 환자의 병원 전 처치

C. 호흡정지 혹은 심정지(5,6 단계) 환자 관리 전략

대략적으로 절반 정도의 익수 피해자들이 지나가던 행인(bystander)에 의해서 심폐소생술을 받는다. 즉각적으로 환기 보조를 시행하고 조기에 심폐소생술을, 적응증이 된다면, 시행하는 것은 더 나은 예후와 결과를 가져온다. 휴스턴, 텍사스 등에서 11년간 조사된 소아의 익사 사고에서 생존의 가장 큰 예측인자는 지나가던 행인에 의한 즉각적인 심폐소생술이었다.

침수 환자의 폐에서 나오는 물을 배수하는 것은 17세기와 18세기로 거슬러 올라간다. 그러나 더 이상 권장하지 않는다. 네덜란드 방법은 드럼통과 같은 맥주병에 사람을 넣고 굴리는 것이었으며, 또 다른 방법은 희생자를 말에 태워 흔들리게 하는 방법도 사용되었다. 다량의 물을 삼킨 환자의 경우, 위 팽창은 복강 내 압력을 증가시켜 환기를 방해할 수 있다. 그러한 경우 비위관에 의한 위장 감압을 권장한다. 1975년, 하임리히(Heimlich) 방법은 기도 폐색(choking) 피해자를 위한 방법으로 당시에는 익수 환자에서도 사용이 권장되었다. 이 시술은 더 이상 익사에 권장되지 않는다. 서핑 해변과 관련된 침수 피해자의 54%에서 이물질(예 : 모래, 바닷가 표류물, 해초)이 기도에 있음이 보고되었다. 이물질에 대한 디지털 또는 육안 검사가 실시되어야 하며, 존재하는 경우에는 제거해야 한다. 소생술 중 구토가 CPR을 받은 익사 환자의 86%에서보고되었다. 구토가 발생하면 환자를 옆으로 구르거나 머리를 옆으로 돌리고 천이나 손가락을 쓸어 넘기는 방법으로 구토를 제거해야 한다. 논란의 여지가 있으나 익수 피해자의 기관 삽관 시 윤상연골(cricoid cartilage)을 압박하는 것은 구토로 인한 흡인을 줄여줄 것으로 기대되며, 관행적으로 사용되고 있다.

환자가 물속에 머무르는 동안 흉부 압박을 시작하는 것은 효과적인 압박이 어렵고, 출수가 지연되어 환자와 구조자를 위험에 빠뜨릴 수 있다. 효과적인 CPR은 환자가 물을 벗어나 단단한 표면에 이를 때까지 현실적으로 시작할 수 없다. 과거 문헌에서는 표면에서 접촉한 익수 피해자, 혹은 수중에서 구조한 다이버를 표면까지 상승시킨 후에는 물 속에 있더라도 환자의 기도가 열리자마자 구조 호흡을 시작할 것을 권고하였다. 그 이유는 첫 번째로 익사의 원인이 질식이라고 생각하였기 때문에, 심장기원 심폐정지가 아니라, 흉부 압박 보다는 호흡이 먼저일거라는 이론상의 이유였다. 연구자들은 몇 초가 걸리는 시간을 소모하여 구조 호흡을 제공한다면, 저산소증으로 인한 심정지를 지연시킬 수 있는 중요한 산소 공급을 제공할 수 있다고 가정하였다. 이러한 시각에서 수집된 사례는 무려 3 배 이상 생존율을 향상시킨다는 고무적인 결과를 보여주었다.

그러나 통제된 환경에서 이와 같은 구조 호흡의 제공은 이점을 보여주지 못했다. 익사의 병태 생리에 있어서 구조 호흡이 효과를 거둘 수 있는 호흡만 정지된 시간대가 나타나지 않으며, 오히려 후두 수축과 같은 기도의 폐색으로 효과적인 구조 호흡을 제공할 수 없고, 해수와 위 내용물의 흡인만 초래한다는 점이 원인으로 지목되었다. 기존의 사례는 훈련된 구조자가 '지나가던 행인'으로 존재하는지 여부에 따른 편향으로 해석할 수 있다. 구조 호흡의 개입이 효과를 거두기 위해서는 순환이 유지되고 호흡이 정지된 매우 좁은 결정적인 시간대에 개입이 이루어져야 하며, 특수하게 훈련되고 숙련된 구조자가 '지나가던 행인'으로 존재하여야 한다. 또한 구조호흡을 제공하기 위한 수상 환경 역시 적절하여야 한다. 또한 다른 연구에 의하면 수면에서 구조호흡을 제공하기 위하여 소모되는 시간과 구조자의 체력은 유의하게 긴 것으로 나타났다. 또한 자가호흡장치, 즉 압축 공기를 사용하던 다이버의 경우, 기계고장이 아니라고 한다면, 호흡 마비 보다는 다른 원인 심정지로 인한 의식소실의 가능성이 높다. 구조 호흡의 제공은 심장에 대한 처치를 늦출 뿐만 아니라 실제적으로 충분한 산소분압이 유지되고 있어 생리적인 이점이 없다. 익수의 다양한 원인을 고려하자면 스노클과 같은 수영장비를 가지고 있거나, 수영을 위해 물에 들어간 경우에는 호흡성의 원인이 아닐 가능성이 더 높다. 이러한 경우 구조호흡은 생존율을 더 악화시킬 것이다. 사고로 인해 물에 침수되어 허우적되는 경우를 생각할 수 있으나, 의식이 있고 몸부림을 치는 익수 희생자에게는 부양 도구를 던져 주어야 하며, 결코 구조자가 접근하지 않는다.

결국 특수한 훈련을 정기적으로 받고 있는 구조자가 사고로 물에 침수된 피해자가 물에서 허우적대며 몸부림치는 것을 시간을 두고 천천히 관찰하여, 이윽고 몸부림이 끝나고 수면에서 의식을 잃은 상태가 충분히 확인되었을 때, 바야흐로 접근한 구조자가 처음 1회에 한정해서 구조 호흡을 제공하는 것을 상상해 볼 수 있다. 수중과학회는 수면에서 구조호흡을 권장하지 않는다. 구조요원과 시민을 위한 교육에서 익수피해자에게 구조호흡을 제공하려는 시도는 무익하다고 설명되어야 한다. 최신의 심폐소생술을 교육받은 시민들은 맥박을 확인하려는 시도가 피해자에게 해를 끼칠 뿐이라는 사실을 이해하고 있다. 어떠한 경우에도 수중의 모든 무의식 피해자는 수면까지 상승, 수면에 도착하거나 접촉한 무의식 피해자는 구조호흡 없이 단단한 표면까지 이양, 표면에 도착했을 경우에 응급의료 시스템으로 연결을 첫 번째로 하고(first call), 구조자가 오직 1명이라면 호흡 제공 없는 흉부 압박을 계속하는 것을 권장한다. 구조자가 2명이 되거나, 응급의료 시스템이 도착할 때까지 구조호흡은 지연되어야 한다.

과거 문헌에 있어 익수는 대부분 호흡성 원인으로 심실 세동이 첫 번째 요인으로 나타나는 경우가 드물 것이라고 가정되었다. 따라서 익수 환자에서는 제세동기보다 산소화나 환기의 확보가 먼저라고 교육되었다. 익수와 비익수의 구분은 육상에서 발생한 심정지에서 제세동기가 얼마나 중요한지 강조하는 데서 이론적으로 출발한 것이다. 이어진 비전문가에 의한 교육에 있어 익수에서 제세동기가 불필요/비우선적이라는 오해로 이어졌다. 그러나 현장과 병원에서 시행되는 익수 환자의 소생술에서 대부분 제세동 가능한 리듬이 확인되었다. 이러한 결과는 과거 심인성/호흡성과 같은 심정지 원인의 구별이 큰 이점이 없다는 것을 시사해준다. 소생술에 있어 적절한 순환 여부의 확인은 기도가 확보되고 환기가 해결되었을 경우 다음 순서로 언급된다. 의식 혹은 반응이 없는 모든 피해자는 물에서 꺼내자마자 흉부 압박이 시작되어야 하며, 저체온증이나 저혈압의 경우 맥박을 식별하기 어려울 수 있다. 이러한 경우 맥박을 확인하려는 시도는 예후를 악화시킬 뿐이다. 흉부 압박을 중지하는 경우는 두 가지로 첫 번째는 제세동기를 사용하는 경우이며, 두 번째는 사망이 선언되는(아마도 병원에 도착해서) 경우이다. 익수 환자의 현장 소생술에 있어 순환 여부 확인은 권장되지 않는다. 또한 가능한 빠르게 제세동기가 적용되어야 한다.

과거에 시행되었던 소생술 교육의 일부분에서는 익수 환자에서 구조 호흡의 제공을 우선시 하였고 호흡과 반응 그리고 맥박을 확인하는 순서가 있는 교육 프로그램을 운영하였다. 그러나 의식이 없는 환자를 물에서 건지고 구급대가 도착하기 전에 반응을 확인하고, 호흡을 듣고, 보고, 느끼고 또한 맥박을 만지는 절차가 환자의 예후를 향상시켰다는 사실은 입증되지 않았다. 사실 이러한 절차는 물과 관련이 없이 쓰러진 사람에서 심정지를 구분하기 위한 것이다. 물에서 구출한 경우 반응이나 호흡, 맥박을 확인하는 것은 무익하다는 것이 교육되어야 한다. 익수 환자의 현장 구조 경험이 없는 이론가는 항상 마네킹을 이용해서 심폐소생술을 교육한다. 이러한 이론은 5~10초라는 짧은 시간 동안 음식물과 해초, 바다 부유물, 모래 등을 피해자의 입과 기도에서 제거하고 계속 구토하는 피해자에게 구강 대 구강으로 효과적인 구조 호흡을 전달할 수 있다는 가정을 기반으로 하고 있다. 이러한 구조 호흡이 효과가 있을 것이라는 기대는 침수 구조의 기본 원칙을 이해하지 못하는 데서 나온다. 흥분한 조난자와는 직접 물리적인 접촉을 피하고 구명조끼를 멀리서 던져줄 것이기 때문에, 구조자가 직접 접근하는 경우는 이미 의식을 잃은 상태로 발견된 경우인 것이다. 이보다 현실적인 대안은 기도 확보가 가능한 도구와 인원이 도착할 때까지 구조 호흡 없는 흉부 압박을 멈추지 않는 것이며, 현장에 산소와 제세동기가 있다면 즉시 적용하는 것이다. 수중과학회는 구조 호흡 없는 흉부 압박을 권장한다.

이론상의 논란과 무관하게 현실적으로는 응급의료시스템에 구조 요청(전화, 스피커 폰)과 심폐소생술은 거의 동시에 이루어질 것이다. 가능한 지연을 최소화해서 물에서 구출되자 마자 흉부 압박을 시작하는 것이 필요하다.

흉부 압박을 시작하지 못하고 망설이거나, 2명 이상의 인력이 있는데도 다음 흉부 압박을 시작할 인력이 지정되지 않는 문제를 해결하려면 리더쉽과 경험이 필요하다. 정기적인 교육은 혼란스러운 상황에 쉽게 대응할 수 있게 해주며, 직접 특정인을 지목하는 것이 필요하다. 장비를 가지고 현장에 출동하는 기동 방재 시스템이 일반적으로 인식되어 있다. 한국은 예외에 속하지만(한국에서는 정규 소방 구급대원조차 의료기구 사용을 금지한다고 한다. 하지만 전술한대로 외국에서 비-한국 국적 피해자 구조에 대해서 논의 중이다.) 보수적 이슬람 국가에도 물놀이 현장에는 산소와, 제세동기가 있는 경우가 많으며, 이러한 장비의 활성화는 구조 요청과 같은 순위의 우선순위를 가진다. 사용할 수 있는 경우 산소를 가능한 한 빨리 시작해야 하며, 제세동기 사용까지의 시간은 예후에 가장 큰 결정 인자이다.

환자가 자연스럽게 호흡하는 경우, 약 2.5L의 저장 주머니가 있는 안면 마스크(비재호흡 마스크)를 사용할 수 있다. 휴대용 기말 양압 (PEEP) 밸브 또는 휴대용 연속 양압 (CPAP) 장치를 사용한다면 산소는 고유량으로(즉, 10~15 L/분)로 전달해야 한다. 비의료인에 있어 산소는 독성으로 인식되어 있기 때문에 꺼리는 경우가 있다. 그러나 고유량 산소는 대부분 문제가 되지 않는다. 병원 전 산소 사용에 대한 연구는 대부분 울혈성 심부전에서 급성 폐부종의 관리를 위해 적용된 것으로, COPD 에 대하여 지나치게 민감하게 고려하고 있다. 중증의 COPD 환자는 적어도 입수활동을 하지 않을 것으로 기대된다. 이와 달리 현장에서 CPAP와 PEEP를 사용하는 것은 여전히 논란의 여지가 있다. CPAP는 흡인의 위험이 있다. 구토나 기도 보호 반사의 손실에 대한 우려가 있는 경우 CPAP 마스크를 신중히 사용해야한다.

척추 부상이 우려되는 피해자는 목과 몸, 몸통이 일직선이 유지되도록 몸을 굴려야 한다. 대부분의 해변, 강둑, 보트 경사로 및 기타 수로 접근점은 해수면으로부터 경사가 형성되어있다. 소생술을 받은 환자는 머리와 다리가 동일한 높이에 위치하도록 경사로에 수직으로 위치하여야 한다. 1세 이상 환자의 경우 자동 리듬 제세동기(AED)를 사용하여 심장 리듬을 평가할 수 있다. 1세에서 8세 사이의 어린이를 위해 전류를 감쇄한 소아용 AED 전극 패드가 시판된다. 가능한 경우, 심장 감시, 정맥 주사 또는 복강 내 주사, 체액 주사 및 약물 치료가 ALS 프로토콜에 따라 시행되어야 한다. 저체온증에서는 환자의 핵심 체온이 30℃ 이상이 될 때까지 소생술 노력이 계속되어야 한다. 위의 표 27-5에서 익사 현장 평가 및 관리에 대한 분류 체계를 보여주었다.

D. 경추 손상

경추 손상(cervical spine injury)은 침수 사고에서 드물다. 드문 예외는 고속 보트 사고, 서핑 관련 부상 및 다이빙 시도 중 바닥으로의 추락과 같은 경우이다. 호흡 패턴 및 호흡음의 평가가 결정적이다. 비정상적인 호흡 패턴은 침수로 인한 직접적인 폐 손상과 무관한 경추 손상을 시사할 수 있다. 사고의 기전상 척추 손상이 가능하거나 이학적 검진상 손상이 의심되는 경우에는 적절한 고정이 필요하다. 척추 손상이 확인된 환자에서는 추가 골절 또는 내부 또는 두개 내 손상에 대한 평가가 고려되어야한다. 해변과 같은 현장 상황이라면 아래 그림27- 과 같이 서핑보드, 패들, 소형 카약 등인 고정과 이동에 사용될 수 있다.

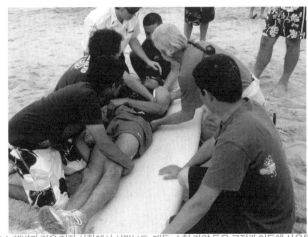

그림 27-4. 해변과 같은 현장 상황에서 서핑보드, 패들, 소형 카약 등은 고정과 이동에 사용될 수 있다.

모든 익수환자에서 루틴으로 척추를 고정하는 것은 불필요하며, 생명을 구할 수 있는 소생 조치를 지연시킨다는 지적이 있다. 적응증은 의식의 변화, 검진을 신뢰할 수 없을 때(검사자 요인 포함), 국소적인 신경학적 결손, 유의미한 손상 기전 또는 정중선 목 또는 등 압통이며, 심각한 손상이나 통증으로 목이나 등의 검진에 환자가 집중할 수 없을 경우에는 손상이 있는 것으로 가정해야 한다.

E. 명백한 사망 / 아직 침수된 환자

일부 피해자는 일부는 물에서 회수되었을 때 사망한 것처럼 보일 수 있다. 이런 사례에서 피해자는 상온에서 반응이 없으며 사후 시반을 보여 주며 심장은 무수축이며 호흡은 없다. 피해자가 따뜻한 물에서 회수되었고 심폐소생술이 25분에서 30분 이상 진행되었다면, 활력 징후가 없는 피해자는 현장에서 사망한 것으로 간주될 수 있다. 그러나 차가운 (6℃ 미만) 물에 60분 이상 침수 후, 신경학적으로 손상이 없는 생존 사례가 알려져 있다. 이러한 사례는 사망이 분명하지 않았거나 저체온인 피해자에게 생명 유지를 위한 노력을 계속해야 하는 이유가 된다. 온난한 물에 침수 사고가 일어나고 1시간이 경과하면, 이후의 조치는 생명을 구출하기 위한 노력은 사체를 인양하기 위한 시도로 전환된다. 익사 사망 사건은 질병이나 자연스러운 사망일 수 없다. 법의학적인 검사가 필요하고 해당 지역 법률에 따라야 한다.

F. 구조 시도의 종료

익사한 사건에서 심폐 소생 종료의 문제는 대부분 정서적인 문제가 된다. 현장, 원격 환경에서는 병원까지 후송하지 못하고 현장에서 소생술 노력을 끝내야 할 수도 있다. 이 결정은 최종 진료까지의 거리, 환자가 침수된 시간 및 환자의 상태에 근거해야 한다. 현장에서의 치료 표준은 흉부 압박 25-30분 후 또는 환자가 1시간 이상 물에 잠겼을 때 자발 순환 복귀가 없다면 인공 호흡을 중단하는 것이다.

G. 후송 시에 고려 사항

후송 중에 치료의 목표는 산소화(oxygenation), 환기(ventilation), 관류(perfusion)를 최적화하는 것이다. 산소는 계속 전달되어야 한다. 방법에는 비강관(nasal cannula), 단순 마스크, 비재호흡 마스크가 있다. 맥박 산소 측정기는 동맥 산소 포화도 모니터링을 목적으로 계속 사용되어야 한다. 결과의 해석은 저체온증 및 말초 혈관 수축의 결과로 맥박 산소 측정법이 부정확할 수 있음을 인식해야 한다. 신체에서 체온 소실은 최소화되어야 한다. 몸은 건조하게 유지하고, 바람이 닿지 않게 하고, 담요로 덮여져야 한다. 떨림이 있는 것은 예후에 긍정적인 징후이다. 그러나 떨림은 조직 산소 요구량과 칼로리 소모를 증가시키므로 환자를 따뜻하게 하고 젖은 옷을 벗고 바람과 날씨로부터 환자를 보호해야 한다. 후송 도중 의식수준은 반복해서 평가되어야 한다. GCS(Glasgow Coma Scale) 점수를 일정한 시간 간격으로 체크하는 것이 적절하다. 환자의 핵심 체온과 산 - 염기 상태는 현장에서 알려지지 않을 수 있어 약물의 효과와 신진 대사가 예측 불가능하다. 따라서 ALS 약물의 사용은 표준 프로토콜을 따라야 하며 마약은 절대적으로 필요한 경우에만, 바람직하게는 병원에서 사용해야한다. EMS 지침에는 적응증과 수용이 가능하다면 심폐 바이패스 또는 체외막 산소화(extracorporeal membrane oxygenation)가 가능한 시설이 포함되는 것이 권장된다.

VIII. 침수 환자의 응급실 치료 전략

응급실/의료시설에 도착한 침수 환자는 기도, 호흡, 순환 및 정신 상태가 재평가되어야 한다. 처음에 최소한 (minimal)의 증상이 발현되었던 침수 환자는 다음 몇 시간 동안 폐 기능이 악화될 수 있다. 아래 표 27-6에서는 침수 환자의 응급실 관리에 대해 설명한다.

▫ 기도 / 환기를 확인
적절한 환기 　보충 산소 : 비재호흡 마스크로 12-15 L/min 또는 요구형 밸브 부적절한 환기 　경계선 환자 : CPAP 고려 　의식저하 환자, 15 L/분의 비재호흡 마스크 에서 PaO <90 mm Hg 또는 PaCO> 45 mm Hg : 기관 내 　삽관 필요시 PEEP 적용
▫ 진단 기계적 환기된 환자: 동맥혈 가스 감시. 지속적 Spo2 감시 흉부 방사선 사진 심장 모니터 기전 상 적응증이 된다면, 경추 방사선 사진 / 외상 평가 저체온증, 저혈당증, 전해질 이상 평가
▫ 추가 중재 처치 정맥로 확보, 수액화(hydration) 물의 흡입 및 섭취가 현저한 경우 비위관

□ 배치결정(disposition)

입원

비정상적인 활력 징후, 비정상적인 방사선 소견, 호흡기 증상 또는 혈액 가스 검사에서 비정상 소견이 있는 모든 환자

단순 관찰을 위한 입원이 아닌 모든 환자에게 ICU 입원이 우선

ICU 입원 전에 수액화 및 환기 안정화가 진행 중이어야 한다

4-6 시간 내 퇴원 기준

무증상 (기침 또는 호흡기 증상 없음)

활력 징후 또는 검사 이상이 없음 (특히 실내 공기에서 정상적인 Spo2, 폐 청진상 정상, 정상 Glasgow Coma Scale 점수)

진단 이상 없음 (정상 흉부 방사선 사진)

표 27-6. 침수 환자의 응급실 관리

저산소증과 산증의 신속한 교정이 가장 우선되는 치료이다. 중증의 침수 사례는 진정한 의학적 응급 상황이지만, 심장 마비 이전에 응급실에 도착하여 적시에 효과적인 치료를 받으면 대부분의 환자는 신경학적 또는 폐의 후유증 없이 회복을 보인다.

증상 발현은 지연될 수 있다. 따라서 무증상 환자라 하더라도 최소 4시간 동안 관찰해야 한다. 현저하거나 장기간의 침수 이력이 있으면서 증상이 없는 환자의 경우, 동맥혈 가스 검사를 시행하여 폐포-동맥 그라디언트가 넓어지는지 확인하여야 한다. 흉부 방사선 검사에서 숨어 있는 손상이 확인되는 경우가 종종 있다. 따라서 환자의 임상 양상에 관계없이 흉부 방사선 사진을 시행하여야 한다. 처음에 정상으로 촬영된 흉부 방사선 사진은 몇 시간 후 현저하게 비정상적으로 진행될 수 있다. 무증상 환자를 응급실에서 안전하게 퇴원시키려면 정상적인 글라스고우 혼수 스케일 점수, 호흡 노력이 없어야 하고, 정상 흉부 방사선 사진을 확인하여야 한다. 또한 4~8시간 정도 실내 공기에서 관찰하여 산소 포화도에 문제가 없어야 한다.

환자는 경미한 기침부터 심한 저산소증 및 호흡 곤란에 이르기까지 다양한 호흡기 증상을 나타낼 수 있다. 호흡기 증상으로는 기침, 인후통, 가슴 압박감, 호흡 곤란 등이 있다. 가장 중요한 첫 번째 단계는 기도와 호흡을 평가하여 저산소증과 산증을 해결하는 것이다. 환기 보조 없이 자발적이고 적절한 호흡을 유지하고 있는 환자도 여전히 산소 보충을 받아야 한다. 만일 환자가 저산소증을 예방하기에 효과적인 자발호흡과 환기를 유지할 수 없다면 CPAP 또는 기관 내 삽관이 고려되어야 한다. 침수 환자 치료에서 심각한 저산증과 기관 삽관이 필요했던 경우는 드물지 않다. 한 연구에서는 침수 환자의 53%에서 심한 저산소증이 평가되었고 36%에서 기계 환기가 필요했다. 연속된 동맥혈 가스 검사는 저산소증의 정도와 진행된 기도 관리 없이 환자가 호전되는지 여부를 판단하는 데 도움이 될 수 있다. 익수 환자에서 동맥혈 가스 검사는 다음 3가지를 결정할 수 있다.

(1) 폐포 환기 (즉, 받아들일 만한 $PaCO_2$ 및 pH)

(2) 기체 교환 (산소 보충으로 $PaO_2 > 60$ mmHg)

(3) 관류 (즉, 대사 산증이 없음)

가 그것이다. CPAP의 적응증은 고유량 산소를 투여함에도 불구하고 PaO2가 낮은 수준이며, 환자가 깨어 있는 환자이며, 보통 침습적인 기관 내 삽관에 들어가기 전에 간단한 시험에서 사용할 수 있다. CPAP의 적용에도 불구하고 동맥혈 가스 결과를 유지할 수 없고 환자가 CPAP를 포함한 비침습적인 방법으로 호전되지 않는 경우, 높은 농도의 산소와 부피-조절 환기 모드를 이용하여 기계환기를 시작하여야 한다. 그 밖에도 기관 내 삽관의 적응증에는 기관 분비물을 적절하게 제거할 수 없는 경우와 의식 저하를 보이는 경우가 포함된다. 고급기도 관리 후에는 위 내용물의 흡인을 방지하기 위해 비위관 또는 위관이 고려되어야 한다. 모든 침수 환자는 중심 체온이 감시되어야 한다. 비정상적인 생체 징후, 저산소증, 흉부 방사선 사진상 병변 또는 호흡 곤란이 있는 모든 환자는 최소한 관찰이 필요하고 입원이 바람직하다.

IX. 침수 환자의 입원 치료 전략

환자의 상태가 다양한 만큼 그 관리는 간단하지 않다. 거의 모든 성공적인 임상 중재의 의사 결정은 산혈증, 저산소증, 저관류의 교정에 초점을 맞추는 것이다. 심한 익사 환자의 병원 치료는 전문 센터에 집중되어야 한다. 암스테르담 국제 학회에서는 역학 및 의료 시스템의 관점에서 다음과 같은 권장 사항을 제안했다.

- 침수 환자 등록, 합병증 치료와 입원 치료에 따른 임상 자료 수집을 권장한다.
- 이러한 데이터를 등록하고 수집하기 위한 균일한 보고 시스템 개발 (심정지의 보고 양식의 통일화를 위해 확립된 Utstein 스타일의 지침과 유사)이 바람직하다.

표준 정의 및 결과 기준의 부족은 의료 및 기초 과학 전문 분야의 자료 교환을 방해한다. 노르웨이의 Utstein Abbey에서 1990년 병원 외 심정지와 관련된 자료를 통일적으로 보고하기 위한 합의 기준을 제시되었고, 침수 환자의 치료에서도 유사한 기준이 필요하다.

A. 호흡기 치료 전략

치료는 일반적으로 비강관 또는 안면 마스크가 제공하는 산소로 현장에서 시작된다. 비재호흡 마스크 또는 비침습성 양압 환기치료가 필요하다는 결정은 산소 보충에 대한 초기 반응, 호흡기 증상, 동맥 산소 포화도 및 동맥혈 가스 분석에 따라 내릴 수 있다. CPAP 마스크를 적용하기 전에 구토에 대한 우려가 있을 경우 주의해야 한다. 기계 환기를 시작한다는 결정이 내려지면 처음에는 낮은 일회 호흡량(6mL/kg)을 사용한다. 흡입산소분율 0.6으로 PaO2 60mmHg 이상을 유지할 수 없다면, 산소 분율을 올리지 말고 낮은 수준 (즉, 5 - 10 cmH2O)에서 PEEP을 시작한다. PEEP와 같이 양압을 가하는 치료는 신중하게 고려해야 한다. 흉강 내 압력이 높아지면 정맥혈의 환류를 저해하고 저혈압, 심박출량 감소 및 전신 산소 전달의 손상을 가져올 수 있다. 그러나 적응증이 맞게 적절하게 적용된 PEEP는 부종이 있거나 붕괴된 폐포를 유지하는데 매우 효과적이다. 무기폐, 실질적인 흡인 및 폐부종 환자의 가스 교환 및 산소 공급을 개선할 수 있다. 기계 호흡장치의 모드는 적절한 폐포환기(성인에서 약 10L/min)를 전달할 수 있는 부피-조절이 선호된다. 목표는 수용 가능한 pH 및 PaCO2 수치로 한다.

기관기관지분지로 흡입된 물과 입자는 기침 및 호흡기 자극을 일으킨다. 기침과 기관지 경련은 공기의 소통을 손상시켜 환기/관류(V/Q) 불일치와 저산소증을 초래한다. 상대적으로 선택적 아드레날린 작용제로써 알부테롤은 기관지 경련에 대한 초기 치료로 선호된다. 알부테롤 비말(aerosol)는 안면 마스크를 통해 환자를 자발적으로 호흡하는 환자에게 투여하거나 T 피스 어댑터를 사용하여 삽관 환자에게 투여할 수 있다. 이프라트로피움(ipratropium; Atrovent®)과 풀미칸(부데소나이드)이 흔히 분무 치료로 병용되는 약물이다.

　침수 환자에서의 환기 보조 장치의 중단은 다른 기계적 환기 환자와는 다르게 계면 활성제 재생에 의해 영향을 고려 하여야 한다. 침수로 인하여 계면 활성제의 세척이나 기능적 불활화가 초래되었다면, 적절한 재생을 위해 2~4일의 CPAP와 PEEP가 필요하다는 연구가 제시되어있다. 침수로 인한 급성 호흡 부전에서 외인성 계면 활성제의 투여가 관심을 받아왔다. 이론적인 이점으로 폐기능의 보다 빠른 개선 및 기계 환기의 요구 지속 기간 감소 외에도 계면 활성제의 면역 기능과 관련되어 감염률이 감소할 것으로 기대되어 왔다. 발표된 증례 보고는 일반적으로 이점을 제시하지만, 대규모 연구에서는 다양한 결과를 보여주었다. 폐렴을 예방하기 위한 예방적 항생제는 침수 후에는 권장되지 않는다. 기저 폐 질환이 없고 장시간의 소생술이나 장기간 기계환기를 받지 않은 환자의 예후는 양호하여 완전하게 폐기능이 회복되는 경우가 대부분이다.

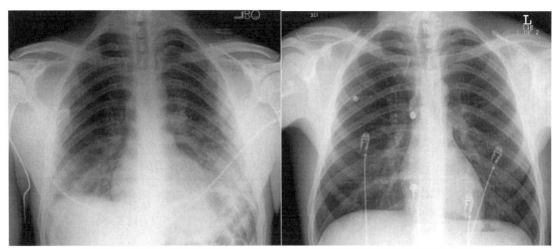

그림 27-5. 침수에 따른 폐 부종을 보여주는 흉부 단순 사진(왼쪽)과 부종이 해결된 같은 환자의 사진(오른쪽)

B. 순환기 치료와 관류 유지

　저산소증과 산혈증을 방지하기 위해서는 심박출량과 말초 관류의 감시와 충족이 필요하다. 혈역학적 관점에서 침수 환자는 경도의 혈관 내 탈수증을 겪을 수 있다. 기계 환기 역시 흉강 내압 증가와 중심 정맥혈 환류 감소로 순환 혈액량을 감소시킨다. 통제된 연구는 수액화와 적절한 전신 혈압이 소생술의 성공에 결정적이라는 것을 보여주었다. 적절한 수액 보충이 이루어지지 않고 승압제와 기계적 환기가 단독으로 사용되면 필요한 조직 산소화와 생존을 달성할 수 없다.

　심혈관계의 일차적인 이상보다는 침수 후 소생술 중에 저산소증, 산증 및 저체온증에 따른 이차적인 결과로 부정맥이 나타날 수 있다. 이러한 부정맥의 치료는 산-염기 상태 교정과 산소 공급으로 충분할 수 있다. 사람의 침수와 침수의 통제된 동물 모델에서 관찰되는 부정맥으로는 서맥, 빈맥, P파 결핍 또는 감소, PR 간격 확장, QRS 파 확대, ST 분절 상승 또는 하강, 역전되거나 최고조의 T파, 방실 차단, 심방 세동, 심실 조기 수축, 심실 세동이 알려져 있다. 부정맥의 원인은 다양하다. 침수에 따른 즉각적인 병태생리 이외도 여러 가지 조건(예 : 동반 질환, 섭취, 외상, 전해질 장애, 일차적 심장 병리(허혈, 심부전))이 고려되어야 한다.

치료 초기에 심폐 기능 및 혈류 역학을 안정화시킨 이후, 더 많은 침습적인 모니터링이 필요할 것인지를 고려해야 한다. 동맥 도관(A-line)을 사용하여 혈압과 동맥혈 가스를 모니터링 할 수 있다. 폐동맥 카테터는 혈역학적으로 불안정한 환자 또는 산소 공급을 유지하기 위해 15cmH2O 이상의 PEEP를 필요로 하는 환자에게 적응증이 된다. 폐 모세 혈관 쐐기 압력 및 심박출량 측정은 저혈압 환자의 체액 관리에 대한 정량적 접근을 가능하게 해준다. 승압 제제 (예 : 도파민, 도부타민, 노르에피네프린)는 조직 관류에 적절한 평균 동맥압을 유지하기 위해 사용된다. 최종 결과를 향상시킬 수 있는 증거는 없다. 초기 소생 및 안정화 단계 후 승압제를 지속적으로 사용할지를 결정할 때는 지속되는 체액 소실, 심부전 또는 허혈, 외상성 상해 또는 패혈성 쇼크와 같은 순환계 부전의 다른 원인을 즉시 고려해야 한다. 심한 저체온증은 심장 기능을 손상시키고 부정맥을 일으킬 수 있으며 전기 및 약리학적 치료의 효과를 감소시킬 수 있다.

C. 중추 신경계

범발성 저산소증과 저관류는 뇌의 무산소 손상을 가져올 수 있으며 결과적으로 국소적 또는 일반화된 신경학적 결손이 합병증으로 나타난다. 저산소증과 재관류로 인한 염증성 손상은 세포막에 손상을 주고 체액의 세포 외 이동과 뇌부종을 유발하여 궁극적으로 두개 내압 상승(ICP)과 해마구 뇌탈출(uncal herniation)을 유발할 수 있다. 이러한 단계적인 신경계 손상을 예방하기 위한 최선의 조치는 저산소증 및 저관류를 교정하는 것이다.

두개내압 및 산소화의 측정은 환자 감시 방법으로 사용되어 왔다. 2002년 국제 침수 컨센서스에서는 일상적으로(routine) 일상적인 두개내압 모니터링이 예후에 변화를 초래하지 못한다고 결론지었다. 증상 발현 시점에서 정확하게 이루어지는 신경학적 검진은 예후를 예측하는데 중요하다. 치료 초기 24~72시간 동안 연속적인 신경학적 검사, 뇌 영상 및 생리 검사는 환자의 신경학적 진행 상태 및 예상 결과를 평가하는데 도움이 될 수 있다. 특정 신경 영상 진단법은 해당 상황에서 진단에 도움이 될 수 있지만 일상적인 영상 진단은 침수에서 거의 도움이 되지 않는다. CT 스캔은 환자의 증상 초기에 스캔이 비정상일 경우 심한 뇌 손상을 감지할 수 있다. 그러나 대부분의 경우 외상성 손상이 의심되지 않는 한 초기 스캔은 정상적이며 유용성이 제한적이다. 자기 공명 영상(MRI) 및 분광법은 손상 및 뇌 대사 변화의 초기 징후를 보여주기 위해 CT보다 도움이 될 수 있다. 다른 신경 진단 도구 (예 : 뇌간 청각 유발 전위 반응, 체성 감각 유발 전위검사)는 그 사용을 뒷받침하는 증거가 충분하지 않다.

신경학적 상태로는 발작, 대사 장애 및 중추신경계 감염이 포함된다. 발작은 뇌부종이나 수막염의 결과로 발생할 수 있으며 적절히 치료해야한다. 뇌파 검사 (electroencephalogram, EEG)는 간질 발작을 감지하는데 도움이 될 수 있다. 그러나 발작이 의심되지 않는다면 뇌파는 유용성이 제한적이다. 뇌부종의 증거가 있는 경우 이뇨제와 만니톨이 추천되었지만 삼투성 이뇨제가 익사 환자의 신경 학적 결과를 향상시키는 것으로 보고된 연구는 없다. 중증의 질환과 기계 환기 중인 중환자실 환자의 예후는 혈중 포도당 수치가 80~140mg/dL 범위로 유지되는 경우 개선된 결과를 보였다. 이 연구는 직접 침수 환자를 대상으로 하지 않았으나 기계적 환기를 받는 침수 환자 치료에 있어 대사적 지침으로 참고하여야 한다. 고혈당은 급성 뇌 손상으로 인한 더 나쁜 예후와 관련이 있다.

저혈당증 역시 예방되어야 하며 저체온증과 알코올 사용(모두 익사에 흔하다.)에서 동반된다. 혈당의 이상은 직접적인 뇌 손상과 뇌기능 장애를 일으킬 수 있다. 과거 임상에서 관례적인 치료로 30mmHg의 PaCO2를 목표로 하는 과환기가 수행되었고, 이는 특히 외상에서 높은 두개 내압(ICP)를 예방하기 위한 신경 보호 수단으로 여겨졌다. 대뇌 PaCO2를 감소시킴으로써, 결과적인 대뇌 혈관 수축이 두개내압을 감소시킬 것으로 믿어졌다. 그러나 능동적 과호흡은 두개 내압의 증가가 확실해진 짧은 시간에만 적응증이 되며 메타 분석은 이 처치에 대한 증거가 다른 두개 내압 조절을 위한 처지만큼 강력하지는 않다는 것을 암시해주었다. 침수 환자에서 신경 보호 또는 두개 내압 감소를 위한 과환기는 권장하지 않는다. 이전에 폐 또는 대뇌 손상을 목표로 겉질스테로이드가 침수 환자에게 사용되었다. 아직까지 스테로이드가 이롭다는 증거는 부족하다. 현재로서는 스테로이드 투여는 권장되지 않는다. 잠재적인 유해한 부작용 (예 : 고혈당, 부신 억압, 면역 저하)이 있으며 임상 상황을 복잡하게 만든다.

병원 외 소생술 및 응급의료시스템의 발전이 이루어지면서 점점 더 많은 환자들이 이전에는 치명적이었던 사건에서 생존하게 되었다. 그러나 심혈관 기능은 보존될 수 있지만 남아 있는 심각한 신경학적 결손은 생존의 이점에 의문을 제기하거나 삶의 질을 저하시킨다. 정상 MRI 및 CT 결과에도 불구하고, 장기간의 심리적 모니터링은 초기 영상의 이상이나 증상이 발현되지 않았던 손상을 밝혀낼 수 있다. 이러한 결과는 신경정신적 후유증은 익사한 후 몇 년 후에 발생할 수 있다는 것을 시사한다. 환자의 미래 삶의 질 향상을 위해 이러한 요인들에 대한 이해가 중요하다.

D. 저체온증

침수의 병태생리에서 저체온은 신진 대사 및 신경학적 보호효과가 있다고 여겨진다. 저체온이 동반된 장시간 침수 후에 생존한 현저한 사례가 있다. 다른 명백한 사망 증상이 나타나지 않는 한 저체온 환자는 소생 노력을 계속하면서 환자의 체온이 30~35℃ 에 도달할 때까지 가온 되어야 한다. 2002년 국제 침수 학회 권고안을 초과하는 공식적인 가이드라인이 없는 상태이므로 현재의 치료 기준은 다시 가온하는 것이다. 그 온도에 도달해서 심장 활동이 없는 경우 소생술이 종료될 수 있다.

미국 심장 협회 (American Heart Association)와 유럽 소생위원회 (European Resuscitation Council)의 지침에 따르면 심정지 후 자발 순환이 회복된 혼수 상태의 환자에게 현재 저체온 유도가 권장된다. 경도의 저체온(32~34℃)으로 체온을 내리거나 혹은 혹은 더 낮은 온도에서 이 온도 정도만 가온하고 12~24시간 동안 유지하는 것은 선행 심장 마비가 있거나 없는 모든 침수 환자에서 더 나은 신경학적 결과를 기대할 수 있다. 적절한 자발 순환을 회복한 침수 환자가 혼수 상태로 남아 있다면 32~34℃ 이상의 온도로 적극적으로 재가온 하는 것은 바람직하지 않다. 중심 체온이 34℃를 초과하는 경우 가능한 한 빨리 32~34℃)의 저체온을 달성해야 하며 12~24시간 동안 유지해야 한다. 침수환자는 종종 32~34℃ 이하의 저체온 상태로 (병원에) 도착한다. 이 부분은 활발한 연구 분야이며, 비세동-심정지에서 저체온 유도의 무작위 대조 시험이 없는 현재, 저체온 유도를 시작하기로 한 결정은 전문가의 합의와 이론적인 이익에 근거한다.

E. 신장시스템

저관류, 산증 및 저산소증은 급성 세뇨관 괴사와 신부전을 초래할 수 있으며, 근육의 외상으로 인해 용혈과 미오글로빈뇨증(myoglobulinuria)이 나타날 수 있다. 크레아틴인산활성효소(creatine phosphokinase, CPK), 소변 미오글로빈, 소변량에 대한 검사가 필요하다. 핍뇨, 고칼륨혈증 또는 중증의 산혈증에서 발생하는 체액 과다를 교정하기 위해 중증 사례에서는 투석이 필요할 수 있다. 적절한 결정질 수액 치료로 횡문근 융해증 및 급성 세뇨관 괴사를 성공적으로 치료되는 경우가 많다.

F. 동반된 감압 질환 고려

저산소 뇌병증 이후 상태와 저체온증은 침수된 스쿠버 다이버에서 감압병의 진단을 어렵게 한다. 임상적인 시나리오상 감압병이 의심된다면 고압 산소 치료를 고려해야 한다.

G. 감염성 질환과 항생제

침수로 인한 감염은 대개는 폐의 감염으로 나타나며, 예측이 어렵고 항생제의 예방적 사용을 뒷받침하는 증거는 없다. 감염이 발생하면 사망률은 60%까지 높아질 수 있다.

병원체로는 세균은 물론 진균과 아메바와 같은 병원체도 원인이 될 수 있다. 감염의 주요 부위는 폐와 중추신경계이다. 둘 다 패혈증과 그로 인한 쇼크의 원인이 된다. 호수, 연못, 운하의 물은 수영장이나 욕조 보다 흡인 시 오염될 가능성이 높다. 해수에서는 비브리오(vibrio), 민물에서는 아에로모나스(aeromonas)와 같은 그람 음성 간균을 경험적 항생제에서 커버해야 한다. 생쥐에 의해 오염된 물이나 하수구의 물을 흡입한 경우 렙토스피라 감염도 고려해야 한다. 인두-호흡기 상재균이 많지만 위 내용물의 구토와 흡인으로 위장관 내 미생물이 원인이 되는 경우가 흔하다. 동정되는 병원체로 Streptococcus pneumoniae와 Staphylococcus aureus는 환자의 구강 인두에서 유래한 호기성 그람 양성 구균으로 생각되며 Aeromonas hydrophila는 통성 혐기성 그람 음성 간균이다. 이 세균은 담수와 바닷물 둘 다에서 발견되며 치명적인 폐렴의 원인균일 수 있다. 토양과 하수로 오염된 물에서 발견되는 Pseudallescheria boydii와 그 anamorph Scedosporium apiospermum의 동정은 침수 사건 이후 수주에서 수개월 후에 이루어진 사례가 있다.

침수 후에 나타나는 진균 감염은 매우 드물지만 면역 능력이 있는 개인에서도 병원체일 수 있으며 진균에 의한 감염은 종종 진단의 지연 때문에 치명적이다. 진균이 중추신경계를 침범하고 뇌 농양을 일으킨 사례가 보고된 바 있다. 치명적인 증례였으며, 이 사례에서는 다른 항진균제보다 CNS 침투력이 높은 보리코나졸 (voriconazole)을 사용하였다. 다른 진균 감염으로 침습성 Aspergillus 종이 알려져 있다. 흡인성 폐렴 후 침습성 중추신경계 감염을 일으키며, 특히 따뜻한 기후에서 정체된 물에 침수된 경우에서의 사례가 알려져 있다. 심한 경우는 voriconazole과 caspofungin의 병용 요법이 권장된다.

아메바 감염은 희귀하지만 잠재적으로 치명적인 침수 합병증이다. 일차성 아메바 뇌수막염(PAM)은 높은 사망률을 보이는 감염으로 호수와 연못과 같은 담수에서 발견되는 호열성 아메바인 파울러 자유아메바(Naegleria fowleri)에 의해 발생한다. 미국 남서부의 한 연구에 따르면, 6개의 우물 중 5개에서 Naegleria가 발견되었고, 침수 환자에서 아메바성 뇌수막염이 동정된 사고 현장 근처의 지하수 샘플의 26.6%에서 같은 유기체가 발견되었다. 이 아메바는 특히 따뜻한 기후에서 널리 퍼져 있다. 이것은 보통 비강 인두를 통해 인체로 들어가며 후각 신경에 이어 중추 신경계 감염을 일으킨다. 전 세계적으로 약 235건의 PAM 사례가 의학 문헌에 기술되어 있으며, 치사율은 약 95%에 달하여 생존 사례는 소수이다. 이러한 감염은 대부분의 경우는 아열대 또는 온대 지역에서 알려져 있어 열대 지방에서는 원인 병원체 동정에 실패하여 보고가 부족하다는 의문이 제기되어 있다. 미 대륙에서는 PAM이 보고된 지역은 베네수엘라, 브라질, 쿠바, 멕시코 및 미국이다. 감염 사례는 주로 남부 및 남서부 주에서 여름철 (7월에서 9월)에 발생하며 대다수는 텍사스와 플로리다에서 발생한다. 한국의 경우 2018년도에 주요 상수원에서 가시 아메바(Acanthamoeba)와 파울러 자유아메바가 조사된 적이 있으며 각각 80.8%와 11.5%가 검출되었다. 임상 특징은 박테리아 및 바이러스 성 수막염과 비슷하며 발열, 두통, 목 경직, 식욕 부진, 구토 및 의식 수준의 변화가 나타난다. 일차성 아메바 뇌수막염은 급속히 진행되며 사망은 일반적으로 3~7일 이내에 발생한다. 일차 치료는 amphotericin B를 정주하며, 병용 투여 시 리팜핀, 아지스로마이신 및 아졸계 약물이 사용된다.

관련된 감염의 위험에도 불구하고 침수환자의 치료에서 예방적 항생제는 권장되지 않는다. 체온의 감시, 기관 흡인물의 그람염색 및 배양, 호흡 상태 및 흉부 방사선 사진을 참고하여 확립된 폐렴에 대해서 항생제를 사용하여야 한다. 폐렴의 증거가 없는 의식 저하, 두통 및 열이 있으면 중추 신경계 감염을 고려해야 한다. 진균과 아메바 감염의 심각성과 높은 사망률의 일부는 병원체의 공격성과 함께 유기체의 배양과 동정에 걸리는 시간이 길기 때문이다. 병원체의 동정을 위한 검사와 초기 경험적 항생제를 결정하기 위해 침수 위치, 물의 종류와 온도, 입원 기간, 환자의 면역 상태 등을 검토하여야 한다.

X. 치료의 종결과 예후

임상의가 직면하는 가장 어려운 업무 중 하나는 임종의 결정과 상담이다. 여기에는 소생술 무의미 선언, 혼수 상태 환자의 가족과의 예후에 대한 상담이 포함된다. 익사로 인한 사망을 선언하는 것은 복잡하다. 냉수에 침수된 심정지에서 가장 드라마틱하고 생리학적으로 예상치 못한 회복이 알려져 있기 때문이다. 익사 및 저체온 환자에 대한 이러한 특별한 고려 때문에, 사망 선언 전에 수중의 침수된 시간, 수온, 환자 중심 체온 및 심전도, 심초음파를 고려하는 것이 필요하다. 불확실성이 있는 경우, 체온이 30~35℃까지 재가온 될 때까지 소생술을 계속해야 한다.

전미의 조사에서는 응급실에서 심폐소생술을 받은 환자의 17%에서 최소한의 신경학적 손상만이 남아 일상 생활 활동을 독립적으로 수행 할 수 있는 기능 회복이 이루어졌다는 보고가 있다. 마찬가지로 소생술 후 생존하였으나 신경학적으로 황폐화된 환자도 있다. 침수에서 저산소증은 초기의 주된 손상이며, 대뇌는 저산소증에 가장 민감한 기관 중 하나이기 때문에 이 불행한 시나리오는 드물지 않다. 심각한 침수 손상은 범발성 허혈성 뇌손상을 유발하며, 이러한 손상에 대한 의학적 치료는 제한적이다. 생존하였으나 지속적으로 식물 인간 상태가 되는 것은 현시대의 비극적인 일이다. 침수 환자의 예후를 예측하는데 유용한 것으로 알려진 요인을 아래 표 27-6에 정리하였다.

긍정적 징후	부정적 징후
입원 시 의식이 명료 침수 시간이 짧다 현장에서 기본소생, 고급소생술 시행 초기 소생술에 좋은 반응	응급실 도착 시 고정 산동된 동공 5분 이상 침수 10분 이상 소생시도가 없었던 경우 기저 만성질환 동맥혈 pH < 7.10 입원 시 혼수

표 27-6. 침수사고의 예후 인자

심한 저체온이 없을 때 응급실 도착 당시 침수 환자의 신경학적 검진 결과는 생존 여부와 뇌병변 여부를 예측하는데 가장 중요하다. 응급실 도착 시 명료한 의식을 가지고 있다가 사망하는 경우가 드물게 알려져 있다. 일부 저자는 3 세 이하의 연령을 유리한 예후 인자로 간주하는 반면 다른 문헌은 불리한 예후로 보고하였다. 소아 환자의 예후 지표에는 글라스고우 혼수 지수와 자발 호흡 존재 여부가 의미 있는 것으로 알려져 있다. 초기 임상 상태에 따라 최종적인 예후를 예측할 수 있지만 몇 가지 다른 분류 체계는 임상의가 회복 가능성에 관한 질문을 제기하는데 도움이 된다. 일부는 이 시스템이 잠재적인 생존자를 놓칠 수 있다는 우려를 표명했다.

등급   신경학적 반응

등급	신경학적 반응
A	명료(Awake) 완전한 지남력
B	둔마(blunt) 각성(arousable); 통증에 목적이 있는 반응
C	혼수(coma) 비 각성; 통증에 비정상적 반응
C1	통증에 따른 굴곡
C2	통증에 신전 응답
C3	이완(flaccid)
C4	심정지(arrested)

표 27-7. 침수 환자에서 신경학적 검사에 따른 분류시스템

위의 표 27-7는 침수 환자에서 신경학적 검사에 따른 분류시스템이다. 이 분류 시스템은 모델(Modell), 컨(Conn) 및 바르커(Barker)에 의한 것으로 응급실 도착 1시간 이내 환자의 상태를 기준으로 ABC(C1~C4)로 신경학적 수준을 분류한다. A; 의식이 명료(alert)한 경우 B; 의식의 둔마(blunt)가 있는 경우 C; 혼수(coma) 상태. 혼수 상태 환자는 비정상적인 신경 반응에 따라 세부 그룹으로 나누어진다 : C1, 통증에 따른 굴곡; C2: 통증에 신전 응답; C3: 이완(flaccid); C4: 심정지(arrested).

컨(Conn)은 소아 침수 환자를 대상으로 한 연구에서 A등급의 모든 환자가 생존하여 신경 학적으로 정상이었으며, B등급에서는 한 명을 제외한 모든 환자가 생존했다고 보고했다. C등급에서는 C1에서 C4로 갈수록 점차 악화된 결과를 보이는 다양한 예후를 나타내었다. 소아 침수를 대상으로 한 연구에서 예측된 낮은 예후에도 불구하고 C3 단계(통증에 대한 이완된 반응, 고정 및 확장된 동공, 자발적 호흡 없음, 저혈압 및 관류 부족)로 나타난 피해자의 37%가 완전한 회복을 보였다. 이 분류 시스템은 결과가 좋은 환자를 예측하는데 매우 특이 적이지만, C 등급 분류 환자의 결과와 관련하여 상당한 변동성이 나타난다.

그래프(Graf) 역시 예측 규칙을 개발했으며, 심폐소생술 여부, 소생술 경과 시간이 25 분 이상, 도착 시 고혈당

증, 도착 시 동공 반사가 없음과 같은 지표를 사용했다. 침수로 혼수 상태인 소아에서 성별이 남성인 것과 초기 혈당치가 200mg/dL 이상인 경우는 나쁜 예후와 연관이 있었다. 유사한 다른 연구들 대부분 심폐소생술을 받은 피해자의 경우 불량한 예후를 보이는 것을 보여주었다.

여러 예측 인자들에서 침수 손상에 대한 특별한 고려 사항은 불량한 예후를 예측하기에는 좋지만 대부분의 예측 규칙이 양호한 결과를 신뢰성 있게 예측하기에는 충분히 민감하지 않다는 것이다.

이전에 강조한 바와 같이, 침수 손상을 입고 장시간 심폐소생술을 받았으며 신경학적으로 손상되지 않은 사례가 수 차례 보고 되어 있다. 이에 따라 침수 환자는 48시간 동안 적극적으로 치료하여 유의한 회복이 가능한지 여부를 결정하는 것이 권장된다. 임상적 개선이 없는 생존자에서 치료를 철회하는 결정은 적어도 48시간 후에 고려될 수 있다. 응급 치료 제공자는 침수 사건이 가족에 대해 심리적으로 파괴적일 수 있음을 이해해야 한다.

한 연구에 따르면 부모의 24%가 자녀와 관련된 침수 사건 이후에 별거했으며, 소아 침수 사고 이후 현장에 있었던 형제들은 생존 죄책감에 시달릴 수 있다. 이러한 사고를 경험한 가족의 구성원은 때때로 외상 후 스트레스 증후군을 보여주며 때로는 예기치 않은 물질 남용 패턴과 수면 장애를 일으켰다. 심각한 침수 사건이나 사망과 관련된 가족의 가족에게 상담 서비스를 제공해야 한다.

XI. 침수 예방 전략과 생존

침수로 인한 영구적인 합병증과 사망을 줄이려면 침수의 예방이 최선의 전략이다. 이러한 예방 전략은 개인 및 집단을 대상으로 침수 이전에 예방 조치와 사고 발생 이후에도 행동 요령으로 나누어진다.

A. 침수 전 예방 조치

침수 사고는 심각한 보건 문제로 대부분의 사건은 예방이 가능하다. 예방 프로그램은 치명적인 침수 사고를 줄이는데 효과적이며 프로그램을 시행한 지역 사회는 침수 사망률이 낮아졌음을 보고하였다. 일부 연구는 예방을 위한 특정 조치(예 : 울타리 두르기, 구조 요원 훈련, 아동 대상 수영 훈련)는 단지 일부 고소득 국가에만 해당 사항이 있으며 저소득 및 중산층 국가에서는 지리적, 사회적, 문화적, 행동적인 요인으로 인해 침수 사망자를 감소시킬 수 없다는 점을 지적했다. 그들은 이러한 상황에서 발병률, 위험 요인, 개입 효과 및 비용 효과성에 관한 적절한 자료가 없다는 점에 주목했다.

a. 연령에 따른 침수 전 예방 전략

예방 계획은 아래 표와 같이 4개의 연령 집단에 따라 구별된다.

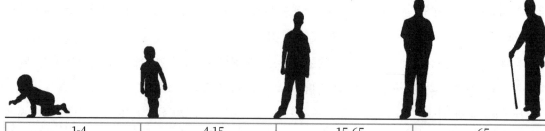

1-4	4-15	15-65	65~
부모의 손이 닿는 위치에서 만 수영한다	수영장 내 버디 시스템	혼자 수영하지 못하게 한다	혼자 수영하지 못하게 한다
수영 연습에 대해 상담	수영장 깊이에 유의	심폐소생술 교육	정기적인 검진
욕조는 항상 비워둔다	침수 위험을 교육한다	보트운행 안전	약물에 대한 주의
수영장 울타리 치기	직접 감독 하에만 수영	약과 술을 회피	
부모에게 소생술 교육		바다와 조류의 위험성 교육	
수영 강습			

표 27-8. 나이에 따른 침수 예방 전략

4세 이하의 어린이의 경우 감독(supervision)이 곧 예방이 된다. 아이들이 수영할 수 있는 범위는 지켜보는 것이 아니고 어른들의 "손"(즉, 성인의 손이 닿는 범위 내에서) 안에서만 수영해야 한다. 또한 욕조, 화장실, 양동이와 같이 작은 물체를 포함하여 모든 물이 있는 곳에서 항상 보호 받거나 감독해야 한다. 1 세에서 4 세 사이의 어린이는 생존 수영 코스에 등록될 수 있다.

5세에서 15세 사이의 어린이들에 대한 수영 지시와 위험 인식은 사망률을 감소시키는 것으로 나타났다. 수영 레슨을 마친 후에도 모든 연령층의 어린이들은 수상 스포츠 및 수중 환경에서 권장되는 개인 부양장비(구명조끼부터, 스노클조끼, 네오프렌 슈트를 포함한다)를 착용해야 한다. 위험 인식에는 수중 활동 중 알코올 및 기타 약물에 영향에 대한 교육이 포함된다. 특히 청소년에서는 멀리 떨어진 곳이나 수영 허가를 받지 않은 지역에서의 수영에 관한 상담이 도움이 된다. 65세 이상의 수영자는 합병증을 있거나 물에서의 인지 능력이나 신체 능력에 영향을 줄 수 있는 약을 사용할 수 있다. 그래서 그들은 물 활동에 참여하기 전에 잠재적인 약물 영향을 인식해야 한다. 물에 깊이를 알 수 없는 경우, 먼저 (안전요원이) 입수해야 한다. 아래 표 27-9는 물 안전에 대한 소아 협회(AAP) 권장 사항을 제시하였다.

영유아
주의 깊게 감독할 것
양동이나 어린이 풀장 같은 물을 담는 저장소는 모두 비울 것
수영 교육을 받았다고 안전하다고 여기지 말 것
수영장 4면에 울타리 치기
심폐소생술 교육
부양 도구 사용

1~4 세
수영 교육
감독이나 구조요원 하에서 동료 수영
구명조끼(PFD)
깊이를 아는 물에만 입수
얇은 얼음 위에서 스케이팅과 같은 상황에서 침수의 위험 인지
청소년
술과 약물 회피
소생술 교육
음주 (보트) 운전 회피
적절한 스쿠버 다이빙과 수중 활동 교육
이안류와 같은 위험한 물환경 인식

표 27-9. 물 안전에 대한 소아 협회(AAP) 권장 사항

b. 수영장 안전 관리

수영장의 안전 관리는 성공적이라는 평가를 받고 있다. 주택 내부의 수영장에 울타리를 의무화한 법안은 침수 사고의 발생을 50% 이상 줄이는 것으로 나타났다. 안전 법규를 위반하거나 장비가 적절하지 않거나 관리되지 않는 것은 유소아의 익사에 관련이 있다. 특히 수영장 주변에 울타리가 없는 것은 침수 사고의 위험을 4배 이상 증가시킨다. 한 보고서는 적절한 수영장의 울타리는 수영장의 4면을 모두 둘러야 하며 최소 1.5m (5피트)의 높이와 자동 잠금 게이트가 있어야 한다. 적절한 문 잠금 장치의 필요성이 울타리만으로는 익사를 막을 수 없기 때문에 강조된다. 자물쇠가 있는 경우에도 종종 기능이 없거나 잠금 해제된 상태로 방치된다. 지면의 수영장은 물의 높이를 가능한 한 주변의 외부지면에 가깝도록 수영장을 채우는 것이 좋으며 수면이 낮을 경우 물에서 빠져나오는데 충분한 힘을 필요로 하는 경우가 있다. 수영장 알람장치 및 단단한 수영장 덮개는 추가적인 보호 장치를 제공할 수 있으나 울타리와 같이 사용해야 하고 대체해서는 안된다. 물고기 및 정원 연못의 경우 어린 아이가 있다면 제거되거나 울타리를 만들어야 한다.

c. 감독 및 인명구조원

침수 사고의 90% 이상은 감독하는 개인이 없거나 사고 시점에 감독자가 부재중일 때 발생하였다. 방글라데시와 같은 개발 도상국에서 이루어진 연구는 침수로 사망한 어린이의 3분의 1이 동반자 없이 혼자 수영한 경우이며, 나머지 3 분의 2중에서 다시 40%는 동반자가 어른이 아닌 10세 이하의 어린이들이 같이 수영한 경우였다. 침수될 수 있는 물 근처에 있다면 어린 아이들은 단 한 순간이라도 절대로 혼자 두어서는 안된다.

먼저 제시된 그림.27-1 은 1 년 동안 침수로 사망한 피해자의 숫자에 비례하여 크기를 국가별로 비교하여 세계 지도에 보여준다. 잉글랜드, 북미, 오스트레일리아 등 오랜 전통의 인명 구조가 있는 지역의 사망자 수가 적음을 볼 수 있다. 미국 생명 구조 협회 (American Lifesaving Association)는 자체 감시 데이터를 사용하여 해변에

서 물에 노출되는 사람에서 동조직에 의한 생명구조 기회가 천팔백만 분의 1로 각 개인이 인명 구조원에 의해 생존하는 확률은 0.0000055% 라는 수치를 도출하였다. 다른 연구에서도 인명구조원의 배치는 침수 결과에 긍정적인 영향을 미친다. 또한 인명구조원이 있을 경우 수영장 이용자의 규칙 위반이 줄어드는 것을 기대할 수 있다. 인명구조원의 역할에는 실제 침수 피해자에 대한 구조를 수행하는 것뿐만이 아니라 수영 교육 및 적극적인 침수 예방 활동도 포함된다. 인명구조원이 심폐 소생술 훈련 및 역량은 국가별로 차이가 있기 때문에, 인명구조원의 감독을 받더라도 지역에 따라 사망률이 42%까지 높아질 수 있다. 이러한 수치는 인명 구조의 효율을 향상시킬 여지가 있음을 시사한다. 국제 생명 구조 연맹 (International Life Saving Federation; ilsf.org)나 미국 생명 구조 협회 (United States Lifesaving Association; usla.org)에서는 현대적인 개방수역과 수영장 인명 구조 원리가 전세계적으로 통용되도록 추진하고 있으며 다수의 단체가 관여하고 있다.

d. 병원 외 구조자 훈련

임상 결과가 개선되려면 병원에 도착 전, 현장에서 소생술이 이루어져야 한다. 응급의료시스템에서 침수 사건 현장에 출동하도록 계획된 인원은 중증도를 선별해서 적절한 의료센터로 이송할 수 있는 별도의 훈련을 받아야 한다. 인명 구조 단체는 정기적으로 단체연합 훈련 과정을 개설하여 응급의료시스템 직원, 소방관, 및 기타 침수 사고에 대응하거나 구조하는 인원들이 관리 및 후송 전략을 논의할 수 있게 하여야 한다. 단순 실내 수영장 환경이 아닌 개방 수역, 급류 구조와 같은 별도의 훈련과정이 가능하다. 각 종사자는 참여하는 물 환경에 적합한 인증을 받아야 한다. 미국에서는 전미 화재 예방협회(National Fire Protection Association)에서 구조 훈련의 운영 및 기술에 대한 구성 요소를 명시하고 있다.

e. 수영 연습 및 보팅 강습

침수를 예방하기 위한 시도 중 하나가 수영 연습을 권장하는 것이다. 수영 연습을 하면 침수 사고가 줄어든다는 것은 직관적으로 타당한 것으로 생각되지만, 대부분의 연구는 이에 대한 확고한 증거는 없다는 점을 시사한다. 잠재적인 다른 설명은 물 환경에 대한 과도한 자신감, 위험한 환경에서의 수영, 물에 대한 노출 증가, 부모의 조심성 감소 등이 지적되었다. 어떤 저자들은 고위험 상황과 회피 활동을 설명하는 교육 노력이 실제 수영 강습보다 더 유익할 수 있다고 제안한다. 그러나 이러한 설명이 수영 연습을 반대할 근거는 되지 못한다. 잘 설계된 연구에서는 수영 연습은 어린이의 침수 사고를 줄이는 것으로 나타났으며, 개발 도상국에서 발표된 보고는 수영 교육은 평생 동안 보호 효과가 있을 수 있고 사망률이 감소한다는 것을 보여주었다. 수영 교육은 물에서의 생존 능력을 향상시킨다. 그러나 침수를 예방할 수 있다고 보장하지는 않는다. 수영 연습의 보호효과를 보여주는 연구에서조차, 코호트에서 침수하는 많은 개인들은 상대적으로 숙련된 수영 선수들이었다.

어린이에게 권장되는 최적의 수영 교육 시기는 논란의 여지가 남아 있다. 외상 인명 구조(Prehospital trauma life support) 교육의 전문 패널 토의에서는 3세를 권장하였으며, 다른 상업 교육 프로그램도 같은 연령대를 지지한다. 여러 연구에 의하면 수영 기술이 어린 나이에 가르치고 유지될 수 있음이 입증되었다. 사례-통제된 두개의 연구는 1-4세 사이에 공식 수영 교육에 참가했을 때 침수에 의한 손상을 88%에서 40%로 줄일 수 있다는 결론을 내렸다. 이에 따라 전미 소아 협회(AAP)는 권장 사항을 업데이트하여 공식 생존 수영 교육 등록 연령을 1세부터 가능하도록 하향하였다. 예외 되는 경우를 제외하면 4살 이상의 모든 어린이는 수영 교육에 등록하는 것이 권장된다. 그러나 공식적인 교육을 받았거나, 교육의 어떤 수준에서도 해양환경에서 어린이가 수영할 때는 어른의 직접적이고, 중단되지 않고, 완벽한 감독이 이루어져야 하며, 교육은 이러한 감독을 대체할 수 없다.

보트 기술과 자기 구조에 대한 공식 교육은 침수를 예방할 수 있다. 보트 운전자와 노 젓는 개인이 물에 빠진 상황에서 도움이 될 수 있다.

f. 개인용 부양 장비

수상 스포츠에 관련된 모든 개인은 특정 활동을 위해 권장되거나 요구될 수 있는 개인용 부양 장비(Personal Flotation Device, PFD)와 특정 장치에 익숙해야 한다. 2013년에 선박에 승선하여 침수로 사망한 개인의 84%가 PFD를 착용하지 않은 것으로 밝혀졌다. 공기로 채워진 수영 보조기구 (예 : 물놀이 튜브 등)은 PFD를 대체하지 않아야 한다. 전미소아협회에서는 물놀이 튜브나 기타 장난감이 안전에 해롭고 어린이가 그 깊이 이상의 물에 도달한 후 쉽게 튜브에서 떨어지거나 놓칠 수 있으므로 결과적으로 침수가 일어날 수 있다는 점을 지적했다. 침수에서 생존, 예방, 자가 구조는 올바른 PFD 선택에 달려 있다. 표 27-10에 부력량과 활동성에 따른 개인용 부양 장비의 분류 기준을 제시하였다. 2014년 미국 해안 경비대는 더 이상 이 표와 같은 PFD의 분류 기준을 사용하지 않기로 하고 새로운 용어를 제안하였으나 아직 승인이나 보급되지 않았으며, 많은 제조업체들이 여전히 기존의 유형 분류를 사용한다.

형태	특징	부력	장점	단점
	구명조끼 (offshore life jacket)	22 lb	부력 우수의식이 없더라도 얼굴이 표면이 올 수 있다 잘 발견된다	부피가 크다 불편하다
	부력조끼 (near shore buoyant vest)	15.5lb	부피가 적다 일부는 의식을 잃었을 때 머리가 위로 올 수 있다. 좀더 편하다	수중환경이 좋지 않을 때 오래 사용하기 어렵다.

	응급 부력기 (flotation aid)	15.5lb	가장 편하다 활동성이 좋다 다양한 적용이 가능하다	얼굴이 아래로 오는 자세를 피하기 위해서 목을 들어야 한다. 파도에 취약하다 거친 물에서는 생존력이 약하다
	던짐 장비	16~18	피해자에게 던지기 용이하다 입는 장비 실패 시 백업으로 사용할 수 있다	무의식 피해자에게 적용하기 어렵다 소아나 수영을 못할 경우 어렵다. 거친 물에서는 장시간 생존이 어렵다

표 27-10. 부력량과 활동성에 따른 개인용 부양 장비의 분류 기준

g. 예방적 장비

조건에 적합한 안전 장비를 선택함으로써 물 환경의 많은 위험 요소가 개인에 의해 통제될 수 있다. 이러한 장비에는 활동에 따른 특수 헬멧, 습식 슈트, 열보호 슈트, PFD, 생존 슈트가 포함된다. 최신형 급류(whitewater) 헬멧은 수상 스포츠 중에 헬멧을 유지할 수 있도록 특별히 고안된 고정 시스템을 갖춘 다층 충격 쉘을 특징으로 한다. 잠수복이나 드라이 슈트는 저체온증의 인지 기능, 운동 기능 및 기타 생리학적 부작용을 예방하여 냉수 환경에서 생존력을 높인다. 호루라기는 매우 효과적으로 생존자를 찾을 수 있게 해준다. 경량으로 내부 구슬 없이 작동하며 주머니에 넣거나 생존장비에 장착하는 것이 권장 된다. 무선 표지(beacon; 비콘) 위치 탐지 시스템 및 기타 보트 안전 기술은 구조 대원을 적시에 배치할 수 있게 함으로써 개방 수역 보팅과 관련된 치명적인 침수를 줄일 수 있다. 노 젓기 스포츠에서는 선택한 환경에 맞게 올바르게 구성되고 장착된 보트를 사용하는 것이 중요하다.

h. 음주 수상운전, 음주 다이빙

음주 운전으로 인한 사고는 육지를 운행하는 차량과 수상 모터 스포츠 활동에서 병태생리와 손상 패턴에 별다른 차이가 없다. 그럼에도 불구하고 (육상용 자동차의) 음주 운전에 비해 선박이나 보트를 음주 운전하는 것은 법적 사회적 수용성이 더 높다. 다이빙, 낚시, 수상 스포츠 환경과 같은 레크리에이션 활동에서 알코올 섭취에 대한 사회적 수용성이 널리 퍼져 있으며 많은 광고 역시 음주 운전을 부추긴다. (자동차) 음주 운전을 감소시키기 위해 사용된 것과 유사한 전략을 음주 선박 운전에도 적용할 수 있다. 음주 운전과 마찬가지로 음주 선박 운전에서도 보트를 운행하는 동안 충돌을 회피할 수 있는 인지 능력이 손상된다. 또한 상황 인식이 떨어지고 지구력이 감소하는데 이는 해양 환경에서 자신 또는 동료를 구조하는 능력을 상실시키기 때문에 위험하다. 이 부분은 법 집행 기

관이 맡을 수 있는 영역이다.

B. 침수 후 행동 요령 훈련

물에 입수하는 것과 같이 현장에서 위험을 무릅쓰고 구조를 시도하려는 개인에게는 사고 발생에 대비하여 정신적, 육체적인 훈련이 필요하다. 준비, 교육 및 적절한 장비는 침수 예방뿐만 아니라 사건 발생에 대한 대응에 중요한 요소가 된다. 이상적으로, 물에 노출되는 모든 활동에는 피해자가 곤경에 처했을 때 미리 결정된 역할을 하는 안전 요원이 물 속에 또는 그 옆에 있어야 한다. 이는 반드시 공식적인 인명구조원을 필요로 하는 것은 아니다. 많은 침수 구조가 지나가던 사람(bystander)의 기민한 상황 인식 결과로 성취되었다. 구조자의 안전은 항상 고려되어야 한다. 좋은 의도로 구출을 시도하는 구조자가 사망한 사례가 많이 있다. 호주에서 이루어진 한 연구는 어린이를 구하려는 성인이 물에 빠져 죽은 6년간의 사례를 조사했다. 구조자인 성인이 사망한 93%의 사례에서 구출하려는 어린이는 살아남았다. 구조자가 자신의 훈련 또는 능력 수준을 결코 초과하지 않는 것이 중요하다.

안전 요원의 배치는 다양하다. 하천을 도강하기 전에 안전라인을 설치하는 것처럼 복잡할 수도 있고, 모두가 해안가로 뛰어가기 전에 감독할 사람을 지정하는 것처럼 간단할 수도 있다. 구조 활동 교육의 핵심은 "당기기, 던지기, 노 젓기, 도달"의 원칙에 따라 이루어져야 한다. 표 27-11에 권장되는 구출 기술을 도해하였다.

당기기	던지기	노 젓기	도달
가장 낮은 위험			가장 높은 위험
약하거나 부상을 입은 피해자 수영할 수 없을 때 해안가에 가까울 때	약하거나 부상을 입은 피해자 수영할 수 없을 때 해안가에 멀 때	거리가 멀 때 피해자가 밧줄을 붙잡을 수 없을 때	훈련된 구조자가 있을때 부양력을 가진 물체를 피해자에게 준다. 흥분한 피해자와 접촉하지 않는다.
막대기, 옷, 노, 나뭇가지	밧줄, 튜브, 축구공, PFD, 공기를 채운 드라이 백	카약, 서핑 보드	밧줄, 튜브, 축구공, PFD, 공기를 채운 드라이백

표 27-11.에 권장되는 구출 기술

첫 번째 시도는 구조자가 해안이나 보트에 안전하게 머물면서 밧줄, 노, 나뭇가지와 같은 물건을 조난자에게 내밀어 당기는 것이다. 두 번째 시도는 부양력이 있는 물건을 조난자에게 던지는 것이다. 이상적으로는 구명조끼(PFD)겠지만, 구비되어 있지 않다면 축구공, 비어 있는 아이스백 또는 공기가 가득 채운 드라이 백도 좋은 PFD가 될 수 있다. 세 번째 시도는 보트, 카약, 카누, 서핑 보드와 같이 구조자와 조난자 모두를 안전하게 동시에 부양할 수 있는 대형 수상 기구로 구조자에게 노를 저어 가는 것이다. 마지막 방법인 '도달'은 전문 구조 대원의 최후의 수단으로 미루어 두어야 한다. 미 인증된 구조 대원은 원래 희생자와 동일한 환경적 위험에 굴복하거나 당황한 희생자가 수중에 끌어들여 두 번째 익사 피해자가 될 위험이 높다. 훈련을 받지 않은 구조 대원이 구조 작업을 수행하기 위해 물에 들어가야 하는 경우 흥분한 조난자에게 붙잡히지 않는 것이 결정적으로 중요하다. 구조자는 PFD를 착용하고 조난자를 위한 PFD를 추가로 가지고 조난자에게 수영해 간다. 안전 거리 (즉, 팔 길이 2개 이상)를 두고 더 이상 접근하는 것을 멈추고 두 번째 PFD를 피해자에게 던지거나 밀어 건네준다. 직접 조난자와 접촉하는 것을 피한다. 조난자가 제공 받은 PFD를 착용하고 더 이상 흥분 상태에 있지 않으면, 안전하게 해안이나 보트로 접근하는 것을 도울 수 있다.

자신이 물에 갑자기 빠지게 되면 어떻게 행동해야 할지를 미리 교육해야 한다. 모든 경우에 평온을 유지하지 않으면, 상황에 따른 대처를 할 수 없다. 예를 들어, 배낭을 착용한 사람이 하천을 가로지르는 동안 조류에 휩쓸리는 경우, 수영을 시도하기 전에 배낭을 버려야 한다. 물이 들어간 배낭은 음성 부력으로 그를 수중으로 끌어 당길 것이기 때문이다. 고요한 호수나 바다에 빠졌다면, 등뒤로 떠다니는 것을 시도해야 하며, 무게가 있는 모든 물건은 버려야 한다. 이안류 (격랑; rip current; 육지에서 바다로 흐르는 해류)를 만난 경우, 아무리 수영을 해도 해안에서 점점 멀어지는 것에 당황할 수 있다. 긴장을 풀어야 한다. 해류를 거스르지 말고 해안에 평행하게 수영해야 한다.

수온(℃)	탈진 혹은 의식소실 시간	추정 생존시간
< 0	< 15 min	< 15~45 min
0~4	15~30 min	30~90 min
4~10	30~60 min	1~3 hr
10~16	1~2 hr	1~6 hr
16~21	2~7 hr	2~40 hr
21~27	3~12 hr	3 hr ~

표 27-12. 냉수에서의 추정 생존시간

이러한 모든 상황에 더해 냉수 또는 장기간의 침수가 복합될 수 있다.

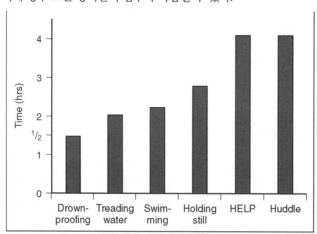

그림 27-6. 수상에서의 대처에 따른 체온 유지시간, 체온유지자세(heat escape lessening posture, HELP)

물에 빠졌을 때 우선 침착해야 하며, 긴장을 풀어야 한다. 숨을 쉬기 위해 머리를 돌리는 것을 잊지 말고, 수영하지 않는 동안 체온유지자세(heat escape lessening posture, HELP) (그림 27-7)를 유지해야 한다. 체온유지자세를 아래 그림27-7에 설명하였다.

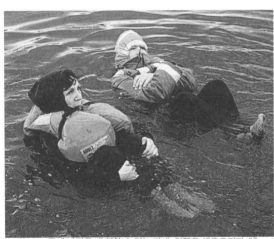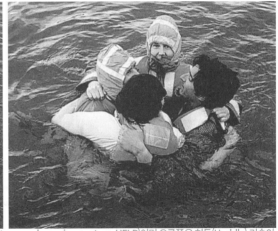

그림 27-7. 물에 빠졌을 때 취할 수 있는 자세, 왼쪽은 체온유지자세(heat escape lessening posture, HELP)이며 오른쪽은 허들(Huddle) 기술이다. (사진: Courtesy Alan Steinman)

얼굴이 아래로 향해서 수면에 누워있으면서 리듬감 있게 얼굴을 내밀듯이 몸을 움직여서 숨을 쉬게 하면, 특히 개방 수역이나 파도가 있을때 호흡을 조절하는데 도움이 된다. 거친 물, 조류, 조석같이 입은 다른 부상은 이러한 방법으로 호흡을 유지하는 것을 어렵게 한다. 그러나 성공적인 생존 기회는 연습과 함께 증가한다.

구조가 즉각적으로 이루어지지 않는다면, 수영하는 것과 수면에 머물러 있는 것 중 어느 것이 최선인지 조난자가 결정해야 한다. 구조되기 쉬운 위치로 이동하기 위해 계속적으로 수영을 시도하는 것은 냉수에 노출을 증가시키고 대류에 의한 열 손실이 증가한다. 또한 긴 시간 동안 수면 위에 머리를 유지하는 것(흔히 말하는 입영)은 에너지 손실을 증가시킨다.

물 환경에서의 레크리에이션을 예상하는 개인은 적절한 장비와 수영, 구조, 인명 구조 및 소생술을 포함하는 계획을 가져야 한다. 보트, 카누, 카약, 뗏목은 허용 기준을 충족하고 양호한 상태를 유지해야 한다. 모든 보트 및 선박에는 해당 법규에 따른 PFD 또는 모든 참가자를 장비하기에 충분한 수의 부양 장치가 장착되어 있어야 한다. 보트 안전, 구조 및 항해에 대한 교육은 당국과 수많은 민간 단체에서 제공된다.

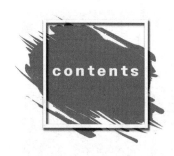

contents

28. 해양 손상과 미생물

28. 해양 손상과 미생물

누구나 알고 있듯이, 지구는 물의 행성이다. 지구 표면의 가장 많은 부분은 물이며 대양, 호수와 강물이 펼쳐진다. 지구 표면의 70%, 3억 6,400만 제곱 킬로미터는 바다다. 그 부피는 523세제곱킬로미터 이상이다. 해수면 아래에는 거대한 산맥, 깊숙한 계곡 및 많은 활화산이 있지만 해저의 거의 절반은 평균 깊이 4km이상으로 깊은 심해 평야(abyssal plain)이며 생명체가 드물다. 지구상의 생명체의 80%는 바다에 존재한다. 수십만 종의 해양 생물이 분류학적으로 기술되어 왔으며 수천 종은 아직 알려지지 않았다.

레크리에이션, 산업, 과학, 군대의 해양 및 담수 활동에 참여하는 인구의 증가와 함께 수중 생물과 직접적인 접촉하는 사례가 증가하고 있다. 전 세계 인구의 거의 80%가 해안 지역에 거주하고 있다. 미국에서는 해안선의 80km 이내에 거주하는 인구가 전체의 50%이며, 이 인구의 상당 부분이 수생 세계에 직/간접 관련된다. 한국의 경우 전체 228개 시, 군, 구 행정 구역의 74개가 연안에 위치해 있고, 해수부는 전체 국민의 26%를 연안 인구로 분류한다. 잠재적으로 사람을 해칠 수 있는 해양 생물은 온대와 열대 바다에 위치한다. 특히 인도-태평양 지역에 집중되어 있지만 북위 50도까지 발견될 수 있다. 해수 수족관(아쿠아리움)은 공공장소뿐만 아니라 개인 주택에서도 찾아볼 수 있으며, 이를 위해 대륙을 넘어 해양 생물이 운송된다. 수중 레크리에이션, 특히 스쿠버/스킨 다이버 및 서퍼들은 항공 여행을 통해 위험지역에 쉽게 접근한다.

해양 손상(marine injury)의 흔한 원인은 물거나 쏘는 동물을 다루다가 그들의 자기 방어에 다치는 경우이다. 그 다음은 해양 생물을 흥분시켜서 마주친 경우(provoked encounter)이다. 수생 동물이 단지 경고나 자기 방어를 하는 것에 주의하여야 한다. 사람이 먼저 도발하지 않았는데도 손상을 입는 경우는 드물다. 인간을 제외한 모든 자연 동물은 무차별적인 침략으로 사람을 공격하는 일은 없다. 손상을 잘 치료 받는 것보다 예방하는 것이 최선임은 말할 나위가 없다. 바다의 놀라운 특성에도 불구하고 위험은 존재한다. 손상을 주는 해양 생물이 편재되어 있고, 출현이 정형화되어 있다면 그러한 성향을 인식하고, 해양 생물의 텃세권을 이해하고, 위험한 접촉을 피하는 것이 필수적이다. 그러므로 임상의는 수중 환경의 고유한 위험을 잘 알고 있어야 한다.

열대 다우림과 마찬가지로 대양의 생물학적 다양성은 항염증, 항응고제, 항진균제, 항 말라리아제, 항균제, 항균제, 항염증제 및 항 바이러스제와 같은 잠재적인 이용 가능성이 무궁무진하다. 대중적으로 먹는 바다홍합인 Mytilus edulis의 접착 단백질의 유전자 조작을 통한 복제물은 시아노아크릴 화합물보다 우수한 것으로 알려진 조직 접착제를 만들었다. annelid sandcastle 라는 바다지렁이(worm) (Phragmatopoma californica)은 모래와 조개 조각으로 구성된 보호 홈을 만들기 위해 접착제를 생성한다. 이 접착제는 의학적으로 골절된 사람의 뼈를 치료하기 위한 조직 접착제로서 연구되고 있다.

멍게(해초속, 우렁쉥이속, ascidian)에서 분리된 단백질(cyclic peptide)인 ecteinascidin-743, aplidine, thiocoraline, kahalalide F는 항암치료제로서의 효과가 연구 중이다.

대부분의 해양 생물은 병원균 퇴치를 위해 사용하는 것은 선천성 면역반응(innate immune)이며 항균성 화학물질을 합성해서 이루어진다. 이러한 화합물은 해양 양이온성 항균성 펩타이드라고 불리며, 문자 그대로 양전하가 하전된 잔기(라이신 및 아르기닌)가 붙어있는 10-40 의 작은 아미노산 서열을 가진다. 이 관점에서 과학자들은 새로운 항균제를 찾기 위한 시도를 해왔다. 그 중 유망한 항생제는 경골어류(pardaxin, pleurocidin, hepcidin), 멍게류 (styelin, cla-vanin), 협각류chelicerates (big defensin, tachyplesin), 갑각류 (callinectin), 복족류 (dolabellanin), 연체 동물(mytilin)에서 발견되었다. 항생제로서의 활성 외에도 해양 펩타이드의 작용에는 세포 용해를 유도하는 시너지, 숙주 면역 반응의 조절, 화학 주성, 대식세포 발달, 사이토카인의 생성 또는 억제 등이 알려져 있다. 지난 30년 동안 생물학적 응용의 초점은 해면(phylum Porifera)와 상어(Selachii)에 있었다.

해양 생물을 조사하는 방법과 기술은 계속 향상되고 있다. 해부학적 조사를 위해 마취된 해양 생물의 MRI 검사 등을 통해 어류의 생물학 및 생태, 진화, 세포 생리학이 각광받으며, 인간 질병의 수생 모델이 연구된다.

I. 구분 및 정의

위험한 수생 동물은 다음과 같은 4가지 그룹으로 나뉜다.

(1) 독물을 주입하지 않으며 감전시키거나, 물거나, 찢기거나, 천공된 상처를 주는 종류

(2) 쏘는 것 (독성envenom)

(3) 섭취 시 유독한 것 (씨푸드 장절 참조)

(4) 알레르기를 유발하는 종류

II. 상처 관리

물린 상처, 찰과상, 천공된 상처 어떤 것이나 세심한 주의를 기울여 기본적인 상처 관리를 해야 한다. 상처 관리의 목적은 치유를 촉진하고 외상 후 감염을 최소화하는 것이다.

a. 상처 관류세척

자연 수생 환경에서 입은 모든 상처에는 멸균 증류수, 바람직하게는 생리식염수(0.9% NaCl)를 이용해서 철저하게 관류세척(irrigation)하는 것이 필요하다. 멸균수 또는 저농도 생리식염수는 사용할 수 있지만 바닷물은 관류용으로 권장되지 않는다. 왜냐하면 가설적인 감염 위험이 있기 때문이다. 멸균 용액을 시기 적절하게 얻을 수 없는 경우 수돗물(바람직하게는 멸균수)을 적절한 대체 세척제로 사용해야한다. 가오리 등이 쏘인 열상의 경우, 상처에는 단백질에 민감한(그리고 아마도 열에 민감한) 독이 있을 것으로 추정될 수 있다. 이러한 상처에는 온수(최대 온도는 45 °C)를 관류하는 것이 도움이 된다. 비독성, 비이온성 계면 활성제를 이용한 피부 창상 세정은 전통적인 무균 식염수 세척에 비해 큰 이점을 제공하지 않는다. 감염 관리 차원에서 여전히 논란이 되지만, 어떤 임상가는 상처 부위가 심하게 오염된 경우 소독액을 이용하여 관류 세척하는 것을 선호한다. 포비돈 요오드 용액이 선호되며 1~5%의 농도로 희석되어 1~5 분간 세척한다. 소독액에 의한 독성을 최소화하기 위해 이 시간이 경과한 후에는 상처를 다시 식염수로 세척하여야 한다. 과산화수소, 포비돈 요오드 스크럽 용액, 헥사클로로펜(hexachlorophene) 세제 및 질산은(silver nitrate)과 같은 멸균제는 조직에 유해하다.

통상적인 관류 세척 절차는 50cc 정도의 주사기에 19 게이지 바늘 또는 18 게이지의 정맥 카테터를 연결(혹은

정맥주사백과 링핸들 주사기를 관으로 연결하여 사용하기도 한다.)하여 손 힘으로 밀어내는 것이며 이러한 시술을 통해 세척액은 10~20psi(7031~14,061kg/m2)정도의 압력으로 상처로 전달된다. 이러한 압력으로 관류된 세척액은 조직의 손상 없이 대부분의 박테리아를 제거한다. 관류 세척은 변연 절제(debridement)시행 전과 후에 시행되며, 각 상처 마다 100~250cc의 관류 세척이 필요하다. 관류 세척으로 제거할 수 없는 이물이 상처 내에 있다면 스크러빙(crubbing)이 필요하며, 스크러빙 스폰지나, 칫솔 등으로 문지르는 것보다 날카롭게 외과적으로 변연 절제를 하는 것이 선호된다. 변연 절제에 비해 스크러빙이나 소독액은 감염 예방에 불리하다.

b. 상처 변연 절제

괴사조직제거(wound debridement)는 박테리아 및 이물을 제거하는데 있어 관류 세척보다 효과적이다. 분쇄되거나 순환이 손상된 조직은 날카롭게 절개해서 제거해야 깨끗한 상처 가장자리가 생기고 감염 위험을 최소화하면서 활발한 치유가 촉진된다. 피부의 장력, 중요한 구조물과 같은 해부학적인 이유로 변연 절제가 제한된다. 절제를 위해서 상처 가장자리의 마취가 필요하다. 국소 신경 차단술이나 국소 조직 방어에 손상을 주지 않는(흔히, 덴탈리도카인이라고 불리는 에피네프린을 함유한 국소 마취 혼합물은 혈관을 수축시키기 위해 투여된다. 이론적일 뿐이지만 감염을 조장할 수 있다는 우려가 제기되어 왔다.) 국소마취 주사제인 리도카인 또는 부피바카인(bupivacaine)을 국소 침윤시켜 얻을 수 있다. 적절한 멸균 환경에서 확실한 상처 탐색, 변연 절제, 이물제거가 이루어져야 한다. 이물의 잔존은 치료상 많은 문제를 초래하며, 법적인 분쟁의 소지도 된다. 표준 방사선 사진만으로 상처 내의 가시나 치아의 위치를 찾는 것은 어려울 수 있다. 정적 연조직 기술, 컴퓨터 단층 촬영, 초음파, MRI, 형광 투시법이 필요할 수 있다. 응급실에서 복잡한 상처를 탐색하는 것은 종종 현실적이지 않으며 일부 상처는 수술실에서 수술을 필요로 할 수 있다. 감염 또는 다른 문제가 있는 창상은 응급실 진료의 문제 제기 중 가장 흔한(33%~) 문제이기도 하다. 특히 성게의 차극 같은 이물은 부서지기 쉽고, 농양을 형성하며, 제거되더라도 착색이 남기 때문에, 초기에 근치적인 절개와 제거가 필요하다. 그 외에도 모래, 해초, 치아, 가시 파편, 외피 껍질 조각과 같은 잔류 이물질이 상처 내에 있는지 검사하기 위해 수술용 확대경(operating loupe)이 필요할 수 있다.

c. 상처 봉합

물에서 유기체/무기체에 입은 상처는 감염의 발생률이 높다. 상처봉합 결정은 감염의 위험을 감수해야 한다. 물에서 입은 독 또는 잠재적으로 병원성인 미생물, 또는 둘 모두에 의해 오염될 수 있고, 조기에 적절한 관류세척과 변연 절제가 종종 불가능하며, 결정적인 치료가 종종 지연되기 때문이다. 상처 봉합은 또한 드레인(drain)을 제한하고 혐기성 세균의 증식을 촉진시킬 수 있다. 특히 감염 위험이 높은 상처에는 손, 손목 또는 발의 상처; 관통상 및 압궤 손상; 혈액 순환이 좋지 않은 지방 부위의 상처; 면역 억제된 환자의 상처 등이 있다. 또한, 봉합 시 사강을 최소화 하기 위해 피하 봉합을 하게 되는데, 오염된 상처에서 흡수성 봉합사가 이물질로 작용하여 감염을 일으킬 가능성이 있다.

d. 파상풍 예방

피부를 손상시키는 상처는 파상풍균 클로스트리듐 테타니(Clostridium tetani)로 오염될 수 있다. 파상풍 예방은 표층토에서 10cm 이내의 흙에 대한 손상에 초점이 맞춰져 있으므로 해양 수상에는 불필요하다는 인식이 있다. 그러나 상어 조직과 악어의 구강상재균에서 클로스트리디움 (Clostridium) 속의 혐기성 박테리아가 분리 동정되는 것이 보고되어 있다.

III. 수중환경의 병원성 미생물

동물의 가시 또는 치아, 산호 또는 조개의 날카로운 외각 부위 또는 보트 프로펠러의 블레이드와 같은 기계적 물체 등으로 피부가 손상되면 병원체가 상처에 접종될 수 있다. 낚시 보트의 갑판과 같이 청소되지 않는 구조물은 특히 병원체의 풍부한 원천이 된다. 서핑, 스노클링, 다이빙 및 낚시와 같은 해양 활동에서 입는 손상은 대부분 작은 열상이 동반된 넓은 찰과상이다. 이러한 상처는 치유가 늦고 연조직의 현저한 염증을 유발한다.

수중 환경에서 상처를 입으면 자동적으로 침수된 상처가 된다고 생각할 수 있다. 상처는 때때로 퇴적물로 오염된다. 수중 환경에서 획득한 상처는 감염되는 경향이 있으며 표준 항균 요법으로 치료가 불가능할 수 있다. 면역이 약화된 환자가 아니면 드물지만 정상 면역을 가진 환자에서도 광범위한 연조직감염이 발생할 수 있다. 따라서 대부분의 경우에 병원성 유기체의 실험실적 동정 없이 광범위한 항생제가 투여된다.

A. 해양 세균학

a. 해양 환경

바닷물은 미생물이 증식할 수 있는 생리적 환경이다. 바닷물의 염도(3.2~3.5%)는 사람 몸(0.9%)보다 높다. 용해되어 있는 염류의 78%는 소금(염화나트륨; 나트륨 10.752g/kg, 염소 19.345g/kg)이며, 다른 성분으로는 황산염 2.791g/kg, 마그네슘 1.295g/kg, 칼륨 0.39g/kg, 중탄산염 0.145g/kg, 브롬 0.066g/kg, 붕산 0.027g/kg, 스트론튬 0.013g/kg, 불소 0.0013g/kg가 함유되어 있다. 세균의 성장 요구 사항은 유기 탄소 및 질소 공급원의 사용, 다양한 아미노산, 비타민 및 보조 요소, 나트륨, 칼륨, 마그네슘, 인산염, 황산염, 염화물, 칼슘이며 미생물의 종류에 따라 고유하다. 대부분의 해양 박테리아는 통성(조건부) 혐기성 균이며, 이들은 산소가 풍부한 환경이나 산소가 부족한 환경 모두에서 번식할 수 있다. 해양 세균 중에서 절대호기성균이나 편성혐기성세균은 드물다. 일부 해양 박테리아는 고도의 단백질 분해성을 보인다. 단백질 분해성 박테리아의 비율은 육지나 담수 서식지보다 해양에서 더 높다. 상어는 많은 약물에 내성이 있는 박테리아를 보유할 수 있는 것으로 관찰되었다. 이 현상은 자연 면역의 결과로 해석된다. 물론 상어 중의 일부는 폐수를 통해 바다로 유입되는 합성 약물을 접했을 수도 있다.

염분/밀도의 현저한 차이가 있는 해역에서는 온도와 염분의 변화가 나타나는 수온약층에서 박테리아의 최대 농도가 기록된다. 통상 염도차이가 현저하게 나타나는 지역은 바다로 담수가 유되는 강어귀이며 수직으로 다른 염도 차이로 인해 담수가 밀도가 높은 염수 위에 쐐기 모양으로 부유하는 양상을 보인다. 이에 비해 조수 및 바람에 의한 물의 움직임은 퇴적물, 미생물, 염분 및 온도의 분포를 더욱 균일하게 만든다. 표층수의 온도는 위도, 조류, 계절에 따라 다르다. 열대성 수역은 기상 이변의 영향을 받기 쉬운 온대 및 아열대 수역보다 따뜻하고 일정한 온도를 유지한다. 난기후의 얕은 연안 해역은 일반적으로 조간대에서 식별할 수 있는 다양한 생물종이 있으며 대양보다 영양분이 풍부하다. 해양 표면 근처에서 박테리아의 수가 가장 많고 다양하지만 해양 미생물, 퇴적물 및 모래와 해양 유기체의 구강 내에서 다양한 종류의 세균과 진균이 동정된다.

b. 해양 미생물 다양성

본래 자연 환경에서 세균은 음식과 성장 사슬의 복잡한 사이클에서 유기물을 제거하고 변형시키는 역할을 한다. 이중 대표적인 균종을 아래 표 28-1.에 나열하였다. 영양소와 무기물(inorganic mineral)이 공급되고, 온도와 압력이 일정한 환경은 고유하고 고도로 적응된 해양 미생물을 진화시켰다. 해양 손상으로 감염된 상처 또는 패혈증 환자의 체액과 함께 해양 침전물, 해양 생물 및 해양 퇴적물에서는 많은 종류의 세균, 미세 조류, 원생 동물, 균류, 효모, 바이러스가 동정된다. 일반적으로 해양 세균은 세균 중에서도 호염성(halophilic; 증식을 위해 염류를 필요로 하는), 종속 영양(외인성 탄소 및 질소 함유 유기물의 보충이 필요함), 운동성 및 그람 음성 간균으로 분류된다. 대표적으로 Halomonas venusta는 호염성, 비발효성, 그람음성 간균이며, 물고기 교상으로 인한 상처감염에서 종종 동정되는 병원성 세균이다.

지질 미립자와 결합하는 방법으로 하천수에는 병원체가 축적된다. 하수구 유출과 의도적인 산업 폐수 방출은 장내 박테리아의 증식에 기여하는데, 파도와 바람, 준설 작업, 폭풍, 용승, 저서 생물은 장내 세균과 폐수 영양물이 뒤섞이는데 영향을 준다. 미국에서 조사는 연안 및 5대호 인근 물가에서 채취한 시료에서 환경보호국의 안전 기준치보다 많은 세균 수를 보고하고 있다. 예전에는 장내 병원성 세균은 해양 환경에서 생존, 증식할 수 없다고 간주되었으며, 따라서 온혈 동물의 내장과 관련된 세균들은 궁극적으로는 침착 된 것으로 가정되었다. 즉 과거 문헌에서는 해양 수상에서 발견되는 장내 세균은 포식, 기생충, 햇빛, 온도, 삼투압 스트레스, 독성 화학 물질 또는 염류의 축적에 의한 것으로 가정되었으나 이는 사실이 아닐 수 있다. 상어로부터 장내 병원성 세균이 분리된 것이 보고되었다. 피해자는 남아프리카 공화국에서 상어에게 하지를 공격 당했으며, 상처로부터 전격성 감염이 일어났다. 원인균으로 바실러스 세레우스(Bacillus cereus)가 동정되었으며 감수성 검사는 amikacin, clindamycin, vancomycin 및 tetracycline에 민감하고 페니실린 및 세팔로스포린 (제3세대 세팔로스포린 포함)에 내성인 것으로 나타났다. 또 다른 보고서는 호주에서 마찬가지로 상어에 공격당한 피해자의 사례를 보고하였다. 상처에서는 Vibrio parahaemolyticus와 Aeromonas caviae가 배양되었고 다른 상처에서 Vibrio alginolyticus와 Aeromonas hydrophila가 동정되었다. 바닷물과 민물에 존재할 수 있는 대표적인 병원성 세균은 비브리오Vibrio 종과 에모로모나스Aeromonas 종이다.

Achromobacter, Acinetobacter lwoffii, Actinomyces, Aerobacter aerogenes, Aeromonas hydrophila,Aeromonas salmonicida, Aeromonas sobria, Alcaligenes faecalis, Alteromonas espejiana,Alteromonas haloplanktis, Alteromonas macleodii,Alteromonas undina, Bacillus cereus,Bacillus subtilis, Bacteroides fragilis, Branhamella catarrhalis,Chromobacterium violaceum, Citrobacter, Clostridium botulinum, Clostridium perfringens, Clostridium tetani,Corynebacterium, Edwardsiella tarda, Enterobacter aerogenes, Erysipelothrix rhusiopathiae,Escherichia coli, Flavobacterium, Fusarium solani, Grimontia (Vibrio) hollisae, Klebsiella pneumoniae, Legionella pneumophila, Micrococcus luteus, Micrococcus sedentarius, Moraxella lacunata, Mycobacterium marinum, Neisseria catarrhalis, Pasteurella multocida, Photobacterium (Vibrio) damsela, Propionibacterium acnes, Proteus mirabilis, Proteus vulgaris,Providencia stuartii, Pseudomonas aeruginosa, Pseudomonas cepacia, Pseudomonas maltophilia, Pseudomonas putrefaciens, Pseudomonas stutzeri, Salmonella enteritidis, Serratia, Staphylococcus aureus, Staphylococcus epidermidis, Streptococcus, Vibrio alginolyticus, Vibrio carchariae, Vibrio cholerae, Vibrio fluvialis, Vibrio furnissii, Vibrio harveyi, Vibrio mimicus, Vibrio parahaemolyticus, Vibrio splendidus, Vibrio vulnificus

표 28-1. 바닷물, 퇴적물, 해양생물, 해양수상 상처에서 분리된 세균과 진균

c. 비브리오로 인한 상처 감염

Vibrio종은 해양 환경에서 증식하는 고병원성 세균의 하나이다. 해산물 섭취와 관련된 위장염의 원인이 되며, 특히 면역 저하자에서 연부 조직 감염을 일으킬 수 있다. 장외 감염은 균혈증 및 사망과 연관 된다. 비브리오 균은 병원성 그람 음성 간균으로 D-glucose를 단독 또는 주요 탄소원으로 사용할 수 있는 통성 혐기성 세균으로 분류 된다. 비브리오는 미국 연안뿐만 아니라 레크리에이션 및 산업 다이버와 선원들이 자주 접촉하는 많은 수중 환경 에서 정상적인 상재균으로 존재한다.

비브리오 세균은 염분이 15~25ppm인 기수(brackish water, 해수와 담수가 만나서 소금기가 희석된 물)에서 도 증식하는 것으로 알려져 있으며, 염도가 2~4ppm인 물에서도 V. vulnificus 감염이 보고되었다. 다른 해양 세균에 비해 비브리오 균은 증식에 필요한 나트륨이 적다. 이 특징이 해수 외에서도 비브리오가 잘 발견되는 점을 설명해준다. 특히 사람 몸과 같은 0.9% 생리식염수 환경에서 폭발적인 증식이 가능하다는 것이 중요하다.

비브리오 종은 중온성(mesophilic) 세균으로 24~40℃의 온도에서 가장 잘 자라며, 8~10℃ 이하의 수온에서 는 성장하지 않는다. 이와 달리 다른 해양 세균은 임의성(facultative; 호기성 혐기성에 구애 받지 않고 증식하는) 친냉성(psychrophiles), 호압성(barophiles)의 특징을 가진다. 수온이 세균 증식의 중요한 조건인 점을 고려하 면 비브리오의 증식이 여름철에 이루어질 것을 추정할 수 있다. 보고된 대부분의 사례에서 감염은 여름철에 집중 되는 경향이 있다. 물론, 여름철에 해양 활동이 잦아지는 결과로 해석도 가능하다. 미국 북동부 지역에서 이루어 진 연구에서는 양식되는 해양 포유동물에서 발견되는 V. parahaemolyticus는 한해 중에 따뜻한 계절에만 검

출된다는 것이 관찰되었다.

몇몇 비브리오 종류는 사람에서 병원성으로 지목된다. 상처 감염의 원인균으로 V. cholerae O1 group/non-O1 group, V. parahaemolyticus, V. vulnificus, V. alginolyticus, V. damselae가 보고되었다. V. cholerae non-O1, V. parahaemolyticus, V. alginolyticus, V. vulnificus, V. metschnikovii는 패혈증의 원인 균주로 동정되었다.

비브리오균은 어류에도 병원성 세균으로 양식 시설에 심각한 피해를 줄 수 있다. 감염된 양식 물고기는 기면, 식욕저하, 피부 염증, 안구 돌출증, 위장관 출혈로 나타난다. 수생 척추 동물이나 무척추 동물에서는 V. anguillarum나 V. tapetis가 주요한 병원균이다. 그레이트 화이트 상어(great white shark)의 치아에서 V. alginolyticus, V. fluialis, V. parahaemolyticus가 동정되며 마코 상어의 치아에서는 V. damselae, V. furnissii 및 V. splendidus가 배양되는 것이 알려져 있다. 담수 생물에서는 V. parahaemolyticus가 확인되었다. 상어는 비브리오 세균에 대한 자생성 면역(autochthonous immunity)을 나타내는 것으로 알려져 있으며, 이는 면역글로불린의 한 아형인 면역글로불린 M (IgM)의 검출로 제시되었다. 상어에서 병원성 비브리오 종인 Allochthonous V. carchariae와 같은 Vibrio 종은 연골어류를 감염시키며 수족관에서는 흔히 스트레스병으로 불리는 질병의 원인균으로 지목된다.

장염 비브리오균: 장염 비브리오균(Vibrio parahaemolyticus)는 호염성 그람 음성균으로, 미국 전체 해안선을 따라 물속에서 발견된다. 최적 성장 온도는 35~37 ℃이다. 비정상적인 따뜻한 연안류(예 : 엘니뇨)가 비브리오 종의 증식을 촉진시킬 수 있다. 이상적인 조건에서 분열 시간은 10 분 미만이므로 3~4 시간이 지나면 10만 배 이상 증식할 수 있다. 여름철에는 동물성 플랑크톤에서 비브리오균이 흔히 검출된다. 이에 따라 비브리오 장염은 여름철에 발병률이 가장 높다. 장염 비브리오균은 침전물을 통해 이를 섭취하는 새우, 갑각류, 요각류에 흡수된다. 병원성 장염비브리오 균주의 95% 이상이 카나가와 반응(고염류-만니톨 한천(Wagatsuma)에서 cell-free, 열에 안정한 용혈소 생성)에 양성이지만 병원성과의 연관은 아직 분명하지 않다. 또한 대부분의 해양 계통은 카나가와 음성으로 알려져 있다. 병원성 인자로 발현되는 유전자는 protease, beta-hemolysins (thermostable direct hemolysin, thermo-related hemolysin), adhesins, toxR operons등이다.

장외 감염으로 상처 감염을 일으키는 경우는 만성 간질환이나 면역 억제를 앓고 있는 환자에서 가장 흔하다. 원발성 연부조직 감염을 일으키는 장염 비브리오는 V. vulnificus로 오인될 수 있다.

비브리오 패혈증균: 비브리오 패혈증균(Vibrio vulnificus)은 호염성 그람 음성 간균으로 예전에는 젖당 발효성(lactose fermenting- positive) 비브리오로 알려졌다. vulnificus는 라틴어로 상처(wounding)라는 뜻이다. 비브리오 패혈증균은 전세계적으로 분포하며, 미국에서는 거의 모든 연안 해역에서 감염이 보고되었다. 증식에 선호되는 염도는 0.7~1.6%이며, 비록 따뜻한(적어도 20 ℃) 해수를 선호하지만 훨씬 더 차가운 물에서도 발견된다. 맥시코만과 체사피크만에서 채취한 시료에서 개체수의 차이는 없었다. 따라서 해수의 배설물 오염과는 관련이 없는 것으로 생각된다.

비브리오 패혈증균은 철결합체(siderophore)와 금속단백질분해효소 (metalloprotease)를 생산한다. 다른 병원성 인자는 다당류 캡슐, 용혈소, 제 IV 형 pili 단백질분해효소 등이다. 비브리오 패혈증균은 산성의 다당류 캡슐 (비투과성 집락)을 가지며, 이러한 캡슐은 체액성 살균작용 및 식균 작용(phagocytosis)에 대한 보호를 제공하여 병원성에 기여한다. 일부 균주는 다당류 캡슐을 형성하지 않는 혈청형이며, 병원성이 낮다. 캡슐화하는 집락은 철에 대한 반응이 민감하다. 균주는 철분의 공급원으로 트란스페린을 이용하기 때문에 혈청 철분 농도가 높거나 트란스페린 결합부위가 포화된 경우에 병원성이 높다.

비브리오 패혈증균은 3가지 아형으로 분류된다. 제1형은 인체에 병원성이고 제 2형은 어류에 병원성이다. 제3형은 담수 연못의 물고기와 접촉한 후 연조직 감염과 패혈증을 일으키는 사례가 이스라엘에서 처음으로 언급되었다. 제 1형 아형 집단 내에서도 유전자 분석은 서로 별개의 하위 집단이 존재하며 서로 병독성이 다른 것으로 밝혀졌다. 이 집단중 YJ016 아형은 완전한 게놈 시퀀싱이 이루어졌다. 병원성과 관련된 유전자(세포부착, 군집화, 세포독성, 조직 파괴), 캡슐 다당류, 철결합체(siderophore) 생합성, 헴단백질 결합과 운송에 관여하는 유전자 등이 규명되었다. 생체 내 항원 기술은 체내에서 생산되고 발현되는 독성 유전자를 식별할 수 있다. 제1형 감염의 경우 환자의 혈청에서 금속 단백질 분해 효소(metalloprotease)가 검출될 수 있으며 이는 심각한 병원성을 의미한다.

증상은 감기와 유사한 불쾌감, 발열, 구토, 설사, 오한, 저혈압과 같은 비특이적인 증상이 나타나며 특징적으로 혈관염과 근염이 동반된 괴사성 피부/근막염으로 진행하면서 조기에 피부의 수포가 형성된다. 피부 병변은 물론 해양 손상을 입은 일차적인 상처를 중심으로 발현하지만 비브리오 균주가 혈행성으로 퍼져나가면서 2차적으로 다른 피부 부위에 증상을 나타낼 수 있다. 피부 병변은 일차적인 상처 감염(사례의 약 30%)은 홍반, 소포, 출혈 또는 괴사가 나타나는 껍질을 가진 급성 부종이 급하게 나타나며 괴사가 진행된다. 근치적 외과적 절제술 또는 팔다리의 절단이 필요할 수 있다. 패혈증으로 진행되는 경우는 25%로 높으며, 혈액에서 비브리오패혈증 균이 배양되는 경우, 치사율은 30%를 넘어간다. 출혈 합병증(위장 출혈, 파종성 혈관 내 응고)은 대부분 혈소판 감소에 따라 이차적으로 발생한다. 비브리오 위장염은 위장관에만 이환되는 경우는 사례의 10% 정도로 있을 수 있으며 상처 감염과 같이 나타나는 사례가 15%이며, 패혈증과 동반되는 경우가 20% 가장 흔하다.

대부분의 비브리오 감염은 피해자의 손에 물고기 비늘에 의한 상처를 입은 후에 발현된 사례가 대부분이다. Texas주의 Galveston 만의 바닷물에서 비브리오 패혈균 자궁 내막염(Vibrio vulnificus endometritis)의 발생이 보고되었고, 이는 바닷물 속에서 성관계를 가진데 따른 것으로 알려졌다. 그 밖의 드문 사례 보고는 뇌수막염, 윈드 서핑 중 낙뢰에 의한 괴사성 근막염, 일차적 세균성 복막염, 각막 궤양, 후두개, 고환, 비장, 심장 판막감염이 알려져 있다.

40 세 이상의 남성으로 간기능 저하(특히 간경화), 말기신장병, 백혈구저하증, 다른 면역력 저하 (악성 종양, 백혈병, 저 감마 글로불린 혈증, 인체 면역 결핍 바이러스 (HIV) 감염, 당뇨병, 골수 억제제, 장기간 코르티스테로이드 사용)가 있는 경우는 증상이 시작된 후 빠르게 감염이 악화될 수 있다. 그러나 젊고 건강한 증례에서도 전격성 감염이 진행되는 것이 보고되었다. 간의 기저질환은 사망의 예측 인자이며, 혈청내의 철분이 높은 질환(만성 간경변, 간염, 지중해성 빈혈, 혈색소 침착증, 재생 불량성 빈혈로 인한 잦은 수혈) 또는 무산증(위액에서 산이 적은 질환, 흔히 H2 차단제인한 의인성)은 극심한 균혈증의 위험이 더 크다.

이는 위산의 보호 효과의 부재, 유기체의 철 요구량 및 간 질환의 영향에 의한 것으로 생각된다.

급격히 패혈증으로 진행하였으며 그람 음성균이 동정되었고 사망에 이른 많은 사례가 알려져 있다. 초진 후 12시간 이내에 저혈압이 진행된 사례에서 사망률은 90%에 이른다. 비브리오에 의한 상처 감염에서 혈액에서 원인균이 동정되는 경우는 20%미만이다. 감염이 의심되는 즉시 적절한 항생제를 투여해야 한다. 즉각적인 수술적 탐색과 변연 절개가 도움이 된다. 원발성 피부 및 연조직 감염이 발생한 7례의 사례를 분석한 연구에서 감염 시점으로부터 72시간 이내에 수술한 경우는 중환자실 및 입원 기간 감소에 유의한 영향을 미쳤다. 저자는 모든 환자가 피하 조직의 괴사를 가지고 있는 반면 일부는 겉으로 드러나는 피부 괴사를 나타내지 않았다고 지적했다.

단지 한 증례였지만, 드라마와 소설에 많이 회자되는 유명한 치료 예는 폴리마이신 B 고정화 섬유(polymyxin B immobilized fiber)를 이용한 혈액 관류(hemoperfusion)로 치료한 경우이다. 이는 순환혈액에서 내독소(endotoxin)를 제거한 인공적 세망내피계(reticuloendothelial system)를 제공하는 것이다. 드라마를 심평녀가 인상깊게 본 것일까? 2009년도 심평원 자료에 신기술이라며 게시되어 있다. 공자도 어설피 아는 것을 경계했다는데, 일산화탄소 중독에서 24시간 이내의 추시 재압 고압산소치료를 인정하지 않는 것을 보면 편향이 다소 우려되지 않을 수 없다.

비브리오 미미쿠스: 비브리오 미미쿠스(Vibrio mimicus)는 하나의 편모가 있는 운동성이 있고 비호염성인 그람 음성, 산화 효소 양성 간균이다. 자당(sucrose)을 발효시킬 수 없고, 아세틸메틸 카비놀(acetylmethyl carbonyl)을 대사할 수 없고, 폴리믹신에 감수성이며, 라이페이스 검사에 음성인 점으로 V. 콜레라(V. cholerae)와 구별된다. 해수에서 발생하는 귀 감염의 원인균으로 지목되며, 분리 배양된 균주는 테트라사이클린에 감수성이 있다. V. mimicus를 배양하기 위해 검사실에 대변 검체를 보내는 경우, 적절한 배양 배지(티오황산염thiosulfate - 구연산염citrate - 담즙산bile salt - 수크로스sucrose [TCBS] 한천)을 사용하도록 실험실에 알려야 한다.

비브리오 알지놀리티쿠스: 해수에서 발견되는 비브리오 알지놀리티쿠스(Vibrio alginolyticus)는 산호 단면에 의한 열상이나 피부 찰과상 후 발생하는 연조직 감염의 원인이며, 특히 이전의 귀 감염 또는 고막 천공 후에 이어서 발생하는 부비동염 및 이염에 관련되어 있다. 항생제 내성은 알지놀리티쿠스 감염의 한 특징으로 간주되는데, 전형적인 증상으로는 화농성 삼출액이 동반된 봉와직염이다. 모든 해녀와 대부분의 직업적 다이버에서 볼 수 있는 다이버 귀의 원인균으로 지목된다. 면역 억제 환자와 화상 환자에서 나타난 균혈증이 보고되어 있지만 V. alginolyticus는 V. vulnificus보다 병원성이 낮은 것으로 알려져 있다.

알지놀리티쿠스의 미생물학적 특징은 자당(sucrose)과 유당(lactose) 발효, 10% 염도를 가한 1% tryptone 액체배지에서 배양된다는 점, 보게스-프로스카우어(Voges-Proskauer) 반응 양성, 우레아제 반응 음성, vibriostatic compound O/129에 민감성으로 나타난다. 그러나 이러한 지표는 다양성이 있어 식별이 어려울 수 있다.

포토박테리움 담셀라: 포토박테리움 담셀라(발광균; Photobacterium damsela)는 이전에는 Vibrio damsela 또는 Listonella damsela라고 명명되어 장원성 그룹 EF-5 로 분류되었다. 이름의 유래는 담셀 피쉬에서 분리되어 그렇게 붙여졌으며, 담셀(damsel)은 시집가지 않은 여성, 처녀를 의미한다. 담셀라이신(damselysin)이라고 하는 세포 외 세포용해소(cytolysin)과 기타 확인되지 않는 병원성 인자를 가지고 있기 때

문에, 포토박테리움의 연부조직 감염은 vibrio와 유사한 양상으로 급속하게 진행하는 근육 괴사와 근막염, 패혈증 및 사망으로 이어진다. 면역 억제된 환자에서 흔하나 정상 면역이 있는 사람에게서 발생할 수 있다.

비브리오 콜레라균: 비브리오 콜레라균(Vibrio cholerae)은 심각한 위장염을 일으킬 수 있으나, 캘리포니아주 샌디에고에서 보고된 사례에서는 괴사성 근막염 및 패혈증 쇼크를 일으킨 환자에서 V. cholerae non-O1(다역가 O1 항혈청에서 응집되지 않음)가 동정되었다. 이 사례에서 피해자에게는 당뇨에 의한 만성 발바닥의 궤양이 있었다.

한국과 일본등에 분포하는 은어(sweetfish)는 일본에서는 ko ayu라고 부르며 학명은 Plecoglossus altisis 이다. 은어, 홍다리 얼룩새우(Penaeus monodon), 인도지역의 몇몇 관상어종을 접촉하거나 특히 생식하는 경우 비브리오 콜레라에 의한 심각한 감염이 알려져 있다.

d. 해양 미생물의 배양

바닷물 혹은 해수 침전물에서 발견되는 미생물의 단지 0.1~1%만 일반적으로 병원 검사실에서 검사로 검출 혹은 배양된다. 병원성이 있는 해양 세균의 대부분은 흔히 쓰이는 세균 배양 검사에서 나타나지 않는다. 통상 사용되는 상업용 테스트 키트는 해양 미생물을 정확하게 식별할 수 없으므로, 상처 감염이나 패혈증에서 임상의는 해양 미생물이 존재할 수 있음을 실험실에 알려야 한다. 소속 병원이 완전한 검사가 어렵다면 검체를 위부에 수탁할 수 있다. 대부분의 유기체는 성장을 위해 나트륨, 칼륨, 마그네슘, 인산염, 황산염을 필요로 한다. 종류에 따라 약간에는 칼슘이나 염화물이 필요하다. 모든 Vibrio 종은 통상적인 혈액 배양 배지 및 혈액 배지와 같은 비 선택성 배지에서 자란다. V. cholerae와 V. mimicus를 제외한 모든 종은 성장을 위해 염화나트륨이 필요하다. 배양에서 나타나는 해양 세균의 다형태성(pleomorphism)은 영양분의 절대량이 적은 해수에 적응한 결과로 생각된다.

병원성 Vibrio 종은 기존의 혈액 한천 배지에서 자랄 수 있지만, 다른 해양 세균을 배양하기 위해서는 배양 온도를 표준 35~37℃ 대신 25℃ 에서 배양할 필요가 있고 배지 역시 염분 보충 배지를 사용한다. 해양 세균은 육지 균들 보다 성장속도가 느릴 수 있으며, 식별이 지연된다.

진단검사의학적 중요성은 다른 임상적인 병원체(Enterobacteriaceae, Pseudomonas, Aeromonas, Plesiomonas)로부터 비브리오를 분리하는 것이다. 도움이 되는 특성으로는 극모에 의한 운동성, 산화 효소 생산, 발효 대사, 성장을 위한 나트륨 필요량, O/129 vibriostatic 감수성 등이 있다. 비브리오 패혈증균을 동정하기 위해서 사용되는 검체는 혈액, 상처(보통 수포에서 얻는다), 대변이 사용된다. 동정을 위해서 실험실은 고염(3% NaCl) 배지를 사용하여야 한다. 균주의 특징은 포도당 발효 양성, 과산화수소분해효소(catalase) 양성, 산화효소 검사 양성, 인돌(indole test; 트립토판을 분해해서 인돌을 생성) 양성, 라이신(lysine)과 오르니틴 카르복실기 제거효소(Ornithine decarboxylase) 양성, 질산성 검사(ONPG; o-nitrophenyl-β-D-galactopyranoside) 양성, 자당(sucrose) 발효 불가 등이 있다.

병원성 vibrios는 일반적으로 MacConkey 한천에서 자란다. 바닷가에 위치한 병원에서는 TCBS 또는 CPC 한천을 일상적으로 사용하기도 하지만, 대부분의 병원에서 혈액 배양을 지시하였을 때 TCBS agar는 일반적으로 쓰이지 않기 때문에 해양성 Vibrio가 의심되는 경우 검사실에 TCBS 한천을 처방하는 것이 필요하다. 그 밖에도

CPC(cellobiose-polymyxin B-colistin) 한천, MTTG(Monsur taurocholate tellurite gelatin) 한천을 고려할 수 있다.

비브리오 패혈증 균주의 증식은 일반적으로 48시간 이상이 소요되기 때문에 보다 신속한 진단 테스트가 필요하다. PCR 검사를 위한 검체는 혈액, 수포 흡인액은 물론 어류, 퇴적물, 물에서도 가능하다. 통상 사용되는 multiplex PCR과 DNA microarray는 흔한 5종의 해양 세균인 V. vulnificus, Listonella anguillarum, Photobacterium damsela, Aeromonas salmonicida, and V. parahaemolyticus를 대상으로 한다. 이미 치료가 시작되어 회복기에 있는 환자에서 비브리오를 검출하기 위해서는 강화 액체 배지(Enrichment broth)가 사용된다. 1% 염화나트륨을 가진 염기성 펩톤수(peptone water)가 흔히 사용되며 다른 구성으로는 1% 염화나트륨 & 5% 펩톤, pH 8.0 & 0.08 셀로비오스(cellobiose) 배지가 사용된다. 미서부 해안지대에서 채취한 해양 시료에서 비브리오 패혈증균을 검출하는 표준적인 절차는 40℃ 염기성 펩톤 수에서 3시간 배양 후 CPC한천에 접종하는 것과 Dvu 9V, Dvu 45R 시발체(primer)로 PCR 을 병행하는 것이다.

항산균(mycobacteria)은 미들브룩Middlebrook 7H10/7H11 한천 또는 Lowenstein-Jensen 배지에 접종해야 하며, 진균 배양에는 사브로드(Sabouraud) 포도당 한천, Sabhi 한천이 사용된다. 항생제 감수성 검사는 육상 세균과 동일한 절차를 이용하되 확산 디스크에 사용되는 Mueller-Hinton 액체 배지나 한천에 2.3% NaCl를 첨가한다.

e. 항생제 치료와 감수성 검사

해양 미생물의 치료 목표는 임상 상태를 인식하고 원인 병원체를 배양하며 적절한 항생제를 선택하는 것이다. 해양 수상에 처방되는 항생제는 해당 지역의 최신 권고 사항에 따라야 하며, 비브리오 균주에 대한 항균범위가 있는(coverage) 약제를 사용한다. 시카고의 존 G. 쉐드(John G. Shedd) 수족관내의 곰치(moray eels)의 구강에서 얻은 배양 결과 V. fluvialis, Photobacterium damsela, V. vulnificus, Pseudomonas putrefaciens 가 동정되었으며, 항균제 감수성 검사는 cefuroxime, ciprofloxacin, tetracycline, trimethoprim-sulfamethoxazole에 민감하다는 것이 보고되었다.

해양 수상 시 비브리오 균주에 의한 연조직 감염의 내재성 성질과 잠재적인 악성에 근거하여 예방적인 항생제 투여가 권장된다. 그러나 이러한 치료는 아직 전향적인 평가가 이루어지지는 않았다. 또한, 상처에서 창상 감염이 나타나기 전에 시행하는 정량적 상처 배양은 이점이 없다.

정상 면역성이 있는 건강한 개인은 경미한 찰과상이나 열상(예 : 산호초 단면에 베임, 얇은 성게 차극의 관통상)에 대해 예방적 항생제를 필요로 하지 않는다. 그러나 만성 질환(당뇨병, 혈우병 또는 지중해성 빈혈)이 있거나 면역 장애(백혈병, 후천성 면역 결핍 증후군 (AIDS), 화학 요법, 장기간 스테로이드 치료), 심각한 간 질환(특히 혈청 철분이 높은 경우, 간염, 간경변, 혈색소침착증(hemochromatosis))이 있는 경우에는 심각한 상처 감염과 균혈증의 위험이 높기 때문에, 수상 직후에 경구용 시프로플록사신, 트리메토프림 - 설파메톡사졸, 테트라사이클린, 독시사이클린 투여가 필요하다. 예방적 항생제로 세프록심Cefuroxime은 적절하지만, 페니실린, 암피실린, 에리스로마이신은 적절하지 않다. 퀴놀론 제제의 경우 Norfloxacin은 특정 비브리오에 대해 덜 효과적일 수 있으며, 다른 quinolone (ofloxacin, enoxacin, pefloxacin, fleroxacin, lomefloxacin)의 비브리오 항균 범위(coverage)는 적절한 대안이 될 수 있을 것으로 기대되나 아직 광범위하게 시험되지 않았으며 최종적인 평가를 기다리고 있다. 감염 예방의 관점에서 큰 열상, 심각한 화상, 깊은 천공 상처, 이물질 잔존은 심각한 손상으로 간주된다. 상어 또는 바라쿠다에게 입은 물린 상처, 가오리 가시 상처, 성게 차극에 의한 깊은 천공상, 쏨벵이속(scorpionfish) 가시, 관절내의 상처, 전층 피부의 산호 베임 등을 예로 들 수 있다. 상처를 치료하기 위해 수술 및 입원이 필요한 경우 권장되는 항생제는 겐타마이신, 토브라 마이신, 아미카신, 시프로플록사신, 트리메토프림 - 설파메톡사졸이다. 넓은 항균범위를 위해서 ceftazidime과 tetracycline (또는 doxycycline)을 병용할 수 있다. Cefoperazone과 cefotaxime의 효과는 불확실하다. Chloramphenicol은 혈액학적 부작용 때문에 실제 사용하는 경우가 드물다. 패혈증이나 치료 실패의 상황에서는 imipenem-cilastatin이나 meropenem이 고려된다. meropenem는 시험관 내에서 비브리오에 대한 높은 항균범위를 보였다. 상처를 치료하기 위해 외래에서 통원치료가 결정되면 비브리오를 치료하기 위해 선택되는 약물은 ciprofloxacin, trimethoprim-sulfamethoxazole, tetracycline이다. 대안으로 cefuroxime이 선택된다. 경구 약제와 같은 성분의 항균제나 혹은 아미노 글리코사이드를 단회로 정맥/근육투여 할 수 있다.

제3세대 cephalosporin, mezlocillin, aztreonam, piperacilline에 대해 체외 내성이 확인된 비브리오 균주가 보고된 바 있지만, 3세대 세팔로스포린 (cefoperazone, cefotaxime, ceftazidime)는 각기 다양한 차이를 보이나 1/2세대 세팔로스포린(cefazolin, cephalothin, cephapirin, cefamandole, cefonicid, ceforanide, cefoxitin)과 비교하면 비브리오에 대한 더 효과적인 체외(시험관; in vitro) 항균범위(coverage)를 가진다. 비브리오 패혈증 균주에 대해 cefotaxime과 minocycline의 체외 병용은 상승 작용적이고 효과가 높았으며, 마우스 모델에서도 단독 요법보다 효과적이었다. 퀴놀론 제제는 그람 음성균의 세균 감염을 치료하는 데 특히 효과적이나 일반적으로 저항성 포도상구균에 대해 덜 유용하다. 베타락타마제(β-lactamase) 생성 포도상 구균은 반합성 페니실린(nafcillin, oxacillin)을 메티실린 내성이 있다면 반코마이신이 권장되며, 지연형 페니실린 알레르기의 병력이 있는 경우 cephalosporin(cefazolin, cephalothin)을 선택할 수 있다. Imipenem-cilastatin, trimethoprim-sulfamethoxazole, tetracycline과 같은 항생제는 일반적으로 그람 음성균에 대해 효과적이며, 겐타마이신 (Gentamicin), 토브라마이신 (tobramycin), 클로람페니콜 (chloramphenicol)은 비브리오와 P. putrefaciens에 감수성을 보였다. 비발효성(nonfermentative) 균주(예 : Alteromonas, Pseudomonas, Deliya 종)는 대부분의 항생제에 감수성을 보인다.

상처 감염이 나타나면 즉각적인 변연 절제 및 항생제 치료가 필요하다. 예방적인 항생제와는 달리 감염의 증상이 나타나면 비브리오뿐만이 아니라 포도상구균Staphylococcus 및 폐렴구균Streptococcus에도 효과적인 항균범위의 항생제를 선택한다. 해양수상에서도 이들이 여전히 감염의 흔한 원인이기 때문이다. 경미한 상처 감염이라 하더라도 고전적인 유단독(erysipeloid) 반응, 돼지단독균(Erysipelothrix rhusiopathiae) 양상의 피부 발적이 있다면 페니실린, 세팔렉신 또는 시프로플록사신을 투여해야 한다. 애완용 금붕어에서 입은 상처로 감염된 E. rhusiopathiae가 당뇨병 환자에서 괴사성 근막염을 일으키는 것이 보고되었다. 돼지단독균은 감염성 심내막염에서도 종종 배양되나 감염 경로는 아직 확실하지 않다. 감염된 상처는 호기 및 혐기성 배양이 필수적이며,

항생제 투여는 배양 및 감수성 결과가 나오기 전에 투여된다. 해양 환경에서 상처를 입었고 급속히 진행되는 봉와직염 또는 근염이 있는 사람에게서 특히 만성 간 질환이 있는 경우 V. parahaemolyticus 또는 V. vulnificus 감염이 의심되어야 한다. 심한 패혈증에서는 광범위한 절제와 항생제에 부가적인 치료로 재조합 활성화 단백C 투여를 고려할 수 있다. V. vulnificus 패혈증 및 봉와직염에서 보조적 치료로 고압산소치료가 사용되지만, 아직 표준적인 치료는 아니다.

B. 민물 세균학

a. 담수 미생물의 다양성

연못, 호수, 시내, 강, 초호, 항구, 강어귀, 댐과 같은 인공 수역이 자연 담수 환경으로 분류된다. 담수 환경 미생물의 병원성은 결코 해양보다 덜 위험하지 않다. 급류타기 수상활동에 따른 압궤 손상, 수상 스키 사고, 프로펠러 상처, 낚시 바늘 관통상, 깨진 유리 및 날카로운 바위에 의한 열상, 물고기 지느러미 관통상 등이 흔한 부상의 유형이다. 생물학적 조절을 위한 약제가 세균에게 전달되는 경로는 다양하다. 예를 들면, 모기 개체 조절을 위해 우물에 살포한 약제는 송사리와 같은 물고기에게 전달되는데 이를 통해 Pseudomonas와 같은 병원성 세균의 내성에 영향을 줄 수 있다. 인간 및 다른 동물의 증가와 폐기물 증가의 영향이 더해지며 대장균 오염의 위험이 증가한다. 영국에서는 강과 연안의 물에서 항생제 내성이 있는 대장균이 보고되었다.

염화나트륨의 함량이 3% 미만인 수역은 기수(brackish water)로 분류되며 해양 세균, 내염성 담수 세균뿐만 아니라 Agrobacterium sanguineum과 같은 기수-특이성 세균이 보고되었다. 담수, 담수 퇴적물, 수생 동물에서는 다양한 종류의 미생물이 확인된다. 호수에서 목욕한 후 감염된 소아에서 콕사키 바이러스(Coxsackievirus) A16가 동정되었다. Naegleria fowleri는 담수 환경에서 발견되는 호열성(thermophilic), 자유 생활 아메바(free-living ameba)로 원발아메바수막뇌염의 원인이 된다. 병원체는 후각 신경을 따라 사람 뇌로 침투하는 것으로 알려져 있어 오염된 수원에서 코에 물이 들어가는 수상활동과 관련이 있는 것으로 알려져 있다. 한 조사에서는 캘리포니아, 테네시, 플로리다의 담수 환경에서 물, 동물, 동물이 아닌 대상을 채집하였다. 이 연구에서 분리된 세균은 주로 그람 음성이며 A. hydrophila, Flavobacterium breve, Pseudomonas 종, V. parahaemolyticus, Serratia 종, Enterobacter 종, Plesiomonas shigelloides, Bacillus 종, Acinetobacter calcoaceticus, Alcaligenes denitrificans 등이 검출되었다. 주목할 만한 특징은 V. parahaemolyticus나 A. hydrophila와 같은 고병원성 세균 역시 담수에서 검출된다는 것이다. 마지막으로 자연 담수 환경뿐만 아니라 가정에도 있을 수 있는 수족관에서의 세균 역시 고려해야 한다. 피라냐의 입에서 배양된 병원성 세균의 예를 들 수 있다.

아에모로모나스(Aeromonas) 종에 의한 상처 감염: Aeromonas hydrophila, Aeromonas는 가스를 생성한다, hydrophila 물을 사랑한다는 뜻의 라틴어이다. Aeromonas hydrophila는 그람 음성 세균으로 통성 혐기성, 한쪽 극에 편모를 가지고 있고, 포자를 형성하지 않으며, 운동성 간균으로 분류된다. Vibrionaceae 계통으로 간주되며 토양, 민물 시냇가, 호수에 넓게 분포한다. 민물에 침수된 상처 감염의 가장 흔한 원인 균주로 지목된다. Aeromonas 종은 넓은 온도와 산염기 범위에서 증식할 수 있다. 유전형은 13가지 이상의 아형이 알려져 있으나, 임상 검체에서 동정되는 9종 정도이다. 이중 A. hydrophila, A. sobria, A. schubert, A. veronii, A. caviae는 병원성이 있는 것으로 간주된다. 병원성 요인으로는 hemolysin, cytotoxin, enterotoxin, cholera toxin-like factor, hemagglutinin이 알려져 있다. 이러한 특징은 흔히 사용되는 선별 검사에서 Vibrio 속의 일부로 잘못 식별되는 원인이기도 하다.

A. hydrophila는 양서류, 파충류 및 물고기에게 병원성이 있다. 사람에서는 연조직 감염과 위장관 감염의 원인균이 된다. 전형적인 사례는 상처, 특히 다양한 정도의 관통상, 오염된 물에 침수된 상처와 연관된 감염으로 수상 24시간 이내에 홍반, 부종 및 화농성 분비물을 동반한 하는 연조직 감염으로 나타난다. 하지가 가장 자주 이환되며, 주소로는 부주의하게 날카로운 물체를 발바닥으로 밟아서 상처를 입거나, 물속에서 입은 천공상을 흔하게 접할 수 있다. 연조직 감염의 양상은 전형적인 연쇄상 구균 감염의 특징; 국소 통증, 림프관염, 발열 및 오한과 구별되지 않는다. 감수성이 있는 항생제에 대부분 반응하며, 치료 하지 않는 경우가 아니면 심각한 연조직 가스 형성 반응, 수포 형성, 괴사성 근염 또는 골수염으로 진행되는 경우는 드물다. 녹농균(Pseudomonas aeruginosa)에서 나타나는 괴저성 농창(ecthyma gangrenosum)이 아에모로모나스 패혈증에서 보고된 적이 있다. 패혈증까지 진행되면 발열, 저혈압, 황달, 오한과 같은 증상이 나타난다. 복부의 통증과 압통, 의식 변화, 급성 신부전, 세균성 폐렴 및 응고병증 역시 나타난다. 침수나 익수 등에서 민물이 기도에 흡인된 결과로 A. hydrophila 폐렴과 균혈증이 나타날 수 있으며, 만성 간질환, 신생물, 당뇨병, 요독증, 코르티코 스테로이드 치료, 광범위한 화상과 같은 면역 저하 상태와 다른 만성 질환이 있는 환자는 수막염, 심내막염, 패혈증과 같은 심한 감염의 위험이 더 큰 것으로 알려져 있다.

다수의 Aeromonas 감염 사례가 보고되어 있다. 성별로는 남성이 우세한데 이유는 확실하지 않으며 세균의 표현형 변이 때문이거나 단순히 여성에 비해 남자가 더 많은 해양 손상을 입는 것이 원인일 수 있다. 악어에 물린 후 감염이 보고되었다. 애완용 피라냐에서 물린 15세 소년의 상처 감염에서 A. hydrophila가 동정되었다. 민물 갈대에 의한 찰과상 후 A. sobria로 인한 각막 궤양이 보고되었다. 거머리는 의학적 목적으로도 사용된다. 거머리의 창자 정상 균주로 Aeromonas가 있을 수 있으며 이와 관련된 연조직 감염이 보고되었다. 수족관 연관 감염을 일으켰을 때 수양성 설사와 발열이 나타나는데 이는 이 균주의 병독성이 Vibrionaceae 계열에 속하는 것과 연관이 있는 것으로 받아들여진다.

Aeromonas 종을 동정하기 위해서는 검사실에 임상상황(민물에 침수)을 알리는 것이 필요하다. Aeromonas 의 생화학적 특징이 대장균이나 세라치아(Serratia) 종과 같은 Enterobacteriaceae와 유사하기 때문이다. 검사실에서 Aeromonas 종은 산화 효소 반응 양성, TCBS 한천에서의 성장 없음, MacConkey 한천에서의 생육, vibriostatic 합성물 O/129에 대한 내성으로 확인된다. 담수 환경에서 수상한 상처가 감염되고, 그 화농성 분비물을 그람염색을 보냈을 때, Aeromonas는 그람 음성 간균으로 나타나며, 단독이거나 쌍을 이루거나 또는 짧은 사슬을 형성한 형태로 나타날 수 있다.

A. hydrophila는 일반적으로 chloramphenicol, aztreonam, gentamicin, amikacin, tobramycin, trimethoprim-sulfamethoxazole, cefotaxime, cefuroxime, moxalactam, imipenem, ceftazidime, ciprofloxacin, norfloxacin에 감수성을 보인다. 심각한 감염의 경우, 초기 경험적 항생제는 슈도모나스 또는 세라치아 감염에 항균범위를 가지는 아미노글리코사이드가 포함된 조합이 권장된다. Aeromonas 종은 β-lactam 염색체에서 β-lactamase를 전사할 수 있으며, 항생제에 의해 유도되어 분비된다. 이로 인해 페니실린, 세팔로스포린 및 모노박탐에 대한 내성을 가진다. Clavulanate와 같은 β- lactamase 저해제는 이러한 β- lactamase 에 효과적이지 않아 amoxicillin-clavulanate는 Aeromonas에 항균범위를 가지지 않는다. 다른 마찬가지로 β-lactamase의 생성 때문에 Vibrio 종 역시 1세대 세팔로스포린, 페니실린, 암피실린, 암피실린 - 설박탐에 내성을 가진다. cefotaxime 내성 A. hydrophila로 인한 침습성 감염에 대한 최적의 항균 범위는 알려져 있지 않지만, 한 연구에서 ciprofloxacin은 체외/체내(마우스) 연구에서 모두 cefotaxime-minocycline만큼의 항균 효과를 보여주었다. 특히, 이 연구에서 ciprofloxacin과 levofloxacin은 gatifloxacin, moxifloxacin 및 lomefloxacin보다 더 큰 활성을 나타냈다.

Aeromonas와 관련된 심각한 연조직 감염을 성공적으로 치료하기 위해서는 치료의 초기에 공격적인 변연 절제가 필요하다. Aeromonas는 잠재적으로 침습적인 성질을 가지기 때문이다. 고압산소치료의 적응증은 선행되는 변연 절제, 근막 절개, 항생제 치료에 반응하지 않는 중증도의 봉와직염에서 보조치료로서 기여할 수 있는 것으로 간주된다.

이니에 연쇄구균(Streptococcus iniae) 감염: Streptococcus iniae(이니에 연쇄구균, S. iniae)는 물고기의 병원성 세균(어병세균)으로 아마존강 돌고래(Inia geoffrensis)의 피하 농양에서 처음으로 분리 동정되었다. 이니에 연쇄구균은 어류에서 방향상실, 점상출혈, 안구돌출(exophthalmia), 안구 농(corneal hypopyon) 등의 임상증상을 일으키며, 수산 양식에서 중요하게 다루어지는 세균이다. 역돔(태래어, 틸라피아, tilapia, Oreochromis, St Peter's fish, Hawaiian sunfish), 방어(yellowtail), 무지개 송어, 은연어(coho salmon) 등에서 치명적인 수막뇌염의 유행을 일으키는 것이 보고되었다. 오스트레일리아의 베러먼디(barramundi)양식이나, 국내의 광어 양식에서 집단 폐사의 원인균으로 지목된다.

이러한 물고기를 취급하다가 피부의 상처를 입는 경우 세균성 감염의 위험이 있다. 양식되는 역돔의 표면에서 S. iniae 균주 군집은 흔하게 발견할 수 있다. 이 물고기를 손질하다가 흔하게 감염되는데, 일반적으로 부상자는 지느러미, 뼈 또는 준비 도구로 손에 상처를 입게 된다. 봉와직염이나 패혈증으로 나타날 수 있고 중증의 감염은 심근염, 수막염 및 관절염이 S. iniae 감염에서 보고되었다. 봉와직염은 림프관염이나 발열을 흔히 동반하나 피부과사나 수포 형성은 나타나지 않는다. 배양에서 S. iniae는 β-용혈을 나타낸다. 그러나, β- 용혈의 좁은 구간은 좀더 현저한 α- 용혈 구역에 의해 고리가 형성되기 때문에 α- 용혈성 인 것처럼 보일 수 있다. 이에 따라 배양된 균주는 viridans streptococcus로 잘못 식별될 수 있다. viridans는 흔히 오염의 결과로 간주된다.

적절한 항생제로는 페니실린, 세파졸린, 세프트리악손, 에리스로마이신, 클린다마이신, 트리메토프림 - 설파메톡사졸 등을 들 수 있으며, ciprofloxacin은 체외에서 약간의 항균력을 보였다.

데스모데스무스 아르마투스: 2예의 사람에 대한 녹조류 감염이 보고되었다. 동정된 병원체는 데스모데스무스 아르마투스(Desmodesmus armatus)로 알려졌다. 감염은 정상 면역을 가진 성인에서 발생했다. 한 사례는 다리에 깊은 관통상을 입은 경우이며, 다른 증례에서는 무릎의 개방성 골절-탈구 손상을 입으면서 오염된 경우였다.

연조직에서 진균 배양결과 엽록소를 가지고 있는 녹색 집락이 확인되었다. 두 사례 모두 수술적 제거술을 받아서 재발 없이 치유되었고 항진균제 약물은 투여되지 않았다.

b. 항생제 치료에 대한 일반적인 접근

담수로 오염된 상처가 감염되었을 때, 혹은 감염 예방을 위한 항생제를 선택할 때는 Aeromonas 종에 대한 항균 범위가 포함되어야 한다. 1세대 세팔로스포린은 담수 박테리아의 성장에 대한 부적절한 항균 범위를 제공하며, 3세대 세팔로스포린은 우수한 적용 범위를 제공하는 반면 2세대는 덜 효과적이다. 또한 Ceftriaxone은 Aeromonas 종에 효과적이지 않을 수 있다. Ciprofloxacin, imipenem, ceftazidime, gentamicin 및 trimethoprim-sulfamethoxazole은 그램 음성 미생물에 대한 적절한 항생제이다. Trimethoprim 또는 ampicillin 단독 요법의 효과는 의문시 된다. 감염의 중증도가 높아서 상처 관리를 위해 수술과 입원을 요구되는 경우 ciprofloxacin, gentamicin, trimethoprim-sulfamethoxazole 등이 권장된다. Imipenem/cilastatin 병용 투여는 패혈증이나 치료 실패의 상황에서 사용된다. 감염 관리가 외래 통원 치료로 이루어질 경우 경구용 약제로는 노르플록사신 (또는 시프로플록사신), 트리메토프림 - 설파메톡사졸, 테트라사이클린이나 독시사이클린이 사용된다. 임상의사들은 경구약을 처방하기 전에 아미노글리코사이드를 근주하거나 같은 약제를 정주하는 것을 선호한다. 감염된 상처는 배양되어야 하며 배양 및 감수성 결과가 진행중인경우 기존 항생제를 그대로 투여한다. 수포가 동반되는 넓은 영역의 괴사의 급속한 진행과 고열은 A. hydrophila 감염을 시사하는 소견이다. 연쇄상 구균 봉와직염의 경과는 이보다 느리다.

상처 감염이 일어나기 전에 예방적인 항생제의 투여는 항상 논란의 여지가 있다. 다음의 권장 사항은 Aeromonas 종이 유발하는 연조직 감염이 잠재적으로 심각하기 때문에 제시되었으며, 전향적인 연구결과는 아직 시행되지 않았다:

- 경미한 찰과상 또는 열상은 예방적 항생제의 투여를 필요로 하지 않는다.
- 정상적인 면역성이 있더라도 만성적인 질병, 면역학적 손상 또는 심각한 간 질환을 가진 사람, 특히 혈청 철분 수치가 높은 경우에는 예방적 항생제를 투여한다. 심각한 상처 감염과 균혈증의 위험이 높기 때문이다.

예방적인 항생제의 1차 선택은 경구 ciprofloxacin 또는 norfloxacin이 권장되며 2차 선택으로 trimethoprim-sulfamethoxazole이 사용된다. 알러지 병력으로 투여할 수 없는 경우에는 doxycycline 또는 테트라사이클린을 투여할 수 있으나, 저항성이 관찰되었다. 페니실린, 암피실린, 에리스로마이신 및 트리메소프림 단독 요법은 적절하지 않다. 또한, 일단 감염이 발생하면 Staphylococcus 및 Streptococcus에도 효과가 있는 항생제 항균 범위를 선택해야 한다. 민물에 오염된 상처라 하더라도 피부 상재균주가 감염의 가장 흔한 원인 균주이기 때문이다.

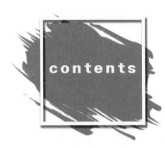

29. 상어교상

29. 상어교상

상어에 관한 두려움은 신화나 민속에서도 찾아볼 수 있다. 잠재적으로 두려운 대상이지만, 상어는 깊은 곳에서 가장 우아하고 웅장한 생물이다. 상어는 모든 바다에서 발견될 수 있지만 남극해와 열대의 하천, 강기슭 호수에서 발견된다. 국내 역시 제주도 등에서 야간에는 청상아리를 목격하거나 우연히 포획되기도 한다. 성체의 크기가 17-21cm으로 작은 난쟁이 상어(dwarf lanternshark; Etmopterus perryi)나 돔발상어(cylindrical dogfish; E. carteri)의 작은 크기부터, 21m-22,700kg에 달하는 고래상어(Rhincodon typus)까지 상어의 크기와 종류는 다양하다. 그러나 일반 대중뿐만 아니라 과학자, 모험가, 임상의에게 항상 엄청난 매혹과 관심의 대상은 '야만적인 바다 생명체에 의한 무차별 공격'이다. 역사적인 예는 1945년 제2차 세계 대전 당시 상어가 서식하는 해역에서 침몰한 USS 인디애나 폴리스 표류자에 대한 상어 공격을 들 수 있다. 7 월 30일에 비극의 순양함은 일본 어뢰에 의해 침몰되었으며, 수백명의 사망자가 발생하였고 5일간의 표류 도중 상어의 공격으로 60-80명의 희생자가 발생한 것으로 알려져 있다. 이 사건은 이후 많은 영화와 시나리오에 영감을 주었다. 이러한 추정치는 선행하는 사인에 대한 오류와 일부 언론의 과장된 표현에 의해 부풀려졌지만, 생존자의 공식 인터뷰 기록과, 20사례 이상의 상어 물림의 소견은 공식적으로 기록된 상어에 의한 가장 큰 피해로 남아 있다. 상어의 독특한 팝핑(꼬리 내리는) 소리를 배경음악으로 만든 해양 어드벤처물이 흥행함에 따라 올해도 어김없이 스크린에는 백상아리가 등장하는 것이 알려져 있다. 헐벗고 굶주린 일련의 여배우들은 베드신을 열연하고 잠시 후 모두 끔찍한 고통을 당하며 퇴장, 처녀성을 보존하고 있는 여배우가 하는 일 없이 시끄럽고 요란하게 기다리고만 있으면, 이윽고 남친과 제우스가 기중기를 타고 나타나서 결말. 한숨이 나온다. 먹다가 흘린 맥도날드 감자튀김에 묻은 케첩 같은 관객과 제작자의 성적 취향을 시사해주나, 극작의 심미적 가치나 흥미는 매우 부족하고, 상어에 대해서 알 수 있는 것은 없다. 작년에도 본 것만 같은 천편이 일률을 따르는 똑딱이물인데, 여름철에 사전 정보 없이 극장가에 가면, 과금은 매번 이루어지니 손해 보는 기분이다.

A. 상어의 생활사와 습성

상어(shark)라는 단어의 어원은 유카탄 단어인 마야 언어의 물고기를 뜻하는 xoc('shock'로 발음된다)에서 기원한 것이다. 상어는 최소 4억년 이전에 바다에 출현한 것으로 알려져 있다. 비교해보자면 육지에서 대다수의 공룡이 출현한 데본기는 대략 2억년 전이라고 할 수 있는데, 사실 대부분의 상어종은 1억년 전 백악기의 공룡 종과 같은 속(?)에 속한다. 조상 상어의 종류는 현재 보다 많았을 것이다. 예를 들어 카르카로클레스 메갈로돈(Carcharocles megalodon)을 들 수 있다. 신생대에 서식했던 대표적인 대형 육식성 상어의 한 종류이다. 약 2,600만년전인 신생대 마이오세에 나타나 플라이오세 말기인 160만년 전에 멸종한 것으로 알려진 상어이다. 크기의 고증에 다양한 논란이 있으나, 발굴된 화석에 의하면 메갈로돈은 15.2cm 보다 긴 이빨을 가지고 15m 이상의 길이로 자랐을 것으로 추정된다. 영화 등에서 '백상아리의 직계 선조'쯤 되는 대중적 인지도를 가지고 있다. 성인 키를 훌쩍 넘어서는 입크기를 자랑하는 이 포식자는 분명히 고래와 듀공(manatee)의 천적이었을 것이다.

'사람을 공격하는 상어'에 대한 최초의 기록은 현대 나폴리 서부의 이스키아 섬 서쪽에서 발굴된 기원전 725년경의 꽃병에 처음 묘사되어 있으며 초기 그리스 문학에도 '죠스'의 원조격인 기록이 등장한다.

약 375종의 상어 중 약 35종의 개체가 현재 전 세계적으로 매년 발생하고 있는 75건의 상어 공격에 연루되어 있다. (평균적으로 1년에 65건의 공격이 21세기의 첫 10년 동안 ISAF에 의해 기록되었다) 그 외에도 35-40 종은 잠재적으로 위험한 상어 종으로 여겨진다. 상어 공격의 빈도가 과소 평가 될 수 있다는 주장이 종종 제기된다. 공격이 실패한 사례만 보고되기 때문이며, 완전히 성공적으로 이루어진 공격은 상어 커뮤니티에 홍보 사례가 될지 모르지만, 휴먼 커뮤니티의 통계에는 실종으로 처리될 수 있다. 휴대 전화, 인터넷 및 소셜 미디어로 인해 점점 더 작아지는 세상이지만, 물로 인한 사람의 다른 원인들과 비교하여 상어 공격의 정확한 추정이 역학적 중요성에 의미를 더하지는 못할 것이라고 생각된다.

국내의 상어 공격에 대한 인명 피해는 주로 서해안에 집중되어 있다. 연도별로 나열해 본다면 1959년 충남 보령시 대천해수욕장에서 수영하던 대학생, 1981년 5월에 충남 보령 외연도 앞바다에서 전복을 채취하던 해녀, 1986년 5월에 전북 군산시 연도 앞바다에서 잠수부, 1988년 5월에 충남 보령시 삽시도 앞바다에서 해녀, 1995년 5월에 충남 보령시 장고도리 앞바다에서 해녀, 1996년에 전북 군산시 연도 앞바다에서 잠수부가 상어 공격에 사망한 사건 등이 기록되어 있어 최소 총 5건의 사망사고가 알려져 있다. 대부분의 사인은 일차적으로 상어에게 물리고 이어서 과다한 출혈로 사망한 것으로 조사되었다. 서해안에서 특히 5월달에 상어에 의한 사망사고가 집중되어 있는 이유는 5월에 남쪽에서 난류가 조류를 타고 군산에서 태안에 이르는 바다로 흘러 들어와 찬물과 합쳐지기 때문에 난류와 한류성 고기가 밀집되어 대형 포식자가 몰려들기 때문이라고 생각된다.

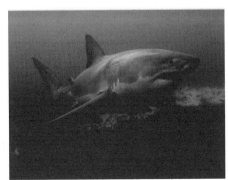

백상아리(great white shark)

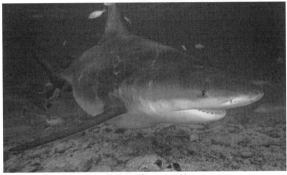

황소 상어(bull shark)

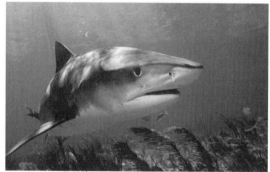
뱀상어(tiger shark; Galeocerdo cuvier)

가장 빈번하게 인명 피해를 야기하는 상어는 백상아리(great white shark), 황소 상어(bull shark), 뱀상어 (tiger shark; Galeocerdo cuvier)와 같은 대형 상어들이다. 몸집이 크다는 점 외에도, 일상적으로 자신보다 더 큰 먹이를 공격하고, 절단을 용이하게 하는 넓게 돌출된 톱니형의 이빨을 가진다는 공통점이 있다. 특히 황소 상 어는 텃새권을 방어하는 본능을 가지고 있고, 침범하는 대상을 집요하게 공격한다. 브라질 북동부의 페르남부쿠 (Pernambuco)주 강이나 하천을 포함한 연안의 수면이 주된 서식지로 많은 인명 피해가 보고 된다. 그보다 많 은 인명 피해를 보고하는 종은 플로리다 주에서 연간 15~20사례의 공격이 보고되는 흑기흉상어(blacktip reef sharks; Carcharhinus limbatus)와 스피너상어(spinner shark; Carcharhinus brevipinna)이다.

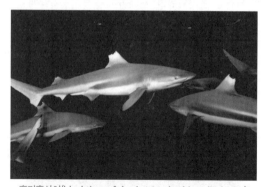
흑기흉상어(blacktip reef sharks; Carcharhinus limbatus)

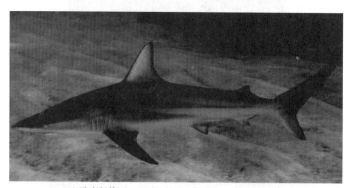
스피너상어(spinner shark; Carcharhinus brevipinna)

생존자의 보고를 통해 공격 대상 상어종이 정확하게 식별되었을 것으로 기대하기는 어렵다. 많은 공격이 야간 이나 예고 없이 수중에서 이루어진다. 영화관 시청자와는 달리, 희생자가 침입자를 정확하게 식별 할 수 있을 정 도로 잘 볼 수는 없다. 설령 상어를 물에서 건져 꼼꼼히 들춰보더라도 식별하기는 쉽지 않은데, 대부분의 상어는 흉상어과(Carcharhinidae)에 속하며 훈련 받은 과학자라고 하더라도 육안 관찰로 정확한 종을 구별하는 것은 어려운 일이다. 멀리서 보던 보지 못했던 정확한 이름을 말할 수 있는 능력은 그린랜턴 히어로와 일부 다이빙 업자만의 능력이다. 확실한 식별은 상처 부위에 남아있는 치아 파편을 검사함으로써 이루어지지만 모든 사례에서 가능하지는 않다. 이러한 편향으로 인해 백상아리, 뱀상어, 수염 상어(nurse shark; Ginglymostoma cirratum)가 생존자 보고에 의한 목록에 과다보고 되고 대부분의 다른 종은 과소 보고되는 경향이 있다.

ISAF 보고서에 의하면, 과소 보고되는 상어 종으로는 모래뱀상어(sand tiger shark; Carcharias taurus), 청새리상어(blue shark; Prionace glauca), 흑기흉상어, 무태상어(bronze whaler shark, copper shark; Carcharhinus brachyurus), 레몬상어(lemon shark; Negaprion brevirostris), 청상아리(shortfin mako shark; Isurus oxyrinchus), 회색암초상어(grey reef shark; Carcharhinus amblyrhynchus), 장완흉상어(oceanic whitetip shark; Carcharhinus longimanus) 등이 사람을 공격하는 상어들이다. 이와 대조적으로 귀상어(smooth hammerhead; Sphyrna zygaena), 갈라파고스상어(Galapagos shark; Carcharhinus galapagensis), 수염상어에 의한 공격은 거의 보고되지 않았다.

상어는 육식성이며, 대부분 먹이사슬의 최상위 포식자로 간주된다. 그 크기와 치열은 잠재적인 위협이지만 일부 종들만 공격적이다. 3개의 가장 큰 상어 인 고래 상어, 돌묵상어(basking shark), 넓은주둥이상어(megamouth shark)는 플랑크톤을 주식으로 삼으며 공격적이지 않다. 작은 상어조차도 강력한 턱과 날카로운 치열을 가질 수 있다. 길이가 2m에 이르는 모든 종은 그 크기, 치열,턱 힘이 사람에게 심각한 상해를 입힐 수 있기 때문에 잠재적으로 위험하다.

상어는 척추동물 어상강중 연골어강 연골어류(Chondrichthyes)에 속하며, 여기에는 홍어류(skates), 가오리, 은상어류(chimaeras)도 포함된다. 경골 어류들와의 큰 차이점은 부력을 위해 부레를 사용하지 않고 큰 간에 스쿠알렌(squalene)으로 알려진 지방성분을 축적하여 부력을 얻는다는 것이다. 이러한 부력은 제한적이기 때문에 대부분의 상어들은 가라 앉지 않도록 유지하고 아가미를 통해 호흡하기 위해서는 거의 일정한 움직임을 유지해야 한다. 소수 그룹인 바닥에 사는 일부 종만 오랜 시간 동안 휴식을 취할 수 있다.

상어는 고도로 지능적이지는 않지만, 주목할만한 감각 체계를 가지고 있고 두뇌의 감각피질 역시 잘 발달되어 있다. 이를 통해 상어는 회피하는 물고기, 수영 또는 다이빙 중인 사람을 찾을 수 있다. 상어는 알려진 바와 같이 색맹이다. 그러나 빠른 운동과 대조에 대한 인식으로 인해 시각적으로 잘 보완된다. 안구 근육은 본체가 어떤 움직임을 하더라도 대상을 고정해서 추적할 수 있게 한다. 상어가 밝은 오렌지색(따라서 노란색 옷을 입으면 상어가 냠냠 잡수실 거라 의미의 "yum-yum yellow"라는 명칭이 생겼다.)에 끌리는 지는 계속 논란의 여지가 있다. 경험적 관찰에 따르면 상어는 대조색에 끌리는 것으로 생각된다.

상어의 눈은 야간에 마치 광섬유 태피스트리처럼 밝게 빛난다. 맥락막의 진주광 색소상피(tapetum lucidum) 때문인데, 이 빛은 같은 광경로를 따라 광 수용체로부터 다시 빛을 반사하는 망막 뒤의 맥락막 층에서 나오고 여기에는 구아닌 결정을 포함하는 일련의 반사판이 막대 및 원추형을 형성하여 빛에 대한 안구의 민감도를 증가시킨다. 이를 통해 상어는 낮은 빛 환경에서도 활동할 수 있다. 색소 상피는 또한 안료 과립의 적층을 통해 해수면 근처의 밝은 빛으로부터 망막을 보호하는 기능 또한 수행한다.

많은 종류의 상어는 위 눈꺼풀과 아래 눈꺼풀을 가지고 눈을 보호한다. 백상아리는 이러한 순막(nictitating membrane)을 가지지 않으며, 안구 손상을 피하기 위해서 안와내에서 안구를 회전시킨다.

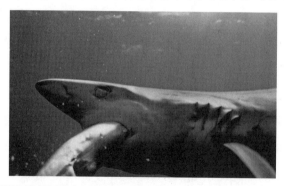

고등어를 포식하고 있는 청새리상어의 눈이 눈꺼풀, 순막(nictitating membrane)에 의해 보호되고 있다.

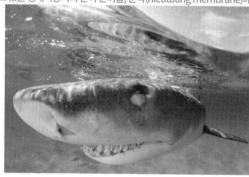

백상아리는 순막을 가지지 않으며, 안구 손상을 피하기 위해서 안와내에서 안구를 회전시킨다.

상어는 후각 및 미각 수용체를 통해 물 속의 혈액, 소변, 복강액의 존재를 파악할 수 있다. 상어의 수용체는 매우 예민하여 1억분의 1농도의 혈액, 또는 100억분의 1로 희석된 상처 입은 생선 근육을 감지할 수 있다고 알려진다. 상어는 아미노산, 아민 및 작은 지방산과 같은 정상적인 먹이에 의해 생성되는 것과 유사한 화학 물질에 가장 민감하다. 상어는 체적과 비례하여 비교적 두뇌의 크기가 큰 편인데, 전체 뇌의 3분의 2이상이 후각 피질로 알려져 있다. 상어의 콧구멍은 입 바로 앞의 주둥이 밑면에 위치에 있으며, 이로 유입된 해수는 후각 세포가 밀집해 있는 주름을 통과하게 된다. 이동은 물론 휴식 상태에서도 지속적으로 해수가 유입된다. 이 콧구멍은 단지 후각 기관을 위한 구조로 지나가는 물에서 산소를 추출하여 호흡을 하는 아가미 필라멘트와는 별개의 구조이다. 측면에 별도의 5~7개의 아가미 슬릿이 별도로 이루어져 있다.

이 외에도, 상어는 다른 물고기들과 같이 측선 기관(lateral line organ)을 가지고 있으며, 이는 화학 자극제를 검출하는 피부 화학 수용체로 물고기에서 몸 양쪽에 머리부터 꼬리지느러미까지 이어져있는 한 줄의 선으로 관찰된다. 물속에서의 움직임을 감지할 수 있으며 음파 진동 또는 펄스 저주파 (20~60 사이클/초, <800 Hz) 음파에 반응한다. 상어의 청력 또한 극도로 민감하여 914미터 거리에 있는 먹이를 감지할 수 있다.

가장 인상적인 원격수용기(telereceptor)는 귀상어의 독특한 망치 모양의 안테나일 것이다. 귀상어의 두개골은 좌우로 확장되어 있어 양쪽에 수용체가 구성되어 있다. 이 전기수용체는 젤리로 차 있는 로렌치니 기관(ampullae of Lorenzini)으로 다른 물고기가 근육을 수축하여 발생시키는 미세한 전압을 감지한다. 민감도는 1sea water 센티미터당 1/106 볼트까지 탐지 가능한 것으로 알려져 있다. 별상어(smooth dogfish)는 5/1000

마이크로 볼트의 전압 차이를 감지할 수 있으며, 특정 상어의 뇌는 15억분의 1볼트를 식별할 수 있다. 전기장을 인식하는 상어의 능력에 대해서는 계속 연구가 진행 중이다.

상어의 피부(쉐그린, shagreen)은 방패 비늘(placoid scales)이라는 피부 돌기로 구성되어 있다. 이것은 치아와 기원이 같은 미세한 부속기로 상어와 가오리의 피부와 입을 덮고 있다. 포식자와 기생충으로부터 보호, 다른 개체와 기계적인 마모 감소, 감각기관의 조절, 수중 유영에 따른 저항 감소 등의 기능이 밝혀졌으며 이의 응용이 연구 중이다. 일부 상어는 피부의 멜라닌이 바다 표면 근처에서 어두워지고 햇빛으로부터 먼 곳에서 밝아지는 것으로 피부색을 변화시킬 수 있다. 마치 거친 사포와 같은 상어의 피부는 여러 가지 기능이 있는데, 일부 상어는 몸통을 일종의 갈고리처럼 이용하여 꼬리 근처에 먹이감을 고정하고 빠른 턱과 머리 움직임으로 먹이를 먹을 수 있는 크기로 찢는다. 포식을 위해 피부를 이용하는 이러한 비늘-긁기 행동(Scale rasping behavior)의 대표적인 예는 유년기의 돔발상어(lesser spotted dogfish)이다.

상어 연골, 기관 및 체액으로부터 분리된 물질을 기반으로 새로운 항암제를 찾으려는 시도가 있어왔으며 일부 성과가 있었다. 예를 들면, 스피너스타틴(sphyrnastatin)은 홍살귀상어(Scalloped hammerhead shark; Sphyrna lewini)로부터 분리되었다. 스쿠알라민(Squalamine)은 곱상어(spiny dogfish)에서 생산되는 저분자량 아미노스테롤(aminosterol)로써 항균, 항진균성의 광범위 항생제 및 항종양, 항파킨슨 분야에 응용된다. 육종(sarcoma)을 가진 마우스에 상어 간으로부터 유래된 스쿠알렌을 주사한 결과 면역 시스템에 부스트 효과가 나타나는 것이 보고되었다. 상어 연골 (마케팅 요구에도 불구하고 중요한 항종양 활성이 없는 것으로 생각된다.)은 인공 피부의 생성에 관한 연구와 화장품의 원료로 사용되며, 상어 혈액과 간유(liver oil)의 혈액학 및 면역학적 특성이 연구되고 있다. 상어 간유는 치질 치료에 임상적으로 응용되고 있다. U-995는 청새리상어의 연골에서 분리된 혈관형성 저해제로 수용성 네오바스타트(neovastat; AE-941)라는 상표명으로 알려져 있다. 상어 연골은 또한 생쥐 암에 투여했을 때 림프구 이동에 영향을 미치는 것이 입증되었다.

B. 상어의 포식과 공격

상어가 먹이를 찾기 위해 감각 시스템이 고도화되어 있다는 것은 위에서 언급한 바 있다. 상어는 포식 대상에게 탐지되지 않고 접근할 수 있도록 특화된 피부색을 가지고 있는 것으로 알려져 있다. 상어가 먹이감을 포식하는 데는 두 가지 다른 유형이 구별된다.

(1) 정상이거나 억제되어 있으며 느리고 목적이 있는 단체 움직임

(2) 자극적인 사건의 결과로 광란적이거나 떼지어 움직임

후자는 물속에 갑자기 출현한 음식이나 혈액이 상어를 자극해서 발생한다. 이러한 '광란적 포식'(feeding frenzies)은 근처에 다수의 다른 상어가 있을때 강화되며, 상어는 두려움이 없고 흉포하게 변하여, 근처의 모든 것 심지어는 서로의 몸까지 물어 뜯는다. 이러한 '광란 포식'이 바다에 추락한 비행기나 해상 침몰선 주위에서 발생하는 것은 드물며, 알려진 '광란 포식'의 대부분은 인간이 이를 유도하기 위해 음식을 제공한 결과이다.

먹이를 공격하는 상어는 독특한 위협 표시를 나타낸다. 가슴 지느러미를 아래쪽으로 내리는데, 이는 가장 흔한 위협 신호가 된다. 코를 높이고 가슴지느러미를 내리고 허리를 구부리는 3가지 동작으로 "등구부림hunch"자세

라고 불리는 모양새가 된다. 은지느러미상어(silvertip shark)는 물속에서 멈추고 서성이며 몸을 떠는 모습인 "몸떨림(body shiver)"을 보인다. 턱 벌리기, 느리게 수영하며 측면을 노출시키는 "옆으로 돌기", 꼬리 박동소리를 과장해서 내는 꼬리 팝핑(popping), 옆으로 과장된 수영, 빠른 접근과 후퇴, 아가미 공간 부풀리기 등이 알려져 있는 신호이다.

상어가 공격하기로 결정한 후에는 정상적으로 보이는 유연하고 우아한 수영과는 다른 자세를 취하는데 턱을 올리며, 허리를 구부리고, 가슴 지느러미를 내리고 몸을 경직되게 측면으로 움직이고, 꼬리 흔들기를 빠르게 하는 것으로 상어 공격 자세로 알려져 있다. 이러한 자세는 상어를 대상으로 한 공포 영화에서 흔히 과장된다. 공격 직전의 상어는 턱을 초당 2-3회 정도 맞부딪히며 가슴지느러미를 60도 이상 급격히 꺾는 운동을 통해 머리를 위로 올린다.

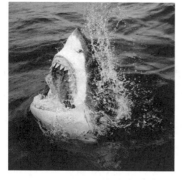

표면에서 입을 벌리고 있는 백상아리

백상아리(white shark)와 청상아리(mako shark)는 백상어(Lamnid shark)에 속하며 참치와 같은 초승달 모양의 꼬리를 노 젓기 방식으로 수영한다. 상어는 강력한 꼬리 지느러미 근육을 이용해서 속도를 급가속시킨다. 일부 종은 물속에서 32~64km/hr까지 추진시킬 수 있다. 꼬리지느러미 근육은 쉽게 피로하는 호기성 백근과 피로저항성, 혐기성 적근의 조합으로 구성되어 있다. 부레를 가진 물고기와 달리, 상어는 압력 손상 없이 먹이를 쫓아 급상승 할 수 있다. 상어는 크기가 큰 먹이를 물었을 때, 머리를 흔들어 대상을 분리하려고 하는 습성이 있다. 이러한 습성으로 인해 법의학적으로 희생자의 골격에 상어 치아의 흔적과 파편이 새겨지게 된다. 백상아리는 먹이를 물고 놓아준 후, 약해진 후 다시 돌아와서 먹는 패턴을 보인다.

큰 상어는 먹이 생물을 통째로 삼키는 반면, 턱을 벌릴 수 있는 크기가 제한적인 일부 작은 상어나 유년기 개체는 먹이의 크기를 줄이기 위해 입으로 반복적으로 자르고 흡입하는 모습을 보인다. 사람을 포식한 뱀상어를 회수하여 분석한 결과, 포식된 희생자는 팔다리, 몸통이 해체된 다음에 삼켜져서 소화된 것으로 나타났다. 상어는 배고프지 않아도 사람을 공격한다'라는 일반적인 인식은 상어 공격 희생자의 70% 이상이 단지 한두 번 물리는 공격을 받고, 상어는 희생자를 물고 나서 (포식하지 않고) 그 지역을 떠나는 "치고 빠지기(Hit-and-run)"공격을 하기 때문이다.

상어의 치열 중 스파이크 모양의 아래쪽 치아는 포식 첫 단계에서 톱니 모양의 위쪽 치아가 고기를 뜯어낼 수 있게 먹이감을 고정시키는데 사용된다. 만일 위쪽 치아만으로 자르는 공격이 가해진다면, 포식과 무관한 공격으로 간주될 수 있다. 상어 피해자의 60% 이상의 상처는 위쪽 치아만으로 가해진 상처이다. 먹이감을 절단하기 위해서 상어는 머리를 흔들거나 굴린다. 공격의 순간 상어는 안와에서 눈을 굴리고 먹이감을 집으로 가지고 가기 위해 로렌치니 기관을 사용한다. 상어의 창자는 짧고, 삼킨 음식물을 선택적으로 소화할 수 있는 것으로 보이며, 피해자의 사지가 상대적으로 손상되지 않은 상태로 발견되는 것으로 보아 섭취한 것들의 일부분이 장기간 그대로 유지되는 것을 알 수 있다.

백상아리는 대양의 바닥을 따라 순항하면서 수면에서 방심하고 있는 먹이감을 향해 솟구치듯이 아래에서 수면으로 수직 상승하며 공격한다. 이러한 양상은 마치 잠수함에서 발사하는 미사일과 같으며, 실제로 많은 미사일이 상어 이름으로 명명되었다. 이러한 공격의 결과 동물이 물에서 들어올려지거나, 25 kg 정도 살점이 찢기거나 심한 경우 먹이감의 목이 분리되는데 충분한 힘이 가해진다. 대조적으로 검묵상어(Cookiecutter shark; Isistius brasiliensis)의 공격은 직경 5~6cm 둥근 분화구 모양의 상처를 만든다. 검묵상어는 물개(pinniped), 참치, 꽁치(billfish)등을 공격하지만 사람에 대한 공격도 사례 보고되었다. 공격은 하와이 바다에서 수영하던 도중 발생하였으며, 생명에는 지장이 없었다.

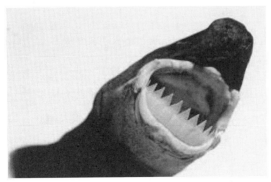 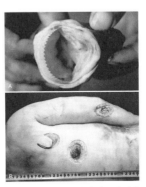

그림 29-1.왼)검묵상어(Cookiecutter shark; Isistius brasiliensis) 의 치열/오른) A 검묵상어의 턱 B 희생자의 몸에 남은 검묵상어에 물린 반흔

　인간에 대한 상어 공격을 일반화하는 것은 어렵다. 달의 주기성을 포함한 다양한 환경 단서가 상어의 존재 또는 공격 성향에 미치는 영향이 제기되어 왔다. 모든 포식자와 마찬가지로, 어리거나, 늙거나, 상처를 입었거나 병든 개체가 먹이감으로 공격받는다. 이러한 개체는 명백하게 포식자에게 선별된다. 바다 거북, 펭귄, 바다 표범 및 가오리는 특정 대형 상어 종을 천적으로 가지며, 다른 중소형의 상어는 물고기, 오징어, 새우를 주식으로 삼는다. 상어들은 종종 다른 상어들을 먹는다. 인간은 바다의 평범한 주민이 아니기 때문에 선호하는 음식 품목이 아님을 알 수 있다. 상어는 단독으로 떨어져 있는 개체를 주로 공격한다는 가설이 제기되어 있다. 프리다이빙이나 서핑 보드 위에서 패들링 중인 사람의 실루엣은 해수면에 있는 바다표범과 유사하여 백상아리의 공격을 유발할 수 있다. 대부분의 공격은 물 표면 또는 근처에서 사람의 수영(물이 튀는 활동)을 다른 먹이감의 활동으로 상어가 잘못 해석해서 일어난다고 생각된다. 그러나 큰 상어는 인간을 (포식의) 적절한 크기로 인식하고 그에 맞는 행동 패턴을 보이므로 이러한 공격은 직접적인 먹이 사슬 사건일 수 있다. 또한 특히 산호초 환경에서 상어의 텃세권을 침범한 결과 공격이 유발될 수 있다. 이와 같은 설명은 (침몰선 등에서) 겁을 먹고 혼란 속에 탈출하는 경우 상어의 공격을 유발할 수 있음을 시사한다. 이러한 공격 유발은 회색암초상어(grey reef shark)에 대한 연구에서 나타났는데, 순전히 비정상적인 행동, 구애 패턴의 위반, 텃새 침입으로 상어의 공격이 입증되었다.

　상어는 사람을 공격할 수 있는 포식성 바다 생물이지만, 중요한 것은 항상 상어가 사람을 먹지는 않는다는 것이다. 상어는 보통 첫 번째의 제시적인 물림 공격 후 희생자를 풀어준다. 만일 상어가 서핑 보드를 물어 뜯고 어디론가 사라졌다면, 백상아리의 일반적인 먹이감과는 달리, 사람은 상어가 돌아오기 전에 보트로 후퇴할 능력을 가지기 때문에 생존할 수 있다. 물론 상어의 공격으로 흉부의 절반이나 팔다리를 제거당했다면 이러한 수영은 어려울 수 있다. "호랑이에게 물려가도 정신을 차"리라는 오래된 격언을 수중 과학에 적용하자면 '상어에 물렸다고 해도 보트까지 헤엄칠 수 있다면 살 수 있다.'라는 것이다. 백상아리의 야생에서와 활동이 가깝게 관찰된 것은 최근의 일이며, 대부분의 포식 습생은 추측된 것이다. 성체 백상아리의 주된 먹이감은 물개(기각류)이다. 백상아리가 "치고 빠지기"를 하는 이유는 먹이감이 즉사하지 않으면 서로 고군분투하면서 부상을 입는 것을 피하고 멀리 떨어져 먹이감이 출혈로 약화되고 탈진되는 것을 기다리기 위해서라 생각된다. 그러나 다른 관찰은 백상아리가 때때로 부상당한 먹이를 쫓고 붙잡으며, 출혈이 이루어지는 동안 잡아먹는 것을 보고하였다. 따라서 포식 습생은 절대적이지 않다. 상어가 먹이감을 (물고 나서) 놓아주는 다른 이유는 호흡을 위해서 지속적으로 빠르게 움직여서 물을 아가미 조직에 보내지 않으면 익사하기 때문이라는 주장이 제기되어 있다. 또 다른 설명은 턱을 넓게 열린 상태에서 물기 위해서는 먼 거리에서 가속하는 것이 필요하다는 설명이다.

상어 공격에 대한 국제적인 통계는 ISAF (floridamuseum.ufl.edu/shark-attacks/)에서 얻을 수 있다. 인간에 대한 대부분의 공격이 수면에서 발생하는 이유는 사람이 가장 많은 곳이 수면이기 때문으로 생각된다. 백상어(Lamnid shark)의 공격은 1900년부터 2014년까지 인간에 대한 2700건이 보고되었고 확인된 사망자는 497명이다. 캐나다의 대서양 해역에서 뉴질랜드 남부까지 상어 공격이 일어나지만, 대부분은 위도 46도 미만의 따뜻한 해역이다. 해양 활동인구를 기준으로 계산하였을 때 북아메리카 해안선에서 수상활동을 하며 상어의 공격을 받을 확률은 1150만분의 1로 계산된다. 위험인자는 여름철(수상 활동 인구 증가, 상어 활동 수역 확대), 수상 레저 활동(튀는 소리, 일출이나 일몰(대부분 상어의 포식 시간), 부유물이 많고 20℃ 이상의 따뜻한 수온이다. 대조적으로 백상아리는 더 차가운 물을 선호하며 10℃의 수온에서도 공격이 이루어지며, 북부 캘리포니아는 부유물이 적고 16℃의 수온이지만 상어 공격이 일어난다. 하와이에서의 상어 공격은 흔하지는 않지만 세계 대부분 지역에서처럼 증가하는 추세를 보인다. 하와이에서의 타이거 상어 공격의 증가는 먹이감인 바다 거북(green turtles)의 증가에 따른 것이거나, 수상 활동의 증가(특히 서핑)의 결과로 해석된다. 강과 작은 만의 입구, 수로와 수중 절벽의 가장자리, 산호초, 바닥이 단단한 지형은 모두 상어가 선호하는 곳이다. 대부분의 공격은 해안에서 30.5m(100ft) 이내에 발생하지만, 상어 분포에 따른 결과보다는 수역에서의 높은 인명 밀도에 따른 것이다.

상어의 눈은 명암 대조에 예민하기 때문에 상어들은 밝고 대조적인 또는 반사되는 대상을 공격하는 경향이 있다. 반짝이는 대상이 움직인다면 상어에게는 매력적인 먹이감이다. 상어는 서핑 보드, 보트, 프로펠러, 부양 백, 낚시 가방, 통발(crab traps), 부표를 물어뜯는다.

상어가 물어뜯는 무생물에서 일관된 모양, 색, 크기는 발견되지 않는다. 이러한 공격은 잠재적인 식량 가치를 결정하거나 텃새를 보호하기 위해 익숙하지 않은 개체에게 이루어지는 것으로 생각된다. 북부 캘리포니아 연안 해역에서 흰색 바탕에 검은색 서핑 보드 위에서 패들링 하는 사람의 실루엣은 수중에서 보면 백상아리의 주식인 코끼리물범(elephant seal)과 비슷하게 보인다는 연구가 제시되었다. 검은 색은 상어의 관심을 끄는 이유는 이들 특정 해양 포유 동물의 어두운 색과 흡사하기 때문이라는 주장이 제기된다.

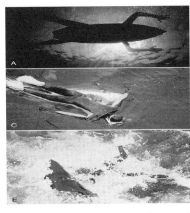
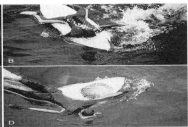

그림 29-2. 서핑 보드 위에서 패들링하는 사람의 실루엣은 수중에서 보면 백상아리의 주식인 코끼리물범(elephant seal)과 비슷하게 보인다는 연구 A: 수중에서 바라본 서퍼의 실루엣 B: 백상아리가 공격을 하기 전에 서핑 보드 밑을 지나간다. C: 상어의 공격 자세 D: 공격을 위해 턱을 넓게 벌리는 백상아리 E: 공격으로 인해 들어올려진 보드와 더미는 수면 아래로 끌려들어간다. (사진 제공: Walt Clayton)

알려진 백상아리 서식처 중에 하나는 파라롱 섬(Farallon Island)으로 샌프란시스코 금문교에서 43.5km 떨어져 있으며 가을에는 활발하게 물개를 쫓는 백상아리를 관찰할 수 있다. 멕시코만의 과달루페섬(Guadalupe Island)과 같은 다른 지역에서도 특정 시즌에는 백상아리의 출몰이 예측 가능하다. 백상아리의 사냥을 관찰한 연구에 의하면 무작위 공격보다는 고정된 사냥장소와 은신처가 있는 것으로 알려졌다. 공격 장소의 선택은 먹이감 발견, 다른 상어와의 경쟁, 신속한 수직 공격에 적합한 물 상태 등에 좌우되는 것으로 생각된다. 관찰 도중 백상아리는 이미 공격한 먹이감 중에서 실제로 포식하는 경우는 바다 사자 보다 코끼리 물범을 선호하는 경향을 보였으며, 따라서 첫 번째 공격으로 에너지 대비 효율을 샘플링한다는 주장이 제기되었다. 대부분의 상어 공격 희생자는 상어에게 1회 물렸으며, 공격은 경고 없이 격렬하게 이루어졌다. 대부분의 공격에서 부상자는 공격하기 전에 상어를 보지 못한다. 공격은 주로 아래에서 또는 측면에서 발생한다. 공격의 80%는 '치고 빠지기' 형태로 시행되었으며 부상자는 풀려났지만, 사지가 손상되는 경우가 많다. 이러한 공격은 얕은 물에서 자주 보고된다. 대부분의 사고는 잠재적인 먹이감으로 잘못 인식되거나, 유년기 상어 개체의 공격, 상어 흥분을 유발한 경우로 이해되고 있다. 상어는 수중에 있는 다이버나, 프리다이버 역시 공격하는 것이 보고되었으며 수중에서의 공격은 경고 없이 약탈적 공격으로 이루어진다. 다른 유형으로 '충돌과 물기'형태의 공격도 알려져 있다. 실제로 물기 전에 상어는 피해자와 몸을 부딪힌다. 이러한 충돌로 심한 피부 찰과상(abrasion)과 멍(bruising)이 발생한다. 이는 상어가 먹이의 방어력을 결정하거나 최종 공격 전에 먹이감에 상처를 입히려는 시도로 생각된다. 상어가 희생자의 주위를 원을 그리며 빙글빙글 도는 것은 부딪히기 전 단계의 행동이다. '충돌과 물기'형태는 일반적으로 큰 개체에 의해 수행된다. 같은 양상의 움직임이 의도적인 수유 행동에서 관찰된다.

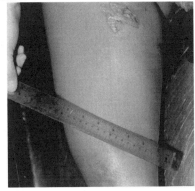

그림 29-3. 상어 피부돌기에 입은 피부 찰과상 (사진 제공: George H. Burgess.)

C. 상어 물림의 임상적 측면

주요 육식성 상어의 턱은 초승달 모양을 하고 있으며 독특한 치열을 가진다. 상어의 이빨은 날카로운 삼각형 모양의 세로톱(섬유를 직경 방향으로 끊는 톱)형태로 일련의 열을 형성하며 최대 5~6개의 열로 톱날이 구성되고 내부로부터 새로운 열의 톱니가 형성되어 수주 마다 교체된다. 정상 치아 보충은 7-14일이 걸리지만 일부 상어는 24시간 이내에 소실된 치아를 보충할 수 있다. 치열은 보호 외배엽으로 덮여 있으며, 평생 동안 사용하는 상어의 치열은 출생시 모두 가지고 태어난 것이다. 경우에 따라 15열까지 교체 치열이 형성될 수 있다. 놀랍게도, 일부 상어들들의 치아는 평생에 걸쳐 최대 2만 5천 개에 이른다. 이것은 고생물학적 발굴에서 화석 상어 이빨의 풍부함을 설명한다. 상어의 치아는 턱 연골에 직접적으로 붙지 않고 치와(tooth bed)라고 알려진 살짝 들어간 연골성 막에 의해 고정된다. 각 상어 종마다 독특한 모양의 치아로 구별할 수 있다. 치아의 모양과 크기는 턱의 위치를 결정하는 데 유용하며, 톱니 모양은 물림 공격에서 개별 치아의 위치를 잠재적으로 파악할 수 있게 해준다. 백상아리의 경우 가장 큰 톱니 모양의 삼각형 치아는 6.4cm 까지 성장할 수 있다. 윗턱에는 26개 아랫턱에는 24개의 치아로 첫열이 이루어진다. 위턱에서 가장 큰 법랑질 높이는 동물의 길이에 비례하므로 수거한 치아를 기준으로 몸 길이가 최대 7.6m 임을 추정할 수 있다. 그러나 통념과는 달리, 백상아리 성체에 크기에 따라 치아의 크기나 외곽의 톱니 모양이 일관관 패턴을 보이지는 않는다. 따라서 하나의 치아로는 개별 상어의 크기를 신뢰할 만큼 식별하기 어렵다. 상어의 크기는 물림 수상 부위를 법의학적으로 검사해서 결정한다. 측정치로부터 백상아리의 몸 길이를 추정하는데 사용할 수 있는 모노그램이 개발되었다. 치과적 특성에 의해 육식 상어의 두 계통인 흉상어(Carcharhinidae)와 백상어(lamnoid)를 식별할 수 있다.

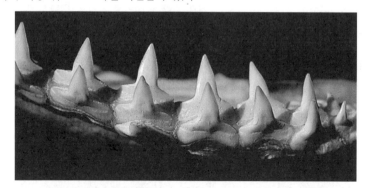

그림 29-4. 황소 상어 (Carcharhinus leucas)의 치열 (사진 제공: Norbert Wu, norbertwu.com)

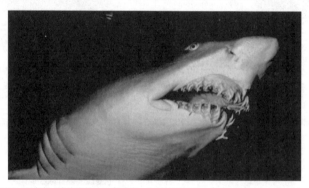

그림 29-5. 교체되는 상어의 치아는 흘린다는 표현이 적절하다. (사진 제공: Lynn Funkhouser)

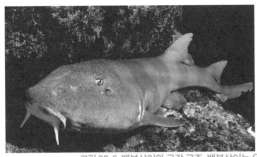
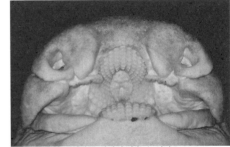

그림 29-6. 뱀부상어와 구강 구조. 뱀부상어는 유연하고 넓은 인대 사이로 치아를 접어서 감출 수 있다

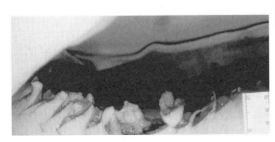
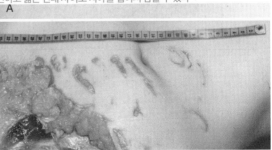

그림 29-7. A 상어 물림 상처는 치열 양상에 따른 상처 외연을 형성한다. B 사진과 같은 반흔은 뱀상어의 치열에 의한 것이다. (사진 제공: George H. Burgess.)

상어의 위턱에는 일반적으로 커다란 절삭 톱니가 있고, 날카로운 아랫니는 포획 시 먹이를 고정시키고 잡는 기능을 한다. 뱀부상어(bamboo shark; Chiloscyllium plagiosum)는 주식인 갑각류를 분쇄하기 위해 유연하고 넓은 인대 사이로 치아를 접어서 감출 수 있다. 상어의 치아는 연골로부터 유래된다. 단백질 기질이 인산 칼슘 결정(인회석)으로 강화된 법랑질로 덮혀 있다. 이러한 구조로 치아의 경도는 화강암만큼 강하고 강철에 견줄만 하다. 희생자의 몸이나 의류에 남아 있는 이빨과 파편을 통해 가해종의 식별을 도울 수 있다.

뱀상어와 무태상어의 무는 힘은 평방 인치당 21톤으로 알려져 있다. 비교를 위해 사람의 교합력은 평방 인치당 15톤이다. 이러한 물림에 의해 엄청난 조직 손실, 출혈, 쇼크 및 사망이 초래된다. 유년기 레몬 상어와 같은 작은 상어에 물렸을 때도 뼈가 부러질 수 있다. 렌츠(Lentz)는 96사례의 상어 공격의 사망과 치료를 검토하고 상어 유도 외상 척도(Shark-Induced Trauma Scale(SIT))을 제안했다.

사람을 대상으로 하는 상어 공격에서 팔과 특히 다리는 가장 흔한 외상 지역이다. 상어는 종종 아래와 뒤에서 공격한다. 따라서 다리와 엉덩이는 가장 자주 물려진다. 다리의 움직임과 하지의 체중 비율이 공격의 원인으로 지목된다. 이어서 희생자가 상어를 막으려고 시도할 때 손과 팔에 방어흔이 남게 된다. 상어는 먹이감을 씹지 않으며, 살점을 분리하기 위해서 물기와 구르기를 사용한다. 먹이에 치아가 남는 경우는 흔하지만, 뼈가 골절되는 경우는 매우 드물다. 골절이 드물지만 갈비뼈 골절은 동반된 흉강 내, 복강 내, 후 복막 손상을 시사한다. 희생자는 물린 팔다리를 상어의 입에서 떼어 내려고 시도하기 때문에, 이때 연조직이 날카로운 치아를 가로지르게 되며, 치아 패턴에 따라 피부 열상이 나타난다.

희생자는 일반적으로 의료 지원에서 멀리 떨어져 있기 때문에, 심각한 혈액 손실을 가지게 된다. 상어 물림 이후 사망률은 역사적으로는 15~25%에서 치명적인 것으로 기록되었지만, 지난 10년간 평균 10% 미만이었다. 사인은 익사, 출혈로 기록되었다.

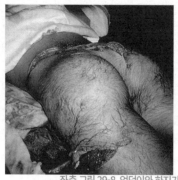

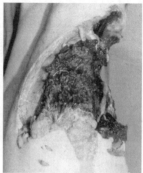

좌측 그림 29-8. 엉덩이와 하지가 상어의 주된 공격부위 이다. (사진 제공: T. Hattori, MD.)

우측 그림 29-9. 상어에게 물린 전형적인 넓적다리의 상처 (사진 제공: George H. Burgess.)

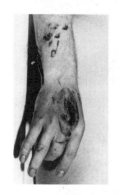

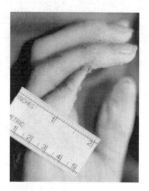

그림 29-10. 방어흔은 손에 나타난다. (사진 제공: George H. Burgess.)

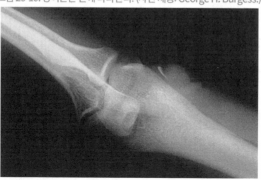

그림 29-11. 상어에게 물린 팔의 X-ray 검사에서 이물질(상어의 날카로운 이빨 조각)이 발견된다.

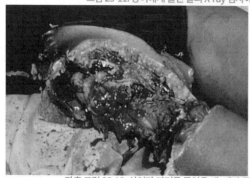

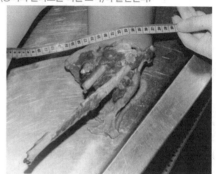

좌측 그림 29-12. 상어가 다리를 물었을 때, 대퇴 동맥이 파열된다면 집중적인 출혈에 의해 예후는 좋지 않다.

우측 그림 29-13. 타이거 상어의 '물고 돌기' 공격에 의한 팔의 상처 장골의 축에 수평 하게 형성된 나선형 나선형 쐐기 또는 초승달 모양의 상처 가 장자리는 공격한 상어가 물고 몸을 굴리며 나타나는 반흔이다. (사진 제공: George H. Burgess)

일본 오키나와에서 상어 물림으로 사망한 12 부검 예를 검토한 연구에서는 수상의 특징으로 찰과상 없는 날카로운 절개, 상처 변연에 남은 톱니 모양, 잔여 피부의 삼각형 또는 직사각형 피판 형성, 상어 치아의 흔적의 규칙적으로 배열됨, 뼈에 남은 패인 자국, 골절 없이 분리된 관절을 제시하였다.

법의학에서 사용하는 생활반응은 수중 익사 및 교상에서 제한적이다. 예를 들어, 익사한 사체가 사후에 상어에게 물릴 수 있다. 사후에 상어와 바닷물이(sea lice)에 손상된 상처는 생존 시에 입었던 부상과 구별하기 어렵고, 사망의 원인을 모호하게 할 수 있다. 첫 번째 구별점은 상처가 혈관이나 주요 생명 구조를 침범하였는지를 기준으로 삼을 수 있다. 그러나 신체의 일부분만 상어에 물린 건지 아닌지를 판단하기는 어렵고, 상어가 회수되었을 때에도 조직은 상어의 위장 내에서 소화가 일어나지 않고 한 번에 몇 주 동안 위 내에서 조직을 유지할 수 있으며, 이는 사망 시간 결정을 더 모호하게 할 수 있다. 전통적으로 법의학에서는 폐조직을 중요시한다. 폐조직이 물에 차 있는지, 통기되었는지를 근거로 익수가 선행하였는지를 판단하는 것이다.

D. 상어 교상의 치료

대부분의 경우, 생명에 즉각적인 위협은 저혈장성 쇼크이다. 남아프리카 공화국의 나탈 상어위원회 (Natal Sharks Board)가 집계한 보고서에서는 상어 교상에 따른 사망의 가장 흔한 원인은 사지 혈관 손상으로 인한 과도한 출혈로 발표되었다. 따라서 부상자가 물에 있는 동안 상처를 압축하거나 수동으로 동맥혈 출혈을 수축시키는 조치가 필요하다. 부상자가 물 밖으로 나왔다면 크게 손상된 동맥을 결찰하거나 압박 드레싱을 적용하기 위해 가능한 모든 수단을 사용해야한다. 한 사례에서는 치실을 사용하여 현장에서 절단된 혈관을 결찰하는 응급처치를 수행했고, 이에 따라 희생자의 생명을 구해냈다.

필요한 경우, 처치된 조직에서 과도한 허혈 시간을 피하도록 조심하면서 압력점이나 지혈대를 적절하게 사용해야한다. 병원 전 단계에서 수액 투여가 가능한 경우, 손상되지 않은 팔다리에 적어도 2개의 큰 구경의 정맥 라인을 확보 해야 한다. 수액 보충은 결정질 수액, 콜로이드로 시작할 수 있으나, 혈액 손실을 보충하기 위해 전혈 또는 세척 적혈구(packed red blood cell) 및 신선 냉동 혈장이 필요하다. 주요 혈관 손상이 있다면 대량 수액 보충에서 일차적 소생술의 목표점(end point)은 결정질 수액과 혈액의 비율, 평균 동맥 혈압이 된다.

외상 센터로 후송되는 동안 산소 공급과, 보온이 필요하며, 부상자에게는 경추, 흉강 내 및 복강 내 부상에 대한 철저한 검사가 필요하다. 후송이 길어지면 중심 정맥이 도움이 될 수 있다.

예방 항생제의 투여는 항상 논란의 여지가 있다. 예방적 항생제에 대한 근거는 상어 상처가 바닷물, 모래, 식물 파편, 상어 이빨 및 상어 구강 내 상재균과 함께 심한 오염을 일으키는 경향이 있다는 것이다. 바닷물에서 클로스트리디움이 배양된다는 것을 기억해야한다. 필자가 S. Korea의 의사 시험 응시 년도에 이 분야에서 시험문제가 출제된 적이 있다. 놀라운 것은 5년 후 응급의학과 전문의 시험에서도 같은 분야의 문제가 출제되었다. 당연하게도 그 문항을 회고하는 동료를 만나본 기억은 없다. 다른 해양 수상과 마찬가지로 파상풍 톡소이드 0.5mL 와 파상풍 면역글로불린 (HyperTET, Grifiols, Barcelona) 250~500 unit 근주가 필요하다.

상어 물림 손상은 3세대 cephalosporin, trimethoprim-sulfamethoxazole, aminoglycoside, ciprofloxacin 또는 이들 약물의 적절한 조합이 정주되어야 한다. Imipenem/cilastatin 또는 meropenem은

확립된 상처 감염이나 패혈증의 조기 징후, 특히 면역 억제 상태에 권장된다. 상처 감염이 확인되면, 살균된 면봉을 사용 가능한 병변에 깊이 삽입하여 호기성 및 혐기성 균에 대한 상처를 배양해야 한다. 광범위하고 복잡한 상처를 응급실에서 탐색하는 것은 부적절하며, 적절한 수술 중재가 필요하다. 수술실에서, 관류 되지 않는 조직의 변연 절제와 모든 이물질을 제거하기 위한 상처의 충분한 관류가 필요하다. 엑스레이에서 상어의 치아 파편이 연부 조직에 있는 것은 드물지 않다. 상어 치아와 파편은 오염된 이물질에 의한 감염을 피하기 위해 확인되고 제거되어야한다. 혈관 재건은 필요할 때 완결되어야 한다. 꼭 필요한 경우가 아니면 단단한 봉합은 피한다. 상처는 주의 깊게 피하 절개하고, 여러 개의 드레인(폐쇄 드레인이 선호)을 넣고 느슨하게 닫거나 지연 봉합을 위해 거즈를 충전(wet dressing)한다. 개방성 골절이 심하게 오염되어 있을 경우 내고정과 외고정 중 어느 것이 적절한지에 대한 논쟁이 있다. 수술 안정화를 통해 혈관 및 연조직 수복을 촉진하는 것이 논리적일 수 있다. 상어 부딪치기와 관련된 마모는 기계적 화상을 일으킨다. 2도 화상에 준해서 관리되어야 하며, 매일 변연 절제와 살균 연고가 적용되어야한다. 수술 후 관리는 다른 중증 외상의 치료와 같이 급성 신부전으로 인해 연장되고 합병될 수 있다. 혈액량 감소 및 쇼크, 대량 수혈, 미오글로빈뇨증, 항생제 투여로 인한 신독성이 문제된다. 급성기에서 회복된다면, 보철 장치의 사용을 포함한 재활 분야로 넘어가게 될 것이다. 재활 단계를 넘어선다면, 바다로 들어가는 것을 두려워하는 '상어 공포증'은 정신건강의학전 문제가 있을 수 있다. 심부 근육 이완 기법과 연결된 바다로 들어가는 계층적 진행을 할 수 있으며 체계적인 탈감작 프로그램은 효과적인 것으로 알려져 있다.

상어가 서식하는 수역 근처를 운항하는 보트, 예를 들면 갈라파고스의 리브어보드 와 기타 비상 시설 및 구조 차량은 "상어팩 (Shark Pack)"을 가지고 있는 것이 현명하다. 적절한 상어팩은 휴대가 용이하고 출혈을 통제하고 정맥 정주를 시작하는데 필요한 항목을 포함해야 한다.

E. 예방

예방은 해당 수역에 대한 지역적 지식으로 시작한다. 상어 공격을 피하기 위해 가능한 예방 조치를 취해야한다. 많은 상어가 안전하다고 간주되며 샤크케이지나 다이버에게 관람의 대상이 된다. 그러나 상어의 행동은 예측할 수 없으므로 상어와 함께 물속에 머무르지 않는 것이 가장 좋다. 특히 두려워하는 행동은 상어의 공격을 유발할 수 있다. 어떤 사람들은 상어가 가축화될 수 있다고 믿지만 친구 상어 같은 것은 없다. 다음과 같은 예방적 조언이 알려져 있다.

- 상어가 있다고 알려진 수역(특히 일출, 일몰, 야간)을 피한다.
- 상어가 있을때 미끼 고기 스쿨링 사이로 헤엄치지 않는다.
- 해당 수역에 상어 경고가 있다면 입수하지 않는다.
- 서퍼들은 일반적으로 다이버보다 더 위험하다.
- 바다표범으로 분장하지 않는다.
- 상어가 있는 물에서 개나, 말과 같이 수영하지 않는다.
- 인간은 얕은 물이나 경계선을 넘어서 가장 자주 공격을 받는다.
- 낚시 포인트, 즉 어부가 선호하는 수역에서 수영하지 않는다.

- 최근에 폭풍에 휘말린 물에서 수영하지 않는다.

- 강 어귀의 모래톱(사주) 사이를 지날 때는 주의한다.

- 혈액, 소변, 눈물 등의 모든 체액(복강액 포함)은 상어를 유인한다.

- 상처가 있다면 상어가 있는 수역에 있어서는 안된다.

- 다이빙 도중에는 경계를 늦춰서는 안된다. 특히 혼자 수영하는 경우 해안에서 멀어지지 않는다.

수영은 떼지어 하는 것이 좋다. 혼자 있는 사람은 상어의 주된 타깃이 되며, 동반자 감시를 제거하고, 사후 대응을 위한 기회가 없어진다. 부유물이 많은 곳, 수중 절벽, 깊은 수로, 하천 이구, 강 하구 및 위생 폐기물 배출구는 상어가 자주 찾는 지역이므로 피해야 한다. 부유물, 수중 시야의 경우 상어 공격의 64%는 부유물이 많은 수역에서 발생했다. 적어도 1/3의 공격은 청물에서 이루어진다.

월경혈은 응고되어 있으며, 갓 입은 상처에서 분출되는 혈액과는 다르다. 상어가 월경혈에 이끌린다는 증거는 없다. 월경 중의 잠수는 권장되지 않는다. 이론상으로는 상어는 월경혈의 존재를 감지할 수 있다.

수영복에 있는 식별을 위한 밝은 반사판, 다이빙 장비, 반짝이는 스노클링 장비가 특정 상어를 유혹한다. 밝은 오렌지 및 다른 대비되는 색상은 상어에게 특히 매력적이다. 단순 검은색은 아마도 상어를 가장 덜 자극하는 색일 것이나, 예외적으로 백상아리의 주식은 검은색이다.

상어는 가볍게 선탄한 피부를 좋아한다는 속설은 근거가 부족하다. 특히 손바닥과 발바닥이 다른 부위에 비해 색이 다르므로 상어 물림을 유발한다는 설명은 적절하지 않은 것으로 생각된다.

- 스피어 어부들이 있으면 다이빙이나 수영을 하지 않는다.

- 잡힌 물고기는 어떤 다이버와도 멀리 떨어져 있어야 한다.

작살 잡이는 매우 매력적인 활동이지만, 물고기 혈액보다 상어에 더 효과적인 화학 유인제는 없다. 전복 수확 시에 칼이나 주걱으로 전복과 바위 사이를 긁어 떼어내게 된다. 이러한 소리는 "전복 파암성abalone iron"이라고 하는데 전복 파암성은 상어를 유인할 수 있음을 알아야 한다. 물 속에 돌고래가 존재한다고 해서 상어가 존재하지 않는 것은 아니다. 두 집단이 동일한 먹이를 추구하는 경우도 있다. 물고기 떼가 불규칙하게 행동하거나 알락돌고래(porpoise; 쇄물돼지) 떼가 평소 보다 단단하게 밀집하거나 그들에 해안으로 향한다면, 그들이 상어를 발견해서 회피하는 중은 아닌지 유의해야 한다.

- 상어를 예민하게 하거나, 특히 산채로 잡았을 때 코너로 몰거나 꼬리를 당기지 않는다.

- 상어를 쫓지 않는다.

상어가 불규칙하게 행동하기 시작하면 스트로브 플래시 장치를 사용하여 가까운 거리에서 상어를 촬영하지 않는다.

상어 먹이 주기에 대해 새롭게 밝혀진 바에 근거하면, 상어 다이빙 운영자가 먹이 동물을 희생시킨 후 이어서 상어가 사람을 공격했다는 사례가 제시되었다.

얕은 물에 상어가 나타나면 수영자는 가능한 한 상어를 마주보고 두려움으로 해석될 수 있는 엉뚱한 행동을 피하면서 천천히, 목적이 있는 움직임으로 물을 떠나야 한다. 수중에서 상어를 조우한 다이버는 벗어나기 위해 수면을 강하게 수영하기보다는 수중에서 머물러야 한다. 잠수부는 지형을 방어에 이용해야 한다. 상어가 뒤에서 물지 못하도록 지형 지물을 이용한다. 가능하다면 앞면 공격도 차단할 수 있으면 좋다. 상어를 구석으로 몰아서, 상어가 수영하기 위해서는 다이버를 공격할 수 밖에 없는 위치로 몰고 가는 것은 적절하지 못하다.

상어와 싸우는 것은 어렵다. 주둥이에 둔탁한 타격을 주거나 또는 눈이나 아가미를 찌르는 것이 격퇴하는 좋은 방법이다. 가능한 경우, 심한 찰과상이나 열상을 피하기 위해 맨손을 사용하지 않아야 한다. 스쿠버 조절기에서 나온 기포의 흐름을 상어의 얼굴로 향해서 접근을 막는 시도할 수 있으나 대부분의 경우에는 효과가 없다. 작살, 나이프, 산탄총(shotgun shell), 뱅 스틱(bang stick, 다이버가 상어에 대해 사용하는 끝에 폭약을 넣은 막대), 독(키니네) 작살, 이산화탄소 폭발 다트 등이 상어를 죽일 수 있다. 잘못 적용되거나 상어 무리의 '광란 포식'을 유발하여 상황을 악화시킬 수 있다.

수면에서 물을 튀거나 소란을 일으키는 행동은 상어로 하여금 힘든 물고기의 행동으로 해석하게 하여 공격을 유발할 수 있다. 해상 엔진의 소리와 헬리콥터 로터 소리를 포함한 표면 활동은 상어를 끌어들인다. 헬리콥터 구출에서는 가능하면 빨리 물에서 빠져 나가는 것이 좋다.

상어를 조우한다면 피하는 것이 가장 신뢰할 수 있는 방법이다. 상어 방어 기술과 기피제는 계속 개발되고 있다. 호주와 남아프리카의 레크리에이션 해변은 서핑 지역에 진입하려는 수생동물을 잡기 위해 넓은 자망(물속에 수직으로 설치한 그물)을 설치하여 보호된다. 시간이 지남에 따라 그물을 통과할 수 있는 크기를 줄이는 방법으로 상어와 인간의 상호 작용을 최소화한다. 이러한 유형의 예방 조치는 위협받는 상어, 바다 거북, 바다 조류 및 바다 포유 동물에 대한 부정적 영향 때문에 생물 학자 및 자연 보호론자들의 공격을 받고 있으며, 이러한 대형 그물을 설치하는 지역은 제한적이다. 케이블을 사용하는 전기 상어 장벽은 미터당 4볼트의 전기장을 초당 15회 주기로 형성한다. 1.2M 이상의 상어에게 회피 반응을 유발하는 것으로 조사되었다. 이 장치의 장점은 상어가 죽거나 채집되는 것이 아니라 단지 격퇴할 뿐이라는 것이다. 문제는 일부 종류에 상어에는 효과가 없다는 것이다. 남 오스트레일리아의 한 전복 다이버는 자가 추진형 상어-케이지 내에서 일하는 것이 알려져 있다.

상어에 대비한 개인용 장비로는 체인 메쉬 잠수복, 팽창성 둔한색(노란색은 항공기가 포착하기 쉽지만 상어에게는 가장 매력적이다) 플라스틱 보호백, 음성/무선 통신기, 계면활성제와 다른 화학적 기피제 등이 준비 된다.

기피제로는 모세스 쏘울(Moses sole; Pardachirus marmoratus)의 파르닥신(Pardaxin)이 알려져 있다. 가자미의 일종인 모세스 쏘울은 홍해와 인도양 서부에 서식하며 상어 퇴치에 효과가 있는 파르닥신이라는 물질을 분비한다는 것이 미국 플로리다(Florida) 주의 모트해양연구소(Mote Marine Laboratody)의 유진 클라크 (Eugenie Clark)에 의해 밝혀졌다. 모세스 쏘울은 등 지느러미와 항문 지느러미를 따라 위치한 일련의 땀샘에서 우유 같은 물질을 분비한다. 이 분비물은 천연 유래 항물고기 독소(ichthyotoxic)이며, 스테로이드 단일배당체 (monoglycosides) 양상의 상어-기피 효과를 나타내는 친유성 성분이 포함되어 있다. 다른 종류의 가자미(Sole) 에서도 유사한 물질의 분비가 확인되었다. 피콕 쏘울(Peacock sole; Pardachirus pavoninus)은 서태평양과 인도양의 동부의 열대 지방에 서식하며 파보니닌(pavoninin) 1~6을 분비한다.

상어에서 기피 작용을 나타내기 위한 표적 기관은 아가미 또는 인두강(pharyngeal cavity)이다. 파르닥신이 즉각적인 퇴치 효과를 나타내려면 10~25 g/m3의 농도로 수중에 살포되어야 한다. 천천히 사람을 향해 다가오는 상어가 마지막 10초 동안 접근할 수 있는 거리에 이 정도 농도의 약품을 구름처럼 살포하려면 24kg 의 약물이 필요하며, 이는 현실적이지 않은 시나리오이다. 음이온 계면활성제인 알킬 황산염(alkyl sulfate)의 상어 기피 효과는 이 화합물의 소수성(hydrophobic) 특징 때문이라는 연구 결과가 제시되었다. 검증은 유년기의 복상어(swell shark; Cephaloscyllium ventricosum)를 대상으로 수행되었다. 상어의 기피 효과는 탄소 사슬의 길이가 8개(octyl)에서 12개(dodecyl)로 증가할수록 두드러졌으며, 산화에틸렌(ethylene oxide)기가 더했을 때 감소하였다. 또한 소디움에 대해 마그네슘등의 반대이온을 가했을 때 영향을 받지 않았다. 가장 효과적인 합성 세제 기피제인 황산도데실나트륨(sodium dodecyl sulfate,SDS)의 경우 청새리상어를 대상으로 미끼 어류를 기피하는 유효한 효과를 나타내려면 수중 농도가 마찬가지로 800g/m3이상이어야 한다. 즉 효과를 나타내기 위해 필요한 화합물의 농도가 너무 높다. 구름타입으로 살포하여 비방향성으로 효과를 나타내기 위해서는 10억 분의 1 (0.1 μg/mL) 이상의 효력이 필요하다. 이러한 계산은 구명 조끼에 담긴 화학 약품이 상어 퇴치에 대해 신뢰성 있게 사용될 수 없다는 것을 보여준다.

그렇다면, 기피 용액을 주사기처럼 분사하면 어떨까? 백상아리에 대한 화학 기피제 검증에서는 공압 주사기 건을 사용하여 SDS의 10% 해수 용액 250mL를 분사하면 상당한 양이 구강에 도달하여 관련 수용체를 자극할 수 있고, 효과적으로 백상아리를 퇴치할 수 있음이 입증되었다. 만일, 크립톤 행성에서 온 수퍼파워 백상아리가 출현하면 아이언맨슈트에 유사한 기능을 탑재할 수 있을 것이다. 그러나 흑수저 다이버들의 조끼나 현장 상황에서 실용적이라고 상상하긴 힘들다. 화학적 상어 기피제 연구의 미래 방향에는 화학 및 자연 상어 기피제의 형태하저 표적 부위의 확정, 기피제로서의 자연 생물 활성 독소의 조사, 준화학 물질 (예 : 경보 페로몬으로 작용하는 포식자의 삼출물 또는 신체 분비물)의 확인 및 정제가 될 것이다.

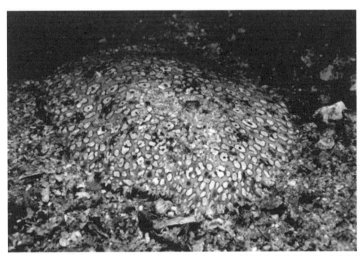

그림 29-14. 가자미의 일종인 모세스 쏘울은 홍해와 인도양 서부에 서식하며 상어 퇴치에 효과가 있는 파르닥신이라는 물질을 분비한다

남오스트레일아의 Shark Shield Pty Ltd(지금은 Ocean Guardian로 명칭변경, sharkshield.com)는 상어가 기피하는 특정한 전기장을 형성하는 SharkPOD를 개발하여 배포(현재는 중단)한 바 있다. 이 장치는 상어의 로렌치니 기관을 통해 불편감과 근육 경련을 유발하는 것으로 알려졌다. 2002 년 SharkPOD가 장착된 다이버가 백상아리에게 치명적인 공격을 받은 것이 알려졌다. 이 사례에서 장치는 제조업체의 사양에 따라 사용되지 못했고, 공격 이후 SharkPOD가 생성하는 전류로 인해 인명 구조 시도가 방해 받았음이 밝혀졌다.

백상아리에 대한 SharkPOD의 검증은 상충되는 자료를 보여준다. 정적 미끼에 억제력을 부여하는 첫 번째 시도에서, 취해진 미끼의 비율은 전기장의 영향을 받지 않았다. 그러나 전기장이 있는 곳에서는 상어가 미끼를 잡는 데 더 많은 시간이 걸렸다. 두 번째 실험에서는 동적 미끼에 대한 영향을 검증하였고 물개를 견인하는 방법을 사용하였다. 전기장은 상어 공격의 수와 상호 작용을 유의하게 감소시켰다. 결론적으로 전기장에 대한 상어 반응은 상황에 따라 다르다고 할 수 있다.

만일, 상어 억제 장치를 구매하고자 한다면, 모든 상황에서 어떤 장치도 100% 유효하다고 가정해서는 안된다는 점을 강조한다. 동물은 예측할 수 없다. 따라서 어떠한 상어 억제 전략도 완벽한 보호를 제공한다고 가정할 수 없으며, 항상 억제될 것이라고 보장할 수 없다.

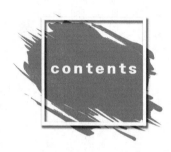

30. 해산물독성

30. 해산물독성

세계 인구의 적어도 4분의 3은 해안 15km 내에서 살아간다. 바다 근처에 인구가 밀집되어 있는 여러 이유 중 하나는 바다 속에 풍부한 식재료가 있다는 점이다. 해산물은 단백질 공급원으로 상당한 비중을 점유한다. 현재 매년 2억 2천만 ~ 2억 4천만 톤의 어류가 포획되며, 절반 이상이 연근해 어업이다. 1인당 생선 소비량 역시 수십 년간 증가 추세이고, 전미의 통계는 매년 1인당 7.3kg의 어류를 섭취한다. 바다는 풍부한 식재료 원천 중 하나인 것이다. 국제 무역은 상품성 있는 해산물의 연중 가용성을 극적으로 증가시킨다. 소비하는 다수의 해산물은 장거리를 이송되어 온 것이다.

시간이 지남에 따라 인류는 독성 어패류가 그 해의 계절, 달의 위상, 수온, 기상 조건, 물새의 죽음, 해변으로 치는 파도의 색깔, 그리고 많은 다른 환경요소들과 연관되어 있음을 알게 되었다. 안타깝게도 위의 요소들 중 어느 것도 신뢰할만한 해산물 독성 예측 인자로 입증되지 않았다.

섭취를 통해 중독을 일으킬 수 있는 해양 생물은 와편모충을 포함한 플랑크톤(dinoflagellate), 강장동물 (coelenterate), 연체 동물(mollusk), 극피동물, 갑각류, 물고기, 거북, 포유 동물 등으로 다양하다. 식중독 원인에 대한 전미의 통계에서 어류는 19%, 연체 동물은 7%, 갑각류는 4%에서 집단발병의 원인으로 지목된다. 해산물로 인한 식중독에 대한 연구에서 집단발병의 90%, 개별 증례의 75%는 익히지 않은 연체동물(굴, 조개), 히스타민 중독 (고등어중독, 스콤브로이드; scombroid). 암초 어류의 시구아톡신(ciguatoxin)이 원인이다.

대부분의 해양 생물 독소는 식물독소(phytotoxins)와 동물독소(zootoxin)로 이루어지고 해양 유기체에서 유래된 자연 발생 독소이다. 해양 독소를 직접 섭취하는 경우도 있지만 대부분 특정한 조직(해산물)을 섭취하고 해당 조직에서 독소가 유리되어 중독이 발현된다. 일반적으로 해양 독소는 가열해도 불활성화되지 않으며, 조리과정에도 독성을 잃지 않는다. 해양 중독은 주로 위장과 신경 증상을 유발하며, 대부분의 해양 독소의 표적은 수초성 신경 혹은 비수초성 신경의 전압의존성 소디움 채널(voltage-gated sodium channel)이므로 다양한 말초 신경학적 효과를 유발한다. 어육독(Ichthyosarcotoxin)은 생선살 (근육, 내장, 피부, 점액)에서 파생된 독소와 해당 생선을 섭취하여 일어나는 위장장애 및 신경장애를 특징으로 하는 중독증을 지칭한다. 보통의 세균성 중독은 제외되며 모든 종류의 생선의 어떠한 부위도 유발할 수 있다. 어류 중독의 진단과 치료를 위해서는 지리적 위치, 식이 요법, 임상 병력 외에도 임상의가 항상 적절하게 어육독을 의심하고 있는 것이 필요하다.

I. 식중독을 일으키는 해조류와 해산물에 대한 공공 규제

해산물로 인한 질환은 증가하는 추세임에도 불구하고, 선별 기준 및 규제는 전 세계적으로 다양하다. 미국의 경우를 살펴보면, 미 농무부 (US Department of Agriculture)에 따르면 미국 해산물 소비의 55% 이상은 해외로부터 수입된다. 미국으로 수입되는 해산물의 가장 규모가 큰 원산지는 캐나다, 아시아 및 라틴 아메리카이다. 미 식품의약국 (FDA)의 수입 식품에 대한 검사는 부적절하다는 비판이 있어왔으며, 1995년부터 HACCP (Hazard Analysis and Critical Control Point)라고 명명된 식품 안전을 위한 새로운 프로그램이 제시되었다. 국내의 HACCP도 내용은 다르나 명칭과 목표는 유사하다. 현장 검사 및 제품 무작위 샘플링에 의존하지 않고 위험 예방

에 중점을 두어 효과적으로 통제하고자 하는 것이다. HACCP는 다음에 초점을 맞추고 있다:

(1) 오염원 및 오염 지점의 확인

(2) 우려되는 위험 수준, 전염율 및 미생물의 운송

(3) 오염 물질에 소비자가 노출될 가능성.

예를 들어, 조개 및 바이러스 관련 질병의 경우 인가되지 않은 해역에서 채집한 경우 집단 발병의 30%이상과 관련이 있다는 자료가 제시되어 있으며, 수입해산물 중에 자주 문제를 일으키는 항목은 대만, 에콰도르, 아르헨티나에서 수입한 참치, 만새기이며 주로 히스타민 중독과 관련된다.

장거리 이송 식품에서, 냉장보관은 질병을 제어하는 가장 중요한 요소이다. HACCP에 따른 수입 어패류 표준 개선이 진행되었지만, 해산물 수입을 취급하는 회사는 8500개 이상이며 실제 규제 기관에 의해 검사를 받는 회사는 5% 미만이다. 새우의 예를 들자면, (미국은) 전세계에서 두 번째로 새우를 많이 수입하는 나라로, 미국 내에서 이루어지는 새우 양식은 현재 공급량의 약 30% 정도이다. FDA는 냉장 또는 냉동 연체 동물 갑각류의 식품 매개 병원체를 통제하기 위해 전리 방사선을 사용하도록 식품 첨가물 규정을 개정하였다.

이에 비해 연체동물 중독은 주로 국내 해산물에 대한 문제이다. 캘리포니아 당국은 걸프 해안에서 채집한 굴을 판매하거나 조리하는 해산물 식당에게 비브리오 오염, 특히 장염비브리오의 위험성에 대해 경고하는 법령을 채택한 첫 번째 주(1991년)이며, 다른 주도 이를 따랐다. 또한 어부들은 굴을 멕시코 만에서 수확한 후 6시간 이내에 냉장 보관해야 한다. 법령은 굴 출하 단위(lot)마다 꼬리표 붙이기, 라벨 부착, 기록 보존을 요구하며, 집단 발병 시 추적 조사를 용이하게 한다. 미국과 캐나다에서 시판되는 굴에서 허용되는 장염비브리오 수치는 그램당 10000 집락 미만(CFU/g)이다. 그러나 이보다 낮은 200CFU/g 미만의 굴에서도 집단발병이 보고되었(뉴욕 1998, 북서부 태평양연안 1997)으므로, 허용 수치 미만에서 사람에게 질병을 일으킬 수 있는 것으로 보인다. 전미에서 채집되는 조개 중에 분변 장원성 세균 지표가 높아서 채집이 금지되는 비율은 ▨ 가량이다. 조개 수확을 위한 배설물 지표 시스템은 일반적인 분변 오염 세균으로부터 효과적으로 소비자를 보호한다. 그러나 몇 가지 병원성 세균은 이 시스템에 의해 예측되지 않는다.

집단 발병의 원인이 되는 바이러스에 관한 연구에 의하면, 검출 기법의 유효성은 2~47%까지 다양하다. 새로운 검출 방법 중 가장 유망한 것은 분자 기술을 기반으로 한다. 디옥시리보핵산(DNA) 하이브리드화 및 중합 효소 연쇄 반응 (PCR)은 특정 병원체에 대한 특이성, 민감성에 유리하며, 대부분의 분석이 수시간 이내에 완성되므로 빠른 검사 속도가 특징이다. 조개류에서는 살모넬라균, 비브리오 종 및 A형 간염 바이러스와 노로바이러스를 포함한 바이러스를 탐지하기 위해 PCR이 사용된다. 고성능 액체 크로마토그래피(HPLC; High-performance liquid chromatography) 또한 여러 종류의 조개 독을 검출하고 정량화하는데 사용되어왔다.

식물 독소(Phytotoxin)를 생산하는 해양 조류(algae)는 마비성, 신경독성, 설사성 조개 중독의 원인으로 지목된다. 해양 조류의 밀도에 따라 조개류를 채집하는 어장의 폐쇄가 결정되는데, 경우에 따라 어장 폐쇄 결정은 조개의 독성 수준에 따라 결정되기도 하고, 다른 경우에는 수중에서 해조류가 증가하고 조개에서 독소가 확인되어야 폐쇄가 이루어지는 경우도 있다. 예를 들면 플로리다주에서는 쌍편모조류의 일종인 타이코디스커스 브레비스 (Ptychodiscus brevis)가 5000세포 / L이상 검출되면 어장의 폐쇄가 이루어진다. 타이코디스커스는 적조 현상의 원인으로 지목되며 신경성 조개 중독인 브레베톡신(Brevitoxin)을 생성하는 조류이다. 같은 신경성 조개 중독의 독소인 삭시톡신(saxitoxin, 삭시도무스 기간테우스에서 분리) 역시 검역의 대상이다. 기준은 국가마다 다르며 40~80mg/100g 이 생쥐 바이오 분석(mouse bioassay)을 통해 제시되어 있다. 미국에 경우 그 밖에 여러 가지 어패류 독성이 전미 어패류 보건 회의(Interstate Shellfish Sanitation Conference)와 FDA에 의해 모니터링 된다.

설사성 패류 독소 (okadaic acid)의 최대 허용 농도는 정확한 정량 분석 방법이 없기 때문에 국가마다 다르다. 규정이 있는 국가는 수용 한계치로 4-5 생쥐 단위(mouse units) 또는 20-25mg/100g를 사용한다. 기억상실성 조류 독성으로 알려진 도모산(domoic acid)의 허용 수치는 미국, 캐나다, 포르투갈에서 2mg/100g 이다. 영국 농업청은 계절별로 탄력적으로 어장, 조개 감시 프로그램을 운영한다. 4월에서 10월까지 매주, 겨울철에는 산발적으로 진행하는 방식이다. 시구아톡신(Ciguatoxin)은 분석이 어렵기 때문에 모니터링이 제한적이다. 프랑스령 폴리네시아에서 바이오어세이(mosquito bioassay)로 분석하여 0.06ng/g 이상의 시구아톡신이 검출되는 해산물은 유독하다고 간주된다.

독소 감시의 주된 제한점은 분석 능력의 제한과 전수조사가 어렵다는 것이다. 그 밖에도 정치적 이슈가 있다. 예를 들면, 미국 내 해산물의 주요 산지는 플로리다주, 하와이주이다. 만일 면역 측정법으로 모든 수준에서 독소를 검출하면 해산물 자체가 시장성을 잃게 되고 이는 중요한 선거/정치적 이슈가 된다. 후쿠시마 사건 이후 일본-한국간 수산물 검역 문제는 항상 보건보다는 정치적 이슈가 되어 왔다.

II. 지속 가능하고 안전한 해산물 시장

민간 비영리 단체 주도로 지속 가능한 수산업, 해양 생태계 복원, 보다 안전한 해산물을 모토로 이에 따른 생산자와 소비자 운동을 장려하고 추진하는 등 여러 시도가 있다. 이러한 사업 중 하나로, Industrycentric FishWise (fishwise.org)는 업계 중심의 생산자/수확 업체, 유통 업체, 소매 업체를 대상으로 하는 교육 및 인증 프로그램을 통해 어업의 지속 가능한 사용을 장려한다. 또한, 정기적으로 소비자와 업계 모두에게 유용한 낮은 수준의 수은을 함유한 해산물 목록(표 30-1.)을 발표한다. 다른 단체로 Blue Ocean Institute (blueocean.org) 역시 지속 가능한 해산물을 목표로 하고 있으며 소비자 중심의 교육적 지원으로 즉각적이고 색으로 구분된 가이드를 제공하는 스마트폰 응용 프로그램을 제공한다.

전복 (미국 양식), 메기, 조개. 태평양산 은대구(black cod; 미 캐나다산), 대짜은행게(Dungeness crab), 투구게(북태평양 왕게king crab), 대게(tanner crab), 홍게(snow crab), 민물가재(Crawfish, 양식), 첨치가자미(arrowtooth flounder,양식), 강도다리(starry flounder,양식), 해덕대구(Haddock), 남방대구(Hake, 미국 대서양), 도다리 (Halibut, 태평양), 청어 (Herring, 미국 대서양), 바닷가재(american lobster 미국 및 캐나다), 닭새우(spiny lobster, 미국, 멕시코 (태평양) 및 바하마), 고등어(Mackerel 미국 대서양), 만새기(mahimahi), 홍합, 굴 (태평양, 동부 자연산), 명태(Pollock, 미국), 연어 (캐나다 알래스카, 자연산 브리티시 컬럼비아), 정어리(Sardines, 태평양), 가리비(Scallops, 양식/자연산) 검은 농어 (노스 캐롤라이나 북부) 새우 (미국 및 캐나다), 가자미 (영국산), 오징어, 틸라피아 (미국, 중남 아메리카 양식), 송어 (미국 농가, 레인보우) 흰날개다랑어(albacore tuna), 가다랭이 (skipjack tuna), 통골참치 (tongol tuna, 말레이시아), 황다랑어 (yellowfin tuna)

표 30-1. 낮은 수준의 수은을 함유한 해산물 목록

무악어강(Class Agnatha)

먹장어목 : 먹장어류(hagfish), 칠성장어류(lamprey)

꾀장어과(Family Myxinidae) :대서양먹장어 (Myxine glutinosa),아틀란틱 먹장어(atlantic hagfish), 칠성장어(petromyzon marinus), 바다칠성장어(sea lamprey),

경골어강(Class Osteichthyes)

뱀장어목(Order Anguilliformes) : 뱀장어류(eels)

곰치과(Family Muraenidae) : 모레이 곰치(moray eel)

농어목(Order Perciformes): 농어류

바리과(Family Serranidae) : 황금줄무늬농어(golden striped bass), 비누고기(베바램치, soapfish)

복어목 (Order Tetraodontiformes) : 쥐치(triggerfishes), 복어(puffers), 거북복(trunkfishes)

참복과(Family Tetraodontidae) : 복어, 두꺼비, 팽창어(blowfish), 밀복(rabbitfish)

두꺼비고기목 (Order Batrachoidiformes) : 두꺼비

두꺼비고기과(Family Batrachoididae) : 굴복어(oyster toadfish), 두꺼비

표 30-2. 척색동물문(Phylum Chordata)에서 어육독성을 가지는 병원성 물고기의 예

III. 어육중독증

어육중독증(ichthyosarcotoxism)이라는 용어는 물고기 고기 내의 독성에 중독된 결과로 발생하는 다양한 상태를 총칭한다. 어육 독소 중 많은 종류가 가열이나 위산에 의해 파괴되지 않는다. 다양한 독소가 근육, 내장, 혈액, 피부 또는 점액 분비물에서 발견되며, 어육 독소의 분류는 샘어육중독ichthyocrinotoxins (체액 분비;glandular secretion), 어류혈액독소 ichthyohemotoxins (혈액), 어류간독소ichthyohepa-totoxins (간), 어류생식선독소ichthyootoxins (생식선), 어류환각독소ichthyoallyeinotoxins (환각효과) 및 어류완하독소 gempylotoxins (설사효과) 같은 독소 특정 기관 시스템을 기반으로 한다.

A. 샘어육중독ICHTHYOCRINOTOXICATION

샘어육중독(Ichthyocrinotoxic)은 특정한 독을 함유한 분비조직이 아닌, 독과 무관한 어류의 채액 분비샘을 섭취하는 것으로 유발되는 중독이다. 보통 어류 피부에 있는 분비샘이나, 유독성 거품, 점액 등이 독성이 있다. 대표적인 샘어육중독의 예로 환각적 어류 중독이 있다. 이러한 독성 어류의 예로는 특정한 쥐치 어류, 복어, 가시복(porcupinefish), 거북복(trunkfish), 코거북복(boxfish), 무늬뿔복(해우, cowfish), 칠성장어, 모레이 곰치, 두꺼비등을 들 수 있다. 원구류(Cyclostome)물고기인 먹장어나 칠성장어의 점액과 근육도 중독을 유발한다. 거북복의 한 종류인 일본 코거북복(Ostracion immaculatus)의 분비물에서 파후톡신 (pahutoxin)과 호모파우톡신(homopahutoxin)이 분리되었다. 이 자극성 피부 분비물은 입안에서 쓴맛을 내는 것으로 알려져 있다. 비누고기(soapfish)는 농어목(Perciformes) 베바램치과(Grammistidae)로 분류되는 24종 이상의 물고기를 지칭한다. 대서양으로부터 인도양-서태평양에 분포한다. 약간 돌출된 아래턱과 아래로 향한 입이 특징이다. 몸길이는 작아서 가장 큰 것의 몸길이가 약 30㎝이다. 리프티쿠스 사포나케우스(Rypticus saponaceus)는 이 무리에서 가장 많이 알려진 물고기로, 미국 남부와 남아메리카 북부에서 서아프리카에 이르는 대서양에서 발견된다. 이 종은 3개의 뚜렷한 등지느러미가시를 가지고 있어서 때때로 'three-spined soapfish'라고도 한다. 이들은 흥분하면 독성 점액을 내는데, 이것이 물로 분비되면 비누 거품 같은 질척한 거품이 만들어진다. 'soapfish'라는 영어 이름은 이러한 습성으로 명명되었다. 독성 점액은 포식자에 방해물로 작용한다. 이 점액질을 "글래미스틴 grammistin"이라고 하는데 사람에게 접촉성 피부염을 유발할 수 있다. 이 피부염은 환부를 차갑게 유지하며 황산 알루미늄과 아세트산 칼슘을 포함한 피부 외용액으로 치료한다. 버로우 용액(Burows solution)은 국내에는 동물용으로만 허가되어 있다. 예방을 위해서 모든 의심되는 생선은 물 또는 염수 용액으로 세척하는 것이 필요하며, 먹기 전에 껍질을 벗겨야 한다.

샘어육 독소 섭취의 증상은 메스꺼움, 구토, 이질성 설사(dysenteric diarrhea), 뒤무직(이급후중, tenesmus), 복통, 쇠약감이며, 대부분의 환자는 24시간 내에 회복된다. 그러나 일부 환자는 최대 3일 이상 증상을 호소할 수 있다. 치료는 지지적이며 대증적으로 이루어진다.

B. 어류혈액독소ICHTHYOHEMOTOXICATION

어류혈액독소(ichthyohemotoxins)는 대부분 가열과 위산의 작용으로 불활성화되는 경우가 많다. 문자 그대로 독성을 가진 혈액이 어류혈액독소성 물고기 안에서 흐르는 셈인데, 대표적인 어종으로는 다양한 종류의 뱀장어류eel(모레이 곰치로 대표되는), 뱀장어(anguilliformes), 붕장어(conger)를 들 수 있다. 어류혈액독소 증상은 주로 위장관 증상이며 대증적인 치료를 한다. 혈액학적 합병증은 드물다. 날것 또는 덜 익힌 생선 섭취가 중독의 원인이 된다.

C. 어류간독성ICHTHYOHEPATOTOXICATION

간에 독성을 가지고 있는 물고기는 어류간독성(ichthyohepa-totoxic) 물고기로 간주된다. 어류간독소 (ichthyohepatotoxin) 물고기의 경우 간을 제외한 다른 부분은 무독성인 경우가 많다. 이러한 어류는 두 가지 그룹으로 분류된다:

　(1) 꺽저기(japanese aucha perch) 유사 물고기 : 고등어, 농어, 도미, 도루묵

　(2) 열대 상어 : 흉상어과(requiem shark)의 상어, 구굴무치과 (sleeper fish,Family Elateridae)의 어류, 거북복어cowfish, 백상아리great white shark, 메기catfish, 귀상어hammerhead, 에인절피시 angelfish, 돔발상어

홍어와 가오리는 개통발생이 상어와 유사하며 마찬가지로 어류간독성을 가지고 있다. 꺽저기 유사 물고기 그룹의 간을 섭취한 경우 메스꺼움, 구토, 두통, 홍조, 발진, 발열, 빈맥의 증상이 알려져 있으며 처음 6시간 동안 증상이 심하나, 사망자는 보고되지 않았다.

열대 상어의 간(근육도 독성이 있을 수 있다.)을 섭취하여 나타나는 증후군은 판새류중독(elasmobranch poisoning)으로 알려져 있다. 증상은 섭취 후 30분 이내에 발현된다. 오심, 구토, 설사, 복통, 불쾌감, 식은땀, 두통, 구내염, 식도염, 근육 경련, 관절통, 감각 이상, 딸꾹질, 개구장애, 반사저하, 실조증, 실금, 시각 흐림, 본태성 안검연축, 섬망, 호흡 곤란이 알려져 있다. 혼수상태로 진행되고 사망에 이르는 경우도 알려져 있다. 증상이 지속되는 기간은 며칠에서 수주까지 다양하다. 간 조직에 비해 근육조직만 먹은 경우 증상이 경미하고 위장관 증상에 국한되다가 자연 회복되는 것으로 알려져 있다. 집단발발의 예는 1993년 마다가스카르에서 황소상어(Carcharhinus leucas) 한 마리를 나누어 먹은 200명에게 발생한 판새류 중독이다. 섭취한 모든 사람이 증상을 보였으며, 사망률은 30%를 나타내었다. 황소 상어 간에서는 2개의 친유성 독소가 분리되어 carchatoxin A와 carchatoxin B라고 명명되었다. 상어의 간과 살에서 발견되는 산화트리메틸아민(trimethylamine oxide) 역시 중독 증상과 관련이 있는데, 다량의 상어 고기를 먹인 썰매개에게 비슷한 증상의 발현이 보고되었다.

판새류중독(elasmobranch poisoning)의 항독소는 알려져 있지 않으며, 치료는 지지적이며 대증적이다. 상어 간 또는 다른 내장의 섭취 후 60분 이내라면 활성탄 제독을 고려할 수 있다. 친유성 독소이므로 투석의 효과는 제한적일 것으로 생각되나, 임상 사례는 알려져 있지 않다. 대부분의 어부들은 생선 간이나 상어 내장을 날로 먹지 않는다는 것을 알고 있다. 근육의 경우, 익히지 않더라도 적절하게 건조시키면 독성은 최소화된다.

blacktip reef shark, gray reef shark, tiger shark, blue shark, Greenland shark, sleeper shark, cow shark, gray shark, mudshark, white shark, dogfish, lesser-spotted cat shark, hammerhead shark, white-tip houndshark

표 30-3. 판새류 중독을 일으킬 수 있는 어류간독성 상어의 예

D. 어류생식선독소ICHTHYOOTOXICATION

어류생식선독소(Ichthyootoxic)를 나타내는 어류의 생식선(gonad)은 생식 주기에 따라 독성의 정도가 다르다. 어류생식선독소를 가지는 개체에서 대부분 근육에는 독이 없는 경우가 많다. 대표적인 어종으로 철갑 상어(sturgeon), 엘리게이터가아 물고기(alligator gar; Atractosteus spatula), 연어, 강꼬치고기(민물바라쿠다;

pike), 피라미(minnow), 잉어, 메기, 송사리, 농어, 둑중개(윗통가시횟대, sculpin) 등이 있다. 성게의 경우 식용으로 가능한 해산물로 알려져 있지만 성게의 알은 생식선으로 간주할 수 있다. 일부 종류는 생식기간에는 독성을 가질 수 있다. 성게의 어류생식선독소의 예로 유럽의 Paracentrotus lividu, 서아프리카의 Tripneustes ventricosus, 서인도 제도의 Diadema antillarum가 언급된다.

어류생식선독소는 가열해도 파괴되지 않는다. 중독 증상은 메스꺼움, 구토, 설사, 두통, 현기증, 발열, 갈증, 구내건조증, 쓴 맛, 빈맥, 발작, 마비, 저혈압이 알려져 있고 사망에도 알려져 있다. 번식기에 생선의 알을 먹지 않는 것이 예방이다. 치료는 지지적이며 증상을 근거로 한다.

E. 어류환각독소ICHTHYALALLYEINOTOXICATION

어류환각독소(Ichthyoallyeinotoxic)라는 명칭은 중독된 환자에게 환각 증상을 유발하는 데서 명명되었다. 대상 어종은 주로 열대 태평양과 인도양 산호초의 암초 어류인데, 대표적인 어종은 검은쥐치(쥐돔, surgeonfish), 잉어(chub), 가숭어(메나다, mullet), 일각어(unicornfish), 노랑촉수(goatfish), 상사줄자돔 (Sergeant Major Fish), 능성어, 밀복어rabbitfish, 볼락(rock cod), 민어drumfish, 잿방어(rudderfish), 자리돔(damselfish) 등이 있다. 독소는 가열해도 파괴되지 않으며 대부분 머리나 척수에 있고 근육에는 소량만이 존재한다. 중독에 따른 환각 증상의 사례는 여름철 시기에 하와이 제도 카우아이와 몰로카이에서 숭어 섭취 후 발생하는 사례가 잘 알려져 있다.

증상은 섭취 이후 5~90분 이내에 발생한다. 어지러움, 입 주변 감각 이상, 발한, 쇠약감, 조화운동불능 (incoordination), 청각 및 시각적 환각, 악몽, 우울증, 호흡 곤란, 기관지 경련, 단기간의 마비, 비인두의 염증이 알려져 있다. 사망 사례는 아직 보고되지 않았다. 독소로는 인돌(indole) 유사체부터 LSD(lysergic acid diethylamide)까지의 다양한 독소가 검출되어 원인으로 지목된다. 이러한 화학 물질은 열에 안정적이다. 합성은 어류가 아닌 어류에 포식된 조류와 플랑크톤에서 이루어진다. 열대어의 머리, 뇌 또는 척수는 섭취해서는 안된다. 알려진 해독제는 없으므로, 환각 증상에 대한 치료는 지지적이며 증상에 근거한다. 환자가 동요되거나, 정신병 또는 폭력적일 경우 할로페리돌 또는 벤조디아제핀을 투여할 수 있다. 정상적인 정신 상태가 회복될 때까지 관찰이 필요하다.

F. 어류완하독소GEMPYLOTOXICATION

어류완하독소(gempylotoxins)는 대부분 원양 고등어에서 생성하는 설사 유발 효과를 가진 기름을 섭취함으로 발생한다. 이 어류완화독소는 근육과 뼈에도 모두 함유되어 있다. 무독성 고등어와 어류완하독소 고등어는 외형상으로 구별되지 않는다. 설사 유발 효과가 있는 다른 물고기로 피마자유 물고기 (castor oil fish; Ruvettus pretiosus)가 알려져 있다.

증상은 설사와 동반되는 복부 경련, 복부 팽만감, 가벼운 메스꺼움으로 섭취 후 대개 30-60분 내에 나타난다. 이 증상은 장애는 자체 제한적이며 12-18 시간 이상 지속되지 않는다. 다른 전신 증상 없이 단지 설사만 있는 경우도 있다. 발열, 혈성 또는 악취가 동반되는 변, 오래 지속되는 구토는 감염성 위장염을 암시한다.

특정 해독제는 없다. 메스꺼움이나 심한 복통으로 인해 수분 섭취가 어려울 경우 정맥 주사 수액과 항제토제가 사용될 수 있다. 지사제는 권장되지 않는다. 연축 억제제(antimotility agent)는 장을 통한 독소의 이동 시간을 연장시키고 증상 지속 기간을 증가시킬 수 있다.

IV. 해산물 섭취에 의한 독성 증후군

어류 소비와 관련된 독성 증후군으로는 스콤브로이드 중독(고등어과 중독, scombroid poisoning, pseudoallergic fish poisoning), 복어 중독(tetrodotoxin poisoning, puffer fish), 초어 쓸개 중독(grass carp gallbladder poisoning)이 알려져 있다.

A. 스콤브로이드(scombroid poisoning)

스콤브로이드 중독은 과거 고등어 중독으로 알려져 있다. 스콤브로이드(Scombroid)라는 어원은 고등어과 (Scombridae)에서 유래하였는데, 스콤브로이드 중독에 대한 첫 번째 사례는 1830 년에 출판되었다. 가다랑어 를 섭취한 5명의 선원에서 집단 발발하였으며, 가다랑어가 고등어과(Family Scombridae) 물고기였기 때문에 고등어과 독소라는 뜻으로 스콤브로이드(scombroid poisoning) 중독으로 명명되었다. 고등어과 어종으로는 날개다랑어, 참다랑어, 황다랑어, 고등어, 꽁치, 동갈치, 꼬치삼치(Wahoo; 꾀저립), 가다랑어가 알려져 있다. 고 등어 중독이라는 명칭도 사용되나, 고등어과가 아닌 다른 물고기라도 어획 후 중온세균의 발육을 허용하는 온도 에 노출되면 특히 전갱이나 만새기 종에서는 유리 히스티딘의 탈탄산을 통해 근육에 상당한 수준의 히스타민이 생성될 수 있다. 고등어과에 속하지 않으면서 스콤브로이드 독성을 보이는 어종으로는 만새기(mahi-mahi), (돌 고래), 카하와이(kahawai; 호주 연어과 어류), 정어리, 녹새치(black marlin), 멸치, 청어, 방어류, 호주 해양 연어 (Arripis truttaceus)가 알려져 있다. 이러한 어종 대부분은 근육 조직에 풍부한 유리 히스티딘(free histidine) 이 함유되어 있다. 축적된 히스타민 또는 생원성 아민이 있는 어떤 어류를 섭취하더라도 스콤브로이드 중독은 발 생할 수 있다. 이전에 고등어 중독의 위험이 아니라고 간주되었던 많은 수의 물고기가 이제는 잠재적으로 스콤브 로이드독성 "scombrotoxic"로 인식되기 때문에 의사알레르기 어류 중독(pseudoallergic fish poisoning)이 라고 부르는 것이 더 적절하다.

응급실과 외래에서 스콤브로이드 중독은 흔하게 볼 수 있으나, 임상의에 의해 정확히 진단되는 경우는 드물다. 보고가 부족한 것은 질병의 지속 기간이 짧기 때문일 수 있고, 증상이 알레르기 반응으로 생각되기 때문일 수 있 다. 전미의 통계에 의하면 고등어 중독은 애틀랜타의 질병 통제 예방 센터 (CDC)에 보고된 음식 관련 질병의 3% 를 차지한다.

a. 병리생리학

역사적으로 "scombrotoxin"은 부적절하게 보관된 물고기의 근육에서 대량으로 발견되는 히스타민으로 생 각되었다. 일차적인 주요 요인은 부적절한 보존과 냉장 온도이다. 냉장 온도가 부적절하면 어류의 갈색근(dark-flesh muscle)이나 혈합육(적색근, red muscle)은 세균에 의해 부패가 진행된다.(특히 적색근 부위는 독특한 식감으로 회로 선호되기 때문에 문제가 심각해진다.) 이러한 과정은 어류가 주변 온도 또는 고온에서 몇 시간 동안 노출될 때 가장 흔하게 발생한다. 원인으로 지적되는 세균으로는 어류의 정상 표면 박테리아인 프로테우스 모르가넬라(Proteus morganii), 클레프시엘라 폐렴간균(Klebsiella pneumoniae), 앵무병감염균(Aerobacter aerogenes), 대장균(Escherichia coli), 알칼리지너스 메탈칼리지너스(Alcaligenes metalcaligenes) 등이 주요 원인균으로 지목된다. 이들 세균에 의한 부패 과정은 히스티딘(amino acid L-histidine)을 탈카르복시화시켜 히스타민이나 사우린(saurine; 히스타민의 인산염 형태; 사우린이라는 용어는 꽁치(saury), 일본식 어포에서 유래되었다.)으로 변화시킨다.

초기에 나타난 작은 집단발병 조사에서 히스타민이 고등어과 어류 중독의 원인이 되는 독소일 수 있음을 시사하는 증거가 제시되었다. 대상자는 3명으로 청새치(marlin)를 먹고 증상을 호소하였으며, 소변 검사에서 N-메틸히스타민(히스타민의 대사산물)의 배출이 확인되었다. 그러나 저명한 N-메틸히스타민의 증가와 함께 프로스타글란딘 D2 (비만 세포로부터 히스타민의 방출을 나타내는 것으로 생각되는 비만 세포 분비물)의 주요 대사 산물은 증가하지 않았으며, 과량의 히스타민이 환자에서 내생적으로 생성된 것이 아니라 어류에서 유래되었다는 가설이 지지되었다. 스콤브로이드 중독에서 20-50mg/100g보다 큰 히스타민 수치는 흔히 발견되며, 400mg/100g을 초과하는 수치도 드물지 않다.

그러나, 히스타민 자체는 위장관의 효소에 분해되고 간에서 대사되어 전신 순환계에 거의 도달하지 못한다. 경구로 섭취한 동량의 히스타민 또는 히스타민 대량 투여에 의해서만 스콤브로이드 증상이 나타나는 것은 아니고, 일부 다른 화합물도 원인이 될 수 있기 때문에 문제가 복잡해진다. 부패하는 생선 근육에는 카다베린 cadaverine, 퓨트레신putrescine 또는 시스형 유로카닌산(cis-urocanic acid)와 같은 다른 화합물이 존재하여 히스타민의 흡수를 돕거나 분해와 대사를 억제한다. 이러한 화합물도 마찬가지로 열 안정성이 있어 조리과정에서 파괴되지 않는다.

영향을 받는 물고기는 일반적으로 날카로운 금속성 또는 후추 맛이 있지만 외관과 색상은 정상일 수 있다. 히스타민을 비롯한 스콤브로이드 독소로 오염된 물고기를 섭취하였을 때 모든 사람들이 중독되지 않는 이유는 개별적 감수성의 차이보다는 어류 근육 내에 부패가 고르게 분포되어 있지 않기 때문으로 생각된다.

b. 스콤브로이드 중독의 임상적 발현

스콤브로이드 중독 증상은 오염된 물고기를 섭취한 후 수분 이내에 발생한다. 증상은 알레르기 반응과 유사한 머리, 목, 상체에 나타나는 피부의 가려움과 팽진이며, 전형적으로 동반되는 호소는 입안과 구인두의 타는 듯한 느낌, 두통, 미만성 홍반, 중심체온 상승, 메스꺼움, 구토, 설사, 복부 경련, 결막 충혈, 현기증이 알려져 있다. 기관지 경련, 일반 두드러기, 저혈압, 심계항진, 부정맥 같은 심각한 영향이 보고되어 있지만 흔하지 않다. 대부분의 건강한 환자에서 이 증상은 자기 제한적이며, 6시간에서 12시간 내에 해결된다. 증상은 24시간 이상 지속되는 것은 드문 경우이다. 기존의 호흡기 또는 심장 질환이 있는 환자의 경우 중독의 영향으로 증상이 심해질 수 있다. 고등어 중독으로 인한 사망 사례는 아직 보고되지 않았다. 약물 교차 반응으로, 이소니아지드(isoniazid)를 복용하는 환자에서는 이 약물의 위장관 히스타민 분해 효소 차단 때문에 스콤브로이드 반응이 더 심해질 수 있다. 두드러기와 식중독 증상에서 히스타민 측정은 임상적으로 루틴 검사에 포함되지 않는다. 스콤브로디드 중독 환자의 소변 샘플에서 히스타민과 그 대사 산물은 높은 수치를 나타내지만, 히스타민 수치는 임상 증상과의 상관 관계가 낮고 관리 결정에 영향을 미치지 않으므로 검사는 권장되지 않는다.

c. 치료

고등어 중독의 치료로 위장 오염 제거(활성탄)는 적절하지 않다. 증상이 일시적이며, 유일한 독성 효과가 구토일 수 있기 때문이다. 구토 증상에 대해 대증적 치료를 하기로 결정했다면 경구 또는 정맥 투여로 히스타민(H1) 수용체 길항제를 고려할 수 있다. 디페닐히드라민 (보나링, diphenhydramine) 또는 하이드록시진 (유시락스 hydroxyzine) 25~50mg 이 흔히 사용된다. 증상 완화에는 (H2) 히스타민 수용체 길항제(예 : 라니티딘, 파모티딘)도 효과적이며, H1과 H2 수용체 길항제의 조합도 칵테일로 자주 사용된다. 항히스타민제에 의해 조절되지 않는 심한 구토는 온단세트론(ondansetron)과 같은 특정 제토제를 필요로 할 수 있다. 고등어 중독으로 인한 지속적인 두통에 일반적인 두통약은 효과적이지 않으며 항히스타민에 잘 반응하는 것으로 알려져 있다.

저혈압과 호흡곤란이 동반되는 심한 두드러기 반응에는 필요하면 정맥주사액 흡입 기관지 확장제를 사용해야 한다. 코르티코 스테로이드는 일반적으로 적응증이 되지 않는다. 혈압 하강은 대부분 경미하고 정맥 내 수액 투여에 반응하기 때문에 승압제는 거의 필요하지 않다.

d. 예방

스콤브로이드 중독의 유일한 예방은 유통과정에서 항상 4℃ 미만의 온도를 유지하는 것이다. 생선을 익히지 않고 먹는 식문화가 있고, 상업적인 유통조직을 거치지 않고 레저 낚시로 섭취하는 문화가 있는 지역에서는 고등어 중독의 발생을 줄이는 것은 쉽지 않다. 주요 원인은 레크리에이션 낚시이다. 잘못 다루어지거나 암모니아 냄새가 나면 어류를 섭취하지 않아야 한다. 신선한 생선은 일반적으로 광채 또는 기름진 무지개 모양을 가진다. 익히지 않은 어육은 피해야 한다. 급식이나 상업 식당에서 보고되는 고등어 중독 사례는 지역 보건 당국에 즉시 보고하여, 추가적인 피해를 방지할 필요가 있다. 한국의 경우, 고유한 보건소의 관료적 문화가 있어 사실상의 이점은 없다.

B. 복어 중독(tetrodotoxin poisoning)

복어의 독성과, 섭취 시 질병이 발생한다는 관찰은 천년 이상의 고고학적 기록이 알려져 있다. 복어를 먹는 위험성은 고대 아시아 문학의 기록으로 남아 있으며, 2700년 이집트 왕조의 상형 문자에도 복어에 대한 언급이 있어, 학자들은 이집트 시대에도 복어의 유독성을 인식하고 있었다고 보고 있다. 고대 이스라엘의 지도자인 모세는 지느러미와 비늘이 없는 물고기를 먹지 않도록 율법(레11:9-12)을 정했는데, 이러한 위생 방법은 당대 이집트의 것이다. 이러한 섭식법이 제창된 배경으로 테트로도톡신을 피하기 위해서라는 학설이 제기되었다. 중동의 테트로도톡신 함유 어류는 비늘이 없다. 영국 탐험가 제임스 쿡 (James Cook)이 남긴 1774년 기록에는 태평양에서의 항해 중에 현지 어부로부터 구입한 복어의 간을 먹은 것에 대한 경험이 언급되어 있다. 기록은 물고기를 먹기 위해 준비하는 전 과정과 그림이 기술되어 있다. 쿡은 복어의 간을 맛보았고 특별한 장단점에 대한 느낌을 생생히 기록했다. 아이티 부두교의 좀비 의식에 사용되는 좀비 포션(zombie potion)의 구성 요소로 복어 가루(테트로도톡신)가 사용되었다는 주장이 있다. 이러한 주장은 도전을 받고 있는데 사실상 복어 분말이 일반적인 알칼리성 환경에서 저장된다면 분말 내에 있는 TTX는 비가역적으로 분해되어 약물학적 활성이 사라지기 때문이다. 역사적으로 보면, 테트로도톡신은 복어 난소의 활성 성분으로 1911년경에 명명되었고, 분리할 수 있는 기술은 1950년대에 이루어졌다. 독침개구리의 주요 독소가 TTX로 확인된 것은 1970년대에 일이며, 결정 상태의 순수 테트로도톡신이 분리된 것은 1978년에 이루어낸 성과이다.

테트로도톡신을 가진 것으로 가장 잘 알려진 어류는 복어이다. 복어는 담수와 해수 모두에서 서식하며, 종류가 다양하다. 복어독 중독은 복어 섭취뿐만 아니라, 다른 복족류 연체 동물(gastropod mollusk)의 소비 후에도 발생할 수 있다는 것을 알고 있어야 한다. 푸른고리문어 역시 쏘이는 경우는 드물지만, 섭취하여 발생한 중독이 보고되어 있다. 복어 중독(tetrodotoxin poisoning)을 일으키는 TTX(테트로도톡신, 복어독, Tetrodotoxin)는 강력한 신경 독소로 다양한 생물에서 발견되며, 이들은 대부분 4개의 문(phylum)에 속해있다. 대표적으로 복어, 캘리포니아 도롱뇽(newt, Taricha torosa) 새, 푸른 고리 문어, 독침개구리(poison dart frog), 소라고둥(ivory shell), 나팔고둥(trumpet shell)이 알려져 있다.

TTX는 생물학적 방어를 위해 축적된다고 생각된다. 과거에는 TTX가 복어에서만 독점적으로 존재한다고 간주되었고, TTX가 복어 생체 내에서 합성될 것이라는 추정도 있었다. 현재는 복어 내의 TTX는 먹이 사슬을 통해 축적되며, 해양 세균을 원천으로 하여 시작되는 몇 단계 과정이 진행되는 것이 알려져 있다. 그 중 하나로 복어의 피부에 서식하는 슈도모나스(Pseudomonas) 세균이 TTX를 생산하는 것이 규명되었고, 피부 접촉을 통해 독성 어류에서 비독성 어류로 독소의 전파가 이루어진다. 복어의 내장에서 분리된 비브리오와 다른 세균이 TTX를 생산한다는 것을 발견했다. 그러나 먹이 사슬에서 TTX의 정확한 기원은 알려지지 않았다.

사람들이 TTX에 가장 흔하게 노출되는 이유는 복어의 섭취에 따른 것으로 복어는 특별한 손질이 필요하다. 복어 중독의 주된 원인은 레저 낚시나, 불법적인 유통이다. 사람에게 TTX 중독을 유발할 수 있는 어류는 50~100종 이상이며, 대부분 독성은 간헐적으로 존재한다. 복어 물고기에서 신체 내부의 TTX의 분포는 종별로 특이성을 보인다. 일반적으로 간과 난소에서 가장 심한 독성을 띄며, 장과 피부에도 나타난다. 암컷은 난소에서 TTX의 농도가 특히 높기 때문에 수컷보다 유독하다. 근육 조직은 작은 독성을 가지지만 상당량의 TTX를 함유할 수 있다. 독소는 열에 안정하고 결빙에 의해 불활성화되지 않는다. TTX 농도의 계절적 변화가 있어, 산란 시기에 최고치를 나타낸다. 복어 근육에는 매우 작은 농도의 TTX가 들어 있다. 상업적인 레스토랑에서는 날씬한 복어 근육 조각이 화려한 모양으로 배치되어 날 것으로 제공된다. 소량의 TTX가 존재하면 섭취자의 구강과 입주변에 경미한 느낌을 주게 되고, 이러한 체험은 식도락의 일부를 차지한다.

복어 섭취는 보건 당국에 의해서 규제되나, 어떤 지역 사회는 이전에도 먹었으나 문제가 없다는 이유로 계속 복어를 먹는 문화가 남아 있다. 사람에 따라 테트로도톡신에 내성이 있는 경우는 알려져 있지 않으며, 다양한 아종, 성별, 섭취되는 부위, 산란기 여부에 따라 독성이 다른 것으로 생각된다. 이에 따라 해당 지역의 병원에서는 끊임없이 복어 중독 환자를 만날 수 있다. 전미에서도 산발적인 발병 사례가 있으며, 국내의 경우 요리사가 복어를 손질하기 전에 엄격한 인증 과정을 거쳐야 한다.

척삭동물문(Phylum Chordata)
rough-skinned newt, eastern newt, European newts, ribbed newts, fire belly newts, warty newts, crocodile newts, stubfoot toad
연체동물문(Phylum Mollusca)
ivory shell, lined moon shell, calf moon shell, bladder moon shell, trumpet shell, Australian blue-ringed octopus
극피동물문(Phylum Echinodermata)
starfish
유형동물문(Phylum Nemertea)
ribbon worm
편형동물문(Phylum Platyhelminthes)
flat worm
절지동물문(Phylum Arthropoda)
xanthid crab, mangrove horseshoe crab

표 30-4. 복어목(Tetraodontiformes)에 속하지 않지만 테트로도톡신을 가지는 어류

a. 병리생리학

TTX는 독특한 비단백질 구조를 가지며, 나트륨 채널을 연구하는 도구로 널리 사용된다. TTX의 작용은 신경 세포막의 빠른 소디움 채널인 전압 유발 통로(pores of voltage-gated)에 결합하여 신경 내 활동 전위를 차단하는 것이다. TTX와 나트륨 채널의 상호 작용은 전압론적(휴지 또는 정상 상태의 전압)보다는 화학량론적(stoichiometric)으로 설명되는데, 각각 한 TTX 분자가 한 나트륨 통로의 한 스파이크 생성 과정을 방해한다는 의미이다. 작용기전은 탈분극유도제(depolarizing agent)와는 구별되며, 연수(medulla) 호흡 기전 저하, 심장 내 전도 지연, 심근 및 골격근 수축을 일으킨다. 미세 세포 수준에서, TTX의 작용 부위는 신경 종말판(nerve end plate)말 단판보다는 축삭 돌기(axon)에 해당한다. TTX는 아세틸 콜린의 시냅스 전 방출 또는 신경근 접합부에 미치는 결과에 영향을 주지 않는다. 소디움 통로의 금속 양이온 결합 부위(아마도)에 작용하여 세포막의 탈분극된 영역 내에서 소디움 전도계수(sodium conductance)를 방해함으로써 축색 전달을 차단한다. 따라서 TTX는 중추신경 및 말초의 신경근 전달(neuromuscular transmission) 모두에 작용하며, 칼륨 투과성(potassium permeability)에는 아무런 영향을 미치지 않는다. 마비성 패류 중독의 원인인 색시톡신(saxitoxin)은 궁극적으로 TTX와 신경 세포막에서 같은 작용을 하지만, 별개의 수용체를 가지는 것으로 간주된다.

TTX는 매우 강력한 독소로 인식되어 있는데, 생쥐의 치사량(LD50; 50%의 실험쥐가 사망하는 용량)은 복강 내, 정맥 내 또는 피하 경로로 투여하는 경우 10(8~20)mg/kg이다. 동물 실험에서 TTX는 전신 혈관의 확장을 유

발하는데 이는 알파-/베타 아드레날린 수용체와 독립적으로 이루어지며, 용량의존적이다. 낮은 복용량에서, 전신 혈압은 감소하지만 초기에는 관류 압력이 유지된다. 다량 투여 시 혈압이 크게 떨어지는 것이 여러 연구에서 제시되었다. 푸른 고리 문어에서 유래한 TTX를 사용한 동물실험에서도 비슷한 저혈압이 나타난다. 이들 TTX중독 모델에서 혈압을 올리기 위한 가장 효과적인 약제는 아드레날린 작용제(노르에피네프린 또는 페닐에프린)였다.

b. 테트로도톡신의 임상 발현

증상은 일반적으로 TTX 섭취 후 30분 내에 발현되지만, 최대 4시간까지의 잠복기가 알려져 있다. 섭취 병력과 무증상으로 내원한 환자의 관리에서 잠복기는 매우 중요하다. 증상의 범위와 유형은 섭취한 TTX의 양과 개인에 따라 다르다. 땀흘림(diaphoresis)과 같이 경미하거나, 저혈압, 호흡 부전, 혼수와 같이 생명을 위협하는 중증까지 증상은 다양하다. 가장 흔한 증상은 입술과 혀의 감각 이상이며, 전신증상으로 위약감, 두통, 신체 감각 이상이, 위장관 증상으로 메스꺼움, 구토 및 복통이 동반된다. 드물게는 침분비과다, 운동 실조증, 청색증, 연하 곤란, 무성증(aphonia), 호흡 곤란, 시력 저하, 기관지분비물, 기관지 경련이 기술되어있다. 빛에 대한 동공 반응은 시간에 따라 진행될 수 있으므로, 지속적인 관찰이 필요하다. 내원시에는 축동(miosis)이 확인되며, 진행되면 동공반사가 약해지고 산동(mydriasis)이 나타난다. 응고 지연에 따른 피부 증상으로, 피부 점상 출혈이 나타나서 수포성 낙설(desquamation)로 진행될 수 있다. DIC로 진행을 암시하는 부정적인 예후를 의미한다. 저혈압은 중증일 수 있으며 치료에 반응하지 않을 수 있다. 서맥과 방실 결절의 전도 이상이 나타날 수 있다. 사망은 호흡마비와 심혈관 부전으로 발생하며, 사망 직전까지는 정상적인 의식이 유지될 수 있다. 60% 이상의 사망을 보고한 과거 사례에서는 대부분의 사망이 6시간 이내에 나타나서 초기에 호흡부전에 대한 보조나 중환자실 관찰이 필수적이다. 24시간이 지난 생존은 좋은 예후 신호이다. 방글라데시의 2002년 사례에서는 적절하게 다루지 못한 복어를 8가정에서 37명이 섭취하였으며, 2시간 이내에 31명의 환자에게 증상이 나타났고, 8명이 사망했다. 노출 17분 이내에 사망자가 기록되었다.

c. 테트로도톡신 치료

TTX의 치료는 공격적인 기도 관리와 기계 환기를 기반으로 하며, 금기(구토와 의식저하)가 없다면 활성탄으로 오염 제거를 고려할 수 있다. 1G/kg가 사용된다. 호흡 근육 마비가 테트로도톡신에 의한 사망의 주요 원인이다. 병원에 내원한 첫 증상은 경증의 감각 이상 및 경미한 연하 장애로 제한 될 수 있다. TTX 중독의 병력이 있는 경우, 환자는 특히 호흡기 기능 저하를 감시하기 위해 적어도 8시간 동안 응급실 또는 중환자실에서 관찰되어야한다. 증상이 분명하게 개선될 때까지 퇴원해서는 안된다. 호흡 곤란을 암시하는 비특이적인 호소가 있는 경우, 동맥혈분석을 고려하여야 한다. 일부 임상가들은 호흡근력의 평가를 위해 목근육 근력의 변화를 확인하는 것을 선호한다.

현재 TTX 중독을 치료할 수 있는 특이 해독제는 없다. 에드로포니움(텐실론;edynonium)과 네오스티그민(neostigmine) 같은 콜린에스테라아제 억제제는 TTX 중독의 환자를 치료하는데 사용되어 왔으며 엇갈린 결과를 보였다. 일부 증례에서는 콜린에스테라아제 억제제를 투여 한 후 신경 증상의 주관적 개선을 보고하였다. 최근에 이루어지는 사례에서는 네오스티그민(neostigmine)을 투여한 결과 호흡근 마비를 극복하는 데 도움이 되었다는 보고를 보였다. 대부분의 임상가들은 이에 더해 명확한 효과가 입증되지 않더라도 항히스타민제, 스테로이드를 사용하고 있다. 산소화가 충분히 유지되는 상태(SaO2>92%)에서 서맥을 치료하기 위해 아트로핀을 사용할 수 있다. 저혈압에 대해서는 정맥으로 수액 투여로 시작하며, 관류를 유지하기 위해서는 승압제를 사용해야할 수 있다. 페니에프린phenylephrine이나 노르에피네프린 norepinephrine과 같은 작용제agonists가 선택적이다.

비록 수용성이지만, TTX는 어류를 조리하는 과정에서 제거하기가 매우 어렵다. 전문 요리사가 조리하더라도 모든 복어류를 피하는 것이 현명하다.

C. 초어 쓸개 중독

초어 쓸개 중독(grass carp gallbladder poisoning)은 식품보다는 대체 요법에 의한 의인성으로 발생한다. 생선 담낭은 중국과 동아시아에서 오래 전부터 민간 요법으로 사용되어 왔으며, 현재는 한국에서만 이러한 치료가 보건 당국에 의해 의학으로 인가를 받는다. 중국에서 이루어진 사례보고에서 담수 어류 담낭 중독의 80%는 초어(Ctenopharyngodon idellus)에 의한 것이며, 집에서 생선 쓸개를 복용한 17명의 베트남 출신 사례에서 섭취의 가장 흔한 원인은 관절염 증상이었다. 한국에서는 잉어(Cyprinus carpio)의 담낭을 생식하는 것이 시력증진 및 건강증진에 효과가 있다는 강력한 믿음이 존재한다. 이러한 신앙은 경전도 가지고 있는데, 동의보감(東醫寶鑑) 탕액편(湯液編) 어부(漁部)로 알려져 있다. 이 종교에서 잉어의 쓸개는 '즉어담'이라는 용어를 사용하는 일종의 약품이다. 또한 출산 후 산모에게 복용시키는 문화가 존재한다. 대부분 술에 넣어서 같이 마시거나, 여러 한약 혼합제제(한국인들은 '몸에 좋은', '귀한'이라는 용어를 사용하는 것으로 알려져 있다.)의 성분으로 사용한다. 해당 지역 사회에서 대체요법에 의한 간부전은 매우 흔하다. 원인에 대한 역학적 조사나 보건 당국의 조치는 이루어지지 않는다. 초어 중독으로 인한 사례보고는 한국에서는 10례 미만으로 임상의사의 주목을 받지는 못하고 있다. 독소는 사이크리피놀 황산염(5-alpha-cyprinol sulfate, a 27-carbon salt) 등이 원인 물질로 지목되고 있다. 이 독소는 가열해도 안정적이고 에탄올에 파괴되지 않으며, 잉어과(Cyprinidae) 계통의 담수어 담즙에서 발견된다. 대부분의 피해는 한국과 홍콩, 대만과 해당 지역에서 온 이주자에게 발생하지만, 미국 내 메릴랜드주에서 낚시한 잉어의 생담낭을 먹은 2건의 사례가 보고되었다. 환자 중 한 명은 급성 신부전으로 혈액 투석을 해야 했다.

복용 후 10분부터 12시간 내에 복통, 오심, 구토, 설사를 나타내며 뒤이어 발열, 오한, 두통, 현훈, 경련, 황달, 급성 신부전과 간 손상이 이어진다. 검사상 간효소 (아스파테이트와 알라닌 아미노전이효소) 농도의 현저한 상승을 수반할 수 있다. 신장 및 간 생검은 급성 관상 괴사와 간 세포 손상을 나타낸다. 심각한 증상은 독소의 신독성 및 간독성에 기인한다. 간염은 격렬한 간기능 부전 및 사망이 보고 되었으나, 보통 자기 제한적이다. 신 독성은 중등도 이상의 중독에서 발생하며 중독 될 수 있으며 섭취 후 48시간에서 72시간 이내에 소변이나 핍뇨성 신부전을 일으킬 수 있다. 투석을 포함한 적절한 대증적 치료를 통해 환자는 일반적으로 회복한다. 투석 요법의 발달로 급성신부전을 극복할 수 있으나 대부분의 사망은 신부전에 의한다.

D. 해조류(ALGAE) 중독

먹이 사슬 형태로 조류의 수천 종의 미세 조류가 존재하지만, 독성을 지니고 유해한 것은 60종 미만이다. 조류 독소(algal toxi)로 인해 연간 50만 건 이상의 사고가 발생하며, 전 세계적으로 1.5%의 사망률이 집계된다. 해조 류의 번식은 거의 모든 해안 국가를 위협하고 있으며 독성 어류로 분류되는 해조류 종의 수는 증가하고 있다. 특 정 조건에서 독성 조류가 폭발적으로 증식(bloom)하는데 이러한 환경은 어류 및 갑각류, 바닷새, 해양 포유 동물 뿐만 아니라 사람에서도 심각한 합병과 사망을 초래할 수 있다. 해조류의 이 폭발적인 증식은 바닷물의 색을 바 꾸는 지점까지 일어나며, 이 현상을 흔히 "적조"라고 한다.

적조와 연관된 임상 증후군으로는 시구아테라(ciguatera) 물고기중독, 크루페오독성(clupeotoxic) 물 고기 중독, 마비성 패류중독, 신경성 패독 중독, 설사성패독 중독, 기억상실성 갑각류 중독, 강어귀 증후군 (possible estuary-associated syndrome), 하프병(Haff disease)이 알려져 있다. 최근에는 아자스피라시드 (azaspiracid) toxins, 예소독신(yessotoxin) 및 펠리톡신(palytoxin) 등이 검출되어 원인으로 지목되고 있다.

대부분의 쌍편모조류(dinoflagellate)의 독소는 신경 전달 물질이며, 전압 민감성 이온 채널 또는 신경 전달 물 질 방출과 관련된 특정 수용체와의 상호 작용을 통해 독성을 일으킨다. 친수성 저분자량 독소 및 대형 폴리펩티 드 독소는 채널 기공(pore)을 물리적으로 차단하고 이온 전도를 차단한다. 알칼로이드 독소와 관련된 지질 용해 성 독소는 세모막내의 수용체 결합 부위, 폴리펩티드 독소는 세포내부의 수용체 결합 부위에 결합하여 전압의존 성 유발전위를 변경시켜 독성을 나타낸다.

E. 시구아테라(ciguatera) 중독

시구아테라(ciguatera)의 어원은 스페인어 바다 달팽이(Turbo pica) 시구아(cigua)에서 유래되었다. 시구아 는 카리브해 스페인연안 앤틸리스제도에서 발견된다. 문헌을 거슬러 올라가면, 알렉산더 대왕 시대와 중국의 당 나라 왕조에서 신경독성을 문제 삼아 병사들이 물고기를 먹는 것을 허용하지 않았던 기록을 찾아볼 수 있다. 보 다 근대에는 유명한 '바운티 호의 반란'에 등장하는 윌리엄 블라이(William Bligh, 1754~1817) 선장의 항해일 지에서 찾아볼 수 있다. 1789년의 기록은 만새기(mahi-mahi)를 먹은 후 발생한 시구아테라와 일치하는 증상이 묘사되어 있다. 1774년에 작성된 제임스 쿡 선장의 남태평양 항해 일지에 묘사된 중독 증상과 삽화도 시구아테라 에 의한 것으로 추정된다.

전세계에서 시구아테라는 매년 5만 명 이상에 영향을 미칠 수 있다. 시구아테라 어류 중독은 식중독의 주요 원 인으로 인도태평양 및 카리브해의 아열대 및 열대 지방에서 발생하며, 연관된 물고기 종류는 400종 이상이다. 하 와이를 제외하면 보고된 사례의 75%는 바라쿠다, 도미(snapper), 강꼬치고기(jack fish), 능성어이며, 하와이 사례에서는 쥐돔(surgeonfish)이나 앵무새같은 부리를 가지고 바닥에 서식하는 암초 어류가 원인으로 지목되었 다. 해파리 섭취에 의한 시구아테라 중독이 보고되어 있다. 시구아테라의 발생은 약 30도에서 35도 사이의 위도 사이에서 잡힌 온수, 암초 거주 물고기의 섭취와 관련이 있다. 또한 어류의 급속 냉동 및 선박 운송으로 인해 이제 는 비유행성 지역까지 시구아테라 사례가 보고된다. 전미의 통계 분류에서는 물고기와 관련된 식중독 중에서 비 세균성 요인으로는 가장 흔한 원인이 된다. 보고가 부족하기 때문에 시구아테라 어류 중독의 실제 발생률을 확인하기가 어려우며, 실제 사례의 2~10%만이 보건 당국에 보고되는 것으로 파악된다. 대부분의 경우는 하와이와 플로리다에서 발생하며, 플로리다의 경우 10,000명당 5건으로 추정된다. 시구아테라 중독은 4월과 8월 사이에 가장 흔하게 발생하며, 특정 지역에서 발생률은 10,000명당 500~600건으로 추산된다.

> 뱀장어목: moray eels
>
> 숭어목: mullets
>
> 농어목: surgeonfishes, jacks, wrasses, emperor fish, snappers, parrotfishes, groupers, porgies, barracuda
>
> 복어목: triggerfishes

표 30-4. 시구아톡신을 가진 것으로 알려진 암초 물고기

> Albulidae (ladyfishes), Chanidae (milkfishes), Clupeidae (herrings), Elopidae (tarpons), Engraulidae (anchovies), Synodontidae (lizardfishes), Congridae (true eels), Ophichthidae (snake eels), Belonidae (needlefishes), Exocoetidae (flying fishes), Hemiramphidae (halfbeaks), Aulostomidae (trumpetfishes), Syngnathidae (seahorses), Holocentridae (squirrelfishes), Apogonidae (cardinalfishes), Arripidae (sea perches), Chaetodontidae (butterfly fishes), Cirrhitidae (hawkfishes), Coryphaenidae (dolphins), Gempylidae (oilfishes), Gerridae (silverfishes), Gobiidae (gobies), Istiophoridae (sailfishes), Kuhliidae (bass), Kyphosidae (rudderfishes), Mullidae (goatfishes), Pempheridae (sweeperfishes), Pomacentridae (damselfishes), Pomadasyiidae (grunts), Priacanthidae (snapper), Scatophagidae (spade fishes), Sciaenidae (croakers), Scombridae (tunas), Scorpaenidae (scorpionfish), Siganidae (rabbitfishes), Xiphiidae (swordfishes), Zanclidae (idol) Bothidae (flounders), Aluteridae and Monacanthidae (filefishes), Ostraciontidae (trunkfishes), Batrachoididae (toadfishes), Antennariidae (sargassumfish), Lophiidae (goosefish), Ogcocephalidae (longnose batfish)

표 30-5. 드물게 시구아톡신과 연관이 있는 물고기

a. 시구아테라 독성의 병리 생리학

녹청색조류, 자유 부유형 쌍편모조류인 갬비에르스커스 톡시쿠스(Gambierdiscus toxicus, G. toxicus)가 시구아톡신 생산에 관여한다. G. toxicus는 죽은 산호 표면에 부착되어 있다가 작은 초식성 어류에게 포식되는 해조류이다. 물고기에서 나타나는 대부분의 시구아독소의 원인은 G. toxicus로 생각되지만, 남조류(cyanobacterium)인 트리코데스미움(Trichodesmium erythraeum) 또한 시구아톡신의 수용성/지용성 전구체를 생성한다. 다른 쌍편모조류의 예로는 Prorocentrum concavum, Prorocentrum mexicanum, Prorocentrum rhathymum, Gymnodinium sanguineum, Gonyaulax polyedra를 들 수 있으며, 이들도 시구아테라 증후군에 기여하는 독소를 생성할 수 있다.

산업 폐기물, 골프 코스에서의 폐기물 유출, 금속 화합물, 선박 잔해 또는 기타 오염 물질과 같은 다양한 출처의 해양 오염이 독성 조류의 증식을 유발한다고 믿어진다. 예를 들면, 핵실험이 이루어진 마크로네시아의 마샬군도에서는 결과적으로 독성 플랑크톤의 발생이 3배 이상 증가하였다. 이외에도 폐기물 배출과 폭파와 같은 군사 활동이 이루어진 지역에서는 비슷한 현상이 관찰된다. 라인 제도와 길버트 섬 (키리바시, 중앙 태평양), 하오 아톨 (투아 모투 군도(Tuamotu Archipelago) 프랑스령 폴리네시아), 갬 비어 제도 (프랑스령 폴리네시아)이 이러한 예이다. 대형 해상 선박으로부터 밸러스트 해수의 이송 및 배출 또한 독성 쌍편모조류 증식의 원인으로 지목된다.

시구아테라의 경우 물고기 전체가 독성이지만 내장(특히 간)과 알은 독소 농도가 가장 높다고 간주되며, 플랑크톤을 먹는 어류(plankton feeders)는 지금까지 시구아독성이 보고된 바 없다. 시구아톡신은 작은 초식성 물고기에서는 적은 농도로 남아 있으나 상위의 포식자로 갈수록 더 높은 농도로 먹이사슬에 따라 농축된다. 이에 따라 해당 종 내에서 더 작은 어류의 포식은 더 큰 어종보다 시구아톡신에서 안전할 것으로 오랫동안 가정되어왔다. 그러나 최근 프랑스령 폴리네시아에서 채집한 어류에 대한 연구에 의하면, 시구아톡신 농도와 어종의 크기 사이의 상관 관계가 나타나지 않았다.

시구아톡신의 화학적 성질은 지질 성분으로 결정질, 무색, 열 안정성의 특징을 보이고 기능성 수산기 및 4가 질소 그룹을 갖는 약 1100돌턴의 분자량을 가진다. 시구아톡신은 물고기 간에서 시토크롬 시스템을 통해 감비르톡신(gambiertoxin)이 산화되며 만들어지는 것으로 보인다. G. toxicus에서 추출되는 독소는 지용성인 GT-1, GT-2, GT-3와 수용성인 GT-4로 명명된다. 시구아테라독(Ciguatera)은 최소 5가지 이상의 성분으로 구성된다. 지용성 4가(quaternary) 암모늄 화합물이 시구아톡신(ciguatoxins)이며, 수용성 독소는 마이토톡신(maitotoxin)이다. 마이토톡신의 어원은 물고기명이며, 타이티 지역에서 줄무늬쥐치(striated surgeonfish; Ctenochaetus striatus)를 마이토(maito)라고 부르는 데서 유래하였다. 스카리톡신(Scaritoxin)은 지용성 성분과 유사하며 이는 파랑비늘돔(parrotfish; Scarus gibbus)에서 분리되었다. 각각, 마이톡신과 관련된 용혈소(리소포스파티딜콜린 또는 리졸레시틴)와 시구아톡신과 관련된 (ATPase) 억제제가 알려져 있다. 시구아독성 어류의 고기와 내장에서 세 가지 중요한 시구아톡신 (CTX-1, CTX-2, CTX-3: CTX-2는 CTX-3의 부분 입체 이성질체이다)이 발견되는데 각각의 농도는 증상과 증후의 불일치에 기여한다. 시구아톡신의 화학적 분석은 brevetoxin C (P. brevis 유래)와 오카다산(okadaic acid; 해양 해면과 쌍편모조류인 Prorocentrum lima 유래)와 유사성을 보였다. 산호초에 서식하는 물고기에서 오카다산과 함께 다른 화합물이 발견되어 pro-rocentrolide라고 명명되었고, 이 물질은 또 다른 흔한 어류 매개 질병인 설사성 패류독과 관련이 있는 것으로 믿어진다. 캐리비안해의 와편모조류인 P. concavum에서도 오카다산이 분리된다는 것은 기존의 통념과는 달리 오카다산이 시구아테라 중독에서 더 중요할 수 있다는 것을 의미한다.

시구아톡신은 강력한 소디움(Na+) 채널 독소이며 전압에 민감한 소디움 채널을 활성화하여 독성을 나타낸다. 시구아톡신에 의해 Na+ 채널은 휴지기의 막전위에서 열리게 되고, 이에 따라 자발적인 신경세포의 흥분을 유도하여 신경 증상과 다른 시구아테라 증상을 일으킨다. 이러한 반응의 기전 중 하나로, 신경, 근육, 심근세포의 세포막 에서 소디움 기공(pore) 투과성을 조절하는 칼슘 수용체 부위에 결합하는 것이 알려져 있다. 이로 인해 이 효과는 소디움에 대한 막투과성을 증가시키고 지속적인 탈분극을 일으킬 수 있다. 사람의 비복신경, 총비골시경에서 시구아테라의 효과를 실험한 결과 사지의 가벼운 접촉, 통증, 진동 감각이 저하되었고, 전기생리검사상 절대적 불응기, 상대적 불응기, 초월정상 기간(supernormal period)의 연장을 보여주었다. 이러한 결과는 시구아톡신이 신경막의 나트륨 채널 개방을 비정상적으로 연장시킬 수 있음을 시사한다. 이러한 나트륨 유입은 TTX의 존재에 의해 길항된다.

시구아톡신의 독성은 소디움 채널뿐만 아니라 심장, 부신, 자율 신경계를 목표 기관으로 한다. 마이토톡신을 주사 받은 실험쥐에서 부신의 총 칼슘 함량이 현저하게 증가하고 혈장 코티솔 농도가 상승하는 것이 관찰되었으며, 시구아톡신을 반복 투여 받은 생쥐에서 양측의 심실 비대와 함께 중격, 심실 간질 섬유증이 관찰되었다. 마이토톡신이 미치는 심장의 칼슘 전도 효과는 베라파밀, 마그네슘 이온이 존재하거나 용액의 칼슘 농도가 낮을 때 억제된다. 시험관 연구에서 스카리톡신이 노르에피네프린과 아세틸콜린의 방출을 유발하고 나트륨 채널 투과성을 증가시키는 것으로 나타났다. 마이토톡신 역시 노르에피네프린을 방출시키고 칼슘의 세포 내 흡수를 자극한다. 마이토톡신의 아세틸콜린에스테라아제를 억제 효과는 콜린성 수용체를 자극할 것으로 가정되나, 고도로 정제된 시구아톡신는 생체 내에서 항콜린에스테라제 효과를 나타내지 못한다는 증거가 있다. 시구아테라로 발생하는 고혈압은 펜톨아민(a-antagonist) 투여 시 동물 모델에서 억제되어 alpha-아드레날린성 수용체 활성을 시사한다. 정제된 시구아톡신은 심장 자극 효과 (심박수 및 출력 증가)를 갖는 것으로 보이지만, 마이토톡신은 시험관내에서 심근 억제효과를 가진다. 이에 따라 임상 발현의 다양성이 설명된다. 사람의 심방 근육 섬유주를 분리하여 수행하는 실험에서 CTX-1를 투여하면 농도에 따라 수축력(inotropy) 증가를 보이고 만니톨로는 역전되지 않는다.

시구아톡신의 독성(LD50)은 0.45mg/kg으로 높으며, 정제된 형태의 마이토톡신은 0.13mg/kg의 더욱 강력하다. 고농도의 시구아톡신은 어류에 유독하므로, 어류를 포식해서 섭취되는 농도는 잠재적으로 제한되지만, 근육 외에도 다른 조직에 결합하여 전달될 수 있다.

모든 시구아테라 독소는 동결 건조, 열, 추위 및 위산에 영향을 받지 않으며 물고기의 냄새, 색, 맛에 영향을 주지 않는다. 단, 조리 방법이 다양한 독소의 상대 농도를 바꿀 수 있다. 예를 들어 생선살을 삶는 것은 수용성 독소를 제거하지만 육류를 볶거나 또는 굽는 것은 정상적으로 결합된 세포 화합물로부터 지용성 성분을 방출함으로써 지질 용해성 독소의 독성을 증가시킬 수 있다.

b. 시구아테라 독성의 임상 발현

시구아테라의 가장 흔한 초기 증상은 복부 경련, 메스꺼움, 구토 및 설사가 동반된 급성 위장염으로 대부분 24시간 이내 소실되나 수액 투여가 필요할 수 있다. 증상은 식사 후 2~6시간 내에 일반적으로 발생하지만 섭취한 지 몇 분 이내에 발생하는 경우도 보고되었다. 잠복기는 거의 대부분 24시간 이내이다. 시구아테라 어류 중독은 위장, 심혈관, 신경계 증상을 일으키며, 신경 정신병적 증상과 징후에 관련이 있다. 두통은 흔한 증상이며, 환자들은 종종 금속 맛을 봤다고 호소한다. 보고된 다른 증상은 표 30-6.에 요약하였다. 빈맥이나 고혈압은 시구아테라 중독에서 드물지 않고, 일과성 서맥과 저혈압 후 교대로 나타날 수 있으며, 중증의 중독을 의미한다. 환각, 홍조, 이완성 마비, 발열은 발생할 수 있지만, 드물다.

신경학적 증상은 초기 위장관 증상 이후에 나타나는 것으로 보인다. 몇 주에서 몇 달 동안 지속되는 신경학적 증상에 대한 보고가 있었지만, 감각 이상과 근육통은 일반적으로 처음 24시간 내에 나타나며 일반적으로 시구아 톡신 섭취 후 48시간에서 72시간까지 해결된다. 시구아테라 독소는 다발성 신경병증(polyneuropathy)을 일으키며, 특히 감각 작은 섬유에 영향을 미친다. 시구아테라의 많은 사례 보고에서는 "뜨겁고 차가운 느낌이 거꾸로 느껴진다"와 같은 감각 수용의 이상이 확인되었으며 치아통증이 느슨하게 계속된다는 호소가 있었다. 어류 섭취 후 발생한 역설적 온도 지각은 시구아테라의 드라마틱한 증상이지만, 온도 감각 이상이 없다고 해서 시구아테라 가 배제되지는 않는다. 많은 사례에서 뜨거운 것이 차갑게 느껴지고, 차가운 것은 뜨겁게 느껴지는 식의 역설적인 온도 감각의 손상이 보고되었지만, 다른 사례 보고는 총체적 온도 식별이 손상되지 않았으며 역설적인 열 지각 증상은 잘못 식별된 것임을 주장하였다. 이에 따르면 그 증상은 덥고 차가운 지각의 반전 보다는 강렬하고 고통스럽고 떨리는 감각으로 묘사된다. 이 독특한 감각 이상 증상은 섭취 후 2~5일의 잠복기를 가지고 발현되어 수개월 동안 지속될 수 있으며, 신경성 패독 (브레브톡신), 쿨러피신(caulerpicin), 바다방석고둥(turban shell) 중독에서도 나타난다.

시구아테라는 위장관 증상과 신경계 증상 모두를 유발하지만 증상의 발현은 지역적으로 차이를 보인다. 인도양-태평양 지역에서는 신경학적 영향이 우세하지만 카리브해에서는 위장 증상이 우세하다. 인도양 어류의 소비로 인해 환각, 불일치, 평형 상실, 우울증, 악몽과 같은 추가적인 증상이 증후군에 추가되고, 반복 노출에 의한 민감화는 증상의 보다 신속한 발현을 유도한다. 파랑비늘돔 섭식으로 인한 스카리톡신 중독의 사례 보고에서는 초기의 전형적인 시구아테라 증상을 겪고 나서, 발병 5~10일 후 운동 실조증, 운동 이상증, 휴식/운동 진전 등의 두 번째 단계의 독성 증상이 출현하는 것이 알려져 있다. 시구아톡신이 태반을 횡단하는지 여부는 알려져 있지 않지만 임신 중 노출되었더라도 태아의 상태는 정상적이었다. 모유를 통한 전파가 보고되었다. 유아에서의 시구아테라 중독 증상은 과민성, 수면 장애, 메스꺼움, 구토와 같이 비특이적이다. 사례 보고에서는 수족경축(carpopedal spasm), 안검 하수증, 가눌 수 없음(inconsolability) 등을 제시하였다. 시구아테라 중독의 사망은 보통 호흡 마비에 기인한다. 전체 사망률은 0.1%에서 12%로, 최신의 호흡보조를 받은 경우 사망률은 낮다.

가려움증은 시구아테라 중독에서 나타나는 감각 이상으로 간주된다. 가려움증의 발병은 24시간 이상 지연 될 수 있지만, 이렇게 긴 잠복기는 매우 드물며, 만일 나타난다면 다른 증상이 없이 가려움증만 있을 수 있다. 지속기간은 몇 주까지 지속될 수 있으며 운동이나 알코올 소비와 같이 피부 온도(혈류)를 증가시키는 활동으로 인해 악화될 수 있다. 간헐적이고 히스타민 수용체 길항제에 반응한다. 과거 시구아톡신 중독이 있다가 다시 독소에 노출된 경우에는 더 심한 반응이 일어나는 경향이 있다. 심각한 경우 빈도와 강도가 점진적으로 감소하면서 간헐적인 증상을 6개월까지 보고 할 수 있다. 지연된 증상에는 딸꾹질도 포함된다.

시구아톡신을 함유한 음식은 일반적으로 맛과 냄새로 구분이 되지 않는다. 독성 어류의 더 많은 부분을 먹는 환자는 더 심한 증상을 보고하기 때문에, 증상의 중증도는 용량 의존적인 패턴을 따르는 것으로 보인다. 섭취한 시구아톡신의 용량은 또한 생선의 크기, 노화, 섭취한 부분(내장, 특히 간, 비장, 생식선 및 혈청 내 농도)에 따라 다양하다. 알코올 섭취 후 증상의 재발 또는 악화가 알려져 있는데, 재발과 관련된 다른 식품 및 행동에는 견과류, 카페인, 포트 와인, 닭고기, 기타 어류, 신체 활동, 운동 등이 있다.

산호 송어 (Cephalopholis miniata)를 섭취한 스쿠버다이버 그룹의 사례 보고에서 임상적 발현이 잘 설명되었는데, 가장 흔한 증상은 기운이 없고, 추위와 감각 이상을 느끼고, 입에서는 탄산음료와 같은 맛을 느껴지고, 근육통을 호소하였다.

시구아테라 중독으로 입증된 남자 환자에서 여성 파트너와 성교 시 통증을 동반한 사정(painful ejaculation)을 호소한 사례가 보고되었다. 이는 요도염으로 인한 것으로 두 명의 여성 파트너 모두 역시 관계 후 골반과 질이 타는 듯한 성교통(dyspareunia)을 호소하였다. 2007년 노스캐롤라이나 주에서 집단 발발한 사례에서 성적으로 활동적인 환자 7명 중 6명은 섭취 후 처음 며칠 동안 성관계 시 본인과 파트너의 성교통이 발생하는 것이 입증되었다. 경구로 시구아톡신에 중독되었을 때 성관계를 가질 경우 본인과 상대방에게 성교통이 유발된다. 이는 독소 매개의 성적 감염성의 드문 예이다.

복통, 구역질, 구토, 설사, 오한, 사지 및 말초 부위에 특히 심한 감각 이상, 특히 손바닥과 발바닥의 가려움증, 혀와 목 마비성 저림, 음식물을 삼키는 동안 "탄산음료를 마시는 듯"한 연하통, 치아의 감각이상, 연하곤란, 배뇨통, 호흡 곤란, 쇠약감, 피로, 진전, 섬유속연축(Fasciculations), 무정위운동(Athetosis), 수막자극증상(Meningismus), 무성증(Aphonia), 운동 실조증, 현훈, 하지의 약화, 시력저하, 일시적인 실명, 반사저하증(Hyporeflexia), 발작. 코 막힘 및 건조, 결막염, 종종 낙설(desquamation)이 동반되는 홍반성 반구진발진(Maculopapular rash), 피부 소포, 부묘기증(Dermatographia), 타액과다증(Sialorrhea), 발한, 두통, 관절통, 근육통 (특히 허리와 허벅지), 불면증, 서맥, 저혈압, 중추성 호흡 부전, 혼수

표 30-6. 시구아테라중독에서 호소되는 증상

---

c. 진단

시구아테라 진단은 임상 증상에 근거한다. 고대로부터 전래되던 검사법은 해당 생선을 고양이 또는 몽구스에게 먹인 후 신경 증상을 관찰하는 방법이었다. 샘플을 쥐에 복강 내 주사하는 방법은 현재도 사용되고 있으나 대부분 IgG의 면역 분석이 대체하고 있다. 고성능액체크로마토그래피(HPLC) 검사는 통상 시구아톡신과 오카다산(okadaic acid) 여부도 같이 검사하게 된다. 시구아톡신에 대한 분석을 하려면 원인이 되는 생선의 샘플이 있어야 한다. 또한, 대부분의 기관에는 검사에 필요한 장비가 없기 때문에 시구아톡신에 대한 검사실 검사는 제한적이다. 동일한 물고기를 섭취한 후 시구아테라어류 중독과 일치하는 동일한 증상을 보이는 다수의 집단 발발이 진단을 강력히 지지한다.

감별 진단에는 마비성 패류 중독, 호산구성 수막염, E형 보툴리누스 중독, 유기인산 살충제 중독, TTX 중독, 심인성 과호흡증을 고려해야 한다. 브레브독소(brevetoxin)에 오염된 패각류의 섭취로 인한 신경 독성에서 온도 관련 감각 장애가 있기 때문에, 감별 진단 시 마비성 패류 중독이 제시된다.

어떤 지역 사회에는 전통적으로 시구아테라 독성 검정을 위한 미신이 있다. 무리에서 분리된 물고기는 먹지 말아야 한다, 개미와 거북이에게 어육을 시식하게 하는 방법, 자른 물고기의 얇은 조각이 태양에 닿을 때 무지개 효과를 나타내지 않으며, 은 숟가락이 시구아톡신 물고기와 함께 냄비에 변색된다 등이 있다. 신뢰할 수 없다.

d. 치료

시구아테라 중독의 치료는 주로 지지적이다. 위장관 제거는 거의 시행되지 않는다. 대부분 위장관 증상이 심하고, 증상 발현은 상당히 지연되기 때문이다. 일부 독소가 활성탄과 결합할 수 있으나, 노출 후 1-2시간 이상 지속될 경우에는 유용하지 않다. 탈수에는 정맥 주사가 필요하며, 심하거나 수액에 반응하지 않는 저혈압은 승압제를 필요로 할 수 있다. 온단세트론(ondansetron)과 같은 제토제가 도움이 될 수 있다. 증상이 있는 서맥 또는 과도한 콜린성 자극을 가진 환자에서 아트로핀은 효과가 있는 것으로 나타났다. 국소 마취제(예 : 리도카인)도 시구아테라 치료를 위해 투여되는데, 리도카인은 나트륨 유입의 효과적인 차단제이며 시구아톡신의 나트륨 채널 효과에 길항하기 때문이다. 또한 아미트립틸린(amitriptyline)은 나트륨 채널 차단 효과와 그 강력한 항뮤사카린효과에 사용되어왔다. 니페디핀(nifedipine)은 마이토톡신 maitotoxin에 의한 칼슘의 세포 내 흡수를 억제하고 두통을 완화하는 데 사용되어왔다. 이러한 약제의 사용은 임상적인 자료가 부족하지만, 대증적인 치료로 유용하게 쓰인다.

시구아테라의 신경학적 증상의 치료를 위해 수세기 동안 많은 전통적인 치료법이 사용되었다. 염화에드로포늄(Edrophonium), 네오스티그민(neostigmine), 코르티코스테로이드, 프랄리독심(pralidoxime), 아스코르빈산(ascorbic acid), 피리독신(pyridoxine; 비타민 B6), 살리실산, 콜히친, 비타민 B 복합체 등은 다양한 효과를 보여주었다. 현재는 이러한 약물의 임상적인 지원은 없다.

만니톨은 시구아테라 중독의 신경 증상에 가장 널리 적용되는 치료이다. 대부분의 사례 보고는 소수의 환자를 대상으로한 제한된 데이터를 기반으로 한다. 한 임상가는 시구아테라 중독의 24명의 환자에게 만니톨 정주를 시행하였는데, 20% 만니톨 용액 1%g/kg을 30분에 걸쳐 정주했다. 환자들 중 250mL 이상을 투여 한 사람은 없었다. 시구아테라 중독에서 만니톨의 투여에 대한 한 가지 우려는 환자가 탈수된 상태일 수 있다는 것이다. 특히 위장관 증상이 선행한 경우에는 그렇다. 이러한 경우 환자는 만니톨을 투여하기 전에 충분히 수액을 보충해야 한다.

만니톨이 시구아테라 중독으로 인한 신경학적 증상을 완화시키는 기전은 확실하지 않다. 제시된 이론으로는 만니톨이 유리기 제거재로 작용, 세포막에서 시구아톡신의 경쟁적 억제제로 작용, 슈반(Schwann) 세포 부종의 감소를 촉진, 만니톨의 삼투 작용에 의한 시구아톡신의 비활성화 등이 제시되었다. 그러나, 복강 내 치사량의 시구아톡신(CTX-1)을 투여한 쥐에서 만니톨은 생존에 유리한 영향을 미치지 않았다. 사람을 대상으로 만니톨과 식염수의 이중 맹검 무작위 연구가 수행되었다. 결과는 두 집단간에 증상 호전에 대한 유의한 차이는 없었다. 제한점으로 시구아톡신 노출부터 투여까지의 시간이 만니톨 집단은 노출 후 평균 40시간, 식염수 집단은 19시간으로 통제되지 못했다. 임상적 관찰은 만니톨 투여가 독성 노출 초기에 투여될 경우 더 나은 결과를 가지므로, 연구자들은 이러한 시간적 지연이 만니톨의 효과를 감소시킬 수 있었다는 점에 주목했다.

시구아테라에서 회복하는 동안 피해자가 물고기, 조개류, 알코올 음료, 견과류, 견과 유래 오일 등을 식단에서 제외하는 것이 좋다. 이러한 식품은 증상의 재발이 보고되었다. 가바펜틴은 시구아테라 이후 만성 증상의 치료에 성공적으로 사용되었으나 일부 환자에서는 복용을 중지하면 증상이 재발하는 것으로 보인다.

e. 예방법

여행자는 현지 어부와 주민이 먹지 않는 생선이나 시구아테라 특유의 지역에서 잡힌 고기를 피하는 것이 현명하다. 시구아테라가 문제되지 않는 지역과 계절에서도 허리케인, 지진, 엘니뇨 폭풍과 같은 자연 재해가 발생했다면 시구아테라의 발생이 증가할 수 있다. 산호초에 거주하는 육식성 어종(바라쿠다, 능성어, 강꼬치고기, 도미)은 독성이 축적될 수 있으므로 의심되어야 하며, 곰치는 섭취하지 않는 것이 안전하다. 물고기의 장기(특히 간)은 피해야 한다. 어류 조직에 0.1ppb 이상의 카리비안식 시구아톡신이 검출된다면 보건적 위협으로 간주된다.

찾아보기

저자와 발행인의 대화

발행인과 저자의 대화

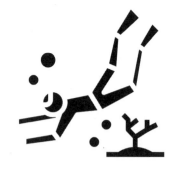

● 저자는 누구신가요?

후라우더: 오늘은 2020 원더키디 해의 세 번째 날, 여기는 한라산 두물머리가 보이는 수중과학회 항공우주국 사무실입니다. 서귀포의료원 고압산소센터장인 저자의 '잠수의학' 출판 기념 간담회를 시작하겠습니다.

아르스어: 일동 박수......

후라우더: 소리가 작다.

아르스어: 우왕우왕 대단하세요..

후라우더: 지면을 낭비하지마. 이건 아트지에 인쇄할 거란 말야. 한롤에 얼마나 하는 줄 줄 아니?

아르스어:....... 행간을 팍 줄여. 홈페이지에만 게시하던가. 먼저 수중과학 1쇄도 1500 페이지 짜린데 폰트 행간 신공으로 800 으로 줄였잖아? 종이도 80g 짜리 최저가를 쓰고 그런걸 78,000 이라고 써놓다니. 사는 호구가 있나?

후라우더: 아직도 헷갈리는 구나, 연초에 해양기상국에서 출판한 책의 이름은 '잠수의학' 이야. 수중과학이 아니고. 먼저 저자 분 간단히 소속기관, 전공과 함께 자신을 소개해주세요.

아르스어: 그럴 만도 하잖아. 2년 내내 수중과학 출판 준비 중이었는데 반도 쓰지 않은 책을 일주일 만에 얼렁뚱땅 잠수… 아야야… 안녕하세요. 독자 여러분. 저는 수중과학회 항공우주국 소속 김병권입니다.

후라우더: 그게 다야? 그건 일본 아니메 코스프레 동아리 모임 같잖아? 좀더 하시는 일을 정확하게 이야기해주세요. 무슨 일을 하십니까? 그 항.공.우.주.국 에서?

아르스어: 저는 땡크벌이, 거울닦이, 잉크지기로 일하고 있습니다.

후라우더: 탱크 벌이는 고용노동청 표준 직업으로 검색이 안 되는데 독자들이 알 수 없잖아요? 정확히 뭘 하시는 건가요?

아르스어: 탱크는 바다에서 스쿠버 다이빙을 할 때 필요한 장비로 더 표준적으로는 실린더라 합니다. 압축공기를 담는 실린더를 말하는 거죠. 이것을 다른 말로 탱크라고 합니다. 탱크라고 하니 서귀포 항 앞의 버블 탱크가 생각나네요. 많은 이용을.

후라우더: PPL 사절.

아르스어: 그래서 이 땡크비를 버는 것이 바로 탱크 벌이 입니다.

후라우더: 그러면 실린더를 판매하거나 제조하는 회사를 운영한다는 건가요?

아르스어: 아니요. 그건 아니고. 그 실린더를 사용하기 위해서는 매번 압축공기를 충전해야 하는데, 그 때 충전소에 충전요금을 지불합니다. 그것을 '탱크비'라고 합니다. 그 탱크비를 벌기 위해서 이것 저것 하는 거죠.

후라우더: 아 쉬는 날 에요?

아르스어: 그렇죠. 보통 실린더를 사용하고, 사용하지 않는 날은 대부분 실린더 비를 벌고 있습니다.

후라우더: 뭘로 버시는데요? 하시는 일이 있을 거 아네요.

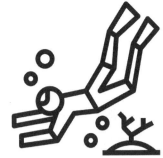

아르스어: 이것저것 하는데요. 아무래도 할 수 있는 것 중에서 수입이 좋은 거 순으로 하는 거죠.

후라우더: 이를테면 요?

아르스어: 오늘은 마침 소방본부에서 하는 의료지도도 하고 있고요.

후라우더: 의료지도요? 그건 무슨 일을 하죠?

아르스어: 네 누구나 119에 신고하면 상황실에서 전화를 받고 상담을 하거나, 구급대를 출동시키잖아요? 그 구급대를 유선 전화, 영상으로 상담해서 의사가 할 수 있는 전문적인 처치를 지시하거나, 이송병원을 결정하거나 하는 일입니다.

후라우더: 진정 투철한 사명감을 가지고 계시군요. 페이스북에는 미다스 성형외과 원장 이라고 되어 있는데? 그 원장은 뭘 하는 거죠?

아르스어: 그건 예전 직장입니다. 쉬운 말로 이야기하면 쌍꺼풀 수술이나, 앞 트임 같은 눈매 교정. 코, 턱 의 미용적인 수술이나, 제모 엔디야그 레이저 같은 미용 시술을 하죠.

후라우더: 지금은 안 하시고요?

아르스어: 네. 그러다 보면 평일 낮에 실린더를 쏠 시간이 없어요.

후라우더: 아항 그래서 밤에는 실린더 비, 탱크비를 벌고 낮에는 그 실린더를 쓰는 거군요. 주용야업이군요. 인근 가까운 병원에서 하는 임상 과장 알바라는 건. 병원 의사 선생님 일을 도와드리는 건가요?

아르스어: 글쎄요. 저에게 매번 큰 신세지는 분들은 많은데, 그렇게 생각하는지는 의문이고요. 각자 자기 일을 하고 (돈을) 받는 거죠.

후라우더: 그럼 구체적으로 무슨 알바인가요? 보통 알바라는 건 편의점에서 조끼를 입고 물건 계산을 하거나 상품 진열을 하는 걸 말하는데. 병원에 아프신 분들이 오면 부축해주나요?

아르스어: 그것도 하는데 보통은 하기로 하는 사람들이 있어서 바쁠 때는 못하죠.

후라우더: 그럼 뭘 하는 건가요?

아르스어: 보통 진료, 연구, 교육인데. 진료는 제가 응급의학과 과장으로 알바하기 때문에 응급센터에 내원하는 환자를 진찰하고, 필요한 처방을 하고 응급처치나 입원이나 수술이 필요하면 의뢰하게 됩니다. 제가 마침 의과대학을 졸업해서 의사 면허가 있거든요. 10년전에 취득한 전문의 면허도 있고. 그래서 문섬 가장 가까운 병원에 임상 과장 알바를 하는 거죠.

후라우더: 아. 병원의 의사 선생님 이시군요.

아르스어: 그렇게들 생각하죠.

후라우더: 페이스북에는 (전) 부산의료원 응급실장, 부산광역시 메르스 대책위원 이라고 되어 있던데.

아르스어: 병원 임상 과장 중에서도 응급실장이나 진료 부장은 여러 가지 행정적인 일을 맡게 됩니다. 응급센터가 원활하게 운영되도록 하는 모든 관리, 소속된 부서원들의 감독이나 지휘 기타 병원 경영에 참여한다고 보시면 됩니다. 전공

이 재난 방재를 맡기 때문에 사회적인 문제가 있을 때 나서게 되지요.

후라우더: 그러면 메르스 환자가 왔을 때 직접 진찰을 하는 건가요? 그 하얀색 우주복 가운 같은 걸 입고? 그러면 부산시장의 임명을 받으신 거군요.

아르스어: 그렇습니다. 재직 당시 관련 환자가 제가 있던 병원에 입원했었습니다. 당시 감염내과가 없어서 호흡기 내과 과장님이 치료를 담당했고, 저는 접촉 의사환자가 내원 시 일차 대응을 맡았습니다. 방재복은 수준별로 나누어져 있고요. 당시 모든 병원에서 마찬가지로 의사환자 일차 문진을 맡는 선생님들이 있었습니다.

후라우더: 그렇다면 전공과가 뭐죠? 잠수의학전문의 인가요?

아르스어: 그것이 미국 기준 펠로우쉽인데, 예를 들면 피부미용수술 전문 과정처럼. 그렇게 공인되어 있지는 않습니다. 전문의 기준은 보복부장관령으로 정해지는데, 거기에 잠수의학과는 없습니다.

후라우더: 없다라. 그렇다면 우리나라에 잠수의학과는 없는 거군요. 결핵과는 있어도. 그러면 잠수병에 걸리거나. 하면 어느 과가 전공이죠?

아르스어: 그건 명확합니다. 모든 종류의 환경 상해, 약물중독, 저 체온, 침수, 감압질환은 응급의학과가 전공입니다. 어느 대학병원에 이송되더라도 감압질환은 응급의학과에서 처치/입원을 일차적으로 담당하게 됩니다.

후라우더: 내과나 이비인후과는 아니고요?

아르스어: 내과는 매우 중요하고, 내과적인 이를테면 심혈관계나, 호흡기계의 자문이나 처치 시술을 맡게 되고, 이비인후과적인 손상, 고막이나 부비동의 손상이 있다면 협의 진료를 하게 되겠지만. 환경적인 상해는 응급의학과에서 담당하고 있습니다.

후라우더: 그렇다면 잠수병은 응급의학과 의사가 담당하는 질환이군요.

아르스어: 잠수 관련 질병이 발생해서 치료해야 한다면 확실히 그렇지요. 하지만 감압모델을 설계하거나 산업다이버들의 건강을 관리한다고 하면 직업환경의학과, 예방의학과와 같은 분과가 좀 더 전문성이 있겠습니다.

후라우더: 그렇다면 대한민국에 잠수의학과는 아직 없는 거네요. 외국의 DDRC나 UHMS NOAA라는 교육을 받고 오신 의사도 있다는데. 그러면 잠수의학전문의가 되는 건가요?

아르스어: 일단 세계적으로 표준이 되는 미해군 기준으로 말씀 드리면, 내과전문의나 응급의학과 전문의는 환자의 치료에 대한 자문을 해주지만, 특정한 수심으로 제압치료를 처방하는 일을 하지 않습니다. 해군이니까 군의관인 장교가 맡게 되겠고. 정해진 과정을 수료한 의사 장교에게 16U1 Code라는 것을 부여하고 이를 가진 군의관이 제압치료를 하게 됩니다. UHMS를 인증했다고 해서 실제로 재압치료 자격을 부여 받는 것은 아닙니다. 영국도 마찬가지라서 DDRC를 수료했다고 해서 영국 해군 병사를 바로 치료할 수 있는 것도 아니고, 북해의 심해 유전에서 제압치료를 하는데 필요한 이수 조건도 아닙니다. 차라리 로이드 레지스트리가 낫죠. 해당 과정들은 WHO등록된 의과대학 졸업자에게만 문을 개방하고 있는데 일종의 민간 자격증입니다. 저희 수중과학회 해양기상국과 마찬가지라고 할 수 있죠.

후라우더: 그냥 민간 인증증이다?

아르스어: 익숙한 스쿠버로 따지면 일종의 의사에게 부여하는 'open water' 인정증 같은 겁니다. 진료상 필요한데, 실제로 다이빙하고 싶지도 않고. 하기에는 몸과 시간이 부족한 분들을 위한 거죠.

후라우더: 본인은 잠수전문의사라는 말을 대단히 꺼려하신다고 들었는데요?

아르스어: 일단 응급의학전문의인 것이 정확하고, 누구나 대학 가잖아요? 안 가시는 현명한 분도 있지만 대학이 마침 의과대였을 뿐이고, 그리고 졸업하면 누구나 취업하잖아요? 취업을 마침 수련의, 전공의를 하다 보니 보건복지부 장관이 멋대로 전문의 번호를 매긴겁니다. 그렇게 당하시는 분들이 많아요. 현명하게 중간에 관두는 사람도 있지만, 예를 들면 컴퓨터공학과를 졸업했다고 해서 평생 공학자라 부르는 건 온당치 않습니다. 두 번째로 기존의 '잠수전문'라는 사전적 정의는 자신이 알지도 할 수도 없는 것을 할 수 있다고 자신과 남을 속이는 것을 말하는데, "저는 전문 사기꾼입니다." 라고 말하기가 민망해서지요. 그리고 저의 직업이 '의사' 그것이 아니기 때문에, 탱크 충전비 벌기 위해 임시로, 잠시, 좀 길게 하고 있는 장기 알바 정도 되는 거죠.

후라우더: 잠수전문에 대해서는 좀더 추궁해보기로 하고, 그러하다면 탱크벌이라는 것은 결국 실린더 충전비를 버는 일을 말하는 거군요?

아르스어: 그렇습니다. 돈 되는 것은 뭐든지 하는데 이왕이면 많은 실린더를 채우는 쪽으로 하게 되는 거죠.

후라우더: 그래서 할만한 것 중에 만만한 게 응급의학과 과장 일이다? 그러면 고압산소센터장과 잠수의학 강의 교수는 그것도 실린더 채우는 일인가요?

아르스어: 몇 개 채워 주지도 않습니다만, 일종의 덤이죠. 응급실 과장하면서 같은 병원에 마침 고압산소챔버가 있어서 그것도 맡고 있습니다. 그리고 의과대학은 아니고 인근 응급구조과에서 '고압산소치료와 해양상해' 교과목의 강의를 하는데 지금은 하고 있지 않습니다.

후라우더: 아 샵인샵처럼 알바 하는 중에 또 알바인 알바의 알바군요. 본업은 의사가 아니시고, 그런데 궁금한 것이. 그러면 이 무수한 알바를 하시면서 얼마나 버시고, 그 "탱크" 라는 것은 하나 충전하는데 얼마가 듭니까?

아르스어: 알바비는 계약상 타인에게 발설이 금지되고요. 실린더 충전비도 대외비라 공석에서 이야기할 수는 없습니다. 누구나 아는 거지만요.

후라우더: 그럼 한달 평균 벌면 몇 개나 충전할 수 있나요? 저뿐만 아니라 모든 독자들이 한달 버시고 한달 충전하면 많이 남지 않나 그런 의혹이 듭니다.

아르스어: 남을 때도 있고요. 흠 합리적인 의심입니다.

후라우더: 참 복잡한 직업을 가지고 계시네요. 그럼 거울 닦기 이건 뭔가요? 보통 목욕탕 남탕 쪽에는 구두종합병원 에나멜과 운동화과 있는 거랑 비슷하네요?

아르스어: 사용하는 실린더에 압축 공기를 충전하기 위해서는 돈이 필요하구요. 그래서 탱크비는 벌어야 하는 겁니다. 그런데 실린더가 금속으로 되어 있다 보니 부식이 됩니다. 여유가 있다면, 통 티타늄 실린더랑. 24k골드바 웨이트를 장만하면 웨이트도 줄고 다이빙도 편하고 그럴 텐데 여건상 납웨이트, 스틸 부력조절기, 케블라 드라이슈트, 그리고 알루미늄 실린더를 사용하고 있습니다. 그러다 보니 매년 실린더를 분해해서 녹을 제거하는 작업을 하게 되죠. 그것이 탱크닦이 입니다.

후라우더: 직업으로요?

아르스어: 네 그렇고, 겸사해서 행성과 성운, 혜성들을 관측하는 일을 하는데 시력이 평범해서 망원경을 사용합니다. 그 망원경에 거울이 있는데 자주 닦고 광점을 맞춰 줘야 해요. 그래서 거울닦이 라고 합니다.

후라우더: 아 삼국지 제갈량씨가 천문을 보듯, 밤에 별자리를 보는 걸 말하죠? 그런 건 보통 별지기 이런 좋은 우리말이 있지 않나요?

아르스어: 글쎄요. 그렇게 주장하는 사람도 있고.. 별들의 친구라는 분도 계시다는 건 인지하고 있습니다. 하지만 그건 본인들 생각이고 별들에게 물어보지 않았잖아요? 그분들도 정작 손에 닿는 건 거울과 렌즈일건데 렌즈 지기라는 말이 더 적절하다고 생각합니다.

후라우더: 아 별들에게 물어보지는 않았다. 바로 자신이 만지고 있는 거울과 렌즈가 더 의미 있다는 건가요?

아르스어: 그렇습니다. 애초부터 저 먼 거리에 별들이 있다거나 대폭발이 일어났다거나 하는 생각 자체가 특정 모 종교에서 유래된 가설 체계거든요. 실제 만져보지도 않았는데 별들이 있는지 알 수는 없죠.

후라우더: 가설체계다? 우주 공간에 별이 있다는 주장 자체가?

아르스어: 두 글자로 '과학' 이라는 말이 독자들에게 익숙하겠군요.

후라우더: 천문관측을 하시면서 미래를 보신다거나.. 세상의 운명을 결정하시는 수준의 뭔가를 기대했는데 그냥 보시는 거군요. 그러니까 아마추어 천문학자, 별지기 이런 거 아니고 거울 닦이시란 거군요? 하지만 천체 망원경은 별을 보기 위한 도구가 아닌가요?

아르스어: 최초의 그 '천문학자'라는 사람 자체가. 곧 최초의 천체망원경 개발자기도 합니다. 눈이 없이 볼 수 없다면, 눈 자체가 생각하는 뇌인 겁니다. 다른 렌즈 지기 들과 하는 일은 같아요. 하지만 생각은 다르죠. 앞으로 서적 발간으로 많은 교류를 할 예정입니다. 매번 충전에 땡크비가 들어가는 거와 달리 망원경은 두고두고 쓸 수 있으니까 굳이 따지면 프리다이빙 같은 개념입니다.

후라우더: 마지막 잉크지기는 저서 '응급센터 가이드라인', '잠수의학'같은 책을 의미하는 거죠? 그러면, 싱어송 라이터 같은 컨셉으로 저자님이 기획, 집필, 편집, 출판, 배급 전체를 다하시는 다기능 전천후 보따리 책장사정도 의미로 받아들이면 될까요?

아르스어: 보따리 대신에 뽁뽁이 봉투만 넣어주시면 됩니다.

후라우더: 의외로 매우 평범한 출판업자시네요. 뭔가 반전을 기대했는데. 그럼 유일하게 돈을 버는 제대로 된 직업은 작가이고, 책이 몇 권 안 팔리니까. 푼돈이라도 건지려고 출판 유통하신다고 보면 맞는 거죠? 다른 비밀결사 같은 건 없으시나요?

아르스어: 비밀 결사요?

후라우더: 막후 조직이 있는 거죠. 출판사는 마찬가지로 위장취업이고 뒤에서 세계정복을 노리는 모종의 조직의 연락책이라던가.

아르스어: 그건 올해 넷플릭스로 방영되는 모 아니메 스토리 아닌가요? 굳이 말씀 드리면 다른 모든 직업은 단순히 땡크비를 벌기 위한 수단이라면, 출판업자(잉크지기)는 그 자체가 합목적성, 일종의 프라임 무버인거죠.

후라우더: 경고! 당토않은 궤변은 맘대로 늘어놓지만, 플라톤 및 아리스토텔레스의 용어 사용은 금지다. 철학 용어 한번 쓸 때마다 도서 판매가 절반씩 줄어든단 말야. 안 그래도 감압 계산할 때 편 미분 공식 다 뺀 거 몰라?

아르스어: 그 결과 그나마 이해 가능한 소수도 고개를 갸우뚱하는 괴상한 내용이 된 거지. 종이 값 아낀다고 참고문헌 통으로 지워서 살림살이 나아지겠나? 음…. 잉크지기는 땡크비 벌기 위해 하는 것이 아닌, 그 자체로 하는 일입니다.

후라우더: 내용이 괴상한 건 저자가 성의 없는 거야 쉽게 예를 들어 설명해야지. 그게 다 미신적인 사고라고 간주하면 어떻게? 먼저 '잠수의학' 출판을 축하 드립니다. 최초의 국문 잠수의학 책을 표방하고 있습니다.

아르스어: 최초라는 표현은 어디까지나 판매를 촉진하기 위해서 허용될만한 홍보 문구입니다.

후라우더: 하지만 신유교 질서가 지배하는 한국사회에서 다소 오만한 발언이 아닌가요?

아르스어: 문제될 것 없는 표현이고요. 누군가 감정이 상했다면, 그건 스스로를 성찰해야 하는 문제죠.

후라우더: 수십 년간 잠수 전문가라고 자처하면서 무얼 했는지 돌아봐야 한다는 거군요.

아르스어: 일단 먼저 말씀드릴 것은, 국내에 수많은 고명하신 잠수의사와 잠수 전문가가 있습니다. 다만 다인승 챔버와 중환자실을 가진 병원이 적을 뿐입니다. 군사시설에 잠수의학과가 개설되어 있고 자체 과정 등이 있어 군의관 선생님들이 잠수의학과장직을 수행하고 계십니다. 유일한 잠수의학 서적이냐는 말이 있다면, 그렇지 않습니다. 일부 예방의학자, 산업의학자들이 잠수 질환과 치료에 대한 종설을 학술지에 게재하여 공개한 바가 있으며, 다수의 레저 다이빙 단체가 있기 때문에 해당 교육 자료들이 있고, (구)언딘에서 기압조절실 운영에 대한 자료가 한국어로 존재합니다. 또한 미국의 유명한 다이버이자 의사인 칼 에드몬드의 잠수의학 책이 번역되어 있습니다. 이러한 문헌을 소개하신 분들이 선구적인 잠수학자라고 말씀드릴 수 있을 겁니다. 다만, 감압질환을 전문적으로 치료하는 다른 응급의학과 전문의나 감압계획을 설계하고 기압조절실을 운영하는 직업환경, 예방의학과 전문의가 많지 않으므로 추후 발전이 기대된다 라는 의견이 과장된 것이죠. 칼 에드몬드의 책, 스쿠버 다이버는 현재 6판이 인터넷에 전문이 공개되어 있습니다. 그토록 많은 다이빙 교육자(강사)들이 존재하는데 나누어서 번역하겠다는 공부 모임이 없다는 것은, 감압 질환의 성격을 고려하면 의아한 일이죠. 지금 3판하고는 내용이 전혀 다릅니다. 또한 동 저자의 서브아쿠아 의학은 아직 국내에 소개되어 있지 않습니다.

후라우더: 어쨌든 직업은 잉크지기(출판인) 이시고, 알바로 스쿠버용 실린더 충전비 버시고, 아마추어 천문학자는 아니지만 자신이 쓰는 천체망원경 거울을 닦는 일을 하신다. 굳이 의과대학 졸업 및 전문의 취득을 부인하지는 않고, 고압산소센터장은 알바의 덤으로 그냥 실린더 비 충전벌이인 알바의 알바다. 그렇죠?

아르스어: 네

후라우더: 사실은 그냥 다이빙 좋아하는 의사 선생님인데 분량 때울 겸 남들을 우롱하는 거 아닙니까?

아르스어: 바로 그와 같은 편견을 배제하기 위한 것이 이 간담의 목적이 되겠습니다. 판단은 독자의 몫입니다.

● 집필의 계기는?

후라우더: 긴 저자 소개를 읽어주신 독자 분께 감사 드립니다. 이어서 수중과학 아니 '잠수의학' 책의 의의와 집필하게 된 계기 등에 대해서 들어보겠습니다.

아르스어: 마찬가지로 헷갈리시는 구만

후라우더: 다이빙은 어떻게 시작하시게 되었나요?

아르스어: 그 당시의 일은 기억이 명확합니다. 원래 스쿠버 다이빙을 시작하게 된 계기는 가장 멋지고 잊을 수 없는 추억을 담을 수 있는 여행을 가자는 것이 목적이었고 그래서 여행은 스쿠버다이빙 지역으로 가기로 했습니다.

후라우더: 그 여행이라는 것이 신혼 여행 아닌가요? 아직도 총각행세를 하면 뭐 좋은 게 있으신가요? 왜 그 많고 많은 관광 상품 중 스쿠버 다이빙을 고르게 되신 거죠?

아르스어: 그랜드마스터 님의 아버님이 과거 스쿠버 다이빙 활동을 하셨는데 이제 더 이상 하지 않는다고 사용하시던 장비 일체를 캐리어 채 주신 것이 가장 큰 계기가 됩니다. 장비가 있으니 써보고 싶은 거죠.

후라우더: 장인 되시는 분이라고 굳이 언급을 회피하시는군요. 저의가 의심됩니다. 그러면 신혼 여행 가서서 처음 스쿠버를 시작하신 건가요?

아르스어: 정확하게는 신행지 이야기를 주변 커플하고 하다가, 해외는 여건이 더 좋으니 수영장, 이론 같은 건 이미 준비해서 가야 더 재미 있다고 조언을 해주었죠. 그래서 미리 다이빙 교육을 받았습니다.

후라우더: 사모님 되실 분과 각각 따로 가셨다던데요?

아르스어: 당시 서로 하는 일이 있었고, 주말에 생활비를 벌고 있어서 시간이 맞지가 않았어요. 제가 처음 호흡기를 물고 수영장에 입수했을 때, 그랜드마스터님은 대만 예류를 여행 중이었고, 지갑을 도둑맞았던 것으로 알려져 있습니다.

후라우더: 예비 신부가 홀로 해외에 나갔는데 정확히 무슨 일이 있었는지는 모르겠다는 투로 들리는데요?

아르스어: 그것은 편견입니다.

후라우더: 그렇다면 처음 호흡기를 물었을 때의 느낌은 어떠셨나요?

아르스어: 중력에서 벗어난 자유. 하늘을 나는 느낌이었죠.

후라우더: 그러면 상당히 다이빙에 익숙한 상태에서 여행을 떠났겠군요.

아르스어: 그렇지 않습니다.

후라우더: 맘에 들어서 여러 번 하면 익숙해지지 않나요?

아르스어: 다이빙 교육자로 사기꾼 기질이 다분한 분 덕분이죠. 원래 운동에 익숙치 않기도 하고요.

후라우더: 정확히 어떻게 속았다는 느낌을 갖게 되신 거죠?

아르스어: 매일 다이빙을 할 것처럼 이야기 했지만, 일년 내내 딱 한번 바다에 가는 교육자와 연습을 했는데, 전혀 배울 수 있는 게 없었죠. 게다가 다이빙에 익숙하지 않으면 짜증을 내다가 혼자 어디론가 가버리는 스타일이었습니다.

후라우더: 폭행도 당했다는 말이 있던데요? 그게 가능한 일인가요?

아르스어: 그건 다소 와전인데. SMB 릴이 수중에서 풀렸고, 그걸 모르고 있었어요. 인솔 교육자가 감은 릴을 내리치는 와중에서 손이 베인 거죠.

후라우더: 그 정도면 다이빙이 안 맞겠다 생각할 법도 한데요.

아르스어: 리브어보드를 탑승했기 때문에 일주일 내내 계속 다이빙이 이어졌어요. 하루와 이틀이 지나면서 부력조절기에 공기를 넣으면 물속에서 떠있을 수 있다는 것을 터득했지요.

후라우더: 그게 몇 번째 다이빙이죠?

아르스어: 종이에 적기로 88번째 기록입니다만

후라우더: 그전에는 부력조절기에 공기를 넣는 다는 것을 몰랐단 말인가요? 교육자도 교육자지만 교육생의 문제가 더 커 보입니다만. 맞고 다닐만하네요.

아르스어: 원래 돈 내고 맞아야 더 잘 배우는 법이죠.

후라우더: 대단히 위험한 발언을 하시는군요. 그래서 잠수의학 책을 쓰기로 결심한 건 언제인가요?

아르스어: 그것은 따오라고 하는 태국의 조그만 스쿠버 섬이었고. 레드락 이라는 포인트였습니다. 물속에서 저랑 마스터님은 천천히 조류를 타고 같이 유영중이었죠. 배위에서는 '질소 마취'란 어떤 것인가 하는 논쟁이 있었고, 성게 가시에 찔

린 한 다이버가 있어서 상세 미상의 약을 발라주고 있었다. 전날 밤 BBQ와 맥주를 마시며 서로 압착, 혹은 역압착을 어떻게 치료하고 예방할 것인가를 이야기하던 다이버들과 같이 다이빙 하고 있었습니다. 혹자는 고압산소치료를 받으면 감압병에 덜 걸리는가 하는 주제로 이야기를 나누었는데 서로 의견이 달랐습니다.

후라우더: 생생하게 기억하시는 군요. 거기서 AOW 교육 중에 교육해주는 강사에게 옥토를 내주었다고 들었는데 맞나요? 그것도 있을 수 없어 보이는데요.

아르스어: 먼저 AOW돈을 냈었고 중간에 한국에 왔다가 다시 간거고요. 공기가 다 떨어진 건 강사가 아니었고 옆에 있던 다른 다이버였어요. 잔압이 가장 많아서 제 옥토를 준거지요. 수심 -10m 정도였을 겁니다만

후라우더: 그러면 스쿠버 다이빙 도중에 물속에서 영감이 떠오르신 거군요. 태국 꼬따오 레드락 포인트 수심 -20M 에서. 어떤 생각이 들었나요?

아르스어: 처음으로 들었던 생각은 고농도 산소에 대한 생리학적 지식이 실제 다이버들의 기술과 너무 동떨어져 있다는 생각이었습니다. 당시 로그북의 기록을 보면, 다이빙에서의 기술적인 지식 경험 기술, 그리고 호흡 및 순환생리에 대한 (의대에서 기초과학이라고 부르는.) 지식, 고농도 산소가 가져오는 그리고 프리라디칼에 대한 생화학, 유전학적 연구 결과, 그리고 미해군에서 발표한 테크니컬 커버리지, 그리고 심정지와 소생술, 수중구조에 대한 임상 가이드라인, 고압산소치료 챔버의 운영, 또한 저 체온, 익수, 해양조난, 수상생물에 대한 손상(찔리고 물리고...)이러한 주제를 기록했습니다.

후라우더: 만일 이러한 내용을 통합하고 연계해보자는 생각이군요. 그러면 어떠한 이점이 있다고 생각했었나요?

아르스어: 미해군 테크니컬 커버리지의 지식 중 각 구획에서 지수함수적으로 질소하중이 증가하는 내용의 텔먼 알고리즘은 임상의학에서 감압질환의 진단에 도움이 됩니다. 실제로 응급의학 교과서인 틴티넬리에는 SANDHOG criteria for DCS가 나오게 되는데 이 항목 중 USN 56 acceptable risk 항목은 텔먼 알고리즘을 모르면 잘 이해하기 힘들죠.

또한 만일 만성비염의 증상과 처방에 익숙하다면 경구용 항히스타민 제제의 복용 대신에 항히스타민 나잘스프레이, 스테로이드 나잘스프레이를 사용하면 적어도 3-4시간 이상 부비동의 폐색이나 평형장애를 해소할 수 있다는 결론을 내릴 것입니다.

후라우더: 오 응급의학교과서에 USN 56이 나왔다는 거군요.

아르스어: 정확하게는 SANDHOG criteria 입니다. 또한, 응급의학적 지식은 바다에 유용하다는 생각이 들었어요. 단지 이압성 환경 손상(예, 감압병) 뿐만 아니라. 해양생물에 의한 독성, 해양 손상 상처에 대한 처치, 적절한 항생제, 조난,익수,저 체온, 응급산소의 사용 등이 떠올랐습니다.

후라우더: 로그북에 참 부지런하게 적으셨군요. 어디 읽어볼까요? "육상에서 모기나 다른 절지동물에 의한 교상으로 피부 발진과 소양감이 있을 때, 경험적으로 수상 부위를 차갑게 한다. 바다의 척추동물, 무척추동물에 의한 독성수상의 경우 수상부위를 냉각시키는 것은 통증과 독성을 강화시킬 수 있다. 따뜻한 물에 침수시키는 것이 효과가 빠른 치료이다." 이것도 있군요. "소위 '압력에 의한 마취 효과'(pressure of anesthesia)라고 불리는 효과는 약리학적 영향도 있으나 고압 하에서 감각 피드백이 증가하는 생리적 길항작용에 의한 주관적 체험이나 회고일 수 있다. 특히 레저 다이버에서 그렇다. 쉽게 말하면 누군가 '나는 질소 마취를 겪었다' 라고 말했을 때, 그 다이버가 질소에 의한 마취 효과를 경험하였을 가능성은 없다. ...." 정작 수심 잔압 이런 건 없네요?

아르스어: 공기야 150 이상 남는데 그걸 적는 게 의미가 있을까요?

후라우더: 어디 볼까요? "고압산소로 치료받은 생쥐나 개에서 급격한 감압 후 감압병의 임상증상이 나타나지 않는 것은 실험실적으로 입증되어 있다. 그러나 면역반응을 제거한 생쥐에서는 이러한 예방적인 효과도 없을 뿐더러 치료적인 효과도 떨어진다. 즉 이러한 경우 질소의 제거 보다 순환백혈구의 부착과 같은 면역학적 효과가 더 큰 것이다." 이게 무슨 다이빙 로그북이죠?

아르스어: 또한 다이빙적합성 진단 의사는, 반드시 다이빙과 감압질환에 익숙한 의사여야 한다. 가능하면 다이버인 의사인 것이 바람직하다. 기압조절실, 혹은 고압산소챔버 운영 인력은 기흉의 진단과 응급처치, 신경학적 검진, 안과적 지식이 반드시 필요하다는 생각이 들었습니다. 자료를 모으고 영문을 번역하고, 대학에 출강도 가면서 반짝 떠오른 아이디어는 점점 1500 페이지 짜리 책이 되어갔습니다.

후라우더: 제일 처음에 정한 책 제목은 "통섭적 교과서 수중과학 UnderwaterScience, The Consilience Study Guide of" 였다죠?

아르스어: 그렇습니다. 잠수의학 책은 그 결과물이 됩니다. 서로 다른 영역을 통합하자는 아이디어가 이 책의 얼개가 된 거죠.

후라우더: 정확하게 어떤 5 가지 영역이죠?

아르스어: 첫 번째는 "다이빙 테크놀로지와 엔지니어링", 그리고 "압력과 질병에 대한 병태생리학", "잠수의학", "바다와 응급의료", "고압산소챔버의 관리와 운영"으로 이어지는 다섯 가지 입니다.

후라우더: 그렇다면 작년 초에 출간한 챔버 운영은 마지막 5번째 파트를 분리한 거군요.

아르스어: 정확합니다. 가장 처음 쓴 부분이고 일단 E-book 으로 출간한 거죠.

후라우더: 원래는 수중과학이었는데 왜 잠수의학이 된 거죠? 더 많은 내용이 기획되어 있었다고 들었습니다.

아르스어: 애초에 구상한 내용은 50 개가 조금 넘는 장으로 이루어져 있었어요. 작년 말에는 25개 정도 내용이 집필되어 있었습니다.

후라우더: 그렇다면 수중과학책의 25개 챕터를 내용으로 해서 지금 잠수의학의 30개 챕터가 구성을 갖춘 거로군요. 세 번째 분야인 잠수의학을 중심으로

아르스어: 그렇습니다.

후라우더: 왜 급히 출판하시게 되었죠?

아르스어: 수년간 이어지는 집필 과정으로 심적, 육체적으로 지쳤어요. 완성되어도 어차피 아무도 사보지 않을 건데, 일단 마무리하고 잊자라는 생각으로 워드프로세서의 출력버튼을 누른 거죠.

후라우더: 그렇다면, 미출간 자료 중에서 아쉬운 부분은 어떤것이 있나요?

아르스어: 일단 의학적으로 감압병의 평가/ 의무기록 서식/ 치료 가이드라인 등은 어느정도 동료 리뷰(peer review)를 거쳐야 합니다. 적어도 전미잠수학회지 정도에 몇개 원저 내고 나서 종설 같은 걸 게재한 다음에야 논란이 없을 거구요. 해녀에 대한 내용은 정치적으로 민감한 부분입니다.

후라우더: 좀더 충실해질 때까지 기다린다는 거군요.

아르스어: 논란도 일단 충분한 아군을 확보해야, 노이즈가 되는 거죠. 산업다이빙 현장의 기압조절실 운영이나, 다이빙 교육단체 같은 부분이 사실 실제적이고. 분위기가 무르익으면 별도의 단행본으로 출판할 예정입니다.

후라우더: 처음에는 몇 권 정도 팔릴 것으로 예상했나요?

아르스어: 애초부터 팔릴 것으로 기대하지 않았어요. 0 권 또는 한 손에 검, 한 손에 책을 들고 주변 지인을 강매하면 후환이 두려운 사람 순으로 3권 정도 예상했습니다.

후라우더: 그렇다면 인쇄 첫날 50부가 다 팔린 것은 의외로 많이 구매하신 거군요. 주로 누가 구매했나요? 서귀포 다이빙 커뮤니티에서?

아르스어: 흥미로운 것은 도서 배송 주소에서 제주 섬은 단 한 명의 직업강사도, 다이버도, 산업다이버도 없다는 점입니다. 모든 주문은 제주도가 아닌 타 지역에서, 대부분 30-40대의 남성이었고요. 산업다이버는 절반 정도였습니다. 또한 저자와 카톡으로 연결되는 (지인) 사람으로부터도 단 한 권의 구매 요청도 나타나지 않았습니다. 유일한 예외는 단 한 분이, 저자와 알고 있고 제주 섬에 거주하는 분이신데, 자신과 친구 것을 구매해주셨습니다.

후라우더: 아무도 사지 않았다. 그것도 의외군요. 보통 전문 서적은 저자 주변에서 수요가 약간이라도 있는 법인데. 비매 증정본은 없는 것으로 출판사와 양해하셨다고 들었습니다.

아르스어: 읽을 의지도 없는데, 자랑하느라 소중한 지구의 나무를 베어서는 안되죠.

● 잠수의학, 어떤 내용인가요?

후라우더: 그렇다면 센터장님 아니 땡크벌이님 잠수의학 책에 대해서 설명해주세요. 어떤 구성입니까?

아르스어: '수중에 과학을 비추는 등대가 되겠다' 라는 것이 원 수중과학의 집필 목표였습니다. 말 그대로 잠수와 관련된 모든 의문에 신뢰할 만 참고문헌을 제공하는 스터디 가이드라인이 되는 것이죠.

후라우더: 스터디 가이드라인이라는 것은 보통 외국 서적에서 textbook 대신에 선호하는 말이죠? 우리말의 참고서와는 조금 다른 의미로?

아르스어: 그렇습니다. 먼저 산소에 대해서 시작합니다. 정상 산소의 물리, 생화학, 분자생물학, 생리적인 효과에 이어서 산소의 독성에 대해서 언급합니다.

후라우더: 일종에 의과대학생이 먼저 물리. 생리, 생화학,약리를 배우고 상급 과정으로 환자 진료를 다루는 내과학, 흉부외과학을 배우는 것과 비슷한 식의 구성이군요. 책 서두에는 일종의 '기초 과학'을 배치하신 거죠?

아르스어: 그런 셈입니다. 이어서 고압이라는 환경이 가져오는 병태 생리와 잠수에 따른 생리학을 언급합니다. 주로 근육, 심장, 폐에 미치는 운동생리와 신경학적 효과가 되죠.

후라우더: 그 뒤를 이어서 고압이나 수중에서의 시각과 청각 생리가 언급되는군요. 확실히 "과학적"이라는 느낌이 나는군요. 왜 수중과학인지 알겠습니다.

아르스어: 그래서 수중과학회인거지요. 한국~에서는 좀 다르다고 알려져 있습니다.

후라우더: 이어서 여성과 다이빙에 대해서 언급이 되는 군요. 기존의 다이빙 단체 교육 내용을 대강 알고 있습니다. 상당히 두꺼운 백과사전 같은 책이었는데요. 특히 월경주기나 산모와 태아에 대해서는 알려진 의학적 지식이 없다고 믿고 있었어요.

아르스어: 알려져 있지 않다라는 것은 언제나 오류를 범하지 않는 어법이죠.

후라우더: 이러한 연구 결과는 어떻게 찾으셨나요? 다른 뜻은 아니고 이렇게 광범위한 참고 문헌과 지식을 집대성하실 동안, 한국의 다른 다이버와 유관 단체는 아무것도 모르고 있다는 것이 신기할 정도입니다.

아르스어: 그러한 의문이 더 의아하군요. 여성과 다이빙 만을 다룬 의학 서적, 심지어는 일본의 아마 다이버(해녀)만을 다룬 서적도 이미 출판되어 있습니다. 단 한글로 되어 있다고 하지는 않았습니다. 해당 서적은 아마존에서도 구매할 수 있지만, 교보나 알라딘에서도 구매할 수 있

후라우더: 으며, 해외에서 구매하면 관 부가세가 없고, 국내 사이트는 소득공제를 대행해준다. 그렇죠?

아르스어: 기술적으로는 배송대행이 아니고 PDF파일을 받아서 국내에서 인쇄해서 팔고 로열티를 송금해주는 식입니다. 파일박사나 로지 다우스 박사가 이 방면에 많은 연구를 했습니다. 말씀하신 해당 분야에 이루어진 연구가 없다는 책은 물론 저도 읽었습니다. 미국 것을 번역한 거고, 그 책의 집필한 미국 저자는 예방의학이 전공이었고요. 본회는 각 다이빙 단체의 모든 서적과 그 영문판을 소장하고 있습니다. 특정 저자를 언급하는 것은 부적절하구요. 한국에서의 출판은 얼마 안되었지만 초판은 상당히 오래된 40년 이상 된 글이었습니다. 쓰여질 당시에는 최신 지식이었을 거라고 봅니다. 미국의 DAN 에서도 매년 연감을 발행하며 중요하게 언급합니다. 물론 DAN 연감을 한번도 본적이 없을 수도 있지요.

후라우더: 영업하는데 그런 자료를 볼 이유는 없다.. 라는 말씀이시죠? 외람되지만 뭔가 저자님 도서 전체에서 흔히 말하는 스쿠버 다이버 강사에 대한 질책, 산업다이버들에 대한 무언의 경고 같은 느낌이 느껴집니다.

아르스어: 그것은 편견과 우연의 일치입니다.

후라우더: 그런가요? 단지 느낌입니까?

아르스어: 잠재적인 고객인데 못 보일 이유가 없지 않습니까?

후라우더: 여성과 다이빙에 대한 의학이 끝나고 생의학적 영향이 이어집니다. 뭔가 의미심장한 언급을 하셨는데요?

아르스어: 과학이라는 건

후라우더: 검증이 가능한 가설이다.

아르스어: 그래서 그 동안 고압산소에 대해서 검증이 이루어졌던 가설들이 분류되어 제시됩니다.

후라우더: 그렇다면 여기서 언급하지 않는 수많은 이론 감압 질환에 대한 생각은 미신.

아르스어: .. 이라고 단언하면 분개하실 분이 많아서.

후라우더: 출판사에 전화가 온다는 건가요? 항의로, 음란물이라는 제보와 함께?

아르스어: 앞으로 검증해야 할 것들이라고 해두죠. 다만 검증 자체가 불가능한 믿음으로 알려져 있다. 까지만 하겠습니다.

후라우더: 그 후에 10챕터는 테크니컬 다이빙, 감압, 고압산소치료 이론

아르스어: 그리고 감압질환과 어지러움 같은 증상의 감별로 이어지죠.

후라우더: 지금까지 감압질환이라는 건 막연히 "너 시키는 대로 안 하면 걸린다 죽거나 불구가 된다." 라고 하는 호환 마마 같은 느낌이었어요.

아르스어: 확실히 그런 식으로 훈계조로 생각하는 교육자들이 많죠.

후라우더: (역시 우연이 아니었군.) 하지만 다이버 현훈 감별진단 같은 제목을 보니까 뭐랄까 그 동안 아프리카 여행하며 약초를 찾다가, 드디어 도시에 도착해서 약국이랑 병원을 만난 느낌이 들어요.

아르스어: 어차피 가설 체계라는 점에 변함은 없습니다. 다만 검증 가능한 형태로 제공하는 거죠. 예컨대 '너 그렇게 많이 다이빙하면 감압병 걸려.' 이런 주장은 검증이 어려운 형태죠. 그렇게 많이 라는 것이 애매하니깐요. 일종의 언어 폭력이라고 알려져 있습니다.

후라우더: 꼭 많이 들으셨던 말 같다는 편견이 드네요. 일단 내용의 배치는 정말 체계적이군요. 이어서 챔버 운영과 시설 관리, 재압치료 프로필, 보통 치료표라고 하는 거죠?

아르스어: 치료표는 (구)언던 용어죠. 트리트먼트 테이블을 직역한 겁니다. 하지만 table 이 표라는 의미로 쓰이지 않았으므로 저희는 사용하지 않습니다.

후라우더: 작년에 많은 일산화탄소 중독 환자를 진료하셨다고 들었습니다.

아르스어: 라기 보다는 섬의 특성상 자체적으로 환자를 수용해야 하는데, 고압산소챔버가 사실상 서귀포의료원에만 있었습니다. 재작년에는 입원환자를 받지 않아서 모든 환자들이 제주시 병원에 입원했다가 후송되어 치료 받고 다시 가곤 했죠.

후라우더: 집이 서귀포인 환자도 일단 제주시로 갔다가 다시 치료 받으러 와야 했군요.그런데 작년부터는

아르스어: 전체 제주도에서 발생한 환자가 다른 병원에 들리지 않고 병원으로 바로 오게 됩니다.

후라우더: 큰 차이군요. 갑자기 겸손한 척 하시는군요. 크게 자부심을 가져도 되시지 않습니까? 가을에는 22명의 어린이들이 한꺼번에 집단 중독된 일도 있었다면서요?

아르스어: 정확하게는 아이들은 8명이었습니다. 입원을 18명이 했지요.

후라우더: 그때까지 한번도 선례가 없었는데 해군병원과 공조해서 분산 수용을 했다고 들었습니다. 그때 직접 환자를 데리고 해군병원에 찾아가서 같이 챔버에 들어가셨던 거죠?

아르스어: 치료가 지연되거나 이루어지지 않으면, 경도의 지적 능력 저하나 성격변화가 알려져 있습니다. 정확한 시간에 치료할 수 있도록 인도적인 도움을 주신 군병원측에 깊이 감사 드립니다. 아이들 중 한 명도 지연성 신경학적 후유증과 같은 이상이 나타나지 않은 것이 기쁜 일입니다.

후라우더: 어땠던 일산화탄소 독성은 잠수가 아니면서, 고압산소치료에 속하는 영역이군요.

아르스어: 후카 다이빙에서는 드물지 않아서 잠수에서 벗어나지는 않습니다.

후라우더: 그 다음에는 챔버 내에서의 환자 모니터링 X-ray, sono, 뇌파 등으로 이어지고, 마지막으로 응급산소와 바다에서 생존, 침수, 저 체온, 바다에서 다쳤을 때 항생제와 미생물로 이어지는군요. 상어 교상과 해산물 식중독까지 이어지네요. 저 또한 팔라우 다이빙에서 트리거 피시가 슈트를 물고 간적이 있어요. 얇았다면 크게 다칠뻔했습니다.

아르스어: 결국 감압질환, 고압산소치료에서 바다를 다루는 응급의학으로 이어지는 셈이죠.

후라우더: 발간 되지 않은 절반의 내용이 정말 궁금해지는 군요.

아르스어: 전반적인 내용은 그대로지만 5개의 주제를 각각 벤다이어그램으로 그렸습니다.

후라우더: 아.. 그러면 서로 겹치는 부분이

아르스어: 그렇죠. 모든 분야가 겹치는 부분, 4개의 주제가 겹치는 부분 3개의 주제가 겹치는 부분. 이어져서 하나의 주제만 남는 부분, 예를 들면 상어 교상은 응급의학에만 속하고 고압산소와는 무관하죠.

후라우더: 그렇게 해서 그 교집합이 하나의 챕터가 되는 겁니까? 이것도 바닷속에서 떠오른 생각인가요?

아르스어: 정확히 기억이 나는 것이 비행기에서 기내식을 먹고 받은 접시 종이에다가, 출입국 신고서를 쓴 다음에 벤다이 어그램을 그렸어요. 쿠알라룸푸르행 에어아시아로 기억합니다. 그 종이가 여기 있습니다.

후라우더: 평소에도 항상 노트북 앞에 앉아있다고 들었습니다. 시간을 참으로 효율적으로 쓰시는 군요. 하긴 기내에서는 탱크, 거울이 가능하지 않으니 잉크에 집중하실 만 합니다.

아르스어: 그렇죠. 클라우드 문서에서 작업을 하고 있었는데 기내라서 인터넷이 연결되지 않았고 그래서 전자가 아닌 실물 잉크를 써본 결과이기도 합니다.

●지능적 열성 팬이 있다던데?

후라우더: 책 소식을 듣고 전화로 출판사에 항의하는 사람들이 있다고 들었는데 맞나요?

아르스어: 직접 전화해서 항의하는 일이 있었고, 동일인이 페이스북에 '사실에 있는 것 만 기록하시지요.... 거짓말을 기록하여 책으로팔면 부자되겠소.....', '잠수의학의 전문가는 국내에서도 드문 상태입니다. 그리고 임상기록도 공개하기가 어려운 부분이 많은 점에 이르고있는상태입니다.... 이런 공개된 의학상식수준의 공개는 잠수 전문가들에게는 받아드리기가 어렵겠군요....'라고 댓 글을 직접 남긴 것으로 확인됩니다. 누군지는 알 수 없지만 페이스북의 판매 및 도서 안내 소식을 부적절한 음란물이라며 페이스북에 신고하는 익명의 제보자들이 있었습니다.

후라우더: 무엇을 항의한다는 거죠?

아르스어: (자신이 쓰지 않았는데) 잠수의학 책이 세상에 있을 수가 없다는 것이 요지가 아닌가 싶습니다. 자신보다 더 잠수에 정통한 사람이 (세상에) 있을 수가 없다.

후라우더: 놀라운 자신감이군요. 도서를 구매하지는 않으셨다 들었는데. 이게 출판되기 전에 받은 항의 전화죠?

아르스어: 대가시다 보니, 읽기 전에도 서평을 하실 수 있는 거죠.

후라우더: 뭔가 크게 착각하시는 거 아닌가요? 그 분야의 대가만이 책을 집필할 수 있는 것이 아니고, 해당 분야의 우수한 책을 집필하고 그게 인정을 받으면, 곧 대가의 반열에 드는 거잖아요? 원인과 결과를 헷갈린 거 아닌가요?

아르스어: 통화해보니 그런 "상식수준의" 말씀을 드려도 "받아드리기가 어"려우신 "잠수전문가"이신 듯 합니다.

후라우더: 본인이 전문가라면 책을 써서 세상에 내놓아야죠. 남이 후학을 위해 이만한 집필 업적을 남겼는데, 자기가 전문가랍시고 행패를 부리다니, 도대체 누군가요?

아르스어: 책 소식을 올리자 마자 그런 일이 있었다는 것이고, 신상에 대해서 언급하는 것은 적절하지 않을 듯합니다.

● 말말말...

후라우더: 책 겉 표지가 매우 인상적인데요. 깊은 심연을 잘 형상화했다는 평입니다.

아르스어: 그럼요. 78000 호구를 낚기 위해 신경 좀 썼지요.

후라우더: 네?

아르스어: 많은 시안들이 있었지만, 가장 평범한 깊은 바다의 물색으로 선택했습니다. 아무리 멀리 혹은 깊이 가더라도 인간의 활동은 결국 해수면지향활동(SOA, surface oriented activity)라는 것을 상징합니다. 바탕그림은 영국의 유명

포토그래퍼이자 감독인 Carl Tilly의 사진을 라이선스를 구매하여 사용하였고, 표지는 인디자이너를 겸직하고 계신 해양 기상국의 김현아 국장이 담당했습니다.

후라우더: 음. "어머니 자연"이라는 표현구가 떠오르는군요. 바다는 결국 모든 것들이 시작된 기원이기도 하고, 라그랑주를 넘어 저 먼 별의 어딘가로 가거나 깊은 심해의 주거시설에 살더라도 그 시작은 결국 해수면이다. 과연 잠수의학의 표지가 될 법도 하네요. 수중과학회의 로고가 이제는 눈에 익숙합니다. 로고는 한라산을 뜻한다던데 맞나요?

아르스어: 네. 정확하게 한라산의 맨 꼭대기 두물머리를 형상화한 것입니다. 서귀포 시내에서는 어디서나 볼 수 있는 한라산의 정상이죠. 문섬 바다에서 출수하고 나면 가장 먼저 눈에 들어오는 것이 한라산 두물머리입니다.

후라우더: 역시 시작은 다이빙이군요. 수중과학회라는 명칭은 어떤 뜻으로 만들어 졌나요?

아르스어: 수중과학회 라는 명칭은 집필 중인 수중과학이라는 책 이전에 만들어졌습니다. 어원은 circle 라는 라틴계 단어의 3가지 중의적인 의미를 담고, underwater 수중에 제한하되 science과학에 기반하겠다는 의미로 명명했습니다. 그래서 초기에는 "쿠스" CUS 라고 불렀습니다. Circle underwater science 의 약어가 됩니다. 수중과학회는 이의 번역술어인 형태입니다.

후라우더: 세가지 중의적 의미란 어떤 거죠?

아르스어: 각각 물과 수중에서의 기포의 형태, 우리가 사는 별의 모양, 그리고 앞으로 천년 후에도 기억되는 모임이라는 마음을 담고 있습니다.

후라우더: (구)언딘 이라고 하셨는데? 여기가 예전 여객선 사고 때 그 언딘이 맞나요?

아르스어: 그 비극적인 사고에 대한 언급은 적절하지 않습니다.

후라우더: 언딘이 해체되지도 않았는데, 언딘의 감압 매뉴얼이 부족하다는 식의 서두를 꺼냈다는 지적이 있습니다만. 일단 얼마 전까지 항만 공사를 진행한 걸로 알려져 있는데요?

아르스어: 일단 해양공사 서비스 업체로 유엠아이가 있습니다. 아마도 법정관리 중 일건데, 여기서 팩트는 주요 인력과 자료가 유출되었다고 표현해도 좋고, 유엠아이랑 다른 회사로 분사했다고 해도 좋고요. 어쨌든 과거 기압조절실의 표준을 이끌었다고 볼 수 있지만, 그 비극적인 사고 이후로 많은 인력이 유출되고, 많은 산업 잠수회사들이 각자 다른 감압지침을 사용한다는 점이고 그래서 해체된 이후 우후죽순 한 감압지침에 대한 체계적인 참고 문헌이 아쉬웠다는 내용입니다.

후라우더: 마치 해당 회사의 기술 표준이 시간이 지나면서 더 퇴보했다는 건가요?

아르스어: 쉽게 드러나는 설비의 예를 들어보겠습니다. 예를 들면 과거 시절 제조해서 납품한 고압산소 챔버는 일단 가압속도와 치료 기체 면에서 나무랄 데가 없고, 화재 예방시설과 오염 모니터링이 잘 되는 제품이었습니다. 현재는 여러 업체가 수입 판매하는데, 상당수 많은 불량한 제조 업체들이 일산화탄소 모니터링 기능도 없는 챔버를 납품합니다. 다인승 챔버 계기판을 자세히 보면 CO 수준이 없다는 것이 확인 가능하죠. 어떤 장비는 자동차용 카 오디오를 떼서 그걸로 산소 농도를 표시합니다. 박물관에 왔나 싶지요. 대부분 이러한 장비들은 크기만 넓고 안에는 멀티미디어 시설은 갖추고 있지만 정작 공기 압축기는 기름 보일러와 같이 지하 공간, 그것도 실내에 있는 경우가 많습니다. 다소 아찔한 현실입니다. 국내 최대 규모의 한 챔버는 정말 편안한 의자와 내부 인테리어를 가지고 있으나, 산소기화기 설비가 부족하여 실제 치료 기체를 적절히 공급할 수 없는 챔버입니다. 또 다른 곳은 커다란 스토리지 설비가 있으나 연결하는 동관이 가늘어서 치료 속도를 낼 수 없죠. 전문성을 가진 인력이 없다는 증거가 되겠습니다. 감압 질환에 대한 지식은 그렇다고 치

고, 화재 예방에 대한 고려는 엔지니어의 가장 기본이 되어야 합니다. 상당수의 챔버가 폭발의 위험을 가지고 운영되고 있어요. 오히려 (구)언딘이 정말 좋은 회사라는 생각이 듭니다.

후라우더: 특정한 의도를 가지고 회사 실명을 언급한 것은 아니라는 말씀이시군요. 이 참에 '한국수중과학회'와 수중과학회에 대해서 설명해주실 수 있으신가요?

아르스어: (구)한국..회에 대해서 제가 언급하는 것은 적절하지 않습니다. 동일한 목적과 유사한 활동을 하는 같은 사단법인입니다. 도서출판 수중과학회는 2018년 설립된 사단법인 수중과학회의 학술 진흥사업을 위한 출판사로, (구) 언딘과 (구) 한국..회 와는 전혀 무관한 잠수의학/항공우주의학 전문 출판사 입니다.

● 이후의 계획은?

후라우더: 수중과학회라는 명칭을 확정하신 건 언제 어디서 인가요?

아르스어: 아마 문 아기 섬에 다이빙하고 돌아오는 차를 운전하는 저녁이었을 거예요. 그날은 시야가 매우 흐렸습니다. 강정동 소재 리조트에 실린더를 반납할 때 쯤에는 이미 날이 어둑해졌어요.

후라우더: 제주시의 집으로 가시는 길이었겠군요.

아르스어: 네. 평화로라고 부르는 간선도로를 크루즈 중이었죠. 당시 많은 키워드 등을 떠올리고 순서를 정했는데 마침 쿠스라는 명칭이 이거다 싶었습니다.

후라우더: 제일 먼저 누구에게 이야기 했나요?

아르스어: 차에서 바로 핸드프리로 그랜드마스터님께 전화했죠. 그리고 지금 하는 일을 관두고 전업으로 쿠스 일을 하지 않겠냐고 제안했습니다.

후라우더: 그래서 수중과학회 1호, 2호 회원이 탄생한 거군요. 그때 말이 '수중에 과학을 비추는 등대가 될 것이다.' 인가요?

아르스어: 그렇습니다. 수중 활동 인력의 경험과 의생리학적 지식을 접목하자는 것이 개설 취지입니다.

후라우더: 대놓고 말하면, 기존의 통념은 미신이니, 과학의 이름으로 대체하겠다는 거군요. 신유교적인 하이어라키가 지배하는 한국사회에서 매우 공격적인 신생집단이 되겠는데요. 나이 지긋하신 기존 인력들의 반감은 처음부터 예상하신 거죠?

아르스어: 사실, 드러나는 문제는 없었어요. 앞으로가 문제죠.

후라우더: 앞으로라면 수중과학회의 반격이 준비되어 있나요?

아르스어: 저희는 처음부터 법제 자문을 목적으로 해양수산부 인가를 받은 사단법인으로 출발했습니다. 충돌은 어쩔 수 없는 거죠. 현재 다이빙은 굉장히 위험한 것으로 인식되고 있습니다.

후라우더: 삼분의 일은 죽고, 삼분의 일은 떠나고, 나머지 삼분에 일은. (장애를 얻는다; 언어 순화됨)

아르스어: 머구리 잠수로 대표되는 산업다이빙에 대한 일반적인 인식이 그렇습니다. 이것은 바람직하지 않습니다. 설령, 포화 잠수를 하더라도, 편의점 알바를 하는 것처럼 안전하다고 인식이 되어야 합니다. 그래야 말로 진정으로 인류의 활동 영역이

후라우더: 육지 25% 에서 바다 75%로 넓어진다는 거군요

아르스어: 그것은 단순히 해수면만 계산한 것입니다. 수중에서 적절한 부력만 얻을 수 있다면, 대양의 3차원 공간은 무제한에 가깝습니다. 우리는 비좁음이라는 단어가 공간이 아닌 운신의 아쉬움을 지칭하는 세상에 살게 될 겁니다. 또한 인류가 지구를 떠나는 것은 시간의 문제이죠. 우주비행사의 선외 활동을 지원하고, 우주병의 관리를 위해서는 고압산소 치료가 필수적입니다.

후라우더: 그렇게 생각하니 정말 대단하군요. 구체적으로 어떻게 해서 수중 활동을 안전하게 만든다는 거죠?

아르스어: 전세계적으로 한국 다이빙의 직업환경적 여건은 열악하기 짝이 없습니다. 작업다이빙 뿐만 아니라 레저다이빙의 환경에서도 수중은 물론 사용하는 실린더 충전에서도 기계적 폭발로 사망자가 생기고 있습니다. 바다 환경이 특별히 열악한 것도 아니고, 잠수 이론이 세상에 없는 것도 아닌데도 말이죠. 시설적인 인프라는 거의 세계에서도 손꼽히는 수준입니다. 인적 시설적 여건이 충분하지만, 제도적 관심 밖에 있는 것입니다. 따라서 수중에 있는 한국인의 건강과 생명을 보호하기 위한 강력한 제도적 규제와 민간의 관례 개선이 필요합니다.

후라우더: 일선에서 영리를 추구하시는 분들의 이해와는 맞지 않겠군요. 딱히 땡크비가 부족해 보이시진 않는데 굳이 논란을 일으키려는 의도는 무엇인가요? 노이즈마케팅?

아르스어: 고서에 '소의치병 중의치인 대의치국(小醫治病 中醫治人 大醫治國)'이라는 말이 있지요. '작은 의사는 병을 고치고 중간 의사는 사람을 고치며 큰 의사는 나라를 고친다'는 의미입니다. 감압질환은 대부분 비가역적인 후유증으로 만나게 됩니다. 바다는 우리에게 큰 선물을 주었습니다. 다이빙과 그리고 잠수의학에 매진할 수 있는 동기는 감사한 일이죠. 이 섬에서 고압센터를 맡은 첫해, 해양에서 매달 한 명 이상의 안타까운 사고가 있었습니다.

후라우더: 일선에 계셨다면 느끼시는 것은 남달랐겠군요.

아르스어: 예방할 수 있다면, 그 보다 좋은 것은 없겠지요. 안전해진 수중활동은 우리 모두에게 더 나은 내일과 가능성을 열어 줄 겁니다. 거창한 건 아니지만, 모든 사람들의 복리 증진을 위해 작으나마 도움이 될 수 있는 일이죠. 몰랐던 무능했던 지금까지 영리추구를 해오던 사람들은 그에 비하면 중요하지 않습니다.

후라우더: 아. 처음부터 알았어야 하는데… 역시 땡크 벌이는 위장취업이었어. 인류의 복리 증진이라니.. 그럼 그렇지 혼자서 1500 페이지 교과서를 써대는 전문의가…. 뻔할 뻔 자였는데.

아르스어: 네?

후라우더: 그러면 다이버들의건강과 안전한 수중 작업 환경을 개선하겠다는 소명을 가지고 본서를 기획 출판하셨다는 거죠?

아르스어: 그런 것은 전혀 없습니다. 유일한 보람은 도서의 판매 수익이고요. 매출이 1원 발생하면 1의 보람을, 2원 발생하면 아까의 정확히 2배의 보람을 느낍니다. 더 많은 돈을 버는 것이 출판의 유일한 목적입니다.

후라우더: 판매 수익 말고 부수적인 것도 있지 않을까요? 평생 몸담아온 잠수 전문 의사로써의 긍지라던가. 후학을 위해 잠수의학을 발전한다거나. 다이버나 잠수사의 건강 등등

아르스어: 오… 그런데 다이빙 한지 얼마 안되었고요. 잠수의학에 관심을 가진 거 자체도 얼마 되지 않았습니다. 일단 잠수의학을 먼저 연구하신 분을 알지 못 하구요. 과문하다 보니 앞으로 하실 분도 별로 기대되지는 않는데요. 일단 책도 내놓았으니 그만 손을 뗄 참입니다. 왜냐하면

후라우더: 왜.냐.하.면. 이미 살만큼 다 사셨다 별반 관심이 없다. 그 말씀이죠?

아르스어: 네.

후라우더: 출간 이후의 활동 계획이나, 계획에 대해서 들을 수 있을까요?

아르스어: 예상하고 있지만, 아무래도 접근성이 좀 떨어져서. 원래 수중과학책 1부의 마지막 챕터였던 Q&A 를 독립해서 별도의 책이 출판됩니다. 크기는 국판(A6), 분량은 140 페이지 정도. 제목은 "잠수의학;묻고 답하기"입니다. 그 후에는 '그섬의 그나물'이 출간됩니다.

후라우더: '그 밥의 그 나물'이 아니고요? 약간 에세이집 느낌인데요? 벌써 자서전을 파시다니 이른 감이 없지 않나요? 그럼 별사진인가요? 수중 사진?

아르스어: 자서전 아니고요. 살만큼 살기는 했지만 대충 살다 보니, 자전적 스토리텔링은 판매하지 않고 있고요. 일종의 수중 사진 + 경수필 형식을 가지고 있습니다. 카노푸스는 항공우주의학 출간 이후에나 세상에 보여질 겁니다.

후라우더: 기대됩니다. 다시 한번 출간을 축하드립니다.

아르스어: 감사합니다.